Farbatlanten der Medizin

The Ciba Collection of Medical Illustrations

Band 1:

Herz

Konzept und Illustrationen:

Frank H. Netter

Redigiert von Fredrick F. Yonkman
Übersetzt von Krista Schmidt
Herausgegeben von Martin Stauch

243 farbige Tafeln

Georg Thieme Verlag Stuttgart 1976

Mag. Krista Schmidt, Konferenzdolmetsch, Wien

Prof. Dr. med. Martin Stauch, Leiter der Sektion Kardiologie
und Angiologie des Zentrums für Innere Medizin und Kinderheilkunde, Universität Ulm

CIP-Kurztitelaufnahme der Deutschen Bibliothek

Farbatlanten der Medizin : the Ciba coll. of med. ill. / Konzept u. Ill.: Frank H. Netter.
Hrsg. von Martin Stauch.
Orig.-Ausg. u.d.T.: The Ciba collection of medical illustrations.

NE: Netter , Frank H. [Bearb.] ; Stauch , Martin [Hrsg.] ;
Ciba Geigy Corporation ›Ardsley, NY‹

Bd. 1. Herz.
ISBN 3-13-524001-0

The Ciba Collection of Medical Illustrations »HEART«

Satz: Stauffer + Cie., Basel. Druck: Mayr, Miesbach

ISBN 3 13 524001 0

Vorwort

Als die amerikanische Tochtergesellschaft der CIBA Basel einen schmalen Bildband herausbrachte, war an eine einmalige Manifestation gedacht. Das Werk war konzipiert und illustriert von FRANK H. NETTER, Arzt und Illustrator von hohen Graden. Die amerikanischen Ärzte nahmen es jedoch so begeistert auf, daß es CIBA leicht fiel, die Zusammenarbeit mit Dr. NETTER zu intensivieren und auf eine breitere Basis zu stellen.

Frucht dieser weiteren, glücklichen Zusammenarbeit war eine Reihe von Bildbänden auf verschiedenen medizinischen Fachgebieten. Schon die ersten Exemplare, die ihren Weg nach Deutschland fanden, weckten den Wunsch nach einer Übersetzung.

Die deutsche Ausgabe erscheint nun unter dem Titel *Farbatlanten der Medizin,* beginnend mit dem Band »Herz«. Weitere Bände folgen.

Die unveränderte Übernahme aller Abbildungen war eine Conditio sine qua non, ferner mußte aus urheberrechtlichen Gründen garantiert werden, daß sich der deutsche Text so eng wie möglich an das englische Original anlehnt. Im klinischen Teil sind deshalb einige Passagen – in erster Linie Operationsmethoden – ausführlicher dargestellt, als ihrer gegenwärtigen Aktualität entspricht. Der Herausgeber macht an entsprechenden Stellen auf solche Gewichtungen aufmerksam und erwähnt neue diagnostische und therapeutische Verfahren.

Die *Farbatlanten der Medizin* sind keine Lehrbücher im üblichen Sinne. »Herz« – wie auch die folgenden Bände – ist vielmehr ideale Ergänzung der etablierten Lehrwerke. Von Spezialisten der verschiedenen kardiologischen Disziplinen verfaßt, fügen sich die einzelnen Beiträge zu einem Gesamtbild der modernen Kardiologie. Da das Bild gegenüber dem Wort dominiert, ist das Werk für jeden Arzt, für Studenten der klinischen wie der vorklinischen Semester verständlich. Es kann aber auch dem Spezialisten, der mit invasiven diagnostischen Methoden vertraut ist, eine Hilfe sein, weil die räumliche Vorstellungskraft gerade beim Herzen (und besonders bei den aus der Embryologie ableitbaren angeborenen Herzfehlern) stark beansprucht wird. Für diese Aufgabe erscheinen die farbigen Zeichnungen besser geeignet als Fotografien oder Schemata, so daß dieses Buch in seiner einmaligen Art als besondere Bereicherung der gegenwärtigen Literatur angesehen werden kann.

Der Herausgeber

Zur Einleitung

Vor Beginn der Arbeiten an den Farbatlanten der Medizin hatte ich mir geschworen, möglichst rasch vorzugehen und den Sachverhalt möglichst einfach darzustellen. Je mehr ich mich allerdings in das Sachgebiet vertiefte, desto zahlreicher wurden die Teilaspekte der einzelnen Themenkreise, die im Bild festzuhalten wert erschienen. Es ging mir wie dem Tiefseetaucher, der – im Augenblick, wo er unter die Wasseroberfläche taucht – sich nicht der Myriaden verschiedener Lebensformen bewußt ist, die ihn in der Tiefe erwarten. Auch ich entdeckte unter der Oberfläche landläufiger kardiologischer Begriffe wunderbare neue Welten, die sich noch dazu ständig wandelten, größer und zahlreicher wurden. Neue Fakten kamen ans Licht, neue Begriffe wurden geprägt, neue Methoden und Techniken entwickelt. Es war schwierig genug, damit Schritt zu halten, und noch schwieriger, all das Neue mit Bleistift und Pinsel zu Papier zu bringen. Meine Entdeckungsfahrten boten allerdings stets Aufregendes und Anregendes, und es hätte mir nichts ausgemacht, immer wieder Neues einzufügen und bereits Vollendetes zu überarbeiten, mit dem Ergebnis, daß dieses Werk wohl nie erschienen wäre. Ich mußte mir daher selbst Grenzen setzen, wiewohl ich mir bewußt bin, daß selbst während der Drucklegung dieser Arbeit unaufhörlich und in immer rascherer Folge Neues geschaffen wurde.

Wie rasch die Entwicklung abläuft, bekundet die Vielzahl der Entdeckungen. Vor nicht ganz 350 Jahren entdeckte WILLIAM HARVEY den Blutkreislauf. Seit dieser epochemachenden Entdeckung ist mehr an Wissen über den Kreislaufapparat zusammengetragen worden als in den vorangegangenen 350000 Jahren. Im Jahre 1902 konstruierte WILLEM EINTHOVEN das Saitengalvanometer, das schon kurz darauf von Sir JAMES MACKENZIE und Sir THOMAS LEWIS zur Registrierung des Herzschlags praktisch eingesetzt wurde. Theoretische Grundlage bildeten GASKELLS Untersuchungen über das Erregungsleitungssystem des Herzens. Damit wurde vor zirka 65 Jahren die moderne Kardiologie geboren. Sie wuchs und reifte, auf ihrem Werdegang geleitet von unzähligen Männern und Frauen, deren namentliche Anführung den Rahmen dieser Einleitung bei weitem überstiege. Schließlich wurde die Herzchirurgie eingeführt. Sie nahm in den letzten zwei Jahrzehnten durch den Einsatz des extrakorporalen Kreislaufs einen enormen Aufschwung; inzwischen wurden zahlreiche Herztransplantationen durchgeführt. Bezogen auf die Lebenserwartung des Menschen mag es scheinen, als ob sich unsere Kenntnis von der Physiologie und Pathologie des Herzens nur schleppend erweitere. Beurteilt man jedoch das Entwicklungstempo im Lichte der Menschheitsgeschichte, zeichnet sich ein unerhört rascher Fortschritt ab. Bedeutsam ist auch, daß mit jeder neuen Errungenschaft bereits Etabliertes, Althergebrachtes neu durchdacht werden mußte: die Herzchirurgie erforderte ein neuerliches Studium der Anatomie des Herzens; für die Korrektur angeborener Herzfehler mußten embryologische Aspekte neu beurteilt werden, und die Entdeckung neuer Medikamente zwang zu einer tieferschürfenden Durchleuchtung der Physiologie des Herzens.

Die Weiterentwicklung der Kardiologie ist damit aber keineswegs zum Stillstand gekommen. Im Gegenteil, sie wird in stets wachsendem Tempo vorangetrieben. Es war mir nicht nur ein besonderes Vergnügen, sondern auch eine Quelle ständiger geistiger Anregung, bei der Vorbereitung dieses Werkes mit so vielen hervorragenden Fachgelehrten zusammenarbeiten zu dürfen, die diesen Entwicklungsprozeß in entscheidender Weise beeinflussen. Ich möchte daher an dieser Stelle allen meinen Mitarbeitern Dank und Anerkennung aussprechen. Ohne sie wäre dieses Werk sicherlich nicht zustande gekommen. Mit ihnen machte die Arbeit Freude und wurde zum großen Abenteuer. Sie kennen und schätzen gelernt zu haben, mit ihnen gearbeitet zu haben, bleibt ein unvergeßliches Erlebnis. Ich danke ihnen allen für die Zeit, die sie mir geopfert, für das Wissen, das sie mir vermittelt, für das Material, das sie mir zu Verfügung gestellt, und vor allem für die Freundschaft, die sie mir entgegengebracht haben.

Stellvertretend für alle soll einer der Mitarbeiter herausgegriffen werden: Dr. L.H.S. VAN MIEROP. Ich bin stolz darauf, ihn einfach Bob nennen zu dürfen. Er ist ein herzlicher, freundlicher, aufrichtiger und bescheidener Mensch, dessen Wissensdurst auf der Suche nach der Wahrheit und im Streben nach dem Verständnis des Wesentlichen keine Grenzen kennt. Seine vielseitige Begabung erleichterte ihm dieses sein Streben. So ist er Kliniker, Anatom, Embryologe, Forscher, Schüler und Lehrer zugleich. Ich glaube behaupten zu dürfen, daß die Abschnitte Embryologie und Angeborene Herzkrankheiten gerade dank seiner Mitarbeit nicht nur originell gestaltet werden konnten, sondern geradezu klassisches Format erhielten.

Mein Dank gilt auch dem Redaktor, Dr. FREDRICK F. YONKMAN, für seine Mühe und Hilfsbereitschaft. Dr. YONKMAN, A.W. CUSTER und die zuständigen Herren der CIBA ließen meinen Mut nie sinken und unterstützten mich in jeder erdenklichen Weise.

FRANK H. NETTER, M.D.

Der vorliegende Band erhebt keinerlei Anspruch auf eine erschöpfende Behandlung des gestellten Themas. Er war von vornherein lediglich als hoffentlich wertvolle Ergänzung der ohnehin existierenden ausgezeichneten Lehrbücher gedacht.

Bei der Herausgabe dieses Werkes genoß ich den Vorzug, mit Dr. FRANK NETTER arbeiten zu dürfen. Im jahrelangen gemeinsamen Ringen um diesen Band hatte ich Gelegenheit, den weltbekannten Künstler auch als unermüdlich Lernenden, ungewöhnlich begabten Lehrer, gewandten Mann von Welt und Freund kennen und schätzen zu lernen. Die Zeit mit Dr. NETTER zählt zu den reichsten Abschnitten in meinem in medizinischer Lehre, Forschung und Verwaltung verbrachten Leben.

Die Arbeit an diesem Band war allerdings auch noch in anderer Hinsicht befriedigend. Sie gab mir nicht nur Gelegenheit, alte berufliche Freundschaften wieder aufzufrischen, sondern mit vielen Fachgelehrten, die uns beratend zur Seite standen, neue zu knüpfen. Ihnen allen bin ich für die großzügige und gewissenhafte Unterstützung zu aufrichtigem Dank verpflichtet. Sie kam nicht nur Dr. NETTER und mir zugute, sondern fand in mancher Hinsicht auch in der Zusammenarbeit der Mitarbeiter und Berater untereinander ihren Niederschlag.

Als besonderes Merkmal dieses Werkes sei auf den Zusammenhang zwischen Sektion III – Embryologie – und Sektion IV – Angeborene Herzkrankheiten – hingewiesen. In Sektion

III wurden die embryologischen Gewebe verschiedenfarbig dargestellt. Dies soll dazu verhelfen, Fehlbildungen bzw. Defekte des Endproduktes der embryonalen Entwicklung im Entwicklungsablauf verfolgen zu können. In gewissem Sinne stellt dieser Teil also eine geschlossene Monographie im Gesamtrahmen des Werkes dar.

Ferner geht mein Dank an Prof. Dr. Edward A. Boyden (University of Minnesota, Minneapolis, und University of Washington, Seattle) für die Durchsicht gewisser Textstellen und Überprüfung der anatomischen Nomenklatur. Zur anatomischen Nomenklatur ist festzuhalten, daß wir uns grundsätzlich an die von der Excerpta Medica Foundation herausgegebenen *Nomina Anatomica* hielten und nur dann davon abgingen, wenn die Autoren der einzelnen Beiträge anstelle der Nomina Anatomica den in der Klinik allgemein eingebürgerten Bezeichnungen den Vorzug gaben. Manche Abweichung von der etablierten Nomenklatur ist auch erst aufgefallen, als die Druckunterlagen so weit gediehen waren, daß eine nachträgliche Änderung unzumutbar hohe zusätzliche Kosten erfordert und damit den Preis des Werkes erheblich verteuert hätte, was keineswegs in unserem Sinne lag.

Die in den Bildbeschreibungen verwendeten Termini wurden im fortlaufenden Text kursiv gedruckt. Darüber hinaus wurden allerdings auch manche besonders wichtig erscheinenden Textstellen durch Kursivdruck hervorgehoben.

Besondere Unterstützung wurde uns von den im fortlaufenden Text in Fußnoten erwähnten Autoren zuteil. Unser Dank gilt daher an dieser Stelle insbesondere: Dr. Anthony Duggan, The Wellcome Museum of Medical Science, London, und Dr. D.S. Ridley, School of Tropical Medicine, London, für die freundliche Überlassung von Unterlagen über die Verkalkung des Herzens bei der Endomyokardfibrose (S. 207); Dr. Lawrence Gould und Dr. Peter Hofstra, U.S. Veterans Administration Hospital, Bronx, New York, für die Beratung in bezug auf Operationsmethoden bei Perikardiopathien (S. 206, 261 und 262); Dr. Alfred Schwartz, The Jewish Memorial Hospital, New York City, für die freundliche Genehmigung, seine bei Perikardiopathien gewonnenen pathologischen Präparate verwenden zu dürfen; dem Graphiker Robert Reed von der Cleveland Clinic für die Möglichkeit der Einsichtnahme in seine Skizzen zu den von Dr. Donald B. Effler und Mitarbeitern angewendeten Operationstechniken (S. 238 bis 244). Zu Dank verpflichtet sind wir ferner den in der Literatur unter »Übersichtsarbeiten« genannten folgenden Autoren und deren Verlegern:

Seite 112: Mitte und links unten: Nach Hertig und Rock
Seite 114: Nach Davis
Seite 115: In Anlehnung an Goss
Seite 116 Unten: Nach Unterlagen von Davis und Payne
Seite 117 Oben: Nach Unterlagen von Davis und Corner
Seite 117 Unten: Nach Davis und Heuser
Seite 118: Nach Unterlagen von Davis
Seite 119 bis 122: Nach Unterlagen von Van Mierop u. Mitarb.
Seite 127 und 128: Nach Unterlagen von Congdon
Seite 129 und 130: Nach Unterlagen von Grünwald
Seite 212: Aus Bargmann, W.: Histologische und mikroskopische Anatomie des Menschen, 6. Aufl. Thieme, Stuttgart 1967

Dank und Anerkennung möchte ich auch meiner Assistentin Louise Stemple und ihrer Mitarbeiterin Helen Sward aussprechen. Sie haben in unermüdlicher Kleinarbeit weit über ihre eigentlichen Pflichten hinaus wesentlich zum Zustandekommen dieses Werkes beigetragen. Uns zur Seite stand Alfred W. Custer von der CIBA, der uns in allen organisatorischen Fragen tatkräftig unterstützte. Anne H. Clark, Destin, Florida, sind wir für ihre wertvollen Anregungen bei der redaktionellen Bearbeitung der Texte verpflichtet. Ohne die großzügige Unterstützung aller im vorstehenden Genannter wäre die Arbeit an diesem Werk ungleich schwieriger und weit weniger anregend gewesen.

Besonders wertvoll war mir die Hilfe meiner inzwischen verstorbenen Frau Janet. In ihrer ruhigen und freundlichen, doch bestimmten Art hat sie uns immer wieder Mut zugesprochen, uns über manch schwierige Hürde geholfen und damit wesentlich zum Gelingen dieses Werkes beigetragen.

Fredrick F. Yonkman, M.D., Ph.D.

Mitarbeiter und Berater

JOHN H. ABEL JR., PH.D.
Assistant Professor of Physiology and Anatomy, Colorado State University, Ft. Collins, Colo.

RALPH D. ALLEY, M.D.
Clinical Associate Professor of Thoracic Surgery, Albany Medical College; Attending Thoracic Surgeon, Albany Medical Center Hospital, Albany, N.Y.

MARVIN B. BACANER, M.D.
Associate Professor of Physiology, University of Minnesota, Minneapolis, Minn.

MURRAY G. BARON, M.D.
Associate Professor of Radiology, Mount Sinai School of Medicine; Associate Attending Radiologist, The Mount Sinai Hospital, New York, N.Y.

RUDOLPH C. CAMISHION, M.D.
Professor of Surgery, Jefferson Medical College; Attending Surgeon, Jefferson Medical College Hospital, Philadelphia, Pa.; Chief, Thoracic and Cardiovascular Surgery and Attending Surgeon, Cooper Hospital, Camden, N.J.

ALDO R. CASTANEDA, M.D., PH.D.
Associate Professor of Surgery, University of Minnesota Medical Center, Minneapolis, Minn.

IGNACIO CHAVEZ RIVERA, M.D.
Head of Teaching, Instituto Nacional de Cardiología de México; Assistant Professor, School of Medicine, Universidad Nacional Autónoma de México; former Secretary of the Mexican Society of Cardiology.

ANDRÉ F. COURNAND, M.D.
Professor Emeritus of Medicine, College of Physicians and Surgeons of Columbia University, New York, N.Y.

J. N. P. DAVIES, M.D., SC.D., F.C.PATH.
Professor of Pathology, Albany Medical College, Albany, N.Y.; formerly Professor of Pathology, Makerere College Medical School, Kampala, Uganda.

ARTHUR C. DEGRAFF, M.D.
Samuel A. Brown Professor of Therapeutics, New York University School of Medicine; Visiting Physician, Bellevue Hospital; Attending Physician, University Hospital, New York University Medical Center, New York, N.Y.; Consultant in Cardiology, Bronx Veterans Administration Hospital, Bronx, N.Y.

THOMAS A. DOXIADIS, M.D.
Professor of Medicine, Evangelismos Medical Center, Athen, Griechenland.

JESSE E. EDWARDS, M.D.
Director of Laboratories, Charles T. Miller Hospital, St. Paul, Minn.; Clinical Professor of Pathology, University of Minnesota, Minneapolis, Minn.

DONALD B. EFFLER, M.D.
Head, Department of Thoracic and Cardiovascular Surgery, Cleveland Clinic Foundation, Cleveland, Ohio.

A. STONE FREEDBERG, M.D.
Associate Professor of Medicine, Harvard Medical School; Director, Cardiology Unit, Beth Israel Hospital, Boston, Mass.

HARRY W. FRITTS JR., M.D.
Professor of Medicine, College of Physicians and Surgeons of Columbia University, New York, N.Y.

JOHN H. GIBBON JR., M.D.
Emeritus Professor of Surgery, Jefferson Medical College; Consulting Surgeon, Pennsylvania and Chestnut Hill Hospitals, Philadelphia, Pa.

ALFRED GILMAN, PH.D.
William S. Lasdon Professor of Pharmacology and Chairman of the Department, Albert Einstein College of Medicine, Bronx, N.Y.

LEONARD E. GLYNN, M.D., F.R.C.P., F.C.PATH.
Member of Scientific Staff, Medical Research Council's Rheumatism Research Unit, Taplow, England; Hon. Consultant Pathologist, N.W. Metropolitan Hospital Board.

S. E. GOULD, M.D.
Adjunct Professor of Pathology, University of Miami, Jackson Memorial Hospital, Miami, Fla.; Emeritus Professor of Pathology, Wayne State University School of Medicine, Detroit, Mich.

BRIAN F. HOFFMAN, M.D.
David Hosack Professor of Pharmacology and Chairman, Department of Pharmacology, College of Physicians and Surgeons of Columbia University, New York, N.Y.

CHARLES A. HUFNAGEL, M.D.
Professor of Surgery and Director of Surgical Research Laboratory, Georgetown University Hospital, Washington, D.C.

A. GREGORY JAMESON, M.D.
Director of Cardiology, Department of Medicine, Roosevelt Hospital, New York; Associate Clinical Professor of Medicine, College of Physicians and Surgeons of Columbia University, New York, N.Y.

JAMES R. JUDE, M.D.
Professor of Surgery, University of Miami School of Medicine; Chief of Thoracic and Cardiovascular Surgery, Jackson Memorial Hospital, Miami, Fla.

DAVID KOFFLER, M.D.
Associate Professor, Department of Pathology, Mount Sinai School of Medicine, New York, N.Y.

GEORGE KURLAND, M.D.

Associate Clinical Professor of Medicine, Harvard Medical School; Physician, Chief of Cardiac Clinic and Electrocardiographic Laboratory, Beth Israel Hospital, Boston, Mass.

JOHN S. LADUE, M.D., PH.D.

Associate Attending Physician, Memorial Hospital; Assistant Attending Physician, New York Hospital; Associate Professor of Clinical Medicine, Cornell University Medical College, New York, N.Y.

ROBERT S. LITWAK, M.D.

Chief, Division of Cardiothoracic Surgery and Professor of Surgery, Mount Sinai School of Medicine, New York, N.Y.

ALDO A. LUISADA, M.D.

Professor of Medicine and Director of Cardiovascular Research, The Chicago Medical School, University of Health Sciences; Attending Cardiologist, Mount Sinai Hospital, Chicago, Ill.

JAMES R. MALM, M.D.

Professor of Clinical Surgery, College of Physicians and Surgeons of Columbia University, New York, N.Y.

HENRY J. L. MARRIOTT, M.D.

Director of Clinical Research, Rogers Heart Foundation, St. Petersburg, Fla.; Clinical Professor of Medicine (Cardiology); Emory University School of Medicine, Atlanta, Ga.

AUBRE DE L. MAYNARD, M.D., F.A.C.S.

Past Director of Surgery (Retired), Harlem Hospital Center; formerly Clinical Professor of Surgery (Retired), College of Physicians and Surgeons of Columbia University; Consulting Surgeon to: Harlem Hospital Center, St. Clare's Hospital, Columbus Hospital, Misericordia Hospital, New York, N.Y., and St. Joseph's Hospital, Barbados, W.I.

LAWRENCE J. MCCORMACK, M.D., M.S. (PATH.)

Consultant in Pathology, Cleveland Clinic Foundation, Cleveland, Ohio.

HUBERT MEESSEN, PROF. DR. DR. H.C.

Direktor des Pathologischen Instituts, Universität Düsseldorf, BRD.

G. A. G. MITCHELL, O.B.E., T.D., M.B., CH.B., M.SC., D.SC., CH.M., F.R.C.S.

Hon. Alumnus, The University, Leuwen, Belgien; Chevalier (1st Cl.) Order of the Dannebrog; Professor of Anatomy and Director of the Anatomical Laboratories, The University, Manchester, England.

EMIL A. NACLERIO, M.D., F.A.C.S., F.C.C.P., F.A.C.C.

Chief of the Thoracic Surgical Services, Columbus Hospital, and Attending Thoracic Surgeon, Harlem Hospital Center, Columbia University, New York, N.Y.

IRVINE H. PAGE, M.D.

Director Emeritus, Research Division, Cleveland Clinic Foundation, Cleveland, Ohio.

HANS POPPER, M.D.

Given Professor and Chairman, Department of Pathology, Mount Sinai School of Medicine, New York, N.Y.

JOHANNES A. G. RHODIN, M.D., PH.D.

Professor and Chairman, Department of Anatomy, New York Medical College, New York, N.Y.

ABEL LAZZARINI ROBERTSON JR., M.D., PH.D.

Staff Member, Cleveland Clinic Foundation, Cleveland, Ohio.

NORMAN E. SHUMWAY, M.D., PH.D.

Professor of Surgery and Head, Division of Cardiovascular Surgery, Stanford University School of Medicine, Palo Alto, Calif.

F. MASON SONES JR., M.D.

Head, Department of Cardiovascular Disease and Cardiac Laboratory, Cleveland Clinic Foundation, Cleveland, Ohio.

CH. STATHATOS, M.D.

Director, Department of Thoracic Surgery, Evangelismos Medical Center, Athen, Griechenland.

LODEWYK H. S. VAN MIEROP, M.D.

Professor, Departments of Pediatrics (Cardiology) and Pathology, University of Florida College of Medicine, Gainesville, Fla.; formerly Associate Professor, Departments of Pediatrics (Cardiology) and Anatomy, Albany Medical College, Albany, N.Y.

RICHARD L. VARCO, M.D.

Professor of Surgery, College of Medical Sciences, University of Minnesota, Minneapolis, Minn.

MAURICE B. VISSCHER, M.D., PH.D.

Regents' Professor and Head of Department of Physiology, University of Minnesota, Minneapolis, Minn.

RICHARD N. WESTCOTT, M.D., F.A.C.C.

Department of Clinical Cardiology and Director, ECG Laboratory, Cleveland Clinic Foundation, Cleveland, Ohio.

PAUL DUDLEY WHITE, M.D.

Clinical Professor of Medicine, Emeritus, Harvard University; Consultant, Massachusetts General Hospital, Boston, Mass.; President, International Cardiology Foundation; Founder, American Heart Association.

TRAVIS WINSOR, M.D., F.A.C.P.

Associate Clinical Professor of Medicine, University of Southern California School of Medicine; Director, Wiley Memorial Heart Research Foundation, Los Angeles, Calif.

BERNARD S. WOLF, M.D.

Professor and Chairman, Department of Radiology, Mount Sinai School of Medicine; Director, Department of Radiology, The Mount Sinai Hospital, New York, N.Y.

Inhalt

SEKTION II

Physiologie und Pathophysiologie (Fortsetzung)

SEKTION III

Embryologie

SEKTION IV

Angeborene Herzkrankheiten

SEKTION IV

Angeborene Herzkrankheiten (Fortsetzung)

SEKTION V

Erworbene Herzkrankheiten

SEKTION V

Erworbene Herzkrankheiten (Fortsetzung)

SEKTION V

Erworbene Herzkrankheiten (Fortsetzung)

Sektion I

Anatomie

von

Frank H. Netter, M.D.

unter Mitarbeit von

John H. Abel, jr., PH.D. und Johannes A.G. Rhodin, M.D., PH.D. Tafel 19 und 20

Murray G. Baron, M.D. und Bernard S. Wolf, M.D. Tafel 21–28

Brian F. Hoffman, M.D. Tafel 12–14

G.A.G. Mitchell, O.B.E., T.D., M.B., CH.B., M.SC., D.SC., CH.M., F.R.C.S. Tafel 17 und 18

F. Mason Sones, jr., M.D. Tafel 29–31

Lodewyk H.S. van Mierop, M.D. Tafel 1–11, 15 und 16

Thorax

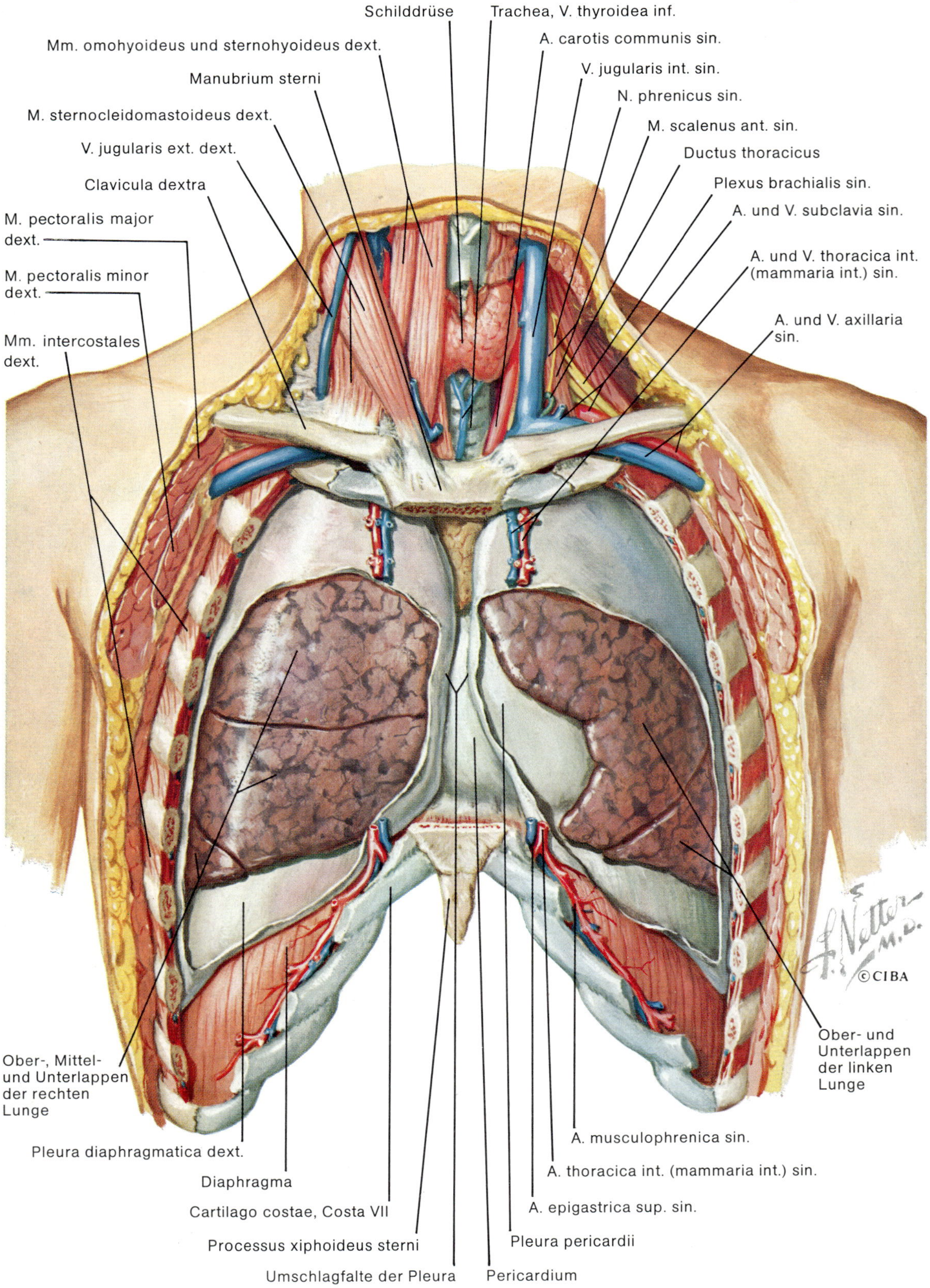

Vor der Darstellung der Anatomie des Herzens erscheint ein kurzer Überblick über die anatomischen Gegebenheiten der Brusthöhle und der sie außer dem Herzen füllenden Organe angebracht.

Als Thorax wird der obere Teil des Körpers bzw. des Rumpfes bezeichnet. Seiner Form nach stellt er ein Mittelding zwischen einem Faß und einem abgestumpften Kegel dar. Diese Form ist offenbar besonders günstig, bleibt sie doch trotz des dünnen, leichten Stützapparates der Brustwand stets gewahrt, obwohl der intrathorakale Druck meist unter dem Atmosphärendruck liegt.

Die Brusthöhle umfaßt lediglich den oberen Teil des Brustkorbs. Die Bauchhöhle (Peritonealhöhle) reicht bis zum kaudalen Rand des *Sternums,* wodurch den großen und leicht verletzlichen Organen des Bauchraums, z.B. der Leber, der Milz, dem Magen und den Nieren, Schutz geboten wird.

Brust- und Bauchhöhle werden durch das *Zwerchfell* (Diaphragma), einer kuppelartigen Gewebsplatte, voneinander getrennt. Sie besteht randwärts aus Muskelgewebe, in der Mitte liegt der sehnige Teil. Das Zwerchfell schließt die Brusthöhle nach kaudal ab. Nach kranial ist der Brustraum offen. Durch die schmale kraniale Brustkorböffnung, die vom oberen Teil des Sternums, den kurzen, kräftigen 1. Rippen und dem Wirbelkörper des 1. Brustwirbels begrenzt wird, ist der Weg zum Halsansatz frei.

Dorsal wird der Thorax von den Wirbelkörpern der zwölf Brustwirbel und den dorsalen Rippenanteilen begrenzt. Die ventrale Begrenzung bilden Sternum, *Rippenknorpel* und ventrale Rippenanteile. Lateral wird der Brustraum von den übrigen Rippenteilen umschlossen. Die *Interkostalmuskulatur* füllt die Zwischenräume aus.

Das Sternum (Brustbein) befindet sich ventral in der Körpermittellinie nahe der Körperoberfläche. An ihm setzen die *Schlüsselbeine* (Claviculae) und die ersten sieben Rippenpaare gelenkig an. Das Sternum besteht aus drei Teilen: dem *Manubrium,* dem Corpus sterni (beide aus Knochengewebe) und dem kleinen, knorpeligen *Processus xiphoideus.* Die Schlüsselbeine bilden mit dem Manubrium an dessen kranialem Rand Gelenke. Die Vertiefung zwischen den Sternoklavikulargelenken wird als Incisura jugularis bezeichnet. Unmittelbar kaudal der Sternoklavikulargelenke setzen die Knorpel der ersten Rippen am Sternum ohne Gelenkspalt an. Manubrium und Corpus sterni sind durch Faserknorpel miteinander verbunden. An der Grenze zwischen Manubrium und Corpus sterni findet sich in der Regel eine hervorspringende Leiste, die durch den Winkel, den die beiden Teile des Sternums miteinander bilden (Louisscher Winkel, Augulus sterni) betont wird. Dadurch ergibt sich ein wichtiger Orientierungspunkt, denn an dieser Stelle setzen die Rippenknorpel des 2. Rippenpaares am Sternum an. Dritter und zugleich kleinster Teil des Sternums ist der Processus xiphoideus, ein kleines, löffelförmiges Knorpelstück am kaudalen Ende des Corpus sterni.

Der knöcherne Thorax besteht zum Großteil aus den Rippen, normalerweise an jeder Seite zwölf. Rippen sind dünne, gebogene elastische Knochen, die dorsal an den Brustwirbeln ansetzen und ventral in den Rippenknorpeln enden. Die ersten *sieben* Rippenpaare stehen über die Rippenknorpel mit dem Sternum in gelenkiger Verbindung. Achtes, neuntes und zehntes Rippenpaar hingegen erreichen das Sternum nicht, sondern sind untereinander durch Knorpel verbunden. Die kleinen 11. und 12. Rippenpaare sind nicht voll ausgebildet und enden frei in einer Knorpelspitze. Die Rippen weisen im dorsalen Anteil die größte Dicke auf. Nach ventral werden sie zunehmend flacher und breiter. An der Innenseite des dorsalen Rippenanteiles befindet sich kaudal eine Furche, Sulcus costae, zur Aufnahme und zum Schutz der Interkostalgefäße und -nerven.

Diese Beschreibung trifft auf die zwei ersten und die zwei letzten Rippen nicht ganz zu. Die *1. Rippe* ist kurz und verhältnismäßig kräftig. An

(Fortsetzung auf Seite 3)

Thorax

(Fortsetzung von Seite 2)

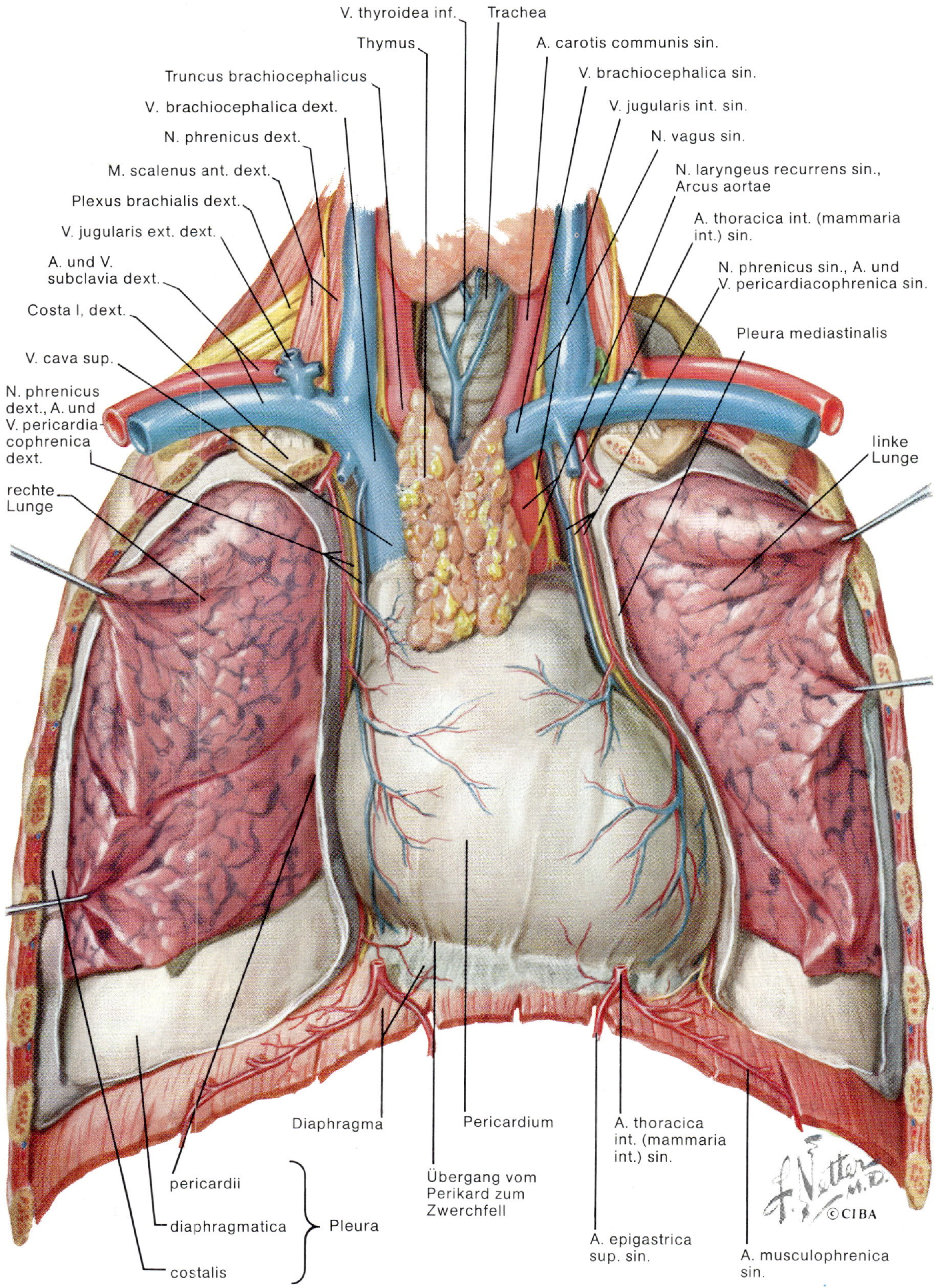

der Oberseite besitzt sie zwei durch einen Höcker, Tuberculum m. scaleni anterioris, voneinander getrennte Furchen. Das Tuberculum m. scaleni stellt den Ansatzpunkt für den *M. scalenus anterior* dar. Die Furche vor dem M. scalenus dient zur Aufnahme der V. subclavia. Die A. subclavia verläuft in der Furche hinter dem Tuberculum.

Die 2. Rippe ist länger als die erste und entspricht ihrer Form nach den anderen Rippen. Lediglich mit der 11. und 12. Rippe läßt sie sich nicht vergleichen. Diese sind, wie bereits dargestellt, kleiner.

Die zwischen den einzelnen Rippen bestehenden Zwischenräume werden von den Mm. intercostales (S. 2) ausgefüllt. Die äußeren Interkostalmuskel nehmen ihren Ursprung am Unterrand der Rippe, verlaufen schräg nach kaudal und medial und setzen am Oberrand der nächst tieferen Rippe an. Die *inneren Interkostalmuskeln* (S. 4) entspringen ebenso am Unterrand der Rippe, verlaufen aber nach kaudal und lateral zum Oberrand der nächst tieferen Rippe. Zwischen diesen beiden Muskelschichten liegen die Interkostalgefäße; die Interkostalnerven hingegen verlaufen innerhalb der Mm. intercostales interni.

An der Thoraxwand entspringen viele Muskel der oberen Extremitäten, z.B. der *M. pectoralis major* und *minor* (S. 2) sowie der *M. serratus anterior*. Ihr Ursprung befindet sich an der ventralen und lateralen Thoraxwand.

Am kranialen Thoraxrand nehmen mehrere Halsmuskel ihren Ausgang. *M. sternohyoideus* (S. 2) und *M. sternothyroideus*, zwei dünne Muskelzüge, entspringen dorsal am Oberrand des Sternums und inserieren am Zungenbein bzw. am Schildknorpel. Der *M. sternocleidomastoideus* (S. 2) besteht aus zwei Teilen: die stärkere Pars sternalis entspringt neben dem Sternoklavikulargelenk am kranialen Sternalrand, die Pars clavicularis am medianen Drittel des Schlüsselbeins. Der Raum zwischen Pars sternalis und Pars clavicularis stellt sich meist als flache Vertiefung dar, hinter der die Lungenspitze aus dem Thorax in die Halsregion eintritt. Über dieser Vertiefung vereinigen sich Pars sternalis und Pars clavicularis zu einem einzigen Muskelstrang, der schräg nach kranial, dorsal und lateral zieht und seitlich am Processus mastoideus und am Os occipitale inseriert.

Quer über die Oberfläche des M. sternocleidomastoideus zieht die *V. jugularis externa* von ihrem Abgang am kaudalen Ende der Glandula parotis zur *V. subclavia,* wobei sie die tiefe Fascia cervicalis durchdringt.

Die zur tiefen Nackenmuskulatur zählenden drei *Mm. scaleni* entspringen am Processus transversus der Halswirbel. Der *M. scalenus anterior* setzt am Tuberculum m. scaleni der 1. Rippe an. Der Ansatzpunkt des M. scalenus medius ist ebenfalls die 1. Rippe, jedoch weiter dorsal. Der M. scalenus posterior inseriert an der 2. Rippe. Die dem Plexus cervicalis zugehörigen Nervenäste treten aus der Furche zwischen dem M. scalenus anterior und dem M. scalenus medius hervor. Der M. scalenus anterior wird lateral und ventral vom *N. phrenicus* gekreuzt, der vom Plexus cervicalis abgeht, nach kaudal zieht und dorsal von der V. subclavia in die Brusthöhle eintritt. Die Furche zwischen M. scalenus anterior und medius verbreitert sich nach kaudal zu einer dreieckigen Öffnung, durch die die Äste des *Plexus brachialis* sowie die *A. subclavia* austreten. Letztere steigt aus der Brusthöhle auf und zieht über die kraniale Fläche der 1. Rippe entlang der dorsal vom M. scalenus gelegenen Furche in die Axilla. Die *V. subclavia* läuft mit der A. subclavia parallel, jedoch ventral vom M. scalenus anterior.

Tief im kaudalen Anteil des Halses findet sich, vom M. sternocleidomastoideus verdeckt, ein enger Raum. Dieser ist ventral vom *M. omohyoideus* (S. 2) und einigen Muskelzügen, dorsal vom M. scalenus anterior und den Laminae praevertebrales und medial von Pharynx, Ösophagus, *Trachea* und Schilddrüse (S. 2) begrenzt. In diesem Raum verlaufen in einer gemeinsamen Bindegewebsscheide die *A. carotis communis,* die *V. jugularis interna* und der *N. vagus,* wobei die V. jugularis interna der Körperoberfläche am nächsten liegt

(Fortsetzung auf Seite 4)

Thorax

(Fortsetzung von Seite 3)

und den N. vagus überdeckt, der zwischen ihr und der A. carotis communis verläuft. Links quert der *Ductus thoracicus* (S. 2) die A. subclavia, zieht nach ventral und mündet in den proximalen Teil der V. subclavia.

Die Thoraxwand wird über die *Aa. intercostales* und die *Aa. thoracicae internae (Aa. mammariae internae)* mit Blut versorgt. Die Aa. intercostales posteriores gehen von der *Aorta* ab, treten über die Wirbelkörper in den ihnen zugeordneten Interkostalraum und ziehen zwischen den inneren und äußeren Interkostalmuskeln den kaudalen Rippenrand entlang. Dorsal werden sie vom Sulcus costae abgeschirmt. Die Aa. thoracicae internae zweigen von der A. subclavia an deren Unterseite ab, ziehen seitlich vom *N. phrenicus,* den sie eine kurze Strecke begleiten, kaudalwärts zur dorsalen Seite der vorderen Thoraxwand. Entlang der Thoraxwand verlaufen sie über eine Strecke von ca. 0,6 cm weiter nach kaudal und lateral bis zum Rand des Sternums. Unmittelbar über dem Zwerchfell teilen sie sich dann in ihre terminalen Äste auf, die *Aa. musculophrenicae* und *Aa. epigastricae superiores.* Die Aa. thoracicae internae geben eine Reihe von Ästen ab. Ihre dorsalen Äste versorgen *Thymusdrüse,* Mediastinum und *Perikard.* Ihre ventralen Äste stoßen zur Haut und in die subkutanen Gewebe vor; ihre lateralen Äste ziehen die Rippenknorpel entlang und vereinigen sich mit den Aa. intercostales posteriores.

Der Verlauf der Venen der Thoraxwand enspricht dem der Arterien. Die unteren zehn Interkostalvenen der rechten Körperhälfte münden in die *V. azygos,* die oberen zwei können zur V. azygos oder zur *V. brachiocephalica (anonyma)* ziehen (S. 3). In der linken Körperhälfte münden die unteren Interkostalvenen entweder in die *V. hemiazygos* oder in die *V. hemiazygos accessoria.* Die oberen drei linken Interkostalvenen vereinigen sich zu einem gemeinsamen Stamm, V. intercostalis inferior sinistra, der zur V. brachiocephalica führt.

Die Innervation der Thoraxwand erfolgt über die Interkostalnerven, die die Interkostalgefäße begleiten.

Der Großteil der Brusthöhle wird von den *Lungen* ausgefüllt. Jede Lunge ist in den sie umhüllenden, geschlossenen *Pleurasack* eingestülpt. Die parietale Pleura kleidet die Innenfläche der Thoraxwand aus, *Pleura costalis,* und liegt dem

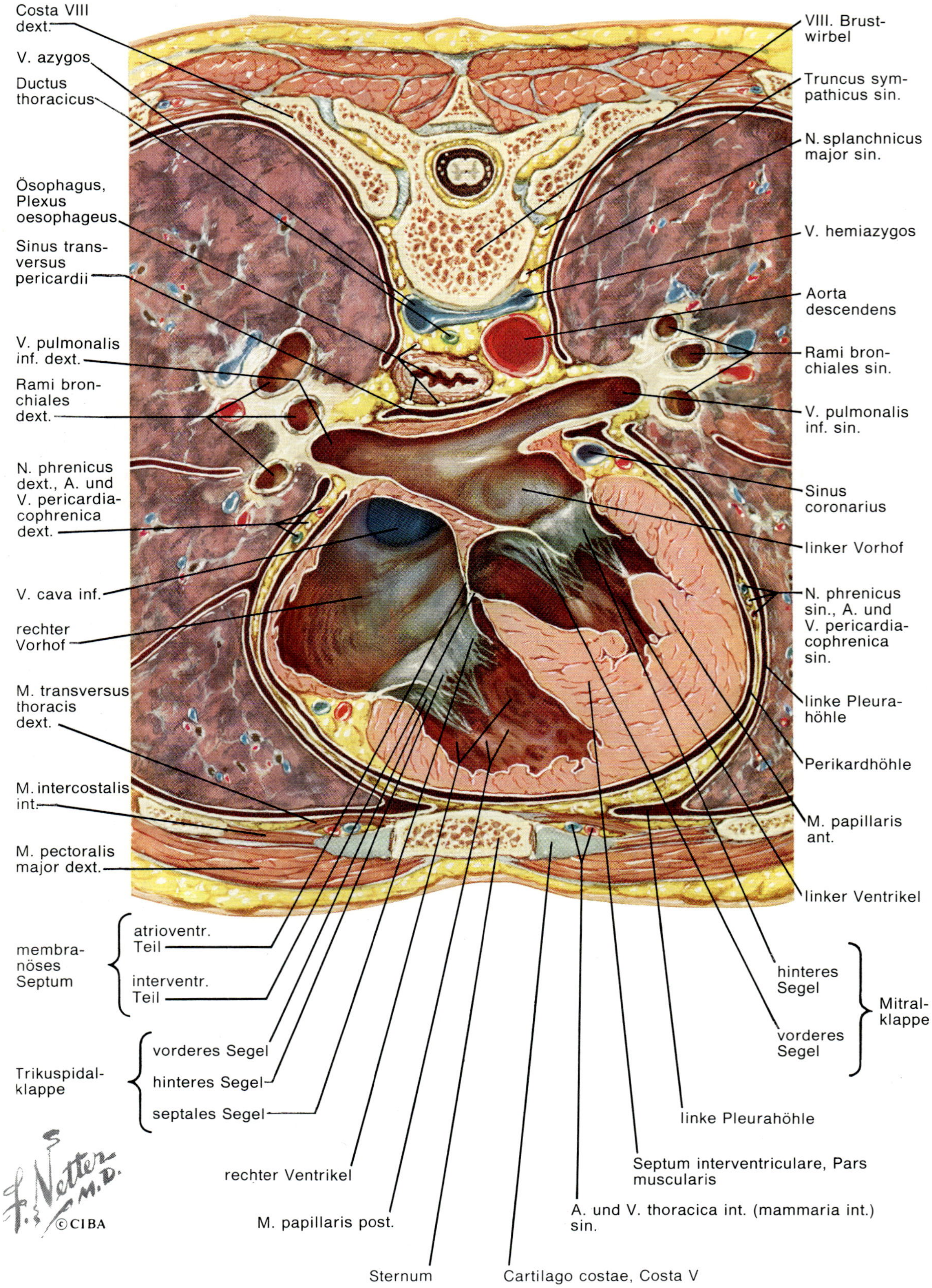

Zwerchfell, *Pleura diaphragmatica,* und Mediastinum, *Pleura mediastinalis,* an (S. 3). Ein Teil der Pleura mediastinalis überzieht das Perikard, *Pleura pericardii.* Der übrige, die Lungen überkleidende viszerale Teil der Pleura ist die Pleura pulmonalis. Pleura pulmonalis und Pleura parietalis sind durch einen spaltförmigen, wenig seröse Flüssigkeit enthaltenden Raum (Cavum pleurae) voneinander getrennt. Die zwischen Pleura costalis und Pleura diaphragmatica liegende *Umschlagstelle der Pleura* (S. 2) reicht über den unteren Lungenrand hinaus nach kaudal und bildet so einen auch bei maximaler Inspiration nie vollständig von der Lunge ausgefüllten Raum, Receccus costodiaphragmaticus.

Die *rechte Lunge* besteht aus drei Lappen, dem *Ober-, Mittel-* und *Unterlappen.* Die *linke Lunge* besteht hingegen nur aus zwei Lappen, dem *Ober-* und *Unterlappen* (S. 2) und ist demnach kleiner, da durch die asymmetrische Lage des Herzens der linke *Pleuraraum* eingeengt wird. Im kranialen Abschnitt stoßen die rechte und linke parietale Pleura hinter dem *Sternum* nahezu aneinander. Unterhalb des 4. Rippenknorpels weicht jedoch die kostomediastinale Umschlagfalte nach lateral ab, wodurch am Perikard ein kleines pleurafreies Dreieck entsteht. Auf gleicher Höhe tritt der ventral-kaudale Rand des linken Oberlappens weit nach lateral zurück, so daß ein Teil der Pleura pericardii nicht von Lungengewebe bedeckt ist.

Zwischen den beiden Lungen liegt das Mediastinum, das willkürlich in einen oberen, mittleren und vorderen Teil unterschieden wird.

Das flache Mediastinum anterius durchziehen die *Aa.* und *Vv. thoracicae internae sinistrae* sowie Teile des *M. transversus thoracis.*

Im Mediastinum superius finden sich folgende

(Fortsetzung auf Seite 5)

(Fortsetzung von Seite 4)

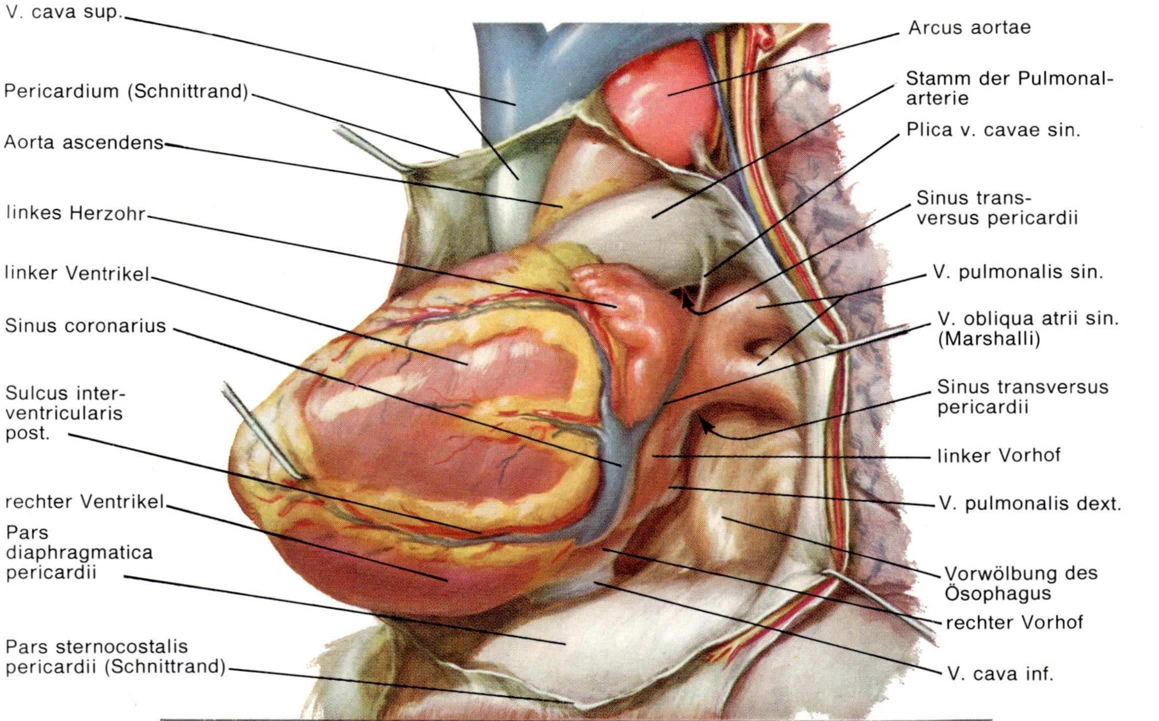

Ansicht des Herzens von links her
Nach Eröffnung des Herzbeutels wurde das Herz um 135 Grad nach rechts gedrängt

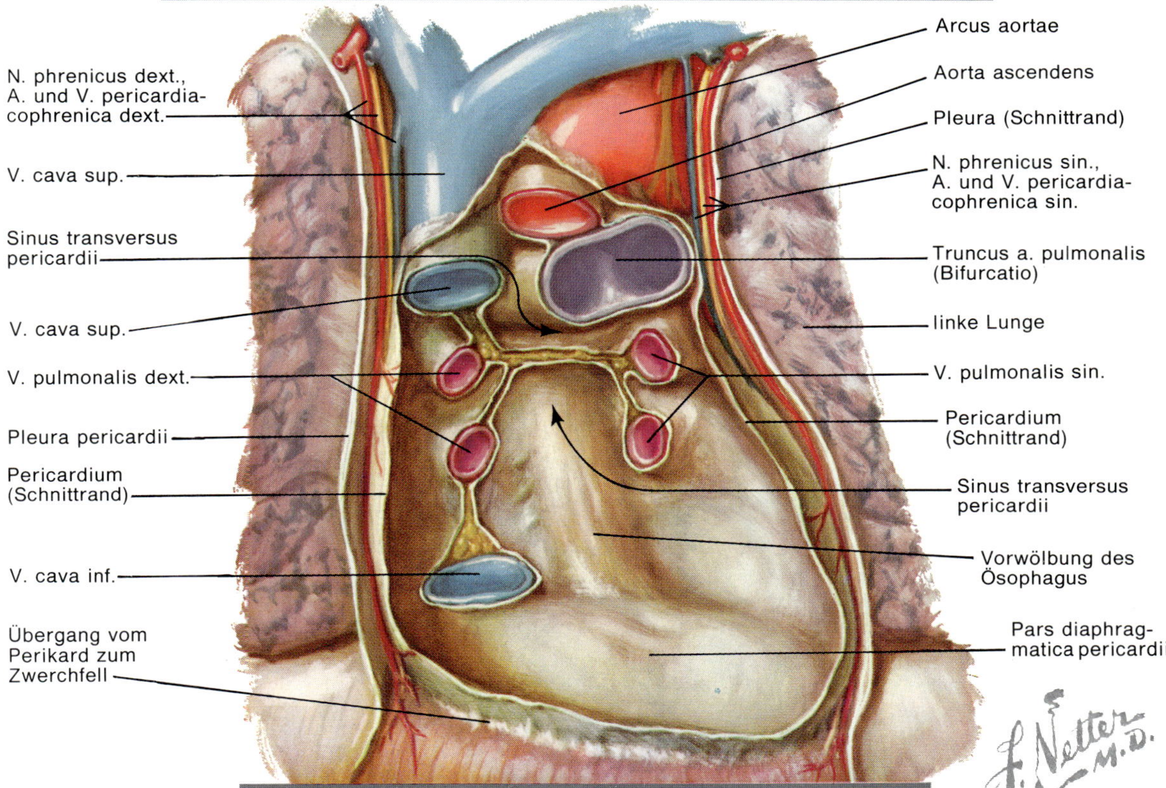

Ansicht des Herzbeutels von ventral. Das Herz wurde entfernt

Strukturen: die Thymusdrüse (S. 3), die sich bis zum 12. Lebensjahr nahezu vollständig zu einem Fettkörper zurückbildet, und die Vv. brachiocephalicae, die sich rechts zur *V. cava superior* vereinigen (S. 3). Hinter den Vv. brachiocephalicae ziehen N. phrenicus und N. vagus vom Hals abwärts. Die Nn. phrenici verlaufen gemeinsam mit den *Aa.* und *Vv. pericardiacophrenicae* ventral von den Lungenwurzeln und entlang dem Perikard seitlich zum Zwerchfell.

Der *Arcus aortae* steigt vom Herzen in das obere Mediastinum bis fast an den kranialen Rand des Manubrium sterni auf, läuft schräg nach dorsal und links über den linken *Hauptbronchus* und zieht als *Aorta descendens* links von der Wirbelsäule nach dorsal und ventral. Von der Konvexität des Aortenbogens gehen von proximal nach distal die A. brachiocephalica, A. carotis communis sinistra und A. subclavia ab.

Von dem zwischen A. und V. subclavia verlaufenden *N. vagus dexter* (S. 6) zweigt der N. laryngeus recurrens dexter ab, der um die A. subclavia und entlang der Trachea nach kranial zieht. Der *N. vagus sinister* liegt zwischen V. subclavia und Aortenbogen. An ihm entspringt der *N. laryngeus recurrens sinister* (S. 3), der um den Aortenbogen und ebenfalls entlang der Trachea nach kranial zieht.

Die Trachea verläuft vom Hals hinter dem Aortenbogen bis zum Angulus sterni, wo sie sich in den rechten und linken Hauptbronchus teilt. Hinter der Trachea liegt der *Ösophagus* (S. 4), den die Vagusnerven vom Abgang der Nn. laryngei recurrentes an begleiten. Dorsal vom Ösophagus, dessen Wände normalerweise aneinander liegen, steigt zwischen V. azygos und Aorta descendens der *Ductus thoracicus* (S. 4) auf, zieht hinter dem Aortenbogen vorbei in die untere Halsregion und mündet dort in die linke V. subclavia.

Die Grenzstränge *(Truncus sympathicus),* die den Rippenhälsen anliegen, geben ab der Höhe der 6. Rippe den *N. splanchnicus major,* weiter kaudal den *N. splanchnicus minor* ab (S. 4).

Im flachen hinteren Mediastinum finden sich die kaudalen Abschnitte des Ösophagus, die Vagusnerven, die Aorta descendens, die V. azygos, die V. hemiazygos, der Ductus thoracicus und die Nervenbahnen des Grenzstrangs.

Das mittlere Mediastinum ist der größte Teil und enthält *Perikard,* Herz, Lungenwurzeln und *Nn. phrenici.*

Die *Perikardhöhle* ist der 3. der serösen Räume im Brustkorb. Das Perikard hat annähernd die Form eines Kegels mit der Basis hinten rechts und der Spitze vorne links. Es umschließt das Herz und die proximalen Abschnitte der großen Gefäße. Wie bei der Pleura unterscheidet man zwischen der das Herz und die proximalen großen Gefäße überkleidenden Lamina visceralis (= Epikard) und der Lamina parietalis.

Der untere Teil der Lamina parietalis ist fest mit dem Centrum tendineum des Zwerchfells verwachsen. Seine Vorder- und Seitenflächen stehen größtenteils mit der Pleura in Kontakt, sind aber normalerweise nicht mit ihr verbunden. Nur eine kleine dreieckige Fläche liegt dem Sternum dorsal an. Zwischen diesem Trigonum pericardiacum und dem Sternum finden sich lediglich Fettgewebe, die Fascia endothoracica und der M. transversus thoracis.

Die großen Gefäße treten in den Herzbeutel an dessen Basis ein und aus. Zwischen den arteriellen und venösen Gefäßen führt ein bogenförmiger, quer verlaufender Kanal hindurch, *Sinus transversus pericardii.* Dorsal davon endet blind der *Sinus obliquus pericardii,* der von der Umschlagfalte des Perikards zwischen den *Lungenvenen* und der *V. cava inferior* begrenzt wird. Weitere kleine Taschen finden sich zwischen den *oberen und unteren Lungenvenen* und hinter der *Plica v. cavae sinistrae* (Lig. Marshalli), einer kleinen Perikardfalte, die von der linken Seite des *Truncus pulmonalis* zwischen dem Hals des *linken Herzohrs* und den *linken Lungenvenen* zum linken *Vorhof* verläuft. Die Plica v. cavae sinistrae enthält Reste der embryonalen V. cardinalis communis sinistrae.

Freilegung des Herzens

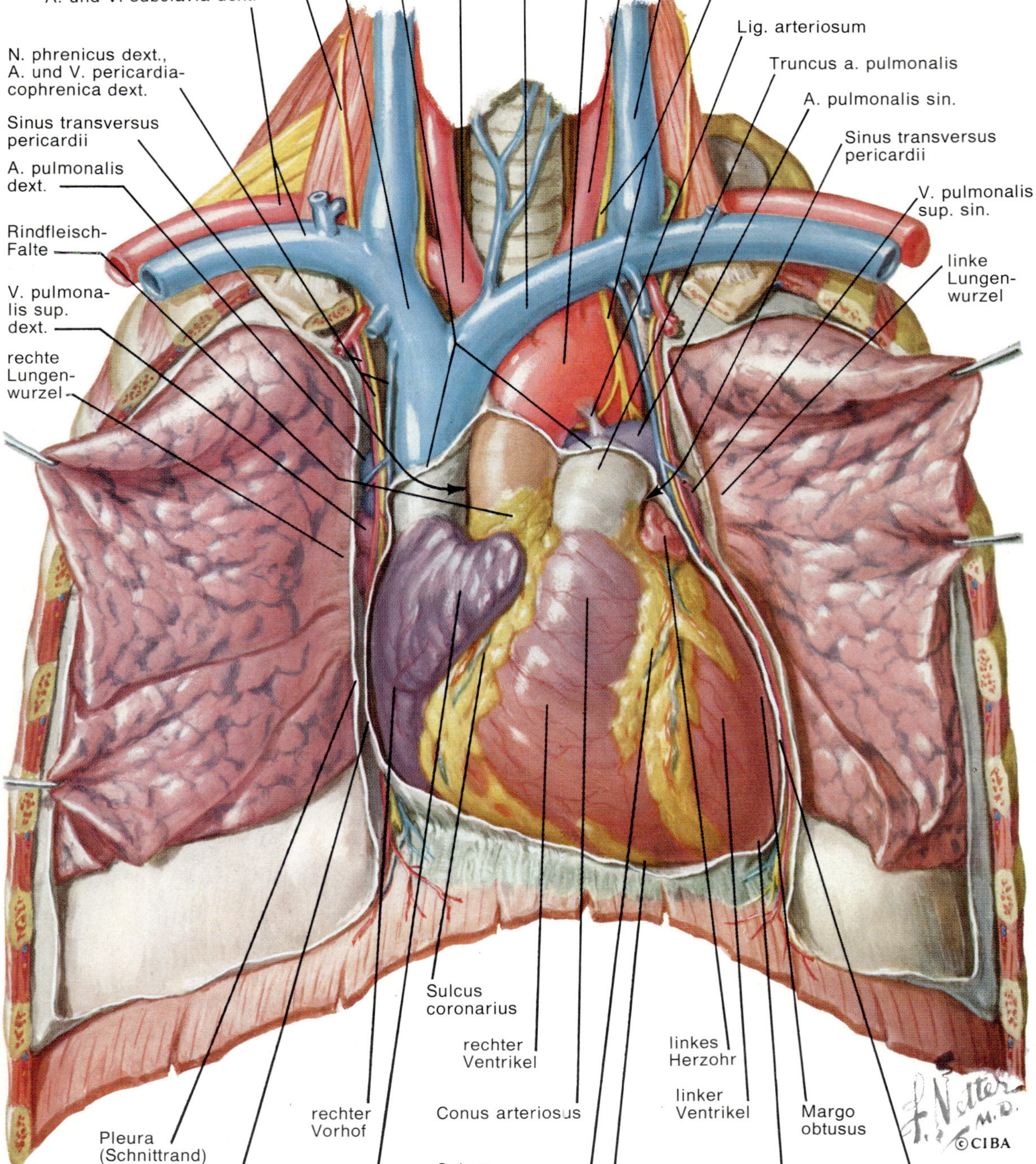

Facies sternocostalis

Im *Perikard* eingeschlossen liegt das Herz, ein muskulöses, aus vier Kammern bestehendes Hohlorgan. In situ hängt es an seiner Basis an den großen Gefäßen, wobei die Spitze *(Apex)* nach vorne unten und ca. 60° nach links gerichtet ist. Die vier Kammern sind in zwei ihrer Funktion nach ähnlichen Paaren angeordnet, die vom *Kammerseptum* (S. 4) voneinander getrennt werden. Jedes Paar besteht aus einem dünnwandigen Vorhof und einem dickwandigen Ventrikel.

Die anatomische Nomenklatur des Herzens bezieht sich auf das aus dem Körper entfernte und auf seine Spitze gestellte Herz, wobei das Herzseptum in der Sagittalebene zu liegen kommt. Dadurch ist es in den letzten Jahren unter Klinikern (Kardiologen und Chirurgen), die sich ja mit dem lebenden Herzen in situ befassen, zu Mißverständnissen gekommen.

Auf einem Röntgenbild des Thorax stellt zum Beispiel der *linke Ventrikel* die linke Begrenzung des Herzens dar, während die rechte Begrenzung vom *rechten Vorhof* gebildet wird, nicht aber vom *rechten Ventrikel,* da dieser in situ ventral zu liegen kommt. Der größere und wichtigere Anteil des linken Vorhofes liegt genau dorsal und ist in der Körpermittellinie der Wirbelsäule und dem Ösophagus vorgelagert. Daraus erklärt sich die Kürze der *Lungenvenen.*

Bei Abtragung der ventralen Thoraxwand und Eröffnung des Perikards kommt zunächst die rechte Herzkammer zum Vorschein, wobei die freigelegte Kammerfläche ungefähr die Form eines Dreiecks aufweist. Rechts davon liegt der rechte Vorhof.

Vorhof und Kammer des rechten Herzens werden durch den rechten *Sulcus coronarius (atrioventricularis)* voneinander getrennt. In diesem verläuft in Fettgewebe eingebettet die rechte Kranzarterie. Links vom rechten Ventrikel kommt ein kleiner Ausschnitt des linken Ventrikels zur Ansicht. Linker und rechter Ventrikel werden durch den *Sulcus interventricularis anterior* voneinander geschieden. In ihm verläuft ebenso in Fettgewebe eingebettet der *Ramus (descendens) interventricularis anterior,* ein Ast der *linken Kranzarterie* (S. 17). Kranial davon geht der *Stamm der A. pulmonalis* von der rechten Herzkammer ab und tritt, unmittelbar bevor er sich in seine zwei Hauptäste, die *rechte* und *linke A. pulmonalis,* teilt, aus dem Herzbeutel aus. Rechts zieht der intraperikardiale Abschnitt der *Aorta ascendens,* deren Wurzel größtenteils vom *rechten Herzohr* überlagert wird. Der Anfangsteil der Aorta und der rechten Kranzarterie wird von kleinen Läppchen von Fettgewebe umschlossen. Das größte und am weitesten kranial

(Fortsetzung auf Seite 7)

(Fortsetzung von Seite 6)

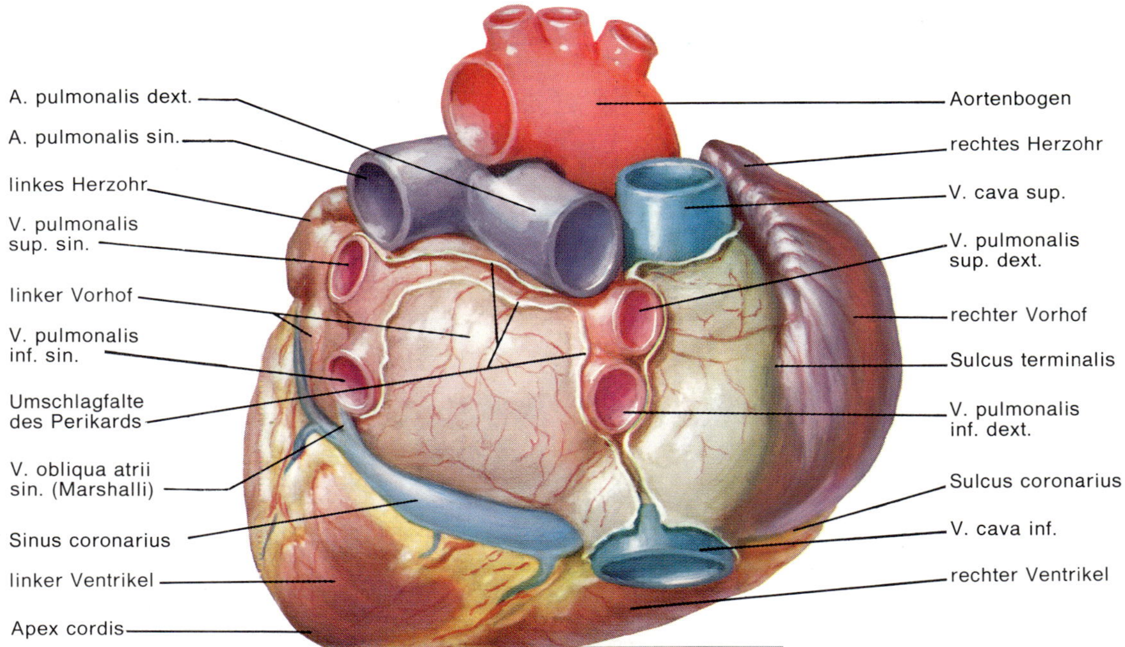

Hintere Ansicht der Herzbasis

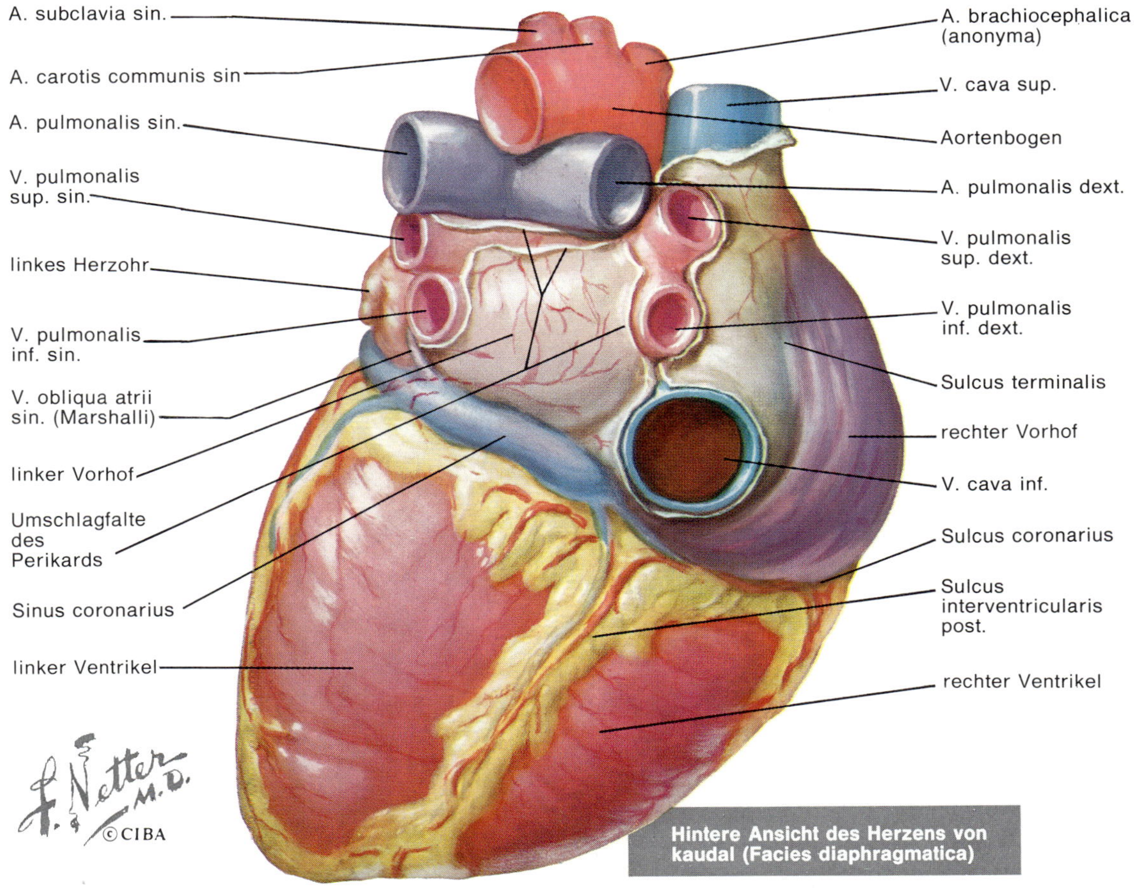

Hintere Ansicht des Herzens von kaudal (Facies diaphragmatica)

gelegene stellt die *Rindfleisch-Falte* dar.

Facies posterior und diaphragmatica

Nach Entfernung des Herzens aus dem *Perikard* werden die *Facies posterior (basilaris)* und *diaphragmatica* sichtbar. Hier treten *V. cava superior* und *inferior* in den *rechten Vorhof* ein. Die Längsachse beider Hohlvenen ist leicht nach ventral geneigt. Die V. cava inferior liegt etwas mehr median. Eine tiefe Furche, *Sulcus terminalis,* trennt die obere Hohlvene rechts von der Basis des rechten *Herzohrs.* Sie zieht an der Hinterseite des rechten Vorhofs abwärts und wird dabei zunehmend flacher.

Die *rechten Lungenvenen* (es finden sich in der Regel zwei, gelegentlich aber auch drei) ziehen, aus der rechten Lunge kommend, an der Hinterseite des rechten Vorhofs vorbei in den *linken Vorhof,* zu dem sie an dessen rechter Seite stoßen. Die beiden *linken Lungenvenen* treten einzeln oder über einen gemeinsamen Stamm links in den linken Vorhof ein. Die Hinterwand des linken Vorhofs bildet die ventrale Begrenzung des *Sinus obliquus pericardii.* Der linke Vorhof steht normalerweise mit dem Zwerchfell nicht in unmittelbarer Verbindung.

Auf dem Dach des linken Vorhofs gabelt sich der Stamm der A. pulmonalis in die *A. pulmonalis sinistra* und *dextra.* Die linke Lungenarterie läuft direkt zur linken Lunge, während die rechte hinter der proximalen V. cava superior und oberhalb der rechten Lungenvenen zur rechten Lunge zieht.

Der *Aortenbogen* überquert nach dem Abgang seiner drei Hauptäste, *A. brachiocephalica, A. carotis communis sinistra* und *A. subclavia sinistra,* die Gabelung der Lungenarterien. Varianten dieser Anordnung sind nicht selten, haben jedoch kaum Bedeutung.

Zwischen dem linken Vorhof und dem *linken Ventrikel* liegt in der Pars posterior (diaphragmatica) des linken *Sulcus coronarius* der *Sinus coronarius,* in den die Herzvenen einmünden. Der Sinus coronarius sieht zwar wie eine kurze, großkalibrige Vene aus, seine Wandung besteht jedoch aus Herzmuskelgewebe. Der embryonalen Anlage nach ist er dem Herzen und nicht den Gefäßen zuzurechnen. Sein rechter Anteil zieht nach ventral und kranial und führt in den rechten Vorhof.

An der Facies diaphragmatica trennt der *Sulcus interventricularis posterior* die *rechte* und *linke Herzkammer* voneinander. Er geht etwas rechts von der *Herzspitze,* die am normalen Herzen von der linken Herzkammer gebildet wird, in den *Sulcus interventricularis anterior* über. In der hinteren Kammerfurche verlaufen in Fettgewebe eingebettet die *A. interventricularis posterior* und die mittlere Herzvene.

Vorhöfe und Kammern

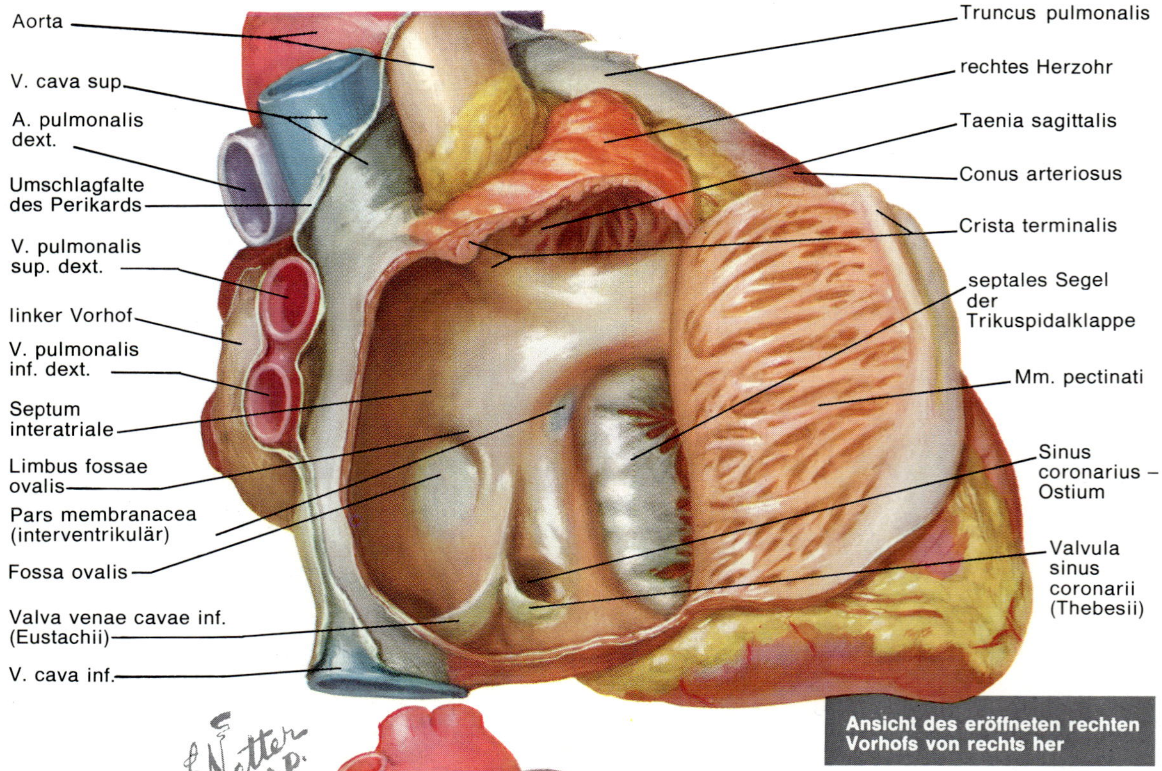

Ansicht des eröffneten rechten Vorhofs von rechts her

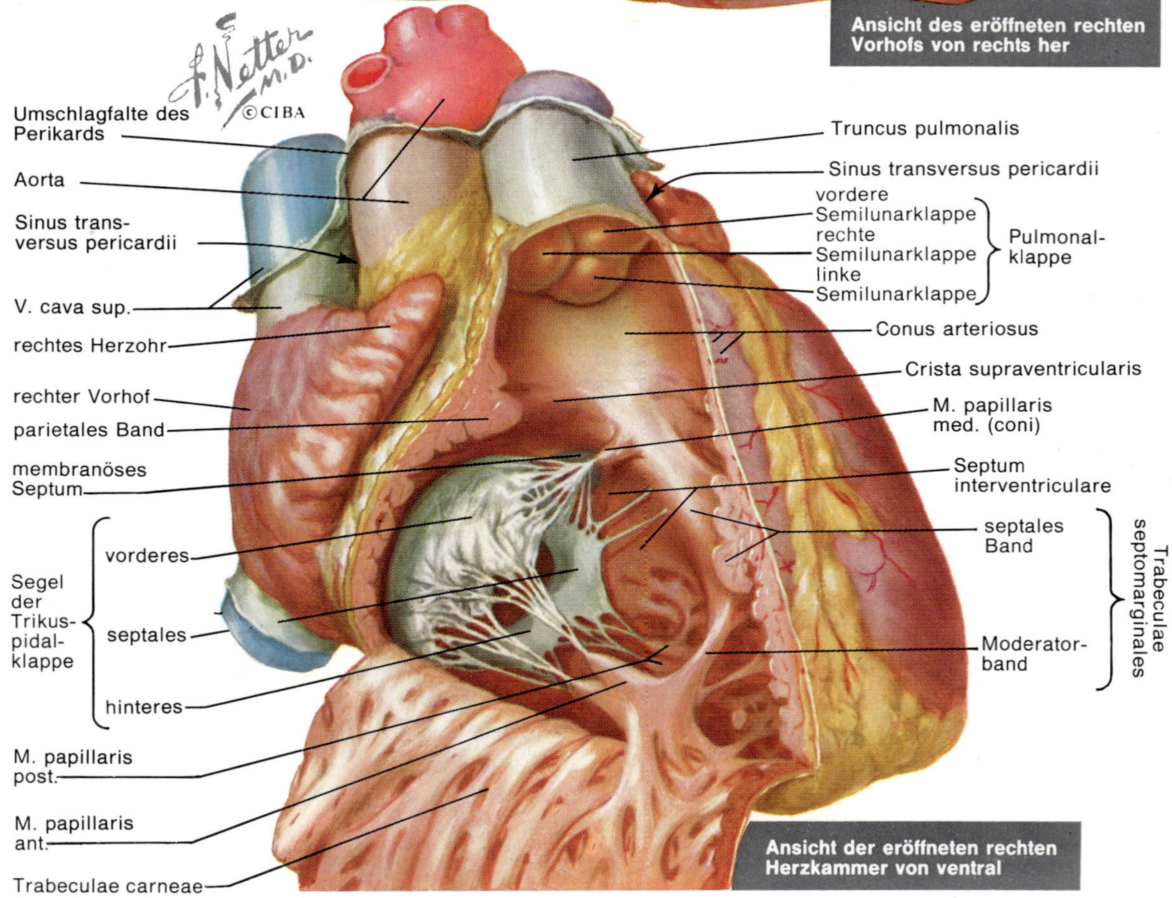

Ansicht der eröffneten rechten Herzkammer von ventral

Rechter Vorhof

Der *rechte Vorhof* besteht aus zwei Abschnitten. In den hinteren, glattwandigen Teil, der dem embryonalen Sinus venosus entspricht, münden die *V. cava superior* und *inferior*. Der vordere Teil hat eine dünne, trabekulierte Wandung und entspricht dem embryonalen rechten Vorhof.

Die beiden Teile des Vorhofs werden durch eine Muskelleiste voneinander getrennt, die von der Einmündung der oberen Hohlvene zur rechten Seite der unteren Hohlvenenmündung verläuft und an Stärke abnimmt. Dieser Leiste, *Crista terminalis,* entspricht an der Außenwand des Vorhofs der *Sulcus terminalis* (S. 7). Die Crista terminalis wird vielfach als Rest der rechten embryonalen Venenklappe verstanden, liegt jedoch etwas rechts davon.

Von der Crista terminalis zieht eine dichte Reihe von parallel angeordneten Muskelbalken, *Mm. pectinati,* seitwärts entlang der freien Vorhofwand. Die Vorhofwand selbst ist zwischen diesen Muskelbalken papierdünn und durchscheinend.

Auch die Wandung des annähernd dreieckigen oberen Teiles des rechten Vorhofs (rechtes Herzohr) ist mit Mm. pectinati besetzt.

Der größte dieser Muskelbalken, *Taenia sagittalis,* entspringt an der Crista terminalis.

Das rechte Herzohr ist normalerweise vom übrigen Vorhof an dessen Außenwand nicht deutlich abgegrenzt. Es bietet sich jedoch dem Herzchirurgen als idealer und häufig genützter Zugang zum rechten Vorhof an.

Die Einmündung der V. cava inferior trägt gewöhnlich am vorderen Rand eine Gewebstasche, *Valvula venae cavae inferioris (Eustachii).* Sie kann von sehr unterschiedlicher Größe sein, ganz fehlen oder aber als ausgedehnte Membran netzartig durchbrochen (Chiari-Netz) ausgebildet sein. Unmittelbar vor dem medialen Rand der Eustachischen Klappe mündet der *Sinus coronarius* in den rechten Vorhof. Auch an seiner Einmündungsstelle befindet sich häufig eine klappenartige Falte, *Valvula sinus coronarii (Thebesii).* Beide Klappen sind Reste der ausgedehnten embryonalen Valvula venosa.

Die mediale Hinterwand des rechten Vorhofs bildet das *Septum interatriale.* Es besteht im mittleren Teil aus dünnem Fasergewebe und bildet eine flache, ovale Vertiefung, *Fossa ovalis.* Die übrige Scheidewand besteht aus Muskelgewebe und umgibt die Fossa ovalis in der Regel als scharfer Rand, *Limbus fossae ovalis.* Nicht selten findet sich im vorderen oberen Teil des Limbus eine feine Spalte, durch die eine Sonde vom rechten in den linken Vorhof vorgeschoben werden kann. Im anteromedialen Teil des rechten Vorhofs liegt die Trikuspidalklappe, die den Zugang zum *rechten Ventrikel* darstellt.

(Fortsetzung auf Seite 9)

Vorhöfe und Kammern

(Fortsetzung von Seite 8)

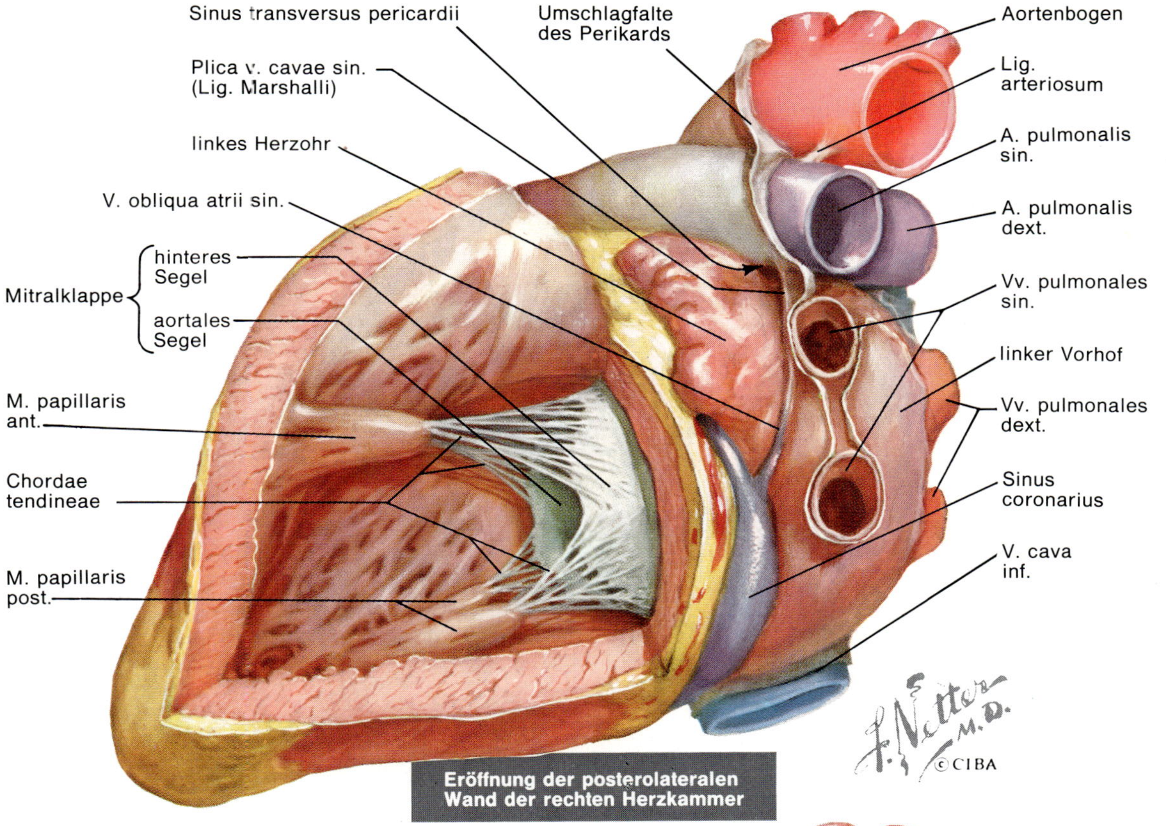

Eröffnung der posterolateralen Wand der rechten Herzkammer

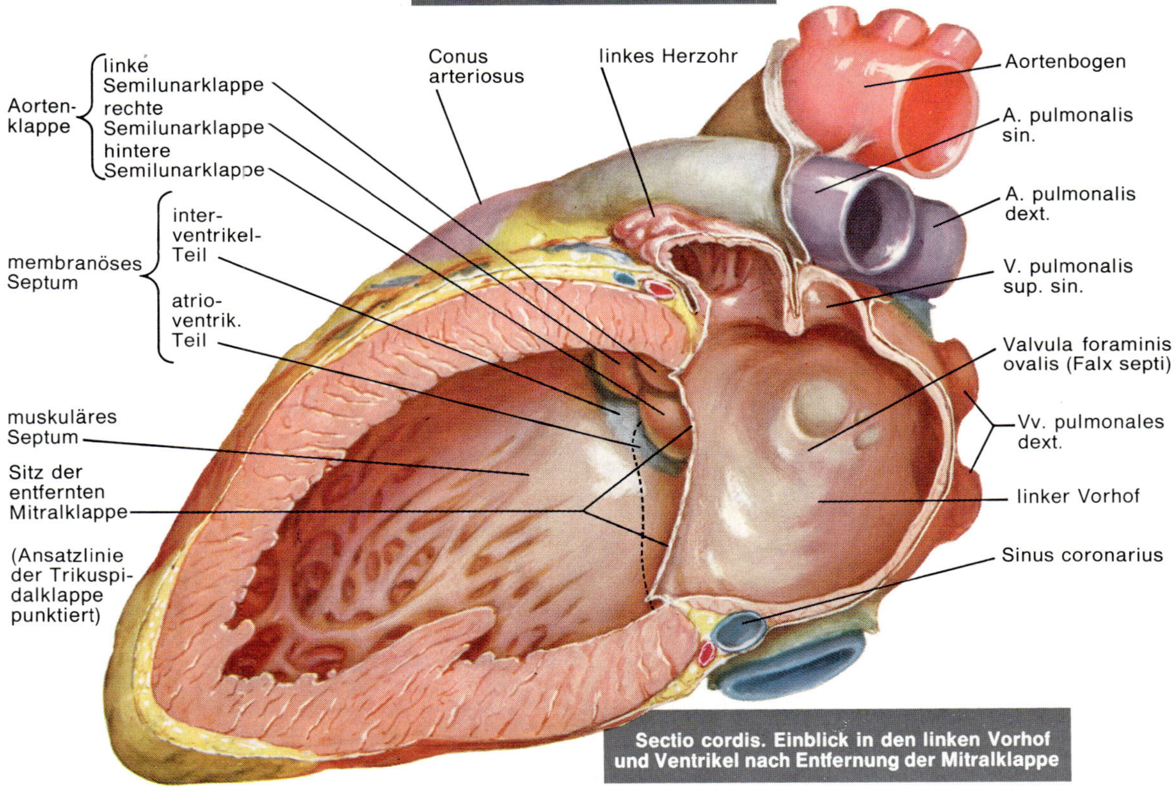

Sectio cordis. Einblick in den linken Vorhof und Ventrikel nach Entfernung der Mitralklappe

Rechte Kammer

Der *Hohlraum der rechten Kammer* (S. 8) wird unterteilt in Einflußbahn mit Trikuspidalklappe, posteroinferior gelegen, und in Ausflußbahn, anterosuperior gelegen, von der der *Truncus pulmonalis* ausgeht. Die Grenze zwischen diesen beiden Teilen bildet eine Reihe vorspringender Muskelleisten, die Crista supraventricularis mit *parietalem* und *septalem Band* sowie dem *Moderatorband.* Diese Leisten bilden eine nahezu kreisförmige Öffnung, die jedoch bei normaler Weite kein Strömungshindernis darstellt.

Die Innenwand der Einflußbahn ist mit zahlreichen Trabeculae ausgekleidet, die herzspitzenwärts am dichtesten stehen. Diese *Trabeculae carneae* umschließen eine eher längliche, ovale Öffnung. Die Ausflußbahn des rechten Ventrikels, häufig auch als Infundibulum bezeichnet, enthält nur wenige Trabeculae und ist unterhalb der A. pulmonalis völlig glatt.

Die *Segel der Trikuspidalklappe* werden über dünne Sehnenfäden, *Chordae tendineae,* an den *Papillarmuskeln* der rechten Kammerinnenwand verankert. Zwei Papillarmuskel, der mediale und vordere, sind ihrer Lage nach konstant, ihrer Größe und Form nach jedoch äußerst wechselnd ausgebildet. Die übrigen sind in jeder Hinsicht inkonstant.

Ungefähr an der Stelle, wo die Crista supraventricularis in das septale Band übergeht, nimmt der kleine *M. papillaris medius* Chordae tendineae vom *vorderen* und *septalen Segel* der *Trikuspidalklappe* auf. Er ist beim Kleinkind oft gut ausgebildet, fehlt jedoch häufig beim Erwachsenen oder findet sich lediglich als kleines sehniges Gebilde. Dennoch stellt er einen wichtigen Orientierungspunkt für den Chirurgen dar und ist für den Pathologen aufgrund seines interessanten embryonalen Ursprungs von besonderem diagnostischen Wert.

Der *M. papillaris anterior* entspringt am Moderatorband und nimmt Chordae tendineae vom *vorderen* und *hinteren Segel* der *Trikuspidalklappe* auf.

Vom meist kleinen hinteren und vom septalen Papillarmuskel laufen Sehnenfäden unterschiedlicher Zahl zum hinteren und medialen (septalen) Segel. Diejenigen, die vom unteren Rand des septalen Bandes kommen, geben wichtige diagnostische Aufschlüsse bei manchen angeborenen Herzfehlern.

Der Stamm der A. pulmonalis geht vom oberen Ende des rechten Ventrikels ab und zieht nach dorsal und leicht kranial. Unmittelbar nach seinem Austritt aus dem Herzbeutel teilt er sich in die *rechte* und *linke Lungenarterie* (S. 6). Von der Oberseite der Gabelung zieht ein kurzes Band, *Lig. arteriosum* (S. 6) zur Unterfläche des Aortenbogens (S. 6). Es stellt den Rest des fetalen Ductus arteriosus (Botalli) dar.

(Fortsetzung auf Seite 10)

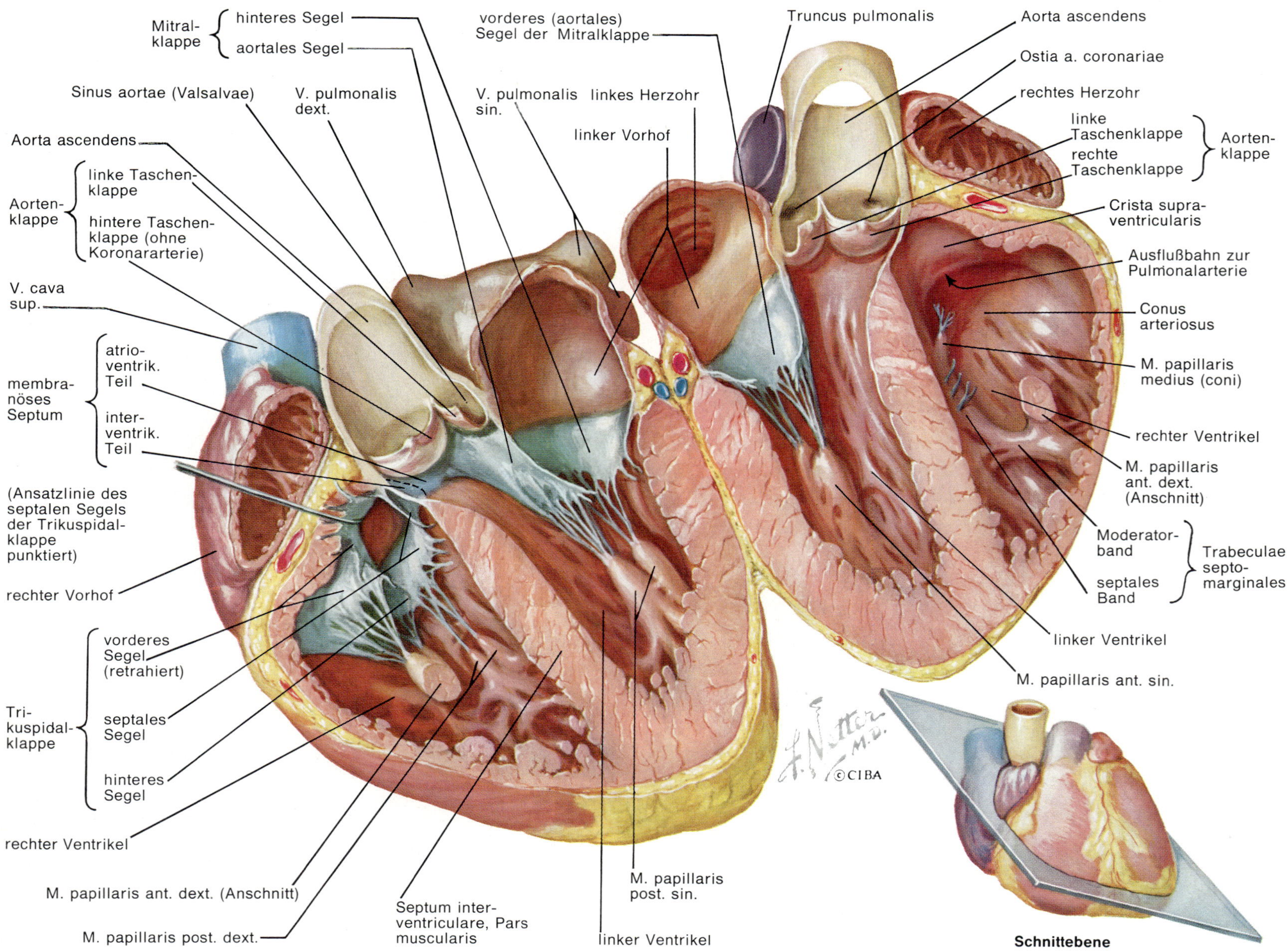

Vorhöfe und Kammern

(Fortsetzung von Seite 9)

Linker Vorhof

Der *linke Vorhof* bildet einen größtenteils glattwandigen Raum, der in der transversalen Ebene größer ist als in der vertikalen und sagittalen. *Rechts* münden zwei, gelegentlich auch drei *Lungenvenen.* Ihnen entsprechen *links* ebenso zwei (bisweilen eine) *Lungenvenen.* Der linke Vorhof hat eine bedeutend dickere Wandung als der rechte.

Die septale Fläche ist in der Regel glatt. Lediglich an einer Stelle weisen leichte Unregelmäßigkeiten auf die fetale *Valvula foraminis ovalis* (Falx septi) hin. An dieser Stelle kann man durch eine enge Spalte eine Sonde vom rechten in den linken Vorhof einführen.

Am linken oberen Ende des linken Vorhofs liegt ventral das linke Herzohr, *Auricula sinistra,* dessen Konfiguration sehr variabel sein kann, es finden sich längliche Formen mit starken Biegungen. In die Lichtung des linken Herzohrs ragen kleine Mm. pectinati. Proximal zeigt sich in der Regel eine deutlich sichtbare Einschnürung.

Linke Kammer

Die *linke Herzkammer* (s. auch S. 9) hat die Form eines Eies, dessen stumpfes Ende abgetrennt wurde. An dieser Stelle liegt eng beieinander die *Mitral-* und *Aortenklappe.* Sie werden lediglich durch einen Faserstrang, an dem das *vordere (aortale) Segel der Mitralklappe* und die angrenzenden Abschnitte der *linken* und der *hinteren Aortenklappentasche* haften, voneinander getrennt. Die linke Ventrikelwand ist im allgemeinen dreimal so dick wie die Wand der rechten Herzkammer. Ihre Trabeculae carneae sind im Vergleich zur rechten Herzkammer feiner, oft nur als Sehnenfäden ausgebildet. Zur Spitze hin stehen sie – wie im rechten Ventrikel – dichter, an der Basis ist die Wandung des Septums glatt.

Meist finden sich zwei kräftige *Papillarmuskel,* deren Doppelkuppen noch erkennen lassen, daß sie aus zwei verschiedenen embryonalen Anlagen entstanden sind. Jeder der beiden Muskel nimmt *Sehnenfäden* von den *beiden* großen *Segeln der Mitraklklappe* auf. Gelegentlich ist auch ein dritter kleinerer Papillarmuskel ausgebildet, der dann seitlich liegt.

Das *Septum interventriculare* besteht größtenteils aus Muskelgewebe *(Pars muscularis)* und wölbt sich normalerweise gegen die rechte Herzkammer vor. Daraus erklärt sich die nahezu kreisrunde Form der linken Herzkammer im Transversalschnitt. Die Pars muscularis hat ungefähr die gleiche Dicke wie die parietale Wandung der linken Herzkammer und besteht aus zwei Schichten, einer dünnen an der der rechten Kammer zugewandten Seite und einer dicken Schicht, die der linken Kammer zugewandt ist. Zwischen diesen beiden Schichten verlaufen in der Regel die größeren septalen Gefäße.

Unmittelbar kaudal von der *rechten* und *hinteren Aortenklappentasche* ist beim Menschen ein verschieden großer (meist jedoch kleiner) Teil der Kammerscheidewand als dünne Membran ausgebildet. Dieser membranöse Teil ist gegenüber dem muskulären Teil des Septums durch den *Limbus marginalis* abgegrenzt. Wie am eröffneten rechten Ventrikel zu sehen ist, liegt das *membranöse Septum* (Pars membranacea) unter der *Crista supraventricularis* (s. auch S. 8) und ist durch den Ansatz des *medialen (septalen) Segels der Trikuspidalklappe* geteilt. Ein Teil des membranösen Septums liegt damit zwischen dem linken und dem rechten Ventrikel *(interventrikulärer Teil).* Der zweite *atrioventrikuläre Teil (= Septum atrioventriculare)* trennt den linken Ventrikel vom *rechten Atrium.*

Der basisnahe Abschnitt der Kammerscheidewand einschließlich des membranösen Septums weicht im Transversalschnitt nach rechts ab, und zwar so, daß eine durch die Hauptmasse der Kammerscheidewand gedachte Ebene die *Aortenklappe* in zwei Teile teilen würde. Es muß betont werden, daß die Längsachse des gesamten Herzseptums eine komplexe Drehung vollführt und sich in keiner Ebene ganz erfassen läßt.

Topographie der Herzklappen in verschiedenen Funktionsstellungen

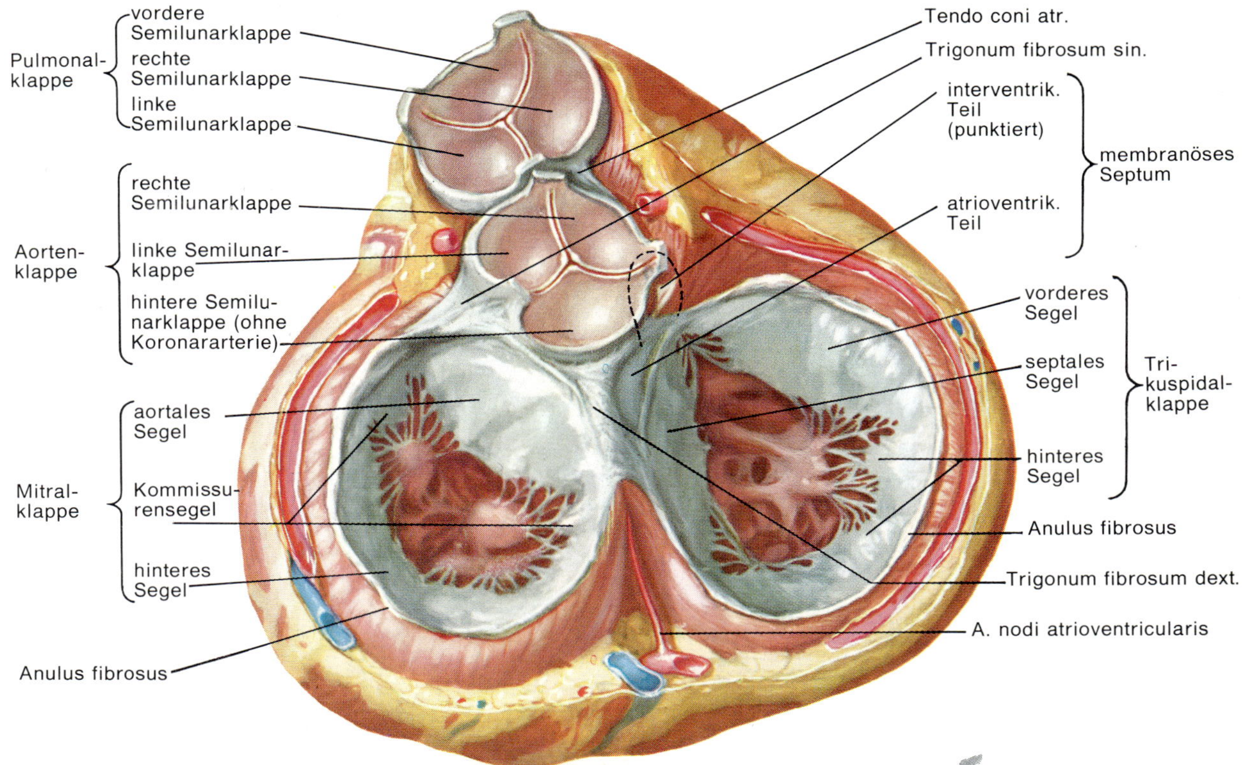

Das Herz in der Diastole. Ansicht der Kammerbasis nach Abtragung der Vorhöfe

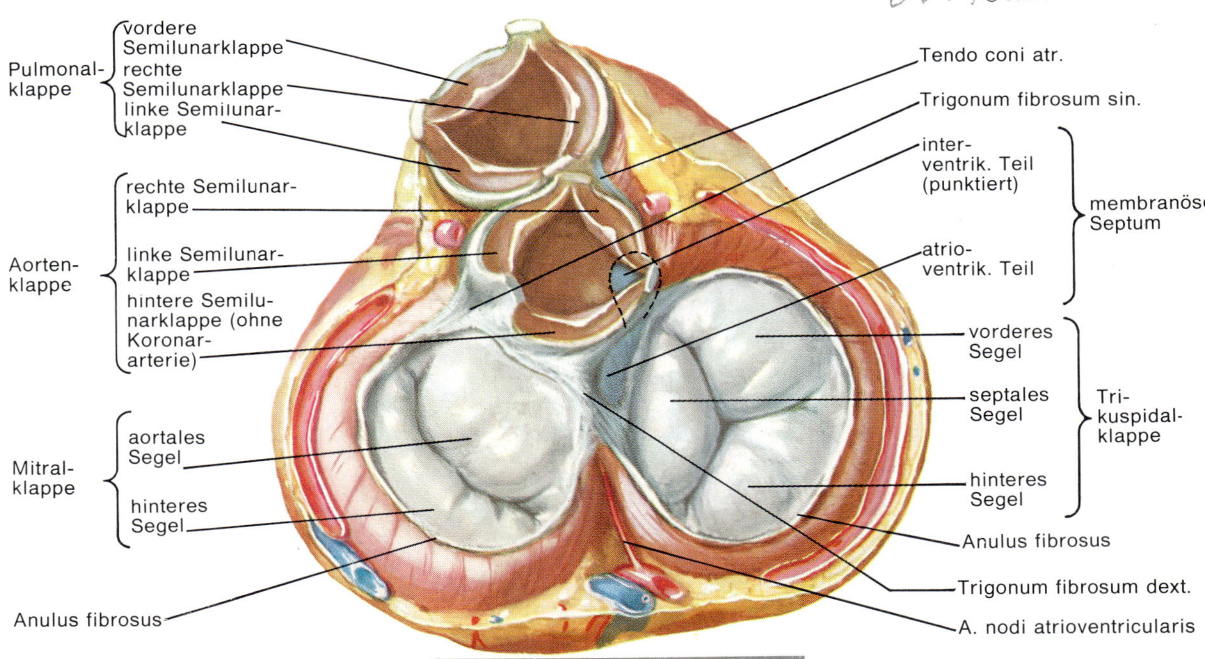

Das Herz in der Systole. Ansicht der Kammerbasis nach Abtragung der Vorhöfe

Jeder *atrioventrikuläre Klappenapparat* setzt sich aus mehreren *Segeln,* den *Sehnenfäden* und aus den *Papillarmuskeln* zusammen.

Die Segel sind als dünne, gelblichweiße, blanke, annähernd trapezförmige Membran mit feinen unregelmäßigen Rändern ausgebildet. Sie entspringen vom *Anulus fibrosus,* einem nicht besonders deutlich umrissenen Faserring, der die atrioventrikulären Ostien umgibt. Fasergewebe in größerem Umfang findet sich lediglich im rechten und linken *Trigonum fibrosum.*

Die dem Vorhof zugekehrte Seite der Segelklappen weist außer am freien Klappenrand eine glatte Oberfläche auf und läßt sich von der Vorhofwand nicht scharf abgrenzen. Von der der Herzkammer zugewandten Seite gehen Chordae tendineae aus, die Oberfläche ist daher unregelmäßig und von der Kammerinnenwand durch einen schmalen Raum geschieden.

Gegen den äußeren Rand zu werden die Segel zunehmend dünner und zarter; durch die Insertion der Sehnenfäden erhalten sie außerdem ein sägezahnähnliches Aussehen. Besonders beim Kleinkind sitzen auf den atrialen Flächen der Segel nahe den Rändern kleine Knötchen, Noduli Albini. Beim Schließen einer Atrioventrikularklappe wird der schmale Saum zwischen der Knötchenreihe und dem freien Segelrand gegen die entsprechende Stelle des nächsten Segels gepreßt, wodurch ein sicherer und dichter Verschluß erreicht wird.

Die Sehnenfäden lassen sich in drei Gruppen unterteilen:

Bei den ersten beiden Gruppen entspringen sie von den Kuppen der Papillarmuskel und bilden einige wenige, kräftige Sehnenzüge, die sich gegen den Klappenrand zu in mehrere dünnere Sehnenfäden aufsplittern.

Chordae der ersten Gruppe inserieren über eine Vielzahl dünnster Fäden am äußersten Klappenrand und dienen offenbar nur dazu, gegenüberliegende Segelränder am Umschlagen zu hindern.

Chordae der zweiten Gruppe inserieren an der ventrikulären Fläche der Segel ungefähr in Höhe der Noduli Albini oder sogar etwas darüber. Sie sind weniger zahlreich, aber kräftiger und bilden den eigentlichen Spannapparat der Klappen, ähnlich wie die Spanner an einem Regenschirm.

Chordae der dritten Gruppe kommen von der Kammerwand näher am Klappenansatz. Sie sind häufig als Sehnenzüge oder taschenartige Strukturen ausgebildet und können Muskelfasern enthalten.

(Fortsetzung auf Seite 12)

Topographie der Herzklappen in verschiedenen Funktionsstellungen

(Fortsetzung von Seite 11)

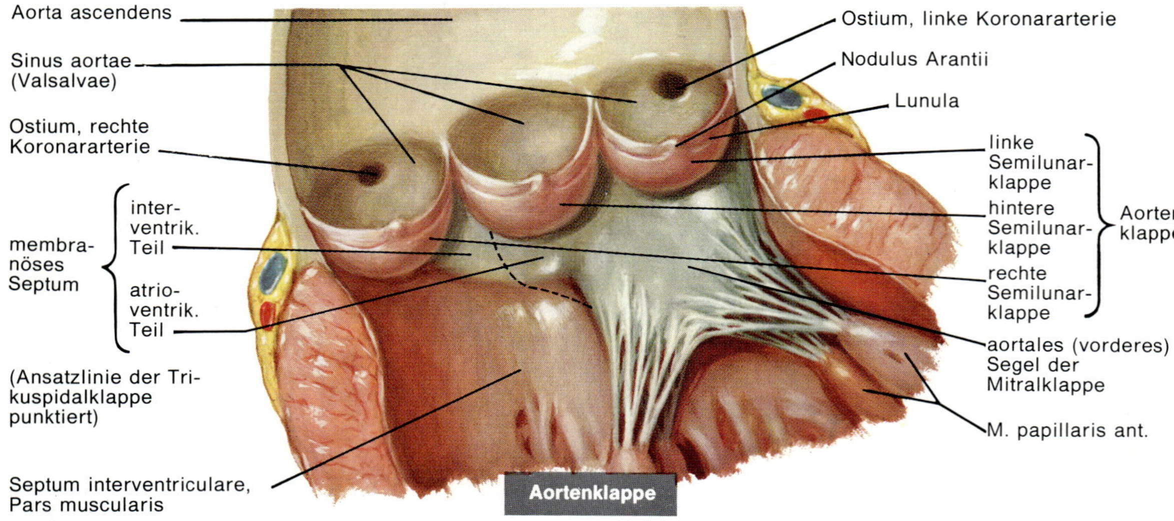

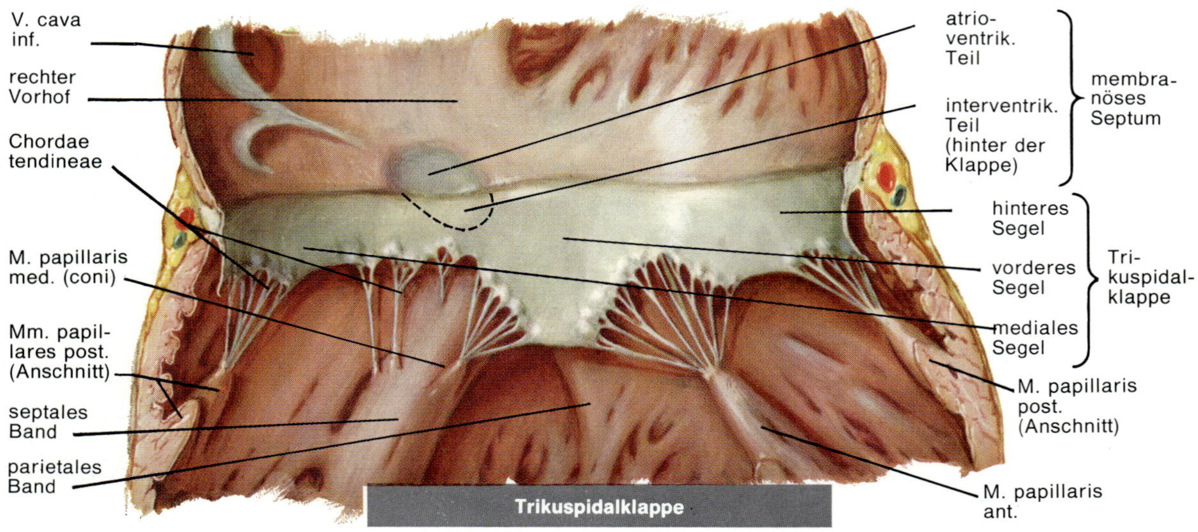

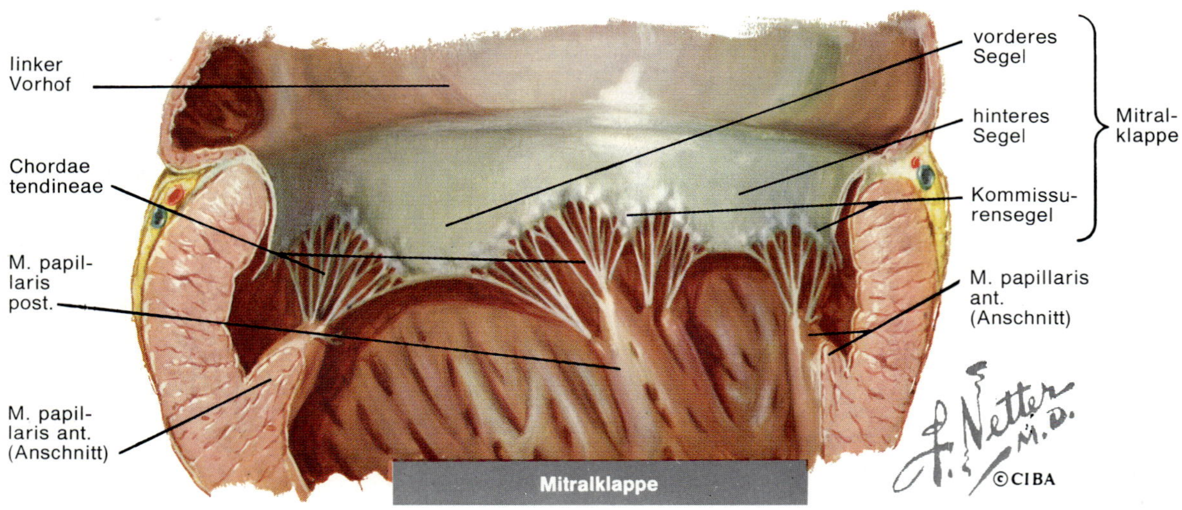

Gelegentlich bestehen im gesunden Herzen auch die den ersten beiden Gruppen zuzurechnenden Chordae, besonders links, ganz aus Muskelgewebe, so daß der Eindruck entsteht, als ob der Papillarmuskel unmittelbar in die Klappensegel inserieren würde. Dies erklärt sich aus der Entstehung der *Papillarmuskel, Chordae tendineae* und einiger *Klappensegel,* die sich ja von den embryonalen Trabeculae ventriculares herleiten und somit einmal ganz aus Muskelgewebe aufgebaut waren.

Die *Trikuspidalklappe* besteht aus einem vorderen Segel *(Cuspis anterior),* einem *mittleren, septalen* und einem bzw. zwei *hinteren Segeln.* Die zwischen den Segeln liegenden *Kommissuren* sind ihrer Tiefe nach zwar variabel, reichen jedoch niemals bis zum *Anulus,* so daß die Segel nicht vollständig voneinander getrennt sind.

Die *Mitralklappe* setzt sich eigentlich aus 4 Segeln zusammen, und zwar aus zwei großen (*aortales* und *murales Segel*) und zwei kleinen *(Cuspides commissurales).* Auch bei der Mitralklappe reichen die Kommissuren nicht bis zum Anulus fibrosus. Dies ist bei der chirurgischen Behandlung der Mitralstenosen zu berücksichtigen.

Die Taschenklappen, Valvulae semilunares, unterscheiden sich in ihrem Aufbau grundlegend von den Atrioventrikularklappen. Sie bestehen aus jeweils drei ungefähr gleich großen Klappen. Rein funktionell gesehen ist der Übergang vom Ventrikel in die Arterie leicht abzugrenzen, anatomisch ist er komplizierter. Anstelle eines kreisförmigen Faserringes, an dem Arterien und Klappen ansetzen könnten, weiten sich hier die Arterienwände zu drei Taschen *(Sinus aortae* [*Valsalvae*]*)* aus, deren Wände wesentlich dünner sind als die Wandung der Aorta und der Lungenarterie. Der Ansatz der Taschenklappen ist demnach nicht gerade, sondern bogenförmig.

Die einzelnen Klappen der Valvulae semilunares sind glatt und dünn. In der Mitte des freien Klappenrandes sitzt ein kleines Faserknötchen, *Nodulus Arantii.*

Vom Nodulus Arantii aus erstreckt sich längs des freien Randes der Taschenklappe nach jeder Seite ein besonders dünner, halbmondförmiger Saum, *Lunula.* Parallel zum Rand der Lunulae finden sich feine Striae, am Ansatz der Taschenklappe an der Aortenwand sind die Lunulae in der Regel perforiert. Da einander benachbarte Lunulae beim Klappenverschluß vollständig und fest aneinanderschließen, wird die Klappenfunktion durch die Perforationen nicht beeinträchtigt.

Anatomie des spezifischen Reizleitungssystems

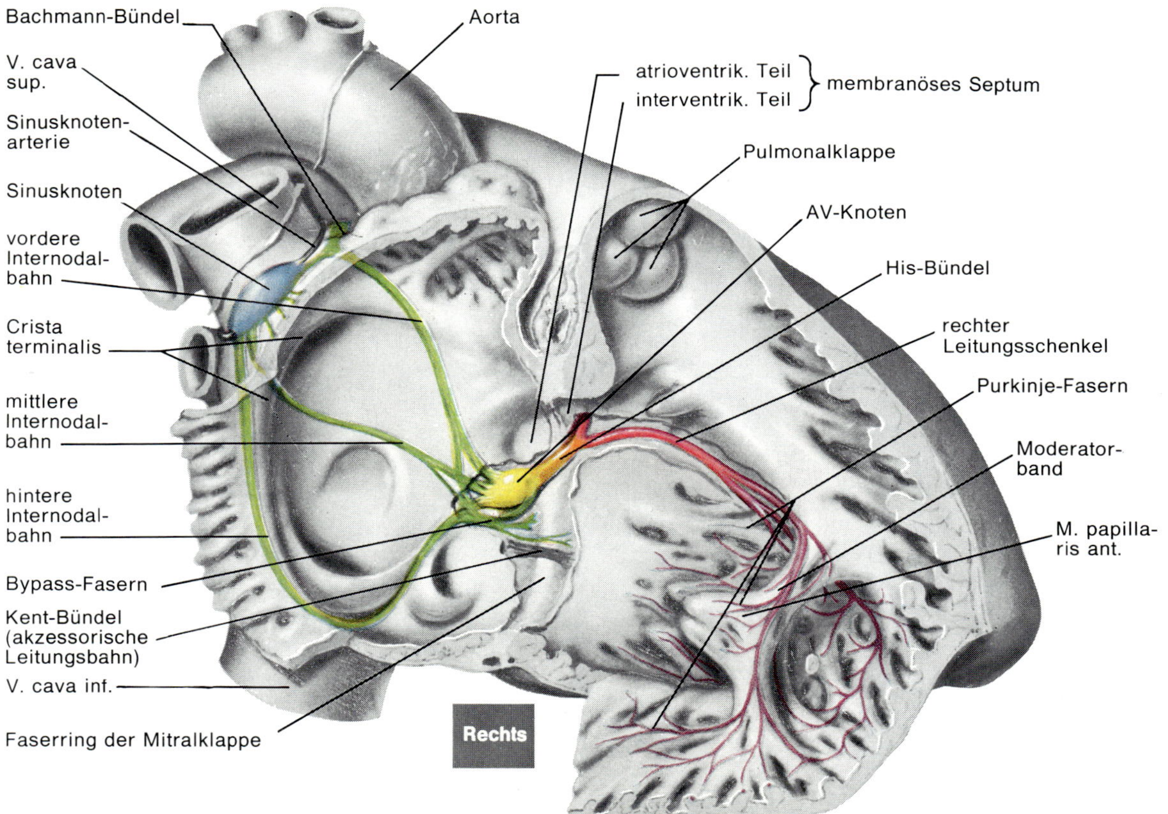

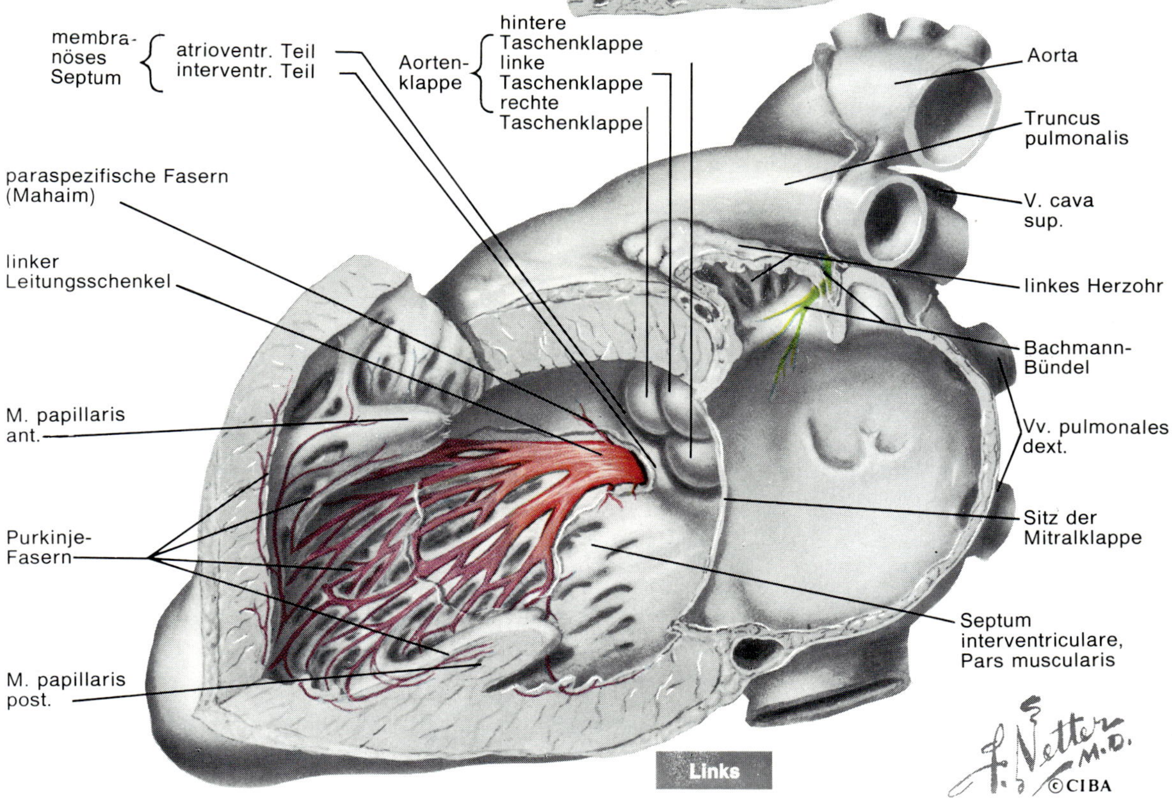

Allgemeines

Unter spezifischem Muskelgewebe versteht man den *Sinusknoten,* den *Atrioventrikularknoten,* das *Atrioventrikularbündel,* das *His-Bündel,* dessen *rechten* und *linken Schenkel* sowie periphere Verästelungen der beiden Schenkel, die das subendokardiale und myokardiale Geflecht der Purkinje-Fasern bilden. Der linke Schenkel teilt sich in einen vorderen und einen hinteren Schenkel auf. Diese Unterscheidung ist in der letzten Zeit auch für die Elektrokardiographie bedeutsam geworden (S. 60). Dazu kommen weitere Faserzüge, die zumindest einige der histologischen und elektrophysiologischen Kriterien des spezifischen Reizleitungsgewebes erfüllen. Diese bilden das *Bachmann-Bündel* und die internodalen Überleitungsbahnen des rechten Vorhofs.

Der Sinusknoten liegt in der rechten Vorhofwand dort, wo die *V. cava superior* am eigentlichen Vorhof ansetzt. Epikardial entspricht diese Stelle dem Sulcus terminalis, endokardial der *Crista terminalis.* Vom Hauptanteil des Sinusknotens ziehen Faserzüge längs des Sulcus terminalis nach kaudal zum AV-Knoten und nach kranial, wobei sie die obere Hohlvene dorsal und lateral umfassen. Der Atriventrikularknoten liegt im Boden des rechten Vorhofs etwas links vom Ostium des Koronarsinus. An seinem Kopfteil setzt er sich in den Myokardfasern des Vorhofs und (s. unten) in den *internodalen Leitungsbahnen* fort. Am Schwanzteil des Knotens ändert sich die Anordnung der Fasern. Sie schließen sich zum His-Bündel (Crus commune) zusammen, das das rechte Trigonum fibrosum durchläuft und den Hinterrand des *membranösen Septums* entlang zum *muskulären Teil der Kammerscheidewand* zieht. An dieser Stelle teilt sich das His-Bündel in einen rechten und einen linken Schenkel, die subendokardial an beiden Seiten der Kammerscheidewand entlang verlaufen. Der linke Schenkel spaltet sich bald nach seinem Abgang wieder auf und breitet sich fächerförmig über die linke Kammerscheidewand aus. Der rechte Schenkel verläuft nach der Abzweigung des linken noch ein Stück weit nach vorn. Erst dann teilt er sich weiter, wobei seine Fasern teils durch das *Moderatorband* verlaufen und teils sich über die endokardiale Fläche der Herzkammer ausbreiten. In der Peripherie des Reizleitungssystems spalten sich beide Schenkel weiter in *Purkinje-Fasern,* die subendokardial ein Geflecht bilden, mehr oder weniger weit in die Kammerwand einstrahlen und durch direkten Übergang in die Arbeitsmuskulatur enden.

Bis vor kurzem war die Existenz von spezifischen *Erregungsleitungsbahnen in den Vorhöfen* und Verbindungswegen zwischen dem *Sinusknoten* und dem AV-Knoten umstritten. Es herrschte allgemein die Ansicht, daß die Erregungsleitung in den Vorhöfen nicht über die spezifische Leitungsbahnen erfolge.

Erst in den letzten Jahren konnten anhand physiologischer und anatomischer Untersuchungen spezifische, sich zu umschriebenen Faserzügen formierende Bahnen in den Vorhöfen nachgewiesen werden. Die schematische Darstellung der Faserzüge und -bahnen baut im wesentlichen auf den anatomischen Untersuchungen von James am menschlichen Herzen und auf den elektrophysiologischen Arbeiten von Paes de Carvalho und Wagner an Kaninchen- und Welpenatria auf. Mit Hilfe einer intrazellulären Mikroelektrode zur Aufnahme der Membranpotentiale konnte Paes de Carvalho am Kaninchenherz umschriebene, den sinuatrialen Ring umschließende spezifische Faserzüge, das sog. »sinoatrial ring bundle«, nachweisen. An Welpenherzen zeigte Wagner die Existenz spezifischer Fasern auf, die sich vom Kopfteil des Sinusknotens bis zum linken Vorhof erstrecken und dem Verteilungsgebiet des Bachmann-Bündels folgen. In histologischen Studien gelang James der eindeutige Nachweis von drei umschriebenen internodalen Bahnen, wovon eine mit dem Bachmann-Bündel in Beziehung steht. Die *vordere Internodalbahn* setzt am Kopfteil des Sinusknotens an, breitet sich nach links und teilt sich in zwei Schenkel. Einer zieht an der dorsalen Fläche des interatrialen Bandes der Crista terminalis entlang und verzweigt sich über dem linken Vorhof. Dieser Schenkel stellt die spezifischen Fasern des Bachmann-Bündels dar. Der zweite Schenkel zieht im Bogen über das interatriale Band zum AV-Knoten hin, wo er sich mit den Fasern der übrigen Nodalbahnen vereinigt. Die *mittlere Internodalbahn* geht von der posterodorsalen Fläche des Sinusknotens aus, kreuzt das interatriale Band und vereinigt sich im AV-Knoten mit anderen spezifischen Vorhoffasern. Diese Bahn entspricht dem von Wenckebach beschriebenen Bündel. Die *hintere Internodalbahn* breitet sich vom Schwanzteil des Sinusknotens längs der Crista terminalis durch die Eustachische Leiste bis zum rechten Oberrand des Atrioventrikularknotens aus. Die Beziehungen zwischen In-

(Fortsetzung auf Seite 14)

Anatomie des spezifischen Reizleitungssystems

(Fortsetzung von Seite 13)

A

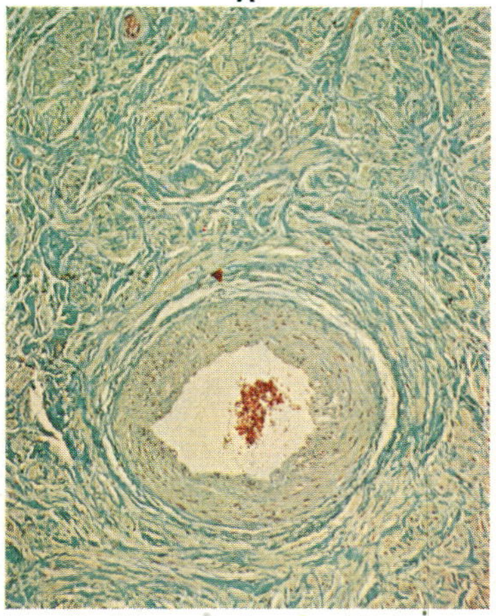

Der die Sinusarterie umschließende Sinusknoten mit radiär in die Vorhofmuskulatur einstrahlenden Faserzügen (Goldner-Färbung, 10×)

B

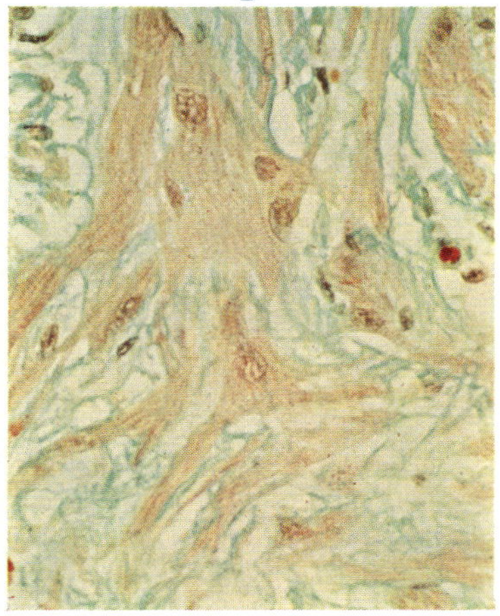

Netzartiges Zellgeflecht im Sinusknoten (Goldner-Färbung, 160×)

C

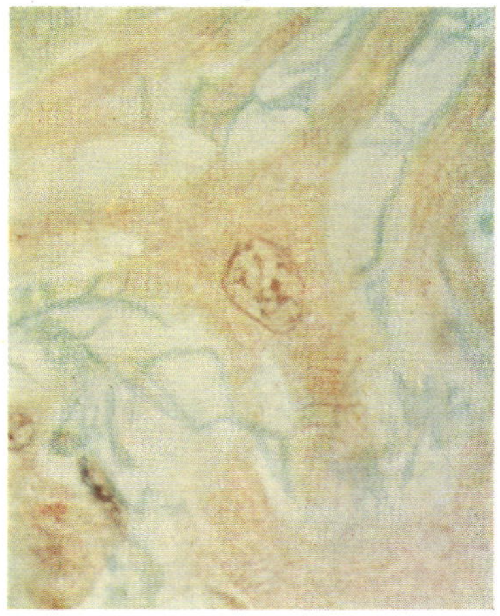

Starke Vergrößerung einer *P-Zelle* aus dem Sinusknoten (Goldner-Färbung, 400×)

D

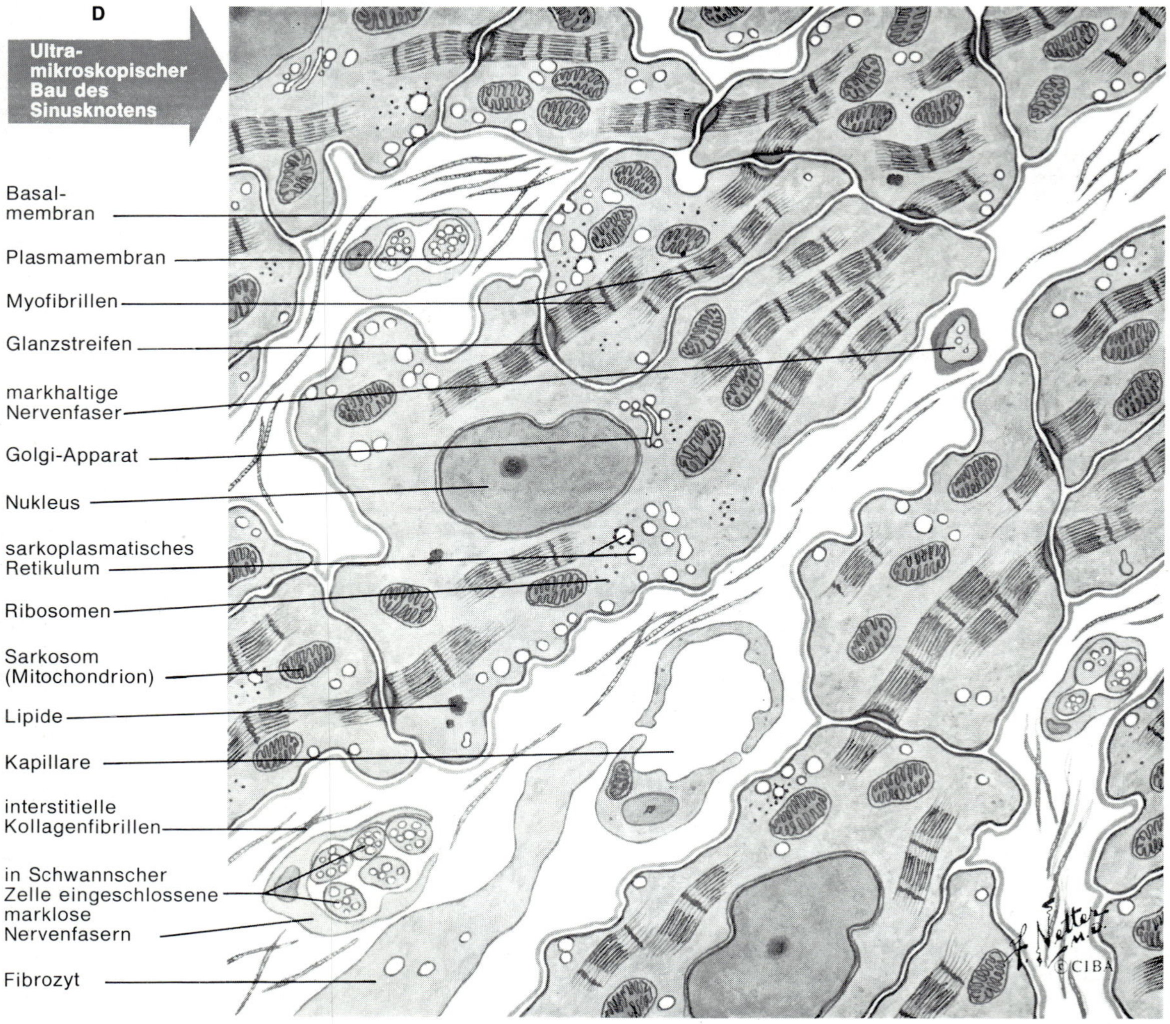

ternodalbahnen, Vorhöfen und Atrioventrikularknoten werden im folgenden beschrieben.

Physiologische Untersuchungen legen den Schluß nahe, daß die Fortleitung eines Sinusimpulses von seinem Entstehungsort in den linken Vorhof und zum AV-Knoten normalerweise primär von der Aktivierung der vorderen Internodalbahn und des Bachmann-Bündels abhängt. Die physiologische Bedeutung dieser beiden Erregungsleitungsbahnen wird im folgenden eingehend beschrieben.

Die einzige normalerweise bei Säugern erhaltene anatomische *Muskelbrücke* zwischen den Vorhöfen und den Kammern bilden der *AV-Knoten* und das *His-Bündel.* Auf der Vorhofseite steht der AV-Knoten mit dem Vorhof über die verästelten und miteinander verflochtenen Fasern der Internodalbahnen und möglicherweise über Brücken zur Arbeitsmuskulatur des Vorhofs in Verbindung. Diese Verbindungswege wurden von JAMES im Detail erläutert. Anhand von Untersuchungen an AV-Knoten von Hunden konnte JAMES darüber hinaus Faserzüge nachweisen, die offenbar den Knotenhauptteil umgehen und an seinen distalen Enden dort, wo die Knotenfasern in das His-Bündel übergehen, ansetzen. Der Nachweis solcher *»bypass«-Fasern* gelang JAMES auch am menschlichen AV-Knoten.

Neben den normalen anatomischen Muskelbrücken zwischen Vorhöfen und Kammern finden sich bisweilen auch aberrierende Verbindungswege. Laut TRUEX sind sie meist im fetalen und kindlichen Herzen anzutreffen, können gelegentlich jedoch auch bis ins Erwachsenenalter bestehen bleiben. Der häufigste und bekannteste dieser anomalen Verbindungswege wurde zum ersten Male von KENT als *akzessorischer Weg* beschrieben. Es handelt sich dabei offenbar um ein Faszikel des gewöhnlichen Vorhofmyokards, das vom Unterrand des rechten Vorhofs direkt zur Oberseite der Kammerscheidewand zieht. Obschon am lebenden Herzen der Nachweis für die Erregungsleitung übr Verbindungswege wie dem Kent-Bündel aussteht, wird angenommen, daß diese in Kausalzusammenhang mit einer aberrierenden Kammerexzitation, wie z.B. beim Wolff-Parkinson-White-Syndrom, stehen könnten. ROBB und JAMES sowie andere Autoren haben schließlich festgestellt, daß Myokardfaszikel der Vorhofmuskulatur durch den AV-Ring zur Basis der AV-Klappen ziehen. Daß diese Fasergruppen Reize von den Vorhöfen in die Kammern übertragen, ist jedoch unwahrscheinlich.

Wie unter anderem von LEV und JAMES gezeigt werden konnte, sind die Gabelung des *His-Bündels* und die Ausbreitung des linken Schenkels sehr variabel. Der *linke Schenkel* geht vom His-Bündel als ziemlich breiter Faszikel ab, der sich mehrmals in größere vordere und hintere Äste aufspaltet. Der *rechte Schenkel* breitet sich in Verlängerung des His-Bündels subendokardial entlang der rechten Seite des Kammerseptums aus. Funktionell tritt der linke Schenkel mit der Kammermuskulatur meist an der linken endokardialen Fläche des Kammerseptums etwas unterhalb der *Aortenklappe* in Kontakt, der rechte subendokardial an den Fußpunkten des *vorderen Papillarmuskels.* Manchmal strebt ein schmales Faserbündel vom linken Schenkel zum oberen dorsalen Teil des Kammerseptums. Bei diesem Bündel handelt es sich um *paraspezifische Fasern (Mahaim).*

Feinbau der spezifischen Gewebe des Herzens

Anatomisch charakteristisch ist beim Menschen wie beim Hund die Beziehung des *Sinusknotens* zur *zentralen Sinusknotenarterie.* Diese Arterie wird vollständig vom Sinusknoten *umschlossen* und zieht (meist als großes, einzelständiges Gefäß) durch ihn hindurch, wobei sie zahlreiche Äste in das nodale Gewebe abgibt. Das Kollagengewebe der Arterie setzt sich in der ausgedehnten Kollagenmatrix des Sinusknotens fort (JAMES), und diese *Kollagenfasern* bilden mit dem elastischen Faser*geflecht* ein Netz, in dem das Sinusknotengewebe eingebettet liegt. Die relative Dichte des Bindegewebegeflechts nimmt nach LEV mit steigendem Alter zu.

Im Zentrum des Sinusknotens sind die Fasern konzentrisch um die Sinusknotenarterie (A) angeordnet, an der Peripherie verlaufen sie *radiär* und verdichten sich am Übergang in die spezifischen Erregungsleitungsbahnen. Die Fasern des Sinusknotens gehen sowohl in die Faserzüge der spezifischen Leitungsbahnen als auch in die *Arbeitsmuskulatur der Vorhöfe* über. Innerhalb des Knotens finden sich zahlreiche *Nervenfasern,* während autonome Ganglienzellen offenbar auf die Peripherie beschränkt sind (JAMES). Obwohl im Sinusknoten zahlreiche kleine Venen vorhanden sind, konnte

(Fortsetzung auf Seite 15)

Anatomie des spezifischen Reizleitungssystems

(Fortsetzung von Seite 14)

bisher kein bestimmtes Abflußsystem nachgewiesen werden.

Die *Zellstruktur* ist in Tafel 14 B und C dargestellt. Die Fasern weisen in der Regel einen kleineren Durchmesser auf als die der Arbeitsmuskulatur und durchziehen in feinen Bündeln das Kollagengeflecht. Sie sind meist lang, dünn, quergestreift und sparen um den Kern einen freien Raum aus. Im zentralen Knotenbereich hat JAMES (C) (S. 14) jedoch einen spezifischen Zelltypus gefunden, die sog. *P-Zelle,* die mit der normalen Schrittmacheraktivität des Knotens in Zusammenhang stehen soll. Die P-Zellen sind größer als die nodalen Fasern, haben einen ungewöhnlich großen zentralen *Kern* und eine sternförmige Konfiguration. Sie gehen an vielen Punkten in die kleineren Sinusknotenfasern über.

Der *ultramikroskopische Bau* des Sinusknotens wurde von TRAUTWEIN, KAWAMURA und andern (D) (S. 14) untersucht. Eine *Basalmembran* umgibt klumpenförmig angeordnete Zellen unregelmäßiger Konfiguration. Es finden sich nur spärliche, unregelmäßig verteilte und unterbrochen erscheinende *Myofibrillen. Mitochondrien* liegen wahrscheinlich aufgrund der ungeordneten Myofibrillenverteilung wahllos im Zytoplasma verstreut. Auch das *sarkoplasmatische Retikulum* erscheint im Vergleich zur Arbeitsmuskulatur ungeordneter; häufig stellt es sich als Einstülpung der äußeren Membran dar. T-Tubuli sind nicht bekannt. Aneinandergrenzende Zellen werden lediglich durch ihre Zellmembran und einen schmalen Raum von ungefähr 200 Å geschieden. Treten Myofibrillenbündel von beiden Seiten an aneinanderliegende *Membranen (Glanzstreifen)* heran, finden sich an dieser Stelle verdickte, desmosomartige Strukturen.

Der *Atrioventrikularknoten* liegt von einem dünnen Lappen des Vorhofmyokards überdeckt unmittelbar vor der Mündung des Koronarsinus und oberhalb des Ansatzes des septalen Trikuspidalklappensegels. Die Verbindungen zwischen dem AV-Knoten und dem darüberliegenden Vorhof sowie dem kaudal davon ziehenden His-Bündel wurden an anderer Stelle beschrieben. Die topographische Beziehung zwischen diesen Strukturen und das allgemeine Aussehen des AV-Knotens bei geringer Vergrößerung sind im Bild A dargestellt. Wie der Sinusknoten steht auch der AV-Knoten mit der ihn versorgenden *Arterie* in enger anatomischer Beziehung. Dabei liegt das Gefäß häufig exzentrisch und kann mehrfach verästelt sein. Beim Menschen geht es fast durchwegs von der rechten Koronararterie ab; beim Hund ist die den AV-Knoten versorgende Arterie meist ein Ast der linken A. circumflexa (JAMES): Es finden sich zahlreiche venöse Bluträume und *Nervenfasern.* Wie im Sinusknoten fehlen Ganglionzellen.

Die Fasern des AV-Knotens sind im allgemeinen kleiner als die der Arbeitsmuskulatur des Vorhofs. Wie im Sinusknoten bilden sie verästelte, *netzartige* Stränge

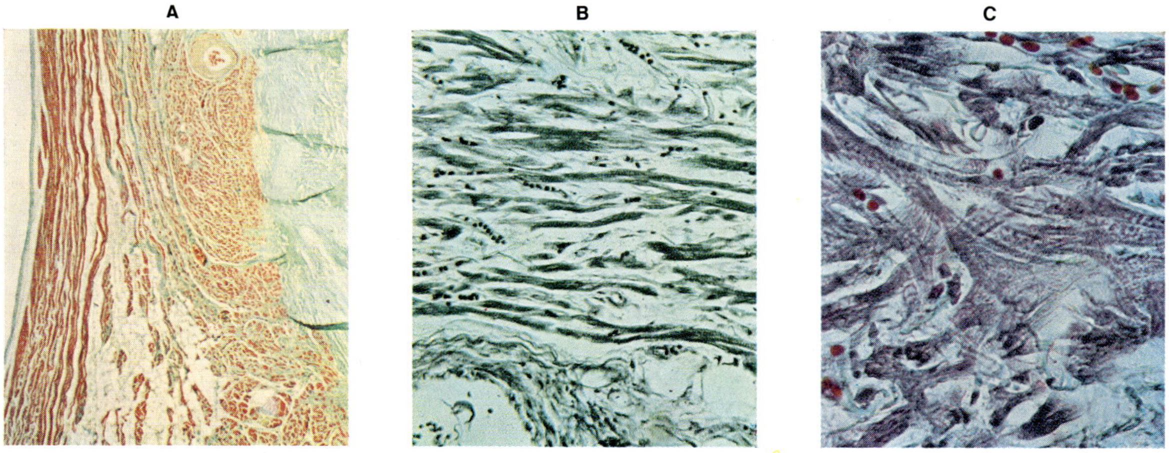

A: AV-Knoten mit Arterie, Anulus fibrosus (AF), Septum interventriculare (S) und darüberliegender Vorhof (Goldner-Trichrome-Färbung, 10 ×)

B: AV-Knoten bei stärkerer Vergrößerung: vernetzte, locker geschichtete Fasern und Teile der kleinen Gefäße (Silberfärbung nach Holmes)

C: AV-Knotenfasern in starker Vergrößerung (Masson-Trichrome-Färbung)

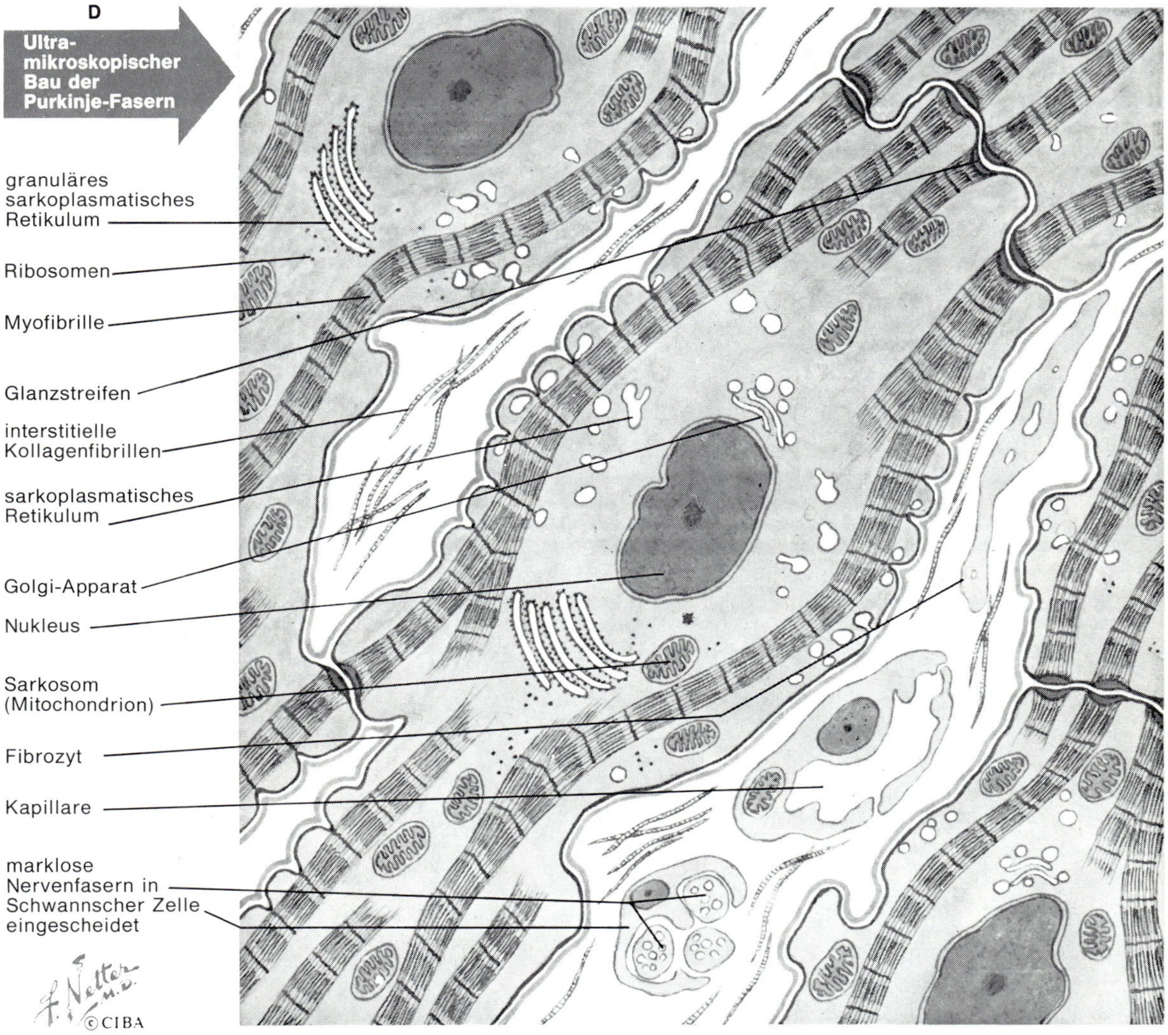

(Bild B und C). Die Bindegewebematrix ist zwar nicht so ausgedehnt wie im Sinusknoten, wird aber auch mit zunehmendem Alter wesentlich dichter. Die Zellen des AV-Knotens sind klein, quergestreift und vielfach verzweigt. Dennoch zeigen manche eine Ähnlichkeit mit den P-Zellen des Sinusknotens (PAES DE CARVALHO, JAMES). Auch im AV-Knoten finden sich je nach der Lage im Knotengewebe unterschiedliche Zellstrukturen. Am Übergang zum His-Bündel schließen sich die Zellen zu größeren, regelmäßigeren Faszikeln zusammen, wobei sie die Charakteristika von Purkinje-Fasern annehmen. Das ultramikroskopische Bild der AV-Knotenzellen ähnelt dem des Sinusknotens.

Typische *Purkinje-Fasern* finden sich im linken Schenkel sowie in der Peripherie des spezifischen Erregungsleitungssystems der Herzkammern. Im His-Bündel, rechten Schenkel und am Übergang des Purkinje-Geflechts in die Arbeitsmuskulatur der Herzkammern ändert sich der Feinbau allmählich. Purkinje-Fasern setzen sich aus großen, ziemlich regelmäßig gebauten Zellen zusammen, die durch Glanzstreifen (D) miteinander in Längsverbindung stehen. Seitverbindungen wurden bisher nicht beschrieben. Die Purkinje-Zellen enthalten wenige *Myofibrillen* am Rand und einen glykogenreichen fibrillenfreien Hof um den zentralen *Kern. Mitochondiren* liegen in großer Zahl wahllos verstreut. Deutlich zeigt sich ein meist *granuläres sarkoplasmatisches Retikulum.* Auch T-Tubuli sind vorhanden, d.h. tubuläre Ausläufer der Innenschicht der Außenmembran, die die Faser in der Nähe des Z-Streifens quer durchsetzen und mit der Exzitations-Kontraktions-Kopplung in engem Zusammenhang stehen sollen. Auch in den Purkinje-Fasern verdicken sich die Glanzstreifen an den Ansatzpunkten der Myofibrillen. Außerdem finden sich zahlreiche enge dichte Stellen, an denen die äußeren Membranschichten aneinanderliegender Zellen miteinander zu verschmelzen scheinen. Zwischen den einzelnen Fasern liegen *Blutkapillaren* und kleine Nervenfasern verteilt. Spezifische Nervenendigungen wurden bisher nicht beschrieben.

Koronararterien und Koronarvenen

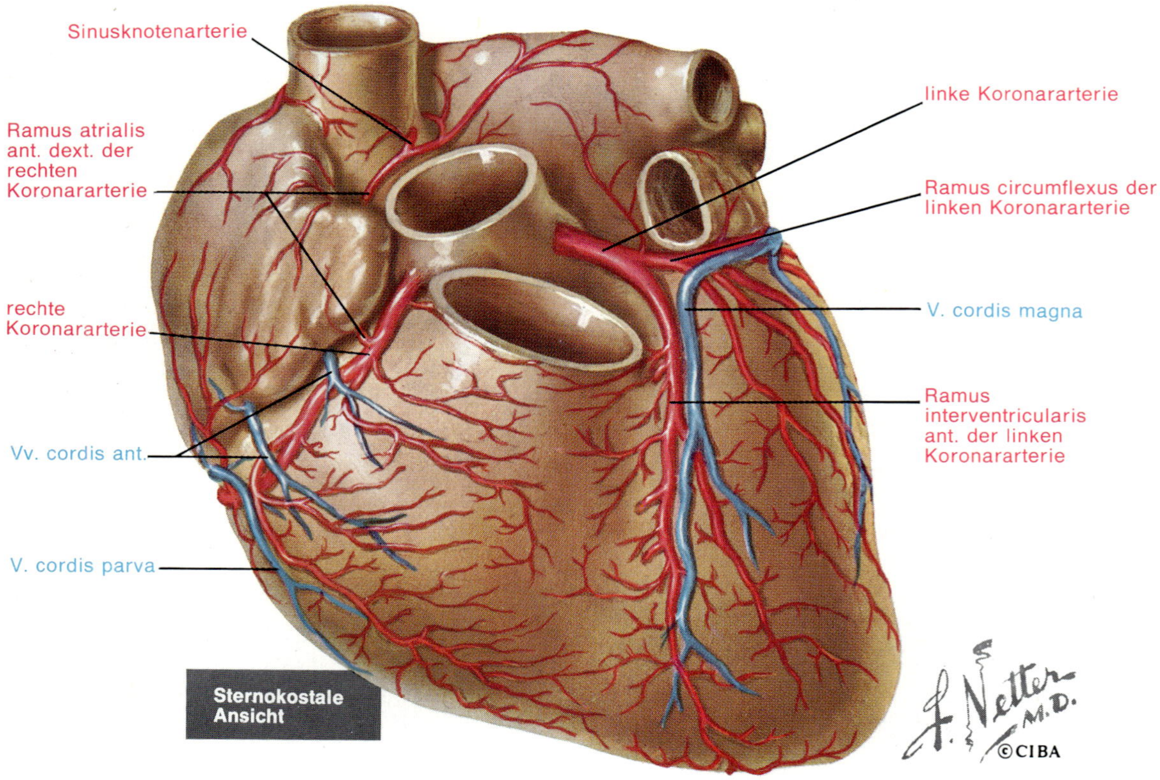

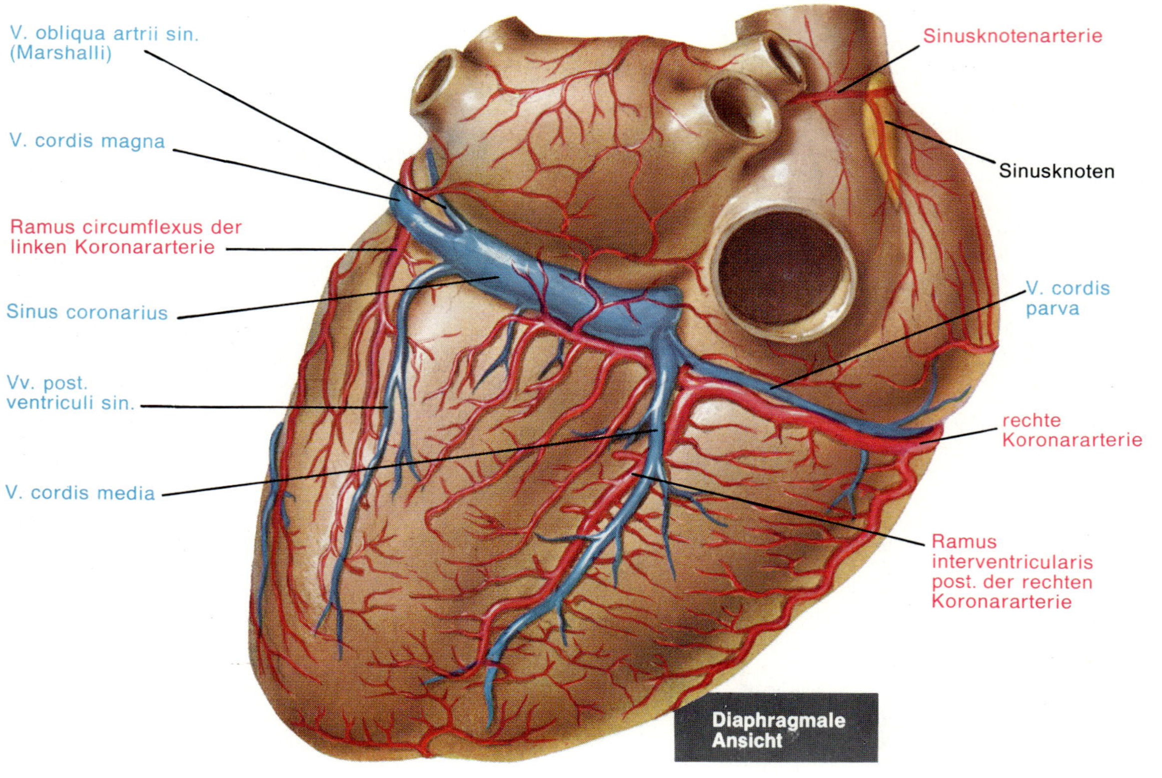

Blutversorgung des Herzens

Die Versorgung des normalen Herzens und der proximalen Teile der großen Gefäße erfolgt über zwei Kranzarterien. Die *linke Koronararterie* entspringt am Oberrand des linken Sinus aortae ungefähr in Höhe des freien Taschenklappenrandes. Ihr kurzer Stamm (0,5 bis 2 cm) gabelt sich in zwei, manchmal drei Äste. Der *R. interventricularis anterior* zieht größtenteils in Fett eingebettet in der vorderen Längsfurche abwärts, umrundet unmittelbar rechts von der Herzspitze den Margo acutus und steigt in der hinteren Längsfurche wieder über eine kurze Strecke nach aufwärts.

Die linke Koronararterie versorgt über ihre Äste die angrenzende Vorderwand des rechten Ventrikels. (Diese Äste anastomosieren in der Regel mit Ästen der rechten Kranzarterie.) Die septalen Äste der linken Kranzarterie versorgen das Septum in den vorderen zwei Dritteln und in der Herzspitzenregion. Weitere Äste ziehen in die anteroapikalen Anteile des linken Ventrikels und zum vorderen Papillarmuskel.

Einer der septalen Äste – er entspringt im oberen Drittel des R. interventricularis anterior – ist meist größer ausgebildet und versorgt die Scheidewand im medialen Abschnitt, das His-Bündel und die Schenkel des Erregungsleitungssystems. Nicht selten versorgt er über das Moderatorband auch den vorderen Papillarmuskel der rechten Kammer.

Der *R. circumflexus der linken Koronararterie* verläuft im linken Sulcus coronarius und verzweigt sich über der kranialen Seitenwand des linken Ventrikels und über dem linken Vorhof. Er endet im allgemeinen am Margo obtusus, reicht aber manchmal bis zur Crux cordis, der Kreuzungsstelle des Sulcus interventricularis posterior mit dem Sulcus coronarius. In diesem Fall übernimmt er die Versorgung der gesamten linken Kammer sowie des Kammerseptums allein oder zusammen mit der rechten Kranzarterie.

Gabelt sich die linke Koronararterie in drei Äste, entspringt der dritte zwischen dem R. interventricularis anterior und dem R. circumflexus und ist nichts weiter als ein zufällig vom Hauptstamm abgehender linker Kammerast.

Die *rechte Koronararterie* entspringt im Sinus aortae der vorderen Taschenklappe und verläuft in Fett eingebettet im rechten Sulcus coronarius. Sie umrundet den Margo acutus und zieht meist bis zur Crux cordis. Über eine variable Anzahl von Ästchen versorgt sie die Wand des rechten Ventrikels im ventralen Teil. Ein (in der Regel) gut ausgebildeter großer Ast läuft den Margo acutus entlang. Ein weiterer, *R. interventricularis posterior,* zieht in der hinteren Längsfurche abwärts, endet aber vor Erreichen der Herzspitze. Die *Facies diaphragmatica* des rechten Ventrikels wird größtenteils über kleine, parallel laufende Ästchen der marginalen und hinteren nach abwärts ziehenden Arterien versorgt, nicht aber über das Stammgefäß selbst.

Dieses überquert in der Regel die Kreuzung der beiden Furchen, wobei es sich in den R. interventri-

(Fortsetzung auf Seite 17)

Koronararterien und Koronarvenen

(Fortsetzung von Seite 16)

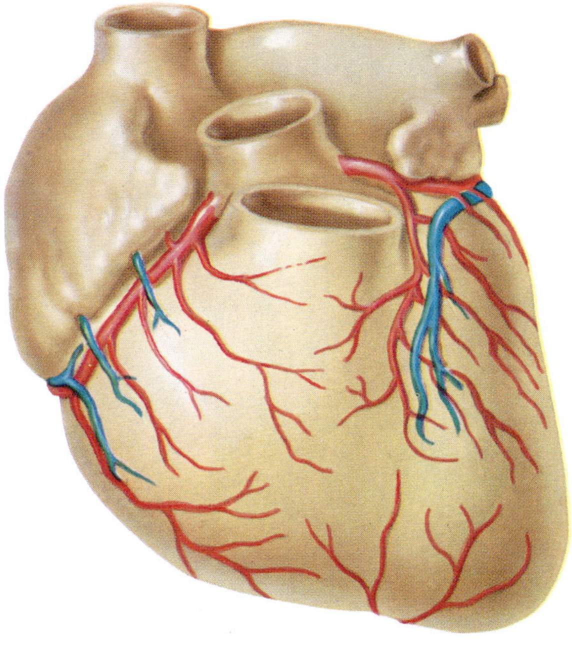

Sehr kurzer Ramus interventricularis ant. der linken Koronararterie: Die spitzennahe Region der Facies sternocostalis wird über Äste des um die Spitze ziehenden Ramus interventricularis post. der rechten Koronararterie versorgt

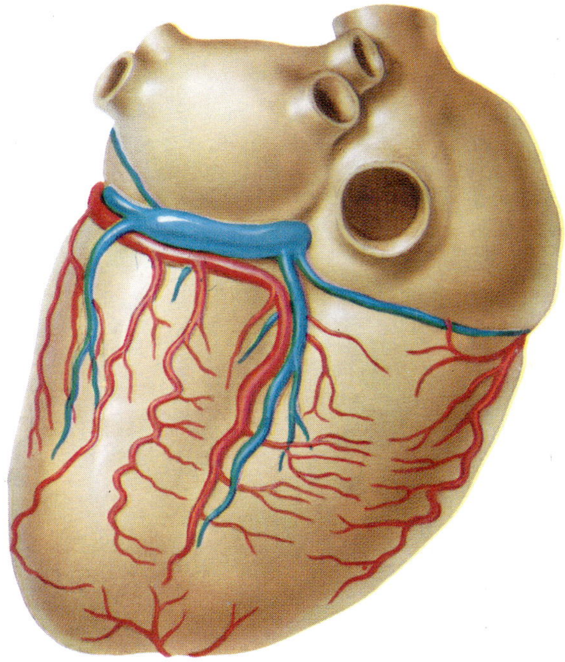

Abgang des Ramus interventricularis post. vom Ramus circumflexus der linken Koronararterie statt von der rechten Kranzarterie

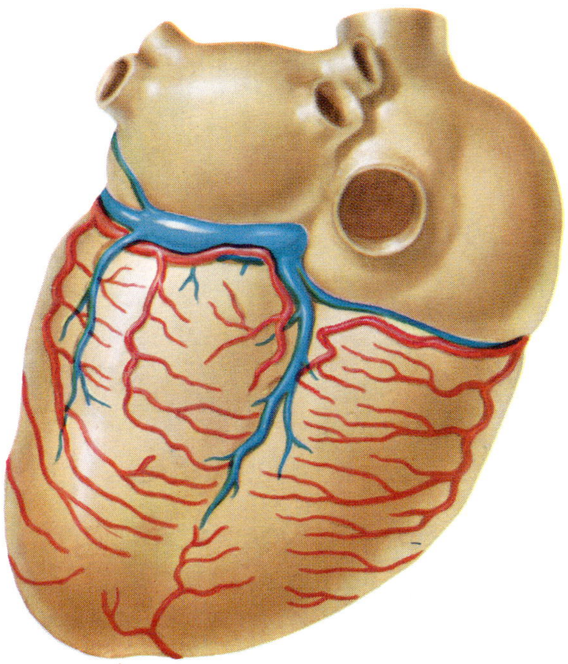

Fehlender Ramus interventricularis post.: Die Versorgung erfolgt vorwiegend über kleine Äste des Ramus circumflexus der linken Kranzarterie und über die rechte Kranzarterie

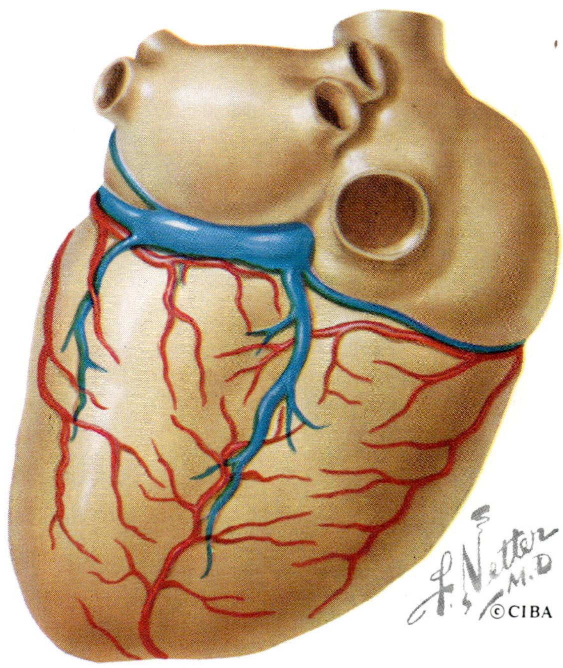

Fehlender Ramus interventricularis post.: Die Versorgung erfolgt vorwiegend über den verlängerten, um die Spitze ziehenden Ramus interventricularis ant.

cularis posterior und ein kleines, den Atrioventrikularknoten versorgendes Ästchen teilt und in vielfacher Verzweigung an der linken Ventrikelwand endet.

Der hintere Papillarmuskel des linken Ventrikels wird meist von zwei Gefäßen versorgt, und zwar der linken und der rechten Kranzarterie.

Einer der *rechten atrialen Äste der rechten Kranzarterie* hat eine besondere Aufgabe zu erfüllen. Er entspringt von der rechten Kranzarterie unmittelbar nach ihrem Abgang, zieht entlang der anteromedialen Wand des rechten Vorhofs aufwärts und tritt im oberen Teil in das Vorhofseptum ein: Er kommt als Sinusknotenarterie dorsal und links vom Ostium der V. cava superior wieder zum Vorschein und zieht am *Sinusknoten* vorbei bzw. durch diesen hindurch (S. 13), um sich dann zur Versorgung der Crista terminalis und der Mm. pectinati zu verästeln.

Variationen im Verlaufsmuster der Kranzarterien sind beim Menschen sehr häufig. Bei 67% dominiert die rechte Kranzarterie; sie überquert die Crux cordis und versorgt einen Teil der linken Kammerwand und das Kammerseptum. Bei 15% dominiert hingegen die linke Kranzarterie (wie auch bei Hunden und anderen Säugern). In diesen Fällen zieht der R. circumflexus über die Kreuzungsstelle hinweg, wobei der R. interventricularis posterior von ihm abgeht, und versorgt die gesamte linke Kammer, die Kammerscheidewand und einen Teil der Wandung der rechten Kammer.

Bei 18% reichen beide Kranzarterien bis zur Kreuzungsstelle. In diesem Fall spricht man von einem ausgeglichenen Kranzarterienverlauf. Nicht selten fehlt der R. interventricularis posterior. In diesem Fall tritt eine Vielzahl von Ästchen der linken, der rechten oder beider Kranzarterien am Sulcus interventricularis posterior in das dorsale Septum ein.

In ca. 40% ist die Sinusknotenarterie eine Fortsetzung des *ventralen, atrialen Astes* der linken und nicht der rechten Kranzarterie.

Schließlich ist es nicht ungewöhnlich, daß der 1., 2. oder sogar 3. Ast der rechten Koronararterie separat aus dem rechten Sinus aortae entspringt.

Die meisten Herz- oder Kranzvenen münden in den *Koronarsinus*. Die drei größten Venen sind die *große*, die *mittlere* und die *dorsale linksventrikuläre Vene*. Sie können an ihren Einmündungen durch gut ausgebildete einfache oder doppelte Taschenklappen abgeschirmt sein. Ohne eine solche Klappe tritt die *V. obliqua atrii sinistri (Marshalli)* in der Nähe der Mündung der *V. cordis magna* in den Sinus ein. Die *V. cordis parva* kann selbständig in den rechten Vorhof münden. Die *Vv. cordis anteriores* münden stets ohne Vermittlung des Sinus in den Vorhof.

Im Vorhofseptum, wahrscheinlich auch in der Kammerwand und im Kammerseptum, gibt es eine Reihe kleinster Venen, Thebesische Gefäße, die direkt in die Herzhöhlen entleeren. Die Existenz sog. arterioluminaler und arteriosinusoidaler Gefäße ist umstritten und konnte bisher nicht schlüssig nachgewiesen werden.

Innervation des Herzens I und II

Das Herz wird über sympathische und parasympathische Nervenfasern innerviert, die zum Großteil aus der Halsregion kommen. Dies wird aus der embryonalen Entwicklung des Herzens verständlich, das ja anfangs in der Halsregion liegt und erst später in den Brustraum hinabsteigt.

Vom *Ganglion cervicale* und den *Ganglien des kraniothorakalen Grenzstrangs* treten Äste, in der Regel ohne Synapsen zu bilden, an das Herz heran. Sie vereinigen sich im *Plexus cardiacus* und verteilen sich schließlich über die Kranzgeflechte in den verschiedenen Schichten der Herzwand. Dem Ganglion cervicale entstammen drei Herznervenpaare, weitere entspringen an den oberen Thorakalganglien.

Der *N. cardiacus cervicalis superior* des Sympathikus entspringt über mehrere kleine Wurzeln vom entsprechenden Ganglion. Er vereinigt sich häufig mit parasympathischen Fasern und zieht mit ihnen gemeinsam dorsal von der Karotisscheide nach abwärts. Entlang seinem Verlauf tritt er über dünne Ästchen mit den Nerven aus dem Gebiet von Rachen, Kehlkopf, Karotis und Schilddrüse in Verbindung. Rechts verläuft dieser gemischte Nerv an der posterolateralen Seite der A. subclavia, A. brachiocephalica und dem Aortenbogen; links zieht er über den linken Anteil des Aortenbogens nach abwärts.

Der *mittlere zervikale Herznerv des Sympathikus* ist häufig der größte der zervikalen Herznerven. Er wird aus Fasern vom *Ganglion medium* und *vertebrale* des Grenzstrangs gebildet, zieht in der Regel selbständig zum Plexus cardiacus, kann sich aber auch mit anderen Herznerven vereinigen und steht mit sympathischen Ästen aus dem Gebiet von Trachea, Ösophagus und Schilddrüse in Verbindung.

Wurzelfasern aus dem *Ganglion cervicothoracicum* (stellatum) und der *Ansa subclavia* bilden die *Nn. cardiaci cervicales inferiores.* Diese vereinigen sich häufig miteinander oder mit anderen Herznerven, gehen im Plexus cardiacus auf und haben manchmal eine Verbindung zu den *Nn. phrenici.*

Die sympathischen *Nn. cardiaci thoracici* entspringen an den kraniothorakalen Grenzstrangganglien und bilden vier bis fünf dünne Äste, die nach ventral und medial zum Plexus cardiacus verlaufen, in den manche von ihnen direkt eintreten. Einige vereinigen sich jedoch über variable Strecken mit Fasern, die zu den Lungen, der Aorta, der Trachea und dem Ösophagus ziehen.

Obwohl die Größe, Anzahl und Anordnung der das Herz innervierenden parasympathischen (Vagus-)Äste variiert, lassen sich ein *R. cardiacus cervicalis superior* und *inferior* sowie ein *R. cardiacus thoracicus* unterscheiden.

Der *R. cervicalis superior n. vagi* wird aus zwei bis drei Wurzeln gebildet, die in der oberen Halsregion vom N. vagus abgehen. Er vereinigt sich in der Regel mit dem entsprechenden Sympathikusast und zieht mit diesem zum Plexus cardiacus hinab (s. oben).

Die *Rr. cervicales inferiores n. vagi* (es finden sich ein bis drei) entstehen im unteren Drittel der Halsregion und vereinigen sich mit den vom *Ganglion cervicale medium,* Ganglion vertebrale und/oder Ganglion cervicothoracicum (stellatum) zum Herz ziehenden sympathischen Fasern. Bleiben die Rr. inferiores selbständig, so liegen sie rechts posterolateral von der A. brachiocephalica und dem Aortenbogen und links lateral von der A. carotis communis sinistra und dem Aortenbogen.

Als *Rr. cardiaci thoracici* entspringt in beiden Körperhälften an bzw. unmittelbar unter der oberen Brustkorböffnung eine Reihe von parasympathischen Fasern von den Nn. vagi sowie von den beiden Nn. laryngei recurrentes, wobei von letzteren links mehr Äste abgehen als rechts.

Auf ihrem Weg zum Plexus cardiacus vereinigen sie sich häufig mit anderen Herznervenfasern.

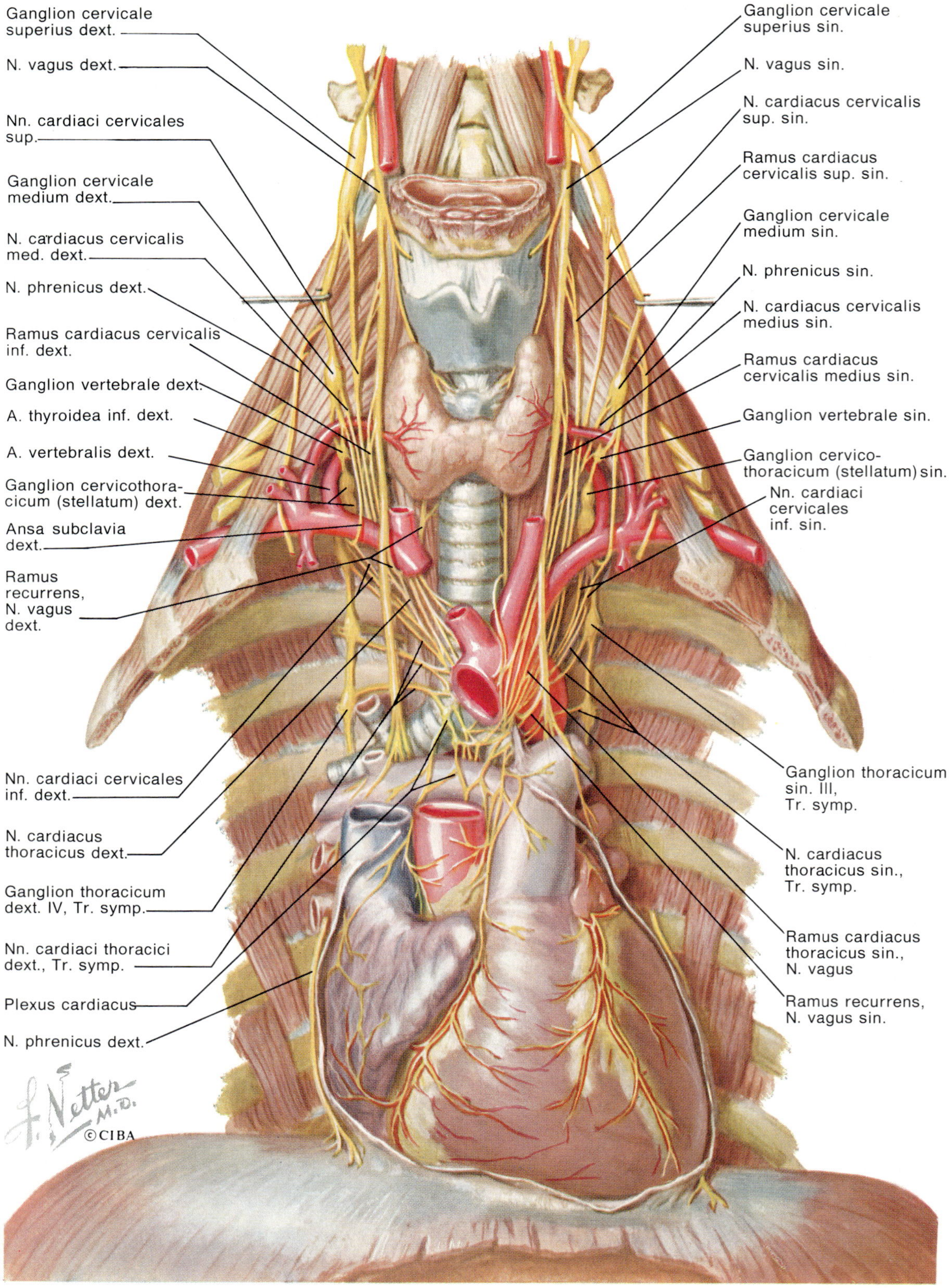

Plexus cardiacus

Im Plexus cardiacus laufen sämtliche parasympathischen und sympathischen Fasern zusammen und umschließen bzw. begleiten rechts und links die Kranzarterien und deren Äste. Der Plexus liegt zwischen der konkaven Seite des Aortenbogens und der Gabelung der Trachea.

Gelegentlich wird am Plexus cardiacus zwischen einer oberflächlichen und einer tiefen Schicht unterschieden, obwohl der Tiefe nach nur wenig Unterschied besteht und die beiden Schichten eng miteinander verwoben sind. Ein oberflächliches, festes präaortales Geflecht findet sich jedoch über der Aorta ascendens.

In diesem liegen mehrere Ganglien, in denen die Umschaltung eines Teils der parasympathischen Fasern erfolgt. Das größte dieser Ganglien, Wrisberg-Ganglion, befindet sich un-

(Fortsetzung auf Seite 19)

Innervation des Herzens

(Fortsetzung von Seite 18)

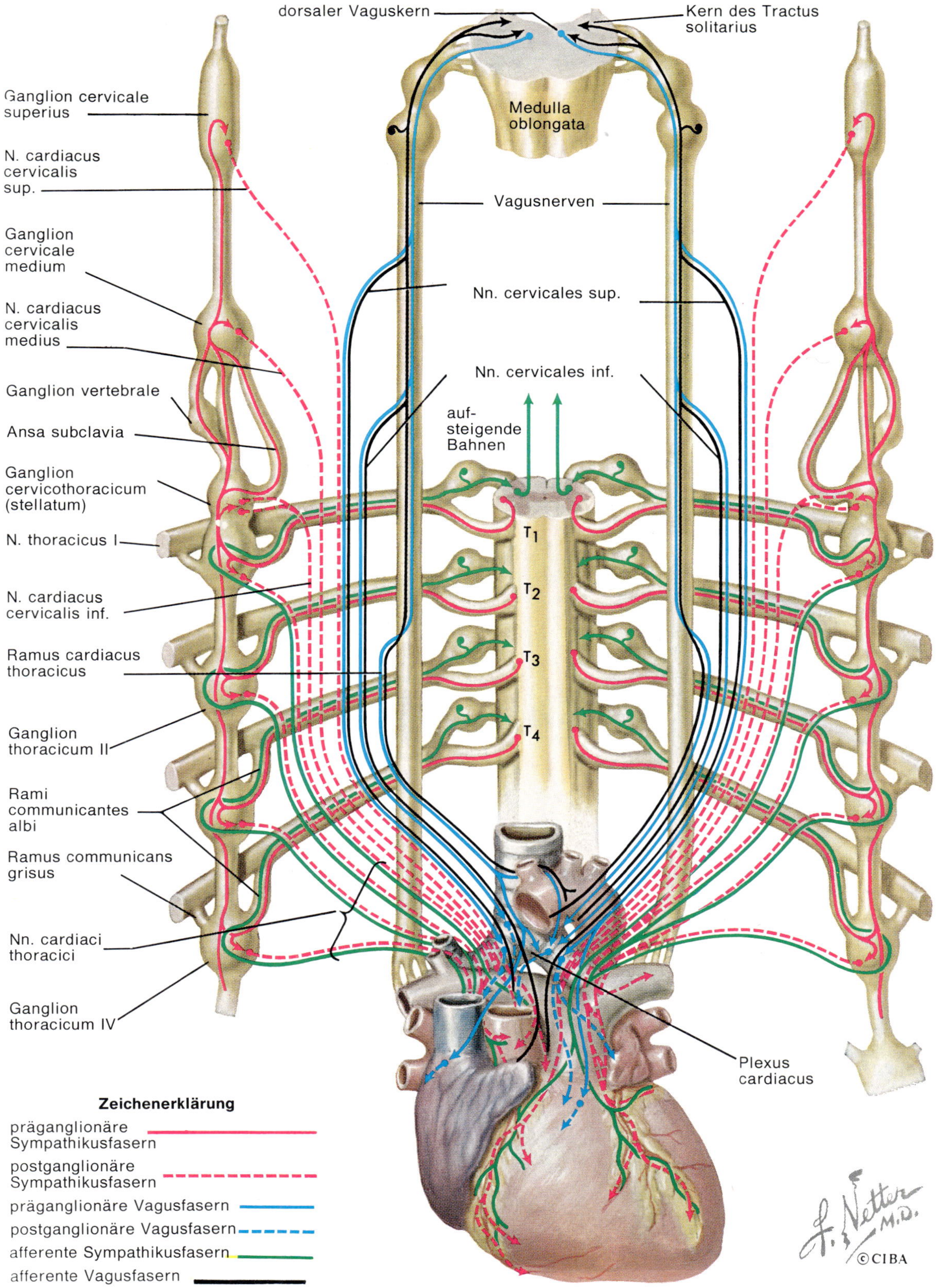

terhalb vom Aortenbogen zwischen der Teilungsstelle der Lungenarterien und der Bifurkation der Trachea. Kleinere Ansammlungen parasympathischer Zellen, Herzganglien, liegen hauptsächlich im atrialen subendokardialen Gewebe, entlang dem Sulcus coronarius und an den Wurzeln der großen Gefäße. Über den Kammern finden sich zwar nur relativ wenige Ganglien; jedoch reicht ihre Zahl aus, um die Ansicht zu bezweifeln, daß die Herzkammern ganz oder überwiegend sympathisch innerviert sind.

Die sympathischen und parasympathischen Herznervenäste führen sowohl *afferente* als auch efferente Fasern. Über die Afferenzen werden in das Zentralnervensystem Impulse aus verschiedenartigen diskreten kardialen Rezeptorendigungen und terminalen Geflechten übertragen. Diese sind in großer Zahl in den reflexogenen Zonen, wie dem Endokard um die Ostien der Hohl- und Pulmonalvenen, über dem Vorhofseptum und an den Atrioventrikularklappen eingestreut. Über die Efferenzen laufen reflektorisch durch afferente kardiale und vaskuläre Impulse modifizierte Ströme. Die Impulskontrolle erfolgt in den höheren Hirnzentren, im Hypothalamus und im Hirnstamm.

In der Tafel 18 wurden lediglich die wichtigeren Leitungsbahnen dargestellt. Die Afferenzen werden vom Herzen und den großen Gefäßen einerseits über die *sympathischen Herznervenfasern* zum Rückenmark und andererseits über die *parasympathischen Äste* zu den Kernen der *Medulla oblongata* geleitet. Die Efferenzen verlaufen in ähnlichen Bahnen, jedoch in zentrifugaler Richtung. Die Zellkörper der afferenten Neuronen liegen in den dorsalen Wurzelganglien der oberen vier bzw. fünf *thorakalen* Spinal*nerven* und in den *unteren parasympathischen Ganglien.*

Bei den *präganglionären parasympathischen* Fasern handelt es sich um Axone von Zellen der *dorsalen Vaguskerne;* ihre Umschaltung erfolgt in den Ganglien des *Plexus cardiacus* oder in den Herzganglien. Die *präganglionären sympathischen* Fasern sind hingegen Axone von Zellen des lateralen *grauen Marks* der oberen vier bzw. fünf Rückenmarksegmente. Sie ziehen in den entsprechenden Spinalnerven, treten dann als weiße *Rr. communicantes* aus ihnen aus und führen zu den benachbarten *Grenzstrangganglien.* Ein Teil der Rr. communicantes wird in den Grenzstrangganglien umgeschaltet, wobei die postganglionären Fasern (d.h. die Axone der Ganglienzellen) als *Nn. cardiaci thoracici trunci sympathici* an das Herz herantreten. Der Rest steigt im Grenzstrang aufwärts und bildet mit Zellen des *Ganglion superius, medium* und *vertebrale* Synapsen; die postganglionären Fasern treten dabei über die kardialen Äste der genannten Ganglien an das Herz heran. Die parasympathischen Synapsen befinden sich also nahe am Herzen als Erfolgsorgan bzw. in dessen Wandung, wogegen die sympathischen Synapsen in vom Herz etwas weiter entfernten Ganglien liegen. Daher sind die postganglionären parasympathischen Fasern relativ kurz und auf ein umschriebenes Gebiet beschränkt.

Afferente und efferente Fasern finden sich wahrscheinlich in allen sympathischen und parasympathischen Herznerven, obzwar in den sympathischen *Nn. cardiaci cervicales superiores* Afferenzen möglicherweise fehlen. Die afferenten parasympathischen Fasern aus dem Herzen und den großen Gefäßen sind an Reflexen beteiligt, die die Herzaktivität dämpfen. In einigen Spezies bilden sie einen eigenen »N. depressor«; beim Menschen können sie in den kardialen Ästen der Nn. laryngei verlaufen.

In den thorakokardialen Sympathikusästen verlaufen sowohl efferente Akzeleransfasern in großer Zahl als auch *afferente* Fasern von und zum Herzen und den großen Gefäßen. Dadurch kommt diesen Ästen trotz ihrer geringen Größe besondere Bedeutung zu. Afferente Schmerzfasern finden sich auch in den *Nn. cardiaci cervicales mediales et inferiores;* sie steigen jedoch nach ihrem Eintreten in die entsprechenden Halsganglien mit dem Grenzstrang in die Thorakalregion abwärts und ziehen dann erst über Rr. communicantes in die ersten vier bzw. fünf thorakalen Spinalnerven und damit in das Rückenmark. Nach Arnulf und Hantz verlaufen viele kardiale Schmerzfasern durch das präaortale Geflecht. Aus diesem Grunde wurde zur Schmerzlinderung bei Angina pectoris anstatt einer Ganglionektomie im kraniothorakalen Grenzstrang als einfachere und sicherere Methode die Resektion des präaortalen Plexus empfohlen.

Afferente Fasern aus dem Perikard leiten hauptsächlich über die Nn. phrenici, nur aus dem serösen Pericardium viscerale erfolgt die Leitung über die Kranzgeflechte.

Histologie des Myokards I

Das Myokard setzt sich aus spezialisierten quergestreiften Muskelzellen zusammen, zwischen denen Bindegewebe liegt. Jede Zelle (S. 21) besitzt einen zentralen *Kern,* wird von der Plasmamembran begrenzt, dem *Sarkolemm,* und enthält zahlreiche kontraktile *Myofibrillen,* die unregelmäßig durch *Sarkoplasma* getrennt sind. Spezielle paarige Grenzmembranen, *Glanzstreifen,* fügen die Muskelzellen der Länge nach zu langen *Fasern* zusammen. Zwischen den einzelnen Fasern finden sich unterschiedlich große *Interzellulärräume,* die wenig *Kollagen,* einzelne *Fibroblasten* und zahlreiche *Kapillaren* enthalten. Benachbarte Fasern werden über große, seitlich an vielen Zellen ansetzende Zytoplasmafortsätze zusammengehalten, so daß das Myokard aus einem einzigen durchgehenden Zellgeflecht besteht. Einzelne Fasergruppen werden durch Bindegewebshüllen zu langen, miteinander verknüpften *Bündeln* eingescheidet. Innerhalb eines Bündels liegen alle Muskelfasern parallel, benachbarte Bündel können jedoch parallel, schräg, ja sogar quer zueinander angeordnet sein.

Die kontraktile Substanz des Herzmuskels bilden längs angeordnete Myofibrillen, die die einzelnen Zellen der Länge nach durchziehen und an der Zytoplasmafläche der Glanzstreifen ansetzen. Jede Myofibrille unterteilt sich in mehrere gleiche strukturelle und funktionelle Einheiten, die *Sarkomere.* Diese sind innerhalb einer Zelle quer angeordnet, wodurch die Herzmuskelzelle ihre Querstreifung erhält, und bilden das kontraktile Element.

Im Sinne eines quer zur Längsachse der Myofibrillen stehenden Septums teilen dunkle Z-Streifen die Myofibrillen in längs angeordnete Sarkomere. Zwischen zwei Z-Streifen liegen jeweils einander überlappende dicke und dünne Myofilamente. Die dünnen längsgerichteten Aktinfilamente (Durchmesser 50 Å) reichen von den Z-Streifen gegen, aber nicht bis in die Mitte des Sarkomers. Sie bilden an den beiden Enden des Sarkomers ein helles (isotropes) *I-Band.* Die dickeren Myosinfilamente (Durchmesser 100 Å) durchqueren den zentralen Bereich des Sarkomers und bilden ein dichtes (anisotropes) *A-Band.* Die dünnen Filamente sind jedoch nicht ausschließlich auf das I-Band beschränkt; während der Diastole verzahnen sie sich mit den dicken Filamenten des A-Bandes an deren Enden. An jener Stelle, wo die *dicken* und *dünnen Filamente* nicht ineinandergreifen, wird das A-Band von einer helleren *H-Zone* unterteilt, die ihrerseits durch knotenförmige Verdickungen der dikken Myofilamente, *M-Linie,* zweigeteilt wird.

Im Verzahnungsbereich der dicken und dünnen Filamente im A-Band sind jeweils sechs dünne Filamente *geometrisch* um ein dickes Filament *angeordnet.* Ferner sind die dünnen Filamente von jeweils drei dicken Filamenten gleich weit entfernt. Dünne Myofilamente haben eine glatte Oberfläche, dicke Filamente weisen winzige Vorsprünge auf, die in Form von Brücken Querverbindungen zu benachbarten dünnen Filamenten bilden. Das heißt also, daß jedes dünne Filament innerhalb der »Überlappungszone« in regelmäßigen Abständen über diese Brücken mit drei gleich weit entfernten dicken Myofilamenten verzahnt ist.

Während der Kontraktion bleibt die Länge des A-Bandes unverändert, während sich das I-Band stark verkürzt. Ferner kommt es zu einer Abnahme der H-Zone und zur Verdickung des Sarkomers. Allgemein wird angenommen, daß sich die dicken und dünnen Myofilamente selbst während der Kontraktion nicht verkürzen. Eine mögliche Erklärung dafür bietet die »Gleittheorie«, wonach die dünnen Aktinfilamente zwischen den dicken Myosinfilamenten nach innen, d.h. zur Mitte des Sarkomers zu, gleiten. Dadurch verkürzt sich das Sarkomer, was aus der geringeren Distanz zwischen zwei benachbarten Z-Streifen zu ersehen ist, und die gesamte Zelle wird kürzer und dicker. Während der Systole werden die Myosinbrücken aktiviert, verbinden sich mit spezifischen Kontaktpunkten der Aktinfilamente, wodurch eine Kraftentwicklung möglich wird. Die Bewegung der Filamente wird durch Einhaken und Loslösen der Brücken an Reaktionsstellen entlang des Aktinfilaments ermöglicht. Für den »Gleitprozeß« der Filamente ist Energie notwendig, die aus ATP (Adenosintriphosphat) freigesetzt wird.

Während der Diastole besteht keine feste Kohäsion zwischen Myosinbrücken und Aktinfilamenten; die gesamte Muskelfaser wird länger und zeigt eine Plastizität.

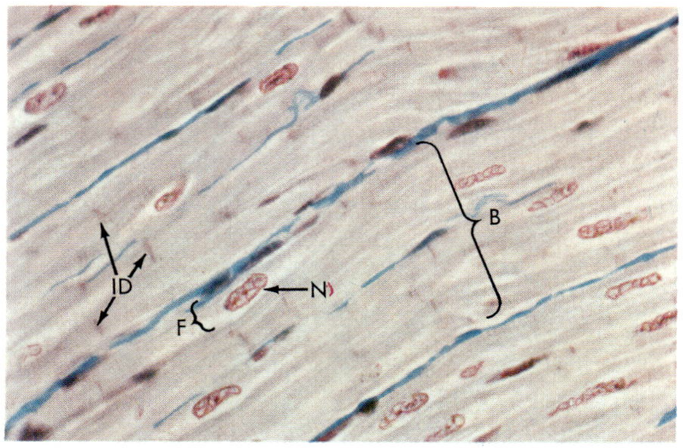

Längsschnitt durch den Herzmuskel (Trichrome-Färbung, 400 ×). B = Bündel, F = Faser, ID = Glanzstreifen

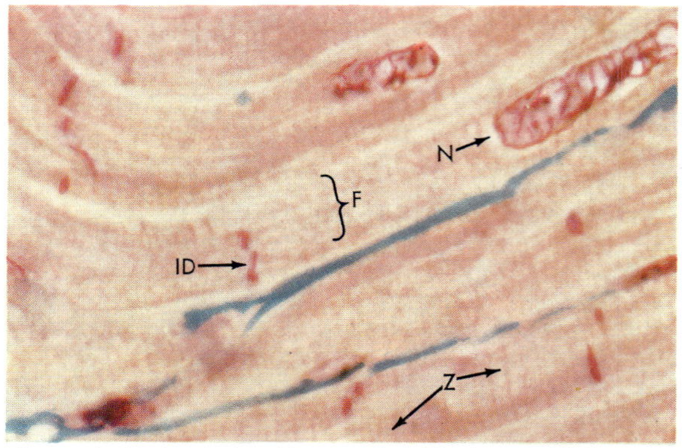

Längsschnitt durch den Herzmuskel (Trichrome-Färbung, 1200 ×). N = Nukleus, Z = Z-Streifen

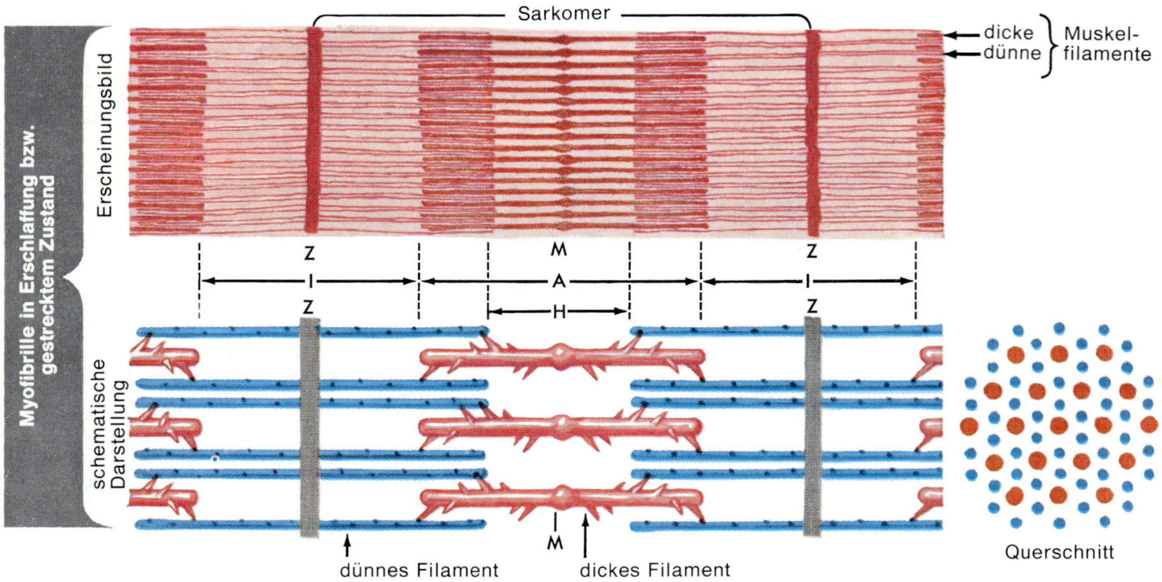

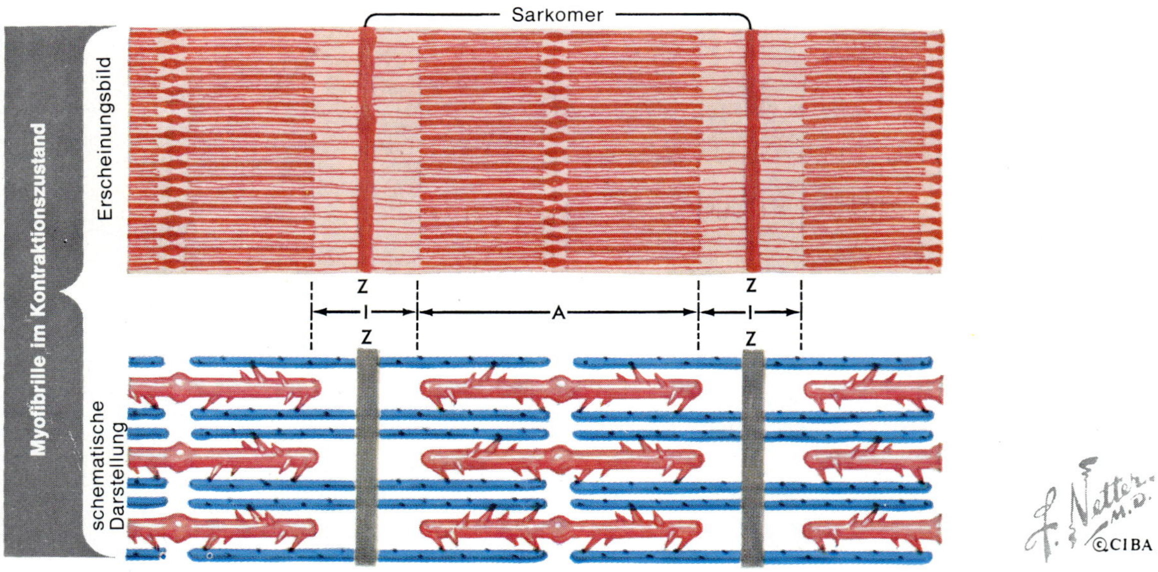

Histologie des Myokards II

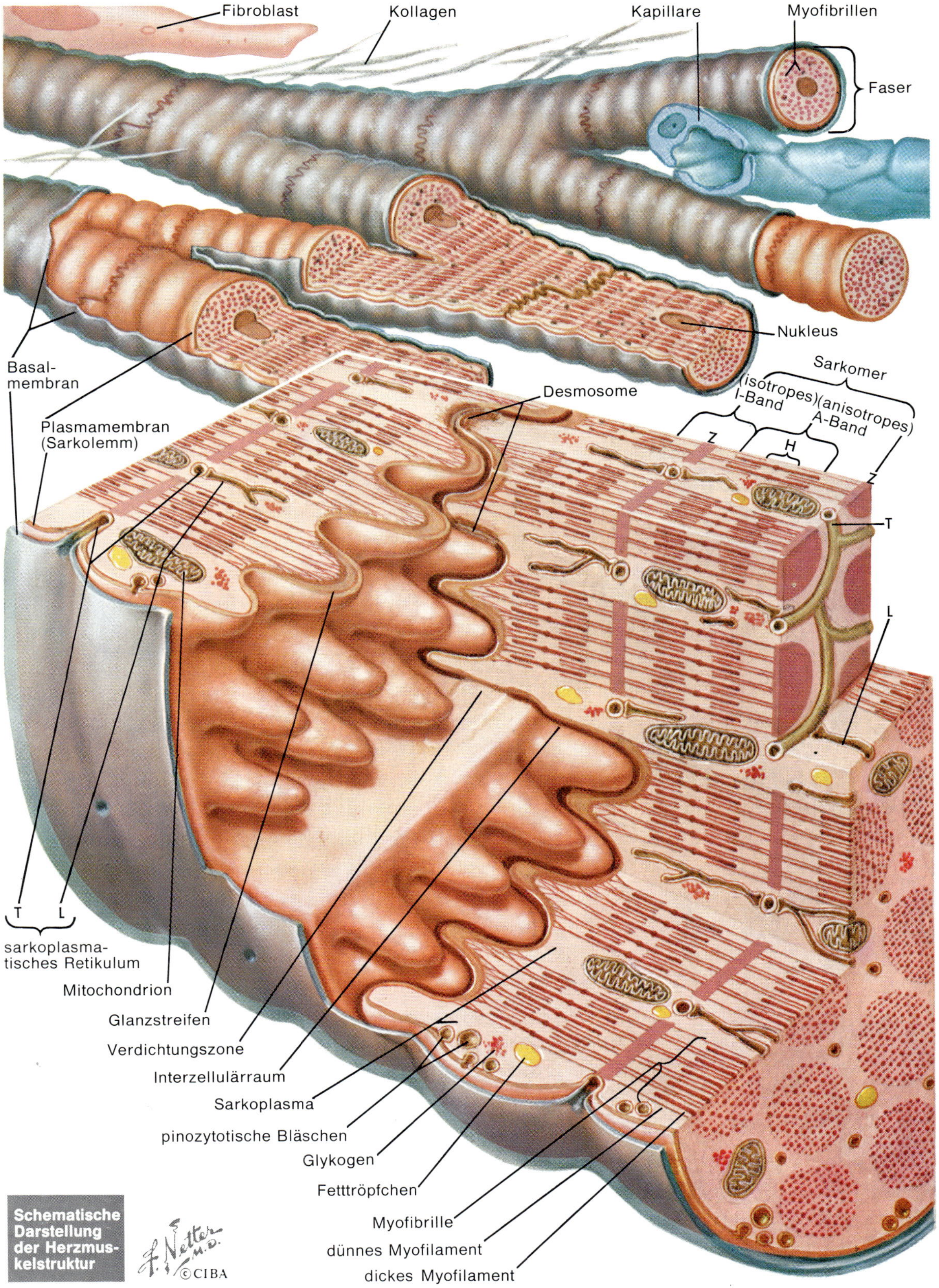

Wie schon erwähnt (S. 20), besteht das Herz aus einem Netz verzweigter, quergestreifter Muskelzellen mit zentralem Kern. Jede Zelle wird von einer Plasmamembran (Sarkolemm) und einer mukopolysacharidreichen *Basalmembran* umschlossen. Entlang der Plasmamembran finden sich winzige *pinozytotische Zellbläschen,* die auf eine aktive Beteiligung des Sarkolemms am Materialtransport in die Zelle schließen lassen.

Die kontraktile Substanz des Herzens besteht aus langen parallelen Myofibrillen, die in regelmäßigen Bändern angeordnet sind und der Muskelfaser ein quergestreiftes Aussehen verleihen.

Über die Myokardzelle verteilt findet sich ein Netz membranbekleideter *intrazellulärer Kanälchen, sarkoplasmatisches Retikulum.* Es besteht aus zwei Elementen, die bei der Leitung der elektrischen Impulse sowie bei der Muskelkontraktion und -erschlaffung eine bedeutende Rolle spielen. Die dickwandigen Tubuli *(T-System)* ziehen quer durch die Muskelfaser und umschließen die Myofibrillen in der Nähe der Z-Streifen. Die Kanälchen des T-Systems stehen offenbar mit dem Sarkolemm in Verbindung, möglicherweise handelt es sich sogar um Sarkolemmeinstülpungen. Das *L-System* (Longitudinalsystem) besteht aus einer Reihe anastomosierender dünnwandiger Kanälchen, die das Sarkomer in Längsrichtung umhüllen. Die Kanälchen des L-Systems stehen miteinander von Sarkomer zu Sarkomer in Querverbindung, eine durchgehende Längsverbindung über den Z-Streifen hinaus findet sich jedoch nicht. Bisher konnte ein Zusammenhang zwischen dem T-System und dem L-System nicht überzeugend nachgewiesen werden; es wurde jedoch festgestellt, daß große Bläschen des L-Systems direkt an stark dilatierten Teilen des T-Systems benachbarter Sarkomere anliegen.

Große Sarkosome bzw. *Mitochondrien* finden sich zahlreich im Herzmuskel. Sie sind in der Regel klumpen- oder stabförmig zwischen den Myofibrillen eingestreut und können in dieser Lage wahrscheinlich am besten den ungewöhnlich hohen Energiebedarf der Sarkomere decken. In unmittelbarer Nähe der Mitochondrien finden sich als Energiespeicher Glykogenkörnchen und Fetttröpfchen in großer Zahl.

Komplexe, im Zickzack angeordnete, ineinandergreifende Strukturen, *Glanzstreifen,* schließen benachbarte Myokardzellen fest aneinander. Sie befinden sich an beiden Zellenden und stehen auf der Höhe der Z-Streifen in rechtem Winkel zur Muskelfaser. In der Regel wird die Anordnung der Zellen über eine Reihe von Z-Streifen beibehalten. Die Glanzstreifen können jedoch ein Sarkomer zum nächstfolgenden Z-Streifen verschieben, so daß eine treppenförmige Anordnung entsteht. Bei den interzellulären Verbindungen werden vier mögliche Formen unterschieden: (1) An der Zytoplasmafläche sind Plättchen dicht aufgereiht, an denen die Filamente der Myofibrillen inserieren. (2) Intermittierende *Desmosome,* die nicht mit den Myofibrillen in Verbindung stehen, bilden »interzelluläre Brücken«. (3) An den lateralen Zellflächen dort, wo ein oder mehrere Sarkomere von den Glanzstreifen verschoben werden, werden die Membranen zweier benachbarter Zellen an Verdichtungszonen eng verbunden. Diese Verbindungen sind wahrscheinlich an der interzellulären Ausbreitung von Erregungsimpulsen über das Myokard beteiligt. (4) Am übrigen Teil der zwei Membranen entlang der Zellverbindung bleibt ein freier Interzellulärraum von 15 bis 20 μm.

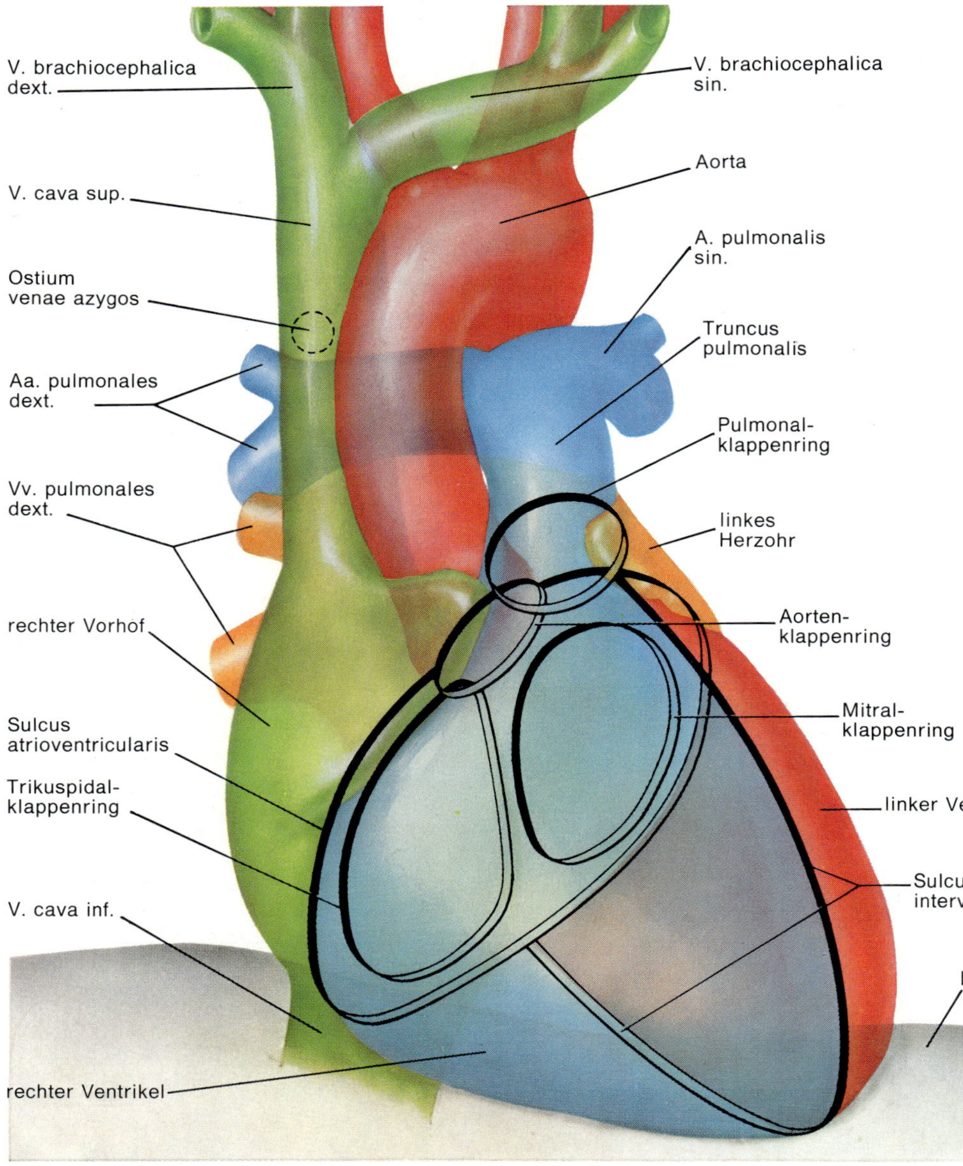

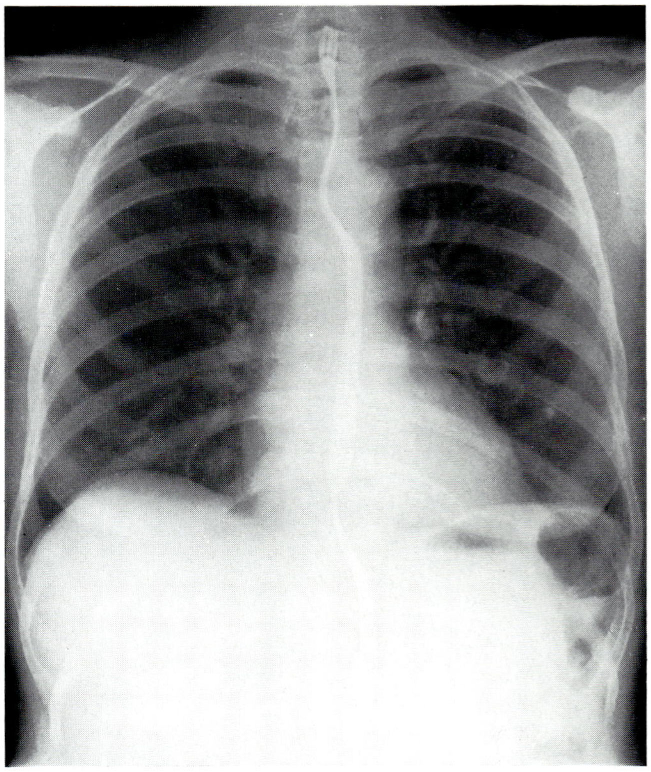

Normales Herz im anteroposterioren Strahlengang (Röntgenbild und schematische Darstellung)

Radiologie und Angiokardiographie

Radiologie

Die radiologische Untersuchung ist eines der wichtigsten diagnostischen Hilfsmittel in der Kardiologie und gehört zu jeder vollständigen Herzuntersuchung. Das Thoraxröntgenbild, die Durchleuchtung und das Angiokardiogramm geben nicht nur Aufschluß über Herzgröße, Vergrößerung der Herzinnenräume sowie perikardiale, kardiale und koronare Verkalkungen, sondern vermitteln auch Hinweise auf die Funktion und Hämodynamik des Herzens.

Da Myokard, Herzklappen und andere Herzstrukturen eine ähnliche Strahlendichte aufweisen, lassen sie sich röntgenologisch nur unterscheiden, wenn Verkalkungen vorliegen. Auch die Wandung der Herzinnenräume läßt sich optisch nur dann von dem darin befindlichen Blut trennen, wenn die Blutdichte durch Einspritzen eines Kontrastmittels erhöht wird. Stets klar darzustellen ist nur die äußere Herzsilhouette, da sich der relativ homogene Herzschatten gut von den luftgefüllten und daher strahlendurchlässigen Lungen abhebt.

Auf einer Standardröntgenaufnahme bzw. bei der Durchleuchtung erscheint die Herzkontur vergrößert und verzerrt. Dies ist darauf zurückzuführen, daß das Strahlenbündel divergiert, was sich bei den üblicherweise eingestellten Distanzen zwischen dem Untersuchungsobjekt und dem Röntgenfilm bzw. dem Leuchtschirm bemerkbar macht. Dadurch werden entferntere Strukturen stärker vergrößert. Die Verzerrung läßt sich größtenteils korrigieren, wenn die Strahlendivergenz ausgeschaltet und im parallelen Strahlensegment untersucht wird. Dies wird entweder durch Vergrößerung der Distanz zwischen Untersuchungsobjekt und Röntgenfilm auf mehr als 2 m (Röntgenfernaufnahme) oder durch Verkleinerung der Blendenöffnung auf 3 bis 4 cm erzielt. Bei letzterer Durchleuchtungsmethode (Orthodiagraphie) wird die Herzkontur mit dem schmalen zentralen Strahlenquerschnitt abgefahren und mit Bleistift auf dem Leuchtschirm nachgezeichnet. Die gezeichnete Kontur kann dann vermessen werden und ergibt die genaue Herzgröße im gewählten Strahlengang. Die größere Genauigkeit hat allerdings nur selten praktischen Wert, weshalb die Orthodiagraphie heute kaum mehr verwendet wird. In den meisten Fällen genügt eine Standardröntgenaufnahme aus einer Entfernung von 2 m, woraus sich durch Vergleich der dargestellten Herzgröße mit dem Thoraxdurchmesser die tatsächliche Herzgröße mit hinreichender Genauigkeit schätzen läßt. Bei der Bestimmung der Herzgröße sind der Inspirationsgrad (je höher das Zwerchfell, desto größer die dargestellte Herzgröße) sowie das Alter des Patienten in Rechnung zu stellen. Beim Kleinkind ist das Herz im Vergleich zum Thorax relativ groß, im Alter ist der Thorax im Vergleich zur Herzgröße häufig klein. Da das Herz ein dreidimensionales Gebilde ist und unabhängig von der Projektion stets nur zwei Herzränder erfaßt werden können, sind Aufnahmen in mehreren Strahlengängen notwendig, wenn die verschiedenen Kammern des Herzens und die großen Gefäße projiziert werden sollen. Zur Darstellung des hinteren Herzrandes erweist es sich als günstig, den Ösophagus sichtbar zu machen, da er dem Herzrand unmittelbar anliegt. Eine vollständige Röntgenuntersuchung des Herzens umfaßt Aufnahmen im frontalen (posteroanterioren), linken seitlichen, rechten vorderen schrägen (60 Grad) und linken vorderen schrägen (45 Grad) Strahlengang. Dabei empfiehlt es sich, zuerst im linken vorderen schrägen Strahlengang bei leerem Ösophagus zu untersuchen und dann erst Barium zu geben, da sonst ein Teil der Herzkontur durch den gefüllten Ösophagus verdeckt wird. In den übrigen Projektionen wird bei bariumgefülltem Ösophagus untersucht.

Zur Beurteilung der Größe der Hohlräume genügen in der Regel Aufnahmen in den vier genannten Projektionen. In manchen Fällen ergibt jedoch eine sog. Bucky-Aufnahme im p.-a. Strahlengang wertvolle Aufschlüsse, da dabei der Schatten eines vergrößerten linken Vorhofs durch die Herzsilhouette gesehen werden kann. Bisweilen verschmelzen die Konturen der zwei rechten bzw. der zwei linken Herzräume, so daß auf dem Röntgenbild eine Trennung kaum möglich ist. Bei der Durchleuchtung lassen sich Vorhöfe und Kammern jedoch stets aufgrund der Phasen-

(Fortsetzung auf Seite 23)

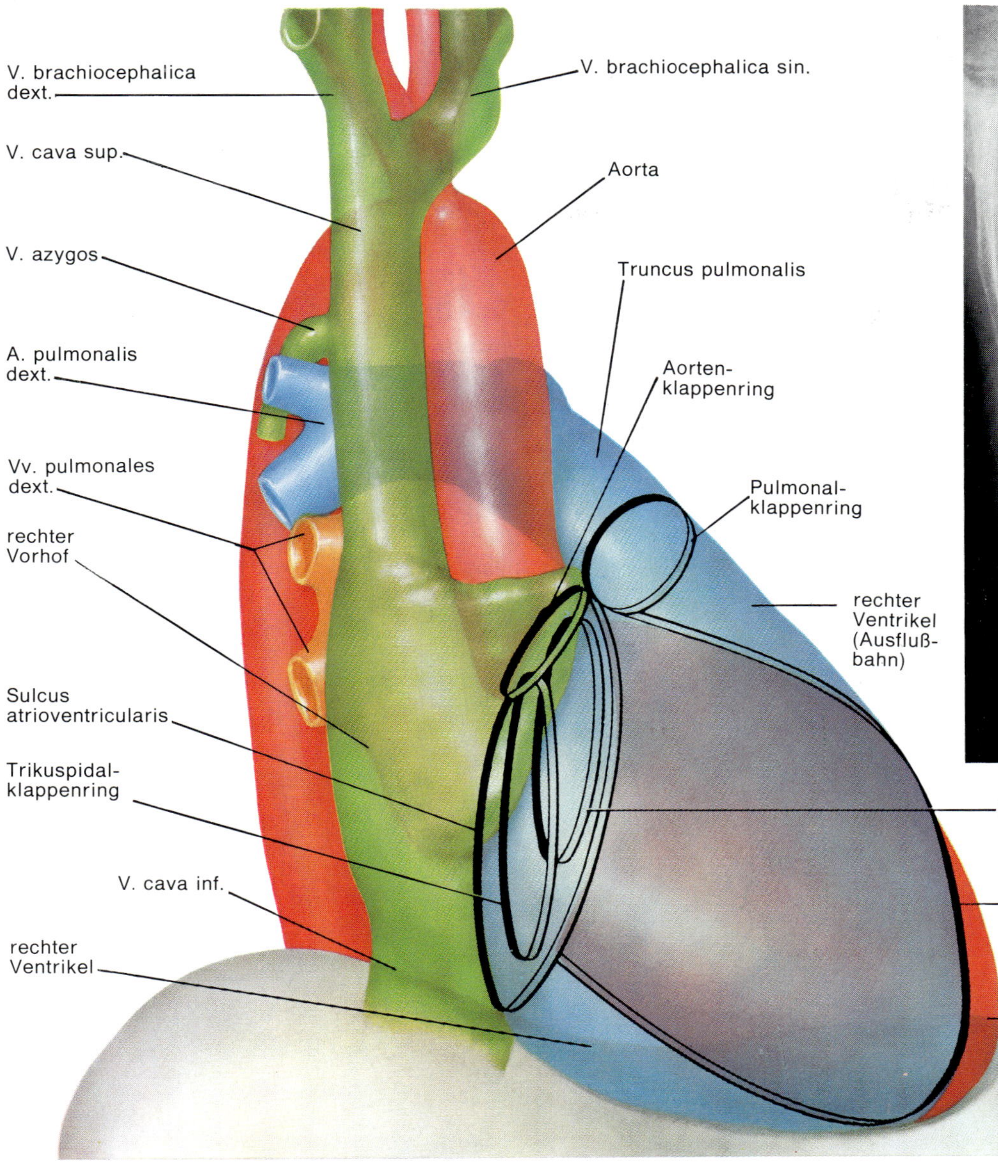

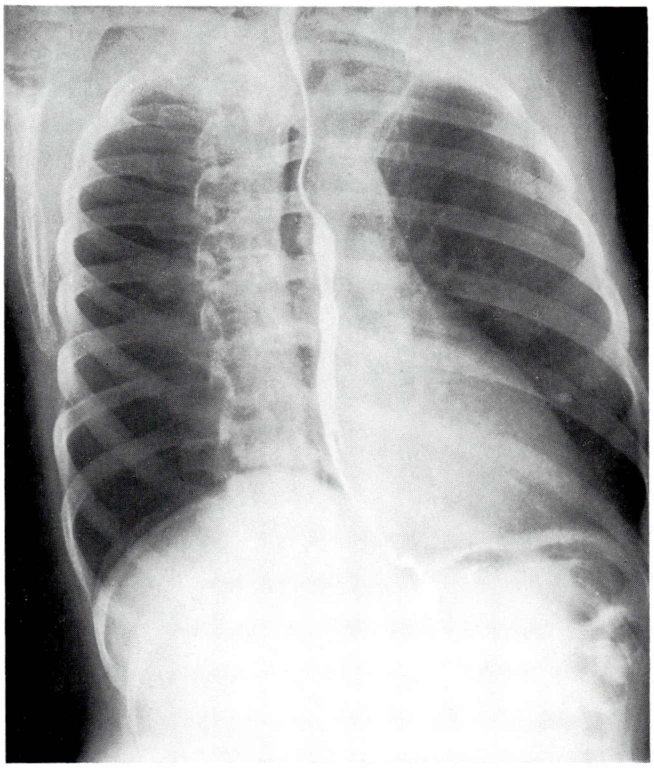

Normales Herz im rechten vorderen schrägen Strahlengang (Röntgenbild und schematische Darstellung)

Radiologie und Angiokardiographie

(Fortsetzung von Seite 22)

verschiebung ihrer Pulsationen voneinander unterscheiden.

Das Thoraxröntgenbild ermöglicht auch eine Beurteilung der Pulmonalgefäße und der mit Herzkrankheiten einhergehenden Lungenveränderungen. Vergrößerung und stärkere Schlängelung der Pulmonalarterien und -venen spricht in der Regel für einen Links-rechts-Shunt, schwache Pulmonalgefäßzeichnung für einen Rechts-links-Shunt.

Bei stark vermindertem Pulmonalarteriendurchfluß, wie z.B. in schweren Fällen von Fallot-Tetralogie, tritt an die Stelle einer geordneten radiären Lage der Gefäße um den Lungenhilus eine ungeordnete, netzartige Gefäßzeichnung als Zeichen eines ausgeprägten Kollateralkreislaufs über die Bronchialgefäße. Bei Stauungsinsuffizienzen bzw. bei Strömungshindernissen in der linken Herzhälfte, wie sie z.B. bei Mitralstenosen vorliegen, kommt es zu einer deutlichen Stauung der Pulmonalvenen. In progredienten Fällen mit stark erhöhtem Pulmonalvenendruck erscheinen die Venen und peripheren Arterien verengt, während die zentralen Arterien deutlich dilatiert sind.

Da das Herz eine dynamische Struktur ist, lassen sich aus der auf dem Leuchtschirm beobachteten Kontraktion und Füllung des Herzens und der großen Gefäße wertvolle Aufschlüsse über die Funktion des Organs ablesen. Herz- und Gefäßpulsationen können mit Hilfe der Röntgen- bzw. Elektrokymographie fortlaufend registriert werden. Seit der Einführung der Bildverstärkerröhre und der Röntgenkinematographie werden diese Methoden jedoch kaum mehr verwendet.

Die Pulsationen der Herzkammern sind simultan und denen der Vorhöfe gegensinnig. Das heißt, daß sich die Kammern kontrahieren, während sich die Vorhöfe füllen und umgekehrt. Aorta und Pulmonalarterie dehnen sich mit der Austreibung des Blutes während der Ventrikelsystole. Am gesunden Herzen folgen die Pulsationen der Herzräume und Gefäße dem Dehnungsprinzip: bei expandierender Kammer bewegen sich zwei Punkte an gegenüberliegenden Kammerseiten voneinander weg, bei kontrahierender Kammer aufeinander zu. Nicht selten geht diese Pulsationsform infolge von Myokardinfarkten an einem Teil der Kammerwand verloren, da der vernarbte Herzmuskel sich nicht mehr aktiv kontrahieren kann, sondern passiv mit dem restlichen Myokard mitbewegt wird. Wenn der infarzierte Wandbereich dünn wird, kann es zur Bildung eines Aneurysmas kommen. Bei der Durchleuchtung stellen sich Aneurysmen als umschriebene Vorwölbung der Kammerkontur mit paradoxen Pulsationen dar. Während der Kontraktionsphase der Kammer steigt der intraventrikuläre Druck, und das Aneurysma dehnt sich; in der Füllungsphase des Ventrikels flacht sich die Kontur des Aneurysmas ab, wobei die Herzkontur in eine wiegende Bewegung gesetzt wird.

Beim vergrößerten, insuffizienten Herzen weisen die Herzränder anstelle der normalen Pulsationen nur geringfügige Exkursionen während der Systole und der Diastole auf. Es zeigt sich dabei ein ähnlich ruhiger vergrößerter Herzschatten wie bei Perikardergüssen. Ausgedehnte epikardiale Fettansammlungen lassen sich in der Regel auf dem Leuchtschirm gut von diesem Zustandsbild differenzieren. Fettgewebe besitzen eine größere Strahlendurchlässigkeit als Herzmuskelgewebe, Blut und Perikardflüssigkeit. Normalerweise ist das epikardiale Fettkissen nicht auf dem Leuchtschirm zu sehen, da es zwischen dem Herzaußenrand und dem Lungenschatten dem Herzen anliegt. Bei Flüssigkeitsansammlungen im Perikardraum kommt das epikardiale Fettkissen jedoch als heller Schatten zwischen dem dunkleren Myokardschatten und der perikardialen Flüssigkeit zur Darstellung. Es erscheint nach innen zu verlagert und ist deutlich gegen den Außenrand der Herzsilhouette abgesetzt.

Pulsationsänderungen der großen Gefäße können bisweilen spezifische Aufschlüsse über intrakardiale Läsionen liefern. Beispiele dafür sind die stärkeren Pulsationen der Aorta bei Aortenklappeninsuffizienz und die übersteigerten Pulsationen der Pulmonalarterien (»tanzender Hilus«) bei massivem Links-rechts-Shunt.

Die Durchleuchtung stellt auch die genaueste und empfindlichste Methode für den Nachweis und die Lokalisierung von Verkalkungen verschiedener Herzstrukturen dar.

(Fortsetzung auf Seite 24)

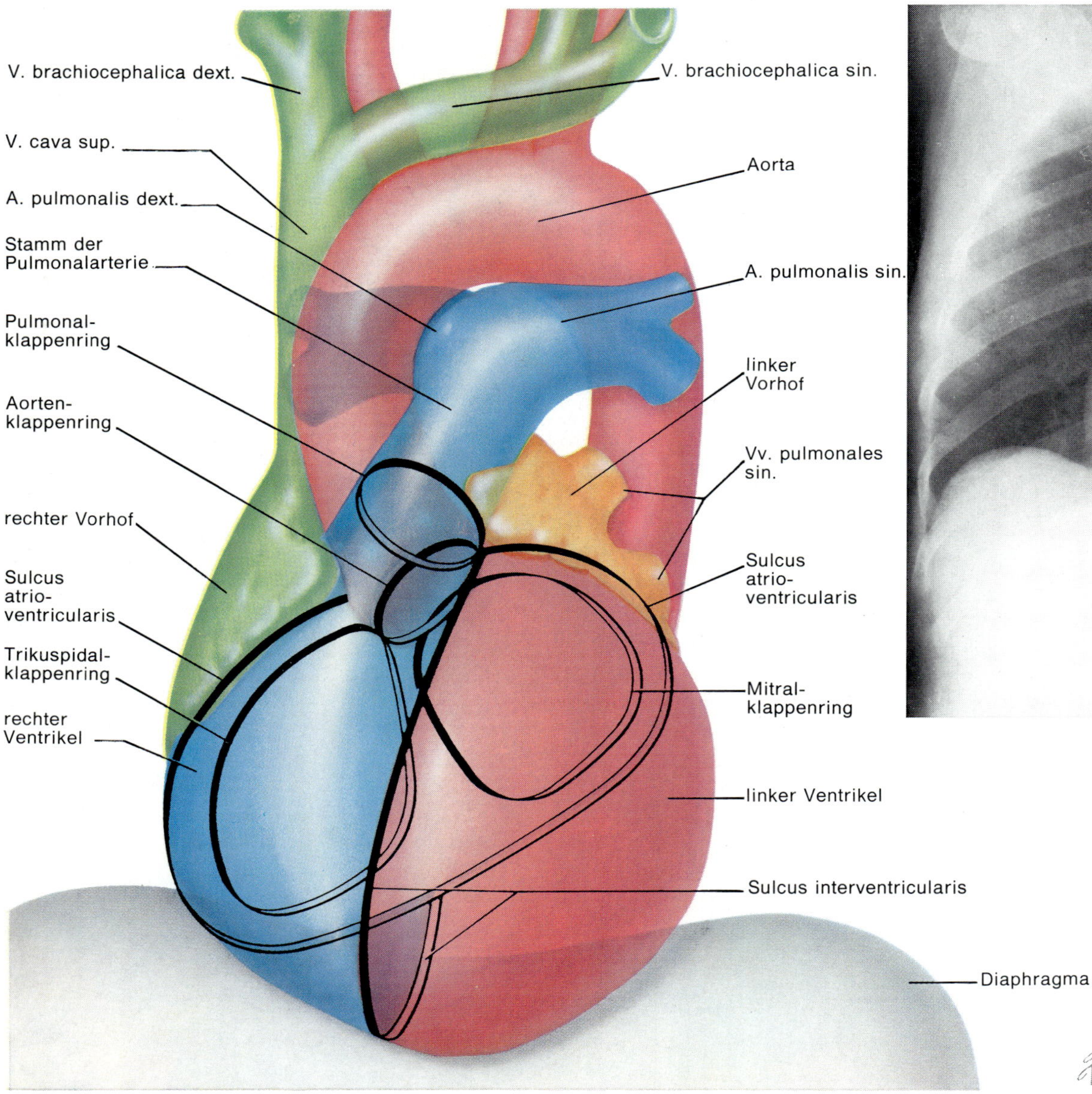

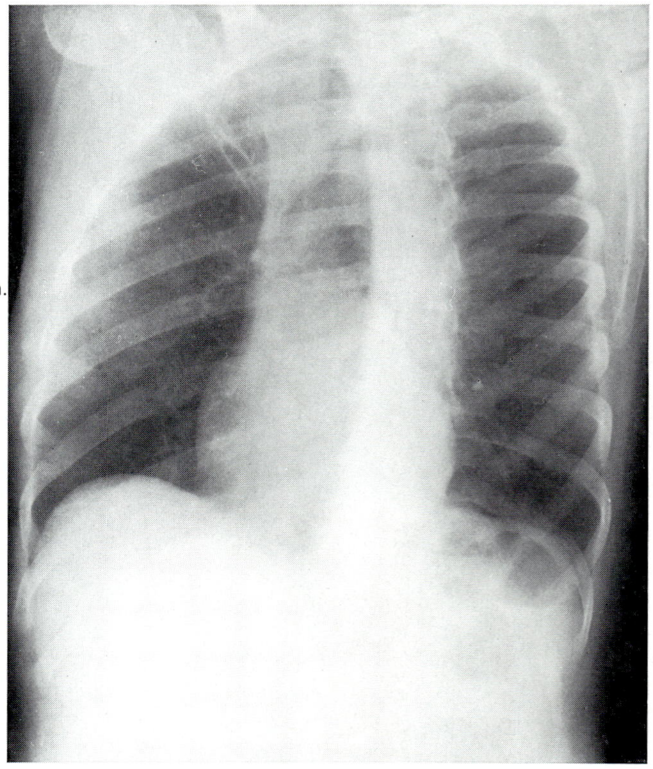

Normales Herz im linken vorderen schrägen Strahlengang (Röntgenbild und schematische Darstellung)

Radiologie und Angiokardiographie

(Fortsetzung von Seite 23)

Frontaler Strahlengang (S. 22). Da der Thorax meist im frontalen *(anteroposterioren)* Strahlengang untersucht wird, wird auch das *Herz* in der Regel in dieser Projektion dargestellt, woraus sich bereits erste Hinweise auf das Vorliegen einer Herzerkrankung ergeben. Z.B. sind Vergrößerungen des *linken Vorhofs* und der *linken Kammer* sowie des *rechten Vorhofs* bereits aus dem a.-p. Bild ersichtlich. Selbst die an sich nicht randbildende *rechte Kammer* kann charakteristische Veränderungen der Herzkontur hervorrufen. A.-p. Aufnahmen werden ihrer guten Reproduzierbarkeit wegen zur Abklärung der Herzgröße verwendet.

Im frontalen Strahlengang wird die obere Hälfte der rechten Herzkontur von der *V. cava superior* gebildet, die untere von der Seitenwand des rechten Vorhofs, wobei die obere Hohlvene einen geraden Rand ergibt, der rechte Vorhof sich jedoch nach außen verwölbt. Der Winkel zwischen den beiden Konturen entspricht der Oberseite des rechten Vorhofs. Bei tiefer Inspiration sieht man am rechten Herzrand unmittelbar über dem *Zwerchfell* eine Einziehung. Sie entspricht dem Übergang der *V. cava inferior* in den rechten Vorhof.

Der linke Rand der Herzsilhouette wird vom distalen *Aortenbogen*, und zwar von seinem nach dorsal und kaudal zur Aorta descendens ziehenden Abschnitt gebildet. Dieser Abschnitt, Aortenknopf, stellt sich zwischen der linken Mediastinalseite und dem rechten Tracheobronchialwinkel als umschriebener Buckel dar und dellt in der Regel den Ösophagus an dessen linker Seite ein. Liegt ein rechter Aortenbogen vor, so findet sich der Aortenknopf rechts und verlagert den Ösophagus nach links. In unmittelbarem Anschluß an den Aortenknopf bilden von oben nach unten der *Pulmonalishauptstamm* und die linke *Lungenarterie* sowie über eine kurze Strecke das *linke Herzohr* den Herzrand. Das dem linken Herzohr entsprechende Segment ist entweder flach oder leicht konvex und setzt sich in der Wölbung der linken Kammer fort, die den Hauptteil des linken Herzrandes bildet. Auf dem Röntgenbild ist bei normalem linken Herzohr die Grenze zur linken Kammer in der Regel nicht aufzufinden. Bei der Durchleuchtung lassen sich die beiden Strukturen aufgrund der Phasenverschiebung ihrer Pulsationen voneinander trennen.

Die Herzspitze wird von der linken Kammer gebildet. Die rechte Kammer liegt im frontalen Strahlengang innerhalb der Herzsilhouette. Gelegentlich ist bei maximaler Inspiration der spitzennahe Teil der Facies diaphragmatica zu sehen. Die in diesem Bereich zur Darstellung gelangende Einziehung entspricht dem *Sulcus interventricularis.*

Wenn der rechte Vorhof an Größe zunimmt, erscheint die rechte Herzkontur ausgebuchtet und stärker gekrümmt. Bei einer Vergrößerung der rechten Kammer dehnt sich das Herz nach links, die Spitze erscheint angehoben, und der Sulcus interventricularis liegt höher als sonst. Durch die Längen- und Breitenzunahme der Kammer wird die Pulmonalarterie angehoben. Bei einer Vergrößerung der linken Kammer verlagert sich die Herzspitze nach unten links. Häufig erscheint der gesamte linke Herzrand nach links verschoben und wird dabei zunehmend konvex. Eine Größenzunahme des linken Vorhofs läßt sich im frontalen Strahlengang hauptsächlich anhand des dilatierten linken Herzohrs diagnostizieren, das die linke Herzkontur unterhalb des Pulmonalissegments ausbuckelt. Ferner erscheint der zentrale Anteil der Herzsilhouette oft dichter verschattet und der linke Hauptbronchus angehoben. Bei stärkerer Dilatation ist der rechte Rand des linken Vorhofs häufig innerhalb der Herzsilhouette rechts von der Wirbelsäule als median zum rechten Vorhofrand gelegene zweite Kontur zu sehen. Nimmt die Größe weiter zu, kann der linke Vorhof über den rechten hinausragen und bildet dann die rechte Grenze der Herzsilhouette, wobei der Rand des rechten Vorhofs innerhalb des linken Vorhofschattens zu liegen kommt.

Verkalkungen der Herzklappen treten meist infolge rheumatischer oder bakterieller Endokarditiden auf und betreffen in der Regel die *Mitralklappe* und/oder die *Aortenklappe.* Die Mitralklappe liegt im frontalen Strahlengang links von der Wirbelsäule. Sie ist bei Verkalkungen am schlagenden Herzen an der nach unten und links gerichteten flach elliptischen Bahn zu erkennen. *(Fortsetzung auf Seite 25)*

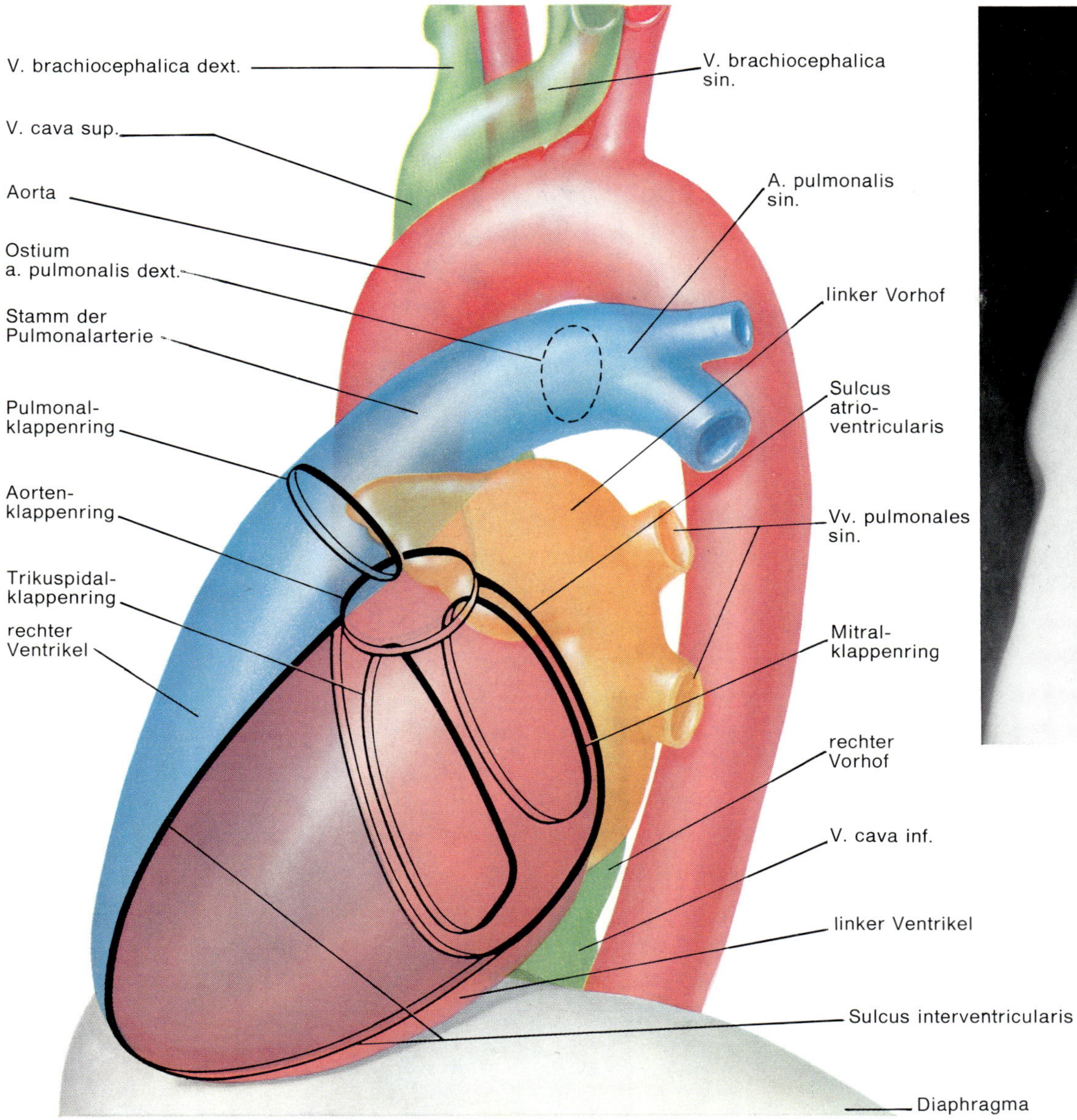

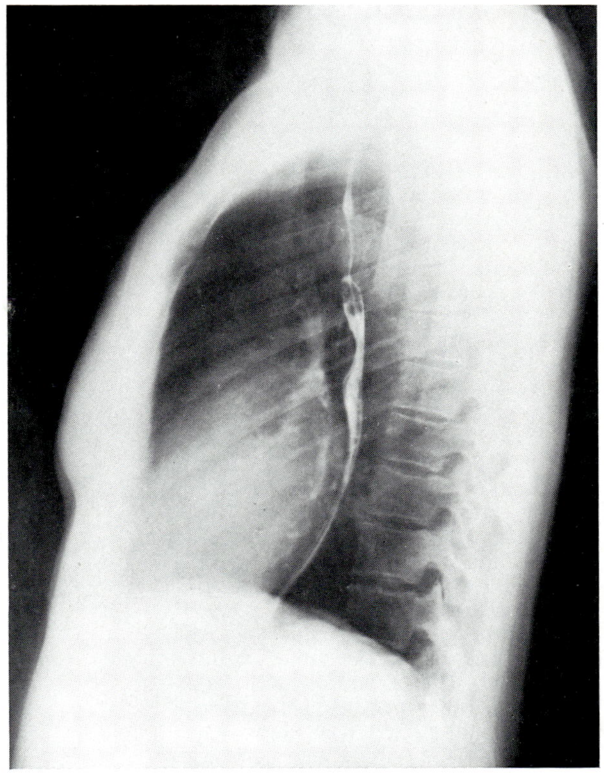

Normales Herz im linken seitlichen Strahlengang (Röntgenbild und schematische Darstellung)

F. Netter M.D. ©CIBA

Radiologie und Angiokardiographie

(Fortsetzung von Seite 24)

Die Aortenklappe wird in der Regel auf die linke Seite der Wirbelsäule projiziert und bewegt sich relativ geradlinig nach oben und etwas nach rechts. Kleinere Kalkeinlagerungen in der Aortenklappe lassen sich aufgrund der im frontalen Strahlengang mit erfaßten Wirbelkörper manchmal schwer nachweisen. Die *Pulmonalklappe* erscheint links von der Wirbelsäule, liegt etwas höher als die Aorten- und Mitralklappe und bewegt sich mit den Pulsationen des Herzens vertikal. Die *Trikuspidalklappe* liegt direkt über der Wirbelsäule und bewegt sich in der horizontalen Ebene.

Rechter vorderer schräger Strahlengang (S. 23). Die Projektion wird hauptsächlich zum Nachweis einer Vergrößerung des linken Vorhofs und zur Abklärung von Veränderungen an der Ausflußbahn der rechten Kammer verwendet. Auch zum Nachweis von *Mitralklappen*verkalkungen ist sie besonders gut geeignet. Im Verlauf einer selektiven linksventrikulären Angiokardiographie dient sie zur Abklärung von Mitralstenosen und -insuffizienzen, da die Mitralklappe in diesem Strahlengang tangential getroffen wird und der linke Vorhof hinter der *linken Kammer* zu liegen kommt. Es ist dies also der einzige Strahlengang, in dem die beiden Herzräume sich nicht überlagern.

Bei richtiger Einstellung erscheint der Wirbelsäulenschatten im rechten vorderen schrägen Strahlengang rechts von der Herzsilhouette, wobei die beiden Strukturen durch ein dünnes, den luftgefüllten Lungen entsprechendes Band voneinander geschieden werden. Der Aortenbogen it perspektivisch verkürzt, und die Aorta descendens liegt teilweise über der Wirbelsäule.

Der rechte Herzrand wird im oberen Teil von der rechten dorsalen Seite des linken Vorhofs und im unteren vom dorsalen Rand des *rechten Vorhofs* gebildet. Durch stärkere Drehung läßt sich ein größerer Teil des linken Vorhofs darstellen. An diesem Teil des *Herzrandes* liegt der bariumgefüllte Ösophagus unmittelbar an, so daß sich eine Ösophagusverlagerung infolge einer Vergrößerung des linken Vorhofs am besten in diesem Strahlengang erfassen läßt.

Der oberste Teil des linken Herzrandes steht nahezu senkrecht und entspricht der *Aorta ascendens*. Unmittelbar darunter verläuft die Herzkontur in einer flachen Krümmung nach unten und links. Dieses Segment entspricht der *Ausflußbahn der rechten Kammer* und dem Stamm der Pulmonalarterie. Nach kaudal schließt sich die Vorderwand der linken Kammer an. Wie im frontalen Strahlengang fällt der Hauptteil der rechten Kammer mit dem Zwerchfell zusammen und läßt sich daher nicht darstellen.

Die Mitralklappe wird annähernd tangential getroffen und auf den zentralen Anteil der Herzsilhouette projiziert. Verkalkungen der Mitralklappe lassen sich am besten im rechten vorderen schrägen Strahlengang darstellen. In dieser Projektion verläuft das Strahlenbündel senkrecht zur Bewegungsrichtung der Mitralklappe, die eine elliptische Bahn in der horizontalen Ebene beschreibt. Die *Aortenklappe* wird in diesem Strahlengang nicht auf die Wirbelsäule projiziert. Sie liegt zwar der Mitralklappe unmittelbar an deren Oberrand an, Kalzifikationen sind aber stets deutlich an ihrer Auf- und Abbewegung zu erkennen. Auch Aorten- und *Pulmonalklappe* lassen sich in dieser Projektion gut voneinander trennen. Die Pulmonalklappe liegt etwas höher und links von der Aortenklappe, grenzt an den linken Rand der Herzsilhouette und bewegt sich nach rechts oben. Die *Trikuspidalklappe* wird annähernd tangential und etwas hinter der Mitralklappe getroffen. Sie bewegt sich in horizontaler Richtung. Liegt ausnahmsweise eine Verkalkung der Trikuspidalklappe vor, besteht die Gefahr einer Verwechslung mit der Mitralklappe.

Auch Aneurysmen an der Vorderwand der linken Kammer lassen sich am besten in dieser Projektion darstellen.

Linker vorderer schräger Strahlengang (S. 24). Diese Projektion eignet sich besonders gut zur Erfassung der *Größe* des *linken Vorhofs* und der *linken Kammer*. Der *Aortenbogen* liegt annähernd parallel zur Filmebene und wird nahezu ohne perspektivische Verkürzung abgebildet.

Da die Hauptmasse des muskulären und ein Teil des membranösen Kammerseptums im linken schrägen Strahlengang tangential

(Fortsetzung auf Seite 26)

Radiologie und Angiokardiographie

(Fortsetzung von Seite 25)

getroffen werden, erweist sich diese Projektion bei einer selektiven linksventrikulären Angiokardiographie zum Nachweis eines Ventrikelseptumdefekts als besonders wertvoll.

Der rechte Herzrand wird im oberen Teil vom *rechten Vorhof* und im unteren von der *rechten Kammer* gebildet. Durch Vergrößerung des Rotationswinkels wird ein größerer Anteil der rechten Kammer randbildend. Bei Vergrößerung des rechten Vorhofs erscheint der obere rechte Herzrand stärker konvex; bei vergrößerter rechter Herzkammer erscheint der ganze Herzrand mehr gekrümmt.

Der linke Herzrand wird zum Großteil von der linken Kammer gebildet. Lediglich im oberen Viertel unmittelbar unterhalb des linken Hauptbronchus hat der linke Vorhof mit seiner Hinterwand Anteil am Herzrand. Bei einem Winkel von 45 Grad reicht der Schatten einer normal großen linken Kammer in der Regel nicht bis zum linken Rand der Wirbelsäule. Ist dies der Fall, so ist der linke Ventrikel vergrößert. Dieses Zeichen ist allerdings mit Vorsicht zu beurteilen, da bei geringerem Rotationswinkel bzw. bei nicht maximaler Inspiration eine normal große linke Kammer die Sicht auf die Wirbelsäule nicht freigeben muß. Aneurysmen an der Hinterwand der linken Herzkammer lassen sich meist am besten in der linken schrägen Projektion darstellen. Bei luftgefülltem Magen ist in diesem Strahlengang auch die Facies diaphragmatica der linken Herzkammer zu sehen.

Der vom linken Vorhof gebildete Teil der Herzkontur verläuft in der Regel geradlinig oder gering konvex. Findet sich in diesem Bereich eine Ausbuchtung, weist sie auf eine Vergrößerung des linken Vorhofs hin. Dieser Befund ist wohl das empfindlichste röntgenologische Zeichen für eine Vergrößerung des linken Vorhofs. Da der Ösophagusschatten mit dem linken Vorhofsegment zusammenfällt, darf die Bariumfüllung erst nach der Aufnahme im linken schrägen Strahlengang erfolgen. Es könnte sonst selbst eine ausgeprägte Vergrößerung des linken Vorhofs unbemerkt bleiben. Bei starker Dilatation drängt der linke Vorhof den linken Hauptbronchus nach aufwärts und in die Horizontale und drückt gegen das unter dem Aortenbogen gelegene Aortenfenster.

Im linken schrägen Strahlengang ist der Aortenbogen in maximaler Länge zu sehen und die Abgänge der großen Gefäße liegen am weitesten auseinander. Daher eignet sich diese Projektion besonders gut zum Nachweis von Aneurysmen am Aortenbogen und zu Kontrastmitteluntersuchungen der Aorta und der großen Gefäße.

Die *Mitralklappe* wird nahezu frontal getroffen, wodurch Kalkeinlagerungen in den Klappensegeln schwer zu sehen sind, da diese eine zum Leuchtschirm rechtwinkelige Bahn beschreiben und nur geringfügig nach horizontal abweichen. Die Klappe kann überdies teilweise von der Wirbelsäule verdeckt sein. Kalkeinlagerungen in der *Trikuspidalklappe* lassen sich in dieser Projektion leicht von Mitralklappenverkalkungen unterscheiden, da die Trikuspidalklappe von der Mitralklappe vollständig getrennt in der rechten Hälfte der Herzsilhouette liegt. Im linken schrägen Strahlengang lassen sich auch Verkalkungen der *Aortenklappe* sehr gut darstellen, da ihre Kontur im oberen Teil der Herzsilhouette nicht mit dem Wirbelsäulenschatten zusammenfällt und sie sich nach rechts oben bewegt. Die *Pulmonalklappe* liegt höher als die Aortenklappe und bewegt sich nach links aufwärts.

Seitlicher Strahlengang (S. 25). Diese Projektion wird hauptsächlich zur Abklärung einer Vergrößerung der rechten Kammer, des linken Vorhofs bzw. einer gleichzeitigen Vergrößerung *beider linker Herzräume* verwendet. Sie eignet sich sowohl im Einzelbild als auch bei Schichtaufnahmen am besten zur Differenzierung zwischen *Aorten-* und *Mitralklappen*verkalkungen. Im Verlauf einer selektiven rechtsventrikulären Angiokardiographie lassen sich die Ausflußbahn der rechten Herzkammer und die Pulmonalklappe am besten in dieser Projektion darstellen.

Der *Herzschatten* wird übersichtlich ohne störende Überschneidungen mit den Konturen des Sternums und der Wirbelsäule abgebildet. Seinen Vorderrand bilden die Herzspitze und die Ausflußbahn der rechten Herzkammer. Dieser Teil liegt normalerweise dem kaudalen Viertel bzw. Drittel der ventralen Thoraxwand an. In den oberen zwei Dritteln wird die Herzkontur von zwei konvexen nach hinten oben geneigten Bögen gebildet, wobei der untere stärker geneigte der Ausflußbahn der rechten Kammer entspricht und der obere der *Aorta ascendens*. Zwischen diesen beiden Strukturen liegt die wenig strahlendichte Lunge. Bei vergrößerter rechter Kammer entsteht

(Fortsetzung auf Seite 27)

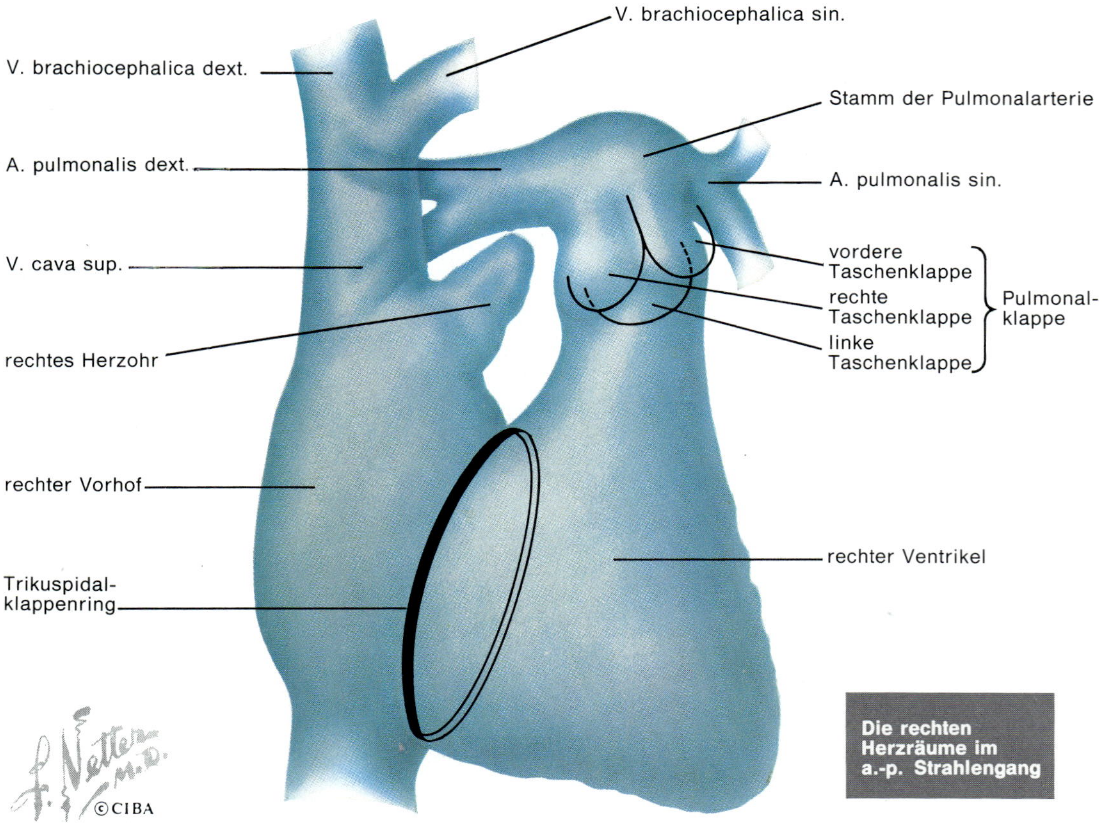

Die rechten Herzräume im a.-p. Strahlengang

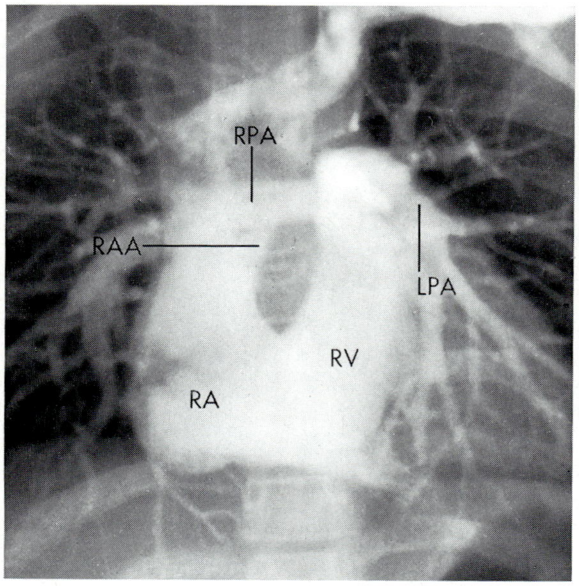

Angiokardiogramm des rechten Herzens im a.-p. Strahlengang: RA = rechtes Atrium, RV = rechter Ventrikel, RPA = rechte Pulmonalarterie, LPA = linke Pulmonalarterie, RAA = rechter Appendix atrii (Herzohr)

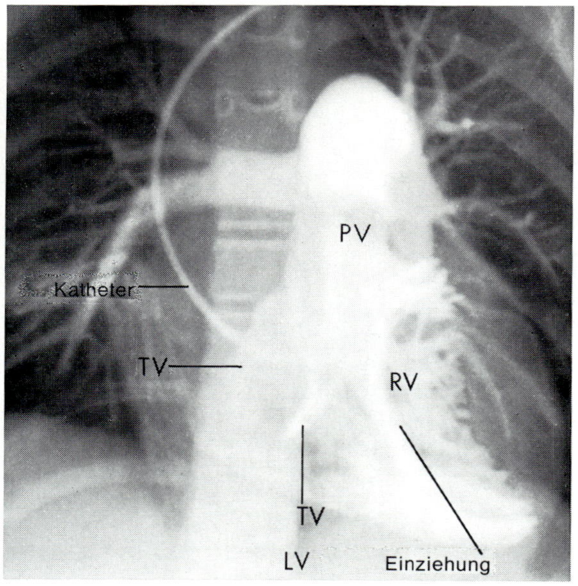

Angiokardiogramm im a.-p. Strahlengang: Bei im rechten Ventrikel liegendem Katheter kommen der Ventrikel und die rechte Ausflußbahn zur Darstellung. TV = Trikuspidalklappe, PV = Pulmonalklappe

Radiologie und Angiokardiographie

(Fortsetzung von Seite 26)

ein nach ventral weisender Buckel, und der retrosternale Raum wird kleiner. Auch bei Dilatation, Schlängelung oder Aneurysmenbildung der Aorta ascendens erscheint der Retrosternalraum eingeengt. In der Regel wird auch der Oberrand des Aortenbogens distal vom Abgang der großen Gefäße abgebildet.

Der Hinterrand des Herzens wird größtenteils von der Hinterwand des linken Vorhofs gebildet. Unmittelbar über dem *Zwerchfell* kommen kleine Areale des rechten Vorhofs und der *unteren Hohlvene* zur Ansicht. Ist die linke Herzkammer vergrößert, kann sie jedoch weiter nach hinten reichen als der *rechte Vorhof* und bildet dann auch den unteren Teil des hinteren Herzrandes. Dies läßt sich am besten bei gefülltem Ösophagus darstellen, denn der Ösophagus liegt unmittelbar hinter den beiden linken Herzräumen und wird bei Vorliegen einer Vorhof-Kammer-Hypertrophie an seiner Vorderwand eingedellt und nach hinten verlagert. Ist nur der linke Vorhof vergrößert, bleibt die Delle auf den in der oberen Hälfte der Herzsilhouette liegenden Ösophagusanteil beschränkt, während der kaudale Abschnitt seine normale Lage beibehält.

Ist jedoch auch die linke Herzkammer vergrößert, drängt auch sie den Ösophagus nach dorsal, so daß dieser entlang seinem gesamten Verlauf durch die Herzsilhouette bis zum *Zwerchfell* nach hinten gekrümmt erscheint.

Ohne Zuhilfenahme des Leuchtschirms, auf dem die Bewegungen verkalkter Klappen verfolgt werden können, ist eine Differenzierung von Mitral- und Aortenklappenverkalkungen meist schwierig. Im seitlichen Strahlengang läßt sich diese Schwierigkeit jedoch überwinden, indem man eine Linie vom vorderen Sulcus costophrenicus zur Bifurkation der Trachea zieht: Die Aortenklappe liegt oberhalb und vor dieser Linie, die Mitralklappe unterhalb und dahinter. Sie bewegt sich in dieser Projektion mehr oder minder in der Waagrechten, während die Aortenklappe entlang einer etwas nach vorne oben geneigten Achse auf- und abzieht. Die Pulmonalklappe liegt oberhalb und etwas vor der Aortenklappe und reicht bis an den vorderen Herzrand heran.

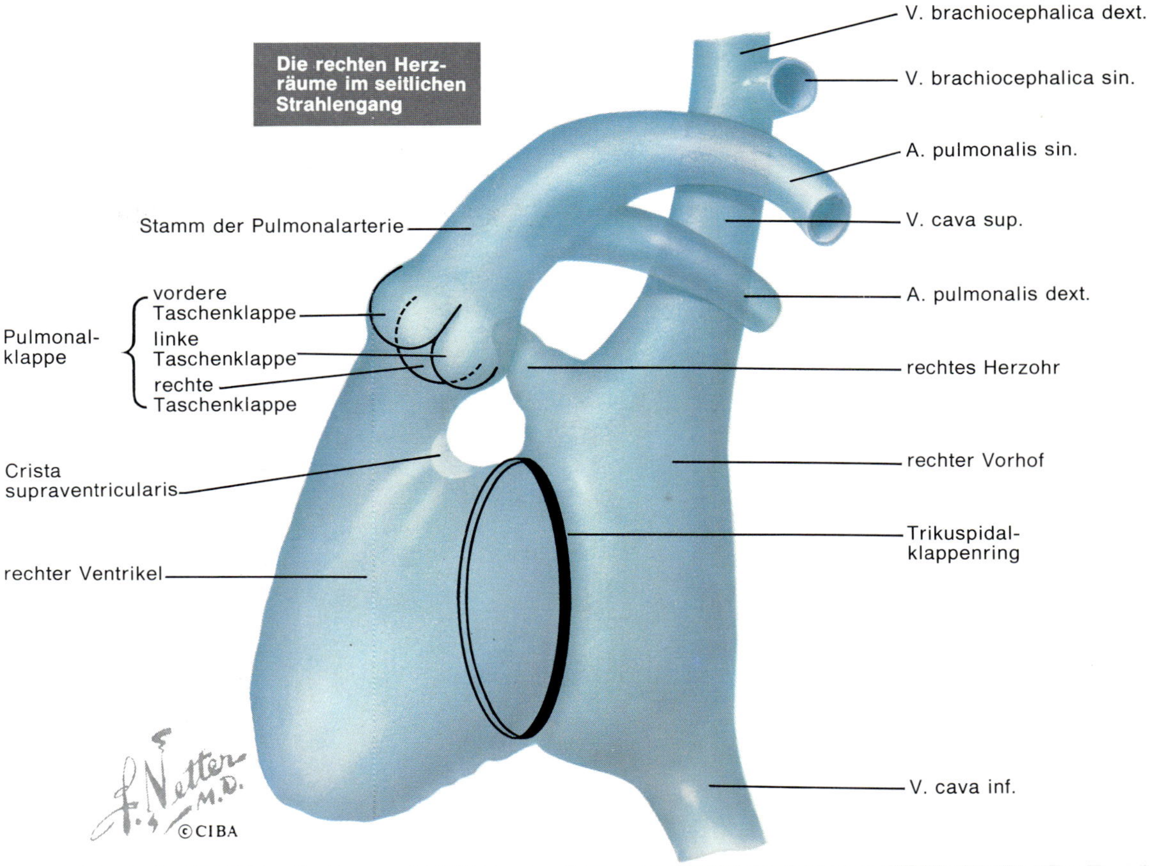

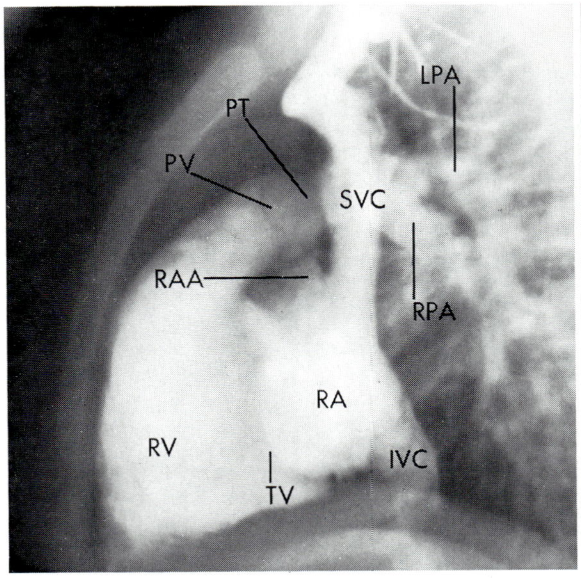

Angiokardiogramm des rechten Herzens im seitlichen Strahlengang: PT = Truncus pulmonalis, PV = Pulmonalklappe, RAA = rechter Appendix atrii, RV = rechter Ventrikel, TV = Trikuspidalklappe, RA = rechtes Atrium, IVC = V. cava inf., SVC = V. cava sup., LPA und RPA = rechte und linke Pulmonalarterie

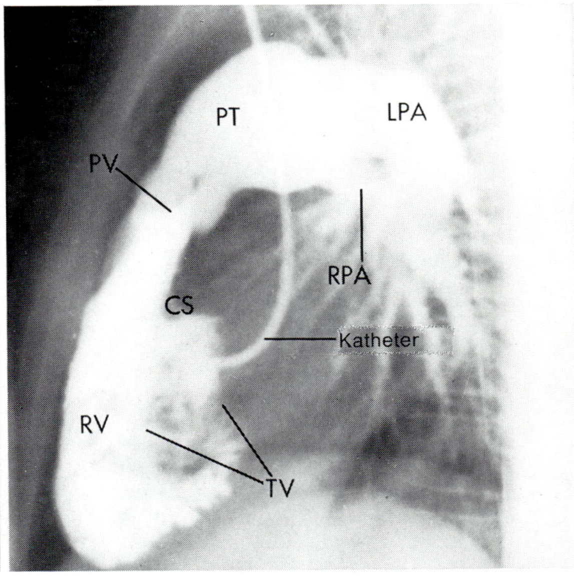

Angiokardiogramm im seitlichen Strahlengang: Bei im rechten Ventrikel liegendem Katheter kommen der Ventrikel und die Ausflußbahn zur Darstellung. CS = Crista supraventricularis

Angiokardiographie

Auf Röntgenaufnahmen und bei der Durchleuchtung wird lediglich der Außenrand des Herzens und der großen Gefäße sichtbar gemacht. Wird dem Blut jedoch über das Gefäßsystem ein Kontrastmittel zugesetzt, kann auch der Innenrand der Herzräume und der Gefäße dargestellt werden, wodurch mehr Information erhalten wird. So können Aufbau und Bewegung der Herzklappen ebenso abgeklärt werden wie die Strömungsverhältnisse des Herz-Lungen-Kreislaufs. Voraussetzung für das Gelingen einer Angiokardiographie sind rasches Einspritzen des Kontrastmittels zur Gewährleistung einer guten Bolusbildung sowie rasch hintereinander erfolgende Serienröntgenaufnahmen zur Verfolgung der Kontrastmittelpassage. Dabei kann das jodierte Kontrastmittel entweder über eine periphere Vene injiziert werden, von welcher es über die *obere* bzw. *untere Hohlvene* ins Herz gelangt, oder über einen *Katheter* direkt in einen der Herzinnenräume bzw. eines der großen Gefäße. Letztere Methode, die *selektive Angiokradiographie* ergibt detailliertere anatomische Befunde, da das Kontrastmittel als dichter, kompakter Bolus den zu untersuchenden Herzraum erreicht und sich nicht im *rechten Vorhof* mit normalem Herzblut vermischen kann.

Bei der selektiven Angiokardiographie wird der Katheter in eine periphere Vene eingeführt und über die obere bzw. untere Hohlvene in den *rechten Vorhof*, die *rechte Herzkammer* oder den *Pulmonalishauptstamm* vorgeschoben. Bei Säuglingen kann der Katheter bis zum vierten oder fünften Lebenstag über die Nabelvene eingeführt werden. Der linke Vorhof wird bei Kindern in der Regel über den rechten Vorhof durch das Foramen ovale erreicht. Auch bei Erwachsenen wird transseptal in den linken Vorhof eingegangen, wobei das Vorhofseptum punktiert und der Katheter über die Punktionsnadel in den linken Vorhof eingeführt wird. Die linke Herzkammer erreicht man über eine periphere Arterie; der Katheter wird dabei retrograd durch die Aortenklappe in die Kammer eingebracht. Ist der Katheter entsprechend gebogen, kann man ihn rückwärts über die Mitralklappe in den linken Vorhof führen. In die linke Kammer kann auch transseptal eingegangen werden; in diesem Fall wird der Katheter vom rechten in den linken Vorhof vorgeschoben und tritt über die Mitralklappe in die Kammer ein. Auch eine transthorakale Punktion der linken Herzkammer ist möglich, für eine angiokar-

(Fortsetzung auf Seite 28)

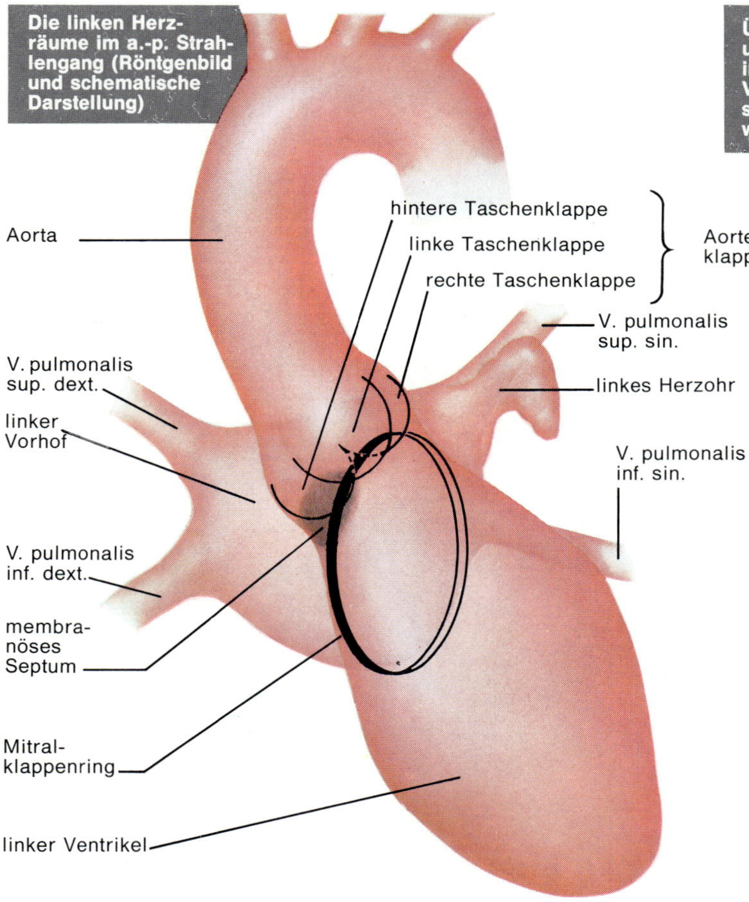

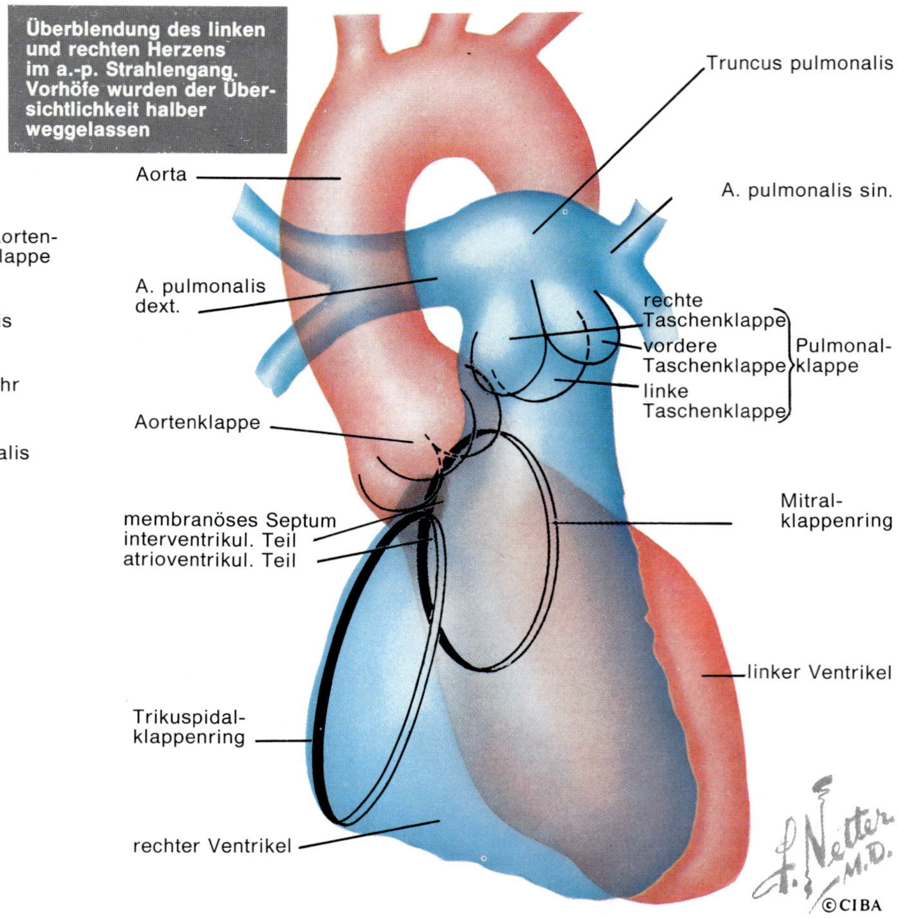

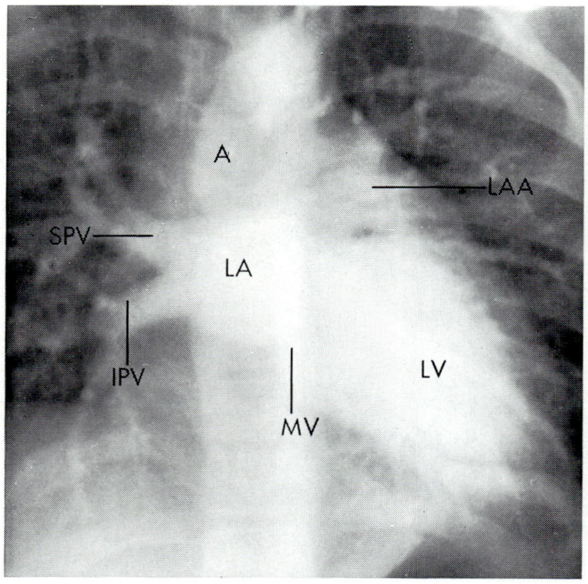

Angiokardiogramm des linken Herzens im a.-p. Strahlengang: LA = linkes Atrium, LV = linker Ventrikel, MV = Mitralklappe, A = Aorta, SPV + IPV = V. pulmonalis sup. und inf., LAA = linker Appendix atrii

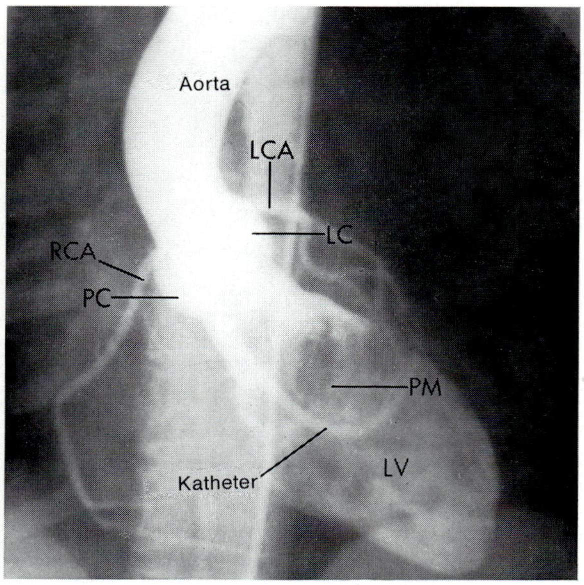

A.-p. Angiokardiogramm – Katheter in linker Kammer: LCA = linke Koronararterie, RCA = rechte Koronararterie, LC + PC = linke + hintere Tasche der Aortenklappe, PM = Ansatzlinie des hinteren Mitralklappensegels

Radiologie und Angiokardiographie

(Fortsetzung von Seite 27)

diographische Untersuchung jedoch riskant.

Darstellung des rechten Herzens – frontaler Strahlengang (S. 26). Das rechte Herz ist in der Regel sowohl auf dem Wege einer i.v. Angiokardiographie als auch durch eine selektive Angiokardiographie gut darzustellen. Im *anteroposterioren Strahlengang* liegen obere und untere Hohlvene auf einer Geraden rechts von der Wirbelsäule auf einer Geraden rechts von der Wirbelsäule und treten an gegenüberliegenden Enden in den rechten Vorhof ein. Die freie Wand des rechten Vorhofs ist dünn und stellt sich als 2 bis 3 mm breite Fläche zwischen rechter Kontrastmittelgrenze und rechtem Herzrand dar. Eine Verbreiterung dieser Fläche weist auf das Vorliegen eines Perikardergusses hin, wodurch die Wandung des rechten Vorhofs vom Perikard abgedrängt wird.

Das *rechte Herzohr* erstreckt sich vom oberen Teil des rechten Vorhofs nach medial und kranial. Die *Trikuspidalklappe* liegt im a.-p. Strahlengang schräg zur Filmebene, die Ansatzlinie ihrer Segel ist häufig als eine der Wirbelsäule vorgelagerte Ellipse zu sehen. Der Unterrand des *Trikuspidalklappenrings* grenzt an die Mündung der unteren Hohlvene in den rechten Vorhof. In diesem Bereich liegt auch das Ostium des Koronarsinus, was bei einer Katheterisierung der rechten Herzkammer stets zu bedenken ist. Im a.-p. Strahlengang läßt sich nicht unterscheiden, ob der Katheter in Koronarsinus und großer Herzvene oder über die Trikuspidalklappe in der *Ausflußbahn der rechten Herzkammer* liegt. Der linke Rand des Trikuspidalklappenrings, der zugleich den linken Vorhofrand bildet, entspricht dem Hinterrand der Klappe. Die ventral vom Vorhof liegende rechte Herzkammer reicht bis zum rechten bzw. Vorderrand der Trikuspidalklappe. Vorhof und Kammer liegen also in der elliptischen Projektion der Klappe übereinander.

An der rechten annähernd dreieckigen Herzkammer wird zwischen einer ausgedehnten, mit Muskelleisten besetzten Einflußbahn und einer engen, glattwandigen Ausflußbahn unterschieden. Im a.-p. Strahlengang lassen sich die beiden Bahnen durch eine vom obersten Ende der Trikuspidalklappe nach unten links zur Spitze der Kammer gedachte Gerade voneinander trennen. Diese Gerade entspricht ungefähr dem Verlauf des septalen

(Fortsetzung auf Seite 29)

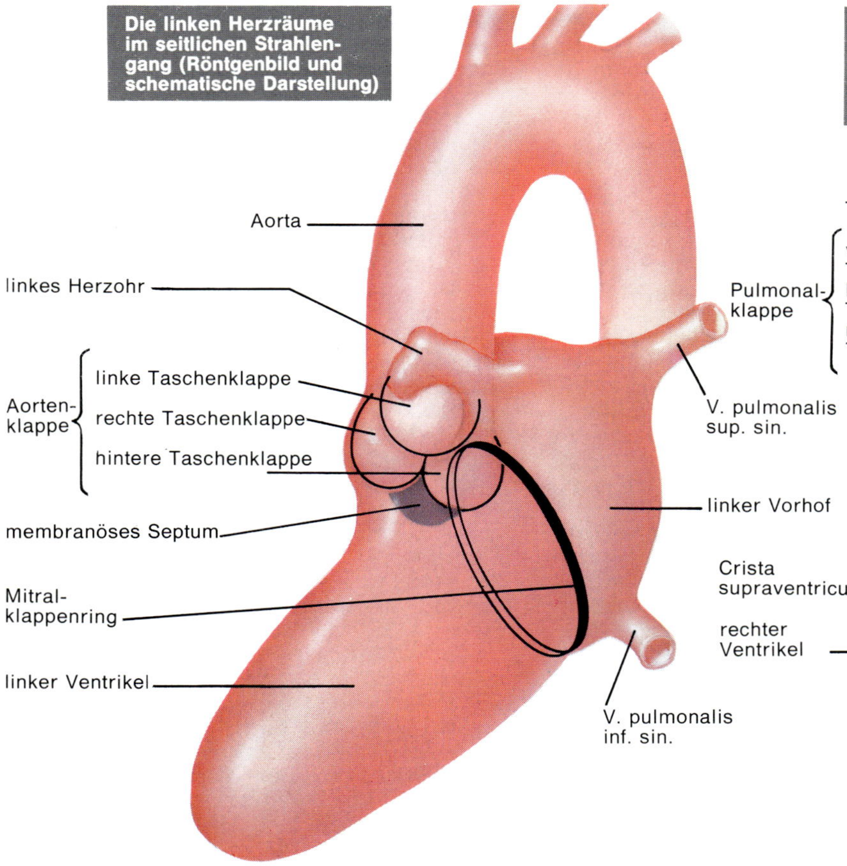

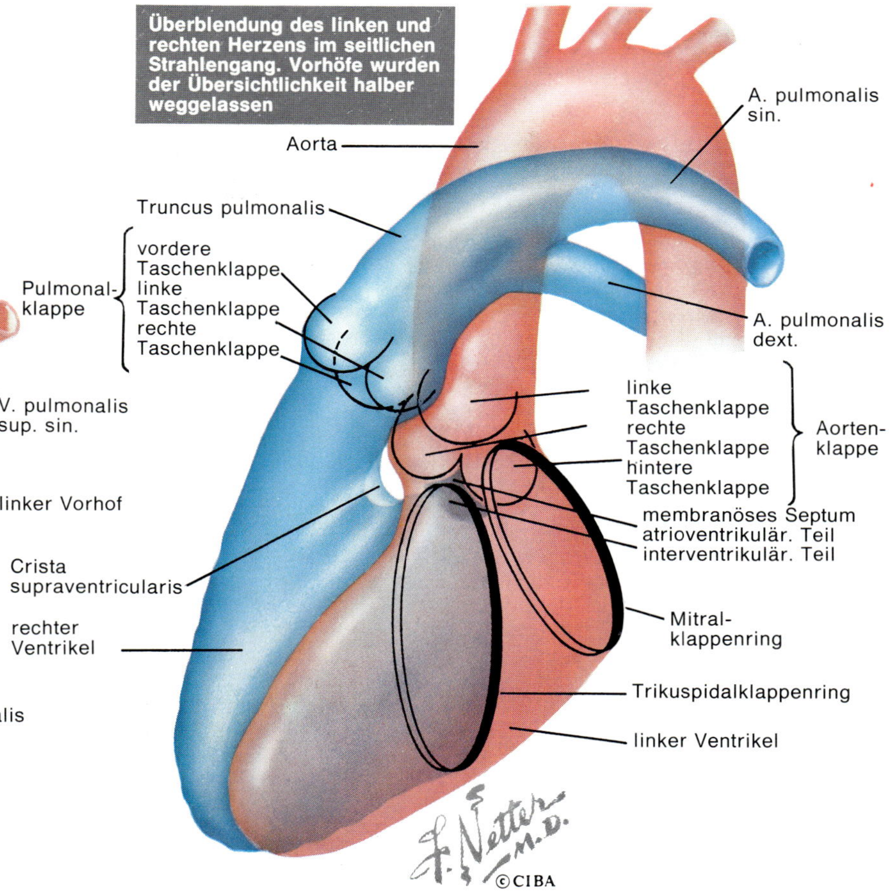

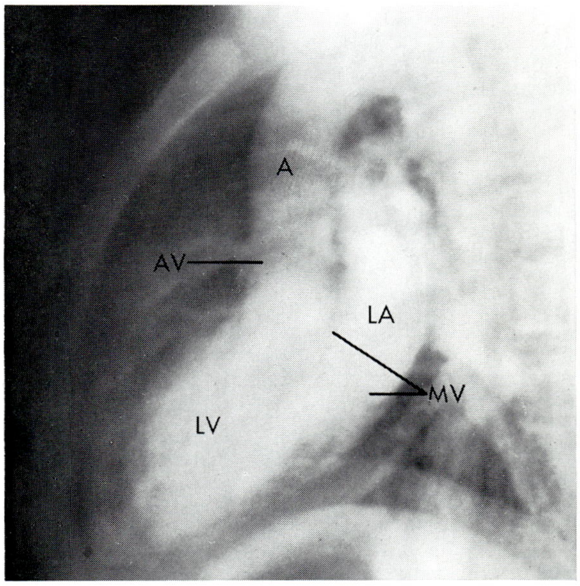

Angiokardiogramm des linken Herzens im seitlichen Strahlengang: A = Aorta, AV = Aortenklappe, LV = linker Ventrikel, MV = Mitralklappe, LA = linkes Atrium

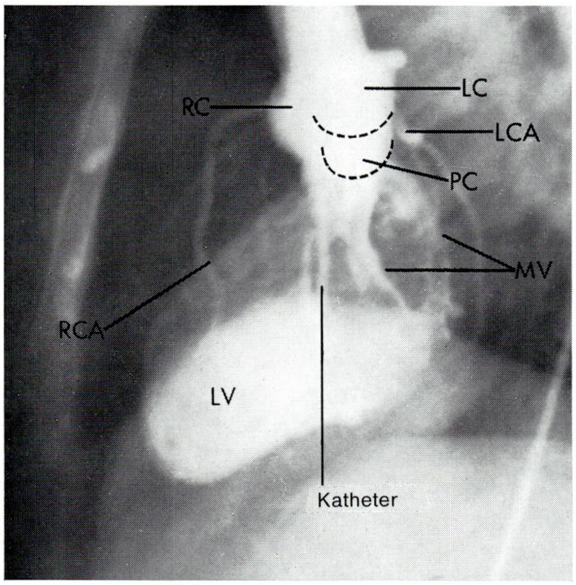

Seitliches Angiokardiogramm – Katheter in linker Kammer: RC, LC, PC = rechte, linke, hintere Tasche der Aortenklappe, RCA = rechte Koronararterie, LCA = linke Koronararterie

Radiologie und Angiokardiographie

(Fortsetzung von Seite 28)

und des Moderatorbandes. Die Einflußbahn liegt darunter, die bis zur *Pulmonalklappe* reichende Ausflußbahn darüber. An der Einflußbahn ist rechts die Trikuspidalklappe randbildend, links das Kammerseptum; die diaphragmale Fläche des rechten Ventrikels ist frei. Frei ist auch der rechte Rand der Ausflußbahn. Er wird von einem von der Trikuspidal- zur Pulmonalklappe ziehenden, ventral von der Aortenwurzel liegenden Muskel gebildet. Der Muskelwulst der Crista supraventricularis wird im a.-p. Strahlengang frontal getroffen und gelangt nicht zur Darstellung. Auf einem selektiven rechtsventrikulären *Angiokardiogramm* ist die Ansatzlinie der Trikuspidalklappe häufig während der Diastole zu sehen, da zwischen den geöffneten Klappensegeln und der Kammerwand Kontrastmittel eingeschlossen sein kann, während durch die Klappenlichtung normales Herzblut aus dem Vorhof strömt. Die Pulmonalklappe wird teilweise frontal getroffen und läßt sich im a.-p. Strahlengang nicht deutlich darstellen. Dagegen ist der Truncus pulmonalis in der Regel gut zu sehen, obzwar die Pulmonaliswurzel teilweise von der Ausflußbahn der rechten Kammer verdeckt sein kann. Die rechte *Pulmonalarterie* verläuft sofort nach rechts, so daß sie in dieser Projektion am weitesten verfolgt werden kann. Die *linke Pulmonalarterie* zieht hingegen nach dorsal und erscheint perspektivisch verkürzt. Sie läßt sich im steilen linken vorderen schrägen oder linken seitlichen Strahlengang am besten darstellen. Bei Verdacht auf eine Lungenembolie muß die Pulmonalarterie selektiv gefüllt werden, da bei i.v. Injektion des Kontrastmittels die Hohlvenen und der rechte Vorhof einen Teil der Lungengefäße verdecken.

Darstellung des rechten Herzens – seitlicher Strahlengang (S. 27). Im seitlichen Strahlengang projiziert sich der *rechte Vorhof* nahezu völlig hinter die *rechte Kammer*. Der Hinterrand des Vorhofs ist frei. Das Vorhofseptum liegt schräg und gelangt weder im a.-p. noch im seitlichen Strahlengang zur Darstellung. Es wird lediglich in der rechten hinteren schrägen Projektion bei steilem Winkel tangential getroffen. Der rechte Vorhof wird ventral von der *Trikuspidalklappe* begrenzt. Oberhalb der Klappe setzt das annähernd dreieckige *Herzohr* an und ist von seiner in den eigentlichen Vorhof übergehenden Basis

(Fortsetzung auf Seite 30)

Radiologie und Angiokardiographie

(Fortsetzung von Seite 29)

nach vorne oben zu verfolgen. Mm. pectinati geben dem Herzohrrand ein unregelmäßiges Aussehen.

Das Ostium des Koronarsinus liegt im kaudalen Vorhofabschnitt unmittelbar vor der Mündung der *unteren Hohlvene,* die große Herzvene zieht an der dorsalen Herzfläche entlang. Daher verläuft im seitlichen Strahlengang ein über die *obere Hohlvene* in die große Herzvene eingeführter Katheter nach hinten, während er beim Eintritt in die rechte Herzkammer nach Passieren der Trikuspidalklappe nach vorne zieht.

Zur Abklärung der rechten Herzkammer führt man am besten eine selektive Angiokardiographie durch, da im seitlichen Strahlengang das mit Kontrastmittel gefüllte *rechte Herzohr* so weit nach vorn reichen kann, daß es einen Teil der *Ausflußbahn* bzw. die *Pulmonalklappe* verdeckt. Auf dem selektiven Angiokardiogramm ist die Trikuspidalklappe in der Regel als schräger Ring auf der Hinterseite der Kammer wahrzunehmen.

Der Vorderrand des Rings entspricht dem rechten Klappenrand. Unmittelbar vor der Trikuspidalklappe liegt die Hauptmasse der rechten Kammer, die Einflußbahn. Etwas oberhalb des oberen Klappenrandes wird der Ventrikel verengt. Hier markiert die Muskelmasse der *Crista supraventricularis* den Eingang zum Infundibulum, dem Ausflußtrakt des Ventrikels. Der Vorderrand der rechten Kammer zieht im Bogen zur Pulmonalklappe.

Die Pulmonalklappe mit ihren Taschen läßt sich im seitlichen Strahlengang leicht auffinden. Der seitliche Strahlengang eignet sich sehr gut zur Abklärung einer valvulären Pulmonalklappenstenose, da nicht nur die Klappenweite bei geöffneten Taschenklappen zu sehen ist, sondern auch die Ausflußbahn der Kammer und damit eine eventuell vorhandene infundibuläre Stenose. Der *Truncus pulmonalis* setzt den Bogen der Vorderwand der rechten Kammer nach oben und hinten fort. Die linke Pulmonalarterie kommt im seitlichen Strahlengang gut zur Darstellung, da sie nach dorsal zieht, die rechte erscheint verkürzt.

Darstellung des linken Herzens — frontaler Strahlengang (S. 28). Im frontalen (a.-p.) Strahlengang liegt der linke Vorhof z.T. rechts oberhalb der linken Herzkammer. Sein Oberrand verläuft in einer nach links oben geneigten geraden Linie, sein Unterrand zieht im Bogen nach unten. Der die Kammerlichtung querende untere Vorhofsrand wird vom Unterrand der *Mitralklappe* gebildet. Im obersten Teil des Vorhofs münden die beiden *oberen Lungenvenen,* etwas darunter die *unteren.* Das in diesem Strahlengang oft hakenförmig konfigurierte *linke Herzohr* reicht bis zum linken Herzrand und überdeckt die *linke obere Lungenvene.* Auf dem Leuchtschirm ist oft schwer zu unterscheiden, ob der in den *linken Vorhof* eingeführte Katheter im Herzohr oder in der linken oberen Lungenvene liegt. In diesem Fall bringt eine Untersuchung im schrägen oder seitlichen Strahlengang Klärung (die Pulmonalvene verläuft nach dorsal, das Herzohr liegt ventral). Man kann auch eine kleine Kontrastmittelmenge zur Klärung injizieren.

Die linke Kammer unterscheidet sich von der rechten grundlegend dadurch, daß ihre Ein- und Ausflußklappen nebeneinander liegen. Das vordere Segel der Mitralklappe und ein Teil der Aortenklappe setzen sogar an einem gemeinsamen *Ring* an. Im Gegensatz zu der zwischen den beiden Klappen liegenden *rechten Kammer* liegt die Hauptmasse der linken Kammer unterhalb der beiden Ventile. Die linke Kammer hat eine annähernd ovale Form, die Spitze weist nach links unten. Die Trabekel der linken Kammer sind wesentlich feiner als die der rechten Kammer. Bei selektiver Katheterisierung der linken Kammer stellt sich der Mitralklappenring in der Regel als bogenförmige Grenzfläche zwischen dem unter dem hinteren Mitralklappensegel eingeschlossenen Kontrastmittel und dem darüber aus dem linken Vorhof strömenden normalen Herzblut dar. Der in den Aortenklappenring übergehende Oberrand des Mitralklappenrings ist im a.-p. Strahlengang meist nicht deutlich zu sehen. Die Mitralklappensegel wölben sich während der Kammersystole gegen den linken Vorhof vor, die Klappenöffnung wird von der Kontrastmittelfüllung der Kammer verdeckt, und die Ansatzlinie der Segel ist nicht mehr aufzufinden. Während der Kammersystole springen in die Kammerlichtung häufig fingerförmige Aussparungen vom linken und rechten Ventrikelrand vor. Sie entsprechen den Papillarmuskeln.

Die *Pars membranacea* des *Kammerseptums* wird zwar auf dem *Angiokardiogramm* nicht abgebildet, ihre Lage kann jedoch indirekt in Relation zur Aortenklappe bestimmt werden. Sie liegt unterhalb des vorderen Anteils der *hinteren Tasche* und zu einem kleinen Teil unter der angrenzenden *rechten* Tasche. Im a.-p. Strahlengang wird die rechte Tasche frontal getroffen, während die *linke Tasche* links und die *hintere Tasche* rechts an der *Aortenklappe* randbildend wirken. Dieser Anordnung entsprechend bildet das membranöse Septum also unmittelbar unterhalb der Aortenklappe ein Segment des rechten Randes der linken Herzkammer.

Die *rechte Koronararterie* entspringt in diesem Strahlengang im mittleren Abschnitt der Aortenklappe und verläuft etwas nach rechts unten in der rechten Vorhof-Kammer-Furche. Die *linke Koronararterie* geht hingegen vom Linksrand der Aortenklappe ab. Ihr R. interventricularis anterior zieht im Sulcus interventricularis entlang des linken Teils der linken Kammer nach abwärts. Der R. circumflexus zieht im Bogen nach rechts und entlang der kaudalen Ansatzlinie der Mitralklappe in der linken Vorhof-Kammer-Furche zur linken Fläche des Herzens.

Die Lagebeziehung der Strukturen des linken und rechten Herzens läßt sich am besten verdeutlichen, wenn man Darstellungen der beiden Herzkammern und ihrer großen Gefäße *überblendet.* Dabei kommen die beiden Kammern nahezu vollständig zur Deckung. Die Ausflußbahn der rechten Kammer weist nach links oben, während das Blut in der linken Kammer nach rechts oben in die Aorta strömt. Die beiden Ausflußbahnen überkreuzen sich, wobei die linke hinter der rechten zu liegen kommt. Der Rechtsrand der linken Kammer wird fast vollständig von der Kammerscheidewand, und zwar von oben nach unten von der Pars membranacea und der Pars muscularis gebildet. Die Kammerscheidewand ist aber auch links über eine kurze Strecke mit dem basalen Abschnitt der Pars muscularis randbildend, die rechts im kaudalen Teil des Infundibulums etwas oberhalb des septalen Bandes liegt. Der oberste Rand des Trikuspidalklappenansatzes reicht fast bis zur Aortenklappe, wobei die Ansatzlinie des septalen *Trikuspidalklappen*segels sogar das membranöse Septum kreuzt. Letzteres liegt also links vollständig innerhalb der linken Kammer; rechts gehört der ventrale Teil der rechten Kammer an (interventrikulärer Teil), der dorsale Teil hinter der Trikuspidalklappe jedoch dem rechten Vorhof (Septum atrioventriculare).

Der obere Teil der Ausflußbahn der rechten Kammer liegt oberhalb der linken Kammer auf der Höhe der Sinus aortae. Etwas darüber ist die Pulmonalklappe zu sehen; Aorten- und Pulmonalklappe berühren einander lediglich an den Kommissuren zwischen rechten und linken Taschen.

Darstellung des linken Herzens — seitlicher Strahlengang (S. 29). Im seitlichen Strahlengang projiziert sich der *linke Vorhof* nahezu völlig hinter die *linke Kammer.* Der vordere Unterrand des Vorhofs wird von der *Mitralklappe* gebildet. Unmittelbar darüber setzt das *linke Herzohr* an, zieht nach vorn und kreuzt etwas oberhalb der Sinus aortae die *Aorta.* Bei Vergrößerung des Herzohrs kann seine Spitze die *Pulmonalklappe* verdecken. Am Hinterrand der Vorhoflichtung findet sich eine freie Wand, an der im kranialen und medialen Abschnitt die Lungenvenen münden.

Auf dem selektiven linksventrikulären *Angiokardiogramm* kann die Ansatzlinie der Mitralklappensegel während der Diastole in der Regel als Ring gesehen werden, der das Blut in der Ventilöffnung umgibt. Die Mitralklappe begrenzt die Kammer dorsal. Ihr Oberrand reicht an die Kommissur zwischen der *linken* und *hinteren Tasche* der *Aortenklappe.* Die Kammer erstreckt sich von der Mitralklappe nach vorn unten. Ihr hinterer Unterrand ist frei, während der gesamte Vorderrand vom *Septum interventriculare* gebildet wird. Gelegentlich werden die Papillarmuskel als Aussparungen dargestellt, die vom medialen Unterrand der Kammer gegen die Mitralklappe zu in die Kammerlichtung vorragen. In diesem seitlichen Strahlengang wird die *rechte Tasche* der *Aortenklappe* tangential getroffen und bildet den Vorderrand des Ventilapparats. Linke und hintere Tasche werden schräg abgebildet und sind dorsal gelegen, wobei die hintere Tasche immer weiter nach kaudal reicht. Die *Pars membranacea* liegt unmittelbar unter der Kommissur zwischen rechter und hinterer Tasche und ist nicht randbildend. Direkt vor der Pars membranacea liegt der obere Teil der Pars muscularis, der subvalvulär den Vorderrand der Kammer bildet.

Die *rechte Koronararterie* entspringt kranial am rechten Sinus aortae und zieht ein Stück nach vorn, bevor sie abrupt nach unten abbiegt. Der Hauptstamm der *linken Koronararterie* ist mit dem Strahlenbündel parallel und erscheint in diesem Strahlengang verkürzt. Ihr R. circumflexus verläuft parallel zur Hinterfläche des Mitralklappenrings. Der R. interventricularis anterior zieht über die Aortenwurzel hinweg nach vorne unten, kreuzt den rechten Sinus aortae unmittelbar unterhalb des Abgangs der rechten Koronararterie, die er im weiteren Verlauf quert. Ist die rechte Herzkammer vergrößert, erscheint die Furche zwischen ihr und dem rechten Vorhof nach ventral verschoben. In diesem Fall kommt die in dieser Furche verlaufende rechte Kranzarterie vor dem linken R. interventricularis anterior zur Darstellung. Anhand dieses Befundes ist auf dem selektiven linksventrikulären Angiokardiogramm eine Vergrößerung der rechten Kammer zu erkennen.

Werden die Darstellungen der beiden Herzkammern im seitlichen Strahlengang *überblendet,* sieht man, daß die *Trikuspidalklappe* ventral von der Mitralklappe liegt. Ihr Oberrand begrenzt das *Septum atrioventriculare* nach ventral. Dorsal wird das Septum von der Mitralklappe begrenzt. Der interventrikuläre Teil des membranösen Septums liegt ventral vom Trikuspidalklappenansatz. Unmittelbar vor dem rechten Sinus aortae ist die *Crista supraventricularis* zu sehen. Die Ausflußbahn der rechten Kammer liegt also zum Großteil höher als die linke Kammer. Jedoch reicht ein kleiner, unmittelbar unterhalb der Kommissur zwischen rechter und linker Aortenklappentasche gelegener Anteil der Ausflußbahn der linken Kammer bis zur Höhe des subpulmonalen Abschnitts der rechten. Die beiden Ausströmungsbahnen werden in diesem Bereich durch die Kammerscheidewand voneinander getrennt. Ein Defekt in dieser Region äußert sich in einem subpulmonalen Ventrikelseptum-Defekt.

Selektive Kine-Koronarangiographie

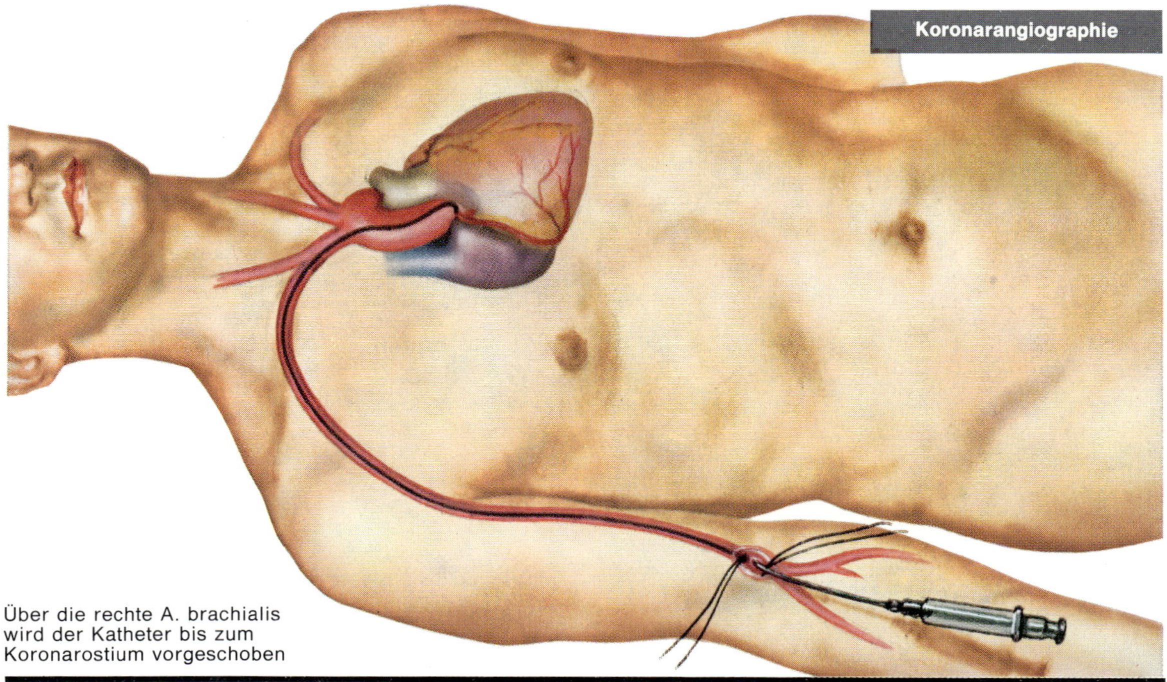

Über die rechte A. brachialis wird der Katheter bis zum Koronarostium vorgeschoben

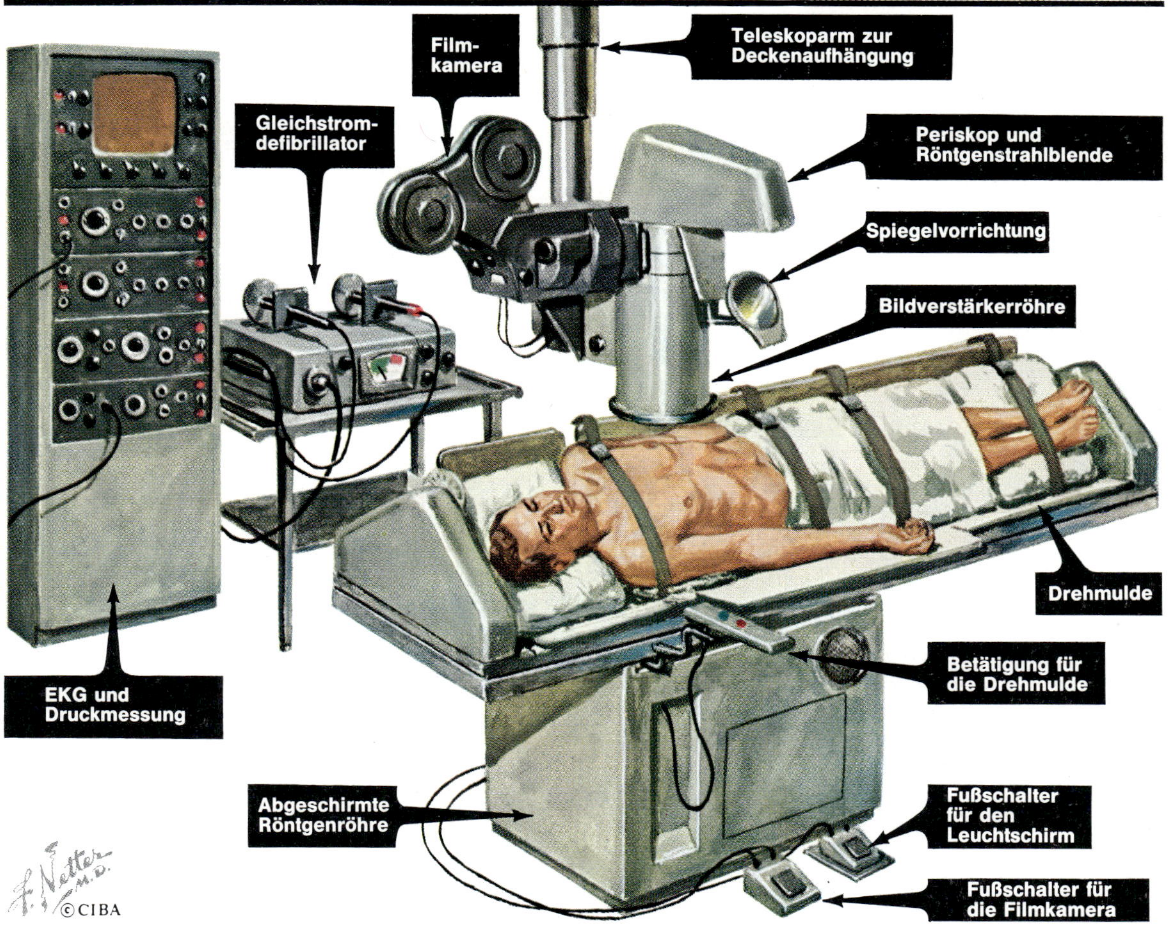

Bis vor kurzem mußte sich der Arzt bei der Diagnostizierung einer koronaren Herzerkrankung auf die korrekte Interpretation der unter Belastung auftretenden vielfältigen subjektiven präkordialen Symptome verlassen. An objektiven Kriterien standen ihm dabei lediglich passagere oder persistierende elektrokardiographische Veränderungen als Zeichen einer Ischämie oder Nekrose des Myokards bzw. eines narbigen Ersatzes von funktionstüchtigem Herzmuskel zur Verfügung. Das Vorliegen einer Koronarsklerose konnte daher am Patienten erst dann diagnostiziert werden, wenn die Strömungshindernisse in den Kranzarterien einen solchen Grad erreicht hatten, daß vorübergehende oder bleibende sekundäre Veränderungen am Herzmuskel aufgetreten waren.

Mit der *selektiven Koronarangiographie* hat der Arzt nunmehr eine klinisch brauchbare Methode an der Hand, mit der er die morphologischen Merkmale des Koronararteriensystems (S. 16 und 17) in vivo exakt nachweisen kann. In einer Untersuchungsreihe, die mehr als 10500 Patienten in allen Stadien der Koronarsklerose umfaßte, waren lediglich 9 Todesfälle auf den arteriographischen Eingriff zurückzuführen.

Methodik

In Lokalanästhesie wird die *rechte Brachialarterie* unmittelbar oberhalb der Gabelung in der rechten Ellenbogengrube chirurgisch freigelegt. Ein biegsamer 80 cm langer, 8 Charr dicker Katheter, dessen distales Ende sich in den letzten 5 cm verjüngt, wird *retrograd* direkt in die Aorta ascendens eingeführt. Unter direkter Sicht über eine *Bildverstärker-Fernsehkette* wird mit der Katheterspitze zuerst in das eine, darauf in das andere *Koronarostium eingegangen.*

Die an der Katheterspitze gemessenen *Druckwerte* werden zum sofortigen Nachweis eines Ge-

(Fortsetzung auf Seite 32)

Selektive Kine-Koronar-angiographie

(Fortsetzung von Seite 31)

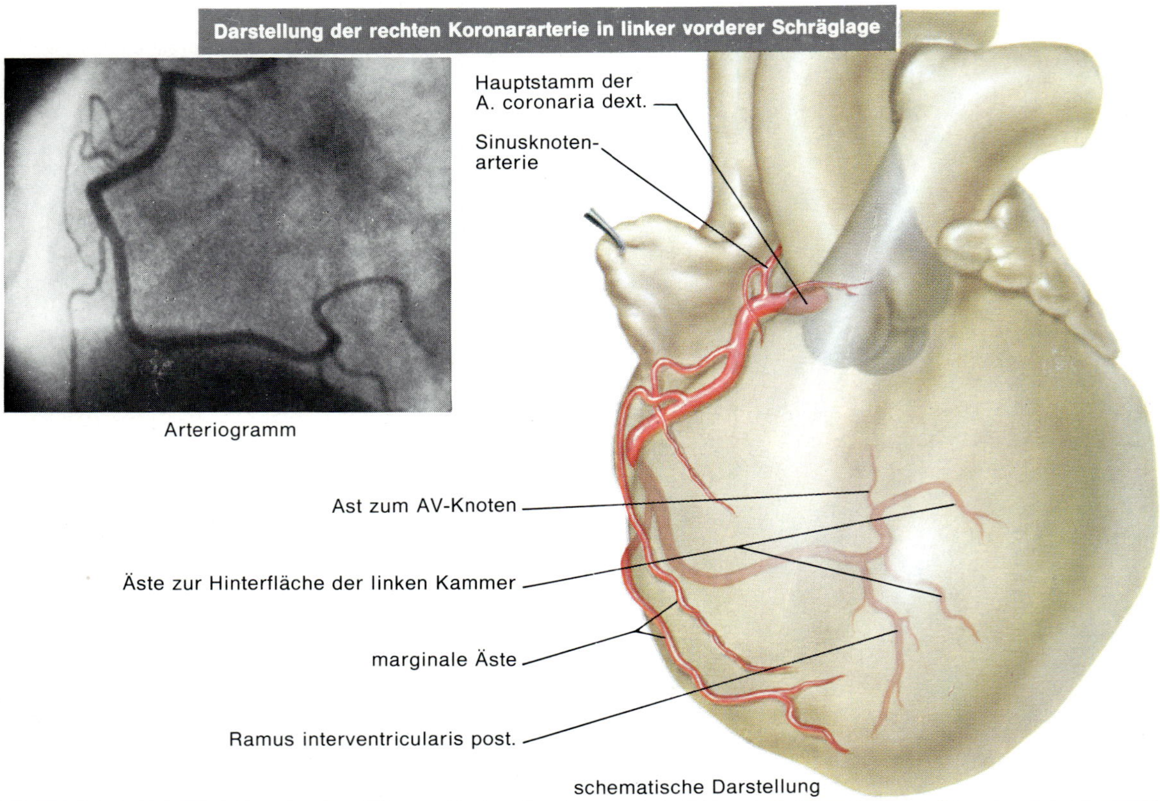

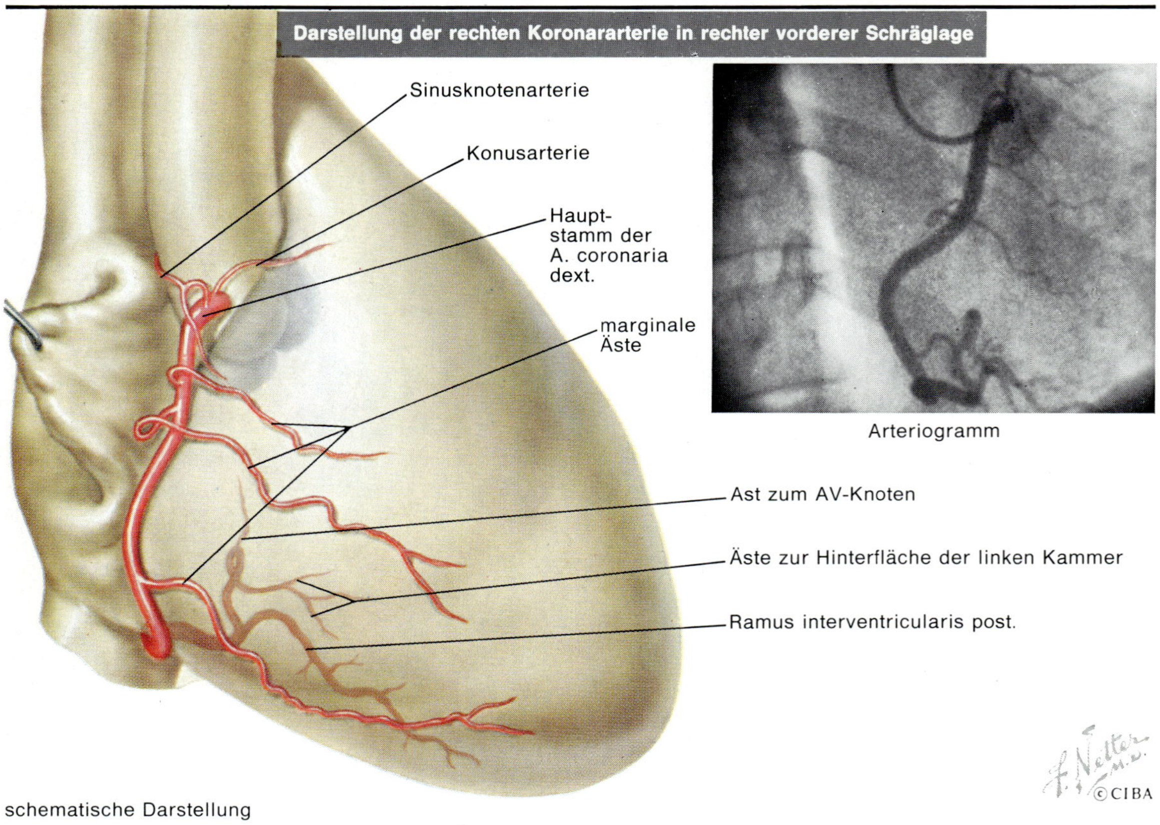

fäßverschlusses laufend unter *gleichzeitiger EKG-Kontrolle* mit einem Statham-P-23 D-b-Druckmeßgerät registriert.

Mehrere kleine Kontrastmitteldosen werden in die Mündung jeder *Koronararterie* injiziert, während der Patient in verschiedene *rechte* und *linke schräge Positionen* gedreht wird (S. 23 und 24)*. Die Projektionen und Rotationswinkel werden dabei von Fall zu Fall während der Durchleuchtung festgelegt, um zu gewährleisten, daß alle Gefäßabschnitte vom *Strahlenbündel* senkrecht getroffen werden. Dazu sind gewöhnlich 4 bis 6 Projektionen jeder Koronararterie notwendig. 4 bis 6 ml Kontrastmittel (Amidotrizoat 70%) sind pro Injektion von Hand erforderlich.

Die Kontrastmittelpassage durch den *gesamten Koronarbaum* wird mit einer 35 mm *Filmkamera* mit einer Frequenz von ca. 30 bis 60 Bildern pro Sekunde gefilmt. Mit Hilfe der Cinepulstechnik wird die Belichtungszeit pro Bild auf 3 bis 5 Millisekunden begrenzt.

Vor oder nach der Koronarangiographie wird der Ventrikeldruck gemessen und mit 40 ml Kontrastmittel im rechten vorderen schrägen Strahlengang routinemäßig eine linke Ventrikulographie durchgeführt. Sie dient zum eindeutigen Nachweis von Aneurysmen an der Kammerwand bzw. von Kontraktilitätsstörungen des Kammermyokards im Gefolge eines narbigen Gewebsersatzes oder einer ausgeprägten Durchblutungsstörung des Herzmuskels. Auch Mitral- und Aortenklappenvitien sowie eine hochgradige Funktionsstörung der linken Herzkammer aufgrund eines generalisierten Myokardschadens lassen sich mit der linken Ventrikulographie erfassen.

(Fortsetzung auf Seite 33)

* Bei neueren Röntgenanlagen bleibt der Patient auf dem Rücken liegen, und Röhre und Bildverstärker werden durch ein U-Bogenstativ um den Patienten geschwenkt.

Selektive Kine-Koronar-angiographie

(Fortsetzung von Seite 32)

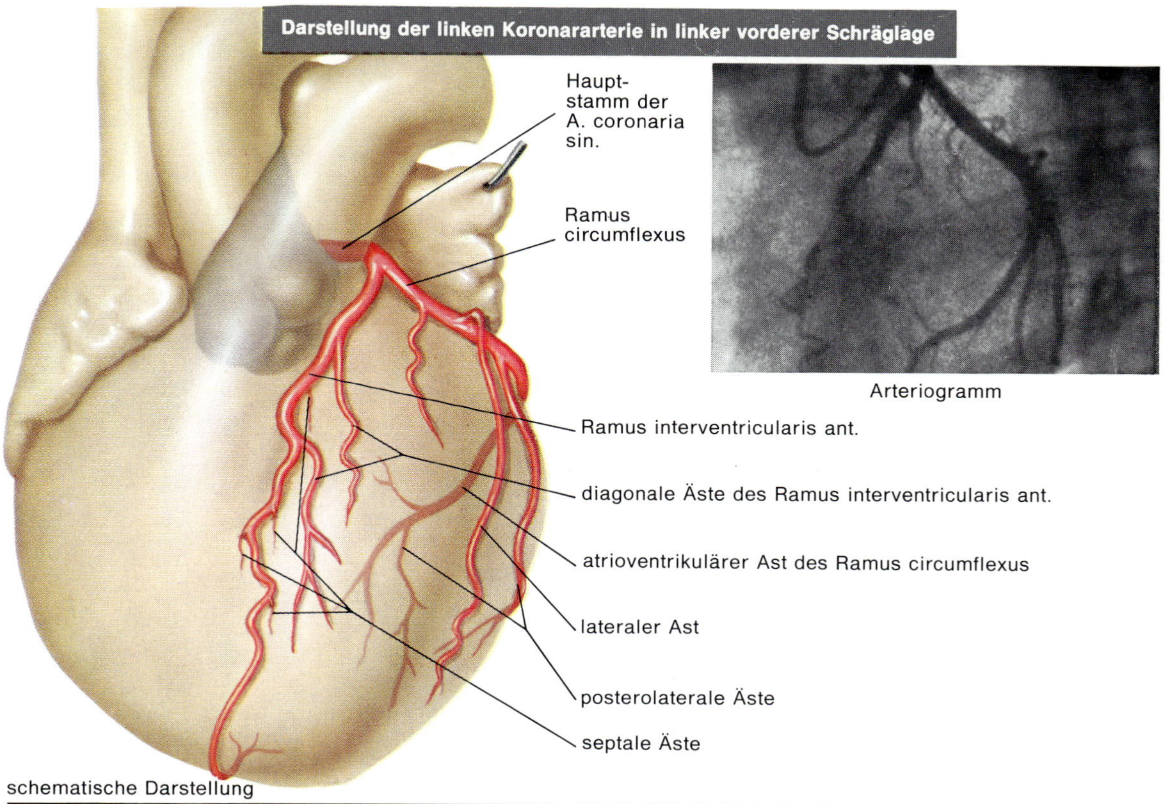

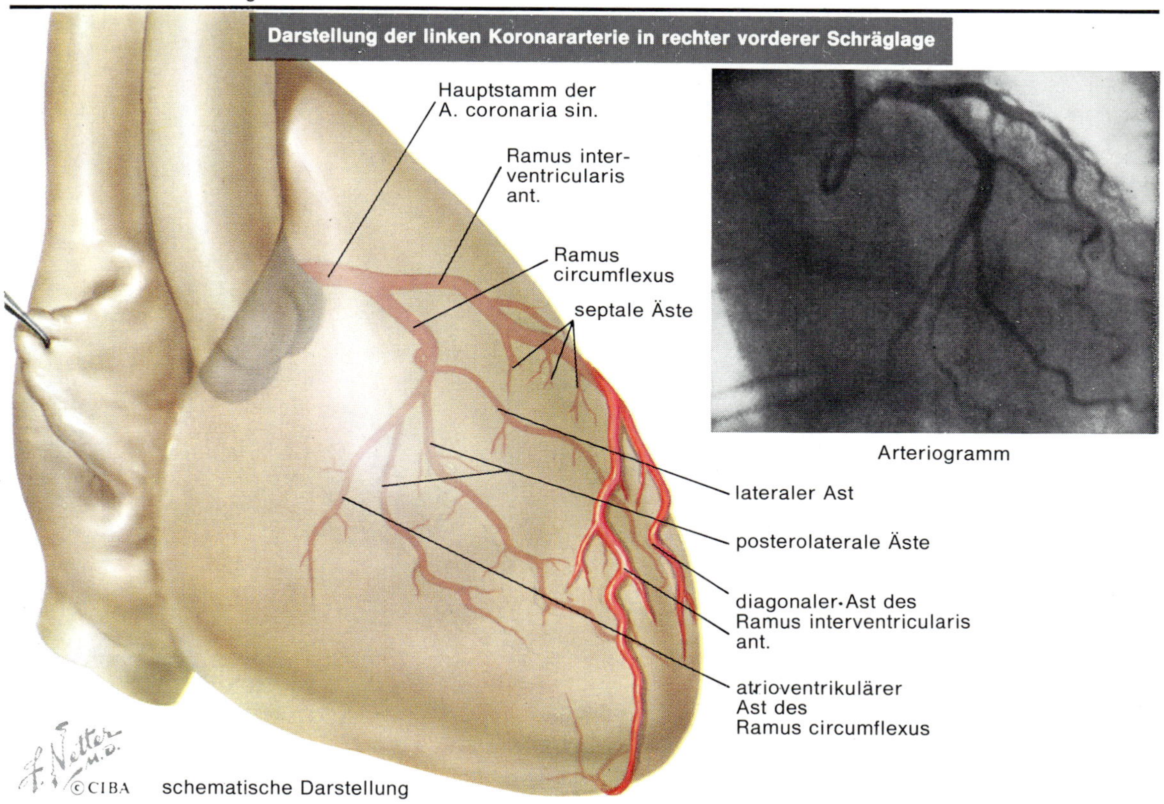

Nach Abschluß des Eingriffs wird der Katheter entfernt und die Brachialisarteriotomie sorgfältig direkt verschlossen.

Die eben beschriebene Methode wurde von F. Mason Sones eingeführt. Die später entwickelte Methode von Judkins erlaubt es, die Koronarographie von der rechten A. femoralis aus durchzuführen. Dabei wird auch ein speziell geformter, jedoch etwas steiferer Katheter verwendet. Diese Technik ist einfacher, es wird aber eine höhere Komplikationsrate beschrieben.

Klinische Anwendungsmöglichkeiten

Mit Hilfe der Koronarographie können distale *Kranzarterien* bis zu einem Lumendurchmesser von 100 bis 200 m routinemäßig dargestellt werden, wobei sich atherosklerotisch bedingte Veränderungen des Lumendurchmessers von nur 10 Prozent in einzelnen Abschnitten der größeren Gefäßäste erfassen lassen. Bereits weiter fortgeschrittene Gefäßverschlüsse, die zu einer Einschränkung der Myokarddurchblutung führen können, sind ohne weiteres zu erkennen. Bei selektiver Sichtbarmachung der Gefäße können auch Existenz, Ursprung und Verteilungsgebiet kompensatorischer interkoronarer Kollateraler exakt nachgewiesen werden.

Die Koronarangiographie ist vor chirurgischen Interventionen am Koronarsystem absolut notwendig. Auch zur objektiven Beurteilung des Operationserfolges eignet sie sich ausgezeichnet. Zeigt sich bei der linken Ventrikulographie eine narbige Veränderung des in Frage kommenden Herzmuskelabschnitts, ist eine chirurgische Revaskularisation kontraindiziert.

Postoperativ erlauben wiederholte Koronarangiographien eine langfristige Beurteilung des chirurgischen Behandlungserfolges. Darüber hinaus geben sie Aufschluß über das Entwicklungsstadium des primären Krankheitsprozesses.

Sektion II

Physiologie und Pathophysiologie

von

Frank H. Netter, M.D.

unter Mitarbeit von

Marvin B. Bacaner, M.D. und Maurice B. Visscher, PH.D., M.D. Tafel 1–4

Ignacio Chavez Rivera, M.D. Tafel 55

Andre Cournand, M.D., A. Gregory Jameson, M.D. und Harry W. Fritts jr., M.D. Tafel 5–9

John H. Gibbon jr., M.D. und Rudolph C. Camishion, M.D. Tafel 59–61

Alfred Gilman, PH.D. Tafel 62–66

Brian F. Hoffman, M.D. Tafel 10 und 11

James R. Jude, M.D. Tafel 56–58

John S. LaDue, M.D., PH.D. Tafel 53 und 54

Robert S. Litwak, M.D. Tafel 33 und 34

Aldo A. Luisada, M.D. Tafel 35–52

Henry J. L. Marriott, M.D. Tafel 32

Travis Winsor, M.D., F.A.C.P. Tafel 12–31

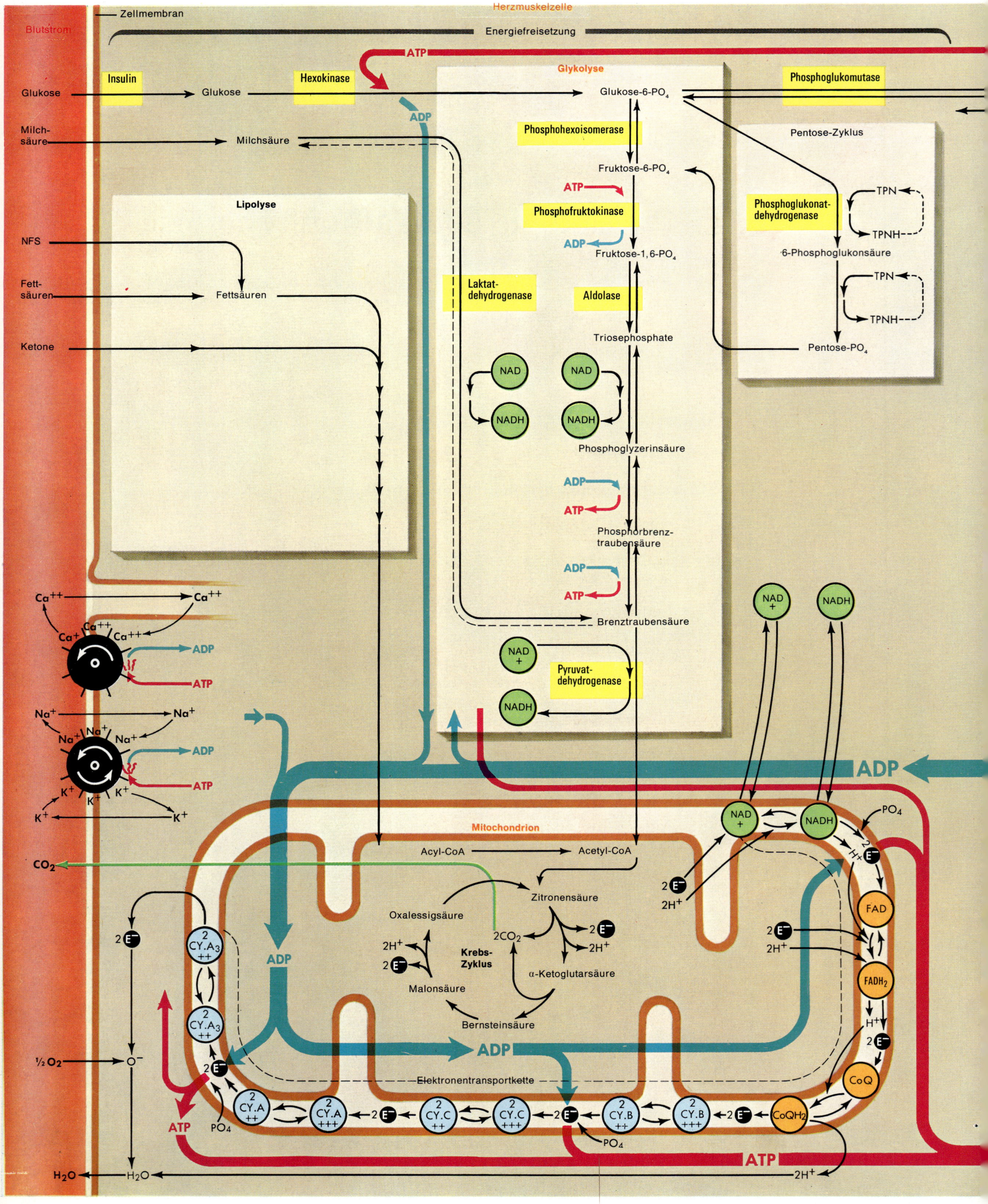
Herzmuskelzelle
Blutstrom
Zellmembran
Energiefreisetzung
ATP
Glykolyse
Insulin
Hexokinase
Phosphoglukomutase
Glukose
Glukose
Glukose-6-PO_4
ADP
Milchsäure
Milchsäure
Phosphohexoisomerase
Pentose-Zyklus
Fruktose-6-PO_4
ATP
Lipolyse
Phosphofruktokinase
Phosphoglukonat-dehydrogenase
TPN
TPNH
ADP
Fruktose-1,6-PO_4
6-Phosphoglukonsäure
NFS
Fettsäuren
Fettsäuren
Laktat-dehydrogenase
Aldolase
TPN
TPNH
Ketone
Triosephosphate
Pentose-PO_4
NAD
NADH
NAD
NADH
Phosphoglyzerinsäure
ADP
ATP
Phosphorbrenztraubensäure
ADP
ATP
NAD +
NADH
Ca^{++}
Ca^{++}
Brenztraubensäure
ADP
ATP
NAD +
Pyruvat-dehydrogenase
NADH
Na^{+}
Na^{+}
ADP
ATP
K^{+}
K^{+}
ADP
NAD +
NADH
PO_4
Mitochondrion
CO_2
Acyl-CoA
Acetyl-CoA
2 E
$2H^{+}$
Zitronensäure
Oxalessigsäure
2 E
$2CO_2$
$2H^{+}$
2 E
$2H^{+}$
FAD
Krebs-Zyklus
2 CY.A_3 ++
ADP
Malonsäure
α-Ketoglutarsäure
2 E
$2H^{+}$
$FADH_2$
2 CY.A_3 ++
Bernsteinsäure
H^{+}
2 E
½ O_2
O^{-}
ADP
2 E
CoQ
Elektronentransportkette
2 CY.A ++
2 CY.A +++
2 E
2 CY.C ++
2 CY.C +++
2 E
2 CY.B ++
2 CY.B +++
2 E
$CoQH_2$
ATP
PO_4
PO_4
ATP
H_2O
H_2O
$2H^{+}$

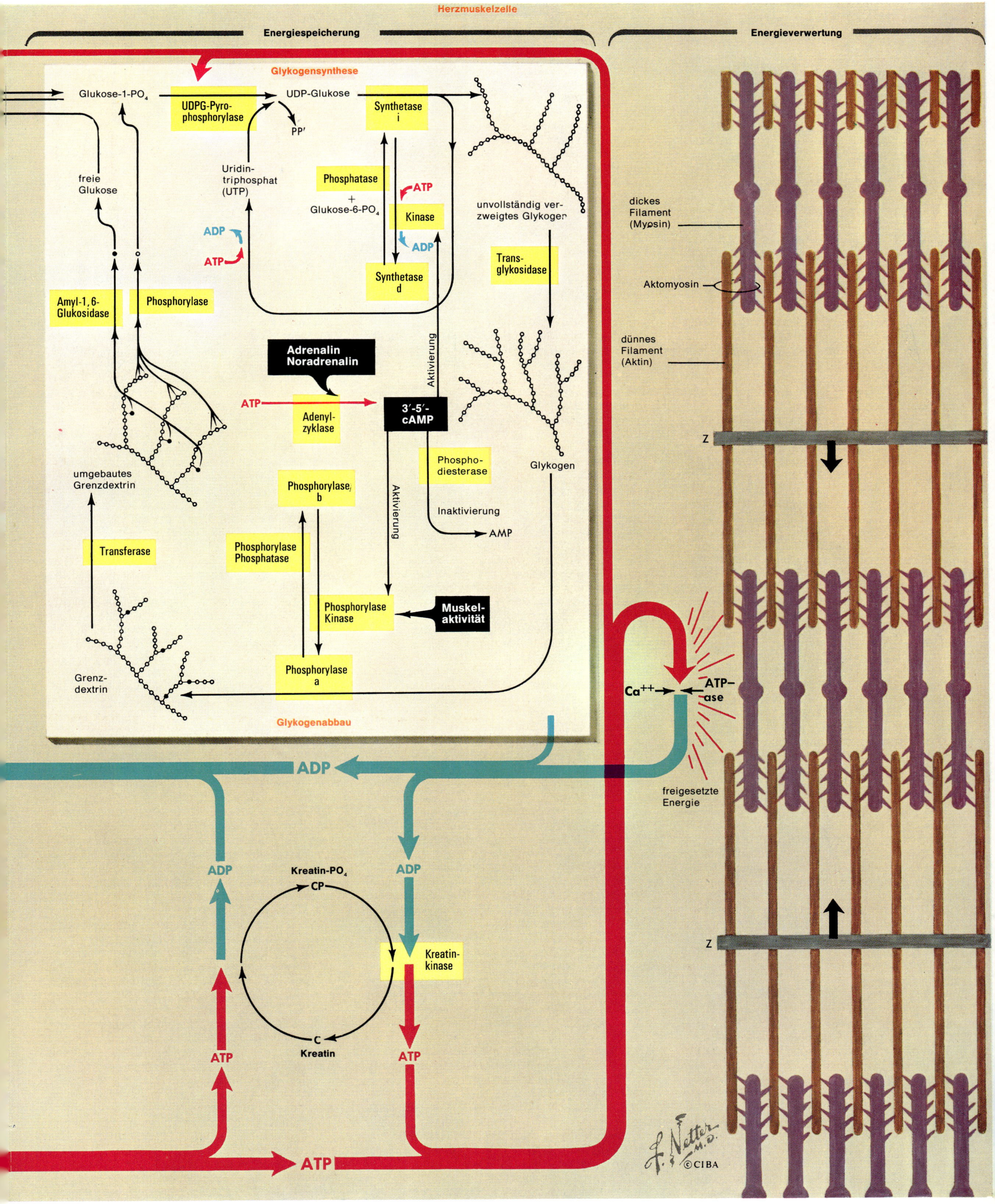
Herzmuskelzelle
Energiespeicherung
Energieverwertung
Glykogensynthese
Glukose-1-PO4
UDPG-Pyro-phosphorylase
UDP-Glukose
PP'
Synthetase i
freie Glukose
Uridin-triphosphat (UTP)
Phosphatase
+ Glukose-6-PO4
ATP
Kinase
ADP
unvollständig verzweigtes Glykogen
ADP
ATP
Synthetase d
Trans-glykosidase
Amyl-1,6-Glukosidase
Phosphorylase
Adrenalin Noradrenalin
Aktivierung
ATP
Adenyl-zyklase
3'-5'-cAMP
umgebautes Grenzdextrin
Phospho-diesterase
Glykogen
Phosphorylase b
Aktivierung
Inaktivierung
AMP
Transferase
Phosphorylase Phosphatase
Phosphorylase Kinase
Muskel-aktivität
Grenz-dextrin
Phosphorylase a
Glykogenabbau
dickes Filament (Myosin)
Aktomyosin
dünnes Filament (Aktin)
Z
Ca++
ATP-ase
freigesetzte Energie
ADP
ADP
ADP
Kreatin-PO4
CP
Kreatin-kinase
ATP
ATP
C
Kreatin
ATP
Z
F. Netter M.D.
©CIBA

Biochemische Vorgänge im Herzmuskel

Das Herz kann man sich als eine chemodynamische Maschine vorstellen, die *Energie* aus den Kohlenstoff-Kohlenstoff- (C–C) und Kohlenstoff-Wasserstoff-Bindungen (C–H) der Kraftstoffe Fett und Kohlenwasserstoff freisetzt und sie in mechanische Arbeit umwandelt. Das Funktionsprinzip der Herzmaschine gleicht einer Pumpe mit positivem Hub, durch die Blut durch den Kreislaufapparat gepumpt wird.

Das Stoffwechselgeschehen im Herzmuskel läßt sich (nach OLSON) in drei Phasen einteilen: (1) *Energiefreisetzung,* (2) *Energiespeicherung* und (3) *Energieverwertung.* Eine schematische Darstellung dieser Prozesse und ihrer Wechselbeziehungen findet sich in der Abbildung. In den an der Energiefreisetzung beteiligten chemischen Reaktionen werden die vom Herzen verwerteten Hauptsubstrate, *Fettsäuren, Glukose, Pyruvat* und *Laktat,* in zwei Kohlenstoffatome enthaltende Fragmente aufgespalten, die dann in den terminalen oxydativen *Trikarboxylsäurezyklus (Krebs-Zyklus)* eintreten können. Dadurch wird die aus den Substratbindungen freigesetzte Energie über *Wasserstoffelektronen* entlang der enzymatischen Elektronentransportkette (in den Mitochondrien) an *Sauerstoff* weitergegeben, wo die Elektronen letztlich aufgenommen werden.

Die Energiespeicherung ist im wesentlichen als *oxydative Phosphorylierung* zu verstehen. Man ist heute allgemein der Ansicht, daß die aus den oxydierbaren Substraten freigesetzte Energie nicht direkt zur Muskelkontraktion verwendet wird, sondern zur Bildung energiereicher Esterbindungen zwischen den Phosphorsäureresten und bestimmten organischen Verbindungen dient. Im Säugetierherz wird die freie Energie der Wasserstoffelektronen in die terminale Phosphatbindung von Adenosindiphosphat (ADP) und Kreatin überführt, wobei *Adenosintriphosphat* (ATP) und *Kreatinphosphat* (CP) entstehen, in denen Energie gespeichert wird. Auch bei der Glykogensynthese in der *Myokardzelle* wird Energie gespeichert, so daß dieser Prozeß eigentlich den an der Energiespeicherung beteiligten chemischen Reaktionen zuzurechnen ist.

Unter Energieverwertung versteht man jene Prozesse, in denen die in der terminalen Phosphatbindung von ATP und CP gespeicherte Energie der Muskelkontraktion zugeführt, d.h. in mechanische Arbeit umgewandelt wird. ATP liefert aber nicht nur Energie für die mechanische Arbeit, es spielt auch bei den in den Stoffwechselbahnen ablaufenden chemischen Reaktionen als Energiespender eine Rolle.

Die *Reaktionskette* des chemisch-mechanischen Geschehens bei der Herzkontraktion läßt sich am besten verdeutlichen, wenn man verfolgt, was mit einem Glukosemolekül im Stoffwechselablauf geschieht. Glukose, ein als Grundsubstrat dienender, 6 Kohlenstoffatome enthaltender Zukker, wird über das Kapillar*blut* an die Zelle herangebracht und tritt mit Hilfe von *Insulin* über die Kapillar- und Myokard*zellmembran* in das Sarkoplasma ein, wo es unter Mitwirkung des Enzyms *Hexokinase* zu *Glukose-6-Phosphat* phosphoryliert wird. Die dazu erforderliche Energie liefert ATP. Das so entstandene Glukose-6-Phosphat kann nun entweder (1) in *Glykogen* eingebaut, (2) über den *Pentose-Zyklus* direkt oxydiert oder (3) *glykolytisch* durch die Embden-Meyerhof-Reaktionen abgebaut werden.

Die glykolytischen Reaktionsschritte laufen unter Bildung von 2 gleichen Molekülen einer 3 Kohlenstoffatome enthaltenden Verbindung, *Brenztraubensäure,* ab. Nun ist das Herz als aerobes Organ aufzufassen, das reichlich über die für die oxydativen Prozesse des Krebs-Zyklus erforderlichen Atmungsfermente verfügt. Diese finden sich in den zahlreichen zwischen den kontraktilen Fasern der Myokardzelle eingestreuten Mitochondrien. Unter dem Einfluß von *Pyruvatdehydrogenase* und 5 im Mitochondrion enthaltenen Kofaktoren wird die glykolytisch gebildete bzw. über das Kapillarblut herangebrachte Brenztraubensäure rasch in Azetyl-Coenzym A *(Azetyl-CoA)* umgewandelt, dessen zwei Kohlenstoffatome enthaltende Azetylgruppe in einer von einem Enzym (Zitronensäuresynthetase) katalysierten Kondensationsreaktion unter Bildung von *Zitronensäure* an 4-C-*Oxalazetat* gebunden wird. Die Zitronensäure verbleibt im Krebs-Trikarboxylsäurezyklus, wo die Azetylgruppe unter Freisetzung von CO_2 dekarboxyliert wird. Das dabei entstehende Oxalazetat kann isch nun mit einem neuen Azetyl-CoA-Molekül verbinden und durchläuft wieder den Krebs-Zyklus usw. Dadurch werden aus einem Molekül des 3 C-Atome enthaltenden Pyruvats oxydativ drei CO_2-Moleküle gebildet, und die ursprünglich in den Bindungen eingeschlossene Energie wird freigesetzt. Die so entstehenden Wasserstoffelektronen binden sich an ein Molekül ATP, NADH (reduziertes Nikotinsäureamidadenindinukleotid) und $FADH_2$ (Flavin-Adenin-Nukleotid) und treten in die Elektronentransportkette ein. In der Elektronentransportkette wird die Energie der an NADH und $FADH_2$ gebundenen Wasserstoffe bzw. ihrer Elektronen ($H \rightarrow H^+ + e$) an drei Stellen abgelassen, wobei ADP zu ATP phosphoryliert wird. Im Zytochromsystem wird das Elektron schließlich unter Bildung von *Wasser* an molekularen Sauerstoff ($\frac{1}{2} O_2$) gebunden.

Die über das Embden-Meyerhof-Schema zu Pyruvat abgebaute Glukose ergibt 4 Mol ATP. Zwei davon werden jedoch in den beiden Kinasereaktionen (Hexokinase und Phosphofruktokinase) aufgebraucht, so daß die Nettoausbeute bei der anaeroben Glykolyse lediglich 2 ATP beträgt. In Gegenwart von Sauerstoff werden aber im Krebs-Zyklus noch 2 Pyruvatmoleküle oxydiert, wobei zumindest weitere 30 ATP-Moleküle entstehen.

Ist nicht genügend Sauerstoff zur Pyruvatoxydation im Krebs-Zyklus vorhanden, läuft die Glykolyse unter anaeroben Bedingungen durch Oxydation von NADH (das während des Abbaus von *Triosephosphat* zu *Phosphoglyzerinsäure* entsteht) in Gegenwart von Pyruvat unter Bildung von Milchsäure ab. An dieser Reaktion ist das Enzym *Laktatdehydrogenase* als Katalysator beteiligt.

Die Glykolyse ist für die Energieerzeugung nur von begrenztem Wert, da dabei lediglich 9% des Energiegehalts der Glukose freigesetzt werden können. Unter normalen Bedingungen, bei denen ja reichlich Sauerstoff vorhanden ist, wird Milchsäure als Substrat verwendet. Sie entsteht unter anderem bei Muskelarbeit und wird in Pyruvat umgewandelt, das dann in den Krebs-Zyklus eingeschleust wird.

Glukose-6-Phosphat kann, wie erwähnt, auch in Glykogen umgewandelt werden. Dabei wird es zunächst unter dem Einfluß des Enzyms *Phosphoglukomutase* in *Glukose-1-Phosphat* umgesetzt, das über enzymatische Vermittlung mit *Uridintriphosphat* (UTP) unter Bildung von UDP-*Glukose*-1-Phosphat bzw. Uridin-Diphosphoglukose (UDPG) in Reaktion tritt. Die Uridin-Diphosphoglukose wird durch das Enzym Glykogen*synthetase* in ein *unvollständig verzweigtes Glykogen* mit 1,4 Glukosebindungen übergeführt. Durch ein weiteres Enzym wird eine Anordnung von 1,6 Bindungen erzielt.

Der Reaktionsweg beim Glykogenabbau unterscheidet sich grundlegend von der Glykogensynthese. Unter dem Einfluß von Phosphorylase und einem »debranching« Enzym wird Glykogen in mehreren Reaktionsschritten unter Freisetzung von Glukose-1-Phosphat, das leicht wieder in Glukose-6-Phosphat umgewandelt werden kann, abgebaut.

Glykogen liegt im Herz mit einer außergewöhnlich konstant bleibenden Konzentration von ungefähr 0,5% vor. Das bedeutet jedoch nicht, daß es als untätiges Speichersubstrat vorhanden ist. Glykogen ist vielmehr aktiv am Stoffaustausch beteiligt. Wird ^{14}C-Glukose 4 Stunden lang in den Blutstrom eines aktiv kontrahierenden Herzens infundiert, zeigt sich, daß 30% des Herzglykogens radioaktiv markiert werden. Dies entspricht einer Umschlagsrate von ungefähr 8% pro Stunde, wobei die infundierte ^{14}C-markierte Glukose als ^{14}C-markiertes Glykogen wieder erscheint und das alte Glykogen unter Freisetzung von Glukose-1-Phosphat, das am aktiven Stoffwechsel teilnimmt, abgebaut wird. Die Gesamtglykogenkonzentration des Herzens bleibt dabei nahezu konstant.

Die Glykogenkonzentration wird von zwei Enzymen gesteuert, Glykogensynthetase, dem Katalysator der Glykogensynthese, und Phosphorylase, dem Katalysator des Glykogenabbaus. Von beiden Enzymen gibt es eine aktive und eine inaktive Form. Zu ihrer Aktivierung sind zusätzliche Enzyme und Cofaktoren notwendig. Bei der Umwandlung der inaktiven Phosphorylase b in ihre für den Glykogenabbau erforderliche aktive Form, Phosphorylase a, spielen *Noradrenalin* und *Adrenalin* eine wichtige Rolle. Glykogen ist als ein hochenergetischer Betriebsstoff zu verstehen, der jederzeit verfügbar ist und rasch in den Glykolysezyklus eingeschleust werden kann. Im Falle einer Hypoxie laufen sowohl die Glykolyse als auch der Glykogenabbau selbst beschleunigt ab. Als dritter Abbaumechanismus von Glukose-6-Phosphat wurde der Pentose-Zyklus erwähnt. Dabei wird die aus Glukose-6-Phosphat freiwerdende Energie an das im Pentose-Zyklus gebildete TPNH weitergegeben. Eine direkte ATP-Produktion findet nicht statt, und es ist bis heute ungeklärt geblieben, ob das im Zytoplasma gebildete TPNH unter Bildung von ATP oxydiert werden kann. TPNH spielt jedoch bei verschiedenen Synthesereaktionen eine Rolle, so z.B. bei der Synthese von Fettsäuren und Sterinen.

Nichtveresterte Fettsäuren (NFS) verbinden sich nach ihrem Eintritt in die Zelle mit Albuminen und stellen einen für das Herz wichtigen Betriebsstoff dar. Ihr Abbau erfolgt auf dem Weg der β-Oxydation, wobei 2 C-Atome enthaltende Fragmente abgespalten werden, die schließlich als Azetyl-CoA-Anteile im Krebs-Zyklus oxydiert werden. Der Energiebedarf des Herzens wird vorzugsweise aus der Glukosequelle gedeckt; ist jedoch nicht genügend Glukose verfügbar, können bis zu 80% des Energiebedarfs aus Fettsäuren gedeckt werden.

Das während der Substratoxydation gebildete ATP ist sozusagen die »Stoffwechselwährung« der Zelle: Jegliche von der Zelle zu leistende chemische und mechanische Arbeit wird mit dem Abbau von ATP zu ADP bezahlt. Ist die Stoffwechselsynthese von ATP unterbrochen, springt Kreatinphosphat als Energiereserve ein und gewährleistet die Bildung von ATP durch Phosphorylierung von ADP.

Obzwar festzustehen scheint, daß ATP die unmittelbare Energiequelle für die Muskelkontraktion darstellt, konnte bis heute nicht geklärt werden, wie seine chemische Energie mit der Kontraktion der Myokardfasern gekoppelt wird. Die an der Muskelkontraktion beteiligten Muskelproteine stellt man sich allgemein als ineinandergreifende (dicke) *Myosin-* und (dünne) *Aktinfilamente* vor. Zwischen diesen Filamenten bestehen Querverbindungen, die von einem weiteren Muskelprotein, nämlich Meromyosin, gebildet werden. Bei der Kontraktion spielt *Kalzium (Ca)* offenbar eine wichtige Rolle als Kopplungsfaktor, da die Exzitations-Kontraktions-Kopplung verloren geht, wenn kein Kalzium vorhanden ist.

Als Modell der Muskelkontraktion wird heute allgemein die »Gleittheorie« (S. 20) anerkannt, obschon der Beweis dafür noch aussteht. Nach dieser Theorie werden die dünnen Filamente durch Änderung der Reaktivität an den Querverbindungen voneinander angezogen. Die Querverbindungen oder Brücken der dicken Filamente sollen über Kalziumbindungen an den dünnen Filamenten einhaken. Durch elektrische Depolarisation kommt es zu einer Kalziumverschiebung, die Bindung wird gelöst und das dünne Filament so weit verschoben, bis es auf eine neue Brücke gestoßen ist. Dabei wird ATP durch Änderung der Entfernung zwischen der zum dicken Myosin(= Strukturprotein)filament hingleitenden Spitze der Brücke und der kalziumabhängigen ATP-ase (Enzym, das ATP unter Bildung von ADP abbaut) abgebaut. Wie alle anderen bisher aufgestellten Theorien ist jedoch auch dieses Modell nicht imstande, alle Phänomene des Kontraktionsvorgangs zu erklären.

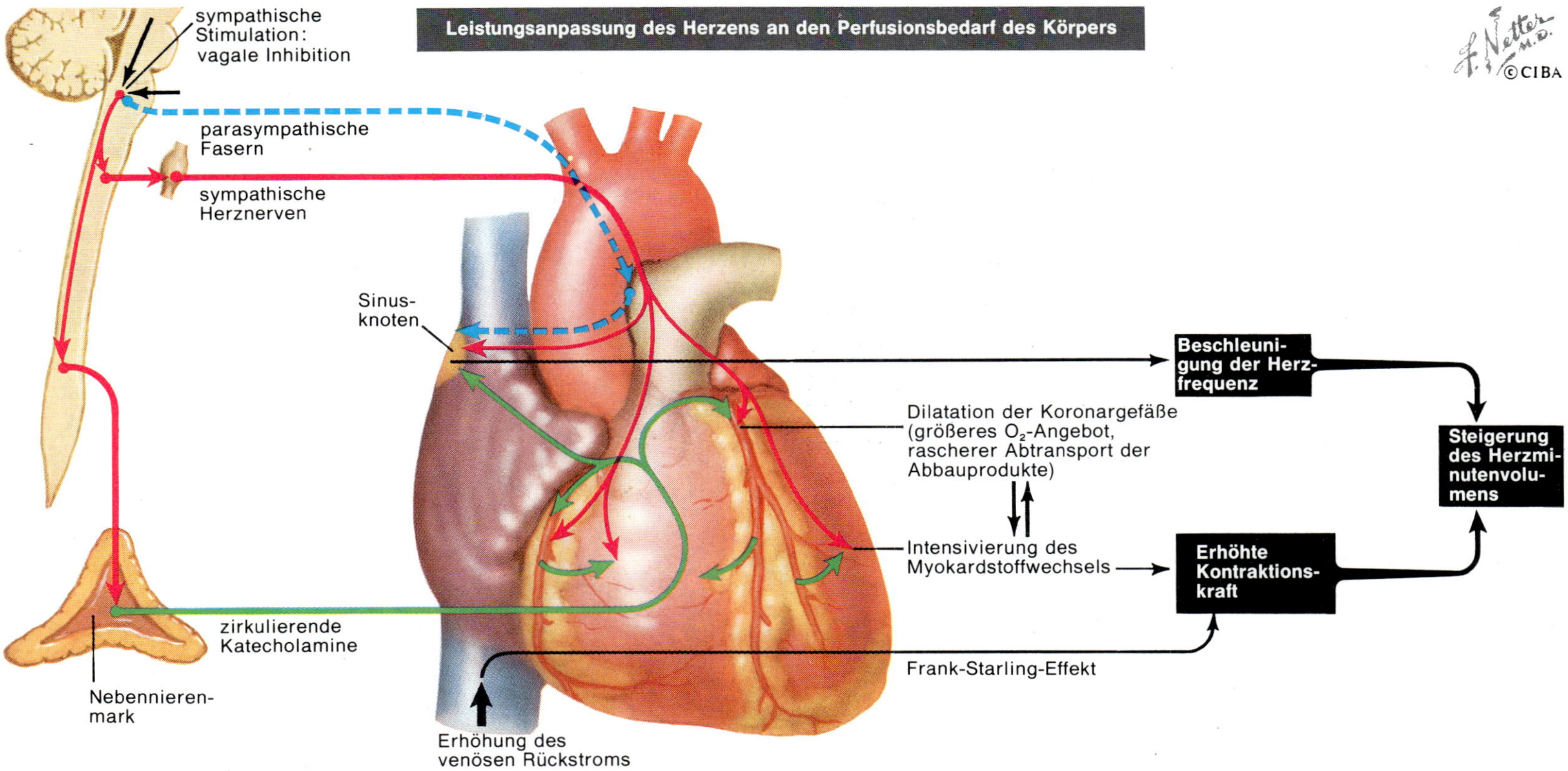

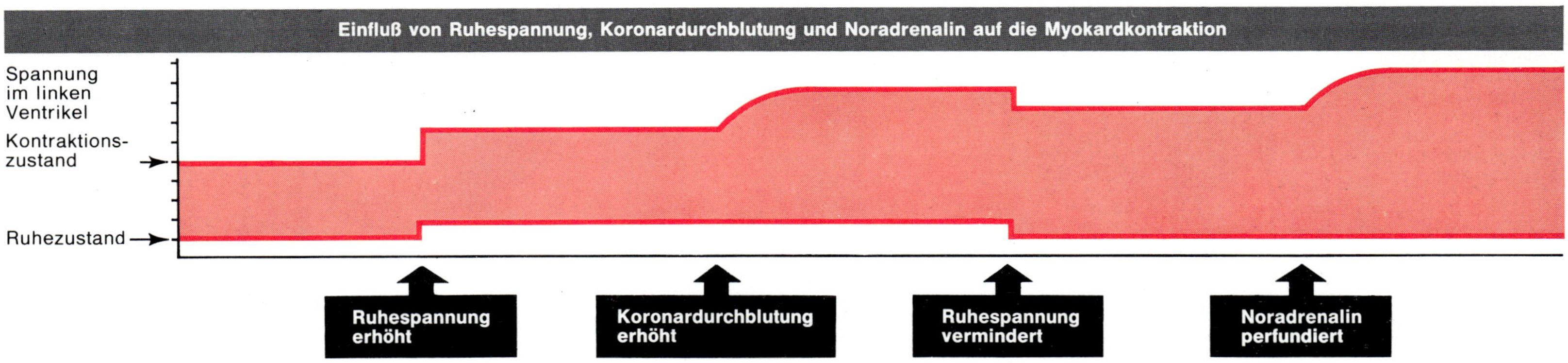

Anpassung des Herzens an den Perfusionsbedarf des Körpers

Zur Aufrechterhaltung des Stoffwechsels muß jedes Organ ausreichend mit Blut versorgt werden. Daher muß das *Herz* seine Leistung von dem während des Schlafens ausreichenden Minimum bis zu dem bei schwerer Belastung nötigen Maximum stets den wechselnden Erfordernissen des Körpers anpassen.

Am normalen Herzen erfolgt die Regulation des Volumens durch verschiedene Mechanismen, die einzeln oder gemeinsam die Herzleistung vergrößern oder herabsetzen. Soll die *Herzleistung gesteigert* werden, kann dies durch *Beschleunigung der Kontraktionsgeschwindigkeit* und durch *Verstärkung der Kontraktionskraft* geschehen, wodurch pro Herzschlag mehr Blut aus dem Herzen ausgetrieben wird. Die Kontraktionkraft kann humoral und neural durch Änderung des *Myokardstoffwechsels* oder durch Dehnung des Myokards bzw. *Erhöhung seiner Ruhelänge oder -spannung* gesteigert werden.

Als quergestreifter Muskel reagiert das Herz bei erhöhter Ruhespannung auf eine Dehnung durch stärkere Kontraktion. Diese dem Muskel eigene Reaktion stellt eine »Sofortreaktion« dar, d.h. sie tritt in der unmittelbar auf die Dehnung folgenden Kontraktion auf und bleibt während der Dauer der Dehnung bestehen.

Der Stoffwechselzustand des Herzmuskels wird durch die Strömungsgeschwindigkeit in den Koronargefäßen beeinflußt, von der abhängt, wie rasch *Sauerstoff* und Stoffwechselsubstrate zugeführt und CO_2 und *Stoffwechselprodukte* abtransportiert werden. Wird die Koronardurchblutung erhöht und somit mehr Sauerstoff angeboten, erzeugt das Herz bei gleichbleibender Ruhebelastung bzw. Initialspannung eine größere Kontraktionsspannung. Mit abnehmender Koronardurchblutung und somit Verringerung des Sauerstoffangebots sinkt die Spannungsentwicklung. Diesem Mechanismus kommt für das Verständnis der Grundlagen einer verminderten Herzleistungsfähigkeit bei ungenügender Myokarddurchblutung besondere Bedeutung zu. Er spielt insbesondere bei Koronarsklerose und bei fallendem Koronarperfusionsdruck, wie bei allen Schockzuständen, eine große Rolle. Wird die Sauerstoffzufuhr durch Änderung der *Koronarperfusion* variiert, ändert sich damit auch die Kontraktionsspannung. Diese Änderung geht aber langsam vor sich und setzt nicht wie bei Veränderungen der Ruhespannung oder -länge sofort ein. Dabei ist jedoch zu bedenken, daß nach *Steigerung des Myokardstoffwechsels* und der Kontraktionsspannung durch *Erhöhung* der Koronarperfusion die Kontraktionsspannung nicht mehr auf den Ausgangswert zurückkehrt, auch wenn die *Ruhespannung* wieder ihren *ursprünglichen Wert* erreicht hat. Bei vorgegebener Dehnung wird also die Größe der Kontraktionsspannung auch vom Stoffwechselzustand des Herzmuskels beeinflußt, der seinerseits vom koronaren Perfusionsdruck abhängt.

Für die Erweiterung der Koronargefäße sind die Freisetzung von Abbauprodukten während der Kontraktions- und Erholungsphase sowie die direkte Wirkung der an den *Sympathikusnervenendigungen* im Myokard freiwerdenden *Katecholamine* verantwortlich. Katecholamine aus dem Nebennierenmark gelangen über die Koronararterien in den Herzmuskel und haben einen ähnlichen Effekt.

In den beiden Graphiken der Tafel 2 findet sich noch ein Mechanismus, der die Energieerzeugung und damit die Herzleistung beeinflussen kann. *Adrenalin* und *Noradrenalin* vermehren die Spannungsentwicklung und die Arbeitsleistung des Herzens deutlich bei sonst gleichbleibenden Bedingungen. Diesem Anpassungsmechanismus kommt besondere Bedeutung zu; dabei werden Myokardstoffwechsel und -kontraktion nicht nur direkt auf der zellulären Ebene beeinflußt, sondern auch indirekt durch Erweiterung der Koronargefäße. Wie bei der Änderung der Sauerstoffzufuhr durch Erhöhung der Koronarperfusion stellt sich die direkte Wirkung der Katecholamine langsam und stetig ein.

Durch Beschleunigung der Herzfrequenz läßt sich eine effektive Steigerung der Herzleistung nur dann erzielen, wenn das Schlagvolumen nicht übermäßig absinkt. Mit steigender Herzfrequenz wird die Diastole kürzer, d.h. jene Phase der Herzaktion, in der die Herzräume mit venösem Blut gefüllt werden, und daher wird das Schlagvolumen kleiner. Mit einer rascheren Schlagfolge allein kann die mögliche Steigerung des Herzminutenvolumens nicht erreicht werden, da die Herzfrequenz nur auf das Zwei- bis Dreifache des Ruhewertes erhöht werden kann. Bei starker Belastung kann aber das Zehnfache des Ruhevolumens erforderlich werden, es muß also auch das Schlagvolumen erhöht werden. Normalerweise werden lediglich 50 bis 60 Prozent des Herzinhalts pro Herzschlag ausgeworfen; durch eine stärkere Kontraktion wird das Schlagvolumen durch Inanspruchnahme des Restvolumens erhöht.

Die Regulationsvorgänge des Herzens lassen sich nicht in ein vereinfachtes Modell pressen, denn die Arbeitsleistung des Herzmuskels wird von einer Vielfalt von Faktoren beeinflußt, deren wichtigste im Vorstehenden besprochen wurden. Darüber hinaus gibt es jedoch eine Reihe weiterer, denen gelegentlich kritische Bedeutung zukommt. So können z.B. NNR-Hormonmangel, Schilddrüsenhormonmangel, Kalzium, Kalium sowie Störungen im Säure-Basen-Haushalt die Arbeitsleistung des Herzens und somit seine Anpassungsfähigkeit an wechselnde Belastungen schwerwiegend beeinträchtigen.

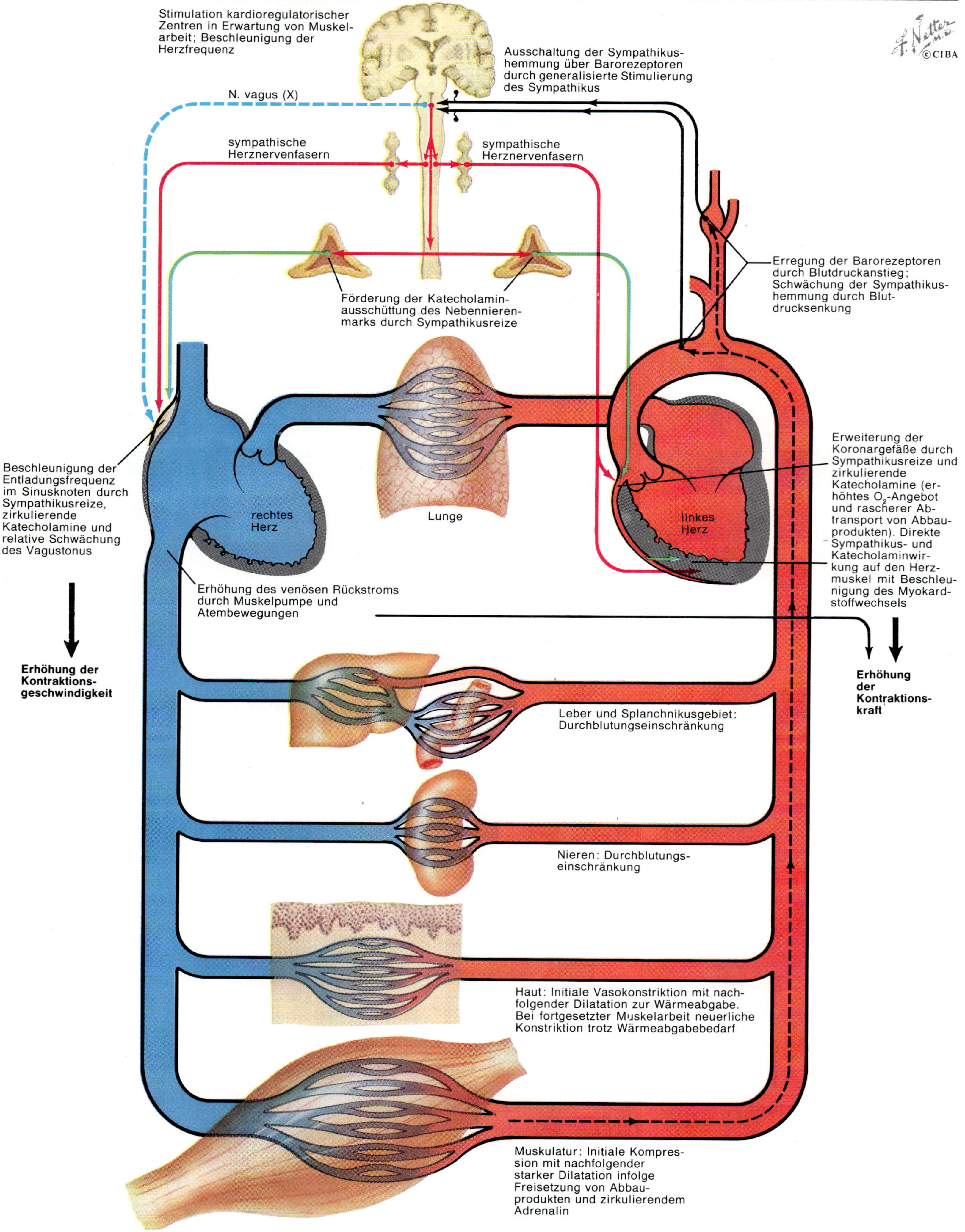

Stimulation kardioregulatorischer Zentren in Erwartung von Muskelarbeit; Beschleunigung der Herzfrequenz
F. Netter M.D.
©CIBA
Ausschaltung der Sympathikushemmung über Barorezeptoren durch generalisierte Stimulierung des Sympathikus
N. vagus (X)
sympathische Herznervenfasern
sympathische Herznervenfasern
Erregung der Barorezeptoren durch Blutdruckanstieg; Schwächung der Sympathikushemmung durch Blutdrucksenkung
Förderung der Katecholaminausschüttung des Nebennierenmarks durch Sympathikusreize
Erweiterung der Koronargefäße durch Sympathikusreize und zirkulierende Katecholamine (erhöhtes O_2-Angebot und rascherer Abtransport von Abbauprodukten). Direkte Sympathikus- und Katecholaminwirkung auf den Herzmuskel mit Beschleunigung des Myokardstoffwechsels
Beschleunigung der Entladungsfrequenz im Sinusknoten durch Sympathikusreize, zirkulierende Katecholamine und relative Schwächung des Vagustonus
rechtes Herz
Lunge
linkes Herz
Erhöhung des venösen Rückstroms durch Muskelpumpe und Atembewegungen
Erhöhung der Kontraktionsgeschwindigkeit
Erhöhung der Kontraktionskraft
Leber und Splanchnikusgebiet: Durchblutungseinschränkung
Nieren: Durchblutungseinschränkung
Haut: Initiale Vasokonstriktion mit nachfolgender Dilatation zur Wärmeabgabe. Bei fortgesetzter Muskelarbeit neuerliche Konstriktion trotz Wärmeabgabebedarf
Muskulatur: Initiale Kompression mit nachfolgender starker Dilatation infolge Freisetzung von Abbauprodukten und zirkulierendem Adrenalin

Kreislaufregulation bei Muskelarbeit

Beim Gesunden wird die Herzleistung bei *Muskelarbeit* bis zu einem Maximum an den Sauerstoffbedarf des Organismus angepaßt, das vom Trainingszustand abhängt. Eine derartige Leistungsregulation erfolgt auch beim Kranken, wobei die maximale Leistungssteigerung vom Schweregrad und der Art der vorliegenden Erkrankung abhängt.

Bei gleichbleibendem Schlagvolumen steigt die Herzleistung proportional mit der Herzfrequenz. Je rascher die Herzfrequenz wird, desto kürzer wird bei nur geringfügig verkürzter Systole die Diastole, so daß für die Ventrikelfüllung entsprechend weniger Zeit zur Verfügung steht. Den Grenzwert stellt eine Herzfrequenz von mehr als 180 bis 200 Schlägen pro Minute dar; bei dieser Frequenz kann der Ventrikel nicht mehr ausreichend gefüllt werden.

Bei gesunden Untrainierten ist die durch Beschleunigung der Herzfrequenz erzielbare Leistungssteigerung auf das Zweieinhalb- bis Dreifache des Ruhewertes beschränkt. Bei Trainierten ist eine wesentlich größere Leistungssteigerung möglich. Dies ist u.a. darauf zurückzuführen, daß beim Trainierten im Ruhezustand die Herzfrequenz gering, das Schlagvolumen jedoch hoch ist. Bei einer Ruhefrequenz von nur 40 Schlägen pro Minute ist daher eine Steigerung bis zum Fünffachen des Ausgangswertes möglich, bevor sich die Ventrikelfüllzeit einschränkend auf das Schlagvolumen auszuwirken beginnt.

Die Füllgeschwindigkeit hängt von dem im venösen System herrschenden Druckgradienten ab, der seinerseits von den die Kapazität der venösen Strombahnen steuernden Reflexen bestimmt wird. Die phasischen Kontraktionen der *Skelettmuskulatur* bei der Muskelarbeit üben dabei eine *Pumpwirkung* aus, durch die das *venöse Blut* dem Herzen zugetrieben wird.

Im Ruhezustand sorgt die vagoton gedämpfte Schrittmacheraktivität des Sinusknotens normalerweise für eine langsame Schlagfolge des Herzens. Steigt das Schrittmacherpotential, wird die Herzfrequenz (1) durch Verlangsamung der parasympathischen Impulsfrequenz, (2) durch Beschleunigung der Entladungsgeschwindigkeit an den sympathischen Nervenendigungen und (3) durch Konzentrationserhöhung der *zirkulierenden Katecholamine* aus dem *Nebennierenmark* und aus Sympathikusnervenendigungen in anderen Körperregionen beschleunigt. Bei schwerer Muskelarbeit kann die Herzleistung bis zum Zehnfachen des Ruhewertes ansteigen. Da sie durch Beschleunigung der Schlagfolge jedoch höchstens verdreifacht werden kann, muß das zusätzliche Volumen durch Erhöhung des Schlagvolumens bereitgestellt werden.

Die *Kontraktionsstärke des Myokards* und seine Fähigkeit, Schlagarbeit zu leisten, werden über verschiedene Mechanismen gesteuert. Katecholamine steigern z.B. selbst bei konstant bleibender Herzfrequenz die Arbeitsleistung des Herzens durch direkte Beeinflussung des Stoffwechselgeschehens und des kontraktilen Apparates. Ein indirekter Effekt auf die Herzleistung ergibt sich aufgrund ihrer *gefäßerweiternden Wirkung* auf die *Koronargefäße,* wodurch dem Herzmuskel *mehr Sauerstoff* angeboten wird. Über propriozeptive Impulse, die von der Muskulatur ins Gehirn geleitet werden, wird bereits vor Beginn der Muskelarbeit das Sympathikussystem aktiviert. Dadurch steigt der Blutdruck und bleibt in der Regel auch während der Muskelarbeit erhöht, womit auch eine Steigerung des Koronarperfusionsdruckes einhergeht. Damit wird dem Herzmuskel mehr Sauerstoff zugeführt, so daß das *oxydative Stoffwechselgeschehen im Myokard* beschleunigt ablaufen kann.

Im peripheren Gefäßsystem erfolgt die Kreislaufregulation bei Muskelarbeit durch eine von Sympathikusimpulsen, Stoffwechseleinflüssen und humoralen Mechanismen gesteuerte Änderung des Gefäßkalibers, wodurch die *Durchblutung der Bauchorgane* und anderer *nicht kritischer Gefäßgebiete zugunsten der arbeitenden Muskulatur eingeschränkt* wird. Eigentlich wäre zu erwarten, daß durch den bei der Muskelarbeit erhöhten Blutdruck die *Barorezeptoren* aktiviert werden und damit die Herzfrequenz verlangsamt wird. Die Barorezeptoren werden jedoch durch einen bisher nicht geklärten Mechanismus (möglicherweise einem Katecholamineffekt) ausgeschaltet, und die Schlagfolge bleibt trotz des starken *Blutdruckanstiegs* hoch. Die *Haut wird stärker durchblutet,* um die im beschleunigten Stoffwechselgeschehen erzeugte überschüssige *Wärme abführen* zu können.

Lange Zeit wurde angenommen, daß das Schlagvolumen in erster Linie durch eine stärkere Dehnung des Herzens aufgrund des erhöhten venösen Rückstroms verändert werde. Es konnte jedoch eindeutig nachgewiesen werden, daß bei der Muskelarbeit die Herzgröße während der Diastole konstant bleibt, wenn nicht gar geringer wird. Diese Erkenntnis steht in direktem Widerspruch zu der Hypothese, daß die Leistungsanpassung bei der Muskelarbeit durch Dehnung zustandekomme.

Sie erfolgt vielmehr durch das Zusammenspiel einer Reihe von Faktoren: Zunächst wird die Herzfrequenz durch Sympathikusreize, wodurch lokal am *Sinusknoten* Katecholamine freigesetzt werden, und durch die über die Koronargefäße in das Herz eintretenden zirkulierenden Katecholamine beschleunigt. Durch die bessere Koronardurchblutung und die Katecholaminwirkung wird das Sauerstoffangebot erhöht und die Kontraktilität verstärkt. Die Steigerung der Koronardurchblutung wird durch einen erhöhten Perfusionsdruck bewirkt. Dieser kommt aufgrund der Katecholaminwirkung auf das Gefäßkaliber der koronaren und peripheren Gefäße zustande sowie aufgrund der rascheren Freisetzung von lokalen Abbauprodukten, die zu einer Erweiterung der Kranzgefäße führen. So ist das Herz in der Lage, durch raschere Oxydationsvorgänge jenes Stoffwechselgleichgewicht herzustellen, das für die Leistungssteigerung erforderlich ist.

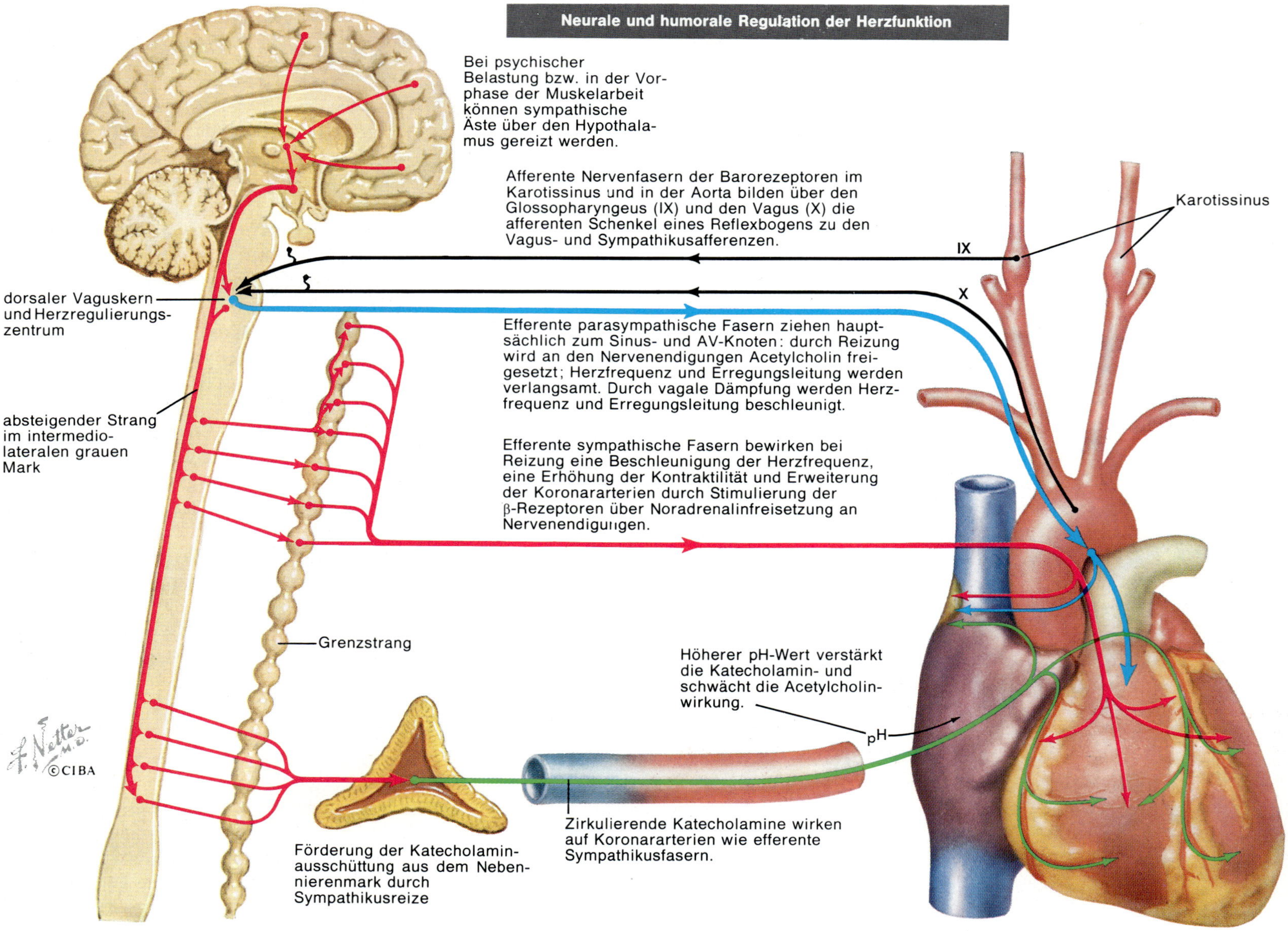

Neurale und humorale Regulation der Herzfunktion

An der efferenten Innervation des Herzens sind sowohl sympathische als auch parasympathische Fasern beteiligt (S. 18 und 19). Die *efferenten* Sympathikus- und Vagusäste werden von *afferenten Fasern* begleitet.

Sympathische Fasern besitzen eine positiv chronotrope (die Herzfrequenz erhöhende) und eine positiv inotrope (die Kontraktionskraft erhöhende) Wirkung. *Parasympathische* Fasern haben eine negativ chronotrope Wirkung. Sie können auch eine schwach negativ inotrope Wirkung entfalten, die jedoch bei intaktem Kreislauf durch die stärkere Füllung infolge der Verlängerung der diastolischen Füllungsphase ausgeglichen wird.

Das Herz wird normalerweise über die *parasympathischen Fasern gedämpft*. Daher führt eine bilaterale Vagotomie zur Erhöhung der Herzfrequenz. *Vagusreize verlangsamen* nicht nur die *Herzaktivität*, sondern auch die *Erregungsleitung* über den *Atrioventrikularknoten (AV-Knoten)*. Die Durchtrennung der sympathischen Äste führt unter physiologischen Bedingungen nicht zur Verlangsamung der Herzfrequenz.

Bei vollständiger Denervation des Herzens geht die Anpassungsfähigkeit an wechselnde Belastungen teilweise verloren. Es bleibt aber dennoch ein überraschend großes Leistungspotential bestehen, denn das denervierte Herz reagiert, wenn auch langsamer und weniger feinfühlig, auf *humorale* Einflüsse, z.B. auf die *Katecholaminausschüttung aus dem Nebennierenmark,* die als Sekundärmechanismus recht gut imstande ist, die Funktion der Frequenzregelung anstelle des Primärmechanimus zu erfüllen.

Die *nervale Herzfrequenzregelung* erfolgt auf verschiedenen Wegen, z.B. durch *Barorezeptorreflexe* über afferente Schenkel vom *Karotissinus,* dem *Aortenbogen* und anderen *Pressorrezeptorzonen.* Sie regeln im Sinne eines negativen Rückkopplungsmechanismus den Arteriendruck und beeinflussen nicht nur die Herztätigkeit, sondern auch das Lumen der Widerstandsgefäße im Kreislaufapparat.

Das Herz wird reflektorisch auch von afferenten Impulsen über das autonome Nervensystem beeinflußt. Als Reaktionen treten dabei Tachykardie oder Bradykardie auf, je nachdem, ob im gegebenen Fall sympathische oder parasympathische Reize überwiegen. Bei Erregungszuständen reagiert das Herz meist mit einer Tachykardie.

Herzkatheterisierung

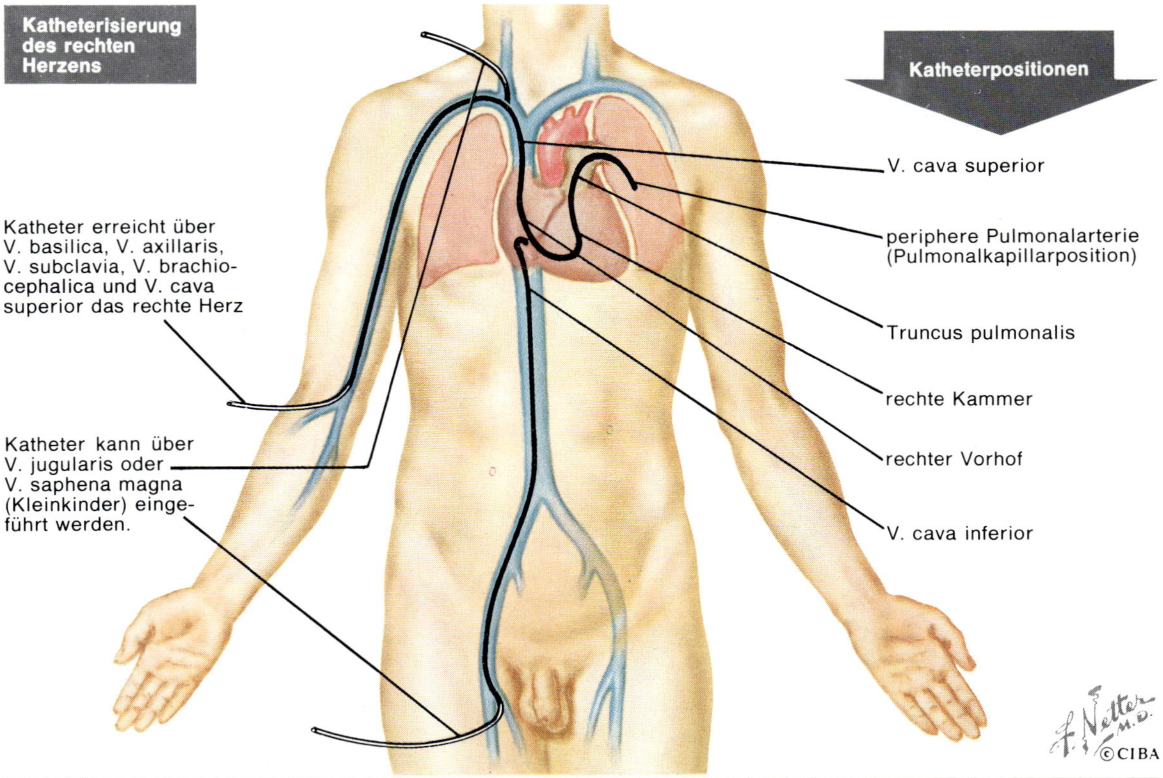

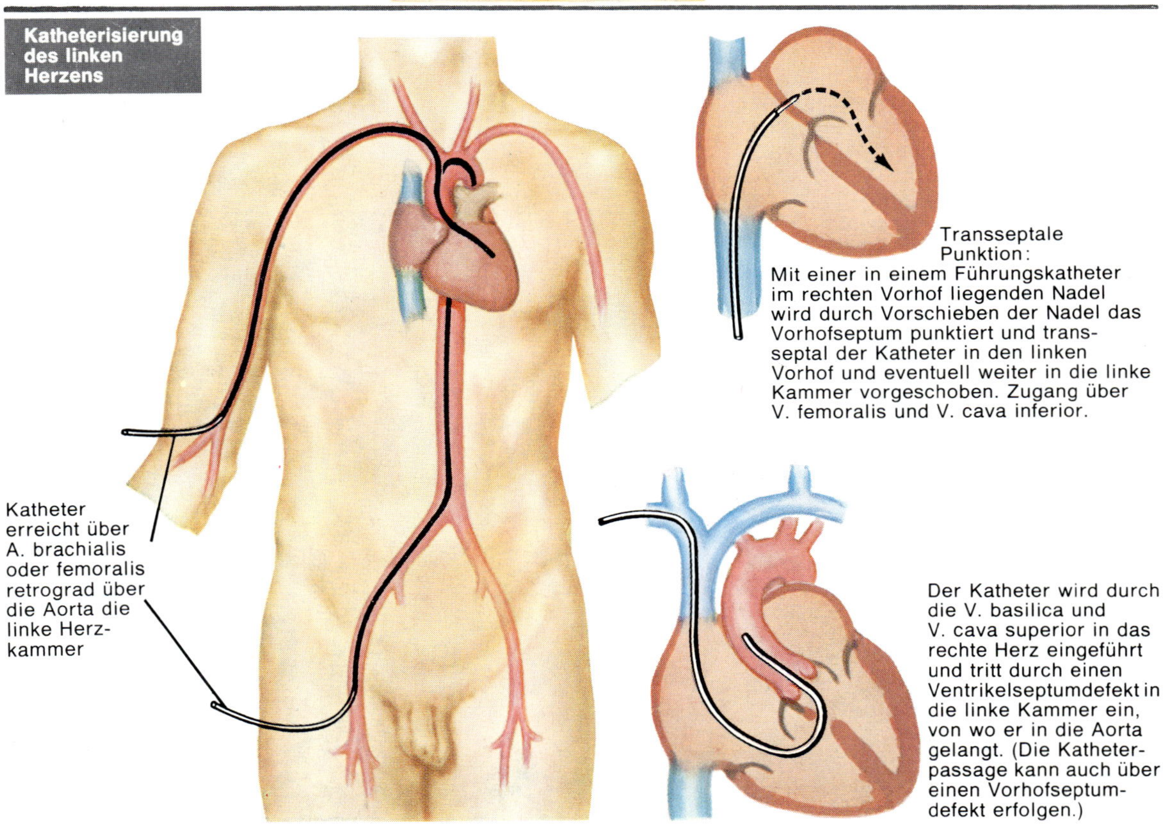

Katheterisierung des rechten Herzens

Die Herzkatheterisierung wurde 1928 zum ersten Mal von Forssmann in einem Selbstversuch erprobt, erwies sich als durchführbar und wurde von Cournand, Richards u. Mitarb. zu einer heute in Klinik und Forschung häufig angewendeten Methode weiterentwickelt.

Methodik. Die *Katheterisierung des rechten Herzens* dient dazu, mit einem *Katheter* in die Herzkammer und großen Gefäße des rechten Herzens einzugehen und deren Zustand zu untersuchen. Dazu wird ein strahlendichter, elastischer *Katheter* (es wurden verschiedenste Kathetertypen entwickelt) unter Lokalanästhesie *in eine Vene,* in der Regel in die freigelegte *V. basilica,* eingeführt und unter Lagekontrolle auf dem Leuchtschirm sowie unter laufender EKG-Kontrolle stromabwärts in den *rechten Vorhof* und schließlich in die *rechte Herzkammer* und die *Pulmonalarterie* vorgeschoben. Oft wird vorsichtig bis in die peripherşten Lungengefäße vorgegangen, die die Katheterspitze gerade noch aufnehmen können. Der in dieser Katheterposition (»wedge position«) gemessene Pulmonalkapillardruck entspricht im wesentlichen dem mittleren Druck im *linken Vorhof* und zeigt ähnliche, wenn auch verzögerte phasische Schwankungen.

Bei Säuglingen ist es üblich, mit dem Katheter über die *V. saphena magna,* V. femoralis und V. iliaca entlang der *V. cava inferior* in den rechten Vorhof einzugehen. Dieser Weg wird häufig auch im späteren Kindesalter und bei Erwachsenen benützt.

Der Katheter läßt sich in der Regel leicht an jede gewünschte Stelle des rechten Herzens heranbringen. Schwierigkeiten ergeben sich lediglich in jenen Fällen, wo die normale anatomische Konfiguration der Herzstrukturen gestört ist, wie z.B. bei kongenitalen Herzvitien.

Diagnostik. Aus der Katheterlage auf dem Leuchtschirm lassen sich Abweichungen von der normalen intrakardialen Katheterpassage ablesen. Als Beispiele seien genannt die Katheterpassage aus dem rechten Vorhof durch den Koronarsinus in eine persistierende linke *V. cava superior,* ferner durch einen offenen Ductus arteriosus (Botalli) sowie durch einen interatrialen bzw. *interventrikulären Septumdefekt.*

Blutentnahmen für Sauerstoff- und andere Analysen und Druckmessungen können an allen Stellen erfolgen, die der Katheter erreicht. Anhand der Sauerstoffwerte des rechten Herzens läßt sich die Größe und Lokalisation eines Links-rechts-Shunts bei kongenitalen Herzvitien bestimmen. Aus den Sauerstoffwerten der Pulmonalarterie kann unter Zuhilfenahme anderer Daten mit dem Fick-Prinzip (S. 44) der Pulmonalisdurchfluß errechnet werden. Nach selektiver Einbringung eines geeigneten Farbstoffs ermöglicht eine densitometrische Untersuchung der durch den Katheter gewonnen Blutproben die Diagnose eines Links-rechts-Shunts. Druckmessungen durch den Katheter mit Hilfe externer Druckwandler erlauben die Bestimmung des Druckniveaus und der phasischen Druckschwankungen in jeder beliebigen Position. Beim Durchtritt des Katheters durch eine Klappe lassen sich anhand der Druckmessungen Sitz und Grad von Klappenstenosen abklären.

Zur intrakardialen Elektrokardiographie, Druckmessung und Phonokardiographie wurden spezielle Katheter mit Sensoren an der Spitze entwickelt.

Komplikationen. Gelegentlich kommt es zu kurzen Arrhythmien, vasovagalen Episoden und geringgradigen Phlebitiden. Ernsthafte Komplikationen treten jedoch selten auf.

Katheterisierung des linken Herzens

Methodik. Die *Katheterisierung des linken Herzens* dient zur Untersuchung der Kammern und Gefäße. Bei Vorliegen eines kongenitalen Herzvitiums kann der Katheter über einen Septumdefekt bzw. einen offenen Ductus arteriosus (Botalli) vom rechten zum linken Herzen vordringen.

Üblicherweise wird in die linke Herzhälfte *retrograd* eingegangen, wobei der Katheter über eine freigelegte periphere *Arterie* oder häufiger perkutan eingeführt wird. Unter Röntgenkontrolle wird dann retrograd bis zur *Aorta* vorgegangen, häufig auch durch die Aortenklappe in die *linke Kammer.* Oft is retrograd über die Mitralklappe auch eine Sondierung des *linken Vorhofs* möglich. Der linke Vorhof kann jedoch auch transseptal über den rechten erreicht werden, wobei der Katheter über eine rechte Inguinalvene eingeführt und das *Vorhofseptum* mit einer speziellen, langen Nadel nach *Entfernung der Führungshülle punktiert* wird.

(Fortsetzung auf Seite 44)

Herzkatheterisierung

(Fortsetzung von Seite 43)

Der Katheter kann dann in die *linke Kammer* vorgeschoben werden. Die linke Kammer kann auch perkutan durch Punktion der Kammerspitze (im Bild nicht dargestellt) erreicht werden.

Diagnostik. Blutabnahme und Druckmessungen erfolgen wie im rechten Herzen. Durch gleichzeitige Messung des Drucks auf beiden Klappenseiten können Klappendefekte diagnostiziert werden. Farbstoffkurven erlauben die Bestimmung des Minutenvolumens und das Abschätzen einer Klappeninsuffizienz.

Komplikationen. Als häufigste Komplikation treten Arrhythmien auf, die sich jedoch meist durch Zurückziehen des Katheters wieder beheben lassen. Eine Elektrodefibrillation ist nur selten erforderlich. Ferner wurden Gefäßspasmen und in Ausnahmefällen Arterienverschlüsse beobachtet. Gelegentlich wird die Wand einer Arterie, der Aorta bzw. einer Herzkammer perforiert.

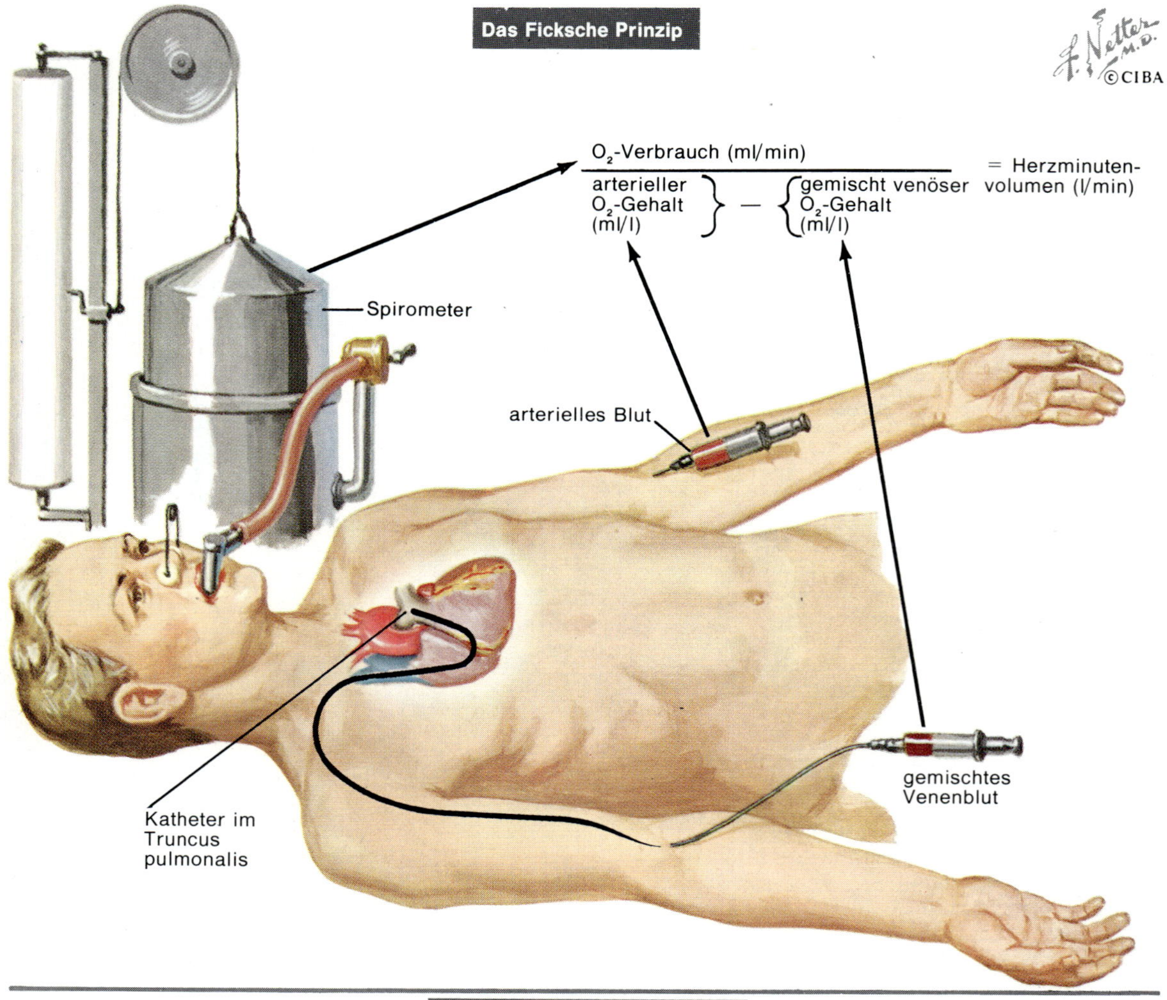

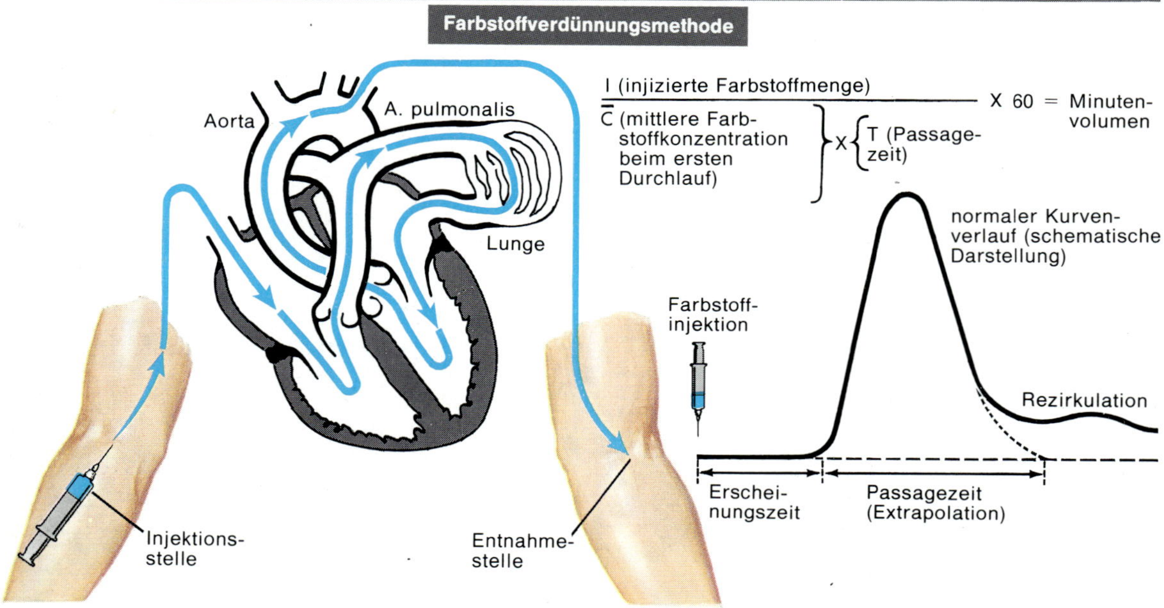

Das Ficksche Prinzip

Das *Ficksche Prinzip* besagt im weitesten Sinne, daß man aus einer einer Flüssigkeit beigegebenen Indikatorsubstanz, deren Menge und Konzentration vor und nach der Mischstelle bekannt sind, das Volumen der in der Zeiteinheit die Mischstelle passierenden Flüssigkeit berechnen kann.

Die strenge Anwendung des Fickschen Prinzips erfordert gewisse Voraussetzungen, die im Herz-Lungen-System nicht gegeben sind. Einige dieser einschränkenden Bedingungen sind: Anwendung auf momentanen Fluß, sofortige Vermischung der Indikatorsubstanz mit dem Blut sowie Ausschaltung jeglicher Schwankungen in der Zugabegeschwindigkeit des Indikators und der Strömungsgeschwindigkeit des Blutes. Dennoch lassen sich mit Hilfe des Fickschen Prinzips unter Verwendung von *Sauerstoff* als Indikator bei der Messung des Pulmonaldurchflusses befriedigende Ergebnisse erzielen.

Methodik. Zur klinischen Bestimmung des Pulmonaldurchflusses werden am nüchternen Patienten ohne vorherige Sedierung ein *Katheter* in die *Pulmonalarterie* und eine *Verweilnadel* in die *periphere Arterie* eingeführt. Mit einem *Spirometer* wird die während zwei Minuten ausgeatmete Luft gesammelt und gleichzeitig während einer Minute gemichtes Venenblut aus der Pulmonalarterie und arterielles Blut aus der peripheren Arterie mit dem Katheter bzw. der Arteriennadel entnommen. Aus dem Gesamtvolumen der ausgeatmeten Luft und der Differenz der Sauerstoffkonzentration zwischen Einatmungs- und Ausatmungsluft wird der *Sauerstoffverbrauch* errechnet. Dieser Wert wird zusammen mit den Werten für den O_2-Gehalt des arteriellen und des gemischten Venenblutes in die in der Abbildung (Tafel 6) angegebene Formel eingesetzt, mit der der Pulmonaldurchfluß bzw. das Herzminutenvolumen ermittelt werden können.

Analysemethoden. Für die Gasanalyse werden physikalische und chemische Methoden verwendet. Die Blutgasanalysen werden mit chemischen, oxymetrischen und spektrophotometrischen Methoden durchgeführt.

Reproduzierbarkeit. Wird die Methode in einem physiologischen »steady state« genau nach den Angaben unter Vermeidung möglicher Fehler bei der Probenabnahme und deren Auswertung angewendet, ergibt die Pulmonaldurchflußbestimmung einen auf den Untersuchungszeitraum bezogenen Mittelwert mit einer Fehlerbreite von ungefähr 5%.

Farbstoffverdünnungsmethode

Die *Farbstoffverdünnungsmethode zur Bestimmung des Herzminutenvolumens* beruht im wesentlichen auf den gleichen Grundsätzen wie die Ficksche Methode.

Ein *Indikatorfarbstoff,* meist Indocyanin-Grün, wird rasch in eine periphere Vene oder direkt in die Pulmonalarterie injiziert, während fortlaufend aus einer peripheren Arterie *Blutproben* entnommen und densitometrisch untersucht werden. Die bis zum *Erscheinen* des Farbstoffs an der Meßstelle verstreichende *Zeit* wird als *Erscheinungszeit* bezeichnet. Die *Farbstoffkonzentration* steigt zunächst rasch auf ein Maximum an und fällt dann wieder ab, kehrt jedoch nicht bis zur Null-Linie zurück, sondern wird von rezirkulierendem Farbstoff, der den systemischen Kreislauf auf kürzestem Wege einmal vollständig durchlaufen hat, unterbrochen. Da der absteigende Schenkel der Kurve im mittleren Teil bis zur Rezirkulation exponentiell verläuft, läßt sich semilogarithmisch durch *Extrapolation* des Kurvenverlaufs auf die Null-Linie die Farbstoffkonzentration um den Rezirkulationseffekt korrigie-

(Fortsetzung auf Seite 45)

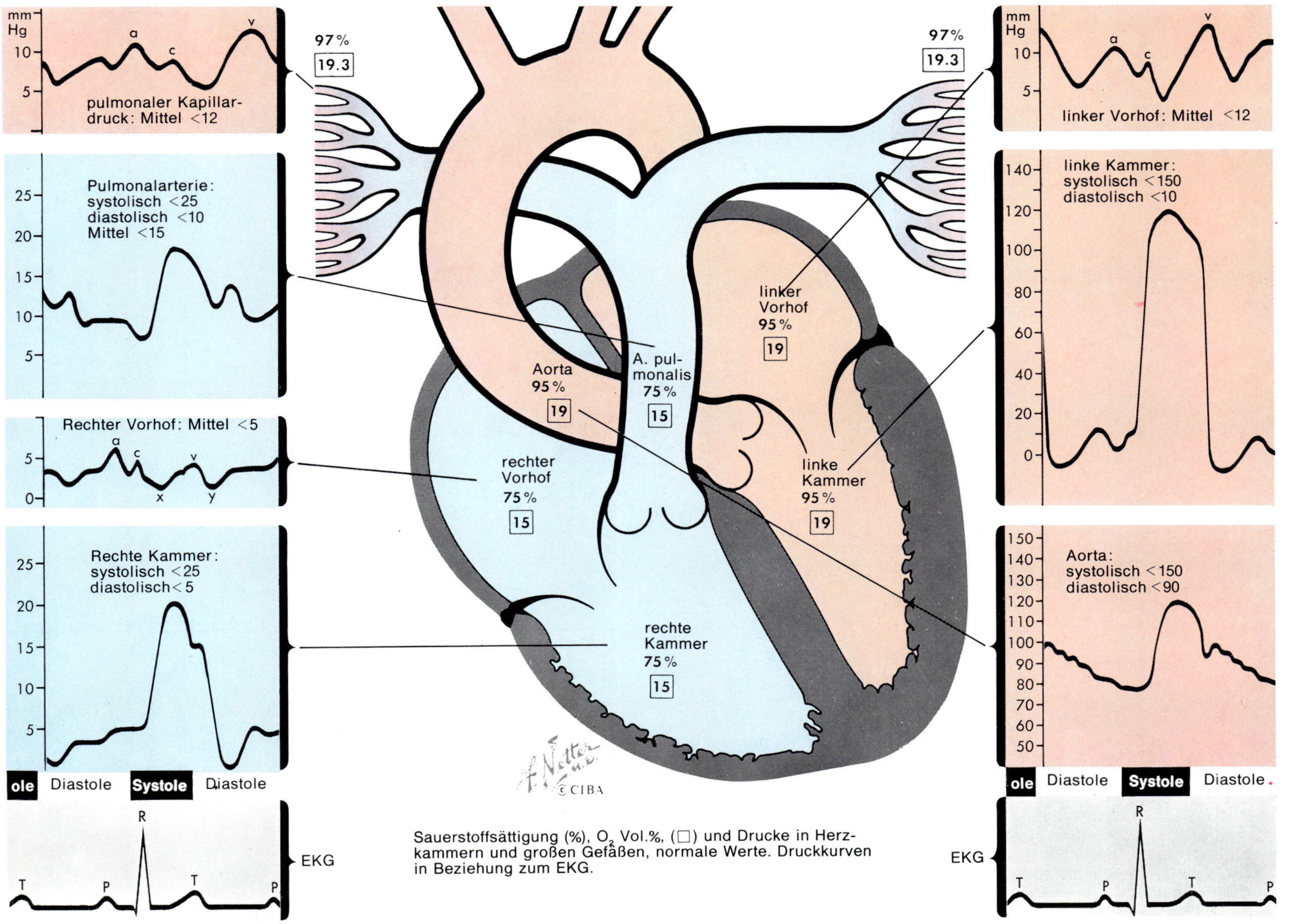

Sauerstoffsättigung (%), O_2 Vol.%, (□) und Drucke in Herzkammern und großen Gefäßen, normale Werte. Druckkurven in Beziehung zum EKG.

Herzkatheterisierung

(Fortsetzung von Seite 44)

ren. Die Kurve wird dann auf den ursprünglichen Koordinaten neu aufgetragen und ergibt nach Standardisierung rechnerisch die *mittlere Farbstoffkonzentration* ($\bar{c}$) während der Passage sowie die *Passagezeit* (T). Diese Werte sowie die ursprünglich injizierte Farbstoffmenge werden in die in der Abbildung angegebene Gleichung (Tafel 6) eingesetzt und ergeben das Herzminutenvolumen.

Die Standardisierung erfolgt in der Regel durch Mischung von Blut und Farbstoff in definierten Mengen und densitometrischer Bestimmung der optischen Dichte der Mischungen.

Fehlerquellen. Die häufigsten Fehler sind auf fehlerhafte Standardisierung, ungenaues Auswägen der injizierten Farbstoffmenge sowie falscher Extrapolation der Farbstoffkurve zur Eliminierung des Rezirkulationseffekts zurückzuführen.

Reproduzierbarkeit. Die Methode ergibt die mittleren Strömungswerte während der Meßzeit. Bei richtiger Ausführung können die Farbstoffverdünnungskurven mit einer Abweichung von 5% reproduziert werden, wobei die Ergebnisse gut mit der Fickschen Methode übereinstimmen.

Normale Sauerstoff- und Druckwerte

Normale Sauerstoffsättigung im Herzen und in den großen Gefäßen. In den Hohlvenen, dem *rechten Vorhof*, der *rechten Kammer* und den *Pulmonalarterien* beträgt die *Sauerstoffsättigung normalerweise* annähernd *75%* (Sauerstoffgehalt *15 Vol.%*). Die Sättigungwerte der rechten Herzkammern zeigen geringfügige phasische Schwankungen, die sich am stärksten im rechten Vorhof auswirken, wo sich Blut aus den Nierenvenen (relativ hoher Sättigungsgrad), den Lebervenen (relativ niedriger Sättigungsgrad), dem Koronarsinus (extrem niedriger Sättigungsgrad) und der unteren und oberen Hohlvene (mittlerer Sättigungsgrad) zu mischen beginnt. Die Mischung ist wahrscheinlich abgeschlossen, sobald das Blut in die Pulmonalarterie eintritt. Das mit dem Katheter aus den *Lungenkapillaren (»wedge position«)* entnommene Blut ist nahezu vollständig gesättigt (97 bis 99%) und entspricht dem pulmonalen Venenblut.

Blut aus dem Kapillarbett weist einen *Sättigungsgrad* von mindestens *97%* auf (Sauerstoffgehalt 19,3 Vol.% bei einer O_2-Kapazität von 20 Vol.%). Beim Eintritt in den *linken Vorhof* ist die Sättigung etwas geringer, da Blut über arteriovenöse Shunts in der Lunge und andere kleinere Shunts hinzukommt.

Normale intrakardiale Druckwerte

Vorhof- und Lungenkapillardruck (»wedge pressure«). Die phasischen *Drücke* im rechten und linken Vorhof sowie der Lungenkapillardruck – im wesentlichen ein etwas verzögerter linker Vorhofdruck – zeigen im großen und ganzen einen ähnlichen Verlauf mit geringen Unterschieden in der Amplitudenhöhe und im zeitlichen Ansatz der Phasenkomponenten. Bei Vorliegen eines normalen Sinusrhythmus zeigt der Druckpuls typischerweise eine durch die Vorhofkontraktion zustandekommende a-Welle, die mit dem Abschluß der atrialen P-Welle im EKG zusammenfällt. Im EKG folgt auf die P-Welle nach kürzerer Verzögerung der QRS-Komplex als Zeichen der Depolarisation des Kammermyokards. Unmittelbar nach der Depolarisation setzt die Kammerkontraktion ein. Die atrioventrikulären Klappen schließen sich, und die Größenänderung des Vorhofs sowie die durch die Kammerkontraktion bedingte Vorwölbung der Klappen gegen den Vorhof erzeugen im atrialen Druckprofil eine c-Welle. Nach der c-Welle sinkt der Druck als Reaktion auf die weitere Volumenänderung des Vorhofs bei andauernder Kammerkontraktion wieder ab (x-Tal), um bis zum Ende der *Systole* aufgrund des venösen Zustroms wieder anzusteigen (v-Welle). Die v-Wellenspitze fällt zeitlich mit der Öffnung der Mitral- und Trikuspidalklappe zusammen. Beim Übertritt des Blutes vom Vorhof in die Kammer sinkt der Druck (y-Tal).

Ventrikeldruck. Rechte und linke Herzkammer haben einander sehr ähnliche Druckprofile. Der einzige Unterschied besteht in der Amplitude des systolischen Druckmaximums, das in der linken Kammer fünfmal so hoch ist wie in der rechten. Die beiden Herzkammern beginnen sich ungefähr 6 Millisekunden nach dem QRS-Komplex im EKG zu kontrahieren, wobei die Kontraktion des rechten Ventrikels zeitlich der des linken vorangeht. Gleichzeitig schließen sich die atrioventrikulären Klappen, und der Ventrikeldruck steigt. Während der darauffolgenden Phase der isovolumetrischen

(Fortsetzung auf Seite 46)

(Fortsetzung von Seite 45)

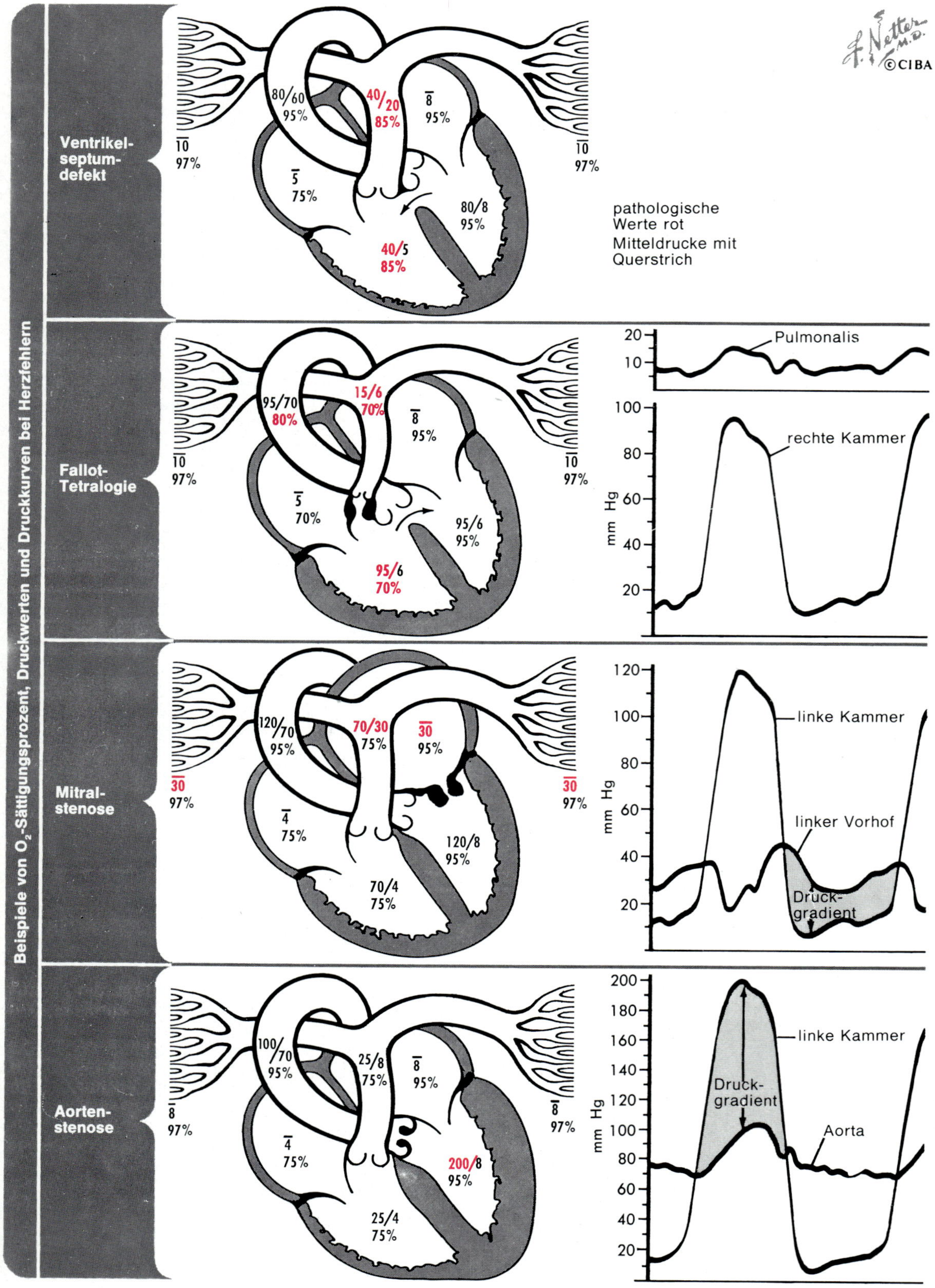

Kontraktion, die rechts eine und links vier Millisekunden dauert, bleiben die Volumina unverändert. Übersteigt der Ventrikeldruck den *enddiastolischen* Druck in der Pulmonalis und Aorta, öffnen sich die Semilunarklappen, und die Austreibungsphase beginnt. Während der Austreibungsphase herrschen in rechter Kammer und Pulmonalis bzw. in *linker Kammer* und *Aorta* bis zum Abschluß der Systole jeweils phasengleiche Drücke. Am Ende der Systole schließen sich die Semilunarklappen wieder, und der Ventrikeldruck beginnt zu sinken. Darauf folgt die kurze isovolumetrische Relaxation. Sobald der Ventrikeldruck unter den Vorhofdruck sinkt, öffnen sich die atrioventrikulären Klappen. Damit beginnt die Diastole, Kammer und Vorhof füllen sich mit venösem Blut und ergeben deckungsgleiche Druckkurven.

Aorten- und Pulmonalisdruck. Wie bereits erwähnt, herrschen in den Kammern und der *Aorta* bzw. Pulmonalis während der Austreibungsphase analoge Druckverhältnisse. Die Druckkurven zeigen einen steilen Anstieg auf ein Druckmaximum mit nachfolgendem langsameren Abstieg bis zur dikroten Welle, die den Klappenschluß der Aorten- und Pulmonalklappe anzeigt. Danach fällt der Druck aufgrund des Übertritts von arteriellem Blut in das venöse System durch das Kapillarbett langsam weiter ab bis zum Beginn der nächsten Austreibungsphase, um dann wieder steil anzusteigen.

Pathologische Sauerstoff- und Druckbefunde

Ventrikelseptumdefekt. Bei *Ventrikelseptumdefekt* wird während der Systole gesättigtes Blut *(95%)* vom *linken Ventrikel* infolge der physiologischen Druckdifferenz zwischen den Kammern durch den Defekt in den *rechten Ventrikel* ausgeworfen und vermischt sich dort mit dem venösen Mischblut, das einen geringeren Sättigungsgrad aufweist. Dadurch strömt durch die *Pulmonalis* ein größeres Blutvolumen mit einem über der Norm liegenden Sauerstoffsättigungswert (z.B. *85%*). Das Shuntvolumen hängt von der systolischen Druckdifferenz zwischen den beiden Kammern und von der Größe des Defekts ab. Die Sauerstoffsättigung des Pulmonalisblutes steigt direkt proportional mit dem Shuntvolumen.

Der Druck in der Pulmonalis und im rechten Ventrikel ist in der Regel etwas erhöht. Dies ist auf den höheren Gefäßwiderstand der Lungengefäße infolge der in der Neugeborenenperiode ausgebliebenen Rückbildung der pränatal physiologischen medialen Hypertrophie der kleinen Arterien zurückzuführen. Zu einer signifikanten Druckerhöhung kann es später bei Intimaveränderungen kommen. Steigt der Ventrikeldruck auf sehr hohe Werte, kann es zu einer Shuntumkehr kommen, so daß ungesättigtes Blut aus dem rechten in den linken Ventrikel und von dort in den systemischen Kreislauf strömt.

Fallot-Tetralogie. Das Bild der *Fallot-Tetralogie* besteht im wesentlichen aus der Kombination einer Pulmonalstenose, eines valvulären bzw. infundibulären Ventrikelseptumdefektes, einer Größen- und in der Regel auch Lageverschiebung der Aorta und Pulmonalis mit einer sekundären Hypertrophie des rechten Ventrikels. Aufgrund des durch die Pulmonalstenose signifikant erhöhten Ausströmungswiderstandes kann der Druck im rechten Ventrikel bis auf systemische Werte ansteigen. Dabei kommt es zu einem Shunt von ungesättigtem Blut durch den Defekt und einem O_2-Sättigungsverlust in der linken Kammer bei stark sinkender O_2-Sättigung in der *Aorta* und den systemischen Arterien. Letzteres ist für die typische Zyanose dieser Patienten verantwortlich. Der hochgradig eingeschränkte pulmonale Blutstrom wird in den Lungen voll gesättigt. Der systolische Druck in der rechten Kammer entspricht dem Aortendruck. In den von der Pulmonalstenose distalen Abschnitten liegt der Druck jedoch unter dem physiologischen Wert, wodurch es zu einer Verzerrung des Druckprofils kommt.

Mitralstenose. Das bei enger Mitralklappe bestehende diastolische Strömungshindernis vom linken Vorhof in die linke Kammer führt zur Erhöhung des linken Vorhofdrucks und schließlich zur Verminderung des Flusses in den linken Ventrikel. Bei gleichzeitiger Druckmessung im linken Vorhof und in der linken Kammer findet sich während der gesamten Diastole ein *Druckgradient* an der Mitralklappe. Dieser Gradient ist dem Quadrat des Querschnitts der Klappenweite umgekehrt proportional, dem Quadrat des Strömungsvolumens direkt proportional. Je hochgradiger die *Stenose* und je größer die Belastung, desto höher wird der Druckgradient. Der Überdruck im linken Vorhof ist begleitet von einer Druckerhöhung in den Lungenvenen, die ihrer-

(Fortsetzung auf Seite 47)

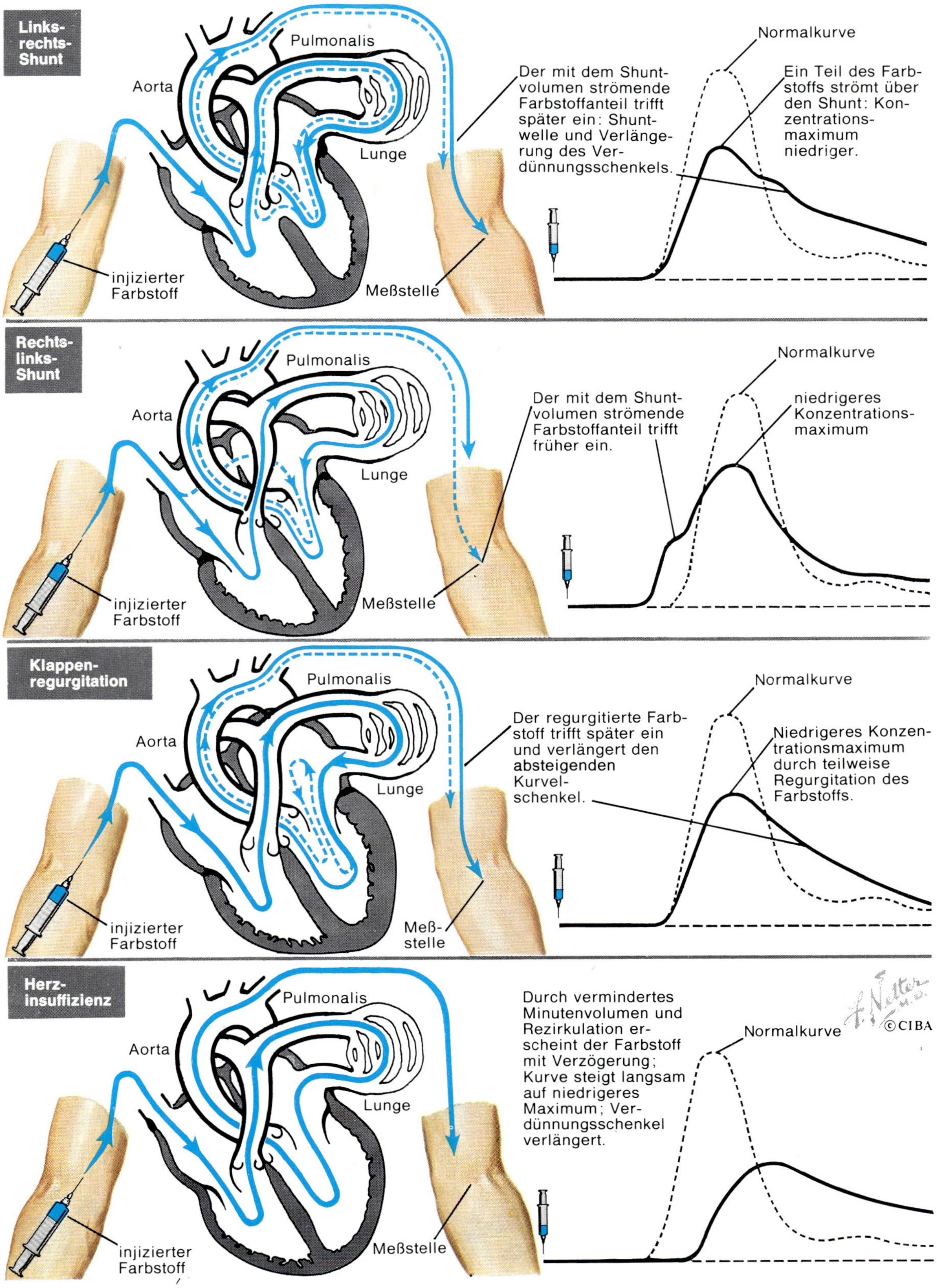

seits einen Überdruck im rechten Ventrikel mit verstärkter Ventrikelarbeit und Hypertrophie bewirkt. Anfangs ist der distolische Druck in der Pulmonalis und im linken Vorhof gleich, bis der Gefäßwiderstand in den Lungengefäßen infolge pathologischer Veränderungen des Gefäßbettes ansteigt und sich eine Druckdifferenz einstellt. Bei akuter Druckerhöhung im linken Vorhof kommt es zu Lungenödemen, bei chronischer pulmonaler Hypertonie schließlich zur Insuffizienz des rechten Ventrikels.

Aortenklappenstenose. Bei *Aortenstenosen* wird aufgrund der infundibulären, valvulären bzw. supravalvulären Stenose die Austreibung des Blutes aus dem Ventrikel in die Aorta behindert. Dadurch stellt sich in der linken Kammer ein abnorm hoher, in der Aorta dagegen ein abnorm geringer Druck und somit ein systolischer Druckgradient an der Klappe ein.

Bei progedienter Obstruktion des Blutstroms aus dem linken Ventrikel wird dieser Effekt verstärkt und führt zu einer Hypertrophie sowie schließlich zu einer akuten oder chronischen Insuffizienz der linken Kammer.

Pathologische Farbstoffverdünnungskurven

Bei Anwendung der an früherer Stelle (S. 44) beschriebenen *Farbstoffverdünnungsmethode* ergeben sich je nach dem vorliegenden pathologischen Bild typische Verlaufskurven. Im folgenden seien einige Beispiele dargestellt.

Links-rechts-Shunt. Bei unkomplizierten *Ventrikelseptumdefekten* besteht ein *Links-rechts-Shunt,* über den Blut durch den Septumdefekt in die rechte Kammer, von dort in die *Lungen* und das linke Herz strömt und über den Defekt wieder in die rechte Kammer gelangt. Vor Eintritt in den systemischen Kreislauf kann ein Teil des Blutvolumens mehrmals diesen Shunt durchlaufen. Daher wird der in eine periphere Vene *injizierte Farbstoff* sich mit dem durch das rechte Herz strömenden Blut vermischen und dann teils durch den systemischen Kreislauf, teils durch den Shunt geleitet. Die Farbstoffverdünnungskurve steigt somit *langsamer* an, und ihr *Maximum* liegt *unter dem der normalen Kurve.* Ferner ist der *absteigende Schenkel* der Kurve *länger* und zeigt einen Buckel, der vor der normalen Rezirkulationswelle liegt.

Rechts-links-Shunt. Bei der relativ ungewöhnlichen Form des *Vorhofseptumdefektes,* bei dem der Lungengefäßwiderstand erhöht ist, besteht ein *Rechts-links-Shunt,* über den ungesättigtes Blut aus dem rechten in den linken Vorhof strömt. Ein Teil des in eine periphere Vene injizierten Farbstoffs gelangt somit direkt ins linke Herz, während der Rest mit dem normalen Blutstrom durch die Lungen gepumpt wird. Dadurch erscheint in der Verdünnungskurve die Erscheinungszeit *verkürzt,* der Kurvenanstieg vom *Vorgipfel* unterbrochen und das *Konzentrationsmaximum* um die Amplitude des Vorgipfels *niedriger.*

Klappenregurgitation. Bei *Regurgitation* durch die Mitralklappe während der Kammersystole kehrt Blut durch die Mitralklappe in den vergrößerten linken Vorhof zurück, wo es sich mit dem aus den Pulmonalvenen einströmenden Blut vermischt. Der in eine periphere Vene injizierte Farbstoff gelangt in den linken Ventrikel, wo er während der Systole teils mit dem Blutstrom in die Aorta ausgetrieben wird, teils mit dem Pendelblut in den linken Vorhof zurückströmt. Dadurch pendelt bei jeder Herzaktion Farbstoff zwischen den beiden Kammern hin und her und wird zunehmend verdünnt. Dementsprechend weist die Verdünnungskurve ein *niedriges Konzentrationsmaximum* und einen deutlich *verlängerten Verdünnungsschenkel* auf.

Herzinsuffizienz. Bei der *Herzinsuffizienz* finden sich eine Dilatation einer oder mehrerer Herzkammern mit erhöhtem diastolischem Kammervolumen, ein größeres venöses Blutvolumen, eine verlängerte Zirkulationszeit und ein geringes systolisches Schlagvolumen. Dadurch wird der in eine periphere Vene injizierte Farbstoff stärker verdünnt, und die Austreibungsgeschwindigkeit ist gering. Diesem pathophysiologischen Bild entsprechend zeigt die *Verdünnungskurve* eine *längere Erscheinungszeit,* ein *spät auftretendes niedriges Konzentrationsmaximum* und einen *verlängerten absteigenden Schenkel.* Letzteres ist darauf zurückzuführen, daß der Farbstoff, bevor er vollständig mit dem trägen Blutstrom an der *Meßstelle* anlangt, mehrmals *rezirkuliert* wird.

Der verlängerte absteigende Schenkel bzw. das abgeflachte oder vollständig fehlende Rezirkulationsmaximum ergeben meist keine exponentielle Kurvenform, so daß eine Korrektur des Rezirkulationseffekts nicht möglich ist. Aus derartigen Kurven läßt sich daher nicht das Minutenvolumen berechnen.

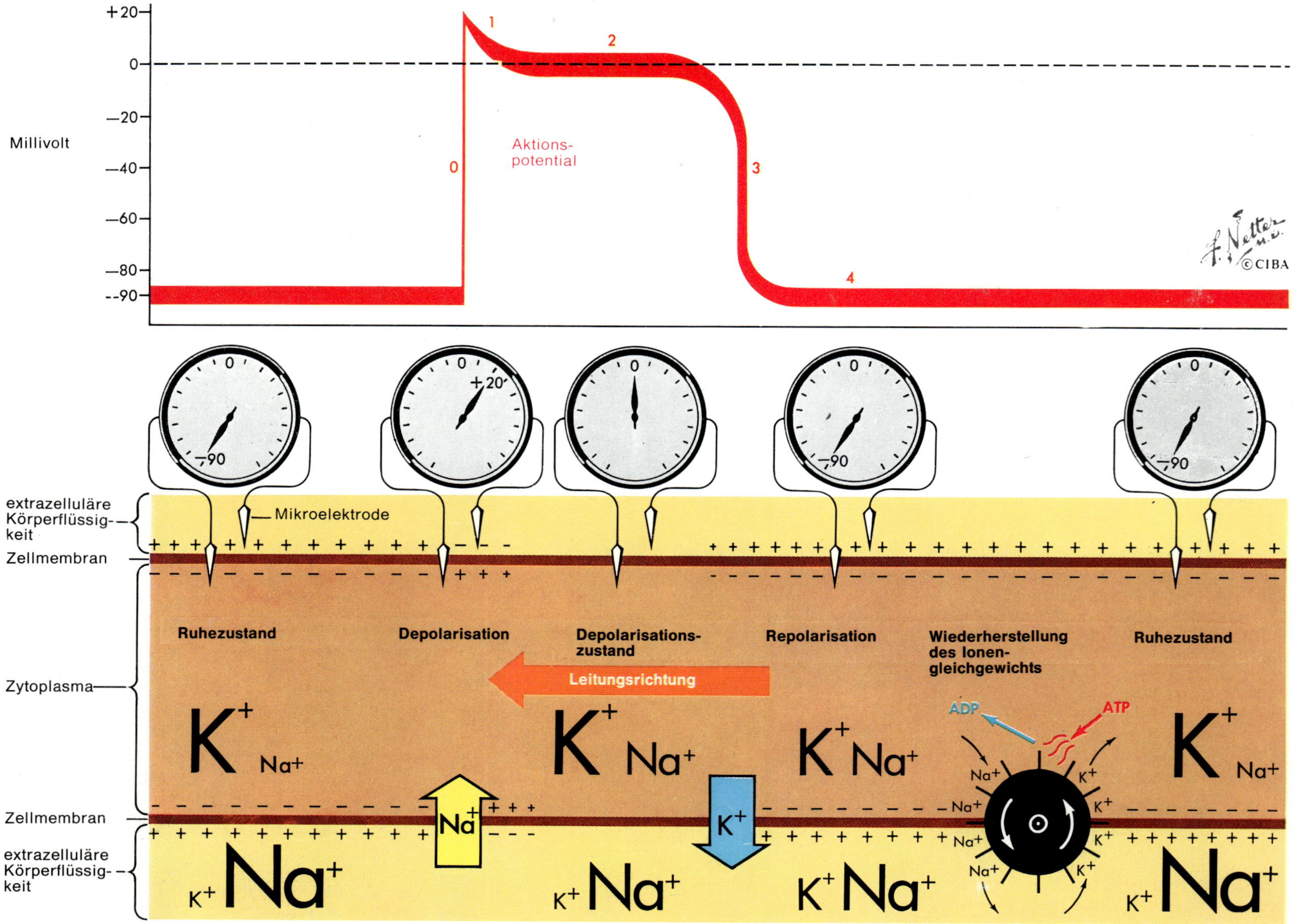

Physiologie des spezifischen Erregungsleitungssystems

Allgemeines

Unter physiologischen Bedingungen wird das Herz durch einen in einer Zelle oder Zellgruppe, dem Schrittmacher, entstehenden Impuls, der in alle Vorhof- und Kammerfasern fortgeleitet wird, aktiviert. Sobald der elektrische Impuls an den kontraktilen Herzfasern eintrifft, wird eine Kontraktion ausgelöst. Voraussetzung für die regelmäßige, rhythmisch erfolgende Aktivität ist eine Automatie spezifischer Fasern. Voraussetzung für die koordinierte Kontraktion der Vorhöfe und Kammern ist ein System, das die elektrischen Impulse in der richtigen Folge und zur rechten Zeit an die Muskelfasern der Kammern verteilt. Diese beiden Voraussetzungen werden von *spezifischen* Herzfasergruppen erfüllt. Die Fasern des Sinusknotens ebenso wie andere spezifische Vorhoffasergruppen und die Zellen des His-Purkinje-Systems besitzen diese besondere, eine Schrittmacheraktivität erst ermöglichende Fähigkeit zur Automatie. Die Zellen des aus den internodalen Faserzügen, dem Bachmann-Bündel, dem AV-Knoten, dem His-Bündel, dessen beiden Schenkeln und den peripheren Purkinje-Fasern bestehenden Erregungsleitungssystems besitzen neben ihrem charakteristischen histologischen Aussehen besondere elektrische Eigenschaften. Diese sowie die Grundlagen der elektrischen Aktivität der Herzfasern lassen sich am besten anhand von Membranpotentialen, die mit Hilfe intrazellulärer *Mikroelektroden* registriert werden, darstellen.

Physikalische Grundlagen der Membranpotentiale

Wie in den erregbaren Säugetiergeweben im allgemeinen liegen in den *Herzzellen* im Zellinneren andere Ionenverhältnisse vor als in der extrazellulären Flüssigkeit. In dem hier zu besprechenden Zusammenhang spielen Natrium(Na^+)- und Kalium(K^+)-Ionen die wichtigste Rolle. In der Abbildung (Tafel 10) ist die relative Konzentration dieser Ionen durch verschieden große Buchstabensymbole angedeutet. Im intrazellulären Raum ist die Kaliumkonzentration ungefähr dreißigmal so hoch als extrazellulär; bei Natrium ist das Verhältnis umgekehrt. Aufgrund dieser Differenz und da die Membranpermeabilität im Ruhezustand gegenüber K größer ist als gegenüber Na, ist die *Membran* im *Ruhezustand* polarisiert. Der Polarisationsgrad (Membranruhepotential) läßt sich durch Einführen einer Mikroelektrode in die Zelle und Messung der Potentialdifferenz an der intra- und extrazellulären Membranfläche bestimmen. In den Abbildungen ist das Ruhepotential schematisch sowohl als Spannungskurve (−90 mV) als auch am Leuchtschirm dargestellt.

Bei Eintreten einer Erregung ändert sich die Membranpermeabilität und positiv geladene Natriumionen können rasch aufgrund des elektrochemischen Gradienten durch die Membran in die Faser einfließen. Durch diesen plötzlichen Einstrom der von den Na-Ionen getragenen positiven Ladung kommt es zur *Umkehr* des Membranpotentials, so daß die *Spannung im Zellinneren 30 bis 40 mV positiver* ist als *außen.*

Der Natriumeinstrom in die Zelle ist in der Abbildung durch den großen Pfeil angedeutet. Die dadurch entstehende Änderung des Membranpotentials ist im Schirmbild als Erregungsanstieg *(Phase 0)* zu sehen. Nach der Erregung tritt eine unterschiedlich lange Phase *(Phase 1 und 2)* ein, während der das Membranpotential nahe bei 0 mV liegt. Dieses *Aktionspotentialplateau* stellt sich aufgrund der sinkenden Membranleitfähigkeit für Na und K ein. Darauf folgt die *Repolarisation,* d.h. die Wiederherstellung des normalen Ruhepotentials durch Erhöhung der Membranpermeabilität gegenüber K und durch Austritt von Kalium-Ionen aus der Zelle. Nach der raschen Repolarisation *(Phase 3)* bleibt das Ruhepotential solange stabil *(Phase 4),* bis die nächste Erregungswelle eintritt.

Zur Aufrechterhaltung des normalen Konzentrationsgradienten der Na- und K-Ionen ist ein aktives Transportsystem nötig. Über dieses häufig als Natrium-Kalium-Pumpe bezeichnete System muß das in die Zelle eingeströmte Natrium abgegeben und eine äquivalente Menge Kalium zugeführt werden. In der Abbildung ist die Natrium-Kalium-Pumpe als Speichenrad dargestellt.

Das Diagramm in Tafel 10 stellt einen Längsschnitt durch eine isolierte Faser während der Fortleitung eines Impulses dar. Die Aktivität *(Leitung)* verläuft von rechts nach links. Ganz links das Ruhepotential unmittelbar vor der Erregungswelle. Ganz rechts das wiederhergestellte Ruhepotential nach abgeschlossener Repolarisation. Dazwischen findet sich der Natriumeinstrom bei der Erregung (unterhalb des Erregungsanstiegs — Phase 0 — eingezeichnet) und danach der Kaliumausstrom bei der Repolarisation (unterhalb der Phase 3). Relative Größe und Polarität des Membranpotentials sind an den Plus- und Minuszeichen an der intra- und extrazellulären Membranfläche abzulesen. Die Fortleitung bzw. Ausbreitung eines Impulses erfolgt aufgrund einer Membranpotentialänderung, die während der Phase 0 an einem bestimmten Punkt eine Änderung des Potentials in Längsrichtung bewirkt. Dadurch fließt vor Auftreten des Erregungsanstiegs am Ak-

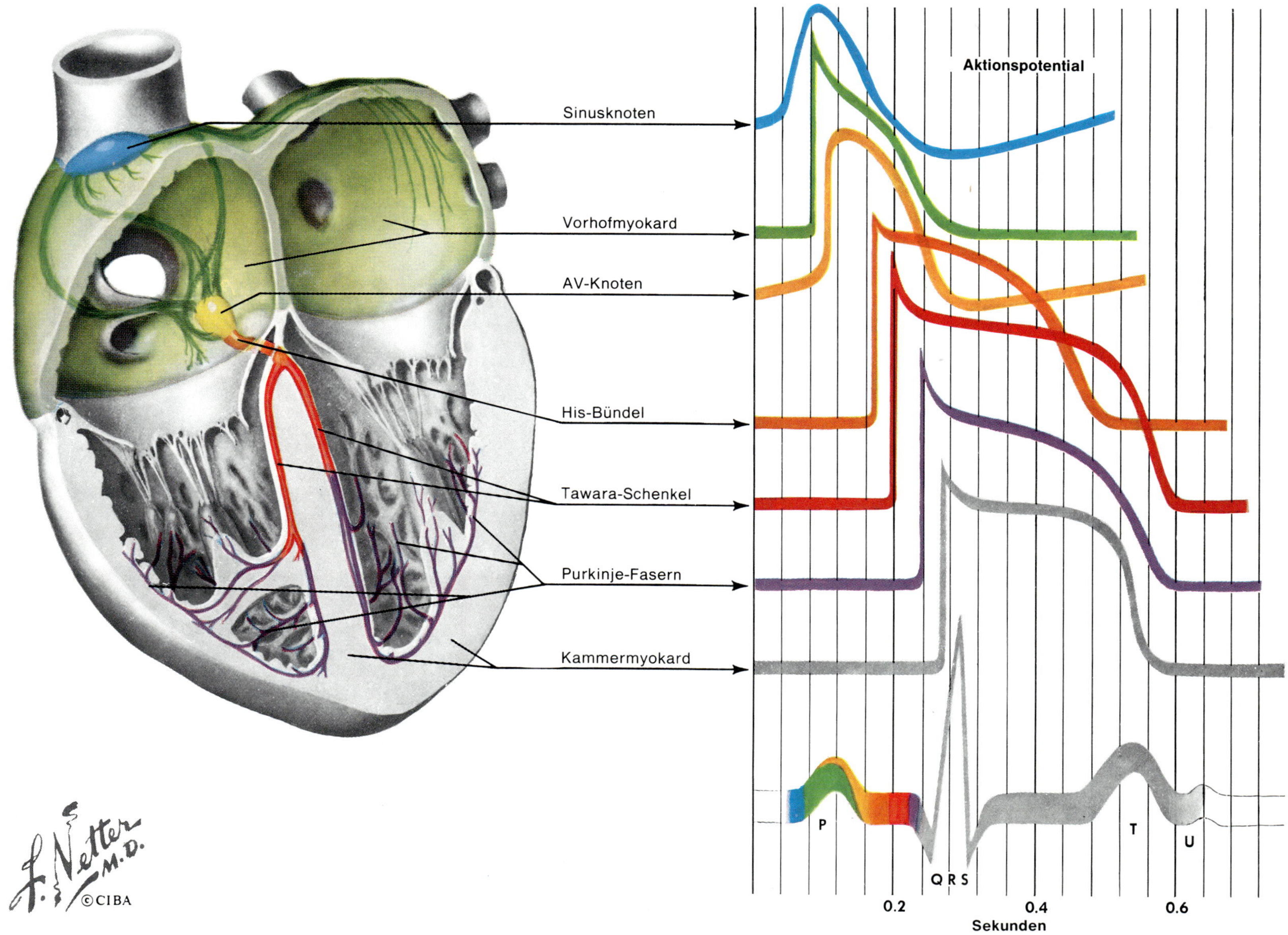

Physiologie des spezifischen Erregungsleitungssystems

(Fortsetzung von Seite 48)

tionspotential Strom durch die Membran, und das angrenzende Fasersegment wird erregt. Da dies während der Impulsfortleitung ständig geschieht, breitet sich die Aktivität zwangsläufig von ihrem Ursprung auf alle erregbaren Fasern aus.

Membranpotentiale spezifischer Fasern

An sich gilt das oben Gesagte zwar generell für alle Herzfasern, jedoch zeigen *Membranaktionspotentiale* von Zellen aus verschiedenen Herzregionen besondere Merkmale, die zum Verständnis der Auslösung und Ausbreitung normaler Herzimpulse beitragen können.

Sinusknoten und Vorhof. Der dargestellte Potentialverlauf stammt von einer isolierten automatischen Faser des Sinusknotens. An ihm sind zwei wichtige Merkmale festzustellen: (1) Es fehlt ein stabiles Ruhepotential. Nach der Repolarisation nimmt das Membranpotential spontan ab. Diese langsame spontane *Depolarisation* während der Phase 4 (S. 48) ist die Ursache für die Automatie der Sinusknotenfasern. Ein analoger Automatiemechanismus konnte für alle spezifischen Herzfasern, die über eine normale Schrittmacheraktivität verfügen, nachgewiesen werden. (2) Der Erregungsanstieg des Aktionspotentials erfolgt langsam. Dadurch kommt es zur langsamen Ausbreitung des Impulses innerhalb des Sinusknotens. Zum Vergleich wurde das Aktionspotential einer *Faser der Vorhofarbeitsmuskulatur* gegenübergestellt, bei dem der Erregungsanstieg rasch erfolgt und ein stabiles Ruhepotential besteht.

AV-Knoten. Die Aktionspotentiale der *AV-Knotenfasern* ähneln denen der Sinusknotenfasern. Die extrem langsame Impulsausbreitung im AV-Knoten ist größtenteils auf den langsamen Erregungsanstieg des Aktionspotentials zurückzuführen. Die im Potentialverlauf festzustellende Depolarisation während der Phase 4 bewirkt wahrscheinlich nur in den Fasern des ventralen Knotenabschnitts in der Höhe des His-Bündels eine automatische Aktivität.

His-Purkinje-System. Die Aktionspotentiale der *Purkinje-Fasern* zeichnen sich durch drei wichtige Merkmale aus: (1) Rascher Erregungsanstieg des Aktionspotentials und somit rasche Impulsausbreitung. (2) Lange Aktionspotentialdauer und somit lange Refraktärzeit. (3) Unter gewissen Umständen spontane Depolarisation jeder Fasergruppe während der Phase 4 (nicht dargestellt), so daß jede Faser zu einem automatischen Schrittmacher werden kann.

Die von der Faser der gewöhnlichen Arbeitsmuskulatur der *Herzkammer* abgeleitete unterste Kurve wurde zum Vergleich der Erregungszeit und der Aktionspotentialdauer hinzugefügt.

Erregungsablauf und EKG

Die sieben in der Abbildung dargestellten Membranaktionspotentiale zeigen den Verlauf der Myokarderregung gegenüber dem ganz unten abgebildeten schematischen EKG. Die für die einzelnen Aktionspotentiale verwendeten Farbsymbole wurden im schematischen EKG zur Verdeutlichung der zeitlichen Zusammenhänge und des Anteils der einzelnen Zelltypen an der elektrokardiographisch an der Körperoberfläche abgeleiteten elektrischen Aktivität wieder aufgenommen.

Die Aktivität der Schrittmacherfasern im Sinusknoten setzt vor den ersten elektrokardiographischen Anzeichen einer Aktivität *(P-Welle)* ein und läßt sich in den Ableitungen von der Körperoberfläche nicht darstellen. Die P-Welle kommt durch die Depolarisation der Vorhoffasern zustande, wobei der zeitliche Ablauf größtenteils von den spezifischen Erregungsleitungsbahnen des Vorhofs bestimmt wird. Die Repolarisation der Vorhoffasern ist normalerweise im EKG nicht zu sehen. Das Eintreffen der Impulse im Kopfteil des AV-Knotens fällt zeitlich mit dem Anstieg der P-Welle zusammen.

Innerhalb des AV-Knotens werden die Impulse langsam fortgeleitet, so daß das His-Bündel erst in der Mitte der *PQ-Dauer* erregt wird. Die Erregungsausbreitung durch das *His-Bündel,* dessen *Schenkel* und durch das Purkinje-System geht der Erregung des Kammermyokards unmittelbar voran und ist elektrokardiographisch nicht faßbar. Der *QRS-Komplex* entspricht bereits der Aktivierung der Kammerfasern, die isoelektrische *ST-Strecke* deckt sich mit dem Plateau des Kammeraktionspotentials und die *T-Welle* mit der Repolarisation der Kammerfasern. Die *U-Welle* entspricht zeitlich der Repolarisation der spezifischen Fasern der Tawara-Schenkel und des Purkinje-Systems; möglicherweise wird diese Phase bei Ableitung von der Körperoberfläche damit erfaßt.

Aus der Abbildung geht klar hervor, daß der normale Erregungsablauf im Herzen zwar von der anatomischen Verteilung und den besonderen elektrischen Eigenschaften der spezifischen Herzzellen bestimmt wird, sich aber elektrokardiographisch nicht anhand bestimmter Signale erfassen läßt. Die Folge der Erregung des spezifischen Leitungssystems kann somit lediglich indirekt aus der zeitlichen Beziehung zwischen P-Welle und QRS-Komplex abgeleitet werden. Da aber Erregung und nachfolgende Depolarisation zur Kontraktion der Myokardfasern führen, hängt die koordinierte mechanische Arbeit des Herzens von der anatomischen Verteilung und den elektrischen Eigenschaften der spezifischen Herzfasern ab.

Das Elektrokardiogramm

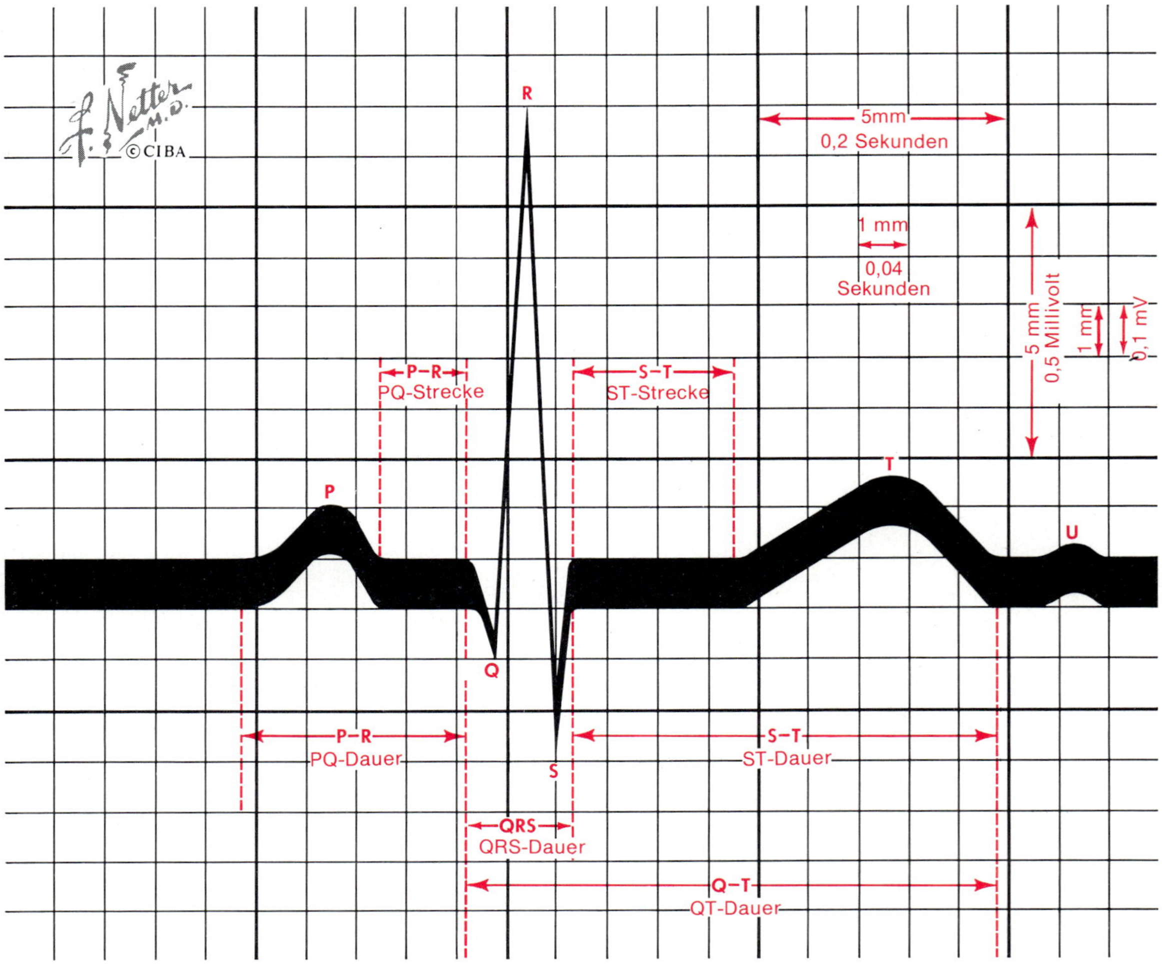

Normalwerte (Sekunden)

	PQ-Dauer	QRS-Dauer	Frequenz	QT-Dauer	ST-Strecke
Erwachsene	0,18–0,20	0,07–0,10	60	0,33–0,43	0,14–0,16
Kinder	0,15–0,18		70	0,31–0,41	0,13–0,15
			80	0,29–0,38	0,12–0,14
			90	0,28–0,36	0,11–0,13
			100	0,27–0,35	0,10–0,11
			120	0,25–0,32	0,06–0,07

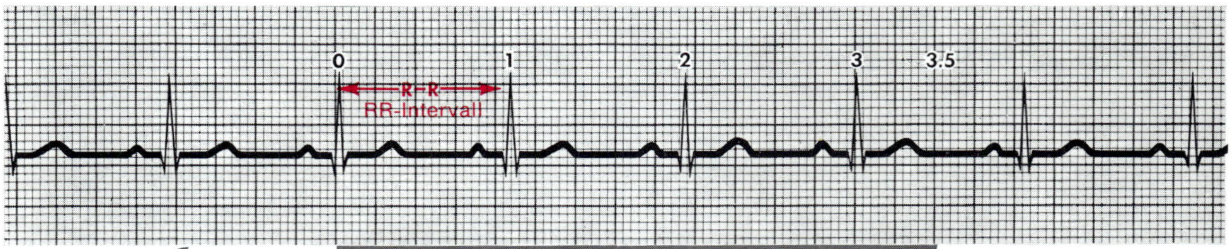

Herzfrequenzberechnung: Anzahl der RR-Intervalle (3,5) in 3 Sekunden (15 Zeitfelder je 0,2 Sekunden)

multipliziert mit 20 ergibt die Herzfrequenz (70 im vorliegenden Beispiel).

Einleitung

Ein Elektrokardiogramm ist ein Diagramm, in dem Potentialschwankungen gegenüber der Zeit aufgetragen sind. Der Potentialwechsel beruht auf der De- und Repolarisation des Herzmuskels, wodurch ein elektrisches Feld entsteht, das bis zur Körperoberfläche reicht, von der es über Elektroden abgeleitet werden kann. Unter Elektrokardiograph versteht man ein Galvanometer, mit dem in der Regel auf Papierstreifen Potentialschwankungen registriert werden. Der erste Elektrokardiograph wurde von WILLEM EINTHOVEN im Jahre 1906 entwickelt. Er bestand aus einem zwischen den Polen eines Elektromagneten ausgespannten versilberten Quarzfaden, durch den die Potentialschwankungen geleitet wurden. Der Faden wurde durch Spannungsschwankungen im elektrischen Feld in Bewegung versetzt. Diese Bewegungen wurden photographiert. Der Einthoven-Saitengalvanometer ist heute weitgehend von Röhren- und Transistorverstärkern verdrängt worden.

Seit der Entwicklung einer praktischen Methode zur Registrierung der Herzströme konnten grundlegende Erkenntnisse über die Elektrophysiologie des Herzens gewonnen werden. Auch dabei leistete der Nobelpreisträger EINTHOVEN Entscheidendes. Mit seiner Vektortheorie zeigte er auf, daß der Aktionsstrom des Herzens, oft auch als »accession or regression wave« bezeichnet, durch einen *Vektor* dargestellt werden kann, der Größe, Richtung und Polarität angibt. Die *Länge des Vektorpfeils* entspricht dabei der Größe der elektrischen Spannung, seine Lage gegenüber einer *Achse des Bezugssystems* der Richtung, und die Polarität ist durch die *Vektorspitze* angegeben. In seiner einfachsten Form stellt der Vektor die Größe eines einzelnen *Dipols*, d.h. eines elektrischen Ladungspaares (plus und minus) dar. Auch die elektrische Wirkung mehrerer Dipole kann durch einen Vektor angegeben werden.

Das normale Elektrokardiogramm

Das Elektrokardiogramm ist ein Zeit-Spannungs-Diagramm. Es wird auf *Millimeter*papier aufgezeichnet. Ist das Gerät richtig eingestellt (eine Spannungsänderung von 1 mV bewirkt einen Ausschlag des Schreibers von 10 mm), entspricht ein vertikales Feld einer Spannungsänderung von *0,1 mV* und ein horizontales Feld einer Zeit von *0,04 Sekunden*. Jede fünfte horizontale und vertikale Linie ist stark ausgezogen und entspricht horizontal einem Zeitintervall von *0,2 Sekunden*, vertikal einer Spannungsänderung von *0,5 mV*.

Die P-Welle stellt die Depolarisation des Vorhofs dar. In *Ableitung II* (S. 51) soll sie nicht größer sein als 2,5 mm (0,25 mV) und nicht länger dauern als 0,11 Sekunden. Die *PQ-Dauer* setzt sich aus der P-Welle und der *PQ-Strecke* zusammen und gibt das Zeitintervall vom Beginn der Vorhofdepolarisation bis zum Beginn der Kammerdepolarisation an. Bei einer Herzfrequenz von mehr als *60 Schlägen/Minute* soll die PQ-Dauer nicht über *0,2 Sekunden* liegen. Die Q-Zacke ist der erste negative Ausschlag im *QRS-Komplex* und entspricht der Septumdepolarisation (S. 52 und 53). Die R-Zacke ist der erste *positive Ausschlag* von QRS und fällt normalerweise mit der Depolarisation der linken Kammerspitze zusammen. Die S-Zacke ist der *erste negative Ausschlag* nach der R-Zacke und ist Ausdruck der Depolarisation der dorsal-basalen Region der linken Kammer. In den Brustwandableitungen (S. 51) soll die Amplitude der R-Zacke 27 mm nicht übersteigen. Die *QT-Dauer* beginnt mit QRS, umfaßt die *ST-Strecke* und endet mit der T-Welle (ST-Strecke und T-Welle ergeben die *ST-Dauer*). Die QT-Zeit ist frequenzabhängig und soll bei mehr als 60 Schlägen pro Minute unter *0,43 Sekunden* liegen. Die QRS-Dauer soll nicht mehr als *0,1 Sekunden* betragen.

Die *Herzfrequenz* läßt sich durch *Auszählen* der *RR-Intervalle* innerhalb von *15 Zeitfeldern* (zwischen *16 dick ausgezogenen vertikalen Linien*) und Multiplikation mit 20 bestimmen. Das erste gezählte RR-Intervall sollte mit der Null-Zeitmarke zusammenfallen.

Ableitungen und Bezugsachsen des Elektrokardiogramms

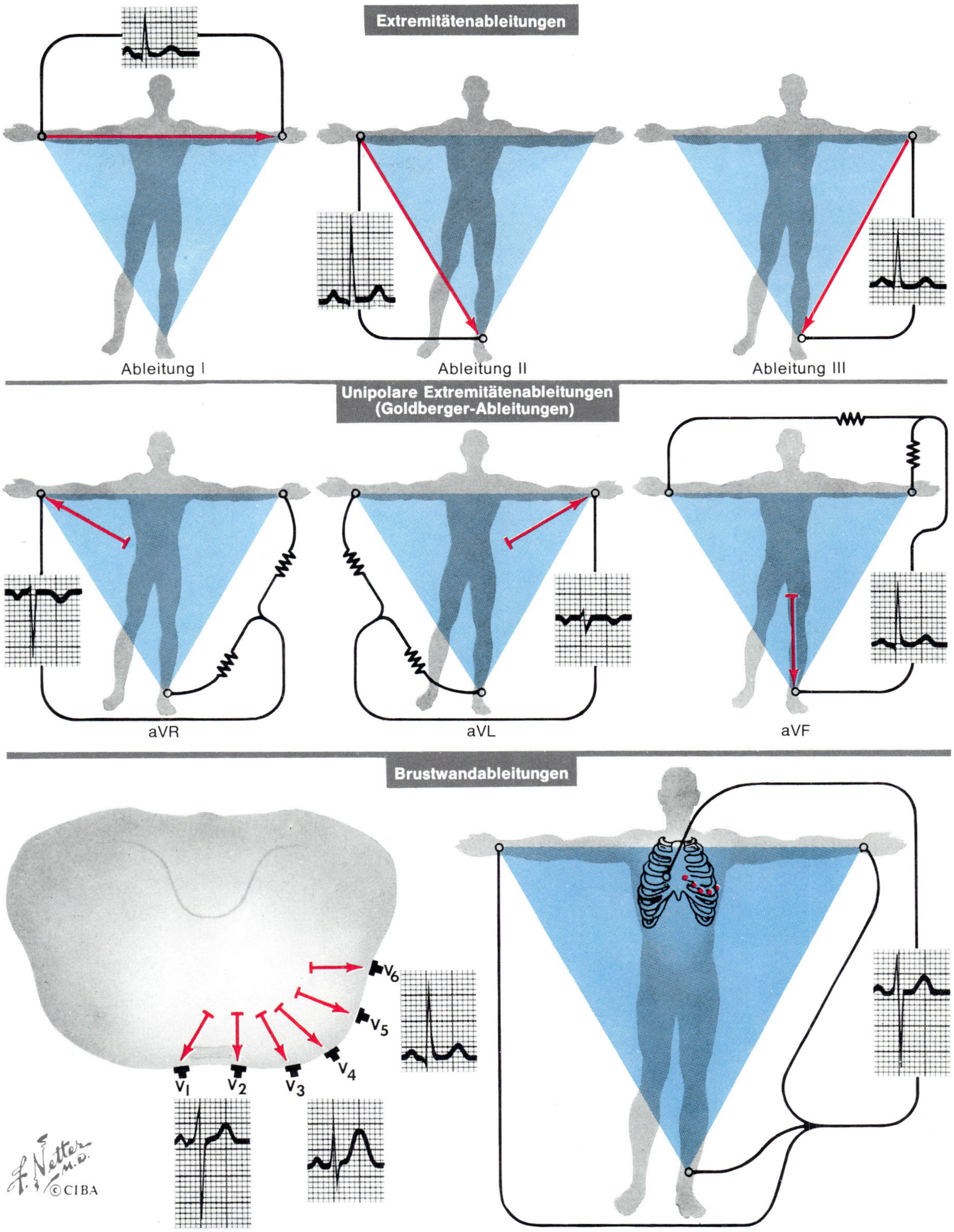

Fließt der Strom zur roten Pfeilspitze, entsteht im EKG eine positive Zacke.
Fließt der Strom von der roten Pfeilspitze weg, entsteht im EKG eine negative Zacke.
Fließt der Strom im rechten Winkel zum roten Pfeil, entsteht entweder kein oder ein biphasischer Ausschlag.

Ableitungen

Die konventionelle Elektrokardiographie bedient sich zur Aufzeichnung der Herzströme der *Extremitätenableitungen,* der *unipolaren Extremitätenableitungen* und der *Brustwandableitungen.*

Extremitätenableitungen. Extremitätenableitungen zählen zu den bipolaren Ableitungen, denn die Potentialschwankungen werden an zwei Punkten abgenommen, wobei die Potentialdifferenz dargestellt wird. Bei der *Ableitung I* liegen die Elektroden am linken und am rechten Arm, der Galvanometer befindet sich zwischen den Ableitpunkten. Ist der linke Arm bezogen auf den rechten in einem positiven Kräftefeld, wird bei der Ableitung I eine positive Zacke registriert. Bei der *Ableitung II* liegen die Elektroden am linken Bein und am rechten Arm. Ist das linke Bein bezogen auf den rechten Arm in einem positiven Kräftefeld, wird bei der Ableitung II eine positive Zacke aufgezeichnet. Bei der *Ableitung III* liegen die Elektroden am linken Bein und am linken Arm. Ist das linke Bein bezogen auf den linken Arm in einem positiven Kräftefeld, wird in der Ableitung III eine positive Zacke registriert.

Unipolare Extremitätenableitungen. Die unipolaren Extremitätenableitungen nach Goldberger ermöglichen die Registrierung des Potentials an einem Punkt (rechter Arm, linker Arm, linkes Bein) bezogen auf einen Punkt, dessen elektrische Aktivität sich während der Myokardkontraktion nicht wesentlich ändert. Die Verstärkung erfolgt durch die elektrische Schaltung und ergibt im Vergleich zu den älteren unipolaren Ableitungen nach Wilson höhere Amplituden. Bei der *aVR-Ableitung* werden die Potentiale des rechten Arms bezogen auf einen Nullpunkt, der durch Zusammenschalten der Elektroden am linken Arm und linken Bein gegeben ist, registriert. Mit der *aVL-Ableitung* werden die Potentiale am linken Arm bezogen auf einen Kurzschluß zwischen den Elektroden am rechten Arm und linken Bein aufgezeichnet. Die *aVF-Ableitung* weist die Potentiale im linken Bein bezogen auf eine Sammelelektrode vom linken und rechten Arm aus.

Brustwandableitungen. Brustwandableitungen sind unipolare Ableitungen, bei denen die Elektroden an 6 Punkten der Brustwand angebracht werden. Das Symbol V bedeutet, daß mit einer beweglichen Elektrode das elektrische Potential am Ableitpunkt auf einen Punkt V bezogen wird. Diese Bezugselektrode V entsteht durch Zusammenschalten der Elektroden vom rechten Arm, linken Arm und linken Bein und weist faktisch ein Null-Potential auf, das vernachlässigt werden kann. Das registrierte Potential entspricht also dem an der Brustwand mit der beweglichen Elektrode an folgenden Ableitpunkten abgenommenen Strom:

V_1 vierter Interkostalraum rechts parasternal;
V_2 vierter Interkostalraum links parasternal;
V_4 Medioklavikularlinie, fünfter Interkostalraum links;
V_3 zwischen V_2 und V_4;
V_5 vordere Axillarlinie, fünfter Interkostalraum; und
V_6 mittlere Axillarlinie, fünfter Interkostalraum links.

Gelegentlich erweisen sich zusätzliche Brustwandableitungen als nützlich; zum Beispiel V_3C_3 bedeutet Ableitung V_3, jedoch in Höhe der 3. Rippe, C_{2-3} kennzeichnet den 2. Interkostalraum. Zum Nachweis eines Rechtsschenkelblocks und einer Hypertrophie der rechten Herzkammer eignen sich Ableitungen rechts von V_1 (als V_3r, V_4r usw. – r = rechts – bezeichnet). Zur Abklärung eines nach dorsal gerichteten Ventrikels setzt man die Elektroden weit links an (V_7, V_8 usw.).

Bezugsachsen

Die Einthoven-Bezugsachsen für die einzelnen Ableitungen sind in der Abbildung (Tafel 13) als *rote Pfeile* angegeben. Für die Ableitung I ist die Bezugsachse z.B. eine Gerade, die die Elektroden am linken und am rechten Arm verbindet. Ein zur Spitze der rot eingezeichneten Pfeile gerichteter Aktionsstrom (Vektor) löst eine positive Zacke im EKG aus. Ein zum Ende des Pfeils gerichteter Aktionsstrom ergibt eine negative Zacke im EKG. Fließt jedoch der Strom im rechten Winkel (90°) zur Bezugsachse, kommt kein oder nur ein kleiner Ausschlag zustande. Die Amplitudenhöhe einer EKG-Zacke ist proportional zur Größe der Projektion des Vektors auf eine Bezugsachse (S. 52 und 53).

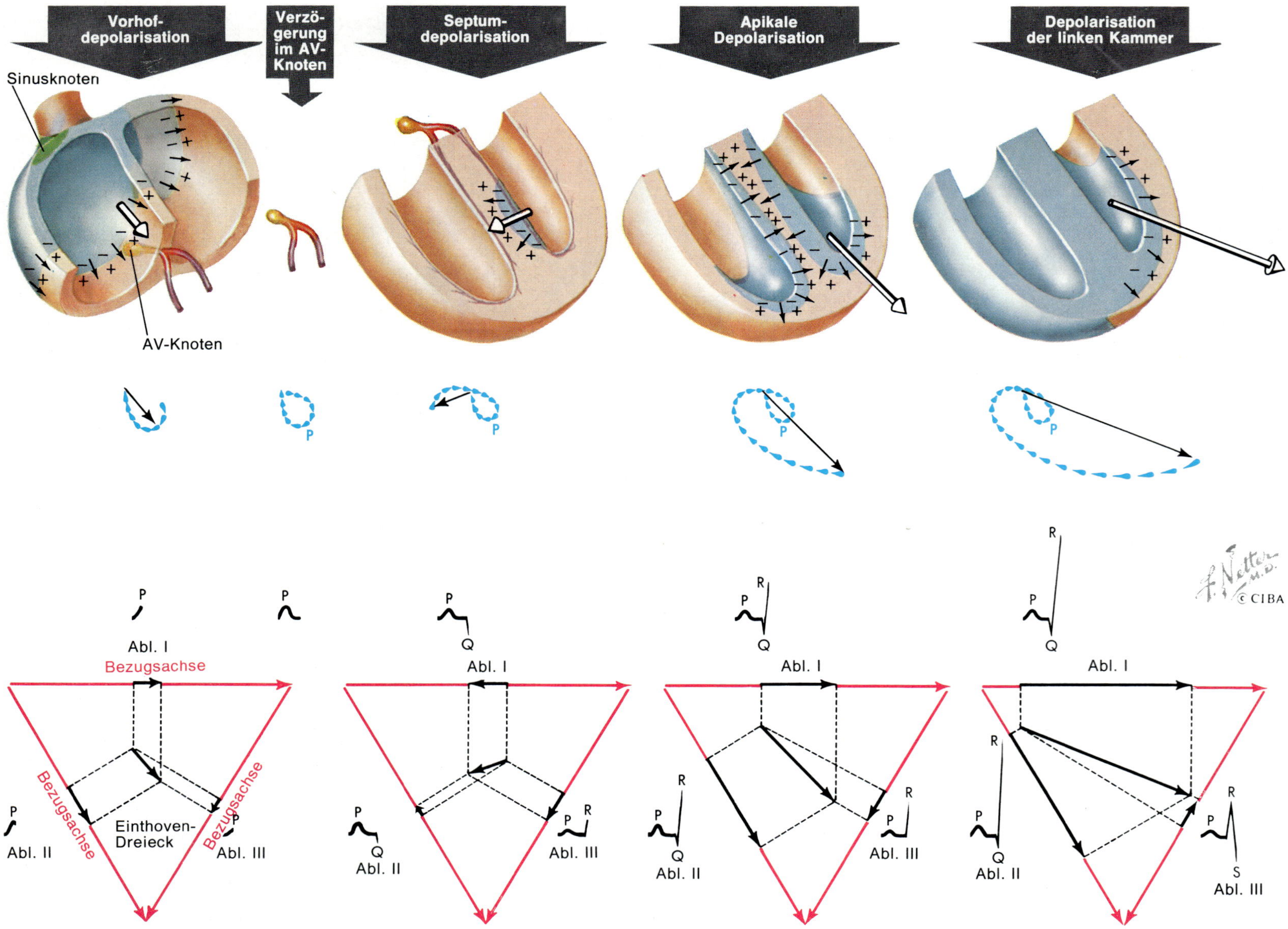

Depolarisation, Repolarisation und mittlere Momentanvektoren

Depolarisation

Vorhofdepolarisation und mittlere Momentanvektoren. Die Erregung des Herzens nimmt im Sinusknoten ihren Ausgang, wo ein Impuls entsteht, der die Depolarisation des Vorhofs durch Verminderung des Zellmembranwiderstandes auslöst. Dabei werden Dipole neutralisiert bzw. umgepolt (S. 48), und es entsteht eine elektrische Welle, eine Erregungsfront, die ein positives Feld vor sich herschiebt und ein negatives zurückläßt. Im Normalfall geht die Erregungsfront vom *Sinusknoten* aus, breitet sich aber rasch (während der Vorhofdepolarisation) gegen den Schwanzteil des *AV-Knotens* aus. Am Ende der Vorhofdepolarisation ist die Erregungsfront gegen den linken Vorhof und den linken Arm gerichtet. Die zu Beginn der Vorhofdepolarisation herrschende Erregungsfront läßt sich durch einen Vektor darstellen, dessen Länge die von der Erregungswelle erzeugte Spannung angibt. Die Spannung gegen Ende der Vorhofdepolarisation wird ebenso durch einen Vektor dargestelllt, dessen Länge die Höhe der Spannung zu diesem Zeitpunkt angibt. Durch Verbindung der Vektorspitzen mit den Fußpunkten entsteht eine Schleife, die *P-Schleife* des Vektorkardiogramms (VKG). Sie ist in der Abbildung dargestellt. Aus den Momentanvektoren 1 und 2 läßt sich durch Bildung eines Parallelogramms der mittlere Vektor der P-Schleife konstruieren. Dazu werden von einem gemeinsamen Ausgangspunkt E die Momentanvektoren aufgetragen und von jeder Pfeilspitze parallele Linien gezogen, so daß ein Parallelogramm entsteht. Die den *Ausgangspunkt E mit* dem *gegenüberliegenden Parallelogrammwinkel verbindende Gerade* ergibt den *mittleren Vektor.* Der mittlere Vektor gibt die durchschnittliche

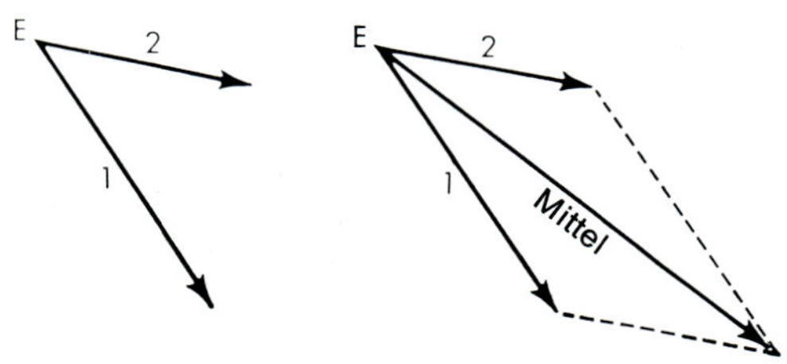

Richtung der Erregungsfront und ihre Größe bei Durchlaufen der Vorhöfe an.

Wählt man als Bezugssystem das *Einthoven-Dreieck,* läßt sich aus dem der Vorhofdepolarisation entsprechenden Vektor die Form der P-Welle in den *Ableitungen I, II und III* vorherbestimmen. Aus der Projektion des mittleren Vektors auf die Bezugsachse der Ableitung I ergibt sich eine Vektorlänge, die zur Amplitudenhöhe der P-Welle proportional ist. Die Richtung der P-Welle (positiv oder negativ) entspricht der Richtung des projizierten Vorhofvektors bezogen auf die Polarität der Bezugsachse. Die P-Welle ist positiv (nach aufwärts gerichtet), wenn Vektor und Bezugsachse in der jeweiligen Ableitung gleichgerichtet sind. Sie sind gegensinnig, ist die Welle negativ (nach unten gerichtet).

Unmittelbar vor dem Abschluß der Vorhofdepolarisation setzt die Depolarisation des AV-Knotens ein. Ihre schwachen Potentiale sind jedoch elektrokardiographisch nicht faßbar. Erst wenn die Erregungsfront die Kammerscheidewand erreicht, beginnt der QRS-Komplex.

Normalerweise folgt QRS nicht unmittelbar auf die P-Welle, dazwischen liegt meist die PQ-Strecke, die der Repolarisation des Vorhofs entspricht und sich zur P-Welle gegensinnig verhält.

(Fortsetzung auf Seite 53)

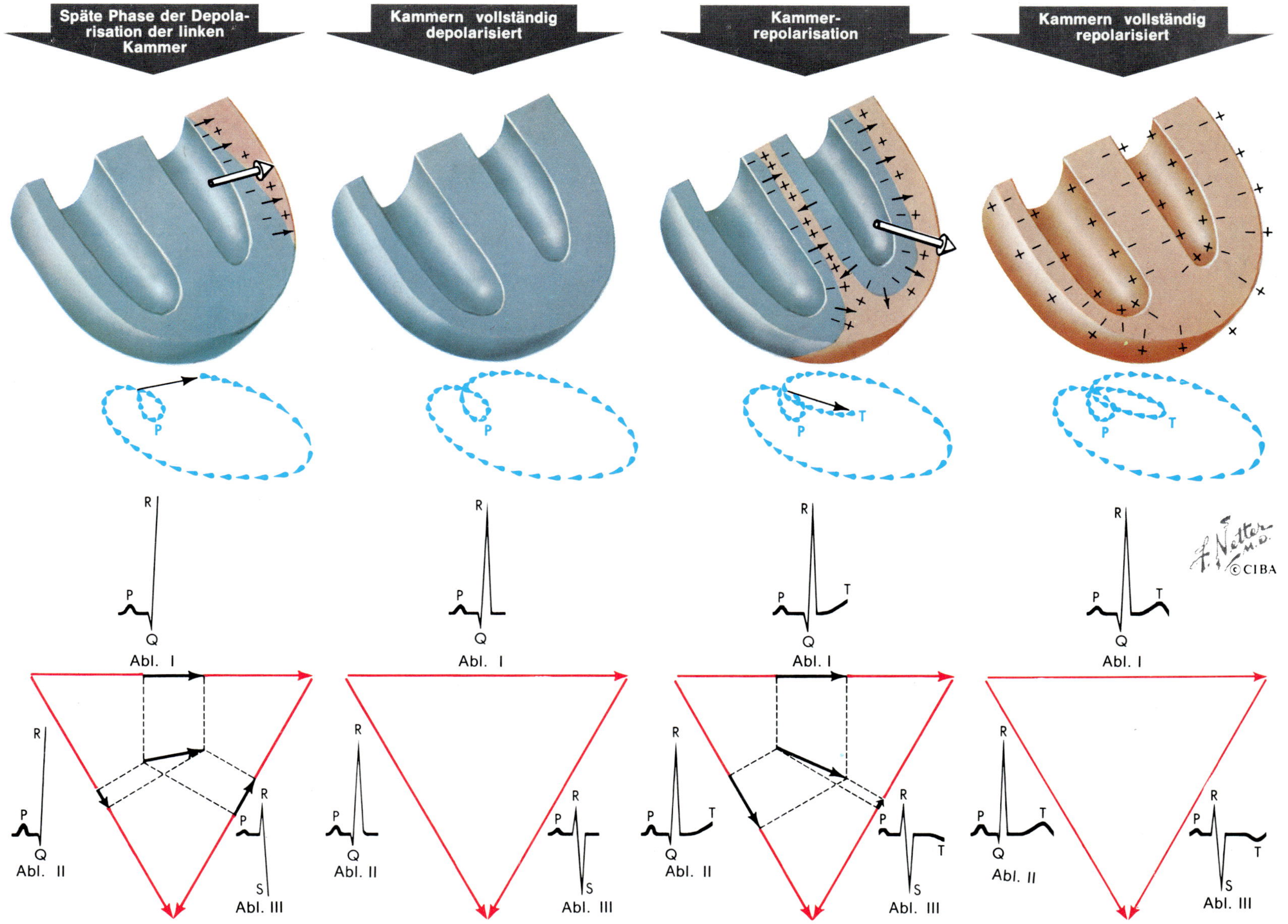

Depolarisation, Repolarisation und mittlere Momentanvektoren

(Fortsetzung von Seite 52)

Septumdepolarisation. Die *Depolarisation der Kammerscheidewand* beginnt in der Regel links, wobei die Erregungsfront sich nach rechts ausbreitet. Dies ist darauf zurückzuführen, daß die Schenkel des His-Bündels links weiter kranial in die Kammerscheidewand eintreten als rechts. Für das EKG ist das Fortschreiten der Erregungsfront in der Kammerscheidewand von links nach rechts deshalb von Bedeutung, weil dadurch in den Ableitungen I, aVL und V_6 die *Q-Zacke* entsteht. Wird das erste elektrische Signal auf das Einthoven-Bezugssystem projiziert, zeigt sich, daß der QRS-Komplex in den Ableitungen I und II mit der Q-Zacke, in der Ableitung III jedoch mit der *R-Zacke* beginnt.

Depolarisation der Herzspitze. Die *Depolarisation der Herzspitze,* die unmittelbar nach dem Beginn der Depolarisation der rechten Kammer einsetzt, ergibt ein *zweites* wichtiges elektrokardiographisches Signal. Denn bei Projektion des zweiten Momentanvektors auf das Einthoven-Dreieck zeigt sich, daß zu diesem Zeitpunkt in den Ableitungen I, II und III die R-Zacke auftritt.

Depolarisation der linken Kammer. Die rechte Kammer wird aufgrund ihrer dünnen Myokardschicht rasch depolarisiert. Wenn die Erregungsfront auf die Seitenwand der linken Kammer übergreift, entsteht ein *drittes* wichtiges Signal. Zu diesem Zeitpunkt wird die hohe Amplitude der R-Zacke in den Ableitungen I und II gezeichnet, während in der Ableitung III die S-Zacke auftritt. Die Amplitudenhöhe erklärt sich aus den besonders hohen elektrischen Potentialen, die zu diesem Zeitpunkt herrschen, da ihnen keine Kraft aus dem rechten Ventrikel entgegenwirkt und die Muskelmasse der linken Kammer im Vergleich zur rechten dicker ist.

Späte Phase der Depolarisation der linken Kammer. Unmittelbar vor dem Abschluß der *Kammerdepolarisation* läßt sich ein *vierter Vektor* ableiten, der gegen die Basis der Kammer gerichtet ist. Durch die gegen die Kammerbasis gerichtete Erregungsfront wird in der Ableitung III die Amplitude der S-Zacke, in den Ableitungen I und II die der R-Zacke größer.

Vollständige Depolarisation der Kammern. Sind die Dipole neutralisiert bzw. umgepolt, können an der Körperoberfläche keine auf Potentialschwankungen im Herzen zurückzuführenden Spannungsschwankungen mehr abgeleitet werden: das Herz ist vollständig *depolarisiert.* Zu diesem Zeitpunkt ist das Myokard refraktär, d.h., ein Reiz löst keine Myokardkontraktion aus. Da keine Potentialdifferenz besteht, kehrt die EKG-Kurve in allen Ableitungen zur Null-Linie zurück, und es wird die isoelektrische ST-Strecke geschrieben.

Repolarisation

Die Repolarisation der Kammern setzt in der Regel wahrscheinlich aufgrund der hohen interventrikulären Drücke zuerst epikardial ein. Die Vektoranalyse bei der Kammerrepolarisation ergibt im Normalfall eine positive T-Welle in den Ableitungen I und II. In der Ableitung III ist die T-Welle ihrer Richtung nach variabel.

Vollständige Repolarisation der Kammern. Nach Abschluß der Repolarisation ist das Zellinnere negativ geladen, die Umgebung positiv. Damit ist das Herz für die Aufnahme des nächsten Impulses und für die nächste Kontraktion bereit. Dieser Phase entspricht im EKG eine isoelektrische Strecke, da an der Körperoberfläche ja keine Nettopotentialdifferenz vorhanden ist.

Die räumliche Vektorschleife

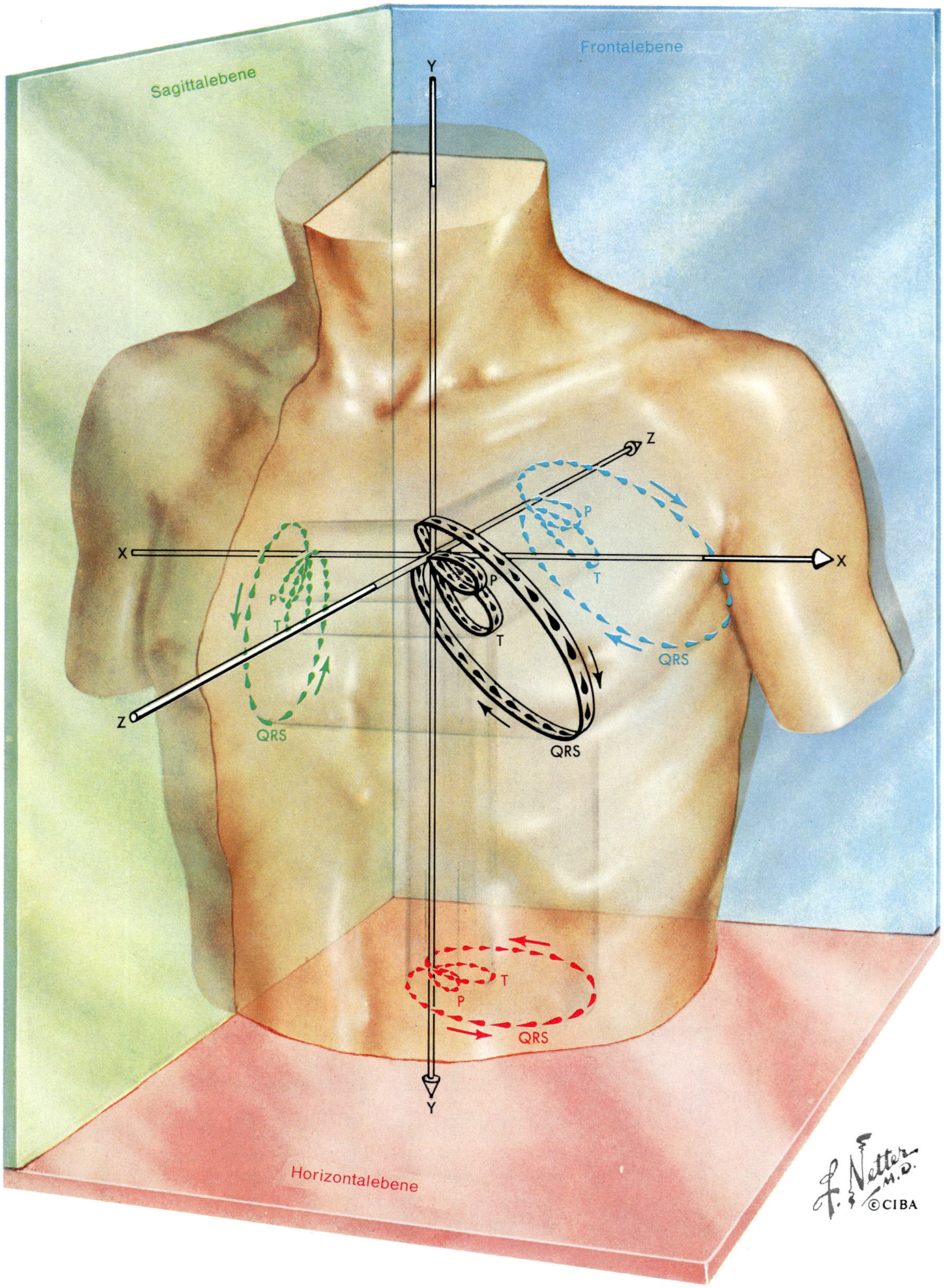

Mit Hilfe der Vektorkardiographie lassen sich die Aktionsströme des Herzens darstellen. Aufgrund dieser Ströme kommt eine dreidimensionale bzw. räumliche Spannungsschleife zustande, die auf eine *frontale, horizontale* und *sagittale Ebene* projiziert werden kann. Sie setzt sich aus zahlreichen räumlichen Momentanvektoren zusammen.

Für die Abbildung wurde aus den verschiedenen, in Verwendung stehenden Bezugssystemen die orthogonale Ableitung nach Frank (X, Y, Z) ausgewählt. Bei jeder Kontraktion treten drei Hauptschleifen auf, P, QRS und T. Sie werden durch Darstellung der Aktionsströme von zwei orthogonalen (zueinander rechtwinkeligen) Ableitungen gebildet und setzen sich aus in Abständen von 2 Millisekunden aufgereihten, meist tropfenförmigen Punkten zusammen, die mit dem stumpfen Ende voran liegen, so daß sich die Bewegungsrichtung der Schleife feststellen läßt.

Frontale Projektionsebene

In der frontalen Projektion wird die X-Achse (von links nach rechts) gegenüber der Y-Achse (von oben nach unten) dargestellt. Am linken und rechten Arm bzw. an der linken und rechten Körperseite werden die Potentialschwankungen zwischen den Ableitepunkten mit Hilfe von Elektroden abgegriffen. Gleichzeitig werden die Potentialschwankungen am Kopf und Fuß über Elektroden abgeleitet. Auf einer Kathodenstrahlröhre werden nun die X- und Y-Komponente auf der horizontalen bzw. vertikalen Achse gleichzeitig als Schleife in der frontalen Ebene dargestellt.

Sagittale Projektionsebene

Die sagittale Projektion ergibt sich aus der Y- und der Z-(postero-anterioren)Komponente.

Horizontale Projektionsebene

Die horizontale Projektion ergibt sich aus der Z- und X-Achse.

Anhand dieser drei Projektionen (frontal, horizontal und sagittal) läßt sich die in Tafel 16 abgebildete räumliche (dreidimensionale) Vektorschleife darstellen.

Räumliche Größe und Verzerrungen der Vektorschleife

Bei der konventionellen Vektorkardiographie werden drei Schleifenprojektionen des räumlichen Vektors, nämlich die frontale, horizontale und meist die linke sagittale Projektion, zunächst auf der Kathodenstrahlröhre dargestellt und dann photographiert. Daraus läßt sich die dreidimensionale bzw. räumliche Vektorschleife ableiten, die den drei Projektionen zugrunde liegen muß. Mit Hilfe der modernen Computertechnik ist es heute bereits möglich geworden, sowohl die Größe als auch die Projektionen des räumlichen Vektors zu registrieren.

Da sich auf dem Vektorkardiogramm die im jeweiligen Augenblick herrschenden elektrischen Kräfte darstellen lassen, kommt der Vektorkardiographie besondere Bedeutung zu. Bei Kardiopathien ist das Gleichgewicht zwischen den einzelnen Komponenten gestört. So sind z.B. bei der Hypertrophie einer Kammer gegen den hypertrophierten Muskel zu stärkere Ströme abzuleiten, wodurch die Vektorschleife in diese Richtung verzerrt wird. Sind wie beim Myokardinfarkt normale elektrische Kräfte zerstört, zeigen sie vom infarzierten Bereich weg, was sich wiederum in einer Verzerrung der Vektorschleife äußert.

Grundlagen der Vektorkardiographie

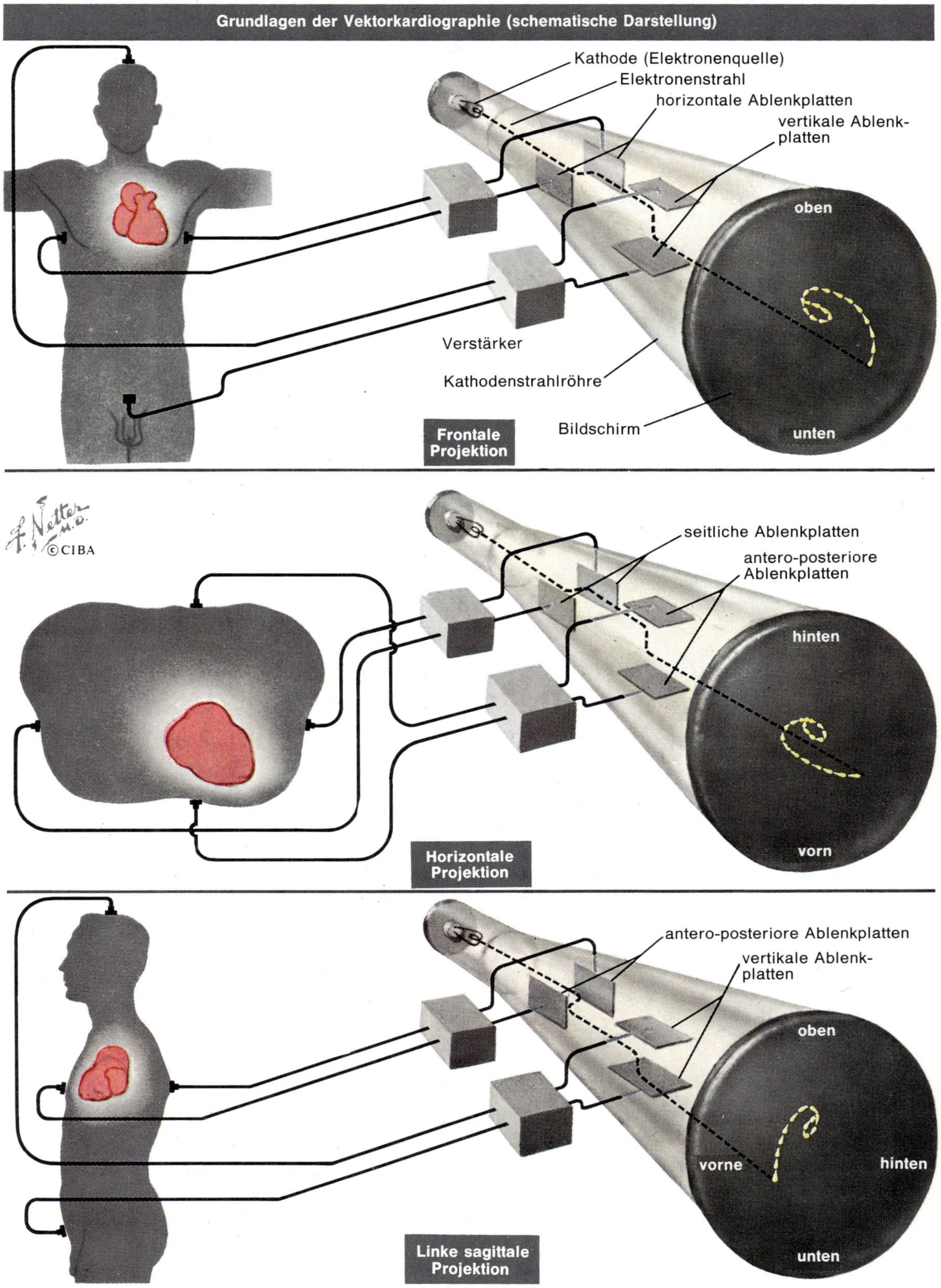

Der *Vektorkardiograph* ist im wesentlichen ein X-Y-Schreiber, ein Gerät zur gleichzeitigen Aufzeichnung von in zwei Richtungen verlaufenden elektrischen Kräften. Zu diesem Zweck werden an der Körperoberfläche *Elektroden* angebracht, die die Aktionsströme des Herzens abgreifen und über *Verstärker* einer *Kathodenstrahlröhre* zuführen. Die Kathodenstrahlröhre erzeugt einen *Elektronenstrahl,* der zwischen paarweise angeordneten *horizontalen* und *vertikalen Ablenkplatten* zu einem phosphoreszierenden *Bildschirm* zieht, auf dem er Leuchtpunkte zeichnet. Die zeitlichen Verhältnisse werden durch Unterbrechung der Schleife in Abständen von 2 Millisekunden kenntlich gemacht. Die Leuchtpunkte werden elektronisch in eine Tropfenform gebracht, wobei das stumpfe Ende des Tropfens voranzieht. Daraus läßt sich die Bewegungsrichtung des Elektronenstrahls ablesen.

Aufgrund der Konstruktion der Vektorkardiographen werden die Körperpotentiale standardisiert dargestellt, und zwar in der *frontalen, horizontalen* und *linken sagittalen* Projektion, die im folgenden kurz dargestellt werden sollen.

Frontale Projektion

Ableitung X, von links nach rechts: Ist das unter dem linken Arm abgegriffene Potential bezogen auf den rechten Arm positiv, wird der Elektronenstrahl auf dem Bildschirm, von vorne gesehen, nach rechts abgelenkt.

Ableitung Y, von unten nach oben: Ein positives Potential am Fuß bezogen auf den Kopf lenkt den Elektronenstrahl auf dem Bildschirm *nach unten* ab.

Horizontale Projektion

Ableitung X, von links nach rechts: Ist das auf der linken Körperseite abgegriffene Potential bezogen auf die rechte Körperseite positiv, wird der Elektronenstrahl auf dem Bildschirm, von vorne gesehen, nach rechts abgelenkt.

Ableitung Z, von vorn nach hinten: Ein positives Potential an der Körpervorderseite bezogen auf die Rückseite lenkt den Elektronenstrahl auf dem Bildschirm nach unten ab.

Linke sagittale Projektion

Ableitung Z, von vorn nach hinten: Ein positives Potential an der Körpervorderseite bezogen auf die Rückseite lenkt den Elektronenstrahl auf dem Bildschirm nach links ab.

Ableitung Y, von unten nach oben: Ein positives Potential am Fuß bezogen auf den Kopf bewegt den Elektronenstrahl zum unteren Ende des Bildschirms.

Andere Ableitungssysteme

Ungefähr 19 weitere Ableitungen wurden beschrieben, aber nur mit wenigen können die Potentialschwankungen in der X-, Y- und Z-Achse so genau dargestellt werden.

Bei einigen ist das Ableitungssystem zu aufwendig, bei anderen mangelt es an Genauigkeit, und die Bilder erscheinen in der einen oder anderen Ebene verzerrt. Das Frank-System ist eine gute Kompromißlösung zwischen technischem Aufwand und erforderlicher Genauigkeit. Die Frank-Ableitungen, die oben vereinfacht dargestellt wurden, werden daher von vielen Ärzten zur Vektorkardiographie verwendet.

Ableitung des Elektrokardiogramms aus der Vektorschleife

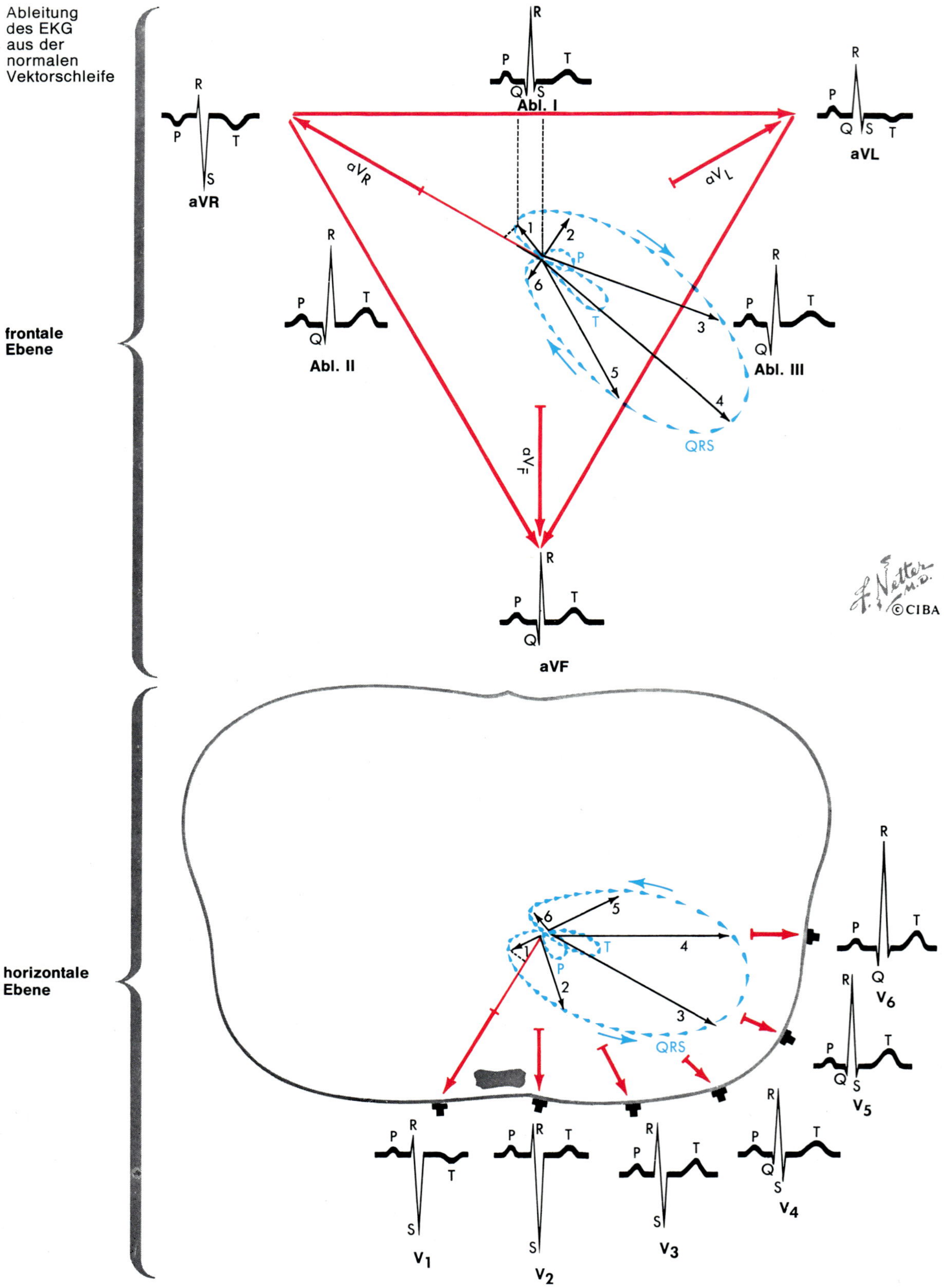

Zwischen der frontalen und horizontalen *Vektorschleife* und dem konventionellen an 12 Ableiteorten registrierten *Elektrokardiogramm* besteht ein fester Zusammenhang. In der Abb. (Tafel 18) sind die bipolaren *Ableitungen* I, II und III dargestellt, die gewöhnlich anhand des Einthoven-Dreiecks ausgewertet werden. Ferner sind die verstärkten unipolaren *Goldberger-Ableitungen* aVR, aVL und aVF angegeben, für die ein innerhalb des Einthoven-Dreiecks liegendes triaxiales Bezugssystem gilt. Dieses triaxiale Bezugssystem besteht aus Bezugsachsen in Form von Pfeilen, die zum rechten Arm, zum linken Arm und zum linken Bein weisen. Im Prinzip wird ein Vektor, der **zur Pfeilspitze irgendeiner Bezugsachse hinzeigt, in dieser Ableitung** als *positive Zacke* registriert. Steht der Herzvektor im rechten Winkel zur Bezugsachse, wird in dieser Ableitung keine oder nur eine kleine Zacke angeschrieben. Sind Pfeilrichtung der Bezugsachse und Vektorrichtung einander entgegengesetzt, entsteht in dieser Ableitung eine negative Zacke. Die Amplitude der EKG-Zacken hängt jeweils von der Größe des auf eine Bezugsachse projizierten Herzvektors ab.

Nehmen wir als Beispiel den ersten Momentanvektor (1) in der *frontalen Ebene*. Er weist vom AV-Knotenbereich zur rechten Schulter. Da der projizierte Vektor zur Elektrode am rechten Arm hinzeigt, wird in aVR eine *R-Zacke* geschrieben. In der Ableitung I sind Vektorrichtung und Pfeilrichtung der Bezugsachse gegensinnig; daher wird in dieser Ableitung eine *Q-Zacke* geschrieben. In aVL entsteht zwar auch eine Q-Zacke, sie hat aber eine kleine Amplitude, da der Vektor in dieser Ableitung nur wenig von der Bezugsachse wegzeigt. Verläuft er in entgegengesetzter Richtung, wie in der aVF-Ableitung, wird eine regelrechte Q-Zacke geschrieben. Auch in der Ableitung II sind Vektor- und Pfeilrichtung der Bezugsachse gegensinnig, und es entsteht eine Q-Zacke.

In der *horizontalen Ebene* weisen der erste Herzvektor und die Bezugsachse in V_1 in die gleiche Richtung; es wird daher eine *R-Zacke* geschrieben. Auch in V_2 sind Vektor- und Pfeilrichtung der Bezugsachse gleich, so daß auch in dieser Brustwandableitung eine R-Zacke entsteht. In V_5 und V_6 wird hingegen eine Q-Zacke geschrieben, da Herzvektor und Bezugsachsen in diesen Ableitungen entgegengesetzt verlaufen.

Auf diese Weise läßt sich jeder Momentanvektor der Schleife analysieren. In V_3 ergibt der erste Herzvektor (1) kaum einen Ausschlag. In V_4 sind **Vektorrichtung und Pfeilrichtung der Bezugsachse gegensinnig, es wird daher eine Q-Zacke** geschrieben. Dies gilt gleichermaßen für die Brustwandableitungen V_5 und V_6.

Bei der Ableitung des Elektrokardiogramms aus der Vektorschleife ist zu bedenken, daß jede EKG-Zacke aufgrund einer unendlichen Zahl aufeinanderfolgender gleich- und gegensinniger Vektoren zustande kommt. Ihre Größe und Form wird somit durch die Summe aller dieser Vektoren bestimmt. Auch die zeitliche Aufeinanderfolge der Vektoren ist wichtig. So wird z.B. in V_1 die R-Zacke früh geschrieben; sie ist auf einen früh auftretenden Vektor (Vektor 1 in der Abbildung) zurückzuführen, während die S-Zacke später als Folge der später folgenden Vektoren (Vektor 4, 5 und 6 in der Abbildung) auftritt.

Achsenabweichung beim Herzgesunden

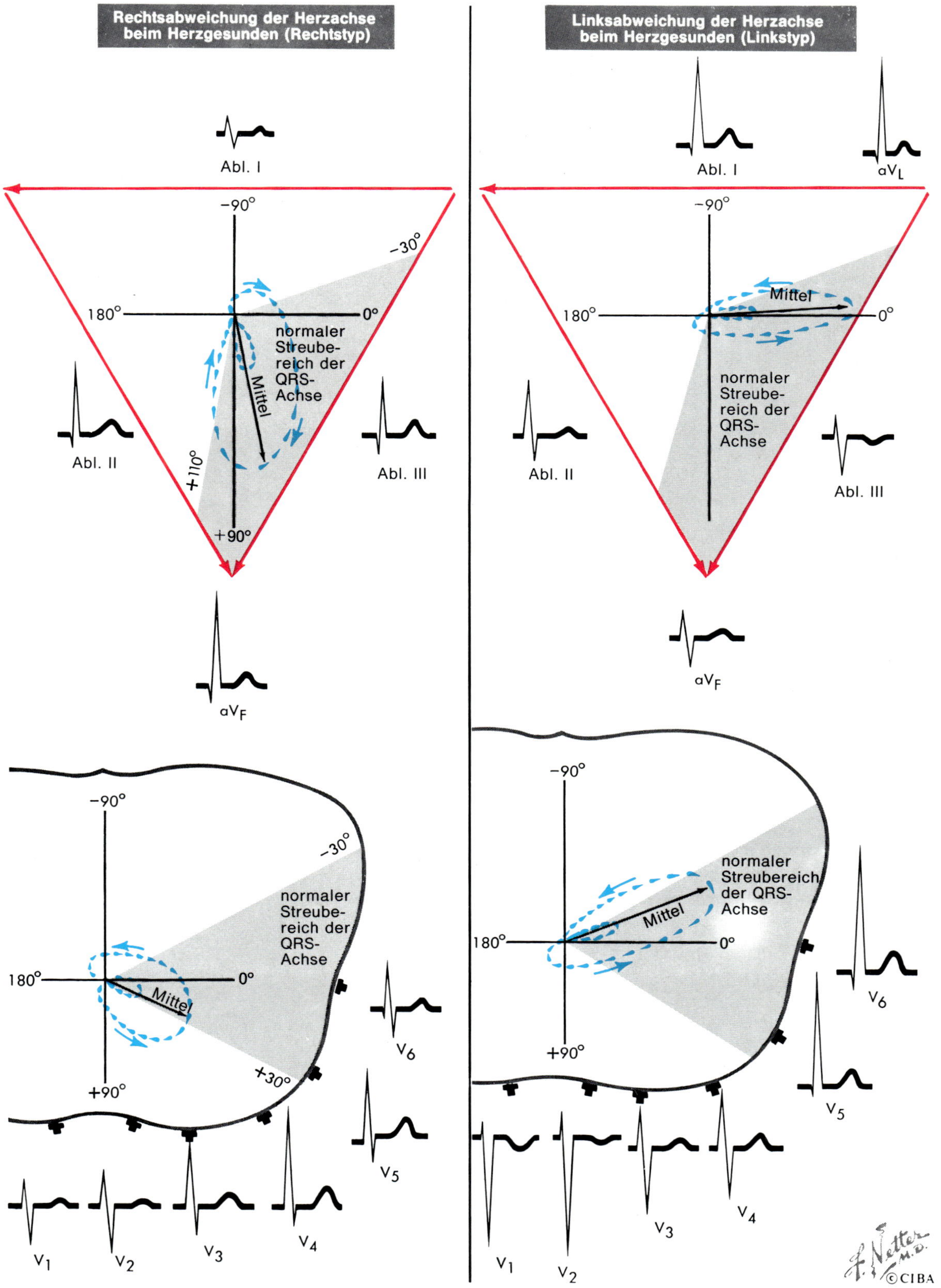

Die *mittlere* elektrische Achse von P, QRS und T entspricht beim Herzgesunden meist der anatomischen Lage des Herzens im Brustraum. Sie kann bei Herzkrankheiten vom normalen Verlauf abweichen. In der Tafel 19 sind physiologische Varianten der Vektorschleife dargestellt. QRS- und T-Schleifen können in der frontalen Ebene zwischen *−30° und +110°* und in der horizontalen zwischen *+30° und −30°*, bezogen auf den linken Arm, variieren.

Bei Rechtsabweichung der Herzachse sind P- und QRS-Schleife in der frontalen Projektion oft bis zu +90° nach rechts verschoben. Dementsprechend findet sich in den *Ableitungen* II, III, aVF, V_2 und V_3 eine hohe R-Zacke.

Bei Linksabweichung weist die QRS-Schleife typischerweise gegen das linke Schulterblatt (nach links oben und hinten). Die mittlere elektrische Achse liegt in der frontalen Projektion oft bei −30° und in der horizontalen (nach hinten zu) bei −30°. Im EKG stellt sich diese Situation als tiefes S in V_1 und V_2 und als hohes R in den Ableitungen I, aVL, V_5 und V_6 dar.

Da das EKG wesentlich von der Lage des Herzens im Brustraum bestimmt wird, kommt dem Verständnis um die Zusammenhänge zwischen Herzlage und EKG besondere Bedeutung zu. Diese sind jedoch keineswegs leicht zu erfassen, da das Herz um eine anteroposteriore, transversale und um seine anatomische Längsachse rotieren kann, ja es kann sogar um alle drei Achsen gedreht sein. Die Rotation um die Längsachse ist dabei am schwersten vorstellbar. Sie erfolgt um eine von der Ventilebene durch das Septum zur Herzspitze ziehende Achse, die bei Betrachtung von der linken Seite her an der Herzspitze austreten würde. Stellt man sich auf der Ventilebene eine Uhr vor, kann man auch angeben, ob die Drehung um die Längsachse im oder entgegen dem Uhrzeigersinn erfolgt.

Bei Mittellage des Herzens befindet sich die rechte Herzkammer vor, rechts und über der linken, die linke hinter, unter und links von der rechten. Würde man nun eine Elektrode direkt auf die rechte Kammer auflegen, erhielte man einen »rechten Kammerkomplex« (kleines r, großes S und umgekehrtes T). Eine Elektrode auf der linken Kammeroberfläche ergäbe einen »linken Kammerkomplex« (kleines q, großes R und positives T). Brächte man eine Elektrode am Körper bzw. an einer Extremität so an, daß sie einen der Ventrikel »sieht«, ließe sich jener Komplex ableiten, der für den von der Elektrode »gesehenen« Ventrikel typisch ist. Beim Indifferenztyp sieht die Elektrode in aVL und aVF weder die rechte noch die linke Kammer direkt. In diesen Ableitungen finden sich daher kleine Komplexe, die nicht ganz so aussehen wie die typischen Kammerkomplexe. Beim Einatmen und Tiefertreten des Zwerchfells bzw. beim asthenischen Körperbautyp rotiert das Herz im Uhrzeigersinn, so daß die Beinelektrode die linke Kammer und die Elektrode am linken Arm die rechte Kammer »sieht«. In aVF wird daher der typische linke Kammerkomplex geschrieben, in aVL der rechte. Bei Adipositas, während der Schwangerschaft und beim Ausatmen mit Hochtreten des Zwerchfells dreht sich das Herz entgegen dem Uhrzeigersinn. Dementsprechend wird in aVL der linke (überwiegend positive) Kammerkomplex registriert, in aVF der rechte (überwiegend negative).

Vorhofvergrößerung

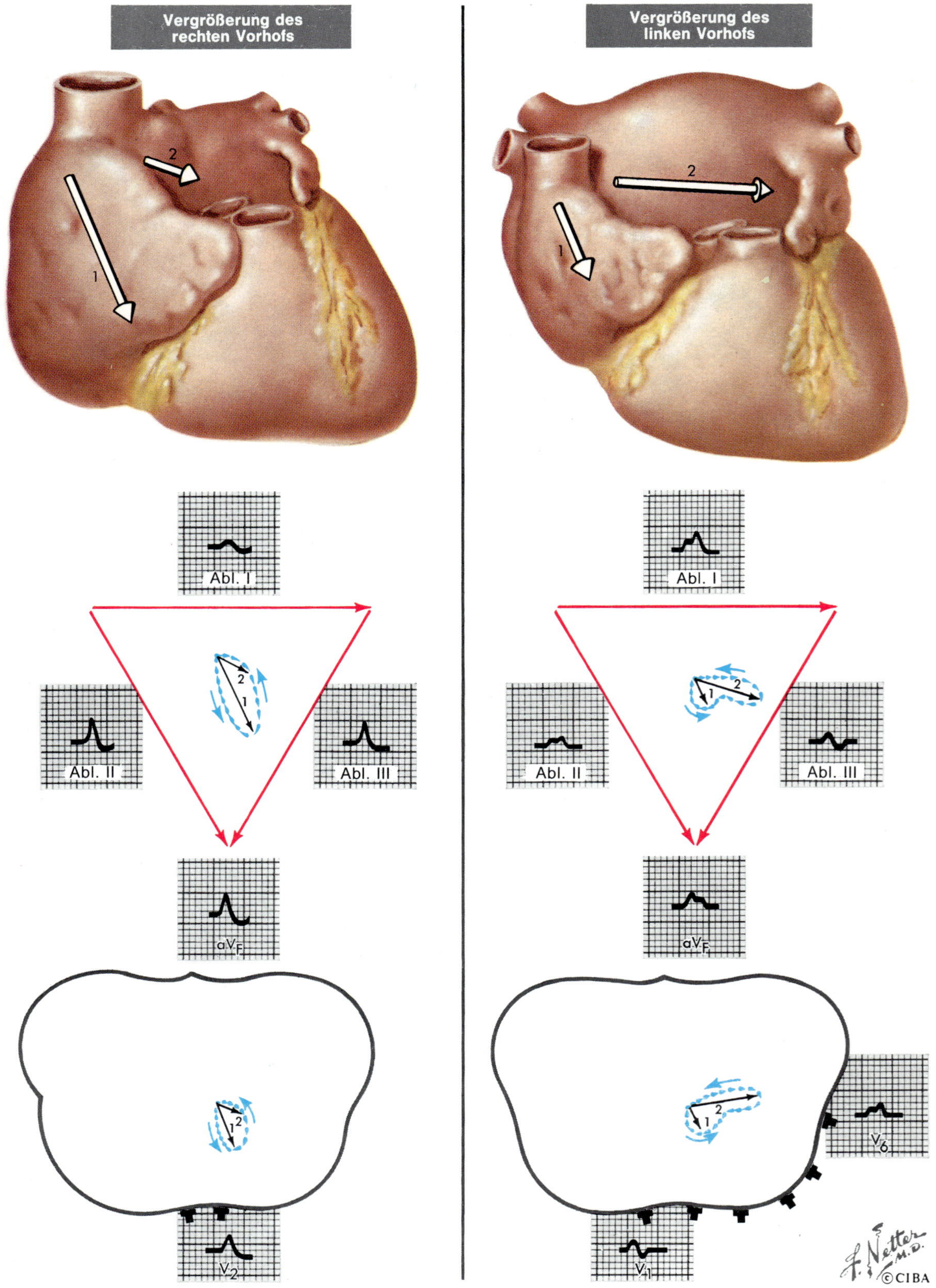

Eine Vergrößerung des rechten Vorhofs findet sich bei Cor pulmonale, pulmonalem Hochdruck und Trikuspidal- oder Pulmonalklappenstenose. Dadurch dominiert das erste atriale Signal, die elektrische Achse von P weist im allgemeinen nach vorn unten. Dementsprechend zeigt die Ableitung I kleine, die Ableitung II, III und aVF hingegen hohe P-Wellen, die oft über die obere Normalgrenze (2,5 mm in Ableitung II) hinausragen. Die Vektorschleife ist nach vorne unten gerichtet. In V_1 und V_2 sind mäßig hohe P-Wellen zu finden.

Vergrößerung des rechten Vorhofes

Sie besteht bei Druck- oder Volumenüberlastung des rechten Vorhofs im Vergleich zum linken. Ein typischer Druckanstieg kommt durch Trikuspidalstenosen zustande. Im EKG entspricht die Rechtsvorhofvergrößerung dem Bild des »P pulmonale«, d.h. hohen, schlanken, glatten, spitzen P-Wellen (am besten in II, III und aVF zu sehen) mit leichter Rechtsabweichung der elektrischen Achse von P.

Vergrößerung des linken Vorhofes

Es findet sich bei vergrößertem linken Vorhof elektrokardiographisch das Bild des P mitrale mit breiten, doppelgipfligen, jedoch normal hohen P-Wellen und leichter Linksabweichung der elektrischen Achse von P. Die elektrischen Kräfte sind bei der meist durch Mitralstenose oder -insuffizienz infolge einer rheumatischen Herzkrankheit verursachten Vergrößerung des linken Vorhofs bei unveränderter Größe des rechten gegen die linke Achsel gerichtet. Dementsprechend weist die Ableitung II eine breite, mehr als 0,12 Sekunden dauernde P-Welle auf. Die P-Schleife ist ungewöhnlich groß und zeigt eine Linksabweichung. Auch im V_6 ist die P-Welle breit und aufgesplittert. Die späten P-Vektoren sind größer als die frühen.

Vergrößerung beider Vorhöfe

Bei Vergrößerung beider Vorhöfe finden sich hohe und breite aufgesplitterte P-Wellen (2,5 mm und mehr als 0,12 Sekunden in Ableitung II). Dieses Bild entspricht der Kombination eines Mitralklappenfehlers mit einem Vorhofseptumdefekt oder multiplen Klappenfehlern. Die atrialen T-Wellen bzw. Vorhofrepolarisationszacken sind meist klein, häufig überhaupt nicht aufzufinden oder in den QRS-Komplex eingegangen. T- und P-Wellen sind meist diskordant, d.h., auf eine positive P-Welle folgt eine sehr kleine negative T-Welle. Im allgemeinen ist die von der T-Welle umschriebene Fläche etwas kleiner als die unter der P-Welle.

Sind die P-Wellen als P mitrale oder P pulmonale vergrößert, werden auch die T-Wellen im gleichen Ausmaß höher, wobei die PQ-Strecke gesenkt wird. Große atriale T-Wellen machen oft auf Vorhofanomalien aufmerksam und erweisen sich daher als *diagnostisch* wertvoll.

Kammerhypertrophie

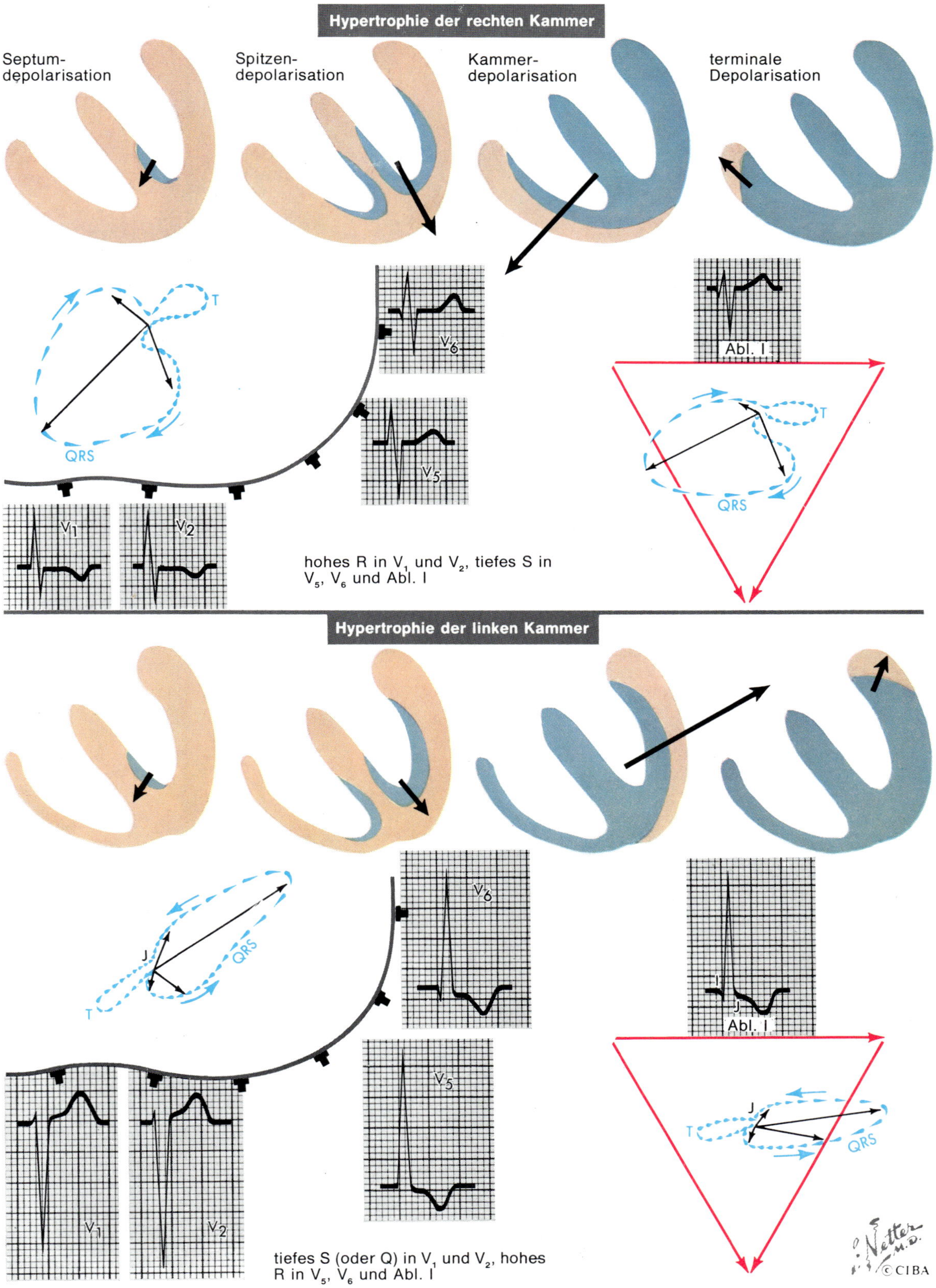

Für das elektrokardiographische Bild der Kammerhypertrophie werden zahlreiche Ausdrücke benutzt. Einige beschreiben den funktionellen Zustand eines Ventrikels im Vergleich zum anderen, während andere mehr den anatomischen Zustand in den Vordergrund stellen. Das Wort »Vergrößerung« schließt sowohl Hypertrophie als auch Dilatation ein. In der neueren Literatur unterscheidet man das EKG bei Widerstands- und Volumenhypertrophie.

Rechtshypertrophie

Aufgrund der dickeren Myokardschicht in der rechten Kammer sind die QRS-Kräfte nach rechts gerichtet. Dadurch erscheint die QRS-Schleife in der horizontalen Ebene nach rechts vorne verzerrt. In *V_1 und V_2* sind die *R-Zacken höher* als im normalen EKG; in *V_4 und V_5* finden sich *tiefe S-Zacken.*

Das Amplitudenverhältnis von R zu S weicht von der Norm (= kleiner als 1) ab. Bezogen auf die Tiefe der S-Zacke erscheint daher die R-Zacke hoch. Als typisches Zeichen sind ST-Strecke und T-Welle gegenüber jenem Teil von QRS diskordant, der die größte Fläche umschreibt (d.h. meist die R-Zacke); auch die *T-Schleife* verhält sich gegenüber der QRS-Schleife gegensinnig. Dementsprechend ist in V_1 und V_2 die R-Zacke positiv, die T-Welle negativ. In V_5 und V_6 findet sich jedoch stets ein negatives S und ein positives T.

Ätiologisch ist die Rechtshypertrophie auf angeborene Herzvitien bzw. erworbene Herzkrankheiten zurückzuführen und kann infolge einer Druck- oder Volumenüberlastung zustande kommen. Dabei wird die Myokardschicht der rechten Kammer dicker, wodurch die rechte Kammer nicht nur der Muskelmasse nach, sondern auch in bezug auf die elektrischen Kräfte dominiert. Da für das EKG und das VKG die Nettopotentialschwankungen des gesamten Herzens maßgebend sind, verlaufen die in QRS zum Ausdruck kommenden elektrischen Kräfte im allgemeinen von links nach rechts. Gewöhnlich ist die Erregungsfront von der kleineren gegen die größere Muskelmasse gerichtet, d.h. von der normalen zur hypertrophierten Kammer.

Linkshypertrophie

Bei *Linkshypertrophie* wird die QRS-Schleife durch die dickere Muskelmasse der linken Kammer gegen das linke Schulterblatt zu verschoben. Dementsprechend finden sich in V_1 und V_2 tiefe S-Zacken, in V_5 und V_6 hingegen nur kleine oder überhaupt keine, dafür aber hohe R-Zacken. Auch bei der Linkshypertrophie sind ST-Strecke und T-Welle der größten QRS-Zacke gegenüber diskordant. In V_1 steht also eine tiefe S-Zacke einer *positiven* ST-Strecke und T-Welle gegenüber, während in V_6 eine hohe R-Zacke mit einer *negativen* ST-Strecke und T-Welle in Erscheinung tritt. In der horizontalen Projektion sind die Vektoren zunächst von links nach rechts vorne gerichtet, drehen dann gegen das linke Schulterblatt und kehren schließlich zum Null-Punkt zurück. Tritt im EKG die für die Linkshypertrophie typische Verschiebung der ST-Strecke auf, findet sich im VKG eine offene QRS-T-Schleife, d.h., daß Anfang und Ende des QRS-Komplexes in verschiedener Höhe liegen, worauf eine T-Welle folgt, die bezogen auf den Hauptteil der QRS-Schleife um 180° diskordant ist. In der frontalen Projektion ist die Schleife zur linken Schulter hin verschoben, QRS und T-Welle sind diskordant. Auch hier findet sich oft eine offene Schleife, und zwar, wenn der *Punkt J* (Ende von QRS, Anfang von ST) und der *Punkt I* (Ende von PQ, Anfang von QRS) in der Horizontalen nicht auf gleicher Höhe liegen. Beim Herzgesunden liegen J und I gleich hoch, meist auf der isoelektrischen Linie. Bei hochgradiger Linkshypertrophie liegt der Punkt J in V_5 tiefer als der Punkt I, bei hochgradiger Rechtshypertrophie in V_1. Auch unter Digitalisierung, bei Hypokaliämien, Myokardinfarkten, Myokardischämien, Perikarditiden und Schenkelblöcken weicht die Lagebeziehung zwischen I und J von der Norm ab.

Hypertrophie beider Kammern

Sind beide Kammern vergrößert, dominiert elektro- und vektorkardiographisch der stärker hypertrophierte Muskel.

Schenkelblock

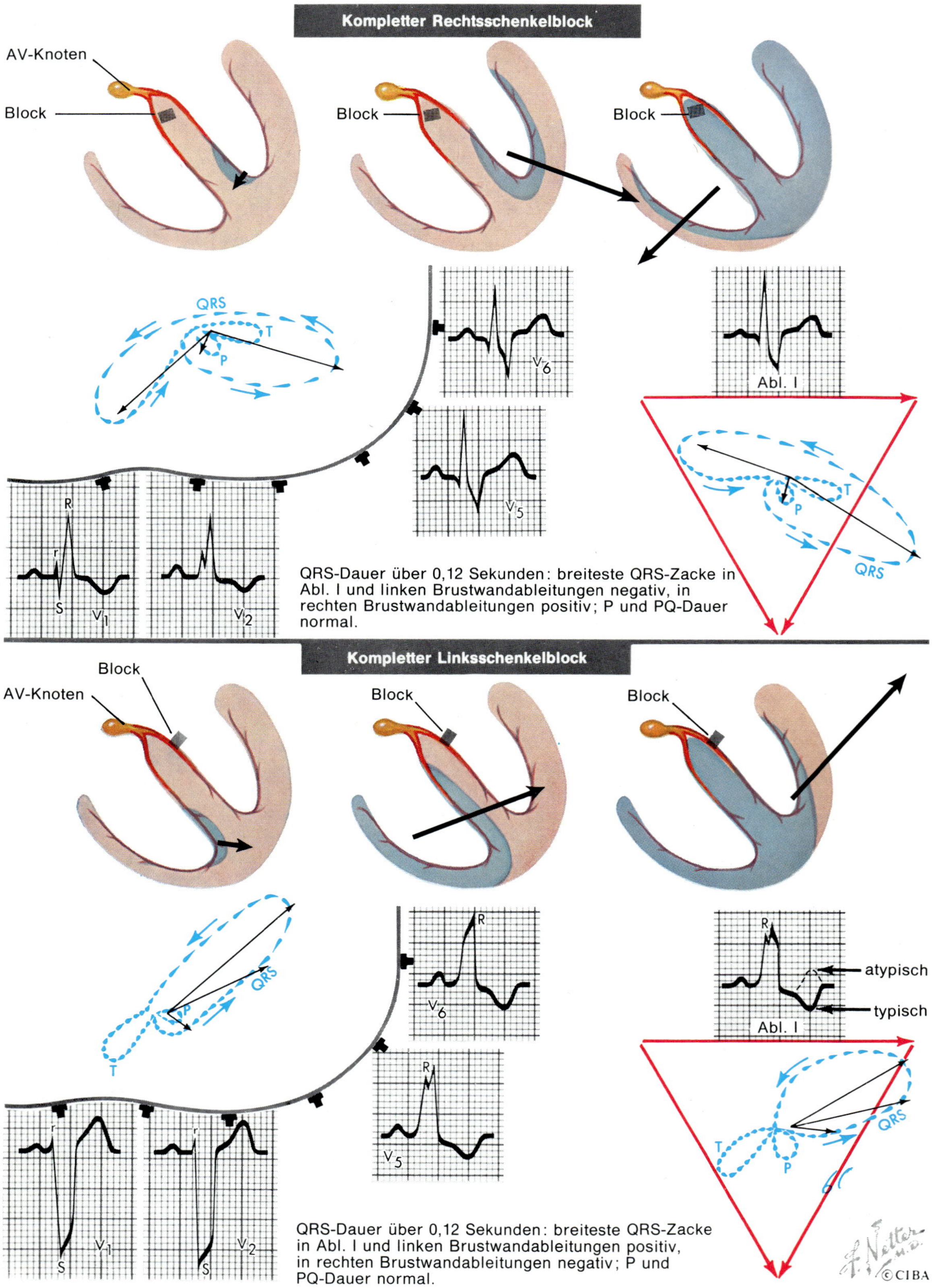

QRS-Dauer über 0,12 Sekunden: breiteste QRS-Zacke in Abl. I und linken Brustwandableitungen negativ, in rechten Brustwandableitungen positiv; P und PQ-Dauer normal.

QRS-Dauer über 0,12 Sekunden: breiteste QRS-Zacke in Abl. I und linken Brustwandableitungen positiv, in rechten Brustwandableitungen negativ; P und PQ-Dauer normal.

Unter *Schenkelblock* wird eine pathologisch veränderte Erregungsleitung in Teilen des kardialen Erregungsleitungssystems verstanden. Davon können der linke, der rechte, evtl. auch beide Ventrikel betroffen sein.

Als typisches Zeichen eines Schenkelblocks findet sich elektrokardiographisch eine Verbreiterung des QRS-Komplexes auf mehr als 0,1 Sekunden. Bei einer *QRS-Dauer* von 0,1 bis 0,12 Sekunden spricht man von einem *inkompletten Schenkelblock,* bei einer *QRS-Dauer* von mehr als 0,12 Sekunden von einem *kompletten Schenkelblock*. Bei *komplettem Schenkelblock* ist der QRS-Komplex während der ersten 0,04 Sekunden normal konfiguriert, weicht aber danach von der Norm ab. Beim *Linksschenkelblock* kommt der gesamte QRS-Komplex aufgrund einer pathologischen Depolarisationswelle zustande, und das EKG unterscheidet sich grundlegend von der Normkurve.

Die Schenkelblockbilder werden in *typische* und *atypische* Formen unterteilt. Bei der typischen Form liegt lediglich eine Läsion des His-Bündels bzw. eines der Tawara-Schenkel vor. Bei der atypischen Form finden sich neben dem Schenkelblock noch andere Läsionen, z.B. ein Myokardinfarkt. Der typische Block läßt sich elektrokardiographisch daran erkennen, daß sich die T-Welle zur breitesten Zacke des QRS-Komplexes gegensinnig verhält, d.h., T ist bei einem Rechtsschenkelblock in V_6 gegensinnig zu S, in V_1 zu R. Bei der atypischen Blockform gilt diese Regel nicht unbedingt.

Rechtsschenkelblock

Für das Zustandekommen eines Rechtsschenkelblocks genügt bereits ein geringfügiger Defekt im rechten Tawara-Schenkel. Dabei verläuft der erste Vektor normal von der linken Seite des Septums zur rechten; dementsprechend findet sich in V_5 und V_6 wie gewöhnlich eine Q-Zacke. Darauf zieht die Erregungsfront weiter durch die linke Kammer vom Endokard zum Epikard; dies entspricht in V_5 und V_6 einer normalen R-Zacke. Schließlich breitet sich die Erregungsfront langsam durch das Septum und die Purkinje-Fasern über die rechte Kammer aus. Entsprechend der langsam fortschreitenden Depolarisation findet sich in V_5 und V_6 eine breite S-Zacke, die meist länger dauert als die R-Zacke. Diese Depolarisationsfolge – nach rechts, dann nach links und wiederum nach rechts – zeichnet in V_1 ein r, ein S und ein R′, wobei R′ breiter ist als R. Im Vektorkardiogramm sind die elektromotorischen Kräfte zunächst nach rechts gerichtet, drehen dann nach links und kehren wieder nach rechts zurück. Das VKG wird während der späten Kammerdepolarisationsphase langsam geschrieben (die Leuchtpunkte stehen näher beisammen), da sich die Erregung in der rechten Kammer langsam ausbreitet. In der horizontalen Projektion ist die Vektorschleife zunächst nach rechts, dann nach links und wieder nach rechts vorne gerichtet, in der frontalen nach rechts, links, rechts und oft nach oben. Es soll nochmals darauf hingewiesen werden, daß beim Rechtsschenkelblock die QRS-Schleife zunächst normal verläuft und erst später von der Norm abweicht.

Der Rechtsschenkelblock wird häufig durch Arteriosklerose oder langdauernde Belastung des rechten Ventrikels durch pulmonale Hypertonie oder Pulmonalstenose verursacht.

Linksschenkelblock

Ist die Erregungsleitung im linken Schenkel blockiert, ändert sich der gesamte Depolarisationsablauf in den Kammern. Die Depolarisation beginnt beim Linksschenkelblock an der rechten Seite des Septums und schreitet zunächst nach links vorn fort, wobei in V_1 und V_2 r-Zacken geschrieben werden. Darauf wendet sich die Erregungsfront nach links zur Herzspitze und zieht von dort zur linken Herzbasis, so daß in Ableitung I, V_5 und V_6 hohe R-Zacken, in V_1 und V_2 S-Zacken entstehen. Die Potentialrichtung weist allgemein zum linken Schulterblatt, ST-Strecke und T-Welle sind gegenüber der *Hauptrichtung von QRS diskordant*. Eine derartige Beziehung zwischen QRS und T ist für die *typische* Form des Linksschenkelblocks charakteristisch. Sind QRS und T *nicht gegensinnig* bzw. konkordant, handelt es sich um eine *atypische* Form, bei der neben dem Schenkelblock wahrscheinlich noch eine weitere Läsion, z.B. ein Myokardinfarkt, vorliegt.

Ätiologisch ist der Linksschenkelblock auf Arteriosklerose, Myokardinfarkt, Herzinsuffizienz oder hochgradige Belastung der linken Herzkammer z.B. infolge einer Hypertonie zurückzuführen.

Wolff-Parkinson-White-Syndrom (WPW-Syndrom)

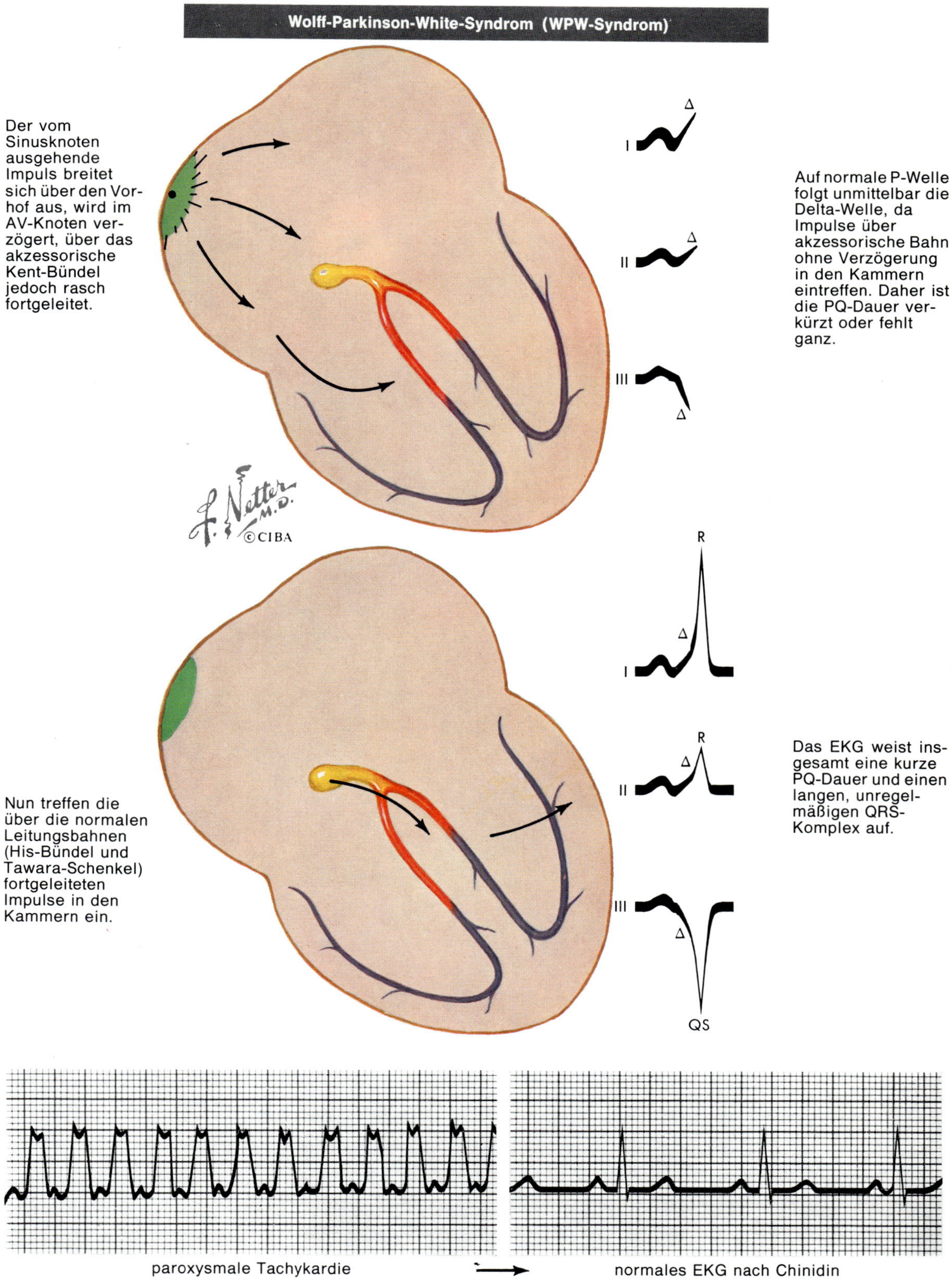

Der *Wolff-Parkinson-White-Komplex* wird häufig auch als *»falscher Schenkelblock«* oder als *»Kent-Syndrom«* bezeichnet. Der falsche Schenkelblock ist vom echten unbedingt zu unterscheiden, da bei letzterem häufig organische Herzschäden vorliegen. Beim WPW-Syndrom hingegen sind organische Schäden nur in 20 Prozent der Fälle nachweisbar, in 80 Prozent findet sich nur eine funktionelle Störung. Es ist vielfach behauptet worden, daß die Vorhöfe und Kammern über ein *akzessorisches Muskelband* miteinander in Verbindung stehen, über das sich die Depolarisation rasch von den Vorhöfen in die Kammern ausbreiten und so zur Präexzitation führen kann. Dieses Phänomen kommt am häufigsten bei Jugendlichen vor, bei denen oft Anfälle von supraventrikulären, ja sogar ventrikulären Tachykardien auftreten. Zwischen den einzelnen Tachykardieanfällen entspricht der *QRS-Komplex* dem typischen Bild des WPW-Syndroms, nämlich mit einer *kurzen PQ-Dauer* (meist kürzer als 0,11 Sekunden) und einen um eine *Delta-Welle* verbreiterten QRS-Komplex von 0,11 bis 0,14 Sekunden Dauer. Da jedoch die Verbreiterung des QRS-Komplexes auf Kosten der PQ-Dauer erfolgt, bleibt die PJ-Strecke nahezu unverändert.

Liegt ein rechtes Kent-Bündel vor, steigt die R-Zacke in der Ableitung I meist unregelmäßig an, da zu Beginn von QRS die Delta-Welle eingeschoben wird. Verbindet jedoch das Kent-Bündel die Vorhöfe und Kammern des linken Herzens, breitet sich die Erregungsfront von links nach rechts aus, wodurch in Ableitung I ein vorwiegend negatives QRS angeschrieben wird. Ein Kent-Bündel findet sich jedoch meist im rechten Herzen, so daß die Erregungsausbreitung von rechts nach links erfolgt und die Delta-Welle zu Beginn des QRS-Komplexes in Ableitung I auftritt. Das Kent-Bündel könnte natürlich auch dorsal oder ventral liegen, wobei sich selbstverständlich andere Bilder ergeben würden.

Die Kürze der PQ-Dauer wird verständlich, wenn man von der Existenz einer *akzessorischen Muskelverbindung,* Kent-Bündel, zwischen dem *Vorhof* und der *Kammer* ausgeht. Über das Kent-Bündel breiten sich *Impulse aus dem Sinusknoten* rascher aus als durch den *AV-Knoten* und das His-Bündel. Die Verbreiterung des QRS-Komplexes sowie der unregelmäßige Anstieg der R-Zacke in der Ableitung I finden ihre Erklärung in der Tatsache, daß sich die Erregungsfront über das akzessorische Leitungsbündel zwar frühzeitig und ohne Verzögerung in die rechte Kammer ausbreitet, der Depolarisationsvorgang der Kammern insgesamt gesehen jedoch aufgrund der veränderten Erregungsrichtung längere Zeit in Anspruch nimmt, so daß der QRS-Komplex ungewöhnlich breit wird. Die normalen Vorhofimpulse, deren Ausbreitung im *AV-Knoten verzögert* wird, werden über die normale Erregungsleitungsbahn erst in die Kammer fortgeleitet, nachdem die Kammerdepolarisation über das Kent-Bündel bereits in Gang ist. Da die Kammerdepolarisation danach dem normalen Ablauf entspricht, weist der QRS-Komplex gegen Ende wieder eine normale Form auf.

Die Existenz eines Kent-Bündels prädisponiert zu *paroxysmalen Tachykardien,* da damit eine Möglichkeit zur Rückleitung der Impulse in die Vorhöfe und damit zu einer kreisenden Erregung gegeben ist.

Bei Jugendlichen, die über häufiges Herzjagen klagen, empfiehlt sich eine elektrokardiographische Untersuchung während der anfallsfreien Zeit, um ein WPW-Syndrom feststellen zu können.

Zur Blockierung der Erregungsleitung durch das Kent-Bündel wird häufig mit Erfolg *Chinidin* gegeben. Digitalis bleibt hingegen meist wirkungslos.

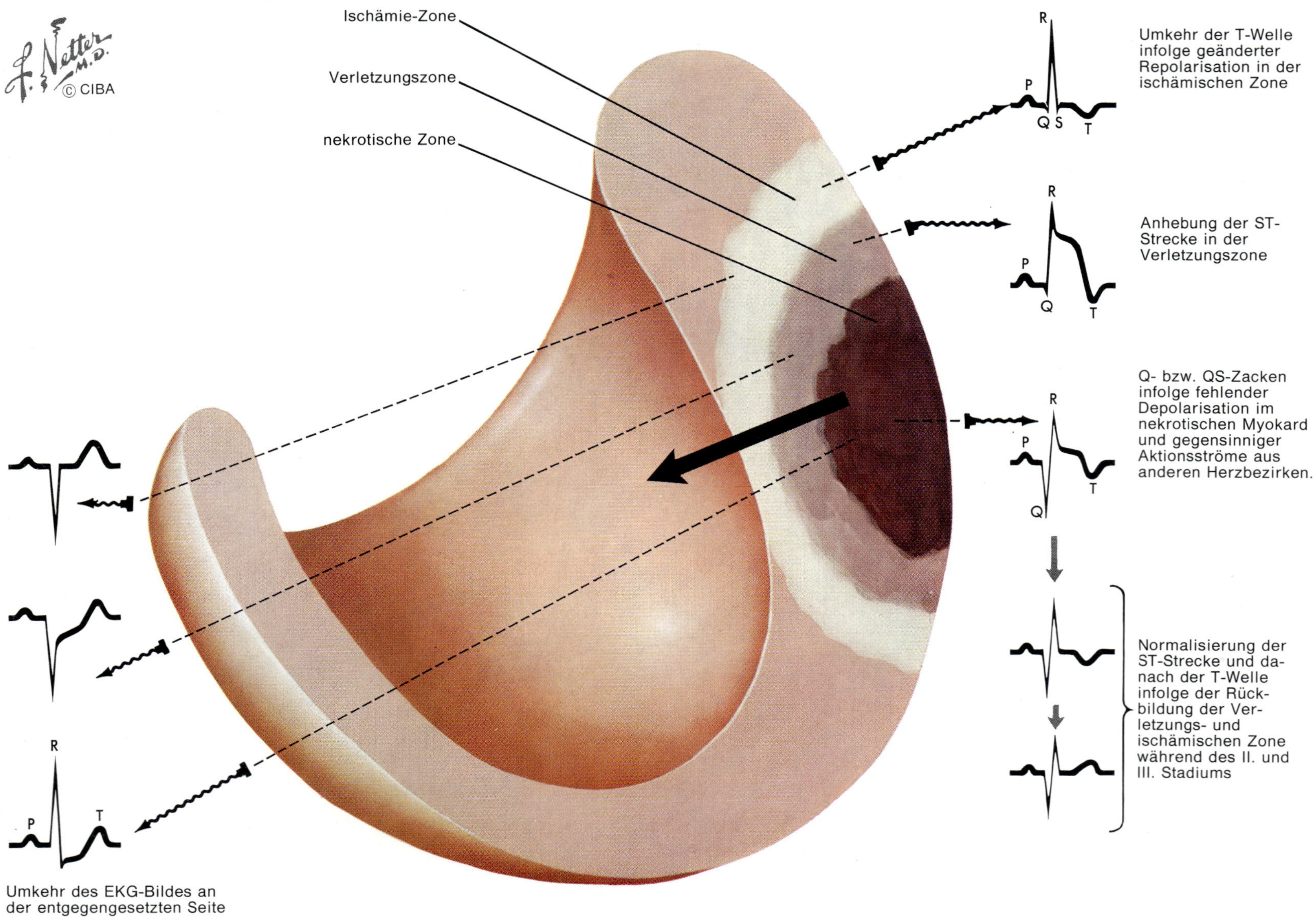

Myokardinfarkt

Unter infarziertem Myokard versteht man einen infolge Verschluß einer Arterie *untergegangenen Herzmuskelbezirk.* Elektrokardiographisch lassen sich an *infarziertem Herzmuskel* drei Zonen unterscheiden: (1) eine *nekrotische Zone* mit Gewebsuntergang, (2) eine *Verletzungszone* und (3) eine *ischämische (anoxische) Zone.* In der nekrotischen Zone ist durch den vollständigen Gewebsuntergang überhaupt keine *Polarisation* der Myokardzellen möglich. In der meist infolge Mangeldurchblutung auftretenden Verletzungszone liegt lediglich eine teilweise Polarisation der Zellmembranen vor. In der ischämischen Myokardzone ist die *Repolarisation* gestört. Dies ist oft auf Durchblutungsstörungen, aber auch auf andere Ursachen zurückzuführen.

Im Elektrokardiogramm erzeugt die nekrotische Zone *Q- bzw. QS-Zacken,* die Verletzungszone eine *Verschiebung der ST-Strecke* und die ischämische Zone *Veränderungen der T-Welle.* Eine direkt auf den nekrotischen Bezirk eines akuten Myokardinfarkts aufgelegte Elektrode »sieht« sozusagen durch den nekrotischen Bezirk hindurch und registriert von der kontralateralen Herzseite stammende Impulse in Form von Q-Zacken. Wird die Elektrode unmittelbar neben dem nekrotischen Bezirk aufgelegt, findet sich im EKG entsprechend der Position der Elektrode über der Verletzungszone eine Verschiebung der ST-Strecke. Liegt die Elektrode noch weiter distal vom nekrotischen Bezirk über dem ischämischen Bezirk, werden lediglich Veränderungen der T-Welle registriert. Nach *Heilung* eines Myokardinfarkts bleiben die Signale des nekrotischen Bezirks in Form von Q- bzw. QS-Zacken unverändert bestehen, während sich ST-Strecke und T-Welle wieder *normalisieren.* Wird eine Elektrode an der dem Infarkt kontralateralen Herzseite angebracht, registriert sie genau *entgegengesetzte* Signale.

Dauer und zeitlicher Ablauf eines Myokardinfarkts lassen sich aus dem EKG wie folgt beurteilen:

Ein *akuter* Infarkt (I. Stadium) zeigt typisch in einigen Ableitungen eine ausgeprägte Verschiebung der ST-Strecke, die jedoch nur wenige Tage bestehen bleibt.

Bei *subakuten* Infarkten (II. Stadium) kehrt die ST-Strecke meist nach einigen Tagen zur isoelektrischen Linie zurück, und es treten abnorme abgerundete T-Wellen auf, die einige Wochen lang zu sehen sind.

Beim *Endstadium* (III. Stadium) des Infarkts schließlich gewinnen ST-Strecke und T-Welle fast vollständig ihr normales Aussehen wieder. Das Vorliegen eines Infarkts läßt sich lediglich aus den persistierenden abnormen Q- bzw. QS-Zacken ablesen. Das Endstadium setzt in der Regel, allerdings nicht stets, 2 bis 3 Monate nach Eintreten des Infarkts ein.

Bei Angina-pectoris-Anfällen kommt es wohl zu Ischämien und zur Ausbildung einer Verletzungszone, nicht aber zum Gewebsuntergang. Dementsprechend treten während des Anfalls Veränderungen von ST– und T auf, die aber bei Abklingen des anginösen Schmerzes typischerweise verschwinden.

Nicht selten stellt sich bei im Ruhezustand normalem EKG unter Belastung mit oder ohne anginöser Symptomatik eine pathologische Kurve ein. Beim Herzgesunden ist selbst bei schwerster Muskelarbeit, wie z.B. beim Langstreckenlauf, kein einer Koronarinsuffizienz entsprechendes Bild abzuleiten. Lediglich in pathologischen Fällen bei Vorliegen einer Koronarstenose zeigt das Belastungs-EKG eine Verschiebung der ST-Strecke in den negativen Bereich, die auf eine temporäre subendokardiale Ischämie hinweist. Wird die Muskelarbeit beendet, stellt sich binnen weniger Minuten wieder ein normales Ruhe-EKG ein.

Es finden sich gelegentlich Myokardinfarkte, die aufgrund ihrer Lokalisation elektrokardiographisch und vektorkardiographisch nicht *diagnostizierbar* sind. Als Beispiel seien rein intramurale Infarkte genannt, die weder das Epikard noch das Endokard erreichen.

Lokalisation des Vorderwandinfarkts

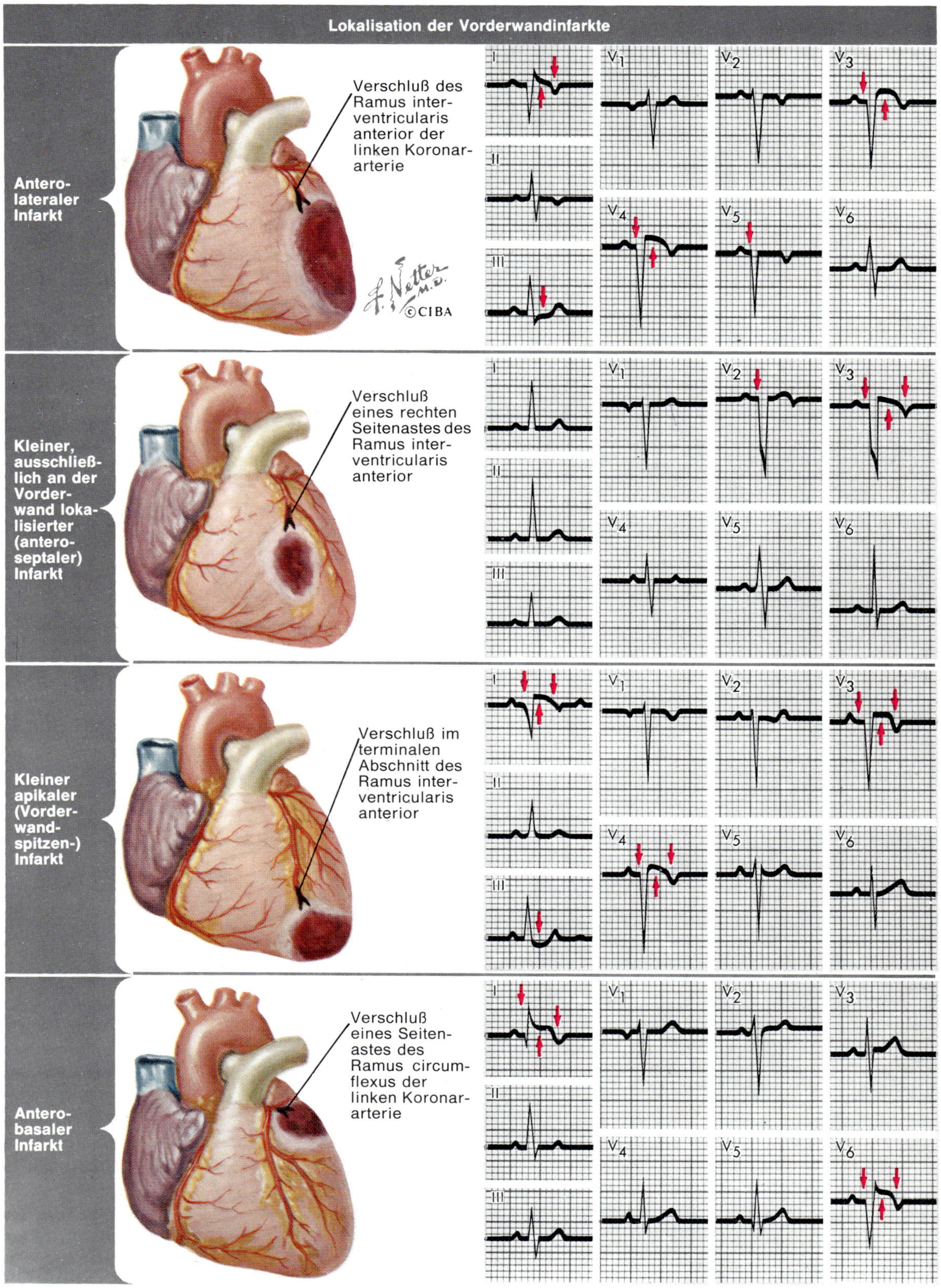

Myokardinfarkte können an der Vorderwand der linken Herzkammer in verschiedenen Lokalisationen auftreten.

Anterolateraler Infarkt

Diese Infarkte betreffen die anterolaterale Seite der Kammer und entstehen durch *Verschluß des R. interventricularis anterior der linken Kranzarterie.* Dabei findet sich in den Brustwandableitungen (V_3 bis V_5), die unmittelbar über dem infarzierten Areal abgeleitet werden, ein Verlust der initialen R-Zacke, in der *Ableitung I* meist eine Q-Zacke. ST-Strecke und T-Wellen sind in *I und III* diskordant, d.h., ST ist in I bei negativem T gehoben, in III bei positivem T gesenkt. Die Abbildung zeigt das typische EKG eines subakuten anterolateralen Infarkts.

Anteroseptaler Infarkt

Bei kleinen, ausschließlich *anterioren bzw. anteroseptalen Infarkten* betrifft die Störung der elektromotorischen Kräfte an der Vorderwand lediglich einen kleinen Bereich. Dementsprechend tritt in V_2 und V_3 ein Verlust der initialen R-Zacke auf, nicht aber in V_4, V_5 und V_6. Die *Extremitätenableitungen I, II und III* bieten keine Infarktzeichen (Abbildung), da die in der frontalen Ebene verlaufenden Kräfte unverändert bleiben.

Beim anteroseptalen Infarkt liegt meist ein *Verschluß eines rechten Seitenastes des R. interventricularis anterior der linken Kranzarterie* vor.

Apikaler Infarkt

Bei *kleinen Vorderwandspitzeninfarkten* gehen aufgrund der Störung der elektrischen Kräfte in der frontalen Körperebene in Ableitung I die physiologischen R-Zacken (Q-Zacken) verloren. Da der apikale Infarkt einen kleinen Abschnitt der Vorderwand miteinbezieht, findet sich auch in V_3 und V_4 ein R-Zackenverlust. In der Abbildung ist das EKG bei subakutem Infarkt mit diskordanten ST-Strecken in I und III (ST-Hebung in I und ST-Senkung in III) sowie gegenüber der ST-Verschiebung jeweils gegensinnigen T-Wellen zu sehen.

Apikale Infarkte sind in der Regel auf einen *Verschluß im terminalen Abschnitt des R. interventricularis anterior der linken Kranzarterie* zurückzuführen.

Anterobasaler Infarkt

Bei *anterobasalen Infarkten* sind die elektromotorischen Kräfte an der Seitenfläche der linken Kammer gestört. Somit sind im EKG die der frontalen Ebene entsprechenden Kräfte betroffen, nicht aber oder allenfalls geringfügig die anteroposterioren. Dennoch ist in V_6 ein Verlust der initialen R-Zacke (Q-Zacke) zu sehen. Auch in I manifestiert sich der Infarkt in Form einer Q-Zacke. Im akuten Stadium findet sich in I und V_6 ein ST-Hebung mit Umkehr der T-Welle.

Dieses Infarktbild entsteht bei *Verschluß eines Seitenastes des R. circumflexus der linken Kranzarterie.*

Lokalisation des Hinterwandinfarkts

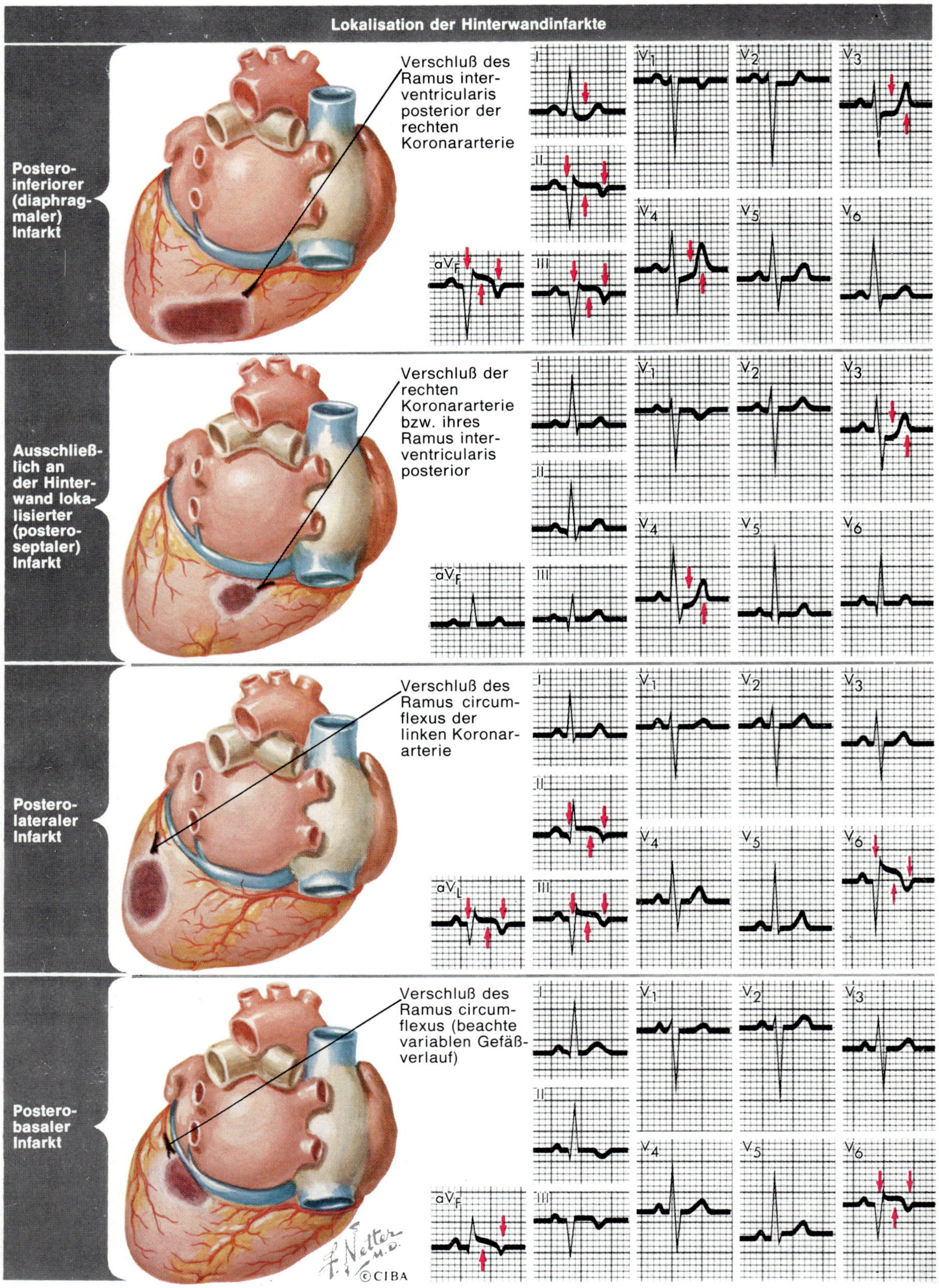

Posteroinferiorer Infarkt (diaphragmaler Infarkt)

Diaphragmale Infarkte, so benannt nach ihrer Lokalisation in dem dem Zwerchfell benachbarten Myokardbezirk, sind im EKG in der Regel leicht an der großen Q-Zacke in den *Ableitungen II und III* und in aVF zu erkennen. Im subakuten Stadium findet sich in I, V_3 und V_4 eine ST-Senkung, in III eine ST-Hebung. Diagnostisch am wertvollsten erweist sich wohl die aVF-Ableitung, denn sie zeigt ein großes Q, eine ST-Hebung und ein umgekehrtes T. Die Diagnose Hinterwandinfarkt wird meist dann gestellt, wenn Q in aVF mindestens 25% der Amplitude von R aufweist, insbesondere wenn dies auch bei tiefer Inspiration der Fall ist.

Diaphragmale Infarkte kommen meist durch *Verschluß des R. interventricularis posterior der rechten Kranzarterie* zustande.

Posteroseptaler Infarkt

Ausschließlich auf die Hinterwand begrenzte Infarkte liegen meist über dem Kammerseptum und werden deshalb auch als *posteroseptale Infarkte* bezeichnet. Aufgrund dieser Lokalisation ergeben die 12 zum Standardprogramm zählenden Ableitungen keine direkten Hinweise in Form von QRS-Veränderungen, obzwar in V_3 und V_4 gelegentlich eine zumindest einige Tage nachweisbare ST-Senkung zu finden sein kann. Für die Elektroden der üblichen 12 Ableitungen liegt der posteroseptale Infarkt sozusagen im blinden Fleck, denn der Verlust an Muskelsubstanz und somit die Potentialänderungen sind gering. Ferner wird der Nachweis für die Brustwandableitungen aufgrund der weiten Entfernung vom Infarktbezirk erschwert bzw. unmöglich. Eine Diagnose ist zwar anhand von Ösophagusableitungen möglich, für den Infarktpatienten jedoch unangenehm. Bei dieser Lokalisation sind daher meist Serumenzymwerte (S. 92) ausschlaggebend.

Posteroseptale Infarkte sind in der Regel auf einen *Verschluß der rechten Koronararterie bzw. ihres R. interventricularis posterior* zurückzuführen.

Posterolateraler Infarkt

Posterolaterale Infarkte sind meist Folge eines *Verschlusses des R. circumflexus der linken Kranzarterie* und betreffen die Seiten- und Hinterwand der linken Kammer.

Da die Elektrode in V_6 unmittelbar gegen den Infarkt gerichtet ist, zeigt sie eine Q-Zacke, im subakuten Stadium auch, eine ST-Hebung und eine umgekehrte T-Welle. Ähnlich ist das Bild in aVL, herrscht doch hier die gleiche Lagebeziehung zwischen Elektrode und Infarkt wie bei V_6. In II, III und aVL sind ST-Hebung und umgekehrte T-Wellen zu sehen. Dies ist darauf zurückzuführen, daß die Verletzungszone meist weit über die nekrotische Zone hinausreicht.

Posterobasaler Infarkt

Der hochsitzende, an der Ventilebene lokalisierte posterobasale Infarkt entsteht im allgemeinen bei *Verschluß des R. circumflexus der linken Kranzarterie.*

Aufgrund des hohen Sitzes des an sich wenig ausgedehnten posterobasalen Infarkts finden sich in V_6 eine Q-Zacke, eine ST-Hebung und eine umgekehrte T-Welle. Wie bei posterolateraler Lokalisation reichen Verletzungs- und Ischämiezone weit über den nekrotischen Bezirk hinaus, wodurch selbst in aVF eine pathologische ST-Hebung mit umgekehrten T-Wellen zu sehen sein kann.

Sinus- und Vorhofarrhythmien

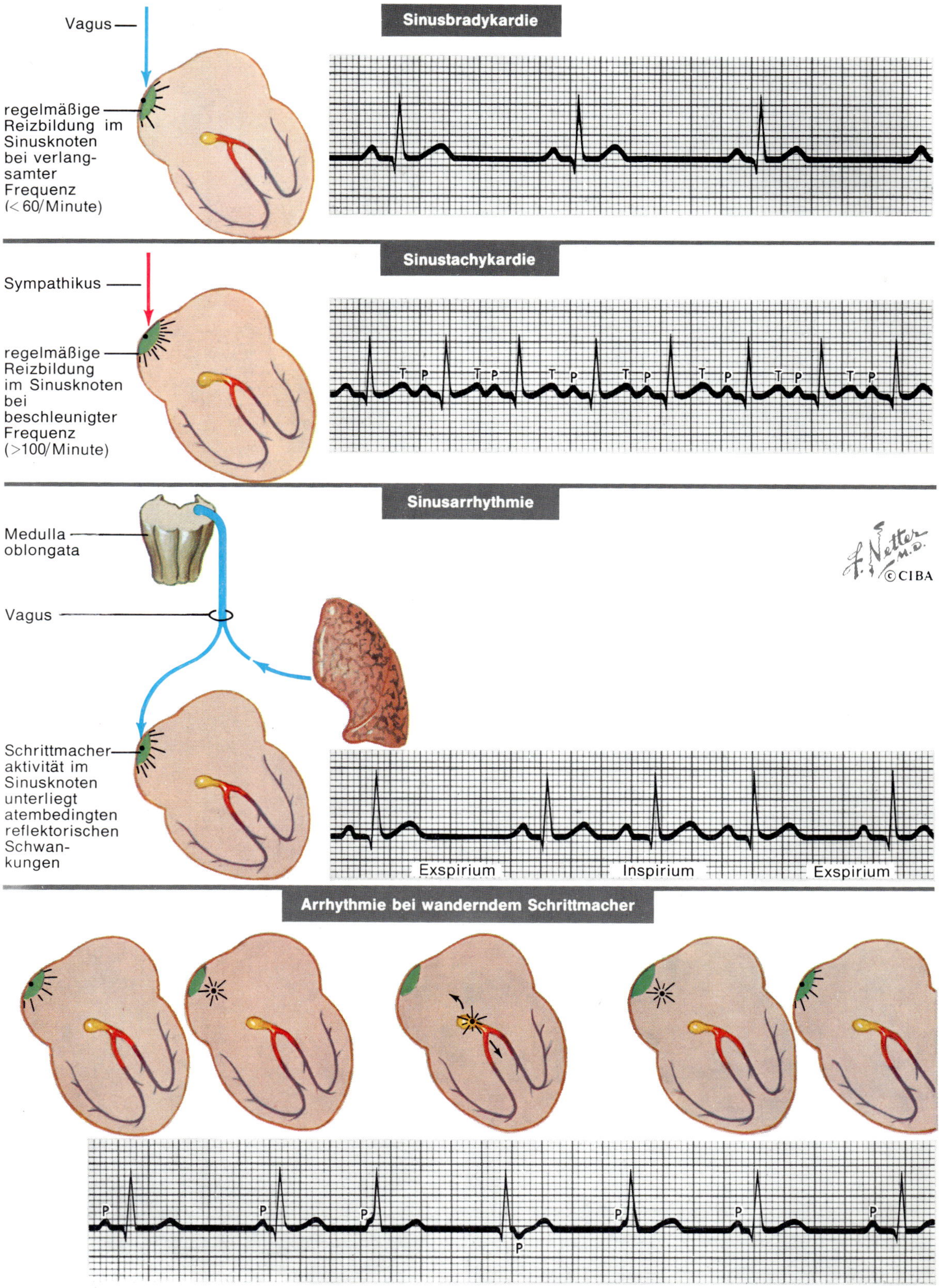

Gewissen *Arrhythmieformen,* darunter der *Sinusbradykardie, Sinustachykardie,* der *Sinusarrhythmie* und dem sog. *wandernden Schrittmacher* liegt eine Störung im Sinusknoten zugrunde. Der Sinusknoten wird durch den Vagus gehemmt und den Sympathikus stimuliert. Tonusänderungen der *parasympathischen* (vagalen) bzw. *sympathischen Nerven* beeinflussen daher die Herzaktivität.

Sinusbradykardie

Bei der Sinusbradykardie ist die *Reizbildung im Sinusknoten auf eine Frequenz von weniger als 60 Impulsen/Minute verlangsamt.* Sie tritt häufig bei Patienten mit hohem Vagustonus, Hypothyreose und Hirndrucksteigerung sowie bei körperlichem Training und unter Digitalis- bzw. Reserpinbehandlung auf. Dabei liegt ursächlich meist eine vagotone Hemmung des Sinusknotens vor.

Sinustachykardie

Die Sinustachykardie kommt durch Sympathikusreizung bzw. Blockierung der parasympathischen Nervenfasern zustande. Dabei steigt die *Herzfrequenz aufgrund der beschleunigten Reizbildung im Sinusknoten auf mehr als 100 Schläge/Minute.* Elektrokardiographisch zeigt sich bei genauer Auswertung der Bilder, daß die Abstände der R-Zacken ungleich sind. Dieses Zeichen ist differentialdiagnostisch bei der Abgrenzung der *Sinustachykardie* gegenüber einer Vorhoftachykardie bedeutsam, da bei letzterer die Abstände der R-Zacken untereinander gleich bleiben. Die Sinustachykardie tritt nach Muskelarbeit oder Rauchen sowie im Zusammenhang mit Hyperthyreosen, Angstzuständen, toxischen Zuständen, Fieber, Anämien und Herz- bzw. Lungenerkrankungen u.a. auf. Charakteristisch ist die Verlangsamung der Pulsfrequenz bei Karotissinusdruck und die allmähliche Rückkehr zum Ausgangsrhythmus bei Absetzen des Versuchs. Auch dadurch unterscheidet sich die Sinustachykardie von der Vorhoftachykardie, bei der als Reaktion auf den Karotissinusdruckversuch plötzlich ein normaler Sinusrhythmus auftreten kann.

Sinusarrhythmie

Unter *Sinusarrhythmie* versteht man Frequenzschwankungen während der Atmung, gelegentlich auch im Zusammenhang mit anderen Organfunktionen, z.B. der Milzkontraktion. Sie tritt meist im Kindesalter oder bei Cheyne-Stokes-Atmung auf. Normalerweise werden afferente Impulse aus den Lungen in das Herzzentrum fortgeleitet, wobei efferente Impulse über die parasympathischen Fasern zum *Sinusknoten* ziehen, dessen *Schrittmacheraktivität sich reflektorisch mit der Atmung ändert.* Insgesamt schlägt das Herz während eines Atemzyklus etwa fünfmal. Während des *Exspiriums* ist die Schlagfolge jedoch langsamer als während des *Inspiriums* (respiratorische Arrhythmie).

Wandernder Schrittmacher

Von einem *wandernden Schrittmacher* spricht man, wenn sich der Reizbildungsort im Vorhof bei jedem Herzschlag ändert, d.h. zwischen dem Sinus- und AV-Knoten hin und her wandert. Dieses Phänomen kommt durch Schwankungen des Vagustonus im Sinusknoten bzw. durch Änderung des Sympathikotonus zustande. Elektrokardiographisch wird der Abstand von P zu R zunehmend kürzer, und die *P-Welle* steckt oft im QRS-Komplex bzw. tritt *nach QRS* auf. In der Extremitätenableitung II finden sich gelegentlich aufgrund der umgekehrten Depolarisationsrichtung in den Vorhöfen vom AV-Knoten zum Sinusknoten *inverse P-Wellen.* Das Wandern des Schrittmachers hat keine ernsthaften Folgen, ist meist passager und oftmals mit Anticholinergika gut beeinflußbar.

Extrasystolen

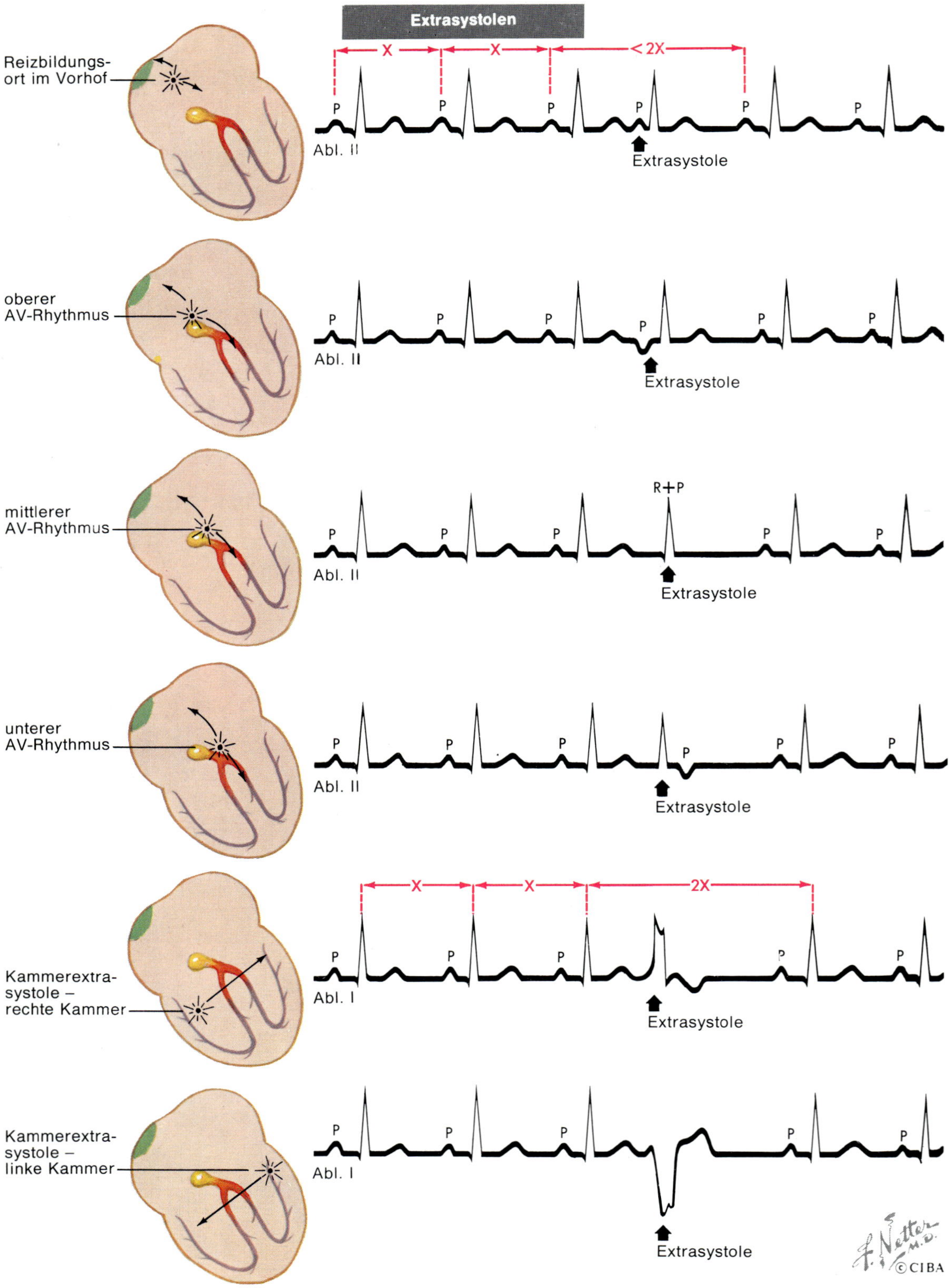

Pathologische Herzkontraktionen werden in der Regel als *vorzeitige Systolen* (verfrüht einsetzender Herzschlag), ektopische Systolen (Reizbildungsort außerhalb des Sinusknotens) und Extrasystolen (Zusatzschlag) bezeichnet. Nur Extrasystolen treten wirklich zusätzlich auf und können zwischen zwei normalen Schlägen ohne Beeinträchtigung des Grundrhythmus (nicht dargestellt) eingeschoben werden (Interpolation). Meist werden aber alle diese Formen als Extrasystolen bezeichnet.

Vorhofextrasystolen

Sie beruhen auf einer gesteigerten Erregbarkeit der Vorhöfe, wobei vorzeitige Kontraktionen aufgrund eines in den Vorhöfen außerhalb des Sinusknotens gebildeten Reizes auftreten. Eine Unterscheidung zwischen Vorhof- und Kammerextrasystolen ist durch Ausmessen der kompensatorischen Pause möglich. Bei Vorhofextrasystolen ist die Pause im Gegensatz zu den Kammerextrasystolen nicht voll kompensiert.

Die kompensatorische Pause zum Nachweis von Vorhofextrasystolen wird folgendermaßen gemessen: Man sucht die der Vorhofextrasystole entsprechende P-Welle auf. Sie ist daran zu erkennen, daß sie sich von den normalen *P-Wellen* durch ihr Aussehen und ihr vorzeitiges Erscheinen unterscheidet. Dann mißt man das Zeitintervall vom vorzeitigen P zum vorangegangenen P und zählt das Zeitintervall vom vorzeitigen P zum nachfolgenden P dazu. Dabei ergibt sich eine Gesamtzeit, die kürzer ist (< 2x) als die Zeit zwischen 2 normalen P-Wellen ohne eingeschobene Extrasystole (2x).

AV-Extrasystolen

AV-Extrasystolen treten bei Stimulation des AV-Knotens auf. Dabei liegt in der Regel eine retrograde Erregung vor; die Erregungsfront breitet sich über die Vorhöfe vom AV- zum Sinusknoten aus. Dementsprechend erscheinen im EKG pathologische P-Wellen. Liegt gelegentlich keine retrograde Erregung vor, fehlen die P-Wellen, und die Vorhofkontraktion setzt aus. Die Stimulierung des AV-Knotens erfolgt meist vagoton oder infolge eines Krankheitsgeschehens.

Oberer AV-Rhythmus. Von einem oberen AV-Rhythmus spricht man, wenn der *Kopfteil* des AV-Knotens zum Schrittmacher wird und die Vorhofdepolarisation retrograd vom AV- zum Sinusknoten erfolgt. Bei AV-Extrasystolen zeigt das EKG in *II, III und aVF* entsprechend der retrograden atrialen Depolarisation *inverse P-Wellen*. Der Abstand zwischen P und Q ist verkürzt, dem QRS-Komplex geht eine P-Welle voran, QRS selbst sowie T sind normal konfiguriert.

Mittlerer AV-Rhythmus. Erfolgt die Reizung unterhalb der AV-Grenze in der *Mitte* des AV-Knotens, werden Vorhöfe und Kammern gleichzeitig depolarisiert. Dabei fällt die P-Welle mit dem QRS-Komplex zusammen, wodurch sich das Aussehen von QRS + P vom normalen QRS-Komplex des Grundrhythmus etwas unterscheidet.

Unterer AV-Rhythmus. Liegt der Schrittmacher im *Schwanzteil* des AV-Knotens, werden die Kammern vor den Vorhöfen depolarisiert. Dementsprechend wird in den Ableitungen II, III und aVF zuerst ein QRS-Komplex geschrieben, auf den eine *negative P-Welle* folgt.

Kammerextrasystolen von der rechten Kammer

Bei unveränderter P-Welle kontrahieren die Kammern vorzeitig aufgrund eines im Bereich der rechten Kammer gebildeten Reizes. Die Erregungsfront zieht von rechts nach links und erzeugt in der *Ableitung I* einen *positiven QRS-Komplex*. Durch den abnorm langen Leitungsweg ist QRS auf mehr als 0,10 Sekunden verbreitert. Die auf die Hauptschwankung folgende ST-Strecke und T-Welle sind gegenüber dem breitesten Ausschlag von QRS diskordant. Bei Kammerextrasystolen ist die kompensatorische Pause vorhanden, d.h., das Zeitintervall zwischen zwei normalen QRS-Komplexen ist gleich dem Zeitintervall zwischen dem dem heterotopen QRS vorangehenden und dem darauf folgenden Komplex.

Kammerextrasystolen von der linken Kammer

Sitzt der Schrittmacher in der Wand der linken Kammer, schreitet die Erregungsfront von links nach rechts fort. Im EKG finden sich in *Ableitung I* breite *negative QRS-Komplexe* mit positiven ST-Strecken und T-Wellen und einer voll kompensierten Pause.

Sinusarrest, sinuatrialer Block

Sinusarrest

Beim Sinusarrest handelt es sich um eine meist funktionelle Störung, bei der vom Sinusknoten keine Reize in die Vorhöfe geleitet werden, wodurch es zur Asystolie kommt. Nach der schließlich wieder eintretenden Erholung ist der erste postasystolische Schlag entweder ein Sinusschlag *(Sinusersatzschlag)* oder ein AV-Schlag *(AV-Ersatzschlag)*. Letzterer wird von einem Reiz eines Schrittmachers im AV-Knoten ausgelöst. Im EKG ist dabei bei *retrograder Erregung der Vorhöfe* meist in den Ableitungen II, III und aVF eine *negative P-Welle* vor oder nach dem *QRS-Komplex* zu finden. Werden die Vorhöfe nicht retrograd erregt, fehlt die P-Welle. Ersatzschläge, die von einem ventrikulären Schrittmacher ausgelöst werden, entsprechen in ihren Merkmalen den Kammerextrasystolen. Die genannten Ersatzschlagformen können einem Sinusrhythmus, einer Sinusbradykardie, einer Sinustachykardie, einem AV-Rhythmus, einer ventrikulären Tachykardie sowie anderen Herzrhythmen und Rhythmusstörungen vorangehen.

Sinuatrialer Block

Unter sinuatrialem Block versteht man die *organische bzw. chemische Blockierung des Sinusknotens*. Beim intermittierenden Sinusblock fällt jeder zweite Herzschlag aus. Der Sinusknoten erholt sich nach der Depolarisation nur langsam, so daß entsprechend der Refraktärzeit nur jeder zweite Schlag geschrieben wird. Manchmal fällt in periodischen Abständen mehr als ein Schlag aus. Bei sehr langsamer Repolarisation übernimmt der AV-Knoten die Schrittmacherfunktion, und es tritt ein *AV-Rhythmus* auf. Dementsprechend sind in den Ableitungen II, III und aVF die *P-Wellen negativ*.

Atrioventrikulärer Block (AV-Block)

Es wird meist zwischen AV-Block I., II. und III. Grades unterschieden. Beim *AV-Block I. Grades* ist der *Abstand zwischen P und Q verlängert*. Beim *AV-Block II. Grades fällt gelegentlich ein QRS-Komplex aus*. Beim *AV-Block III. Grades* sind Vorhof- und Kammerkontraktion *vollkommen dissoziiert*. Entsprechend der verlängerten Überleitungszeit ist beim AV-Block I. Grades die PQ-Dauer bei einer Frequenz über 60/Minute auf mehr als 0,2 Sekunden verlängert. Beim AV-Block II. Grades folgt entsprechend dem gelegentlichen Ausfall der Kammererregung nicht auf jede P-Welle ein QRS-Komplex. Normalerweise sind P-Welle und QRS-Komplex immer in gleicher Zahl vorhanden. Beim AV-Block II. Grades können auf beispielsweise 7 P-Wellen nur 6 QRS-Komplexe kommen. In diesem Fall würde man von einem 7:6 AV-Block sprechen. Bei einem totalen AV-Block kann der Schrittmacher entweder (1) an der AV-Grenze liegen, wobei im wesentlichen normal breite und normal konfigurierte QRS-Komplexe entstehen, oder (2) in einer Kammer, wobei breite QRS-Komplexe abnormer Form zu sehen sind. In beiden Fällen schlagen jedoch Vorhöfe und Kammern vollständig getrennt (totale atrioventrikuläre Dissoziation) mit verschiedener Frequenz, und zwar etwa 76 Schläge/Minute entsprechend der Vorhofdepolarisationsgeschwindigkeit und ungefähr 30/Minute entsprechend der Kammerdepolarisationsgeschwindigkeit.

Klinisch sind diese Rhythmusstörungen von besonderer Bedeutung, da extrem niedrige Herzfrequenzen jeder Ursache die Durchblutung des Gehirns, der Koronargefäße und anderer Organe schwer beeinträchtigen und so zu Gewebsschädigungen, oft sogar zum Tod führen. Deshalb muß mit allen Mitteln, ob medikamentös oder chirurgisch, versucht werden, eine normale Herzfrequenz zu erhalten. Dazu erweisen sich Schrittmacher und Pharmaka, wie Isoproterenol, am geeignetsten.

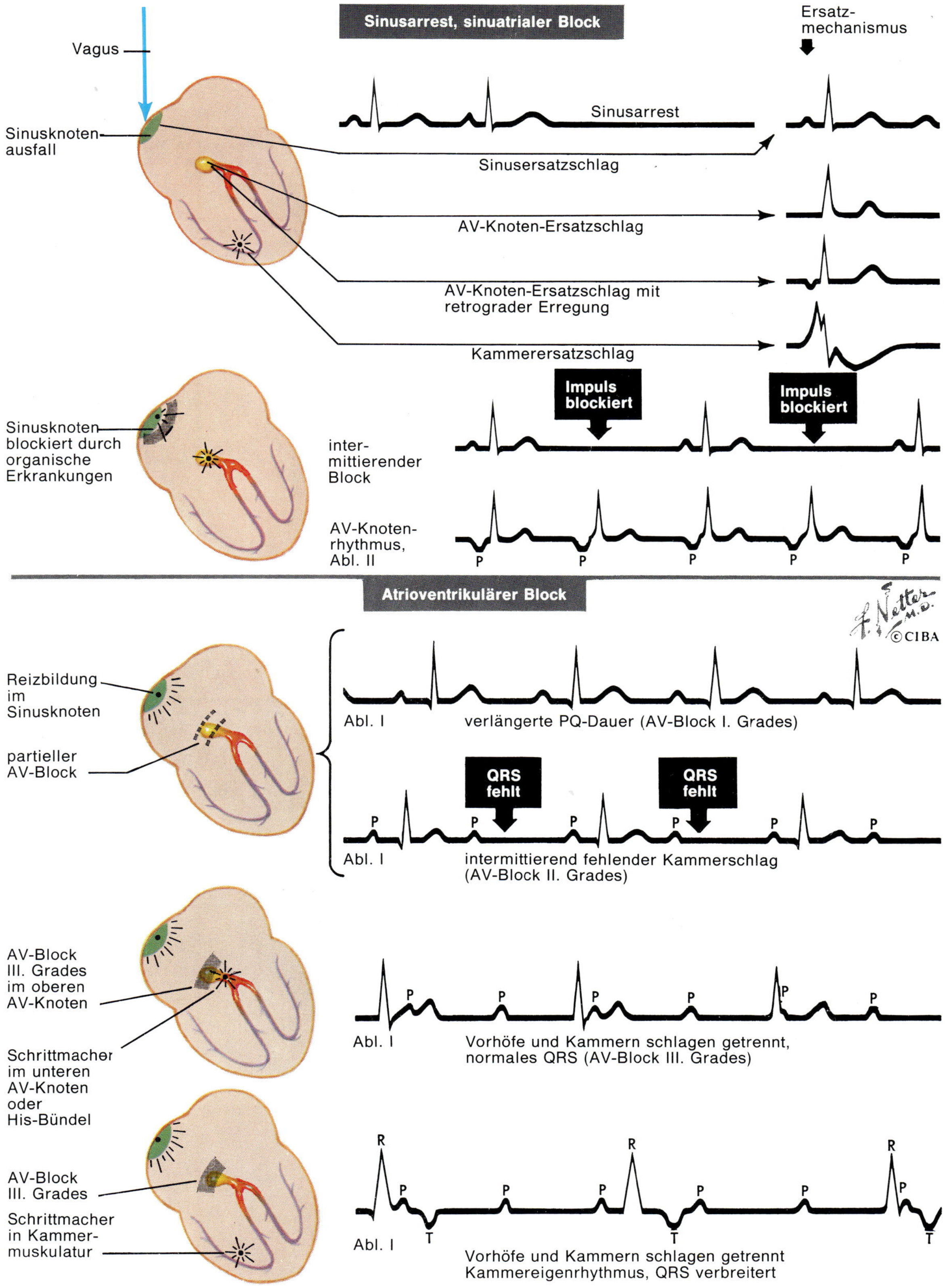

Morgagni-Adams-Stokes-Syndrom (Adams-Stokes, Stokes-Adams-Syndrom). Unter dem Stokes-Adams-Syndrom versteht man Synkopen infolge hochgradiger Bradykardie (oft unter 20 Schlägen/Minute) bzw. lang anhaltender Asystolie (häufig über 10 Sekunden). Unmittelbare Ursache der Synkopen, die im Stehen eher auftreten als im Liegen, ist die zerebrale Ischämie. Die Stokes-Adams-Anfälle treten auf bei Ausfall der Kammerkontraktion bei totalem Herzblock, unreinem Kammerflattern, Kammerasystolie oder einer Kombination dieser Rhythmusstörungen. Sie sind meist auf organische Blockformen beschränkt, bei denen die Synkopen mit oder ohne Krämpfe bei Fehlen einer ausreichenden Kammereigenfrequenz auftreten. Dieses Zustandsbild ist gegenüber Synkopen abzugrenzen, die beim *Herzgesunden* als Folge *vagaler Reflexe* bei hypersensiblem Karotissinus bzw. bei Karotisdruck zustandekommen.

Angesichts der weitverbreiteten Anwendung elektrischer Schrittmacher wird die Kenntnis des pathologischen Geschehens bei Herzblock und Stokes-Adams-Anfällen zunehmend wichtiger, zumal ja die *Prognose* in beiden Fällen ungünstig ist. In einem Kollektiv kamen 30% der Patienten innerhalb von 6 Monaten nach Auftreten der Anfälle zum Exitus; nur 20% überlebten mehr als 4 Jahre.

Bei der *Therapie* ist zunächst Digitalis abzusetzen, falls es als auslösende Ursache für den Herzblock in Frage kommt. Kalium ist wegen seiner kardiodepressorischen Wirkung zu vermeiden. Mit Isoproterenol läßt sich die Erregbarkeit steigern und die Frequenz erhöhen. Bei Kammerflimmern wird eine elektrische Defibrillation notwendig sein. Als Notmaßnahmen bewähren sich die Mund-zu-Mund-Beatmung und die extrathorakale Herzmassage. Als aussichtsreichste Maßnahme erweist sich jedoch ein temporärer und später permanenter *Schrittmacher*, der in vielen Fällen lebensrettend ist (S. 71 und 72).

Tachykardie, Vorhof- und Kammerflimmern, Vorhofflattern

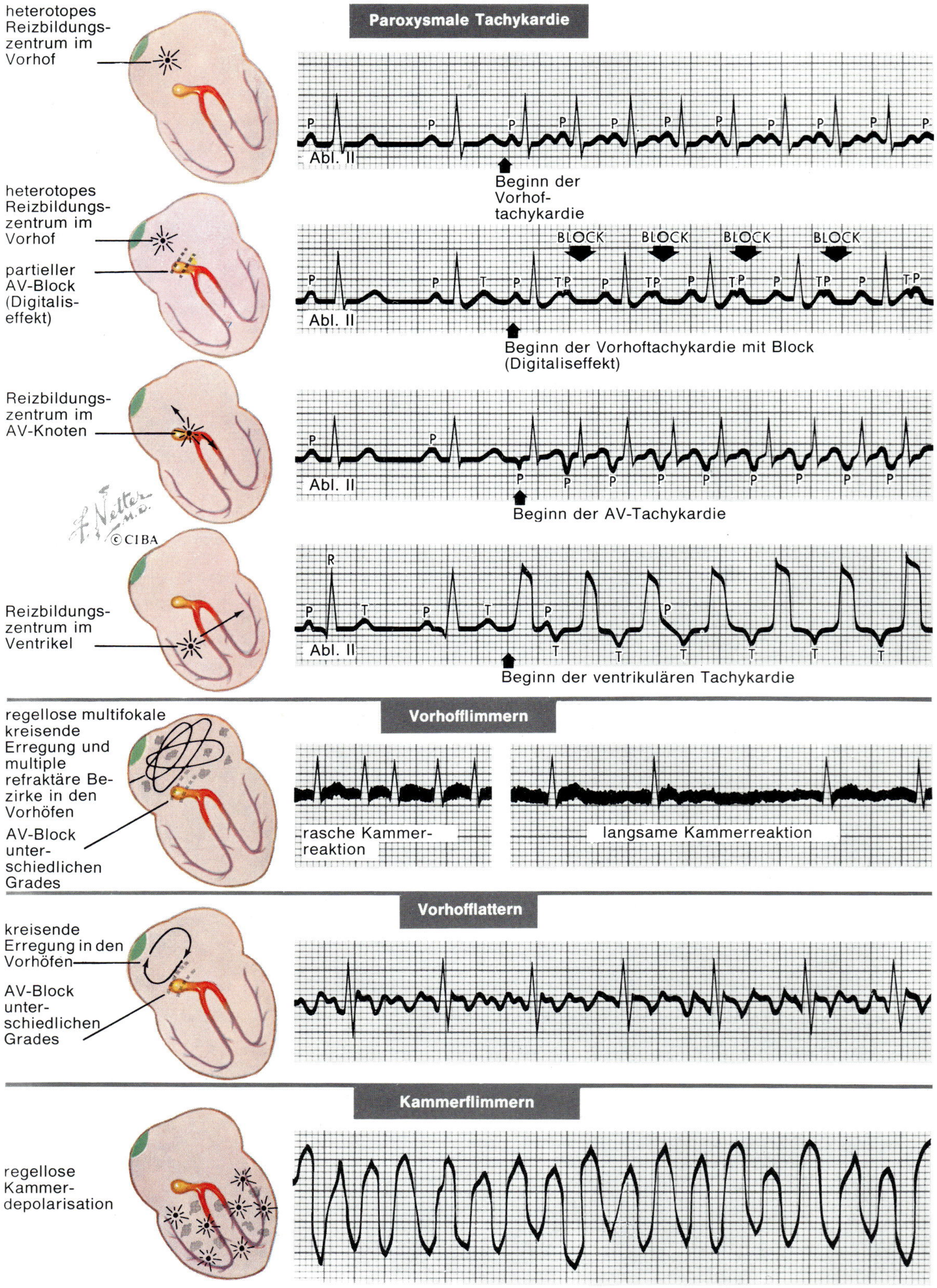

Paroxysmale Tachykardie

Eine *paroxysmale Tachykardie* kann als *supraventrikuläre Tachykardie, Vorhoftachykardie mit AV-Block, AV-Knotentachykardie* und *ventrikuläre Tachykardie* vorliegen.

Paroxysmale supraventrikuläre Tachykardie. Bei der paroxysmalen Vorhoftachykardie werden von einem *in den Vorhöfen gelegenen Schrittmacher* in regelmäßiger Folge Reize mit einer Frequenz von über 100, oft bis 180 Schlägen/Minute ausgesandt. Meist sind elektrokardiographisch P-Wellen vorhanden, die allerdings mit den T-Wellen zusammenfallen können. Die Abstände von R zu R sind stets gleich groß. Charakteristisch sind abruptes Auftreten und Verschwinden, oftmals innerhalb eines einzigen Schlages. Ein plötzlicher Umschlag zum Sinusrhythmus bei Karotissinusdruck ergibt die Diagnose.

Paroxysmale Vorhoftachykardie mit AV-Block. Eine Abgrenzung dieser Tachykardieform von einer unkomplizierten Vorhoftachykardie ist angesichts der meist ursächlich zugrundeliegenden *Digitalisintoxikation* wichtig. Bei der Unterscheidung der an sich analogen EKG-Bilder hilft, daß gelegentlich ein *QRS-Komplex* als Zeichen eines partiellen *AV-Blocks* ausfällt. Steht eine Digitalisintoxikation fest, ist die Digitalistherapie abzubrechen und durch Behandlung mit Kalium, Insulin, Glukose, Anticholinergika usw. zu ersetzen.

Paroxysmale AV-Knotentachykardie. Bei der AV-Knotentachykardie finden sich bei retrograder Erregung der Vorhöfe in den *Ableitungen II, III und aVF negative* P-Wellen in bzw. nach dem QRS-Komplex. Diese Tachykardieform ist in der Regel auf eine Störung im AV-Knoten zurückzuführen.

Ventrikuläre Tachykardie. Bei dieser ernsten, entweder toxisch durch Digitalis, Chinidin, Procainamid oder infolge einer schweren organischen Herzkrankheit auftretenden Arrhythmie werden Reize in rascher Folge in einer Herzkammer gebildet. Dabei ist die Kammerfrequenz höher als die Vorhoffrequenz, und bei genauer Analyse des EKG finden sich gelegentlich P-Wellen. Die Kammerfrequenz liegt im allgemeinen über 100/Minute, meist zwischen 140 und 160/Minute. Breite QRS-Komplexe mit diskordanten *T-Wellen* und ungleichen *P-Q-Abständen* charakterisieren das Bild.

Vorhofflimmern

Beim Vorhofflimmern liegen *multiple* abnorme Myokardbezirke in unterschiedlichen Refraktärphasen vor, so daß die *Vorhofdepolarisation* nicht regelrecht erfolgt, sondern die Erregungsfront an den refraktären Bezirken immer wieder abgelenkt wird. Dadurch entstehen Niederspannungspotentiale mit unterschiedlicher Richtung. Da nicht alle Reize durch den AV-Knoten geleitet werden, sind die Abstände von R zu R infolge der unregelmäßigen Erregung ungleich lang. Häufige Ursache von Vorhofflimmern sind rheumatische und arteriosklerotische Herzerkrankungen sowie Hyperthyreosen. Elektrokardiographisch lassen sich keine gleichmäßigen P-Wellen nachweisen. Je nach der Anzahl der durch den AV-Knoten geleiteten Reize und dem Vorliegen anderer Faktoren, z.B. einer Herzinsuffizienz oder Digitalisierung, ist die *Kammerfrequenz entweder hoch oder niedrig*. Bei Herzinsuffizienz und hoher Frequenz bewährt sich Digitalis ausgezeichnet zur Frequenzsenkung. Mit dem Cardioverter läßt sich häufig eine Konversion zum Sinusrhythmus erzielen.

Vorhofflattern

Beim Vorhofflattern läuft die Erregungsfront in den Vorhöfen entweder *im Kreis,* oder aber es werden regelmäßige Reize in rascher Folge meist mit einer Frequenz von ca. 200/Minute von einem in den unteren Vorhofabschnitten gelegenen Schrittmacher abgegeben. Meist liegt auch ein AV-Block unterschiedlichen Grades vor, so daß nur jeder zweite, dritte oder vierte Reiz in die Kammern fortgeleitet wird. Das EKG zeigt in den Ableitungen II, III und aVF meist *negative P-Wellen vor atrialen T-Wellen* oder eine kontinuierliche Vorhofaktivität infolge der kreisenden Erregung, wobei sich ein sägezahnähnliches Bild bietet. Als Ursache liegt meist eine arteriosklerotische bzw. rheumatische Herzerkrankung oder eine Hyperthyreose vor.

Kammerflimmern

Eine periodische multifokale Reizbildung in heterotopen (ventrikulären) Zentren führt zu einer regellosen Depolarisation der Kammern, die sich elektrokardiographisch in Form von verzerrten Sinuswellen unregelmäßiger Amplitude und Dauer äußert. Die Zacken können von hoher oder niedriger Amplitude sein. Bei Kammerflimmern ist das Herz nicht mehr imstande, wirksame Förderarbeit zu leisten. Kammerflimmern tritt bei schweren organischen Herzkrankheiten und auch aufgrund einer toxischen Digitalis- oder Chinidinwirkung auf. Beim Kammerflimmern tritt oft plötzlich der Tod ein. Eine sofortige Elektrodefibrillation, die lebensrettend sein kann, ist die *Therapie* der Wahl.

Einfluß von Pharmaka und Elektrolyten auf das EKG

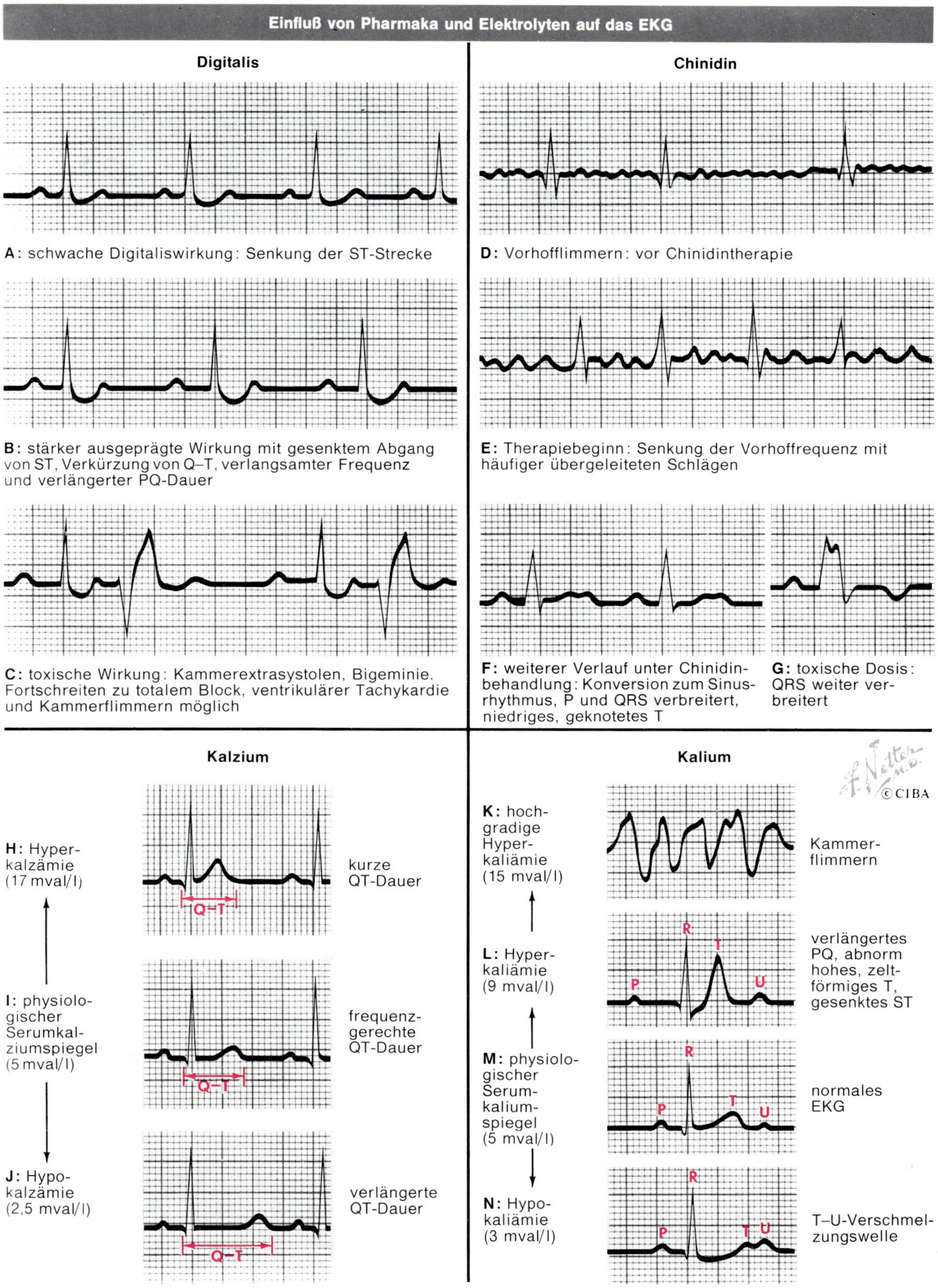

Digitalis, Chinidin sowie verwandte Substanzen, die häufig in der Therapie angewendet werden, beeinflussen das *Elektrokardiogramm* in Abhängigkeit von der Dosis, der Ausscheidungsrate, der Reaktionslage und evtl. vorbestehender Veränderungen des elektrokardiographischen Bildes. Im folgenden werden durch Pharmaka zustandekommende typische EKG-Veränderungen bei an sich normalem EKG-Befund beschrieben.

Bei geringen Dosen von Digitalis sowie anderen Herzglykosiden wie Oubain und Szilla tritt eine *schwache Digitaliswirkung* (A) auf, die sich als muldenförmige *Senkung der ST-Strecke,* Verschiebung des Abgangs der ST-Strecke (Punkt J) unter die Isoelektrische und als Amplitudenverlust der T-Welle äußert. Eine leichte Verkürzung der QT-Dauer kann dabei als Folge der rascher ablaufenden Kammerrepolarisation auftreten. Herzfrequenz und Erregungsausbreitung sind durch die durch Digitalis verursachte vagotone Dämpfung des Sinus- und AV-Knotens verlangsamt. Bei höheren Dosen (B) verschiebt sich der *Abgang der ST-Strecke* (Punkt J) weiter in den *negativen Bereich;* ferner finden sich eine muldenförmige Senkung der ST-Strecke und eine deutliche *Verkürzung der QT-Dauer* unter den Normalwert. Bei *toxischen* Dosen ist der Abstand von P zu Q infolge der Dämpfung des AV-Leitungsgewebes verlängert, und aufgrund der erhöhten Kammererregbarkeit treten einzelne, multiple oder auch multifokale *heterotope Kammerextrasystolen* (C) auf. Häufig findet sich eine *Bigeminie.* Es kann auch zu Vorhofflimmern oder -flattern, paroxysmaler Vorhoftachykardie mit Block und *AV-Block* wechselnden Grades kommen.

Chinidin und chinidinähnliche Substanzen, wie Procainamid und Lidocainhydrochlorid, dämpfen die elektrische Aktivität der Vorhöfe und Kammern. Dementsprechend findet sich als charakteristisches Zeichen ein langes, etwas höheres P. Bei vorbestehendem feinschlägigem *Vorhofflimmern* (D) kann Chinidin in mäßiger Dosierung zu grobem Vorhofflimmern führen, wobei Amplitude und Dauer der atrialen Depolarisationszacken (E) erhöht sind. Mit höheren Chinidindosen ist bei Vorhofflimmern eine Konversion zum *Sinusrhythmus* möglich, wobei eine doppelgipfelige T-Welle auftritt (F). Bei toxischen Chinidindosen ist der *QRS-Komplex* verbreitert, und die *T-Wellen* zeigen sekundäre *Veränderungen* im Sinne einer Diskordanz mit dem höchsten Ausschlag von QRS. Die QT-Dauer ist infolge der langsamer ablaufenden Depolarisation und Repolarisation verlängert. Schließlich stellen sich Arrhythmien, wie ventrikuläre Tachykardie oder Kammerflimmern, ein.

Im Elektrolythaushalt beeinflussen in erster Linie *Kalium* und *Kalzium* sowie deren relative Konzentration das Aussehen des Elektrokardiogramms. Auch eine Azidose kann sich auf das EKG auswirken. Die anderen *Elektrolyte,* d.h. Natrium und Magnesium, die im Tierversuch nachweislich das EKG beeinflussen, bleiben beim Menschen im EKG wirkungslos, da die im Tierversuch erzeilten extrem niedrigen Konzentrationen beim Menschen nicht vorkommen.

Eine bei Hyperparathyreose oftmals auftretende *Hyperkalzämie* zeigt sich elektrokardiographisch als *Verkürzung der QT-Dauer* meist mit hohen T-Wellen (H). Die T-Welle schließt unmittelbar an den QRS-Komplex an, so daß QRS-T komprimiert erscheint.

Bei einer *Hypokalzämie* sind *ST-Strecke* und *QT-Dauer verlängert* (J). Zwischen QRS und T liegt eine lange, oft mit der Isoelektrischen zusammenfallende ST-Strecke.

Eine *Hyperkaliämie* wirkt dämpfend auf die Vorhöfe, den AV-Knoten, die Kammern und, allerdings in wesentlich geringerem Ausmaß, auch auf den Sinusknoten. Dementsprechend führt eine Kaliumkonzentrationssteigerung zu *langen PQ-Zeiten* (L) mit *hohen T-Wellen,* zu sinoaurikulärem Block mit geringfügiger bzw. völlig fehlender mechanischer Vorhofkontraktion, zeltförmigem T, Amplitudenerhöhung und schmaler Basis der T-Wellen, intraventrikulärem Block mit Verbreiterung des QRS-Komplexes, *pathologischen ST-Verschiebungen* und schließlich zu totalem Kammerstillstand bzw. *Kammerflimmern* (K).

Die häufig unter Diuretika- und Kortisonbehandlung bzw. im Gefolge von Erbrechen, Diarrhö, chirurgischen Drainagemaßnahmen oder kaliumarmer Diät auftretende *Hypokaliämie* manifestiert sich elektrokardiographisch in einem *Amplitudenverlust der T-Welle* (N) und einer Betonung der U-Welle, so daß sich der Abstand Q-U leicht messen läßt. In einigen Ableitungen sind T-Welle und *U-Welle* klar voneinander geschieden, in einigen können sie jedoch miteinander verschmelzen, wodurch ein TU-Komplex entsteht. Gelegentlich tritt auch eine Senkung oder Hebung der ST-Strecke auf. Eine zusammen mit einem pathologischen Prozeß (d.h. Myokardischämie und Infarkt) oder mit herzwirksamen Pharmaka (z.B. Digitalis und Chinidin) auftretende Hypokaliämie ist elektrokardiographisch schwer zu erkennen.

Irreführende EKG-Befunde

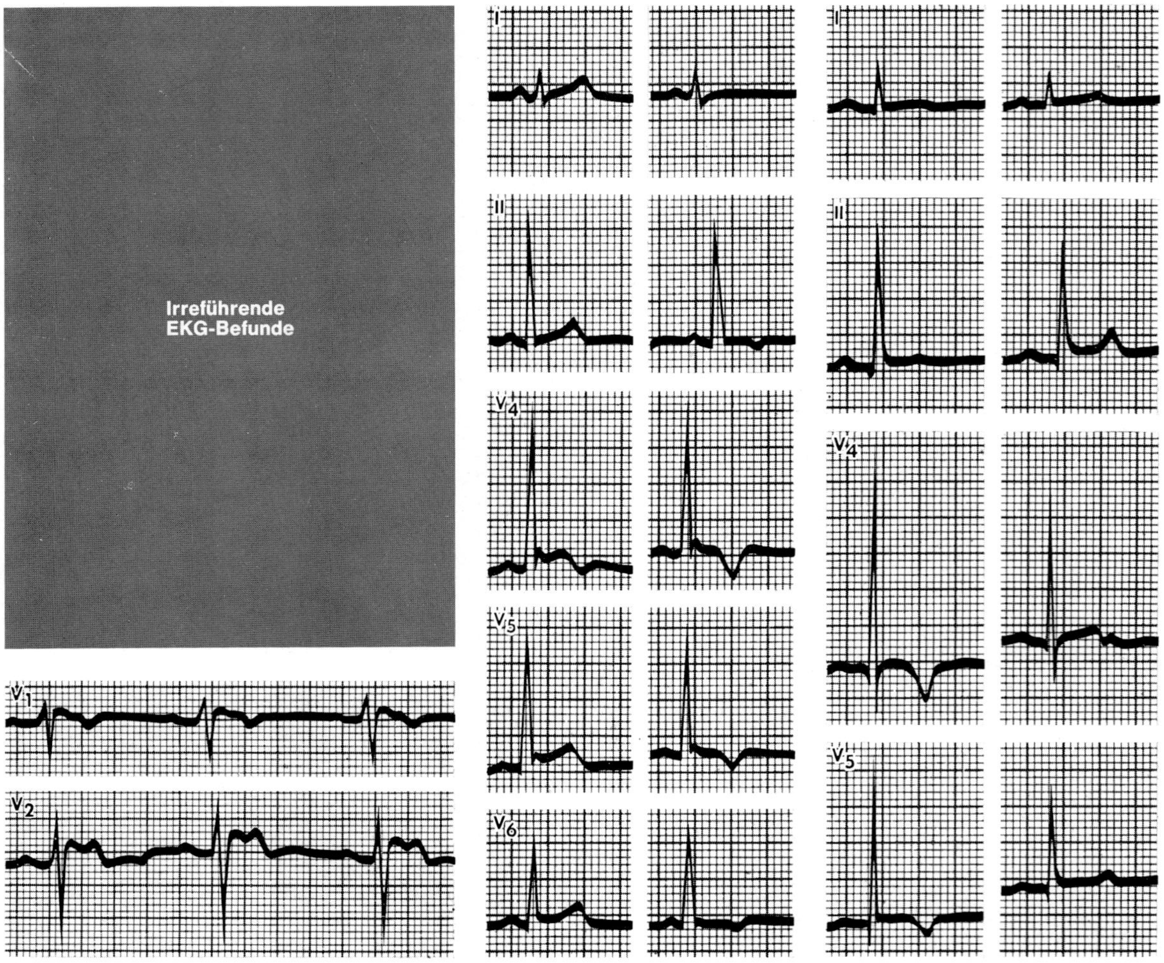

© CIBA A B C D E

Ein EKG machen zu lassen, gilt im allgemeinen als völlig harmlos und ist es meist auch. Ganz so harmlos kann allerdings eine Untersuchung nicht sein, die zu unbegründetem Krankenhausaufenthalt, Verlust der Versicherungsfähigkeit, schweren finanziellen Rückschlägen, ja sogar zum Selbstmord führen kann. All dies und noch einiges mehr ist jedoch arglosen Opfern der Elektrokardiographie bereits passiert, wie die nachfolgenden Streiflichter aus der klinischen Praxis erhellen mögen.

Ein gesunder junger Mann, 32 Jahre alt und Zahnarzt, klagt plötzlich über Brustschmerzen. Er sucht einen berühmten Kardiologen auf und findet sich zu seiner Überraschung im Sauerstoffzelt wieder, hatte sich doch in den rechten Brustwandableitungen (A) eine sattelförmige ST-Streckenhebung gezeigt, die nicht als das erkannt worden war, was sie eigentlich war, nämlich eine physiologische Variante. Allein der Krankenhausaufenthalt und der dadurch erzwungene Verdienstausfall kosteten ihn einige Tausend Dollar. Als »Verdachtsfall einer Koronarerkrankung« abgestempelt (obzwar die Diagnose keineswegs bestätigt war), gelang es ihm bei keiner Versicherung, ohne empfindliche Aufzahlung eine Lebensversicherung abzuschließen. Kein Wunder, daß er eine Herzneurose bekam, die ihn schwer behinderte, bis endlich nach drei Jahren das immer noch unveränderte EKG richtig interpretiert wurde.

Ein kerngesunder Fußballer im stolzen Alter von 19 Jahren spürt plötzlich, als er sich gerade mit seiner frisch Angetrauten zur Hochzeitsnacht zurückziehen will, einen Schmerz in der Brust. Der rasch herbeigeholte Arzt machte, anstatt die Situation anamnestisch abzuklären, ein EKG – »um ganz sicher zu gehen«. Wer könnte es ihm verübeln? Zu verübeln ist ihm jedoch, daß er sich von den ST-T-Veränderungen (B), die er dabei fand, beeindrucken ließ und den jungen Sportler zum Kardiologen schickte, der diesen – seinerseits beeindruckt – ins Krankenhaus steckte. Was Wunder, wenn im Gefolge all dieser Aufregungen die ohnehin labilen T-Wellen negativ wurden (C). Somit erschien die Diagnose »gesichert«, der völlig gesunde junge Mann blieb 5 Wochen im Krankenhaus, Fußballspielen wurde gestrichen. Dafür hatte er nun eine Herzneurose, und die Hochzeitsnacht wurde auf ein halbes Jahr verschoben. Schließlich wurden in einer (offenbar) aufgeklärteren Klinik die wechselnden ST-T-Befunde richtig erkannt, der junge Mann wurde als gesund entlassen mit guten Wünschen, mit seiner Frau glücklich zu werden.

Ein Autobusfahrer verspürte plötzlich Brustschmerzen und ließ ein EKG machen. Das EKG war »nicht in Ordnung«, und der Mann wurde mit der Diagnose »Angina pectoris« für einige Wochen ins Bett verfrachtet. Als er nach der völlig unbegründeten Bettruhe wieder aufstehen durfte, mußte er feststellen, daß kein Unternehmen Interesse daran hatte, einen Fahrer mit »Angina pectoris« einzustellen, und fand keine Arbeit. In seiner Verzweiflung beging er Selbstmord. Er hinterließ eine kranke Frau und 4 Kinder. Als man seine Leiche schließlich aus dem Wasser holte, fand sich bei der Autopsie ein völlig normaler Myokardbefund, ohne jegliche Anzeichen einer Koronarsklerose.

Ein 18jähriger Schüler lief auf der Straße einem Freund nach und hatte ihn gerade eingeholt, als er auf dem Gehsteig mit Brustschmerzen zusammenbrach. Er wurde in die nächste Unfallstation gebracht, wo das unvermeidliche EKG aufgenommen wurde, das ein ungewöhnliches ST-T-Bild (D) ergab. Nach einmonatigem Krankenhausaufenthalt wurde er entlassen, durfte jedoch keinerlei Sport betreiben, mußte von der Schule gehen und mit einem Heimlehrer arbeiten. Ein Jahr später wurde in einer anderen Klinik die wahre Bedeutung des EKG-Befundes erkannt, die ST-T-Abweichung mit oralem Kalium »korrigiert« (E) und kineangiographisch ein völlig normaler Koronarbefund erhoben.

Warum man bei Gesunden derart ungewöhnliche EKG-Befunde findet, ist ebenso wenig zu erklären wie die anatomischen Varianten der Kranzgefäßverteilung. Dennoch werden negative T-Wellen meist als »juvenil« gedeutet und ein hoher ST-Abgang einer »früh einsetzenden Repolarisation« zugeschrieben. Damit ist aber gar nichts über die Ursache ausgesagt, sondern höchstens über unsere Ignoranz, die sich gern hinter mehrsilbigen Fremdwörtern verbirgt.

Die Moral von der Geschichte ist, daß wir, die wir Elektrokardiogramme auswerten, zumindest wissen sollten, daß gewisse verdächtig aussehende EKG-Bilder nichts weiter als physiologische Varianten darstellen können, und daß wir die Unzahl physiologischer Reize kennen müssen, die ein EKG verändern und damit eine Krankheit vortäuschen können. Das ist aber keineswegs alles, denn mit dem Auf-der-Hut-sein ist es noch nicht getan. Viele verdächtige Bilder sind von pathologischen nicht zu unterscheiden. Wir müssen also wissen, wie man sich Gewißheit verschaffen kann. Dazu gibt es eine Reihe von Möglichkeiten, die wir kennen und richtig anwenden müssen. Physiologisch negative T-Wellen normalisieren sich oft, wenn das EKG im Nüchternzustand aufgenommen wird. Wie viele von uns aber machen das schon, bevor sie einen Patienten mit einem pathologischen EKG-Befund ins Unglück stürzen? Das Belastungs-EKG zeigt bei organischen Erkrankungen meist eine Verschlechterung der Befunde, bei physiologischen Varianten jedoch eine »Normalisierung« der ST-T-Abweichungen. Sind die verdächtigen Befunde auf Angstzustände zurückzuführen, bewährt sich als einfaches Hilfsmittel ein Hypnotikum: Im Schlaf stellt sich dann oft das »normale« Bild ein. Liegt eine Hyperventilation zugrunde, läßt man den Patienten den Atem anhalten oder gibt ihm Propanthelinbromid, und die pathologischen EKG-Zeichen verschwinden. Auch mit dem Valsalva-Versuch ist das EKG in gewissen Fällen auf einmal wieder »in Ordnung«. Physiologisch negative T-Wellen richten sich oft nach einer größeren Dosis Kaliumsalz (das natürlich nur bei nachweislich guter Nierenfunktion gegeben werden darf) wieder auf, bei pathologischen T-Wellen ist das kaum jemals der Fall.

Kenntnis und Verständnis dieser Varianten und ihre korrekte Interpretation können gar nicht hoch genug bewertet werden. Denn nichts würde uns vom Hippokratischen Ideal, »nicht zu Schaden des Patienten zu handeln«, weiter entfernen, als einen gesunden Menschen aus mangelndem Fachwissen zum Herzkrüppel zu stempeln.

Behandlung des totalen Herzblocks mit implantierbaren Schrittmachern

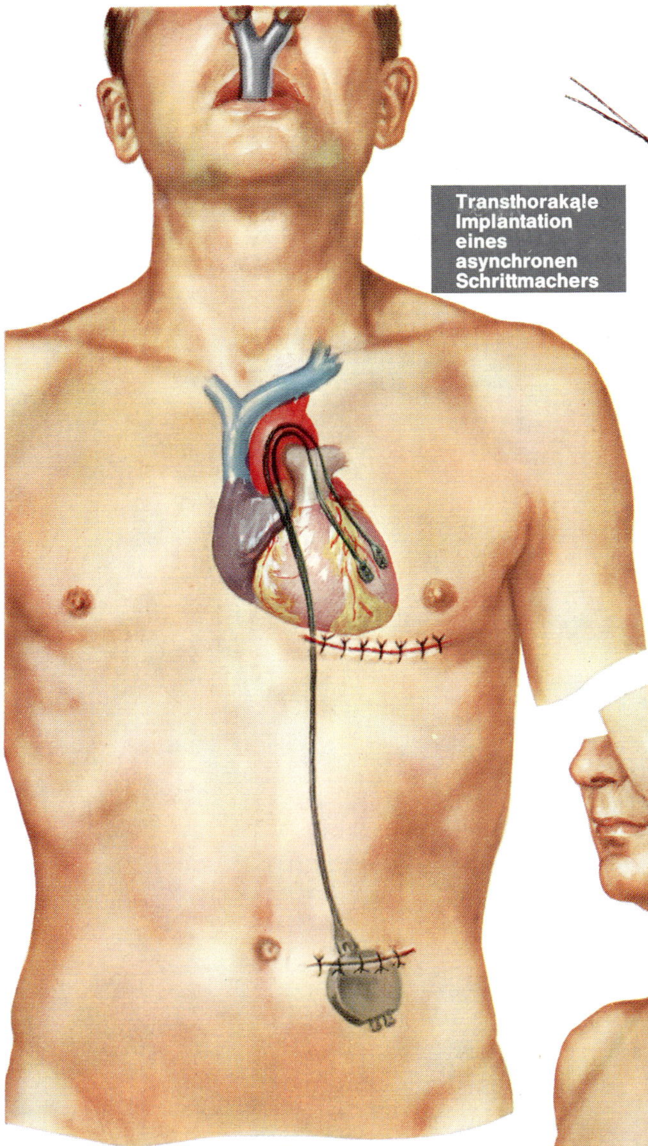

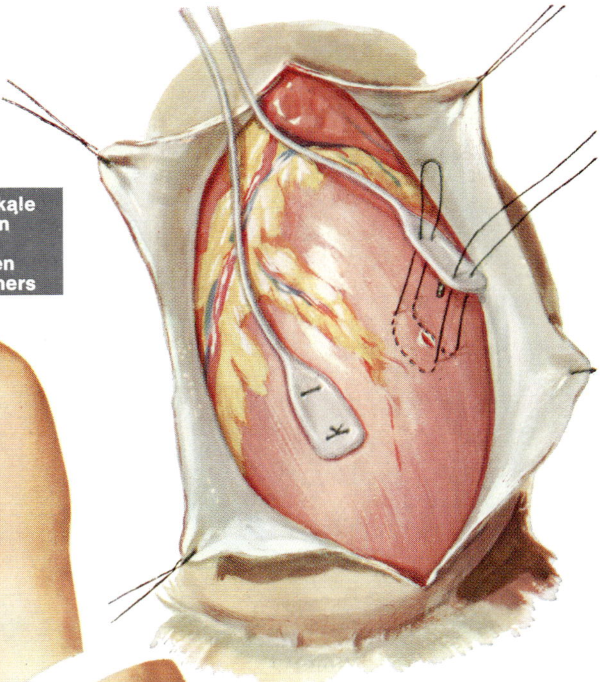

Implantation der Elektroden

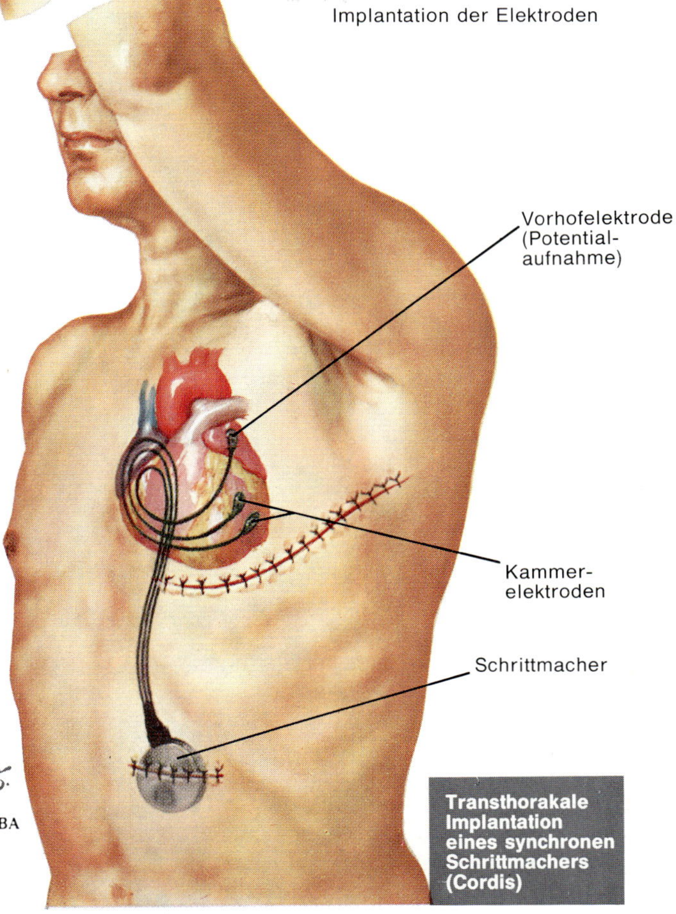

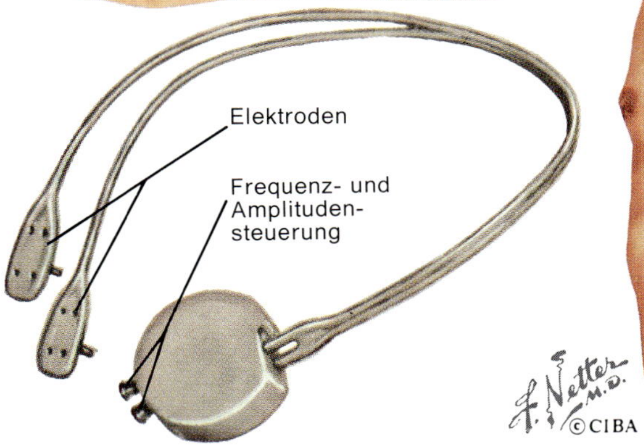

Asynchroner Schrittmacher (Chardack-Greatbatch) und Elektroden

Bei plötzlich auftretendem totalem Herzblock ist die Prognose ohne wirksame Behandlung äußerst ungünstig. Vor der Einführung der elektrischen Stimulierung der Herztätigkeit durch CALLAGHAN, BIGELOW und ZOLL beschränkte sich das therapeutische Vorgehen in der Hauptsache auf pharmakologische Maßnahmen zur Normalisierung der Erregungsleitung von den Vorhöfen in die Kammern und zur Stimulierung kammereigener Schrittmacherzentren. Im Verlaufe weiterer Forschungsarbeiten, insbesondere von CHARDACK, ZOLL, KANTROWITZ und NATHAN, enstanden voll implantierbare Schrittmacher. Sie stellen heute die Methode der Wahl zur Behandlung von chronischen Blockbildern mit (1) synkopalen bzw. konvulsiven Anfällen infolge einer Kammerbradykardie, (2) Herzdekompensation infolge von Bradykardien und (3) unstabilen Kammerrhythmen im Zusammenhang mit einem Herzblock dar.

Transthorakale Implantationstechnik bei Dauerschrittmachern

Asynchrone Schrittmacher. Zur Vermeidung eines Herzstillstands während der Narkoseeinleitung und der Thorakotomie wird ein temporärer Elektrodenkatheder in die Spitze der rechten Kammer eingeführt. Nach Eröffnung des Thorax im linken 5. ICR und Freipräparation des Herzens werden in den Herzmuskel der linken Kammer zwei spiralförmige *Chardack-Elektroden implantiert,* deren distale Enden subkutan an einen in die Bauchdecke implantierten Pulsgeber angeschlossen werden.

Nach erfolgter Implantation können Pulsfrequenz und -amplitude jederzeit perkutan durch Einführen einer Nadel mit Dreiecksprofil in die leicht tastbaren Steuernippel eingestellt werden. Die Reizschwelle liegt zwar in der Regel bei 1,5 bis 2 mA, der Pulsgeber wird jedoch zumindest auf das Zweifache der Reizschwelle bei einer Frequenz von 64 bis 72 Schlägen/Minute eingestellt.

Synchrone Schrittmacher: NATHAN u. Mitarb. entwickelten einen implantierbaren Synchronschrittmacher, bei dem über eine dritte, in den linken Vorhof implantierte Elektrode die Vorhoffrequenz (P-Welle) abgegriffen und im Pulsgeber verstärkt wird. Danach wird das verstärkte Signal mit einer ungefähr der normalen PQ-Zeit entsprechenden Verzögerung über zwei im linken Kammermyokard nach der im Vorgehenden beschriebenen Technik implantierte Elektroden in die Kammern geleitet und löst dort die Kammerdepolarisation aus. Damit wird zwischen Vorhöfen und Kammern eine im wesentlichen dem physiologischen Zustand entsprechende elektromechanische Beziehung geschaffen, denn physiologische Schwankungen der Vorhoffrequenz werden synchron in die Kammern übertragen. Kommt es zu Vorhoftachykardie bzw. Vorhofflattern, sorgt eine automatische Blockiervorrichtung dafür, daß die Kammerfrequenz nicht auf pathologische Werte anstiegt. Bei Vorhofflimmern mit erkennbaren Flimmerwellen (F) tritt eine unregelmäßige, aber frequenzgesteuerte Kammerreaktion ein. Sind die Flimmerwellen klein und werden von der Vorhofelektrode nicht wahrgenommen, werden die Kammern asynchron mit einer Frequenz von 52/Minute automatisch vom Schrittmacher depolarisiert. Auch bei einer Vorhofeigenfrequenz unter 52/Minute bzw. einem Vorhofdepolarisationspotential, das unter der Wahrnehmbarkeits-

(Fortsetzung auf Seite 72)

Behandlung des totalen Herzblocks mit implantierbaren Schrittmachern

(Fortsetzung von Seite 71)

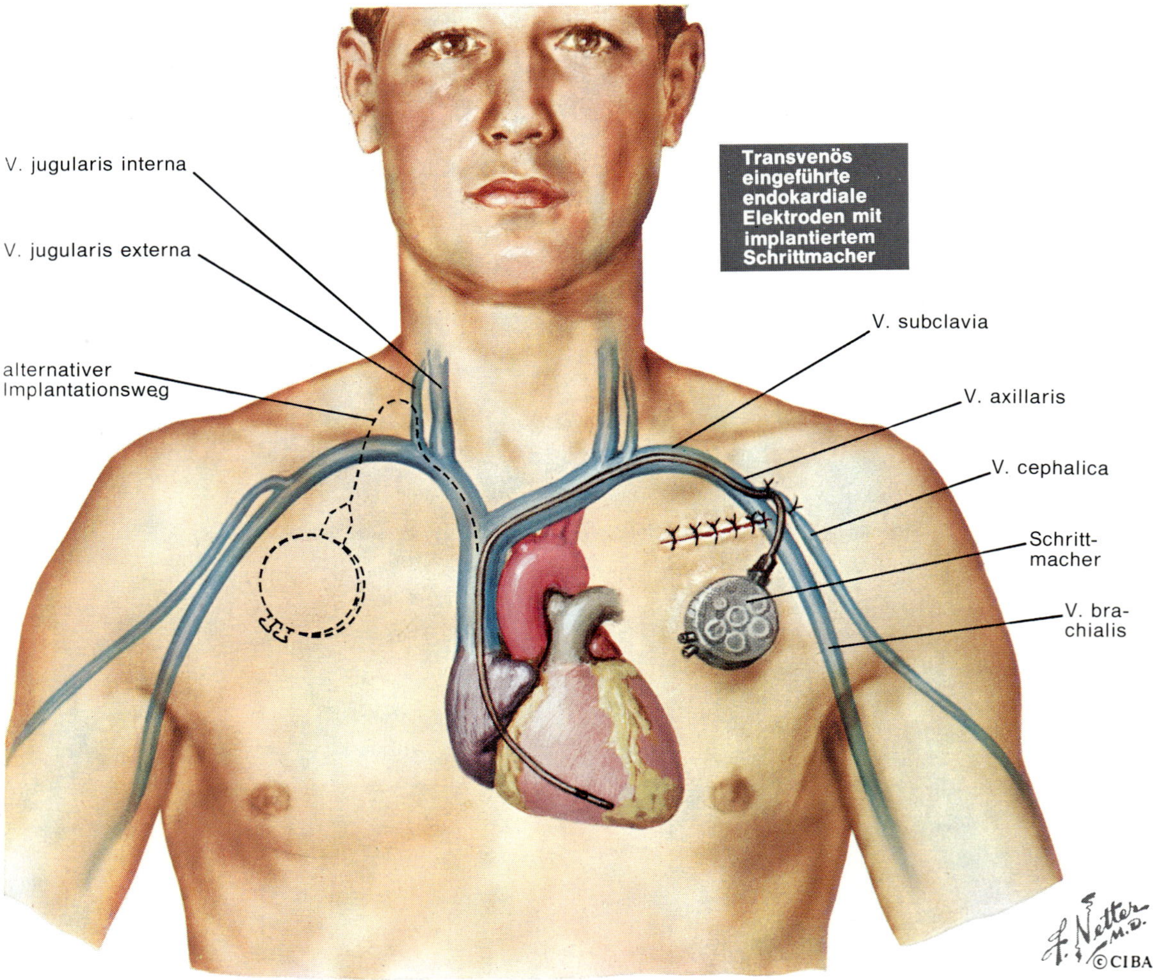

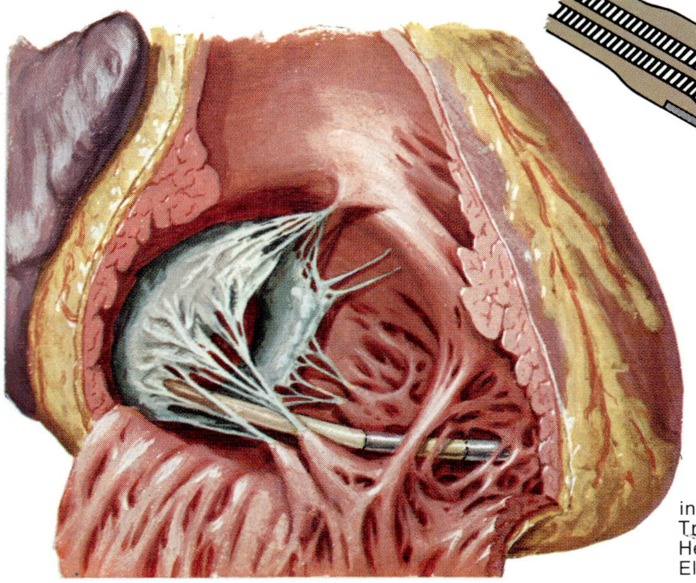

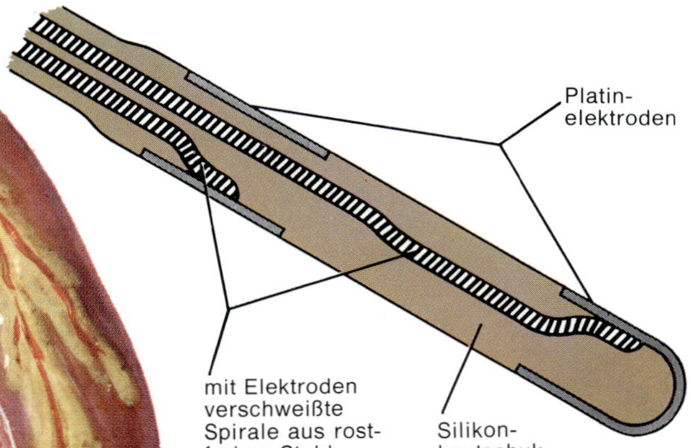

schwelle des Schrittmachers (±1mV) liegt, wird die Kammeraktivität durch die Grundfrequenz des Schrittmachers gesteuert.

Transvenöse Schrittmachertechnik

Die Möglichkeit, nach dem Prinzip von FURMAN die Kammern lange Zeit hindurch über eine an einen externen Pulsgeber angeschlossene *Katheterelektrode* zu erregen, führte zur Entwicklung voll implantierbarer, aus einer Katheterelektrode und einem Pulsgenerator bestehender Schrittmacher. Als Hauptvorteil ergibt sich dabei, daß eine Thorakotomie nicht nötig ist und der gesamte Eingriff unter Lokalanästhesie durchgeführt werden kann. Eine Chardack-Katheterelektrode besteht z.B. aus einem *Silastik*-Tubus mit zwei voneinander unabhängigen, an die *Pole einer Platinelektrode* angeschweißten schräg gewickelten Spulen aus *rostfreiem Stahl.* In das Lumen der Spulen können zwei Stahlfedern zur Versteifung des Katheters während der Implantation eingeführt werden.

Die Implantation erfolgt unter Röntgenkontrolle über Bildverstärker. Dazu wird durch einen Hautschnitt unmittelbar unterhalb des Schlüsselbeins die *V. cephalica* im Trigonum deltoideopectorale aufgesucht, in die der Katheter knapp vor der Mündung in die *V. axillaris* eingeführt und zur Spitze der rechten Herzkammer vorgeschoben wird, wo er zwischen den in dieser Region zahlreichen *Trabeculae verkeilt* wird. Damit liegt die Elektrodenspitze fest am Kammermyokard an. Befindet sich die Elektrode in der richtigen Lage, werden die Stahlfedern entfernt und der Elektrodenkatheter an den Pulsgeber angeschlossen, der in eine Hauttasche eingenäht wird.

Als *alternativer Implantationsweg* kann die *V. jugularis externa* verwendet werden, wobei jedoch ein zweiter Hautschnitt über der V. jugularis erforderlich ist und der Katheter vor oder hinter dem Schlüsselbein zu dem in einer infraklavikulären Hauttasche implantierten Pulsgeber geführt werden muß.

Demand-Schrittmacher. In ungefähr 10% der Fälle, in denen ein Schrittmacher implantiert wurde, stellt sich intermittierend wieder ein Sinusrhythmus ein, wodurch die Gefahr besteht, daß während der vulnerablen Periode nach der Kammerdepolarisation durch die elektrischen Schrittmachersignale Kammerarrhythmien ausgelöst werden. Diese Gefahr besteht bei den unterdessen entwickelten Demand-Schrittmachern (Bedarfsschrittmachern) nicht, denn der Pulsgeber wird durch ein von der vorangegangenen Kammerdepolarisation abgeleitetes Signal eine bestimmte Zeitlang gesperrt, so daß während der vulnerablen Periode kein Reiz abgegeben wird. Ist der Schrittmacher z.B. auf eine Frequenz von 60/Minute eingestellt, erzeugt der Pulsgenerator erst nach Überschreiten einer asystolischen Periode von 1 Sekunde den nächsten Impuls. Übergeleitete bzw. heterotope Kammeraktionen verlängern automatisch die Impulssperre um eine weitere Sekunde.

Heute werden überwiegend Bedarfsschrittmacher mit transvenösen Elektroden implantiert. Mit den implantierten Herzschrittmachern konnte die *Prognose* bei totalem Herzblock wesentlich verbessert werden. In vielen Fällen können die Patienten wieder ihr normales Leben aufnehmen und kommen im allgemeinen ohne zusätzliche medikamentöse Therapie aus. Der Pulsgeber soll jedoch nach 30monatiger Verwendung ausgetauscht werden.

Auskultationsstellung, Auskultationsareale, Vorgänge während der Herzaktion

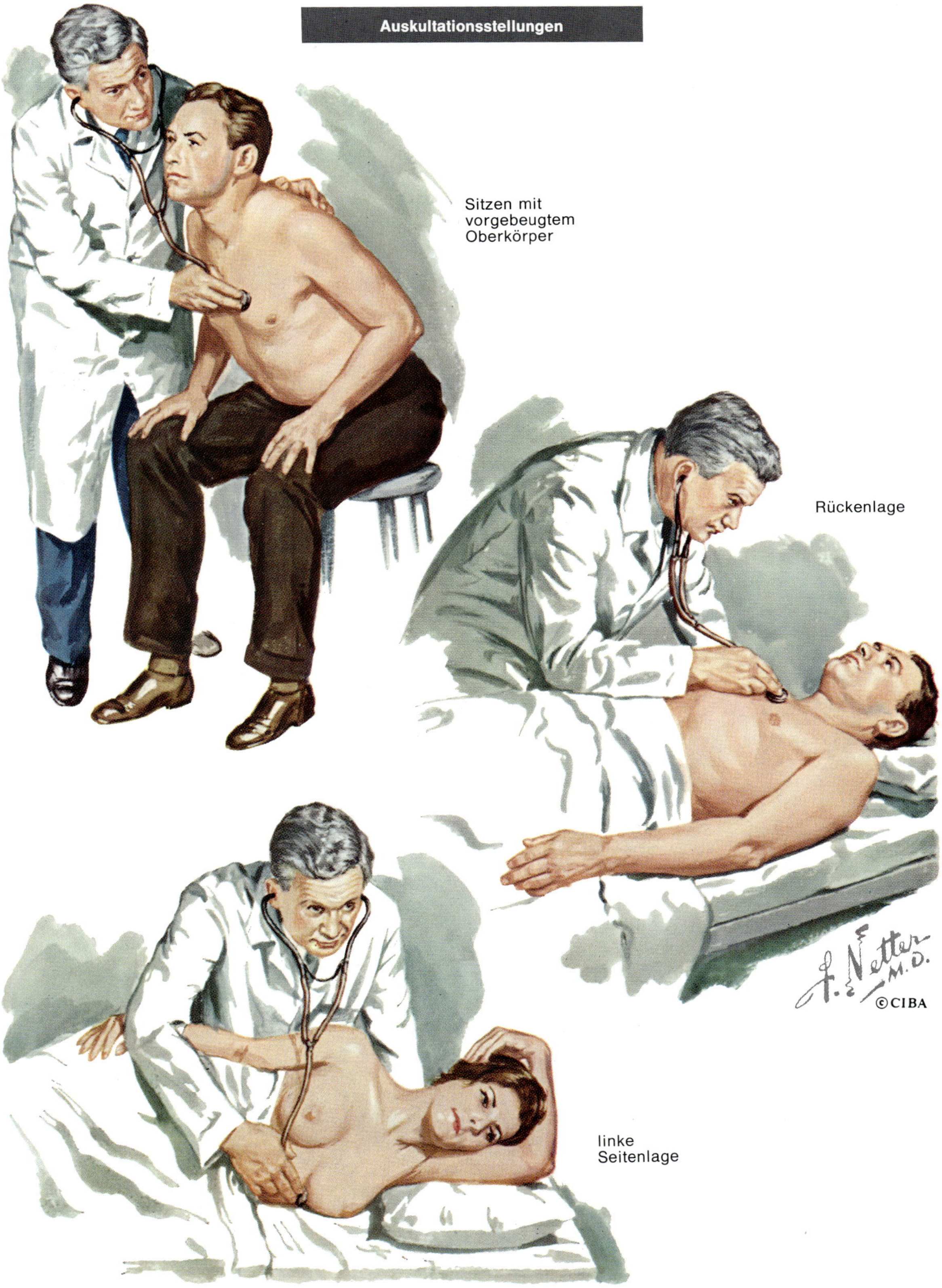

Die *Auskultation* wird grundsätzlich mit dem menschlichen Ohr durchgeführt. Stethoskope bieten zwar mancherlei technischen Vorteil, verzerren aber bisweilen den Befund durch selektive Dämpfung bzw. Betonung gewisser Schallschwingungen. Besonders bei der Erfassung tiefer Töne (3. Herzton, 4. Herzton; s. S. 75, Galopprhythmen) erweist sich das bloße Ohr dem Stethoskop überlegen, da es nicht nur einen größeren Schalltrichter darstellt, sondern die akustischen und palpatorischen Phänomene gleichzeitig wahrgenommen werden.

Auskultationsstellung

Die Auskultation kann in verschiedenen *Stellungen* vorgenommen werden, z. B. in aufrechter Sitzhaltung, in *Rückenlage,* in *linker Seitenlage* oder in *Sitzhaltung mit vorgebeugtem Oberkörper*. In der ersten, dritten und vierten Stellung rückt die Herzspitze näher an die Thoraxwand heran, so daß sich die an der Mitralklappe bzw. in der linken Herzkammer auftretenden Herztöne und *-geräusche* am besten erfassen lassen. In der linken Seitenlage kommt es zu einer Tachykardie, und das für die *Mitralstenose* typische *Rumpeln* oder *Rollen* ist deutlich zu hören. Die Sitzhaltung bei vorgebeugtem Oberkörper wird vorzugsweise zur Erfassung der *diastolischen Aortengeräusche* herangezogen, während Pulmonal- und Trikuspidalgeräusche am besten in Rückenlage festzustellen sind.

Auskultationsareale

Die Auskultation wurde gewöhnlich an vier Stellen durchgeführt, und zwar den Arealen der Mitral-, der Trikuspidal-, der Aorten- und der Pulmonalklappe. Luisada, Shah u. Slodki schlugen jedoch eine Neueinteilung der Auskultationsstellen nach ihrer Bedeutung sowie eine Neubenennung nach der Herzkammer bzw. dem Gefäß vor, in dem ein Herzton bzw. -geräusch bei der intrakardialen Phonokardiographie am verläßlichsten zu erfassen ist. Diesem Vorschlag gemäß wurde der Thorax in sieben *Auskultationsareale* eingeteilt, und zwar in ein *linksventrikuläres, rechtsventrikuläres, linksatriales, rechtsatriales, aortales* und *pulmonales* Areal sowie in ein der thorakalen Aorta descendens entsprechendes Auskultationsareal.

Linksventrikuläres Areal. Der Herzspitzenbereich (sog. Mitralareal) eignet sich am besten zur Erfassung der *Geräusche bei Mitralstenose und -insuffizienz* sowie zum Nachweis von *linksventrikulären* bzw. atrialen Galopprhythmen und dem *Aortenanteil des 2. Herztons* (II_A, S. 75). Auch die *Geräusche einer stenotischen und insbesondere einer insuffizienten Aortenklappe* sind in diesem Bereich häufig am besten zu hören. Diese Schwingungen sind jedoch über einer größeren, der gesamten linken Herzkammer entsprechenden Fläche wahrzunehmen, und zwar um den Spitzenstoß bis in den 4. und 5. ICR nach median und zur vorderen Axillarlinie nach lateral. Bei *Kammerhypertrophie* tritt eine Schallverlagerung nach links oder nach rechts auf.

Rechtsventrikuläres Areal. Das rechtsventrikuläre Areal entspricht der früheren Auskultationsstelle der Trikuspidalklappe. Über dieser Zone sind nicht nur die Geräusche bei *Trikuspidalstenose* und -insuffizienz zu hören, sondern auch rechtsventrikuläre und atriale Galopprhythmen sowie die *Geräusche bei Pulmonalinsuffizienz und Ventrikelseptumdefekt.*

Das rechtsventrikuläre Areal umfaßt den kaudalen Anteil des Sternums und erstreckt sich 2 bis 4 cm links und rechts vom Sternalrand in den 4. und 5. ICR. Es kann bei hochgradiger *rechtsventrikulärer Hypertrophie* bis zum Punkt der maximal fühlbaren Aktivität des rechten Ventrikels reichen. Bei diesen Patienten wird die Herzspitze vom rechten Ventrikel gebildet.

Aortenareal. Der A-Anteil des *2. Herztons* und die Geräusche bei Aortenklappendefekten sind meist gut im 3. linken ICR zu hören (Erb-Punkt, s. S. 77). Dieser Punkt, früher als »aortaler Hilfspunkt« bezeichnet, ist häufig aufschlußreicher als der 2. ICR rechts. Wenn die Aorta ascendens dilatiert ist, ergibt das Abhorchen im 2. ICR rechts bzw. über dem Manubrium bessere Befunde. Das Aortenareal umfaßt sowohl die Aortenwurzel als auch einen Teil der Aorta ascendens und eignet

(Fortsetzung auf Seite 74)

Auskultationsstellung, Auskultationsareale, Vorgänge während der Herzaktion

(Fortsetzung von Seite 73)

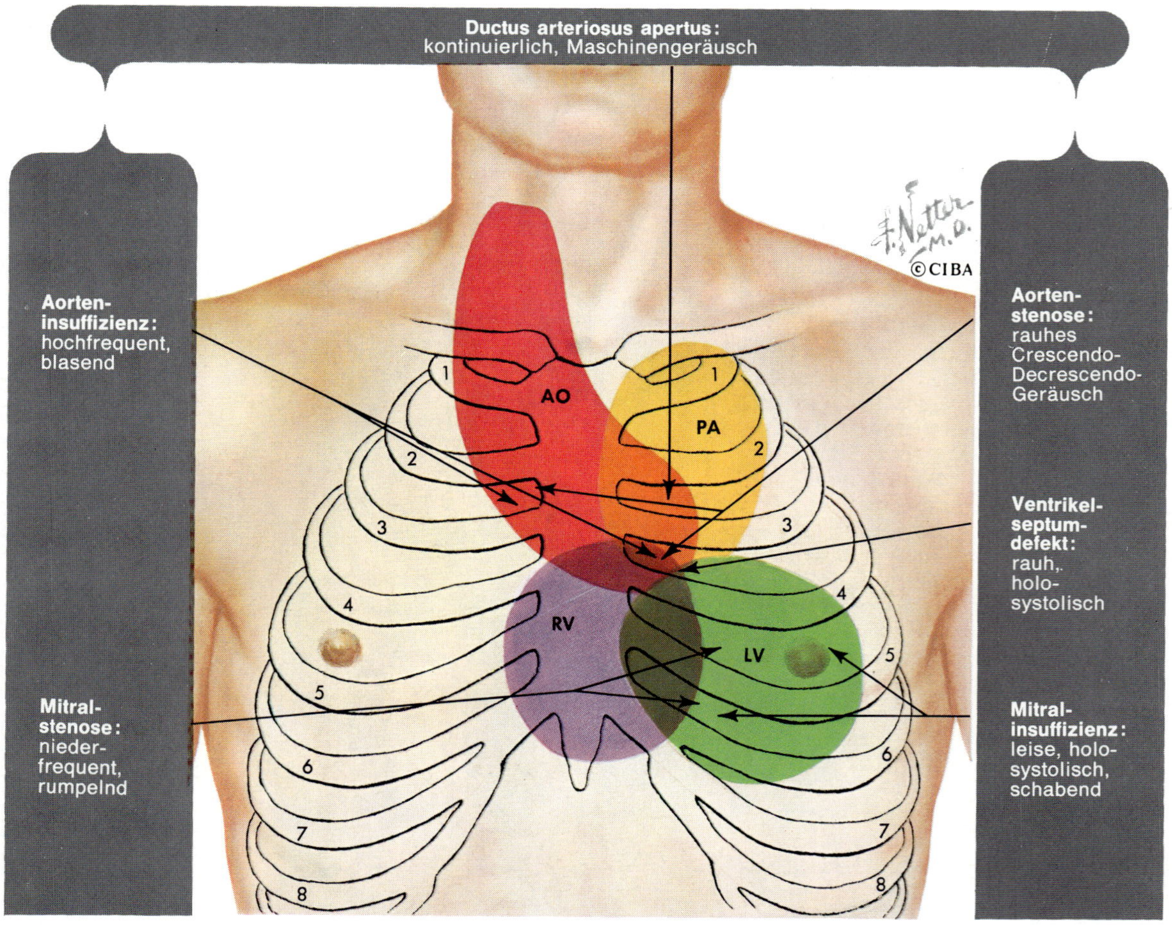

Auskultationsareale bei Klappendefekten und angeborenen Shunts

AO = Aortenareal (Geräusche bei Aortenstenose und -insuffizienz)
PA = Pulmonalareal (Geräusche bei Pulmonalstenose und -insuffizienz)
RV = rechtsventrikuläres Trikuspidalareal (Geräusche bei Trikuspidalklappenvitien)
LV = linksventrikuläres Mitralareal (Geräusche bei Mitralstenose und -insuffizienz)
3. ICR li. (die meisten pulmonalen, aortalen und trikuspidalen Geräusche; Ventrikelseptumdefekt; Spaltung des 2. Herztons)
Die jeweils besten Auskultationsareale sind durch Pfeile gekennzeichnet

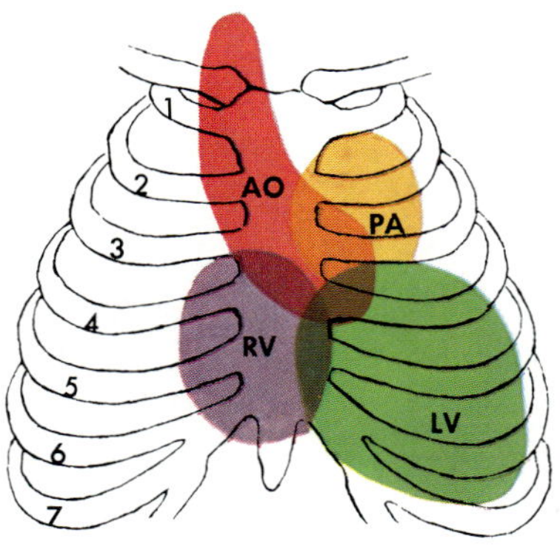

Projektion der Auskultationsareale bei isolierter Hypertrophie der linken Herzkammer

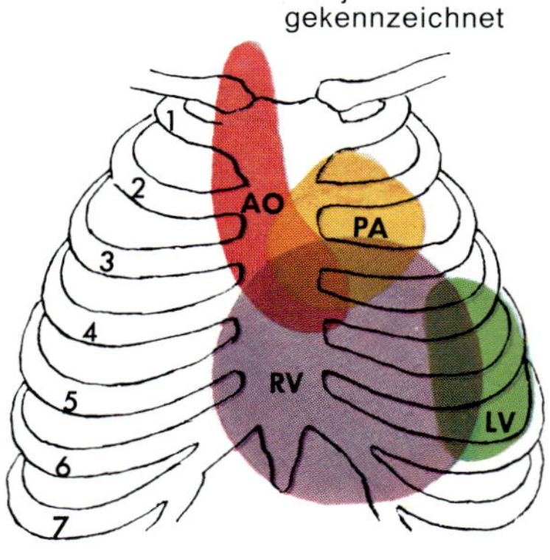

Projektion der Auskultationsareale bei isolierter Hypertrophie der rechten Herzkammer

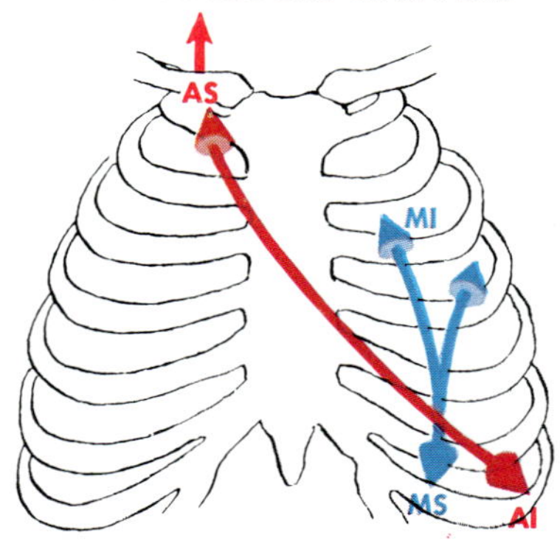

Ausstrahlung der Geräusche der Einfluß- und Ausflußbahn des linken Herzens: AS = Aortenstenose; AI = Aorteninsuffizienz; MS = Mitralstenose; MI = Mitralinsuffizienz

sich besonders gut zur Erfassung der Geräusche bei *Aortenstenose, Aorteninsuffizienz,* erhöhtem Blutstrom durch die Aorta bzw. Dilatation der Aorta ascendens sowie bei Anomalien der zervikalen Gefäße. Auch der Aortendehnungston *(Austreibungsclick)* und der Aortenanteil des 2. Herztons sind in dieser Zone gut zu hören.

Pulmonalareal. Im Pulmonalareal (»pulmonal« bezieht sich hier auf die *A. pulmonalis* und nicht auf die Pulmonalklappe) sind die Geräusche bei *stenosierter* bzw. *insuffizienter Pulmonalklappe,* bei erhöhtem pulmonalem Durchfluß bzw. Dilatation der Pulmonalis sowie der Pulmonaldehnungston, der *pulmonale Anteil des 2. Herztons (IIP)* (S. 75) und das für einen *Ductus arteriosus apertus* typische *Geräusch* am besten zu hören.

Das Pulmonalareal umfaßt den 2. ICR am linken Sternalrand, reicht kranial bis zum Schlüsselbein, kaudal bis zum 3. linken ICR und kann sich auch nach dorsal bis zum 4. und 5. Wirbel ausdehnen.

Auskultationsbefunde

Herztöne. Der *1. Herzton* (I) ist oft über dem linksventrikulären Areal (Apex und mittlerer Präkordialabschnitt) lauter, der *2. Herzton* (II) über dem aortalen und pulmonalen Areal (Herzbasis). Der Tonqualität nach unterscheiden sich 1. und 2. Herzton dadurch, daß der erste lang und *tief* ist, der zweite hingegen kürzer und heller. Bei gesunden Jugendlichen und im frühen Erwachsenenalter kann eine von der Atmung unbeeinflußte physiologische Spaltung des 1. Tons bestehen, die am deutlichsten im 3. linken ICR zu hören ist.

Bei Myokarditis, Myokardinfarkt, Myokardfibrose, Hypothyreose, Mitralinsuffizienz, Aorteninsuffizienz und Perikarditis mit Ergußbildung ist die Lautstärke des 1. Herztons abgeschwächt, bei Mitralstenose, systemischer Hypertonie und Hyperthyreose hingegen verstärkt.

Der *2. Herzton* ist bei gesunden Kindern und Jugendlichen während des Inspiriums häufig *gespalten,* was am besten am linken Sternalrand im 3. ICR (Erb-Punkt) zu hören ist. Bei systemischer Hypertonie, Coarctatio der Aorta und Aortitis wird der Aortenanteil des 2. Herztons lauter. Eine Abschwächung des Aortenanteils spricht für eine Aortenstenose. (Der Aortenanteil kann verzögert auftreten und folgt dann auf den Pulmonalanteil = paradoxe Spaltung.) Bei pulmonalem Hochdruck ist der Pulmonalanteil lauter, bei Pulmonalstenose leiser als normal. (Der Pulmonalanteil ist dann nicht nur schwächer, sondern tritt auch verzögert auf, wodurch die beiden Anteile durch ein größeres Spaltungsintervall voneinander getrennt sind.)

Liegt eine diastolische Volumen- oder Druckbelastung des rechten Herzens bzw. ein Rechtsschenkelblock vor, ist der Pulmonalanteil verzögert, so daß es zu einer fixen Spaltung bei größerem Spaltungsintervall zwischen den Anteilen kommt. Bei Linksschenkelblock kann durch Verzögerung des Aortenanteils eine paradoxe Spaltung auftreten.

Bei Kindern und Jugendlichen tritt ein physiologischer *3. Herzton* (III) auf, der bei Erwachsenen im links- oder rechtsventrikulären Areal bei Ventrikelbelastung, Myokarditis, Tachykardie bzw. Herzinsuffizienz zu hören sein kann.

Ein am intakten Herzen nie auftretender *Vorhofton* (*4. Herzton,* IV) wird bei Ventrikelbelastung, Myokarditis, Tachykardie, Vorhofflattern, totalem oder partiellem AV-Block bzw. bei obstruktiven Prozessen im linksventrikulären, häufiger im rechtsventrikulären Areal beobachtet. Man spricht dann von einem Vorhofgalopp.

Ein linker Vorhofgalopp findet sich oft bei Aortenstenose und systemischer Hypertonie, ein rechter bei Pulmonalstenose bzw. pulmonalem Hochdruck. Als sog. »Summationsgalopp« wird ein Galopprhythmus bezeichnet, der durch Summation von III und IV zustande kommt (S. 79). Er findet sich am häufigsten bei Tachykardie und AV-Block I. Grades.

Systolische Clicks (S. 78) sind entweder über dem Pulmonalareal (Pulmonaldehnungston, *pulmonaler Ejectionclick*) oder über dem Aortenareal (Aortendehnungston, *aortaler Ejectionclick*) zu hören.

Der Aortenton kommt dadurch zustande, daß die 3. Komponente des 1. Herztons eine größere

(Fortsetzung auf Seite 75)

Auskultationsstellung, Auskultationsareale, Vorgänge während der Herzaktion

(Fortsetzung von Seite 74)

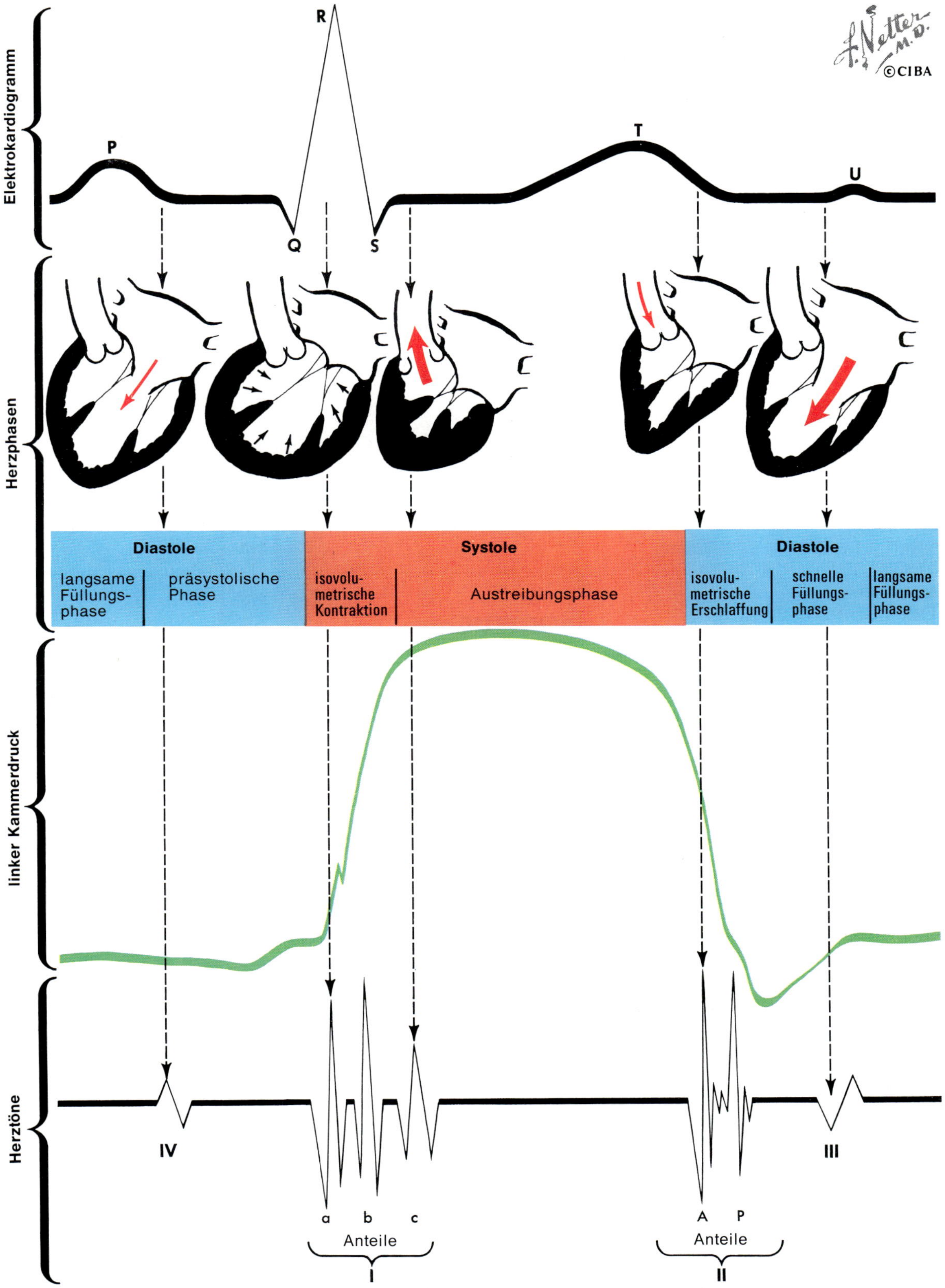

Lautstärke aufweist, beim Pulmonalton tritt ein *neuer,* normalerweise nicht zu hörender Ton gleicher Bedeutung auf. Clicks werden immer dann beobachtet, wenn eine Dilatation der Aorta oder Pulmonalis bzw. eine Verengung der Aorten- oder Pulmonalklappe (meist mit poststenotischer Dilatation) vorliegen.

Ein diastolischer Extraton (Click) ist am linken Sternalrand im 4. ICR zu hören, im gesamten linksventrikulären Areal und bisweilen sogar über dem gesamten Präkordium. In seiner typischen Form stellt er sich als Mitralöffnungston (MÖT) dar, der häufig bei Mitralstenose auftritt, gelegentlich auch bei diastolischer Belastung des linken Herzens (Mitralinsuffizienz, offener Ductus arteriosus). Bei Trikuspidalstenose ist über dem rechtsventrikulären Areal ein Trikuspidalöffnungston zu hören, der manchmal auch bei diastolischer Belastung der rechten Herzkammer (Trikuspidalklappeninsuffizienz, Vorhofseptumdefekt, Ventrikelseptumdefekt) beobachtet werden kann.

Herzgeräusche. Herzgeräusche stellen wichtige Auskultationsbefunde dar.

Bei insuffizienten AV-Klappen ist ein Rückströmungsgeräusch als *langes, blasendes oder schabendes, leises Decrescendo- bzw. holosystolisches Geräusch,* das gelegentlich auch *Crescendocharakter* haben kann, zu beobachten. Dieses Geräusch ist bei Mitralklappeninsuffizienz über dem linksventrikulären Areal maximal und kann bis in die linke Achsel fortgeleitet werden. Bei Trikuspidalinsuffizienz ist es maximal über dem rechtsventrikulären Areal und gut über dem rechten Präkordium zu hören. Während des Inspiriums bzw. bei inspiratorischer Apnoe wird das Trikuspidalgeräusch lauter, das Mitralgeräusch leiser. Bei stenosierten AV-Klappen ist typisch ein *niederfrequentes Rumpeln* (S. 74) zu hören, das bei Vorliegen eines Sinusrhythmus präsystolisch höher und lauter wird. Das Mitralgeräusch ist am besten im 4. ICR links zwischen der Spitze und dem Sternalrand zu hören, das Trikuspidalgeräusch über dem rechtsventrikulären Areal. Während des Inspiriums bzw. bei inspiratorischer Apnoe nimmt die Tonstärke zu.

Das Rückströmungsgeräusch bei insuffizienten Semilunarklappen stellt sich als leises, hohes, blasendes, bisweilen musikalisches Decrescendogeräusch dar. Ist die Aortenklappe betroffen, ist das Geräusch im 3. ICR links am lautesten und kann entlang dem Sternalrand bis zur Spitze verfolgt werden. Ist die Aorta ascendens dilatiert, ist das Geräusch im 2. ICR rechts am lautesten und kaudalwärts entlang dem rechten Sternalrand zu hören. Bei Pulmonalinsuffizienz ist das Geräusch im 2. ICR links am lautesten und kann entlang dem Sternum kaudalwärts von links oben nach rechts unten vernommen werden.

Die Geräusche stenosierter Seminularklappen weisen im Vergleich mit anderen Herzgeräuschen die größte Lautstärke auf. Dem *rauhen,* kurz nach dem 1. Herzton auftretenden und vor dem 2. Herzton endenden Crescendo-Decrescendo-Geräusch geht häufig ein Austreibungsclick voran. Es ist bei Aortenstenose im 3. ICR links bzw. 2. ICR rechts am lautesten, wird über der Incisura jugularis und den Karotiden gut gehört und läßt sich auch noch über der Spitze erfassen. Bei subaortalen Stenosen, insbesondere bei muskulären Formen, liegt das Geräuschmaximum über dem linksventrikulären Areal. Das Geräusch bei Pulmonalstenosen ist am deutlichsten über dem Pulmonalareal zu hören. Es strahlt etwas nach kaudal aus und wird häufig im dorsalen Pulmonalareal vernommen.

Bei Ventrikelseptumdefekten tritt ein langes, rauhes holosystolisches Geräusch auf, das am besten über dem rechtsventrikulären Areal zu erfassen ist.

Ein kontinuierliches, gegen Ende der *Systole* und zu Beginn der *Diastole* verstärktes Geräusch findet sich bei Ductus arteriosus apertus. Es ist am deutlichsten im 1. und 2. ICR zu hören und kann in komplizierten Fällen, insbesondere bei Kindern, auf die *Systole* beschränkt sein.

Reibegeräusche. Reibegeräusche können an verschiedenen Auskultationsstellen erhoben werden. Sie hören sich an, als riebe man neues Leder gegeneinander, und finden sich in der Regel während Systole und Diastole (perikarditisches Reiben).

Phonokardiographie

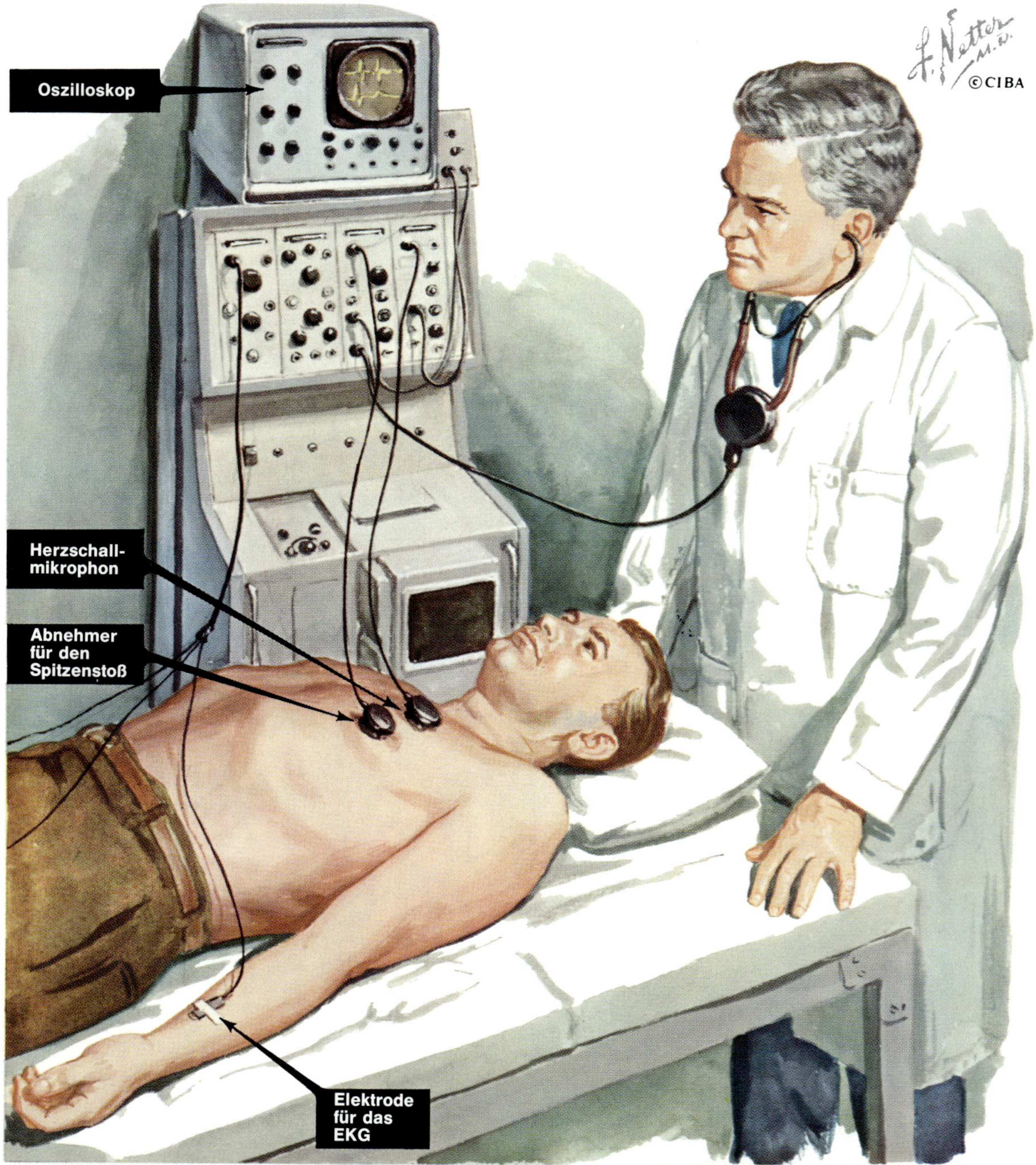

Schematische Darstellung eines Phonokardiographen

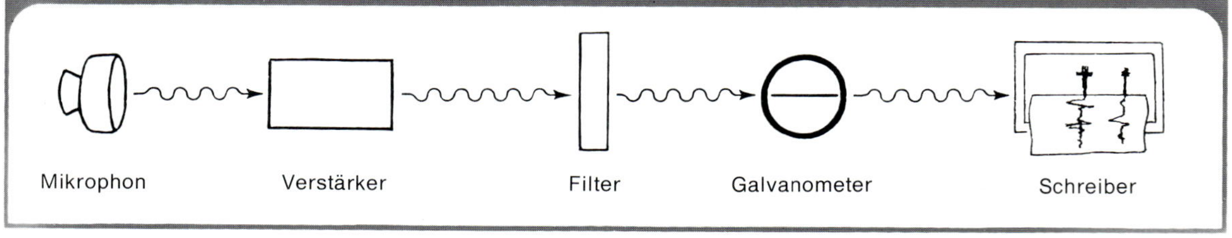

Präkordiale Schwingungsphänomene

Durch die Dynamik des Herzens wird die Thoraxwand im Präkordialbereich in komplexe, wellenförmige Schwingungen versetzt. Die vom Herzen erzeugten und an die Körperoberfläche fortgeleiteten Schallschwingungen liegen im Frequenzbereich von 1 Hz bis zu 1500 Hz und somit z.T. außerhalb der akustischen Wahrnehmbarkeitsgrenzen.

Der Phonokardiograph

Unter Phonokardiographie versteht man die graphische Darstellung der verschiedenen Frequenzbänder des Schallspektrums. Da mit keinem phonokardiographischen Apparat alle Frequenzen mit gleicher Deutlichkeit und Genauigkeit gleichzeitig dargestellt werden können, müssen zur Registrierung hoher Frequenzen mit niederer Intensität die niederen Frequenzen abgeschwächt werden. Dazu wird die gesamte Frequenzbreite mit Bandfiltern bzw. Hochpaßfiltern in Frequenzbande unterteilt. Das jeweils den *Filter* passierende Frequenzband wird dann vor dem Registrieren entsprechend verstärkt. Der *Phonokardiograph* besteht im wesentlichen aus einem Schallkopf, mehreren *Filtern,* einem *Verstärker,* einem Registriergerät und einem *Schreiber*.

Normale Herzaktion im Phonokardiogramm

Präsystole. In den mittleren Frequenzgängen (30 bis 60 Hz) zeigt das *Phonokardiogramm* selten langsame bi- bzw. triphasische Wellen (4. Herzton, s. S. 77). Bei höheren Frequenzgängen finden sich in der Präsystole keine Wellen.

Kammersystole. In den mittleren Frequenzgängen (50 bis 150 Hz) zeigt das Phonokardiogramm eine kleine, niederfrequente Initialschwingung geringer Amplitude während des mechanoakustischen Intervalls. Darauf folgt eine zentrale Phase großer Schwingungen, die sich häufig in verschiedene Gruppen unterteilen lassen.

Mittel- und hochfrequente Schwingungen (150 bis 1000 Hz). In diesen Frequenzgängen ist der 1. Herzton meist in zwei Komponenten aufgespalten. Dies kann folgendermaßen zustande kommen: (1) durch 32 Gruppen von 30 bis 40 Millisekunden voneinander getrennte, im linken Ventrikel entstehende Schwingungen (kleines Spaltungsintervall), was häufig in jungen Jahren zu finden ist; (2) durch zwei Gruppen von 60 bis 70 Millisekunden voneinander getrennte, im linken Ventrikel, der Aorta, gelegentlich auch in der Pulmonalarterie entstehende Schwingungen (großes Spaltungsintervall), was meist im späteren Alter auftritt. Die zweite dieser Schwingungen (Nachsegment des 1. Herztons) wäre analog der klinischen Bezeichnung Ejectionclick als Austreibungston (S. 78) zu bezeichnen. Sie ist auf in den größeren Arterien (meist in der Aorta) zu Beginn der Kammeraustreibungsphase entstehende Schwingungen zurückzuführen.

Bisweilen finden sich drei Schallgruppen, nämlich die ersten beiden und ein schwacher Austreibungston.

Isovolumetrische Erschlaffungsphase. In den mittleren Frequenzgängen (50 bis 150 Hz) werden meist 2 bis 4 große Schwingungen, welche den 2. Herzton umfassen, registriert. Im zentralen Abschnitt des 2. Herztons zeichnen sich in der Regel 2 größere Schwingungen ab, nämlich der Aortenanteil und der Pulmonalanteil des 2. Herztons (S. 75).

Die mittleren und hohen Frequenzgänge (150 bis 1000 Hz) ergeben stets 2 große Schwingungen (Aorten- und Pulmonalanteil), die außer im Alter meist während des Inspiriums auftreten, wo sie auch deutlich voneinander geschieden sind.

Protodiastole. Während der Protodiastole finden sich im normalen Phonokardiogramm in der Regel keine Schallschwingungen. Ist ausnahmsweise eine Schwingung mit kleiner Amplitude zu beobachten, entspricht sie dem Öffnen der Mitralklappe und wäre als Mitralöffnungston zu bezeichnen.

(Fortsetzung auf Seite 77)

Phonokardiographie

(Fortsetzung von Seite 76)

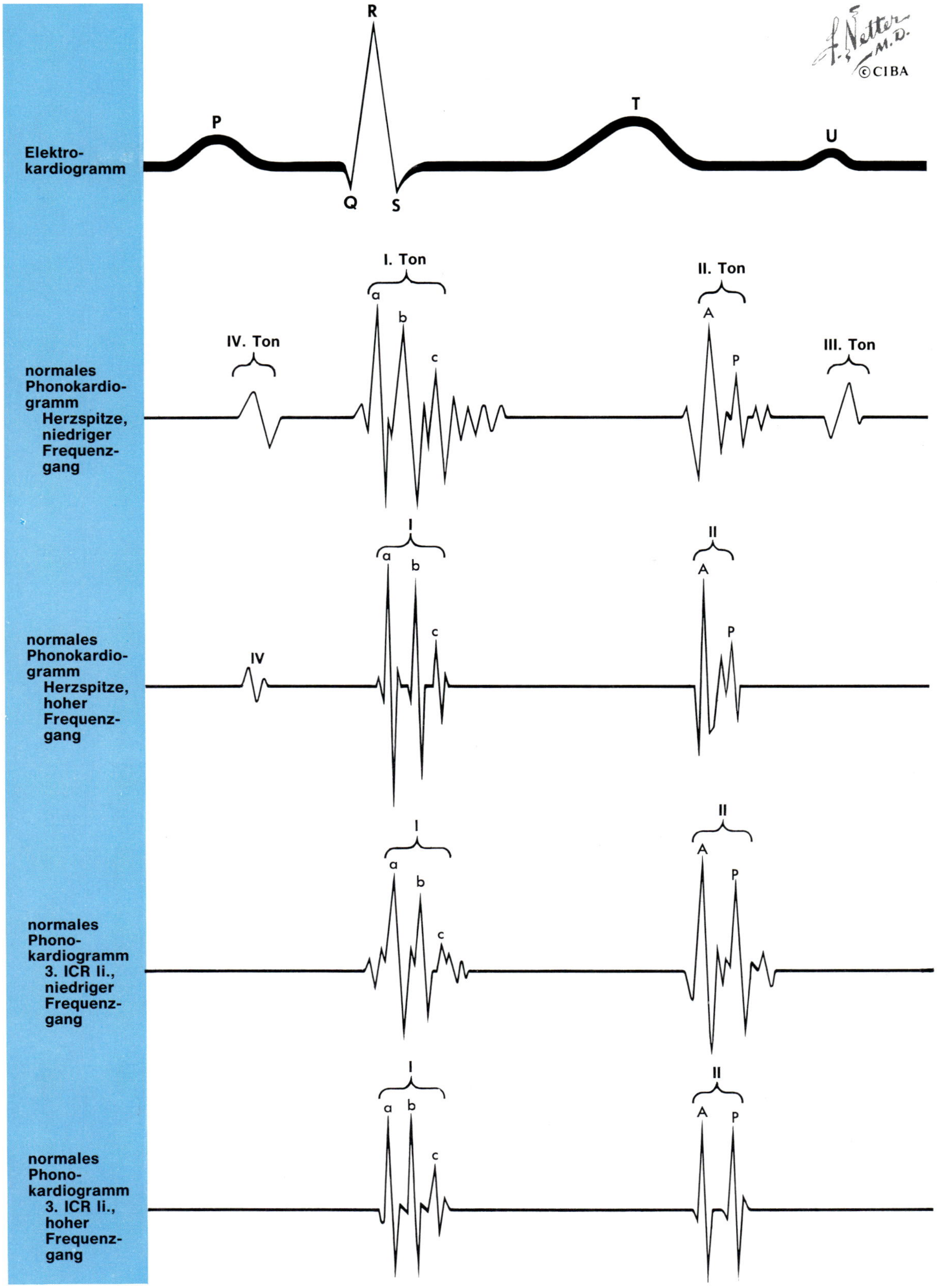

Diastole. Die Diastole (S. 75) wird eingeteilt in eine schnelle und eine langsame Füllungsphase (Frühdiastole bzw. Mesodiastole). Außer im Kindes- und Jugendalter, wo das normale Phonokardiogramm eine niederfrequente, frühdiastolische Schallschwingung (3. Herzton) aufweist, finden sich während dieser Phase keine Schallerscheinungen.

Phonokardiogramm und Elektrokardiogramm – zeitliche Zusammenhänge

Elektrokardiogramm (EKG) und Phonokardiogramm werden in der Regel gleichzeitig aufgenommen. Sie stehen zeitlich zueinander in folgender Relation:

(1) Ein eventueller 4. Herzton fällt am Ende der P-Welle ein und geht stets der Q-Zacke des EKG voran. (2) Das Vorsegment des 1. Herztons korreliert entweder mit der R-Zacke oder dem Abfall von R nach S. (3) Die physiologische Q-I-Zeit beträgt weniger als 0,07 Sekunden. (4) Der Aortenanteil des 2. Herztons fällt mit dem Ende der T-Welle zusammen. Pathologische Schallschwingungen (Öffnungston, 3. Herzton, s. S. 79) haben im EKG keine Entsprechung.

Pathologischer 1. und 2. Herzton

1. Herzton. Eine Erhöhung der Lautstärke des 1. Herztons (I) findet sich bei Tachykardie infolge von Hyperthyreose, Anämie, psychischer und physischer Belastung sowie Fieber. Ein lauter 1. Herzton bei normaler Herzfrequenz spricht für eine verkürzte Überleitungszeit bzw. für eine *Mitralstenose* (S. 79).

Linksventrikuläre bzw. systemische Hypertonie. Bei *Aortenstenosen* oder systemischer Hypertonie findet sich aufgrund der größeren Lautstärke des Nachsegments von I (sog. *Austreibungston*) ein großes Spaltungsintervall (S. 79).

Rechtsventrikuläre bzw. pulmonale Hypertonie. Bei starkem Druckanstieg im rechten Ventrikel werden wahrscheinlich Schallerscheinungen von seiten des rechten Ventrikels registriert, die den Klangcharakter des 1. Herztons beeinflussen. Ist die Pulmonalis dilatiert bzw. die Pulmonalklappe etwas stenotisch, findet sich häufig eine Spaltung des 1. Herztons mit großem Intervall. Dies ergibt sich durch die Auskultation des Vorsegments von I und einem lauten Nachsegment (Austreibungston), das auf den Preßstrahl von Blut in die Pulmonalis und der daraus resultierenden Dehnung der Pulmonaliswandung zurückzuführen sein dürfte.

Mitralstenose. Da die Mitralklappe erst schließt, wenn der Druck im *linken Ventrikel* (S. 75) über den linken Vorhofdruck gestiegen ist, tritt der Klappenschluß verzögert, nämlich während des raschen Druckanstiegs auf. Nach dem Schluß der Mitralklappe steigt der Druck äußerst rasch weiter, woraus sich die Lautstärke und der paukende Klangcharakter des Tons erklären.

Schenkelblock. Häufig ist besonders bei Linksschenkelblock ein langgezogener 1. Herzton kleiner Amplitude zu hören. Eine evtl. zu erfassende Spaltung kann folgende Ursachen haben: (1) Ein präsystolischer Galopp kann eine Spaltung vortäuschen. (2) Es kann aufgrund der Wahrnehmbarkeit des Vor- und Hauptsegments *(a und b)* eine physiologische Spaltung mit kurzem Intervall bestehen. (3) Bei Wahrnehmbarkeit des Vor- und Nachsegments *(a und c)* kann eine abnorme Spaltung mit großem Intervall festzustellen sein.

Myokarditis. Da die Größe des Vorsegments von I eng mit der Kontraktionsgeschwindigkeit (erste Ableitung des linksventrikulären Drucks, dp/dt) zusammenhängt, findet sich logischerweise meist eine Abschwächung des 1. Herztons (langsamer Druckanstieg).

Myokardinfarkt. Beim Myokardinfarkt findet sich meist ein schwacher, aus *niederfrequenten Schwingungen* bestehender 1. Herzton. Die in den intakten Abschnitten des linken Ventrikels entstehende Energie wird z.T. vom elastisch gedehnten Infarktbereich aufgenommen, wodurch der Druckanstieg langsamer erfolgt. Da die Größe des Vorsegments von I von der Anstiegsgeschwindigkeit abhängt, kommt es zur Abschwächung des 1. Herztons.

(Fortsetzung auf Seite 78)

(Fortsetzung von Seite 77)

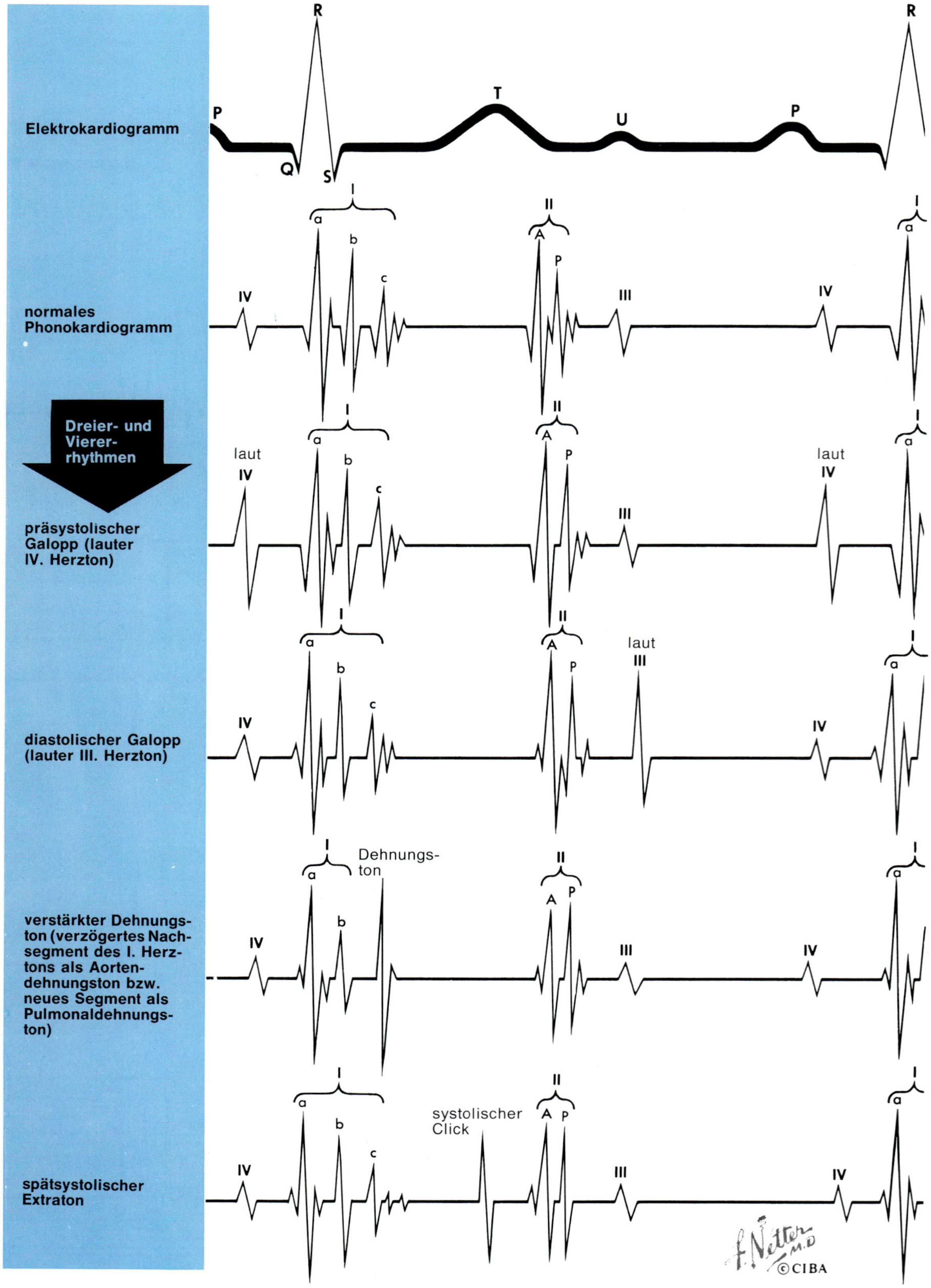

Aorteninsuffizienz. Bei *Aorteninsuffizienz* (S. 79) zeigt sich in manchen Fällen eine deutliche Abschwächung des 1. Herztons. Diese ist auf den unvollständigen Schluß der Aortenklappe und den daraus resultierenden langsameren Druckanstieg während der Anspannungszeit zurückzuführen.

Mitralinsuffizienz. Bei *Mitralinsuffizienz* zeigt der 1. Herzton häufig eine kleine Amplitude. Dafür konnte ein ähnlicher Mechanismus nachgewiesen werden wie bei der Aorteninsuffizienz: Das durch die insuffiziente Klappe ausströmende Blut bewirkt eine Verlangsamung des Druckanstiegs im linken Ventrikel, wodurch das an sich hohe Vorsegment des 1. Herztons abgeschwächt wird.

Thyreosen. Bei der Thyreotoxikose findet sich ein lauter, dumpfer 1. Herzton, bei der Hypothyreose ist er schwach und kaum zu hören. Dies ist auf die endokrin bedingte, entgegengesetzte Änderung der Kontraktionsgeschwindigkeit zurückzuführen.

2. Herzton. *Diastolische Belastung.* Bei einer *diastolischen* Druck- oder Volumenbelastung eines Ventrikels wird die Austreibungsphase bei normal langer bzw. verkürzter isometrischer Anspannungszeit verlängert. Dies findet sich typisch bei diastolischer Belastung der rechten Kammer (Vorhofseptumdefekt), kann aber auch bei der linken Kammer (Mitralinsuffizienz), Ductus arteriosus apertus) eine Rolle spielen. Daher ist in allen derartigen Fällen ein pathologischer 2. Herzton (II) vorhanden. Bei Belastung des rechten Ventrikels zeigt sich ein verlängertes Spaltungsintervall mit normaler Aufeinanderfolge von A und P; bei Belastung des linken Ventrikels fehlt die Spaltung, oder es findet sich eine paradoxe Spaltung (P-A).

Systolische Belastung. Bei einer systemischen Hypertonie ist die linksventrikuläre Systole deutlich verlängert. Da die Dynamik des Herzens jedoch vom linken Ventrikel bestimmt wird, ist auch die rechtsventrikuläre Systole verlängert. Daher kommen keine typischen Veränderungen des A-P Intervalls zustande. Läge eine Insuffizienz der linken Kammer vor, würde der Aortenanteil verzögert einfallen, wodurch es zu einer paradoxen Spaltung (P-A) des 2. Herztons käme. Ein pulmonaler Hochdruck beeinflußt die Spaltung des 2. Herztons offenbar nicht, während die Spaltung bei Insuffizienz der rechten Kammer infolge Verlängerung der rechtsventrikulären Systole verstärkt wird (großer und *verzögert auftretender Pulmonalanteil,* A-P).

Bei Aortenstenosen spielen mehrere Faktoren eine Rolle: (1) Druck- und Volumenbelastung der linken Kammer (geringfügige Veränderung); (2) evtl. Insuffizienz der linken Kammer (verzögerter Aortenanteil); (3) ein geringerer Aortendruck (verzögerter Klappenschluß). Infolge von (2) und (3) findet sich bei hochgradigen Aortenstenosen häufig eine paradoxe Spaltung (P-A) mit einem kleinen Aortenanteil. Ähnliche Mechanismen kommen bei der Pulmonalstenose zur Auswirkung: Druck- und Volumenbelastung der rechten Kammer, evtl. Insuffizienz der rechten Kammer und ein geringerer Pulmonalisdruck. Daher ist in hochgradigen Fällen eine regelrechte Spaltung (A-P) mit großem Spaltungsintervall und einem kleinen Pulmonalanteil zu beobachten.

Schenkelblock. Infolge der verzögerten Erregung des rechten Ventrikels tritt die Kammerkontraktion beim Rechtsschenkelblock verzögert ein, wodurch Blut verzögert in die Pulmonalis ausgetrieben wird. Durch den spät einsetzenden Klappenschluß der Pulmonalklappe ist das Spaltungsintervall verlängert (A-P-Spaltung). Bei Linksschenkelblock bewirkt die verzögerte Erregung der linken Kammer eine verzögerte Kammerkontraktion, wodurch Blut verzögert in die Aorta ausgetrieben wird und der Aortenklappenschluß verspätet eintritt. Daraus ergibt sich eine fehlende bzw. paradoxe Spaltung (P-A).

Eine Spaltung des 2. Herztons fehlt auch bei komplizierten Mißbildungsformen mit pulmonalem Hochdruck, bei denen beide Kammern über großflächige Defekte miteinander kommunizieren. Da die beiden Kammern in derartigen Fällen eine Funktionseinheit bilden, findet sich ein ungespaltener 2. Herzton. Liegt ein Ventrikelseptumdefekt mit Pulmonalstenose (Fallot-Tetralo-

(Fortsetzung auf Seite 79)

Phonokardiographie

(Fortsetzung von Seite 78)

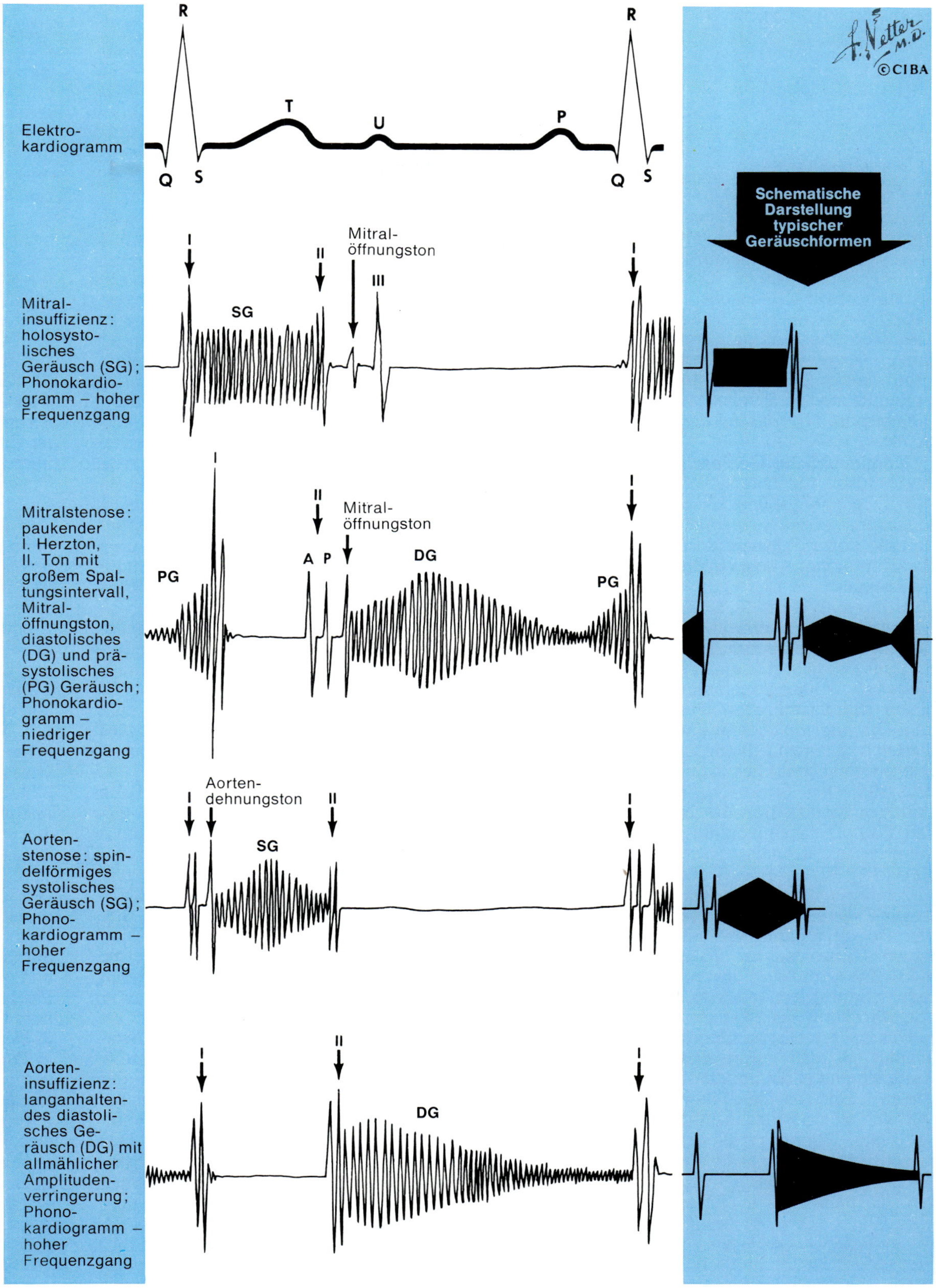

gie) vor, zeigt das Phonokardiogramm entweder einen einzigen, nicht gespaltenen 2. Herzton (ausgedehnter Septumdefekt) oder einen normalen Aortenanteil mit nachfolgendem kleinen, verzögert einsetzendem Pulmonalanteil (hochgradige Pulmonalstenose mit kleinem Ventrikelseptumdefekt).

Pathologischer 3. und 4. Herzton, Galopprhythmen

Dreier- und Viererrhythmen. *Dreierrhythmen* entstehen durch: (1) Betonung des 3. Herztons *(III)* (*diastolisch* bzw. ventrikulär); (2) Betonung des 4. Herztons *(IV)* (*präsystolisch* bzw. atrial) und (3) Betonung und Verschmelzung des 3. und 4. Herztons (Summationsgalopp). *Viererrhythmen* entstehen durch Betonung des 3. und 4. Herztons, eine Verschmelzung findet sich nicht.

Bei ventrikulärer Dreierrhythmen ist der 3. Herzton verlängert und hat eine ungewöhnlich *große Amplitude*. Er tritt häufig bei hochgradiger diastolischer (absoluter und relativer) Belastung auf und klingt meist in mehreren Nachschwingungen (*diastolisches* Rumpeln) aus. Dieses Bild findet sich typisch bei *Mitralinsuffizienz*. Ein früh einsetzender, lauter, kurzer 3. Herzton ist oft bei Pericarditis constrictiva bzw. calcaria zu beobachten (Perikardton). Dieser diastolische Ton fällt mit der plötzlichen Beendigung der Füllungsphase des rechten Ventrikels zusammen. Atriale Dreierrhythmen finden sich meist in Zusammenhang mit ischämischen bzw. hypertonen Kardiopathien und sind häufig bei Myokarditis, Hyperthyreose und Herzinsuffizienz auszumachen. Sie kommen insbesondere bei systolischer Belastung (z.B. bei Pulmonal- oder *Aortenstenosen*) und bei pulmonalem odr systemischem Hochdruck vor. Dreierrhythmen im Sinne eines Summationsgalopps sprechen gewöhnlich für eine tachykarde Herzinsuffizienz. Hingegen weisen Viererrhythmen im allgemeinen auf eine Herzinsuffizienz bei normaler bzw. bradykarder Frequenz hin.

Mitralöffnungston. Dieser hohe Ton ist am besten im *3.* und 4. *linken ICR* zu erfassen. Er hat neuerdings an diagnostischer Bedeutung verloren, da er nicht nur bei *Mitralstenosen* sondern auch bei anderen Kardiopathien nachgewiesen werden konnte. Ein Trikuspidalöffnungston läßt sich z.B. bei Trikuspidalstenosen und Vorhofseptumdefekten beobachten, ein Mitralöffnungston bei Tumoren des linken Vorhofs, bei Mitralinsuffizienz ohne Stenose, Ductus arteriosus apertus und Ventrikelseptumdefekt.

Dehnungston. Der Dehnungston (S. 78), ein frühsystolischer Click, entsteht durch Betonung einer normalen Schallschwingung, die am Ende des 1. Herztons *(I)* auftritt und auf die Öffnung der Aortenklappe folgt.

Bei Aortenstenose bzw. Dilatation der Aorta ascendens tritt diese Schallschwingung verstärkt, verzögert und mit höherer Frequenz auf. Eine ähnliche Schwingung findet sich über dem Pulmonal- und rechtsventrikulären Auskultationsareal bei Pulmonalstenosen bzw. Dilatation der Pulmonalis. Aorten- bzw. Pulmonaldehnungstöne entstehen in der Wandung der beiden großen Gefäße.

Meso- bis spätsystolischer Extraton. Nach linksseitiger Pleuritis bzw. Perikarditis, aber auch bei Herzgesunden findet sich ein weiterer *hochfrequenter* Extraton, der in der mittleren bis *späten Systole* auftritt.

Herzgeräusche

Mit Hilfe der Phonokardiographie ist es gelungen, die »Form« und »Phase« der ursprünglich aufgrund von Auskultationsbefunden (S. 74) lediglich vermuteten *Herzgeräusche* nachzuweisen.

Systolische Geräusche. Darunter fallen: (1) frühsystolische Decrescendogeräusche: Mitral- oder Trikuspidalinsuffizienz, unbedeutende Strömungsgeräusche der Einflußbahn, muskuläre Ventrikelseptumdefekte; (2) *holosystolische* Geräusche: Mitral- bzw. Trikuspidalinsuffizienz und Ventrikelseptumdefekt; (3) spätsystolische Crescendogeräusche: Mitralinsuffizienz, Ductus arteriosus apertus (mit pulmonaler Hypertonie), ventrikuläre Aneurysmen, Pericarditis adhaesiva, muskuläre subaortale Stenose und Pulmonalstenose; (4) spindelförmige *(Crescendo-Decrescendo-)* Geräusche:

(Fortsetzung auf Seite 80)

(Fortsetzung von Seite 79)

Aorten- bzw. Pulmonalstenose, Strömungsgeräusche von seiten der *linken* oder rechten Ausflußbahn, Mitralinsuffizienz (S. 74) und Ventrikelseptumdefekt.

Diastolische Geräusche. Man unterscheidet (1) proto- und mesodiastolische (blasende) Decrescendogeräusche: (organische bzw. relative) *Aorten-* und *Pulmonalinsuffizienz;* (2) proto-, meso- und spätdiastolische (präsystolische) Rumpelgeräusche: Mitral- und Trikuspidalstenose (*Geräusche der Einflußbahn,* s. S. 74).

Kontinuierliche Geräusche. Sie sind charakteristisch für Ductus arteriosus apertus, AV-Fisteln (im großen, kleinen und Koronarkreislauf), anastomosierende Gefäße, Coarctatio aortae, gewisse aortale Aneurysmen und Ruptur von Aneurysmen des Sinus aortae (Valsalvae).

Strömungsgeräusche der Einflußbahn (Stenosegeräusche, diastolische Rumpelgeräusche). *Mitralstenose.* Bei intaktem Sinusrhythmus besteht das *diastolische Rumpelgeräusch* (S. 74) aus zwei lauten Komponenten: einem frühdiastolischen Geräusch, das mit dem *Öffnungston* beginnt und mit der protrahierten langsamen Füllungsphase zusammenfällt (mesodiastolisches Rumpeln), und einem präsystolischen Geräusch (PG), das mit der kräftigen Kontraktion des hypertrophen linken Vorhofs zusammenfällt. Bei Vorhofflimmern ist das mesodiastolische Geräusch das einzige Anzeichen einer Stenose. Es ist niederfrequent mit kleiner Amplitude und kann bei langer Diastolendauer Decrescendoform haben, die gegen die Mesodiastole abklingt. Bei kurzer Diastolendauer findet sich hingegen meist eine Crescendoform mit großer Amplitude, wodurch ein *präsystolisches Geräusch* vorgetäuscht werden kann.

Das präsystolische Geräusch ist hochfrequenter als das vorangehende diastolische Rumpeln und endet mit dem verzögert einfallenden 1. Herzton. Eine relative Mitralstenose tritt bei reiner Mitralinsuffizienz, Aorteninsuffizienz, Ductus arteriosus apertus, Myokarditis, Myokardinfarkt und hochgradiger Linksinsuffizienz auf.

Trikuspidalstenose. Eine Trikuspidalstenose läßt ein diastolisches Rumpeln und ein präsystolisches Geräusch entstehen, die am besten über dem 3. und 4. ICR links und dem 4. ICR rechts sowie über dem Processus xiphoideus zu erfassen sind. Daher sind sie mit den an sich ähnlichen Geräuschen einer Mitralstenose leicht zu verwechseln. Das präsystolische Geräusch entsteht durch die Kontraktion des rechten Vorhofs (der vor dem linken kontrahiert), ist vom 1. Herzton deutlicher abgesetzt und hat keine Crescendoform. An der Trikuspidalklappe läßt sich gelegentlich ein *Öffnungston* nachweisen. Während des Inspiriums werden Geräusch und Trikuspidalöffnungston lauter.

Eine relative Trikuspidalstenose tritt bei Vorhofseptumdefekt, partiell abnormem venösem Rückstrom durch fehlmündende Lungenvenen oder Rechtsinsuffizienz, bisweilen bei Pulmonalstenose, primärem pulmonalem Hochdruck, Pericarditis constrictiva und hochgradiger Rechtsinsuffizienz auf.

Rückströmungsgeräusche der Einflußbahn (blasende systolische Geräusche). *Mitralinsuffizienz.* Das Mitralinsuffizienzgeräusch stellt sich als weiches bis mittelrauhes *Blasen* dar und schwankt der Lautstärke nach von Grad I bis Grad V. Es ist gut über dem *linksventrikulären Auskultationsareal* (S. 74), jedoch besser über dem linksatrialen Areal (linke Achsel, links paravertebral in Höhe des Schulterblattes oder intraösophageal) zu erfassen. Gelegentlich ist es links und rechts parasternal und an der Basis zu hören (hochgradig vergrößerter linker Vorhof, Deformierung des hinteren Segels oder Läsion des hinteren Papillarmuskels). Bei Mitralinsuffizienzen sind vier Geräuschformen möglich: (1) Am charakteristischsten ist ein hochfrequentes *holosystolisches* Geräusch. (2) Weniger häufig findet sich ein hochfrequentes systolisches Geräusch mit *Crescendocharakter.* (3) Es kann auch ein systolisches *Decrescendo*geräusch auftreten. (4) In seltenen Fällen entsteht bei einer Läsion des hinteren Klappensegels ein *spindelförmiges Geräusch.* Eine relative Mitralinsuffizienz erzeugt in der Regel ein leises bis mittellautes Geräusch mit Decrescendocharakter. Bei hochgradiger Mitralinsuffizienz aufgrund einer starken Dilatation des Mitralostiums kann ein Decrescendo- bzw. holosystolisches Geräusch des Stärkegrades II bis III zu hören sein.

Trikuspidalinsuffizienz. Bei Trikuspidalinsuffizienz entsteht in der Regel ein holosystolisches Geräusch, das über dem 3. linken, 3. rechten und 4. rechten ICR zu hören ist. Es dauert meist über den Aortenanteil bis zum Pulmonalanteil des 2. Herztons an und wird (im Gegensatz zum Mitralinsuffizienzgeräusch) während des Inspiriums verstärkt.

Strömungsgeräusche der Ausflußbahn (Stenosegeräusche, rauhe systolische Geräusche). *Aortenstenose.* Eine Aortenstenose kann auf eine Verengung der Aorta ascendens (supravalvuläre Stenose), der Aortenklappe (valvuläre Stenose) und der Ausflußbahn des linken Ventrikels (subvalvuläre Stenose) zurückzuführen sein. Fast immer sind die *isovolumetrische* Phase (S. 75) sowie die Gesamtdauer der Systole verlängert. Typisch findet sich ein systolisches Geräusch, das in der Regel am besten im 3. linken ICR zu erfassen ist (S. 74). Insbesondere bei subaortalen Stenosen kann es jedoch im 4. oder 5. ICR links lauter zu hören sein. Im Bereich der Aorta ascendens (2. ICR rechts) und an der Incisura jugularis ist es besonders bei valvulären Stenoseformen gut zu registrieren. Das rauhe Aortenstenosegeräusch weist den Stärkegrad III bis V auf, kann den Pulmonalanteil des 2. Herztons (der häufig paradox gespalten ist) überdecken und hat typisch eine *spindelförmige* (Crescendo-Decrescendo-) Gestalt. Vom 1. Herzton ist es in der Regel gut abgesetzt, da es mit dem Beginn der Austreibung einfällt und von einem Dehnungston (Ejectionclick) eingeleitet wird. Das Geräuschmaximum liegt nach der anakroten Zacke der Karotispulskurve, bei hochgradigen Stenosen noch später. Bei hypertrophen subaortalen Stenosen setzt das Geräusch meist später ein als bei valvulären Stenoseformen und kann Crescendogestalt haben. Ist es spindelförmig, erscheint das Maximum entsprechend der Verengung des Infundibulums spät. Aortenstenosegeräusche haben in der Regel einen gemischten Frequenzgehalt.

Zu einer relativen Aortenstenose kommt es, wenn die Aorta ascendens bei normaler Weite der *Ausflußbahn* (S. 74) des linken Ventrikels und der Aortenklappe dilatiert ist. Sie findet sich bei Aortitis, Atherosklerose der Aorta, Marfan-Syndrom oder hochgradiger Aorteninsuffizienz. Dabei entsteht ein spindelförmiges Geräusch mit einem frühen Maximum. Der 2. Herzton weist einen vergrößerten Aortenanteil auf. Die Spaltung entspricht dem Alter des Patienten (keine Spaltung im Alter, physiologische Spaltung bei Jugendlichen).

Pulmonalstenose. Bei Pulmonalstenosen findet sich als typischer Befund ein spindelförmiges systolisches Geräusch. Bei hochgradigen Stenosen erscheint das Maximum nach der Mitte der Systole, so daß der Eindruck eines Crescendogeräusches entstehen kann. An dem Geräusch sind Schwingungen verschiedener Frequenzen beteiligt. Es ist am besten im 2. und 3. ICR links zu erfassen, strahlt aber besonders bei Kindern weit aus. Auffällig ist die Fortleitungstendenz zum linken Schlüsselbein. Bei großer Lautstärke ist das Geräusch noch beidseits der Wirbelsäule wahrzunehmen. Es reicht bei hochgradigen Stenosen bis zu dem sehr kleinen und verspätet einfallenden P-Anteil des 2. Herztons und überdeckt somit den A-Anteil, wodurch das Vorliegen eines protodiastolischen Geräusches vorgetäuscht werden kann.

Rückströmungsgeräusche der Ausflußbahn (blasende diastolische Geräusche). *Aorteninsuffizienz.* Bei Aorteninsuffizienz findet sich in der Regel ein hochfrequentes diastolisches Geräusch, das sich nur in den hohen Frequenzgängen gut darstellen läßt. Charakteristisch ist seine *Spindelgestalt* (S. 74) (kurzer Crescendoanteil mit nachfolgender viel längerer Decrescendophase). Es kann jedoch auch eine einfache *Decrescendo*form vorliegen. Musikalische diastolische Geräusche (regelmäßige Schwingungen) finden sich bei Umschlagen der Aortenklappe (rheumatische bzw. syphilitische Herzkrankheiten) oder bei bakteriellen Endokarditiden. Eine relative Aorteninsuffizienz kann bei hochgradiger systemischer Hypertonie auftreten. Dabei besteht ein mittellautes, blasendes diastolisches Geräusch, das verschwindet, sobald der Blutdruck durch antihypertensive Medikation gesenkt werden kann. Das Geräusch entsteht durch Dilatation des Aortenklappenringes und ist als kurze Folge von Schwingungen in Decrescendoform wahrzunehmen. Es fällt kurz nach dem großen, scharfen A-Anteil des 2. Herztons ein.

Pulmonalinsuffizienz. Ursache ist entweder eine angeborene Mißbildung oder eine Dehnung des Klappenringes durch eine bereits seit langem bestehende pulmonale Hypertonie. Das Pulmonalinsuffizienzgeräusch ähnelt dem der Aorteninsuffizienz, setzt jedoch unmittelbar nach dem P-Anteil des 2. Herztons ein. Es hat in der Regel Decrescendoform. Ein kurzes Crescendo mit nachfolgendem, langen Decrescendo findet sich nur gelegentlich.

Shunt-Geräusche. Bei Vorhofseptumdefekten findet sich meist ein spindelförmiges Geräusch über der Auskultationsstelle der Pulmonalklappe, das durch den erhöhten Pulmonalisdurchfluß zustande kommt. Der 2. Herzton zeigt ein großes Spaltungsintervall. Atmungsbedingte Schwankungen treten nicht auf.

Bei *Ventrikelseptumdefekten* (S. 74) ist über dem 3. und 4. ICR links und dem 4. ICR rechts ein holosystolisches Geräusch zu beobachten. Liegt eine pulmonale Hypertonie vor, erscheint das Geräusch spindelförmig aufgetrieben. Wenn das muskuläre Septum betroffen ist, tritt ein Spätsystolikum auf.

Bei *Ductus arteriosus apertus* besteht ein kontinuierliches Geräusch mit einem spätsystolischen bzw. protodiastolischen Maximum. Bei pulmonaler Hypertonie kann die diastolische Komponente fehlen, das spätsystolische Maximum bleibt jedoch meist erhalten.

Insuffizienz des rechten Herzens und periphere Stauung

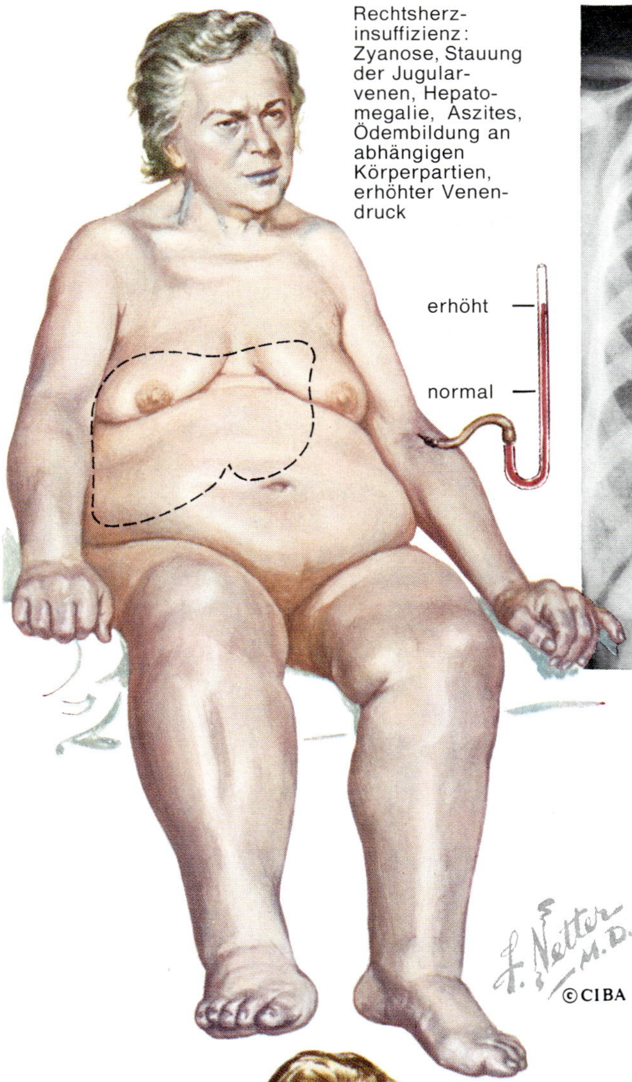

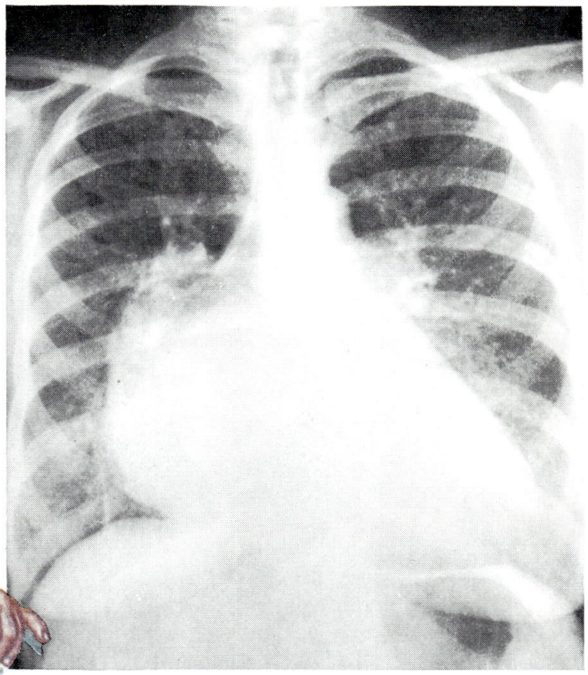

Hochgradige Dilatation des rechten Ventrikels infolge eines Mitralklappenvitiums als Ursache einer Rechtsinsuffizienz

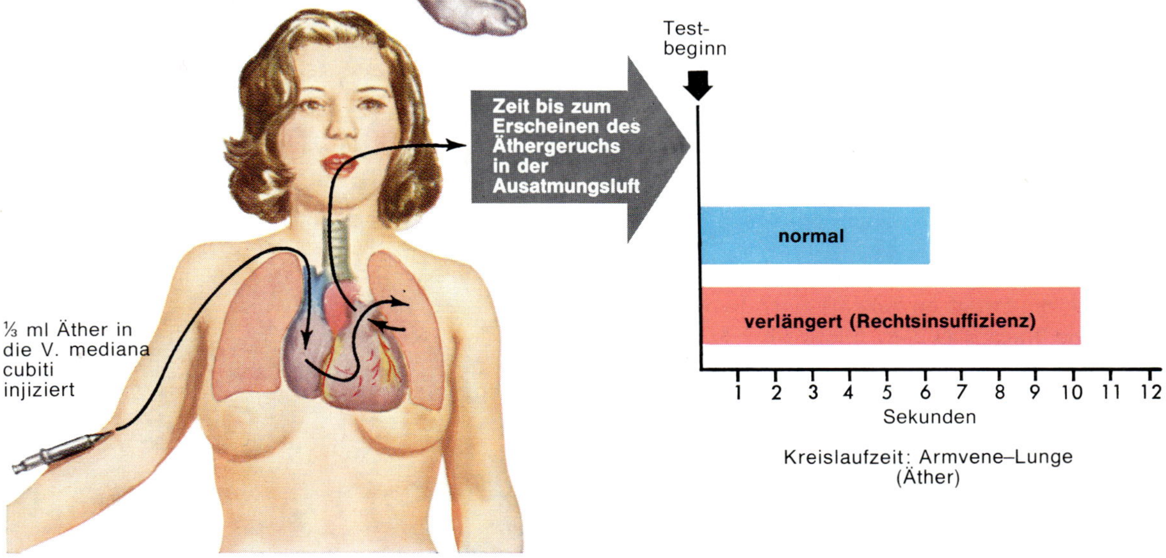

Kreislaufzeit: Armvene–Lunge (Äther)

Periphere Stauungserscheinungen stehen meist in ursächlichem Zusammenhang mit einem *Versagen* der rechten Herzkammer, wobei der diastolische Druck im rechten Ventrikel, der Druck im rechten Vorhof sowie der *Venendruck* erhöht sind. Dadurch erscheinen die sichtbaren Venen, besonders die *Jugularvenen, prall gefüllt* und pulsieren. Die *Leber* ist *vergrößert* und druckschmerzempfindlich. Dazu kommt bei hochgradigem bzw. länger bestehendem Versagen ein *Aszites*. Schließlich finden sich ausgeprägte *Zyanose* und *Ödembildungen an den abhängigen Körperpartien.*

Diese durch Inspektion und Palpation zu erhebenden Befunde finden im Thoraxröntgenbild (*Dilatation des rechten Herzens*), in der Messung des Venendruckes (Druckerhöhung) und der Katheterisierung des rechten Herzens (erhöhter enddiastolischer Druck im rechten Ventrikel) ihre Bestätigung.

Es herrscht nicht immer Klarheit darüber, daß alle diese Symptome einer sog. Rückstauinsuffizienz (backward failure, Venenstauung) mit den weniger auffälligen Symptomen eines Vorwärtsversagens (forward failure, arterielle Mangeldurchblutung) parallel verlaufen. Das Auswurfvolumen des rechten Ventrikels ist vermindert (wodurch auch das des linken Ventrikels sinkt), die Lungendurchblutung wird geringer und die linken Herzkammern sind eher klein. Die *Kreislaufzeit ist verlängert,* wie im *Ätherversuch (Kreislaufzeit Armvene–Lunge)* und im *Decholinversuch (Kreislaufzeit Armvene–Zunge)* (S. 82) nachgewiesen werden kann.

Folgt die *Rechtsinsuffizienz* einer präexistenten Linksinsuffizienz, was üblicherweise der Fall ist, sind die Lungen weniger auffällig gestaut, Dyspnoe und Orthopnoe geringer, es besteht jedoch eine hochgradige Leberstauung mit prall gefüllten peripheren Venen und peripheren Ödemen an abhängigen Körperpartien.

Häufig tritt im Gefolge einer Rechtsinsuffizienz eine relative Trikuspidalinsuffizienz auf. Ursächlich sind dafür eine Dilatation des Trikuspidalklappenringes und eine Überdehnung des Papillarmuskels im rechten Ventrikel verantwortlich. Die Trikuspidalinsuffizienz manifestiert sich in deutlichen Pulsationen der Jugularvenen und der Leber während der Systole (im Jugularvenensphygmogramm als systolisches Plateau zu erkennen) und in einem rechtsseitigen *holosystolischen Geräusch* (S. 74). Ist der rechte Vorhof dilatiert, kommt es oftmals zu Vorhofflimmern. In diesem Fall fehlen im Jugularsphygmogramm und im Elektrokardiogramm typisch die Vorhofzacken, und es finden sich völlig regellos auftretende Kammerkomplexe sowie ein unregelmäßiger Radialispuls.

Ähnliche Befunde lassen sich bei einer chronischen Obstruktion bzw. Strömungsbehinderung des venösen Rückstroms, der Passage durch die Trikuspidalklappe oder der rechten Ventrikelfüllung (S. 85) erheben. In letzterem Fall zeigt die Herzkatheterisierung ein typisches Bild (diastolischer Dip, diastolisches Plateau), das auf die mechanische Ursache der Obstruktion hinweist.

Ist die Trikuspidalklappe verengt, stellt sich zwischen dem rechten Vorhof und der rechten Kammer ein diastolischer Druckgradient ein.

Ödembildung an abhängigen Körperpartien, insbesondere an den unteren Extremitäten und in der Kreuzbeingegend, ist eine häufige Folge der Rechtsinsuffizienz. Im fortgeschrittenen Stadium kommt es zu diffusen Ödemen mit Ergüssen in seröse Räume, besonders in die rechte Pleura- und die Peritonealhöhe (Anasarca).

Oft ist auch die Harnmenge vermindert (Oligurie) und die Urinausscheidung nachts erhöht (Nykturie). Der Harn hat ein hohes spezifisches Gewicht und enthält Eiweiß, einige Erythrozyten und Epithelzylinder.

Eine Rechtsherzinsuffizienz zeigt sich in einem Anstieg des diastolischen Druckes der rechten Kammer. (Normaler enddiastolischer Druck: 0 bis 5; pathologischer Druckwert: 8 bis 20 mm Hg.) Es kommt häufig zu einer relativen Trikuspidalinsuffizienz, zu erkennen am typischen Plateau im Jugular- und Lebersphygmogramm und am Reflux des Kontrastmittels in den rechten Vorhof im rechtsventrikulären Angiokardiogramm.

Insuffizienz des linken Herzens und Lungenstauung

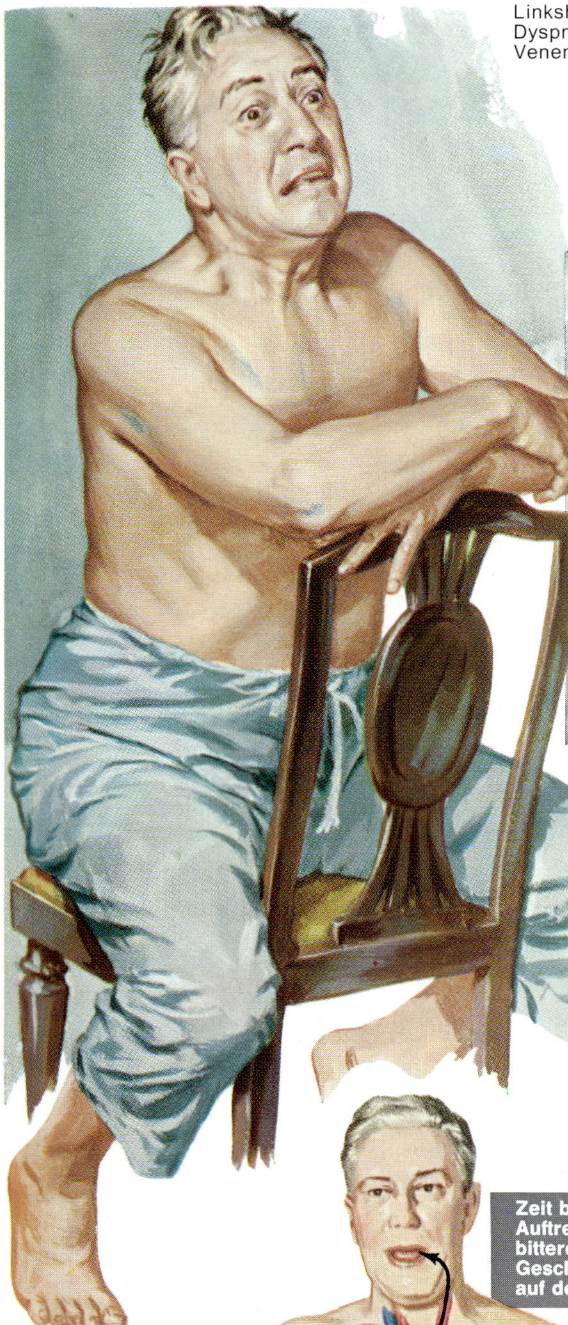

Linksherzinsuffizienz: Dyspnoe und Orthopnoe; Venendruck nicht erhöht

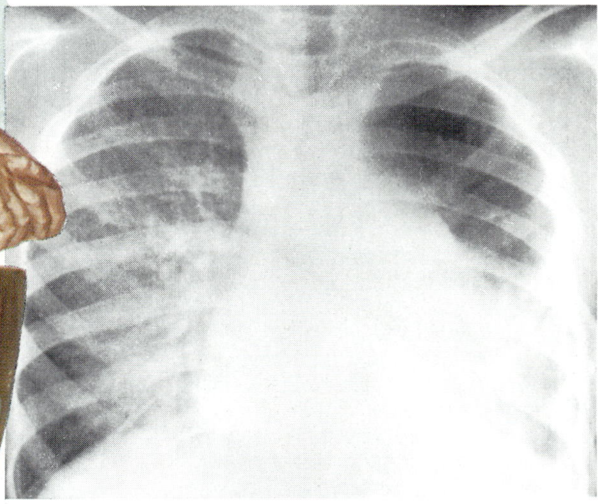

Hochgradige, akute Stauung der Lungengefäße infolge Linksherzversagen

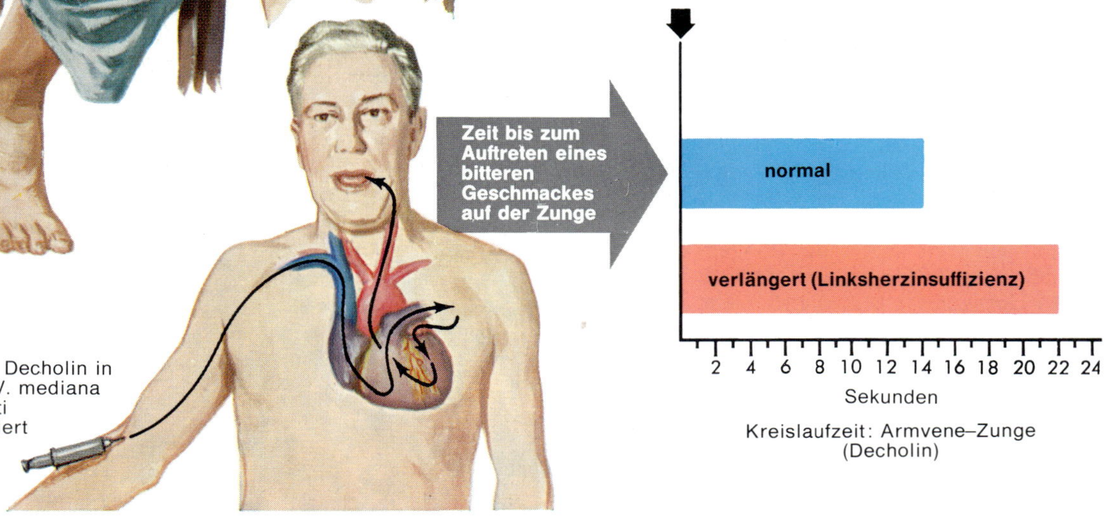

5 ml Decholin in die V. mediana cubiti injiziert

Kreislaufzeit: Armvene–Zunge (Decholin)

Stauungserscheinungen im Lungenkreislauf stehen meist in ursächlichem Zusammenhang mit einer *Linksherzinsuffizienz,* bei der der diastolische Druck im linken Ventrikel, der Druck im linken Vorhof und der Lungenvenendruck erhöht sind, was zu einem pathologischen Füllungszustand der Lungenkapillaren führt. Es treten eine Belastungsdyspnoe, eine lagebedingte *Orthopnoe* und schließlich eine reflektorisch über Rezeptoren in den Lungengefäßen und in der linken Vorhofwand ausgelöste kontinuierliche, nachts meist paroxysmale *Dyspnoe* auf. Diese akut, gelegentlich bzw. dauernd auftretenden Störungen lassen sich bei entsprechender Sorgfalt erfragen und durch Beobachtung des Patienten in verschiedenen Stellungen (Sitzhaltung, Rückenlage) nachweisen.

Im *Thoraxröntgenbild* findet sich eine Dilatation der linken Herzkammer bei verstärkter Gefäßzeichnung der Lungengefäße. Die Linksherzkatheterisierung ergibt einen erhöhten diastolischen Druck im linken Ventrikel sowie einen erhöhten linksatrialen, Lungenkapillar- und Lungenarteriendruck. Der rechtsventrikuläre Druck ist während der Systole erhöht, während der Diastole normal. Bisweilen ist das Bild einer (relativen) Mitralinsuffizienz zu beobachten.

Er herrscht nicht immer Klarheit darüber, daß alle diese Symptome einer sog. Rückstauinsuffizienz (backward failure, Pulmonalvenenstauung) mit den weniger auffälligen Symptomen eines Vorwärtsversagens (forward failure, arterielle Mangeldurchblutung) parallel verlaufen. Durch das verringerte Auswurfvolumen des linken Ventrikels sinkt auch das des rechten Ventrikels. Obzwar diese Leistungsminderung durch Konstriktion der peripheren Gefäße teilweise kompensiert werden kann, so daß der Blutdruck unverändert bleibt, stellt sich dennoch eine Mangeldurchblutung im peripheren Kreislauf ein. Als Folge kommt es zu Schwäche und Oligurie. Eine Verengung von peripheren Arterien infolge segmentaler Läsionen verstärkt die Mangeldurchblutung in den betroffenen Regionen (Gehirn, Herz, untere Extremitäten usw.).

Häufig tritt im Gefolge einer *Linksherzinsuffizienz* eine relative Mitralklappeninsuffizienz auf. Ursächlich sind dafür eine Dilatation der Mitralklappe und eine Überdehnung der Papillarmuskel im linken Ventrikel verantwortlich. Dies manifestiert sich in einem über dem Apex und dem linken Herzen zu hörenden *holosystolischen, blasenden Geräusch* (S. 74) und in einer auf dem Röntgenschirmbild festzustellenden systolischen Expansion des linken Vorhofs, die das Auftreten von Vorhofflimmern begünstigt und die Lungenstauung deutlich verstärkt.

Bei noch unveränderter *Kreislaufzeit Armvene–Lunge (Äther)* ist die *Kreislaufzeit Armvene–Zunge (Decholin) verlängert* (S. 81).

Ein ähnliches Bild ergibt sich bisweilen bei *chronischer Obstruktion* in Höhe der Mitralklappe bzw. bei *behinderter linker Ventrikelfüllung* (S. 83). Im ersten Fall findet sich neben einem typischen Geräusch bei der Linksherzkatheterisierung ein diastolischer Druckgradient zwischen dem linken Vorhof und der linken Kammer. Im zweiten Fall kann aus dem typischen Druckbefund (diastolischer Dip, diastolisches Plateau) meist auf die mechanische Ursache der linksventrikulären Obstruktion geschlossen werden.

Eine Linksherzinsuffizienz zeigt sich bei der Katheterisierung in einem Anstieg des enddiastolischen Drucks im linken Ventrikel (normal: 3 bis 6; pathologisch: 10 bis 25 mm Hg).

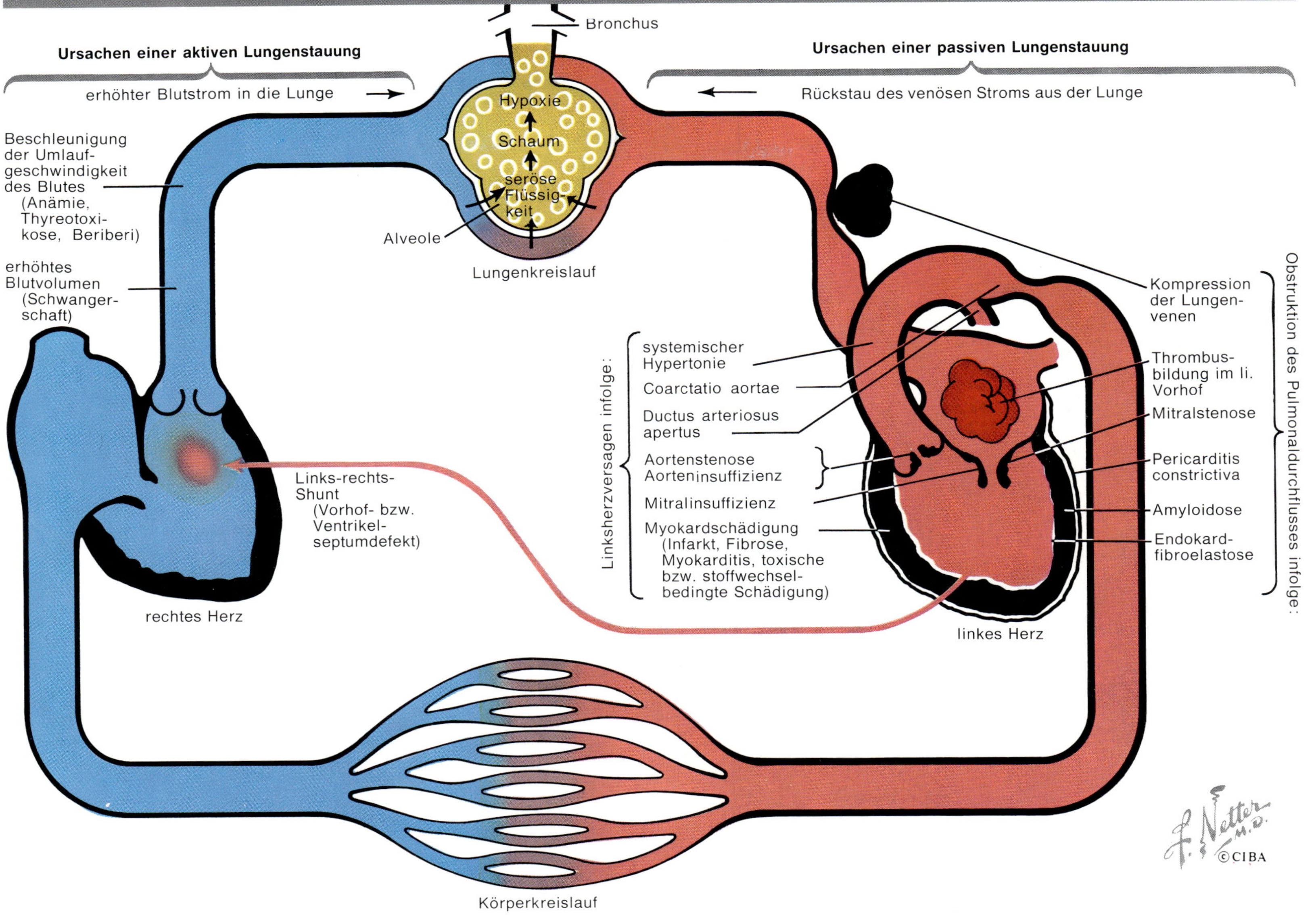

Lungenstauung und Lungenödem kardialer und nicht kardialer Genese

Lungenstauung

Unter *Lungenstauung* versteht man das Vorhandensein eines erhöhten Blutvolumens in den *Lungengefäßen.* Als Ursache kommen entweder ein erhöhter *pulmonaler Durchfluß* mit oder ohne *Druckanstieg in den arteriellen Lungenkapillaren* (aktive Stauung) oder ein *erhöhter Druck in den venösen Lungenkapillaren* (passive Stauung) in Frage (S. 84).

Eine *aktive Stauung* mäßigen Grades findet sich in Zusammenhang mit einer Beschleunigung der Blutumlaufgeschwindigkeit *(Anämie, Thyreotoxikose, Beriberi-Herz)* bzw. einem *erhöhten Blutvolumen (Schwangerschaft).* Andererseits ist die hochgradige aktive Stauung ausschließlich auf *Links-rechts-Shunts* beschränkt, bei denen das Volumen des *rechten* Ventrikels 3- bis 5mal größer sein kann als des *linken.*

Eine *passive Stauung* tritt immer dann auf, wenn irgendwo zwischen dem Lungenkapillarbett und der Aortenklappe bzw. darüber hinaus ein *Strömungshindernis* besteht. Als typische Ursache einer passiven Stauung ist u.a. die *chronische Linksherzinsuffizienz* zu nennen. Sie kommt zustande durch: (1) extreme Überlastung des linken Ventrikels während der Systole *(systemische Hypertonie, Isthmusstenose der Aorta, Aortenstenose);* (2) extreme Überlastung des linken Ventrikels während der Diastole *(Mitralinsuffizienz, Ductus arteriosus apertus, Aorteninsuffizienz);* (3) *Myokardschädigung und -insuffizienz* (*Myokarditis, Myokardfibrose, Myokardinfarkt, toxische* Myokardschädigung, *stoffwechselbedingte* Veränderungen des Myokards) und (4) Aneurysmenbildung im linken Ventrikel, wodurch die Kontraktionsfähigkeit des linken Ventrikels geschwächt und der diastolische Druck erhöht wird.

Als weitere typische Ursachen einer passiven Stauung durch ein Strömungshindernis sind zu nennen: (1) Beeinträchtigung der linksventrikulären Diastole infolge einer *Pericarditis constrictiva* oder *Amyloidose;* (2) Strömungsbehinderung an der Mitralklappe infolge einer rheumatischen Endokarditis *(Mitralstenose), linksatrialen Thrombose* oder *Endokardfibroelastose* und (3) *Kompression der Lungenvenen* durch einen Tumor oder Strömungsbehinderung durch Konstriktion der Venen.

Lungenödem

3

Unter *Lungenödem* versteht man das Eintreten von *seröser* Flüssigkeit in die dünnen interalveolären Septen und deren sofortige Transsudation in die *Alveolärräume,* wo sie sich unter Bildung eines bläschenreichen *Schaums* mit der Atemluft mischt. Der Schaum kann zwar über die Atemwege abgeführt werden, beeinträchtigt jedoch die Atmung in lebensbedrohlichem Ausmaß.

Das Lungenödem findet sich bei einer großen Anzahl verschiedener Krankheitszustände:

1. Bei kardiovaskulären Krankheiten einschließlich aller Ursachen für eine aktive und passive Lungenstauung sowie Schockzuständen, am häufigsten bei Mitralstenosen und -insuffizienzen, Aortenstenosen und -insuffizienzen, Aortenisthmusstenose, systemischer Hypertonie, akuter Myokarditis, Thyreotoxikose und *Myokardinfarkten.*

2. Bei Erkrankungen, *Läsionen* bzw. chirurgischen Eingriffen im Bereich des Zentral-

(Fortsetzung auf Seite 84)

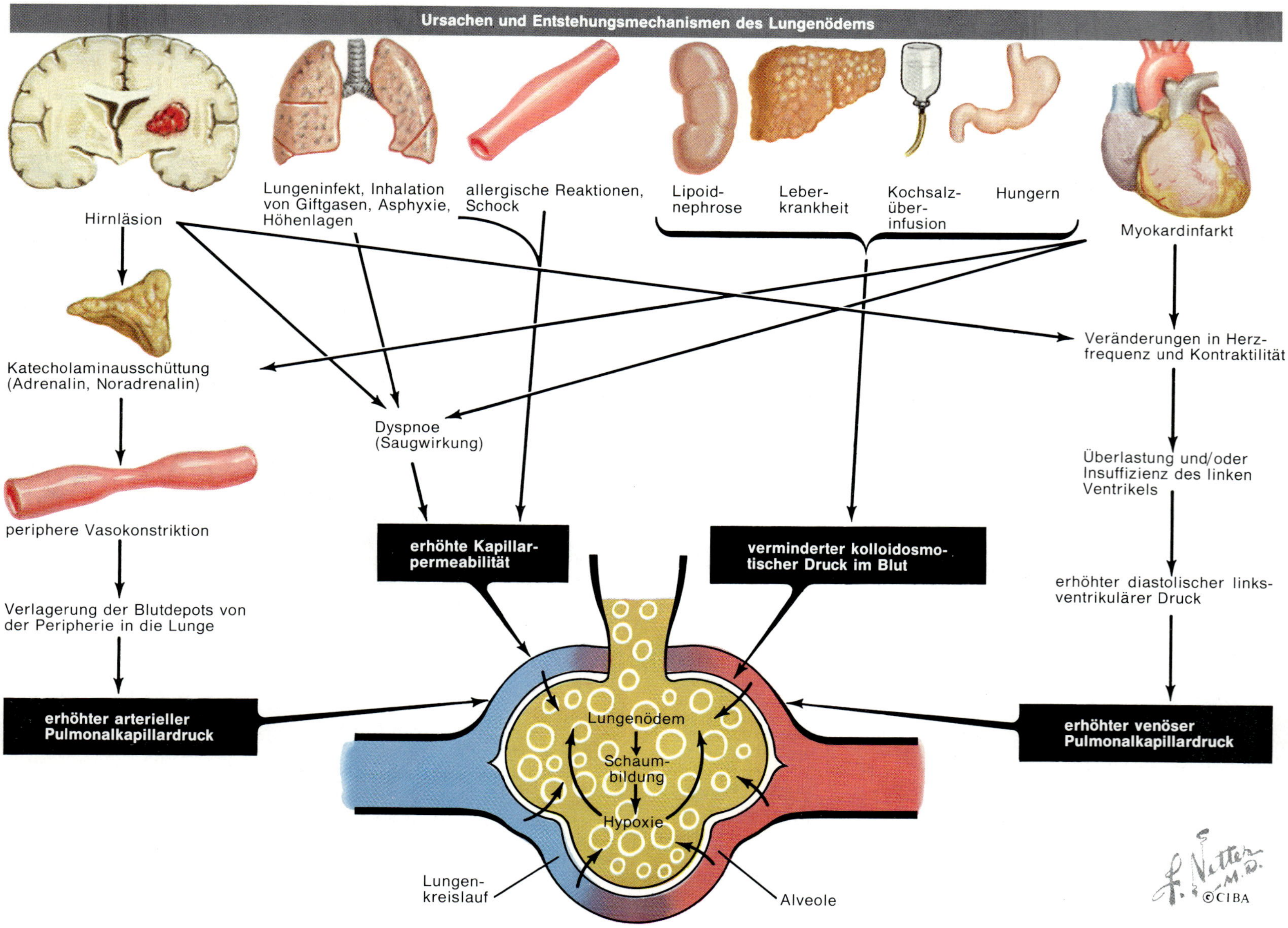

Lungenstauung und Lungenödem kardialer und nichtkardialer Genese

(Fortsetzung von Seite 83)

nervensystems, typisch in Zusammenhang mit Apoplexien, Hirnblutungen und -thrombosen, Subarachnoidalblutungen und Schädeltraumen. Poliomyelitis und Tetanus können ebenfalls eine ursächliche Rolle spielen.

3. Bei Krankheiten bzw. Läsionen der Lungen, darunter *Lungeninfekte,* Lungenembolien, *Inhalation von Giftgasen* und *Asphyxie,* bei Aspiration von Süß- und Meerwasser. Eine Sonderstellung nimmt das *Höhenlungenödem* ein.

4. Bei verschiedenen toxischen bzw. *allergischen* Zuständen, als Sonderfall in Zusammenhang mit einem Glottisödem.

5. Nach *Überinfusionen* besonders bei chirurgischen und geburtshilflichen Eingriffen.

Für das Zustandekommen eines Lungenödems sind drei Faktoren ausschlaggebend:

1. Ein *hoher Lungenkapillardruck* wird durch aktive und besonders passive Stauung gefördert. Die rasche *Verlagerung* einer großen *Blutmasse* aus der Peripherie in die Lunge als Folge einer *Konstriktion der Gefäße* (Arteriolen und Venolen) *im Körperkreislauf* trägt wesentlich zur Drucksteigerung bei. Ursache sind meist Sympathikusreize; Amine mit sympathikomimetischer Wirkung *(Adrenalin und Noradrenalin)* verstärken den Effekt. Hohe Lungenkapillardrucke finden sich typisch bei einer plötzlichen Überlastung des linken Ventrikels (paroxysmale Hypertonie) und bei plötzlicher Steigerung des venösen Rückstroms, wodurch das Strömungshindernis an der Mitralklappe (Mitralstenose) bzw. eine chronische *Linksherzinsuffizienz* verstärkt werden. Es konnte nachgewiesen werden, daß Sympathikusreize über eine Änderung der *Kontraktionsfähigkeit des linken Ventrikels* eine typische Erhöhung des diastolischen linksventrikulären Druckes bewirken. Dies scheint zusammen mit einer Verlagerung der Blutdepots in die Lunge und einem gesteigerten Rückstrom in das linke Herz von besonderer Bedeutung zu sein.

2. Neben der Kapillardehnung spielt eine *erhöhte Permeabilität der Lungenkapillaren* eine Rolle. Als mögliche Ursache dafür werden *Schockzustände, allergische Reaktionen,* Inhalation von Giftgasen, Verätzungen der Luftwege, Asphyxie und *Hypoxie* diskutiert. Es ist denkbar, daß gewisse, bisher nicht identifizierte Substanzen, darunter sehr wahrscheinlich Histamin, die Permeabilität erhöhen und so am Zustandekommen häufiger auftretender Ödemformen beteiligt sind.

3. Ein *Absinken des osmotischen Druckes* tritt nach Kochsalzüberinfusion, *Lipoidnephrose, Hungern* oder *Leberkrankheiten* auf. Da die Wirkung dieses Faktors weit verbreitet ist, ist ein Lungenödem infolge eines verminderten osmotischen Druckes entweder Teil diffuser Anasarca oder wird durch mechanische, auf die Lunge wirkende Faktoren (siehe 1.) gefördert. Die für das Zustandekommen eines Lungenödems ausschlaggebenden Faktoren stehen miteinander in Zusammenhang: Chemische und endokrine Substanzen können zu einer Konstriktion der peripheren Arterien und der Lungenvenen führen und Permeabilitätsänderungen in der Lunge bewirken. Veränderungen im Blutdruck können reflektorisch eine Freisetzung von Hormonen und chemischen Substanzen auslösen und neurogene Reize das Kaliber der peripheren Gefäße verändern, *Katecholamine* freisetzen und die Kontraktionsfähigkeit des Herzens beeinflussen.

Lungenstauung und Lungenödem sind unbedingt auseinanderzuhalten, obschon die Stauung in ein Ödem übergehen kann.

Periphere Stauung und Ödembildung kardialer Genese

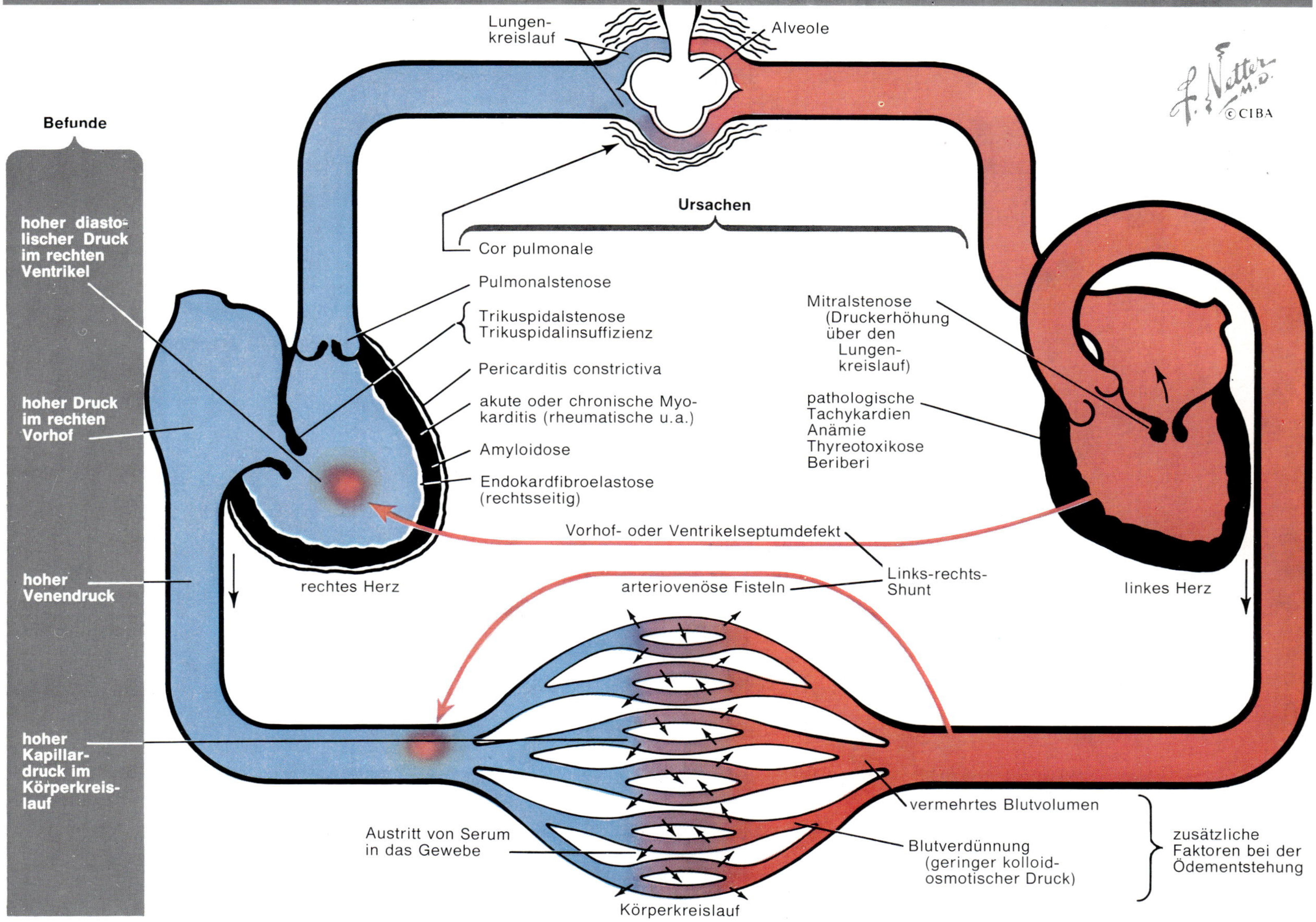

Periphere Stauung und Ödembildung kardialer Genese

Periphere Stauungen und Ödeme entstehen aufgrund einer *Erhöhung des Venen- bzw. Kapillardrucks im Körperkreislauf.* Neben einer lokalen Druckerhöhung (Thrombophlebitis, Krampfadern oder Druck auf die untere Hohlvene durch einen graviden Uterus bzw. eine Geschwulst im Abdomen) findet sich die Ursache eines symmetrischen und diffusen Ödems am häufigsten in den Mediastinalorganen, in erster Linie im Herzen.

Rechtsventrikuläre Insuffizienz

Eine *primäre* Rechtsherzinsuffizienz entsteht bei einer *akuten* oder *chronischen Myokarditis* durch *rheumatisches* Fieber, wo die Wand des rechten Ventrikels entzündet und damit die Kontraktilität verändert ist.

Eine *sekundäre* Rechtsherzinsuffizienz besteht bei Herzkranken mit schwerster Belastung des rechten Ventrikels infolge von Klappenfehlern, Shunts oder Obstruktionen.

Ventrikelüberlastung

Zu einer Überlastung kommt es infolge einer *gesteigerten Herzdynamik* bei Vorliegen einer *pathologischen Tachykardie, Anämie, Thyreotoxikose* oder bei einem *Beriberi-Herz.* Das Herz schlägt schneller, und das Minutenvolumen steigt. Als Folge kann eine sekundäre Insuffizienz auftreten.

Eine *diastolische bzw. Volumenbelastung* liegt bei angeborenen oder erworbenen *Shunts (Vorhof- oder Ventrikelseptumdefekt, arteriovenöse Fistel)* sowie beim Bernheim-Syndrom vor. Das erhöhte Volumen im rechten Herzen kann zu einer Rechtsherzinsuffizienz führen.

Eine *systolische bzw. Druckbelastung* besteht bei einer Lungenembolie mit akutem *Cor pulmonale,* bei chronischem Cor pulmonale, *Mitralstenosen* oder *Pulmonalstenosen.* Als Folge der gesteigerten Herzarbeit kann eine Insuffizienz des rechten Ventrikels auftreten.

Mechanische Behinderung, Obstruktion oder Verlust des hämodynamischen Gleichgewichts

Zur mechanischen Behinderung der *diastolischen Füllung des rechten Ventrikels* kommt es bei *Pericarditis constrictiva* bzw. Mediastinoperikarditis, *Amyloidose* oder *Endokardfibroelastose* des *rechten* Herzens. Eine mechanische Obstruktion tritt bei *Trikuspidalstenosen* (Dilatation und Überlastung sind auf den rechten Vorhof beschränkt) und beim Bernheim-Syndrom auf. Ein mechanisch bedingter Verlust des hämodynamischen Gleichgewichts findet sich bei *Trikuspidalinsuffizienz,* wo sowohl der rechte Vorhof als auch der *rechte Ventrikel* einer *Volumenüberlastung* ausgesetzt sind.

Folgen und Therapie

Gewisse *Faktoren* steigern die Folgen einer Rechtsherzinsuffizienz bzw. einer Obstruktion des rechten Herzens:

1. Bei einer Rechtsherzinsuffizienz ist als häufige Folge eine *Vermehrung des Blutvolumens* zu beobachten. Die Mechanismen dafür sind in der Hypophyse, Nebennierenrinde und Niere zu suchen.

2. Durch Wasserretention bzw. eine Leberstörung kann es zur *Blutverdünnung* kommen.

Durch chronische Leberstauung und Niereninsuffizienz tritt zum Insuffizienzbild häufig eine Hypoproteinämie. Liegt eine Nephrose oder Laennec-Zirrhose der Leber vor, sinkt der *kolloidosmotische Druck* so sehr, daß diffuse Ödeme entstehen. Das kardiale Ödem wird von einer Zyanose begleitet und findet sich in Abhängigkeit von der Schwerkraft. Das hepatische bzw. renale Ödem geht hingegen mit Blässe einher und ist diffuser. Im ersten Fall ist der Venendruck erhöht, im zweiten nicht.

Eine primäre Rechtsherzinsuffizienz kann durch Stimulierung des Myokards oder durch eine kausale Therapie kompensiert werden. Durch Verminderung der Belastung ist eine vorübergehende Besserung zu erzielen. Bei sekundärer Rechtsherzinsuffizienz ist in erster Linie eine kausale Therapie anzustreben. Stimulierende Medikamente haben nur zweitrangige Bedeutung. Herzglykoside oder Medikamente zur Verminderung des Blutvolumens bewähren sich bei Stauungen infolge eines Strömungshindernisses nicht. In diesem Fall ist ein chirurgischer Eingriff die Therapie der Wahl.

Therapeutische Ansatzpunkte bei der Behandlung von Lungenödemen und paroxysmaler Dyspnoe

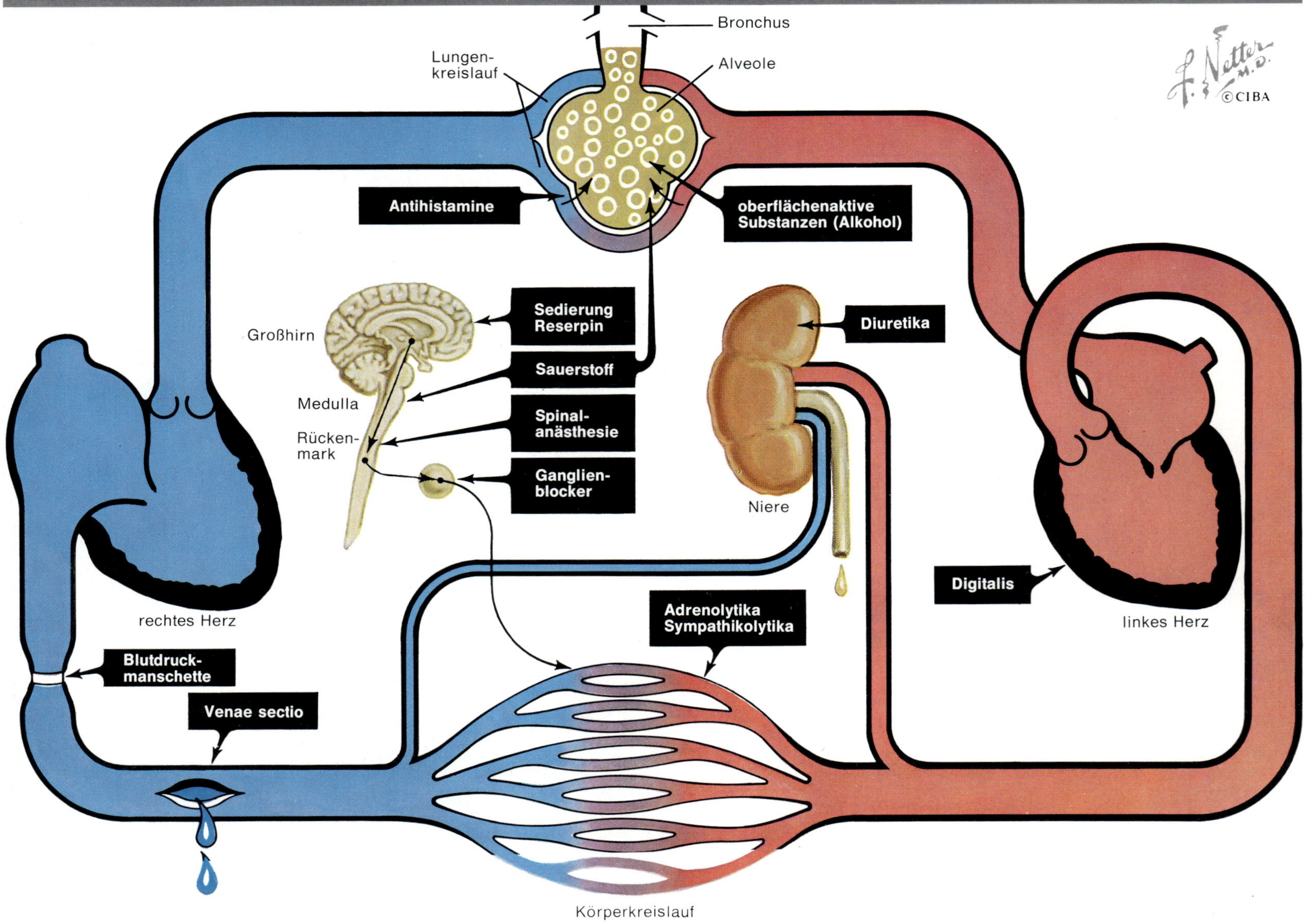

Lungenödem und paroxysmale Dyspnoe – therapeutische Ansatzpunkte

Das letzte Stadium des *Lungenödems* ist die Bläschenbildung in den Bronchiolen. Sie kommt zustande, wenn das Transsudat sich mit der Atemluft vermischt. Dabei entsteht bei einer bestimmten Oberflächenspannung des Transsudats ein feinblasiger Schaum.

Veränderungen der Oberflächenspannung

Die Oberflächenspannung läßt sich durch Inhalation von *oberflächenaktiven Substanzen* (nicht zu verwechseln mit benetzenden Substanzen), die die feinen Schaumbläschen zum Zerplatzen bringen, modifizieren. Zu diesem Zweck wurden erfolgreich Silikone und Äthylalkohol eingesetzt, wobei sich letzteres als wirksamer erwies. Die Verabreichung erfolgt durch Einblasen von *Sauerstoff* in eine reine Alkohollösung* oder durch Vernebeln**. Alkohol ist stets intermittierend zu verwenden. Dadurch bleibt die Wirkung lokal begrenzt, und es treten, da ja nur eine minimale Menge absorbiert wird, keine systemischen (gefäßerweiternden) Effekte auf (letzteres ist in gewissen Fällen ungünstig).

* Bei Bewußtlosen wird mit Maske eine 40% wäßrige Lösung gegeben. Sonst eine 95% Lösung in Wasser über einen Nasentubus.
** Zum Vernebeln wird eine 20% Lösung in Wasser verwendet.

Der therapeutische Wert von *Antihistaminika* und Antiserotoninen konnte im klinischen Versuch bisher noch nicht endgültig geklärt werden.

Therapie der Stauung

Zur Behandlung einer aktiven oder passiven Lungenstauung bieten sich mehrere Möglichkeiten an:

1. Verminderung des Blutvolumens durch intravenöse Injektion rasch wirkender *Diuretika.*
2. Senkung des diastolischen Drucks im linken Ventrikel durch Förderung seiner Kontraktionsfähigkeit mit intravenös injizierten *Digitalis*glykosiden. Damit kann selbst bei Mitralstenosen durch Verlangsamung der Frequenz und Verlängerung der Diastolendauer eine mäßige Besserung erzielt werden.
3. Senkung des venösen Rückstroms durch blutigen oder unblutigen Aderlaß. Die Wirksamkeit der Überdruckbeatmung ist auf einen ähnlichen Mechanismus zurückzuführen. Der gleiche Effekt wird mit Diuretika durch Verminderung des Blutvolumens erzielt.
4. Verlagerung des Blutvolumens von den Lungen in die Peripherie durch massive Dilatation der Peripherie. Dazu eignen sich *Sedativa,* Narkotika, *Sympatholytika, Adrenolytika, Ganglienblocker* oder eine Spinalanästhesie, wovon *Sympatholytika* und *Adrenolytika* wahrscheinlich am wirksamsten sind.

Hypoxie

Die bei Lungenödemen eine wichtige Rolle spielende Hypoxie läßt sich durch Sauerstoff und manchmal durch intermittierende Überdruckbeatmung bekämpfen. In beiden Fällen können oberflächenaktive Substanzen zugesetzt werden.

Druckstabilisierung im Körperkreislauf

Bei Mitralstenosen und Schockzuständen können eine Senkung des venösen Rückstroms oder eine massive Dilatation der peripheren Gefäße gefährlich werden. Das Lungenödem läßt sich damit zwar positiv beeinflussen, es kann aber zum Tod durch Schock kommen. Daher sind die im Vorstehenden angeführten Therapien (1 bis 4) mit großer Vorsicht anzuwenden. Den Plasma- bzw. Kochsalzinfusionen sind stets Sympatholytika zur Aufrechterhaltung eines ausreichenden peripheren Druckes beizugeben. Eine Digitalisierung ist vorsichtig und in mäßigen Dosen vorzunehmen, insbesondere bei frischen Myokardinfarkten, wo durch Digitalis eine ventrikuläre Tachykardie gefördert werden kann.

Sonstige therapeutische Maßnahmen

Als indirekte Ursache eines Lungenödems spielen mechanische Strömungshindernisse eine Rolle. Sie lassen sich nur durch chirurgische Maßnahmen (Valvulotomie der Aorten- oder Mitralklappe, operative Korrektur bei Pericarditis constrictiva usw.) beheben.

Bei der Prophylaxe ist allgemein gesagt die Vermeidung einer Lungenstauung durch Gabe von Sedativa (besonders nachts), Digitalis und Diuretika anzustreben.

Klappenstenose und -insuffizienz

Mitralstenose

Die *Mitralstenose* kann als »reine« Stenose oder als kombiniertes Klappenvitium in Verbindung mit einer Mitralinsuffizienz auftreten und stellt den häufigsten Klappenfehler dar. Gleichzeitig mit einer Mitralstenose können auch Aorten- und seltener Trikuspidalklappenfehler bestehen.

Hämodynamik. Eine Verengung der Mitralklappe behindert die diastolische Füllung des linken Ventrikels aus dem linken Vorhof. Dadurch ist der *Druck im linken Vorhof* ständig erhöht, was sich bei der Katheterisierung in einem typischen enddiastolischen *Druckgradienten* zeigt. Der Druckgradient steigt bei rascher Herzfrequenz ebenso wie bei kurzer Diastolendauer (wie sie z.B. bei *Vorhofflimmern* wiederholt auftritt) und wird auch bei erhöhtem Herzzeitvolumen (z.B. bei Belastung und Erregung) größer. Bei hochgradigen Mitralstenosen kann das Herzzeitvolumen nicht mehr gesteigert werden, bei weniger ausgeprägten Stenosierungen ist eine Zunahme des Volumens noch möglich. Neben dem hohen Druck im linken Vorhof besteht eine *relative Druckerhöhung* in den *Venen, Kapillaren* und *Arteriolen der Lunge.* So ist bei Mitralstenosen der *Lungenkapillardruck* (»wedge pressure«) (W) (s. Katheterisierungsbefunde) erhöht. Pulmonalarteriendruck (PA) und systolischer Druckwert im rechten Ventrikel (RV) sind entsprechend gesteigert. Allerdings treten sekundär häufig eine *Verengung der Lungengefäße* und/oder eine *Pulmonalsklerose* auf, in deren Gefolge der Druck im rechten Herzen steigt, wodurch ein zweiter Druckgradient zwischen den großen Ästen der Pulmonalis und den Lungenkapillaren entsteht. Es wurde auch ein *Pulmonalvenengradient* infolge der Verengung der kleinen Lungenvenen beschrieben. Funktionelle Lungengefäßveränderungen sind z.T. durch Inhalation von Sauerstoff oder medikamentös zu beeinflussen, sklerotische Veränderungen hingegen nicht.

Klinik und Befunde. Zur Klinik der Mitralstenose gehören Palpitationen, gelegentlich bei Belastung auftretender Präkordialschmerz, Schwäche, *Belastungsdyspnoe,* Orthopnoe und bisweilen paroxysmale Dyspnoe bzw. *Lungenödem.* Typisch findet sich eine Hämoptoe infolge rupturierter bronchopulmonaler Venenanastomosen. Oligurie, Schmerzen im rechten Oberbauch und wegdrückbare *Ödeme* weisen auf eine Rechtsherzinsuffizienz hin. Blässe ist häufig zu beobachten, während eine *Zyanose* erst in den fortgeschrittenen Stadien auftritt. Sie steht mit einer Sklerose der Lungenarterien und/oder einer *Herzinsuffizienz* in Zusammenhang.

Bei der physikalischen Untersuchung findet sich ein kleiner, meist unregelmäßiger Puls. Man fühlt *parasternal* und/oder epigastrisch *Pulsationen.* Die Herzdämpfung ist rechts parasternal meist stärker. Im *4. und 5. ICR links* ist ein diastolisches Schwirren zu hören. Die Auskultation ergibt folgende Befunde: (1) ein diastolisches bis präsystolisches Rumpeln im 4. und 5. ICR links, das gegenüber dem *2. Herzton* deutlich abgesetzt ist (das präsystolische Geräusch verschwindet bei Vorhofflimmern) und (2) einen *Öffnungston,* der über einer großen Fläche der Brustwand zu hören ist und eine Spaltung des 2. Herztons vortäuscht. An bisweilen unklaren Zusatzbefunden finden

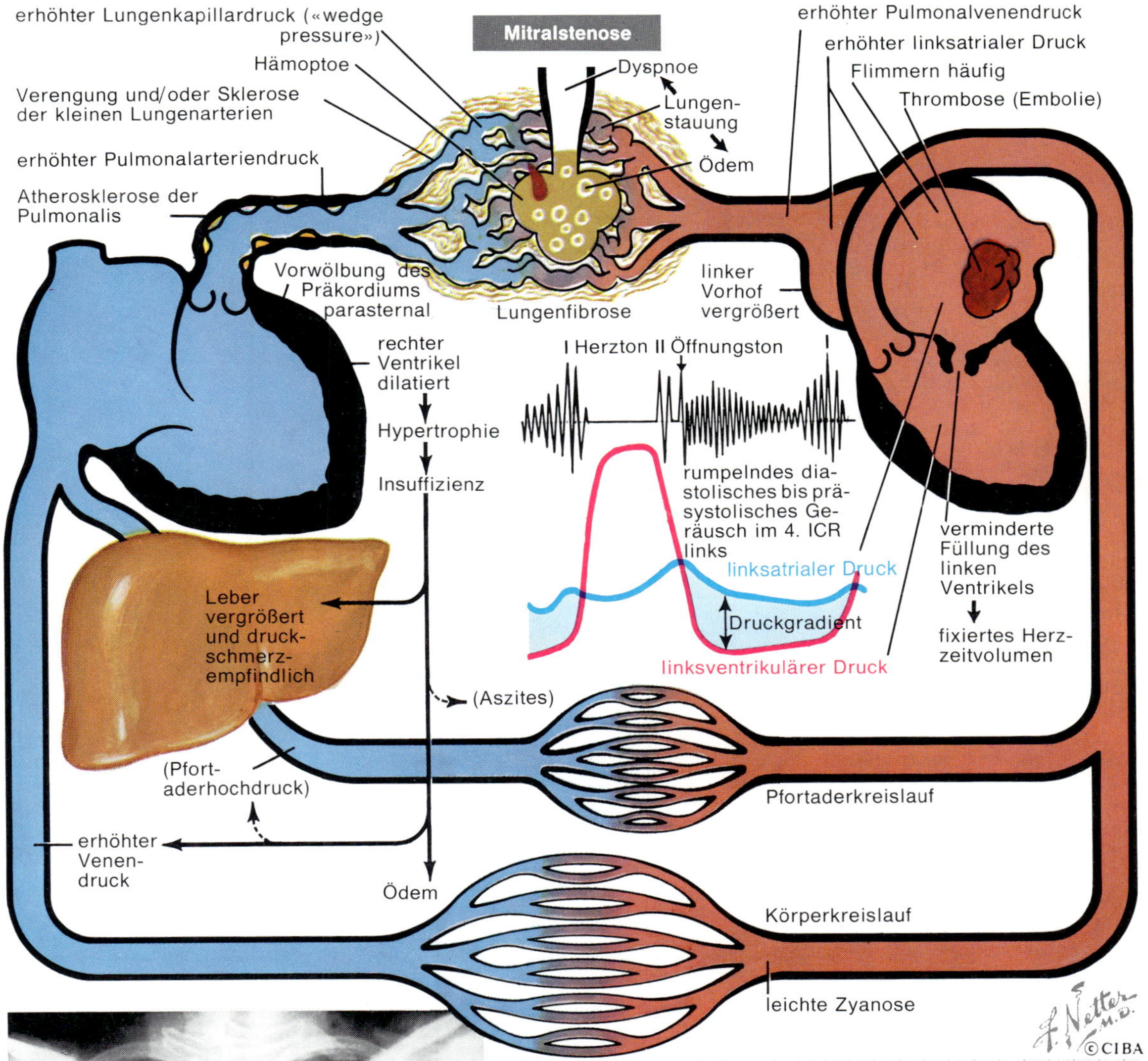

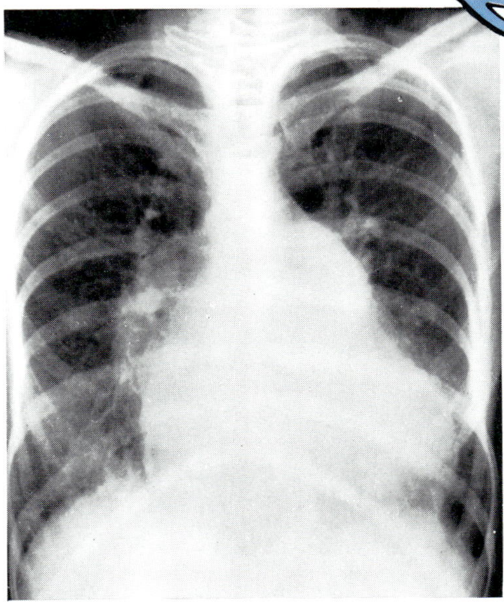

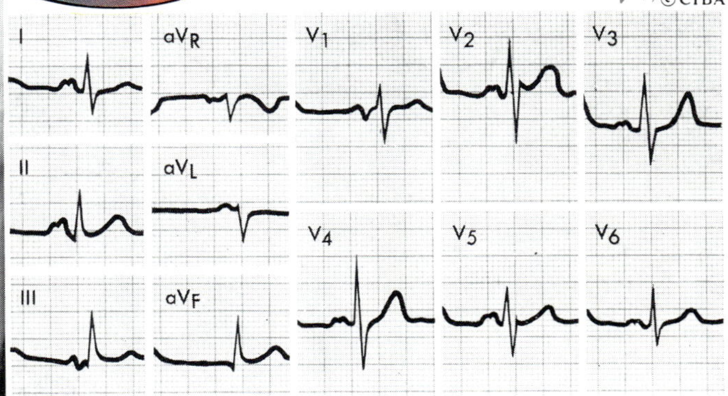

Anomalie des linken Vorhofs (P sinistrocardiale) mit Zeichen einer Hypertrophie des rechten Ventrikels (S in Ableitung I und V_5, R in Ableitung V_1)

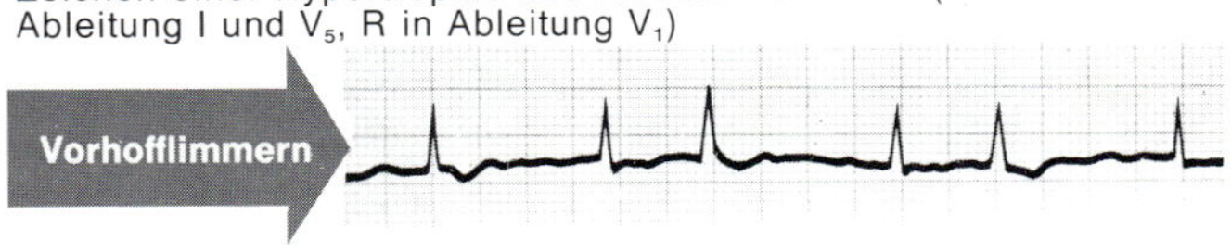

sich (3) ein leises, blasendes, frühdiastolisches Decrescendogeräusch im 2. ICR links (Aorten- und Pulmonalinsuffizienz), (4) ein leises, blasendes, holosystolisches Geräusch im Herzzentrum oder über der Herzspitze (Trikuspidal- oder Mitralinsuffizienz) und (5) ein rauhes, systolisches Crescendo-Decrescendo-Geräusch an der Basis (Pulmonalisströmungsgeräusch oder Aortenstenosegeräusch). An der Lungenbasis ist manchmal ein leises Krepitieren zu hören. Der *Leberrand* ist meist tastbar.

Im *Elektrokardiogramm* finden sich Anzeichen einer Arrhythmie, meist als *Vorhofflattern* oder *-flimmern.* Häufig liegen ein Rechtstyp und eine *Hypertrophie des rechten Ventrikels* vor. Bei Bestehen eines Sinusrhythmus zeigt das EKG häufig einen AV-Block 1. Grades bei *vergrößertem linken Vorhof (P sinistrocardiale).*

Das *Phonokardiogramm* bestätigt die Auskultationsbefunde.

Das *Röntgenbild des Thorax* zeigt ein Herz in vertikaler Lage mit Vergrößerung nach rechts. Der linke Hauptbronchus erscheint angehoben. Der linke Vorhof kann nach rechts vergrößert sein und ist im schrägen und seitlichen Strahlengang prominent. Vom linken Ventrikel wird er durch eine deutliche Einschnürung abgegrenzt.

Der Pulmonalbogen wird prominent dargestellt. Im Anfangsstadium ist die Lungengefäßzeichnung verstärkt, im Spätstadium erscheinen die Lungengefäße hingegen unscharf, die großen Äste der Pulmonalis jedoch stärker dilatiert. In den Lungenfeldern sind Kerley-Linien zu sehen. Eine Verkalkung des Klappenringes bzw. der Klappe selbst ist oft nachzuweisen.

Die *Kreislaufzeit* Armvene–Zunge (S. 82) ist verlängert.

Als auffälligster Befund bei der gleichzeitigen *Katheterisierung* des linken Ventrikels (LV) und des linken Vorhofs (LA oder »wedge pressure«) findet sich ein Druckgradient zwischen dem enddiastolischen Druck im linken Vorhof und im linken Ventrikel. Pulmonalarteriendruck und rechter Ventrikeldruck sind erhöht,

(Fortsetzung auf Seite 88)

Klappenstenose und -insuffizienz

(Fortsetzung von Seite 87)

wobei der Druck bei *Verengung bzw. Sklerose der kleinen Lungenarterien* weiter ansteigen kann.

Die Klappenöffnungsfläche ist nach der von Gorlin angegebenen Formel (s. unten) anhand der Durchfluß- und Druckwerte zu errechnen. Diese Formel ergibt bei »reinen« Klappenstenosen recht exakte Werte.

Komplikationen. Am häufigsten sind hochgradige Hämoptoe, Lungenödem, *Thrombembolien* und Anzeichen einer Rechtsherzinsuffizienz. Bisweilen liegt eine Thrombosierung des linken Vorhofs vor (seltener als sog. Kugelventilthrombus). Bei Reizung des linken N. recurrens durch den vergrößerten linken Vorhof kann es zur Dysphonie kommen.

Mitralinsuffizienz

Die reine *Mitralinsuffizienz* ist wahrscheinlich der zweithäufigste Klappenfehler.

Hämodynamik. Bei einer Insuffizienz der Mitralklappe strömt Blut während der Kammersystole in den *linken Vorhof* zurück. Aufgrund der elastischen Dehnung der Vorhofwand steigt der Druck während der Spätsystole im Vorhof rascher an. Das Druckmaximum fällt mit dem *2. Herzton* zusammen.

Während der Diastole strömt (zusätzlich zum normalen Fluß) Blut, das während der Systole die Mitralklappe passiert hat, zurück in den linken Ventrikel. Dadurch wird der *linke Ventrikel* stärker gefüllt, es kommt zur *Dilatation* und *Hypertrophie der Ventrikelwand.* Bei steigendem peripheren Gefäßwiderstand würde der *systolische Druck im linken Ventrikel* und damit das *Regurgitationsvolumen* zunehmen. Da der Druckanstieg im linken Vorhof auf die Systole beschränkt ist (also in Wellen auftritt), ist der mittlere Vorhofdruck nur mäßig erhöht. In hochgradigen Fällen können jedoch Spitzendrucke von 50 bis 70 mm Hg auftreten, wodurch der mittlere Vorhofdruck um 15 bis 21 mm Hg über den enddiastolischen Ventrikeldruck ansteigt. Entsprechend steigt auch der Druck in den Lungengefäßen und der systolische Druck im *rechten Ventrikel,* allerdings weniger stark als bei Mitralstenosen (S. 87). Die Volumenbelastung des linken Ventrikels ist Ursache schwerer funktioneller Symptome, die sich auskultatorisch erfassen lassen. Die systolische Dehnung des linken Vorhofs ist röntgenologisch ebenso wie mit anderen Unter-

(Fortsetzung auf Seite 89)

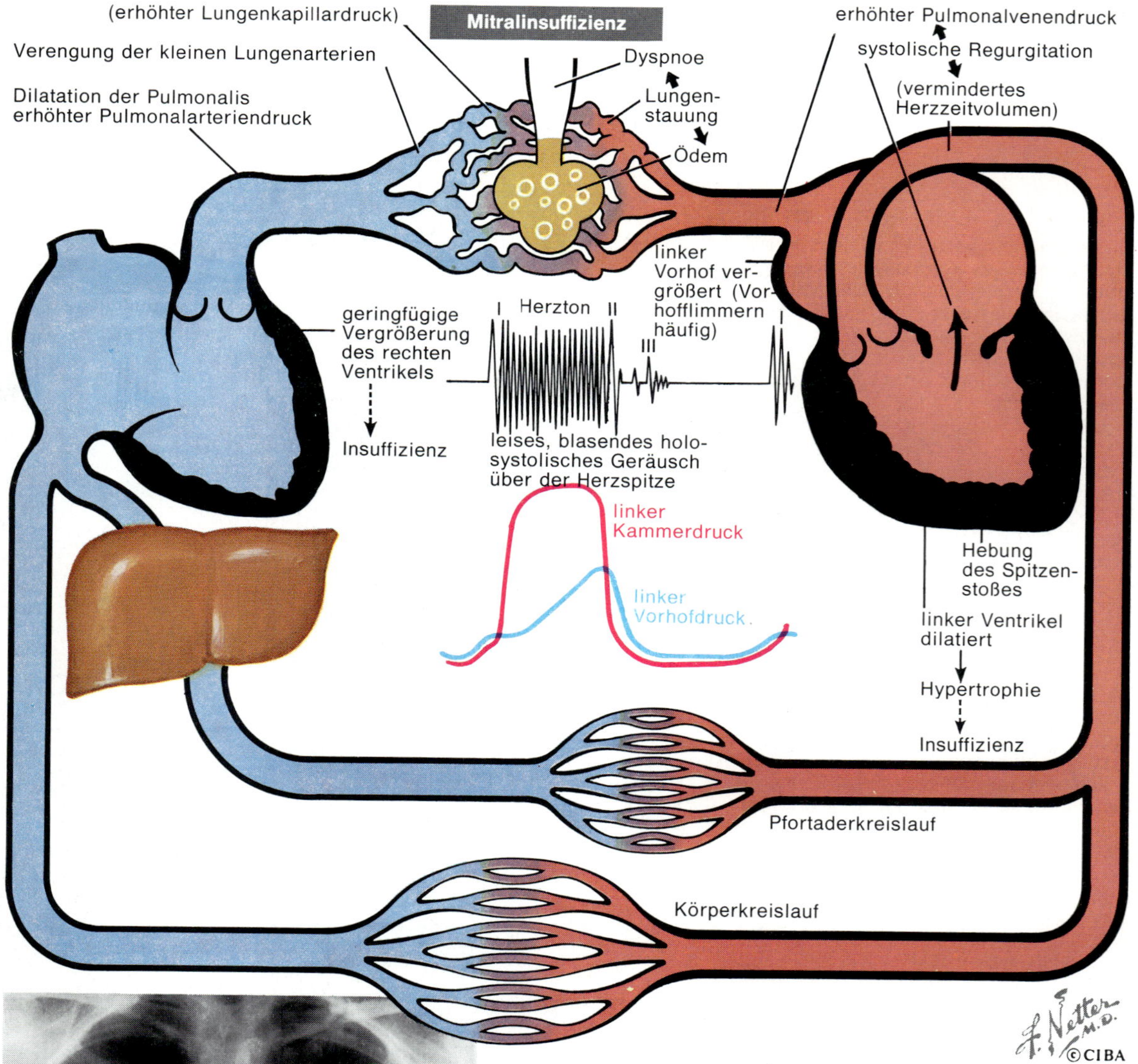

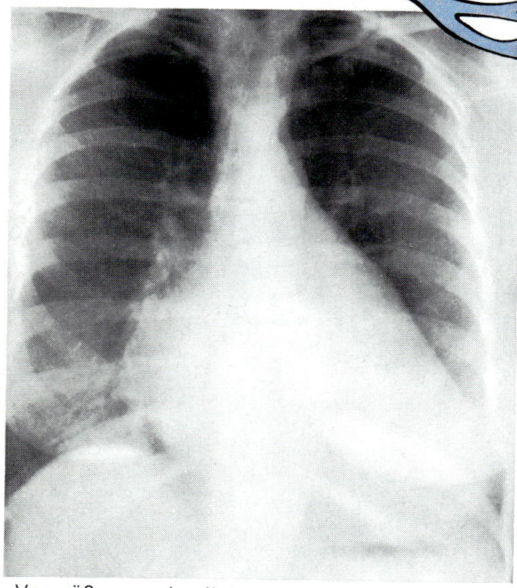

Vergrößerung des linken und rechten Ventrikels

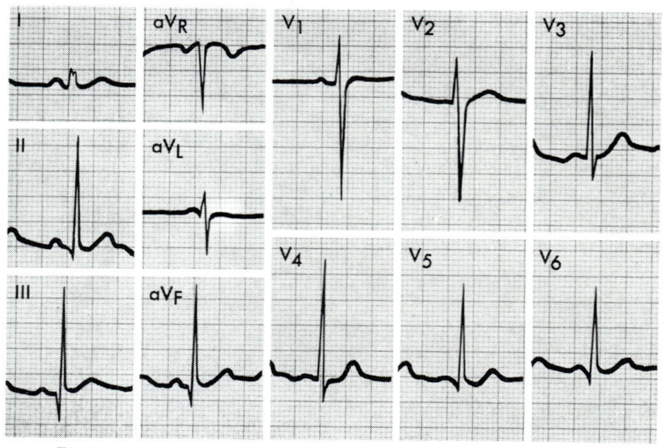

Elektrokardiographische Zeichen einer linksventrikulären Hypertrophie (großes S in V_1, großes R in V_4) und einer geringgradigen Anomalie des Vorhofs (breites P)

Blutfluß durch das Mitralostium (F)

$$= \frac{\text{Herzzeitvolumen (ml)}}{\text{Frequenz (Min.)} \times \text{mittlere Diastolendauer (Sek.)}}$$

Klappenöffnungsfläche (A)

$$= \frac{F}{31\sqrt{\text{mittlere Diastolendauer (Sek.)}}}$$

Katheterisierungsbefunde anhand von 2 typischen Fällen:

1. Geringgradige Mitralstenose ohne ausgeprägte Lungengefäßveränderungen

	RA	RV	PA	W	LA	LV	Ao
Drücke	11	44/9	46/25 (39)*	(17)	(17)	107/13	115/80

Herzfrequenz = 80
Minutenvolumen = 4,320 l/Min.; Schlagvolumen = 53 ml
Herzindex = 1,5 l/Min./m²
Gesamtlungenwiderstand = 721 dyn × Sek. × cm^{-5}
Lungenarteriolenwiderstand = 380 dyn × Sek. × cm^{-5}
Arterielle Sauerstoffsättigung = 96,8%
Klappenöffnungsfläche = 1,41 cm^2
Mittlerer diastolischer Gradient an der Mitralklappe = 9,27 mm Hg

2. Hochgradige Mitralstenose mit ausgeprägten Gefäßveränderungen

	RA	RV	PA	W	LA	LV	Ao
Drücke	10	93/7	101/45 (66)*	(23)	(23)	127/14	125/80

Herzfrequenz = 60
Minutenvolumen = 3 l/Min.; Schlagvolumen = 50 ml
Herzindex = 2 l/Min./m^2
Gesamtlungenwiderstand = 1691 dyn × Sek. × cm^{-5}
Lungenarteriolenwiderstand = 114 dyn × Sek. × cm^{-5}
Arterielle Sauerstoffsättigung = 93%
Klappenöffnungsfläche = 0,65 cm^{-2}
Mittlerer diastolischer Gradient an der Mitralklappe = 18,6 mm Hg

* Mittelwerte in Klammern

Klappenstenose und -insuffizienz

(Fortsetzung von Seite 88)

suchungsmethoden nachzuweisen. Dilatation und Hypertrophie des linken Vorhofs und Ventrikels zeigen sich auf dem *Röntgenbild* und im *Elektrokardiogramm.*

Klinik und Befunde. Herzklopfen, Ermüdbarkeit und Orthopnoe sind die häufigsten *Zeichen.* Auch paroxysmale *Dyspnoe* bzw. *Lungenödeme* und Schmerzen im Präkordium können auftreten. Bei der physikalischen Untersuchung findet sich im 5. oder 6. ICR links ein *hebender Spitzenstoß,* der nach links unten verlagert ist. In Ausnahmefällen besteht ein apikales systolisches Schwirren. Die Auskultation ergibt folgende Befunde: (1) ein *leises, blasendes holosystolisches Geräusch über der Herzspitze,* das gegen die linke Axilla fortgeleitet wird (das Geräusch kann als Spätsystolikum Crescendogestalt haben); (2) häufig einen lauten apikalen 3. Herzton (Kammergalopp), auf den ein kurzes rumpelndes Geräusch folgen kann (funktionelles diastolisches Rumpelgeräusch); (3) gelegentlich einen Mitralöffnungston vor dem 3. Herzton.

In seltenen Fällen liegt das Geräuschmaximum an der Herzbasis. Das Geräusch hat dann eine Spindelgestalt und ähnelt dem Aortenstenosegeräusch. Ursache ist offenbar eine Deformation des hinteren Klappensegels oder eine Verkürzung seiner Sehnenfäden, wodurch der Regurgitationsstrahl gegen die Vorhofmitte in der Nähe der Aorta ascendens gelenkt wird.

Im *Elektrokardiogramm* finden sich als typischer Befund eine Anomalie des linken Vorhofs (P sinistrocardiale) und Zeichen einer linksventrikulären Hypertrophie.

Die Auskultationsbefunde werden durch das *Phonokardiogramm* bestätigt. Das Geräusch kann durch Methoxamin, eine blutdrucksteigernde Substanz, verstärkt werden.

Im *Thoraxröntgenbild* ist ein vergrößerter Herzschatten mit dilatiertem Pulmonalbogen zu sehen. Von der Vergrößerung sind besonders der linke Ventrikel und der linke Vorhof betroffen, so daß die Einschnürung zwischen den beiden Kammern im Seitenbild verstrichen erscheint. Der linke Vorhof kann so stark vergrößert sein, daß er im p.-a. Strahlengang rechts über den rechten Vorhofrand hinausragt.

Bei der *Herzkatheterisierung* spricht der typische ventrikelsystolische Druckanstieg im linken Vorhof (Regurgitationswelle, i-Welle) für das Vorliegen einer Mitralinsuffizienz. Der Schweregrad der Insuffizienz läßt sich am besten durch eine selektive Angiokardiographie oder eine Farbstoffverdünnungskurve nach Injektion des Farbstoffs in den linken Ventrikel ermitteln.

Komplikationen. Oft, jedoch weniger häufiger als bei Mitralstenosen, treten Vorhofflattern und *-flimmern* auf. In manchen Fällen, aber keineswegs immer, besteht eine Hämoptoe. Thromboembolische Erscheinungen sind im Gegensatz zur Mitralstenose selten, wogegen ein Lungenödem auftreten kann. Bisweilen kommt es zur Dysphonie. Als häufigste Folge entwickelt sich eine langsam progrediente Links- und Rechtsherz*insuffizienz.*

Aortenstenose

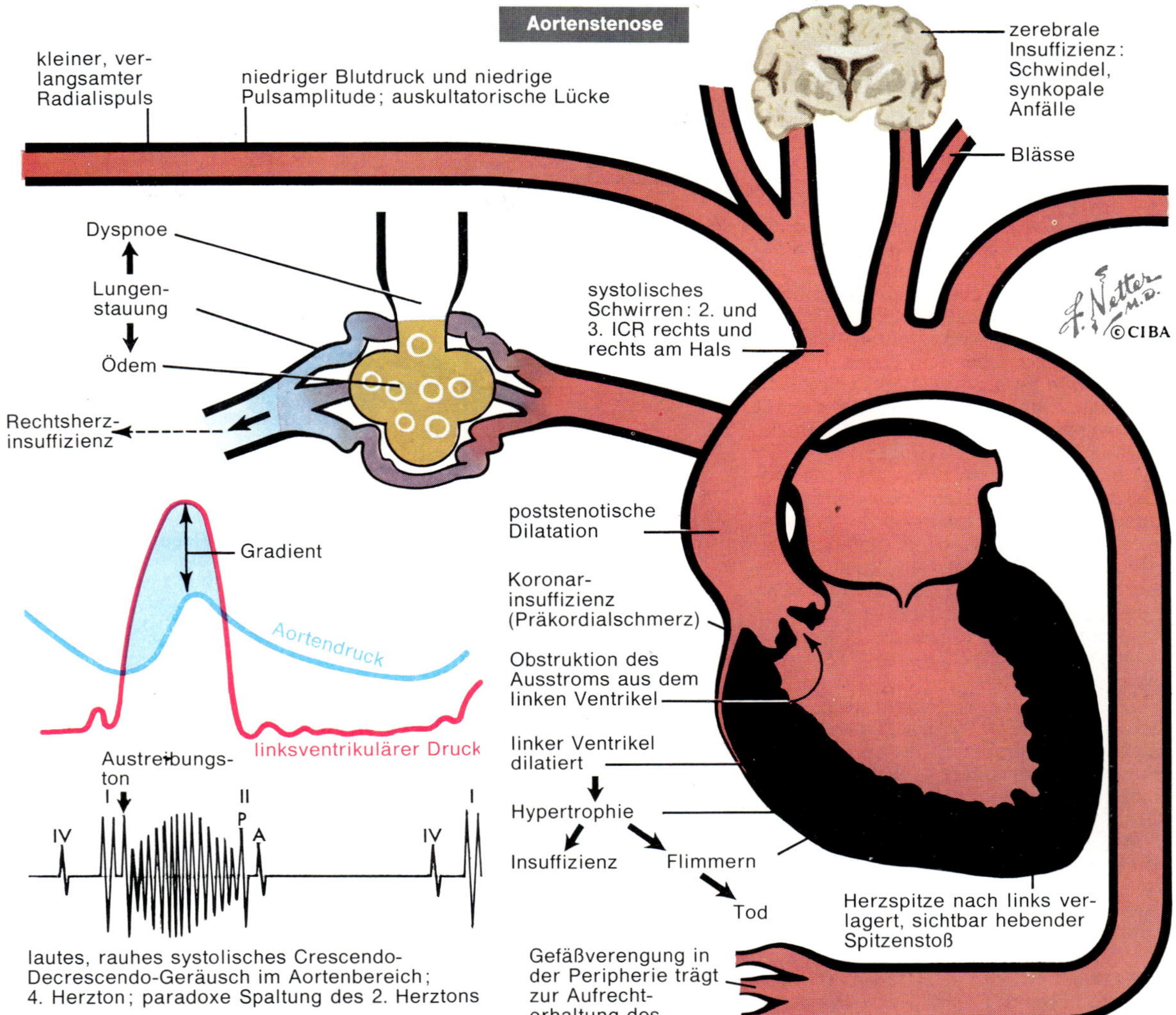

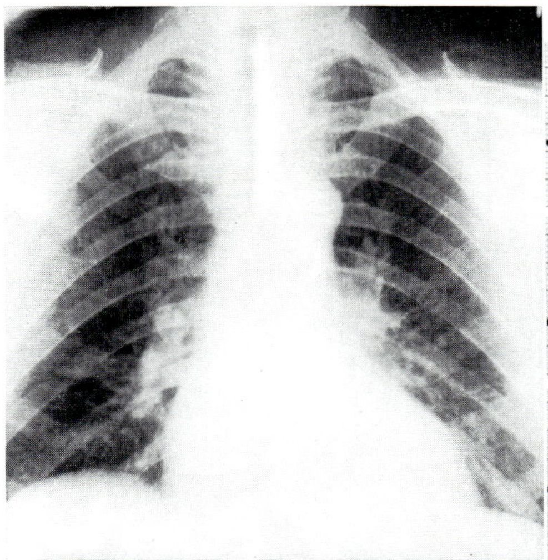

vergrößerter linker Ventrikel und mäßig (poststenotisch) dilatierte Aorta ascendens

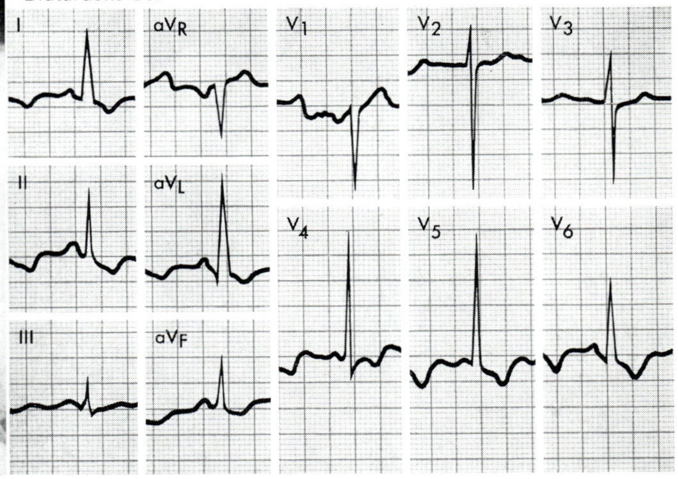

Anzeichen einer linksventrikulären Hypertrophie (großes S in V_2, großes R in V_5) und Linksschädigungszeichen (T-Negativierung und Senkung der S–T-Strecke in I, II, aV_L, V_5, V_6)

Eine Verengung der Aortenklappe tritt altersunabhängig auf. Sie ist bei Kindern Folge einer kongenitalen Schädigung, bei Erwachsenen liegt ursächlich eine rheumatische Endokarditis zugrunde und im Alter eine möglicherweise durch eine vorbestehende rheumatische Endokarditis geförderte Verkalkung. Hämodynamik und Klinik sind in allen Altersgruppen ähnlich. Die typische rheumatische bedingte Form kann allerdings mit einer Aorteninsuffizienz oder Mitralstenose kombiniert sein, während bei der senilen Form eine Aorteninsuffizienz mitbestehen kann.

Hämodynamik. Dank der Leistungsfähigkeit des *linken Ventrikels* kann selbst eine hochgradige Einengung des Aortenklappenostiums (eine lichte Weite von 0,5 cm^2 ist noch mit dem Leben vereinbar) kompensiert bleiben, da die Hypertrophie des linken Ventrikels zu einem extremen Anstieg des systolischen Druckes im Ventrikel führt. Gleichzeitig wird das verminderte Herzzeitvolumen durch eine reaktive *Verengung* der Gefäße zum Teil kompensiert. Dadurch wird in der Aorta ein etwas niedrigeres Druckniveau *aufrechterhalten,* und die zerebralen und koronaren Gefäße werden auf Kosten anderer Gefäßbezirke ausreichend perfundiert. Der diastolische Druckanstieg im linken Ventrikel ist einmal als Kompensationsmechanismus zu verstehen, zum anderen auf die geringere Dehnbarkeit (compliance) zurückzuführen: Der Druck im linken Vorhof und in den Lungengefäßen steigt, wodurch das Zustandekommen einer *Lungenstauung* und eines *Lungenödems* begünstigt wird. Häufig kommt es zur Atherosklerose der Koronargefäße, die neben der Senkung des Herzzeitvolumens für die *Koronarinsuffizienzanfälle* verantwortlich ist. Typisch findet sich auch eine *zerebrale Insuffizienz* unter Belastung und im Ruhezustand.

Klinik und Befunde. Charakteristisch sind *Schwindelanfälle* und *synkopale Zustände.* Häufig wird über *Präkordialschmerzen* (Angina pectoris), Belastungs*dyspnoe,* leichte Ermüdbarkeit und Palpitationen geklagt. Paroxysmale Dyspnoe bzw. Lungenödem können auftreten. Die Patienten sind *blaß.* Der *Radialispuls* ist *klein* mit *langsamem Anstieg* (Pulsus tardus et par-

(Fortsetzung auf Seite 90)

Klappenstenosen und -insuffizienz

(Fortsetzung von Seite 89)

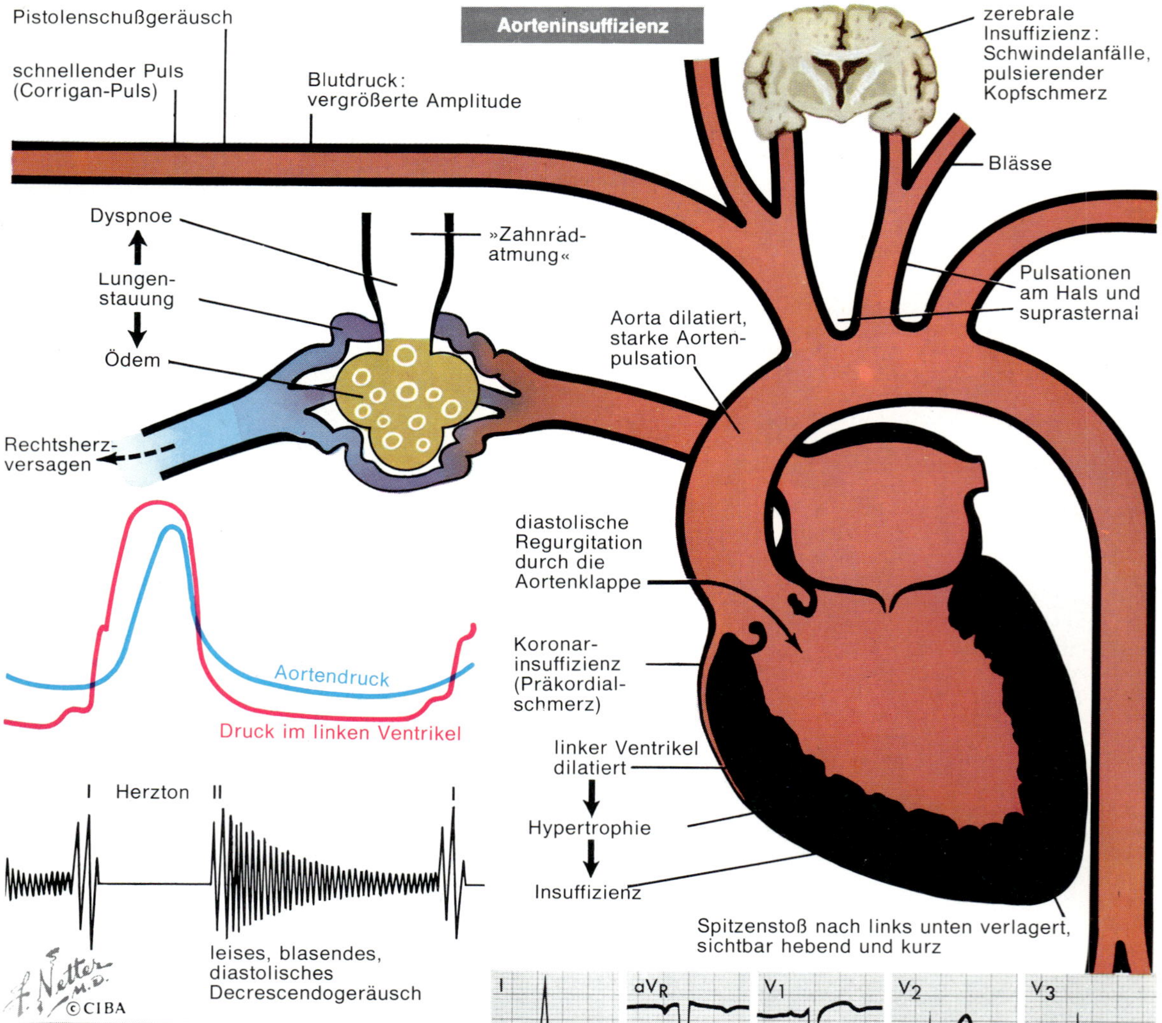

vus), der *Blutdruck eher niedrig* und der *Pulsdruck* verringert. Bei der Blutdruckmessung zeigt sich eine *auskultatorische Lücke* zwischen dem systolischen und diastolischen Druckwert. Der *Spitzenstoß* ist *hebend* und geringfügig nach *links* verlagert. Über dem *2. und 3. Interkostalraum rechts* sowie an der rechten Halsseite fühlt man ein *systolisches Schwirren.* Der Auskultationsbefund ist durch ein *rauhes, lautes* (Grad III bis VI), *systolisches Crescendo-Decrescendo-Geräusch* mit vorangehendem lauten Öffnungston *(Austreibungston)* gekennzeichnet. Das Geräuschmaximum liegt in der Regel an der Basis und rechts parasternal und ist an der rechten Halsseite zu hören, kann aber auch in der Mitte der Brustwand, ja selbst über der Herzspitze liegen. Häufig erscheint der *2. Herzton paradox gespalten.*

Das *Elektrokardiogramm* zeigt deutlich die *linksventrikuläre Hypertrophie.* Elektrokardiographisch lassen sich auch ektope ventrikuläre *Extrasystolen,* Linksschenkelblock und AV-Block 1. Grades nachweisen.

Auf dem *Phonokardiogramm* hat der 1. Herzton eine kleine Amplitude. Nach einer kurzen Pause ist eine große, hochfrequente Schwingung (der Austreibungston) zu sehen, der ein spindelförmiges Geräusch folgt (S. 79). Das Pulmonalsegment (P) des 2. Herztons ist normal groß bis vergrößert. Der kleine Aortenanteil (A) folgt auf den P-Anteil (paradoxe Spaltung).

Die *Karotispulskurve* wird typisch durch eine herabgesetzte Anstiegsgeschwindigkeit, eine anakrote Senkung im ansteigenden Schenkel, eine Reihe von kleinen Zacken (Hahnenkammphänomen) oder ein flaches Plateau und eine kleine dikrote Welle gekennzeichnet.

Im *Röntgenbild* erscheint das Herz nur mäßig vergrößert, der linke Ventrikelrand ist jedoch stärker gerundet. Die *Aorta* ascendens ist im Sinne einer *poststenotischen Dilatation* erweitert. Linker Vorhof und Lungengefäße sind bisweilen etwas *dilatiert.* Oft ist ein verkalkter Klappenring zu sehen.

Bei der gleichzeitigen *Katheterisierung* der Aorta und der linken Kammer findet sich während der Systole ein großer *Druckgradient* an der Aortenklappe. Auch der diastolische *Druck im linken Ventrikel* ist leicht erhöht.

Anhand einer *Angiokardiographie* gelingt in der Regel die Lokalisierung der *Obstruktion.* Bei rheumatischen Stenosen und bei der Aortensklerose in hohem Alter ist die Obstruktion vom valvulären Typus.

Komplikationen. In einem großen Prozentsatz der Fälle, d.h. in schätzungsweise 30%, tritt plötzlich der Tod ein, der unter anderem auch durch das Lungenödem herbeigeführt werden kann. Myokard- und Zerebralinfarkte sind relativ häufig. Im terminalen Stadium treten hochgradige Arrhythmien (ventrikuläre Tachykardie, totaler AV-Block, *Kammerflimmern* oder Herzstillstand) auf, die schließlich zum Exitus führen.

Aorteninsuffizienz

Eine rheumatisch bedingte *Aorteninsuffizienz* kann entweder isoliert bestehen oder in Kombination mit einer Aorten- oder Mitralstenose auftreten. Das häufige Vorliegen einer relativen Mitralinsuffizienz, einer relativen Aortenstenose oder

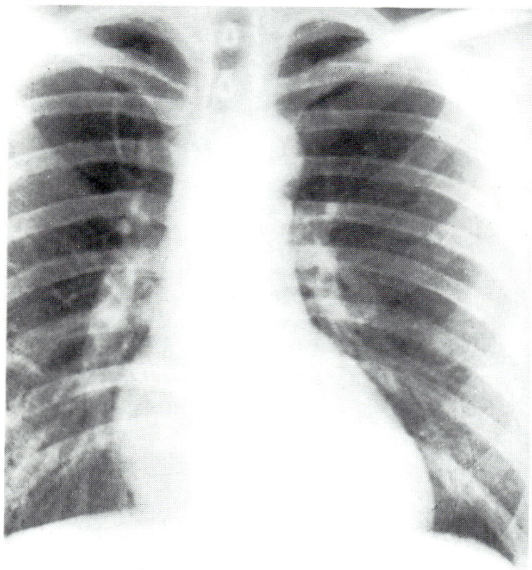

Vergrößerung des linken Ventrikels

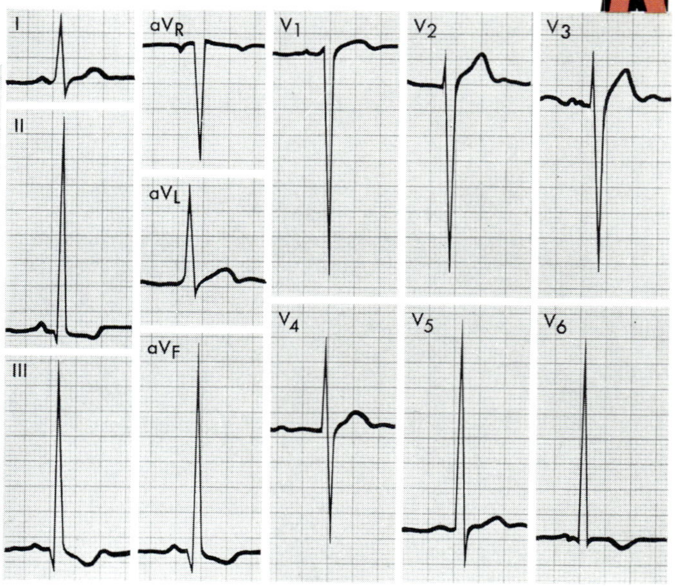

Hypertrophie und Dilatation des linken Ventrikels: erhöhte Spannung von QRS in allen, T-Inversion in einigen Ableitungen

Die folgenden Befunde stammen von einem typischen Fall einer rheumatisch bedingten Aortenstenose bei einem 42jährigen Mann:

RA	RV	PA	W	LA	LV	Ao
(9)*	20,4/2	14,5/5	(8,3)	(8,3)	185/4	90/60

Herzfrequenz = 70
Herzzeitvolumen = 6,125 l/Min.; Schlagvolumen = 85 ml
Herzindex = 3,01/Min./m²
Arterielle Sauerstoffsättigung = 93%
Klappenöffnungsfläche = 0,63 cm²
Mittlerer systolischer Druckgradient an der Aortenklappe = 70,4 mm Hg

* Mittelwerte in Klammern

einer relativen Mitralstenose erschwert die Diagnose ungemein. *Differentialdiagnostisch* ist die rheumatisch bedingte Aortenstenose von subakuten, bakteriellen, kongenitalen (Marfan-Syndrom usw.), syphilitischen und atherosklerotischen Formen abzugrenzen.

Hämodynamik. Das durch den Regurgitationsstrahl erhöhte Volumen im linken Ventrikel bedingt eine entsprechende Zunahme des Schlagvolumens. Da sich in der Aorta nur wenig Blut befindet, wird ein großes Blutvolumen rasch in die Aorta ausgeworfen. Während der Diastole wird ein Teil des Auswurfvolumens in den linken Ventrikel zurückgedrängt, so daß der effektive Blutstrom in die Peripherie geringer, der linke Ventrikel hingegen vermehrt gefüllt wird.

Klinik und Befunde. Die Patienten sind oft viele Jahre lang beschwerdefrei und klagen dann plötzlich über Belastungs- und paroxysmale *Dyspnoe, Präkordialschmerz* und manchmal über *Schwindelanfälle.* Bei der physikalischen Untersuchung sind sie *blaß* und haben einen *schnellen Puls.* In der Peripherie finden sich Anzeichen einer hyperkinetischen Zirkulation. Die *Blutdruckamplitude* ist *vergrößert,* außer wenn

(Fortsetzung auf Seite 91)

Klappenstenose und -insuffizienz

(Fortsetzung von Seite 90)

das Herzzeitvolumen durch eine mitbestehende Mitral- oder Aortenstenose oder eine *Linksherzinsuffizienz* stark herabgesetzt ist. Am *Hals* und an der *Incisura jugularis* sowie an vielen peripheren Arterien sind aktive *Pulsationen* zu sehen. Der *Herzspitzenstoß* ist nach *links unten* verlagert, von schleuderndem Charakter und *kurzer Dauer*. Typisch ist ein *leises, blasendes,* langgezogenes, *diastolisches Decrescendogeräusch,* dessen Maximum im 3. ICR links liegt und das nach unten fortgeleitet wird. Daneben können noch andere Schallerscheinungen bestehen, z.B. kann die Aortenkomponente des 2. Herztons abgeschwächt erscheinen, ein 3. Herzton oder ein diastolisches apikales Rumpelgeräusch (relative Mitralstenose, Austin-Flint-Geräusch) und ein systolisches Crescendo-Decrescendo-Geräusch an der Basis (relative Aortenstenose) wahrzunehmen sein. Nicht selten ist ein Aortenaustreibungston (Dehnungston) zu hören.

Im *Elektrokardiogramm* finden sich in der Regel Zeichen der *Linkshypertrophie* und der *Dilatation* des Ventrikels.

Das *Phonokardiogramm* bestätigt die Auskultationsbefunde. Der Aortenanteil des 2. Herztons *(II)* ist in der Regel kleiner als normal. Das diastolische Geräusch ist von hoher Frequenz und erreicht sein Maximum meist frühdiastolisch während der schnellen Füllungsphase, um dann langsam auszuklingen.

Im *Röntgenbild* ist der Herzschatten hochgradig *vergrößert,* das Herz hat eine längliche eiförmige Konfiguration. Die *Aorta* ist etwas *dilatiert*. Bei der *Durchleuchtung* zeigen die großen Arterien *gesteigerte Pulsationen.*

Die *Herzkatheterisierung* ergibt als typischen Befund einen erhöhten systolischen und verringerten diastolischen *Aortendruck*. Der *diastolische Druck im linken Ventrikel* steigt durch die Pendelblutmenge bei extremer *Regurgitation* bis auf 20 mm Hg an. Dadurch steigt auch der Druck im linken Vorhof und in den Lungengefäßen.

Im *Angiokardiogramm* läßt sich der Defekt durch Injektion des Kontrastmittels an der Aortenwurzel und retrograde Füllung des *linken Ventrikel* am besten abklären.

Komplikationen. Die veränderte Hämodynamik sowie eine frühzeitige Atherosklerose können zur *Koronarinsuffizienz* führen. Eine häufige und oftmals letale Komplikation ist das *Lungenödem.* Im terminalen Stadium kommt es zur *Links-* und später auch zur Rechtsherzinsuffizienz.

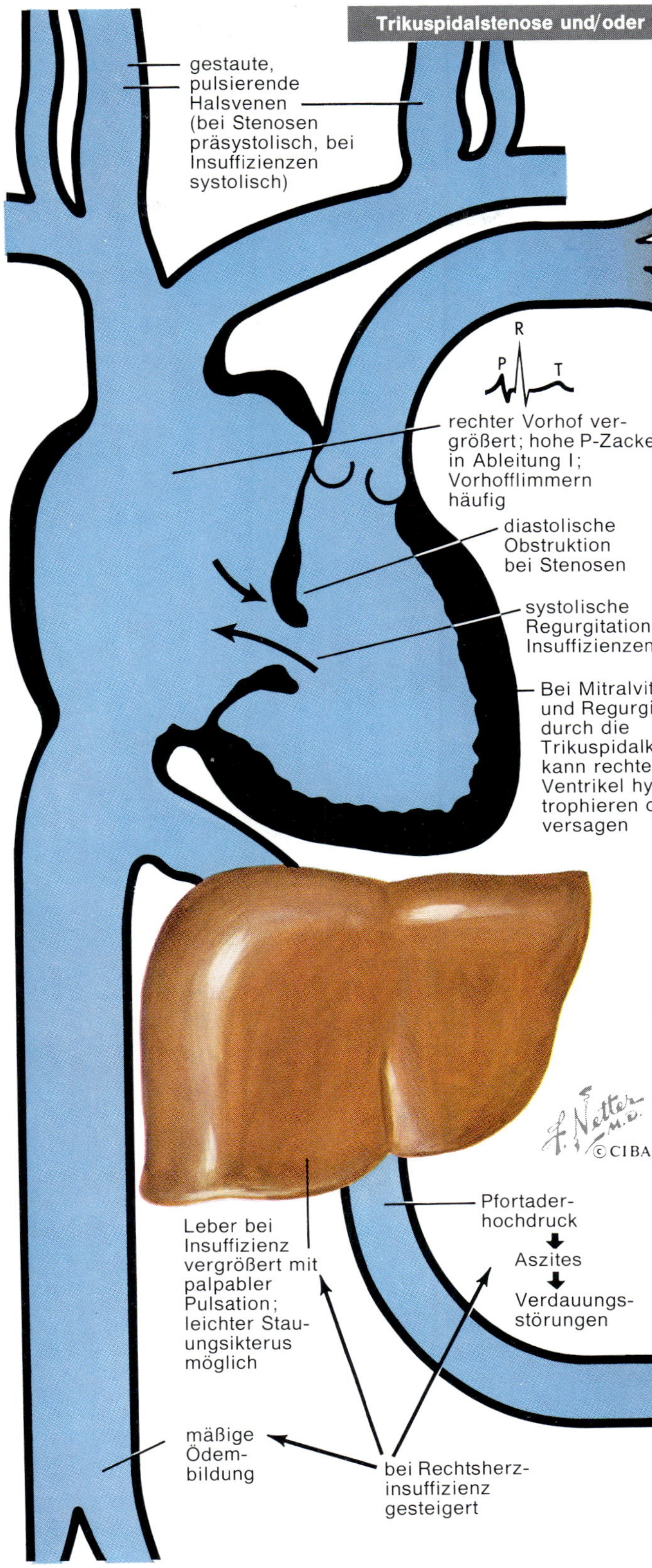
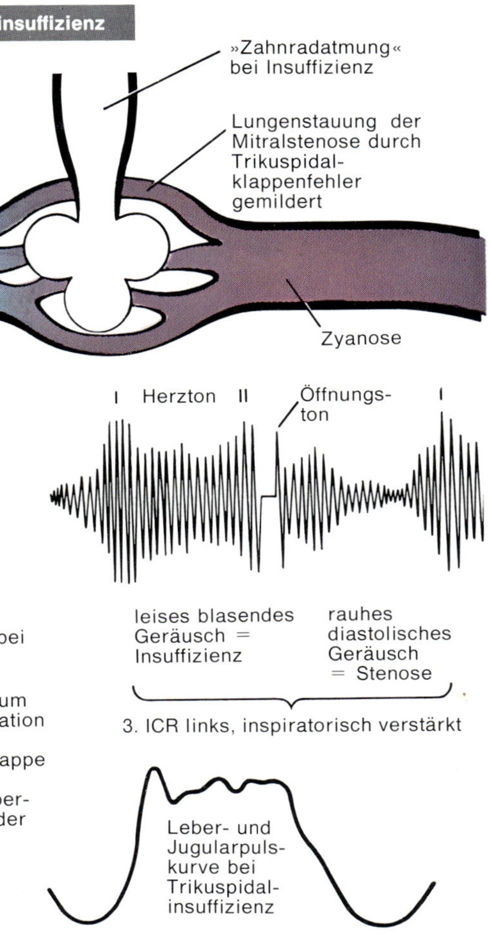

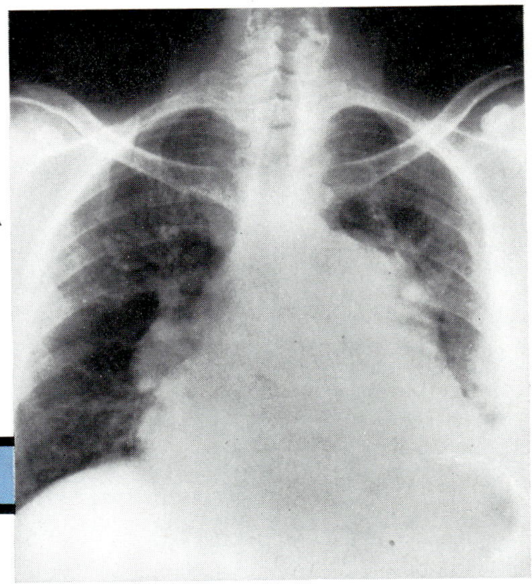

multivalvuläre Defekte (kombiniertes Mitral-, Aorten- und Trikuspidalvitium): Vergrößerung aller Herzkammern und der Pulmonalarterie

Trikuspidalklappenfehler

Trikuspidalklappenfehler treten in der Regel in Kombination mit einer Mitralstenose auf.

Trikuspidalstenose. Bei der *Trikuspidalstenose* ist das Schlagvolumen des *rechten Ventrikels* und damit der Druck in der *Pulmonalarterie* verringert. Die Lungensmyptomatik einer Mitralstenose wird durch die Trikuspidalstenose abgeschwächt, so daß der Patient ohne Schwierigkeiten auf dem Rücken liegen kann. Dagegen erscheinen die *Halsvenen prall gefüllt* und zeigen eine sichtbare *präsystolische Pulsation.* Die Leber ist vergrößert und hart. Meist besteht ein *Aszites.* Der Trikuspidal*öffnungston* und das rumpelnde Geräusch ähneln den Schallphänomenen bei der Mitralstenose. Sie sind an formalen Merkmalen und der typischen Verstärkung während des Inspiriums zu erkennen. Bei der *Herzkatheterisierung* findet sich ein *diastolischer* Druckgradient an der Trikuspidalklappe.

Trikuspidalinsuffizienz. Bei der *Trikuspidalinsuffizienz* besteht ein großer *systolischer Jugularvenenpuls* und eine Pulsation der *vergrößerten Leber,* am Präkordium entsteht oft der Eindruck einer wiegenden Bewegung. Über dem *3. und 4. ICR links* ist ein *leises, blasendes systolisches Geräusch* zu hören, das während des *Inspiriums gesteigert* erscheint. Die *Blutdruckkurven* (indirekte Druckmessung an den *Hals-* und *Lebervenen,* direkte Druckmessung im *rechten Vorhof* bei der Herzkatheterisierung) zeigen ein typisches Druckplateau ähnlich der Druckkurve des Ventrikeldrucks.

Differentialdiagnostisch stellt sich das Problem der Abgrenzung einer relativen Trikuspidalinsuffizienz (häufig als Folge einer Mitralstenose) von der rheumatischen Form. Bei kombinierten Trikuspidalklappenfehlern mit Stenose und Insuffizienz findet sich in den Druckkurven ein langsamer An- und Abstieg. Liegt jedoch eine reine oder überwiegend rheumatische Trikuspidalinsuffizienz vor, ist die Diagnose nur anhand einer langen Beobachtung und der Tatsache, daß Digitalis wirkungslos bleibt, zu stellen.

Im allgemeinen sehen Patienten mit Trikuspidalklappenfehlern kränker aus, als sie eigentlich sind. Sie bleiben bei ambulanter Behandlung oft jahrelang leistungsfähig. Therapeutisch bewähren sich Diuretika meist besser als Digitalis.

Multivalvuläre Defekte. Es finden sich folgende Kombinationen: Stenose an 2 Klappen (Aorten- und Mitralklappe) oder 3 Klappen (Mitral-, Aorten-, Trikuspidalklappe); Aorteninsuffizienz mit Mitralstenose; Mitralstenose mit Trikuspidalstenose oder -insuffizienz; und Aorteninsuffizienz mit Mitralstenose, wobei die Trikuspidalklappe mitbefallen sein kann.

Das *Krankheitsbild* entspricht dem der einzelnen Defekte, ist jedoch weniger ausgeprägt, es sei denn, ein bestimmter Defekt dominiert. Die *Symptomatik* ist gegenüber den Einzeldefekten schwerer.

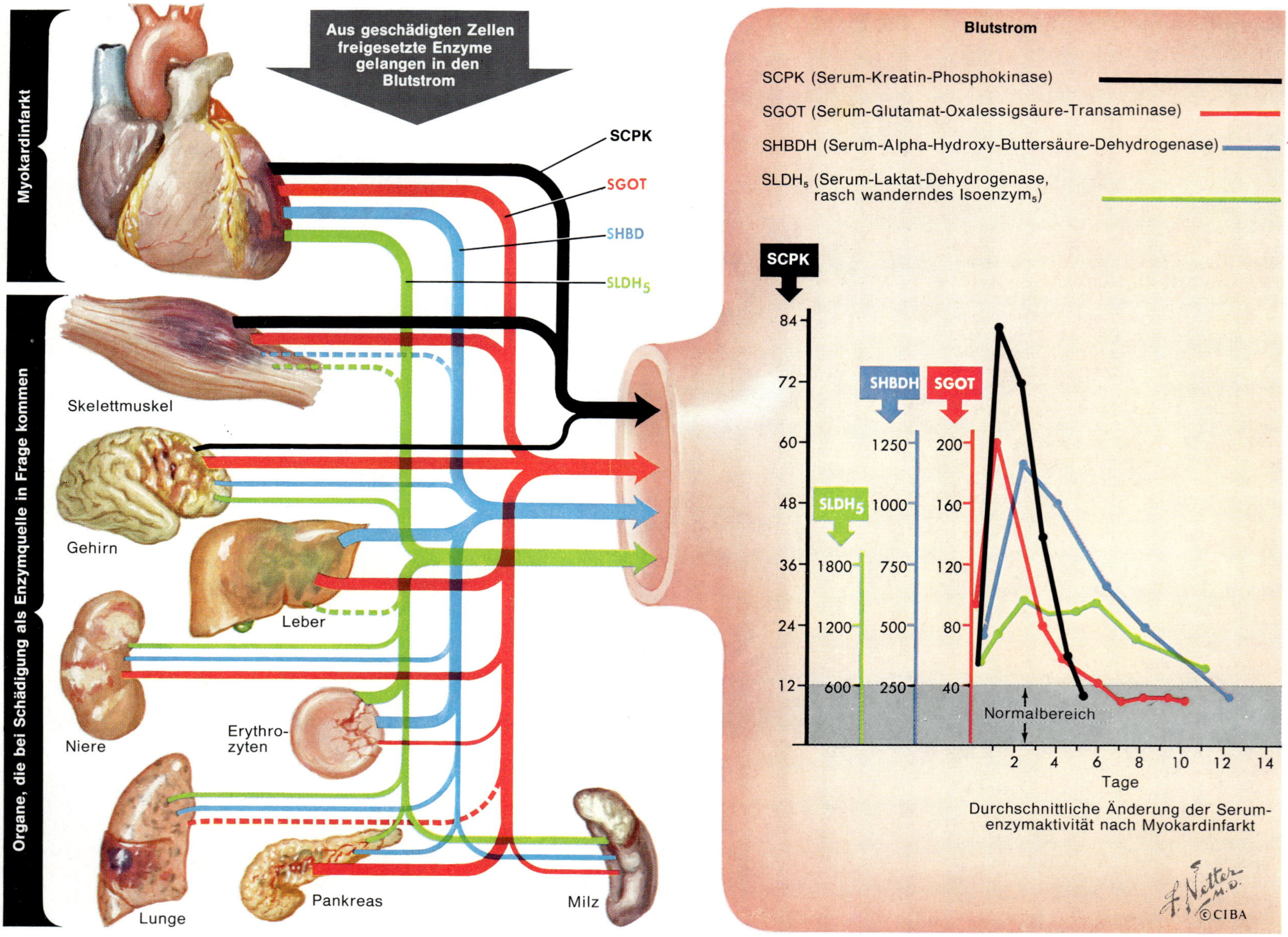

Durchschnittliche Änderung der Serumenzymaktivität nach Myokardinfarkt

Serumenzymaktivitäten beim Myokardinfarkt

Die Messung der *Serumenzymaktivitäten* nach *akuten Myokardinfarkten* hat es ermöglicht, die Treffsicherheit der *Infarktdiagnostik* sowohl klinisch als auch autoptisch auf 95 Prozent zu erhöhen. Die erhöhte Enzymaktivität nach akuter Schädigung der Herzmuskelzelle hängt von der Aktivitätsdifferenz zwischen Gewebe und Serum ab. So ist zum Beispiel die Konzentration von Glutamat-Oxalessigsäure-Transaminase (GOT) im menschlichen Herzmuskel 5000mal, die Laktat-Dehydrogenase-Aktivität (LDH) 3000mal höher als im Serum. Die Steigerung der Serumaktivität nach akuter Schädigung der Herzmuskelzelle ist wahrscheinlich auf die Freisetzung von Muskelenzymen aus dem geschädigten Myokard, das eine hohe Enzymaktivität aufweist, zurückzuführen.

Seit der Entdeckung einer gesteigerten GOT-Aktivität im Serum nach akuten Myokardinfarkten wurden auch bei anderen Enzymen vermehrte Aktivitäten nachgewiesen. Wir wollen uns jedoch lediglich auf jene 4 Enzyme beschränken, die am umfassendsten untersucht wurden und auf der ganzen Welt zur Diagnostik herangezogen werden. Die Aktivitäten dieser Enzyme bleiben außer bei einer akuten Schädigung der in der Tafel dargestellten Organe bei infektiösen, degenerativen, neoplastischen, metabolischen und kongenitalen Krankheitszuständen unverändert.

Auf der Tafel ist schematisch der *relative Enzymgehalt* in den verschiedenen Organen dargestellt. Daraus ist zu erkennen, daß das *Myokard* hohe Aktivitäten aller 4 Enzyme aufweist, die *Skelettmuskulatur* reich an SCPK, SGOT und SHBDH ist, das *Gehirn* an SGOT und SCPK, die *Leber* an SGOT bei geringerer SHBDH und $SLDH_5$-Aktivität, die *Nieren* an SGOT bei minimaler SHBDH und $SLDH_5$-Aktivität, die *Erythrozyten* eine hohe $SLDH_5$- und SHBDH-Aktivität besitzen, die *Lungen* den höchsten SHBDH- und $SLDH_5$-Spiegel aufweisen und *Pankreas* und *Milz* reich an SGOT bei minimalen SHBDH- und $SLDH_5$-Konzentrationen sind.

Diese *relativen Konzentrationen* spielen eine bedeutende Rolle, da bei Schädigung von Organen außer dem Herzen bzw. der Skelettmuskulatur zwar die SCPK-Konzentration unverändert bleibt, die SHBDH- und $SLDH_5$-Aktivität jedoch erhöht sein kann. So bestehen bei hämolytischen Prozessen z.B. extrem hohe falsch positive Werte für die beiden letztgenannten Enzyme, während sich eine Leberzellschädigung primär auf die SGOT-Konzentration auswirken wird und nur in geringerem Maße auf die SHBDH- und $SLDH_5$-Werte. Bei der Beurteilung der Enzymaktivitäten ist also stets auch an eine mögliche Schädigung anderer Organe zu denken.

In Tab. 1 sind die relativen Aktivitäten der 4 Enzyme (einschließlich der SLDH-Werte) bei den häufigsten Krankheitsbildern, bei denen eine Änderung der Enzymaktivitäten bekannt ist, unter besonderer Berücksichtigung der Spezifität der SCPK-Aktivität beim akuten Myokardinfarkt angegeben.

Die Veränderungen der *Serumaktivitäten* nach Myokardinfarkten sind rechts dargestellt. In den in der Literatur beschriebenen Fällen ist die Serum-CPK-Aktivität nach akuten Myokardinfarkten in 60 bis 100 Prozent der Fälle erhöht; sie beginnt 4 bis 6 Stunden nach der Schädigung der Herzmuskelzelle zu steigen, erreicht nach 12 bis 36 Stunden den höchsten Wert und fällt je nach der Ausdehnung des Infarkts innerhalb von 2 bis 7 Tagen wieder in den Normalbereich ab.

Eine Erhöhung der SGOT-Aktivität findet sich in den 1255 in der Literatur beschriebenen Fällen nach Myokardinfarkten in 96 Prozent. (Das Verhalten von SGOT wurde bisher am eingehendsten untersucht.) Der Spitzenwert wird 12 bis 24 Stunden nach dem Infarkt erreicht, je nach der Ausdehnung des Infarkts liegt die SGOT-Konzentration 2 bis 7 Tage später wieder im Normalbereich. Nach Wiederauftreten des Brustschmerzes infolge einer weiteren Ausbreitung des Primärinfarkts bzw. einer Reinfarzierung tritt eine sekundäre Erhöhung des SGOT-Wertes auf.

Die diagnostische Aussagekraft der LDH-Konzentration nach Infarkten liegt unter der für SGOT angegebenen 96%igen Treffsicherheit. In 85 Prozent der Fälle wird der Spitzenwert nach 3 bis 4 Tagen erreicht, nach 8 bis 14 Tagen kehrt die LDH-Konzentration in den Normalbereich zurück.

Die SHBDH-Aktivität stieg in 90 bis 100 Prozent der in der Literatur beschriebenen Myokardinfarktfälle. Ist das Maximum nach 48 bis 72 Stunden erreicht, bleibt sie 11 bis 16 Tage erhöht. Die längere Halbwertszeit bzw. das langsamere Verschwinden der Aktivität ermöglicht eine Verifizierung der Infarktdiagnose anhand der Serumbefunde zu einem Zeitpunkt, an dem die SGOT- und SCPK-Konzentration sich bereits wieder normalisiert hat. Die SHBDH-Aktivität steigt nach Muskelzellschädigung, in geringerem Maße auch nach Leberzellschädigung. Hämolytische Prozesse verfälschen die Werte im Sinne falsch positiver Konzentrationen.

Die SHBDH-Aktivität geht mit dem Verhalten von $SLDH_5$ parallel, da die rasch wandernde und relativ hitzebeständige LDH aus dem Myokard eine hohe SHBDH-Aktivität aufweist. Die langsamere und unstabilere LDH aus der Leber zeigt

(Fortsetzung auf Seite 93)

Serumenzymaktivitäten beim Myokardinfarkt

(Fortsetzung von Seite 92)

eine geringere SHBDH-Aktivität. Der Nachweis der SHBDH-Aktivität ist einfacher und exakter als die $SLDH_5$-Bestimmung, besonders wenn er kolorimetrisch oder spektrophotometrisch erfolgt.

Die Laktatdehydrogenase (LDH) läßt sich elektrophoretisch in 5 Komponenten, Isoenzyme, auftrennen: Die Isoenzyme mit der raschesten Migrationsgeschwindigkeit entstammen dem Herzen, den Erythrozyten und den Nieren, die langsamer wandernden kommen offenbar aus der Leber und der Skelettmuskulatur. Die erhöhten LDH-Aktivitäten nach Myokardinfarkt sind in erster Linie auf die rasch wandernden Isoenzyme zurückzuführen. Die LDH aus dem Myokard ist relativ hitzebeständig und ermöglicht somit zumindest z.T. eine Unterscheidung zwischen der auf eine Leberzell- und Skelettmuskelschädigung zurückzuführenden LDH-Aktivität und der nach Myokardnekrosen auftretenden Konzentrationssteigerung. Diese Methode zur Diagnostizierung des Myokardinfarkts hat sich in Voruntersuchungen als vielversprechend erwiesen; das bisher untersuchte Krankengut reicht jedoch für eine endgültige Abklärung der Rolle der *Isoenzyme* nicht aus, obzwar die Myokard-LDH-Konzentration im Serum bis zu 5 Tagen nach Normalisierung der Gesamt-SLDH-Aktivität erhöht bleiben soll.

Aus der Tabelle der Enzymaktivitäten ist zu ersehen, daß bei ausgedehnten Infarkten SCPK stärker ansteigt als die anderen Enzyme, nämlich auf das Siebenfache. SGOT steigt auf das Fünffache, SHBDH auf das Vierfache und $SLDH_5$ auf das Zweifache des Normalwerts. Die erhöhte Aktivität bleibt bei $SLDH_5$ und SHBDH zwei- bis dreimal so lange bestehen wie bei SCPK und SGOT. Bei kleinen Infarkten ist der Spitzenwert niedriger oder von kürzerer Dauer. An die Erhöhung der $SLDH_5$- und SHBDH-Aktivitäten durch selbst geringste Hämolyse ist stets zu denken.

Nach einer Schädigung des Myokards steigt auch die (wahrscheinlich mit SHBDH identische) $SLDH_5$-Aktivität, sie ist jedoch weit weniger spezifisch als SCPK. Wie gewebsspezifisch die Isoenzyme von LDH, ja selbst die von CPK eigentlich sind, wird in weiteren Untersuchungen zu klären sein. Es besteht die Möglichkeit, daß weitere Serumenzyme nachgewiesen werden, die eine größere Spezifität in bezug auf Zellschädigungen aufweisen und eine exaktere Aussage in bezug auf das Ausmaß einer Schädigung des Herzmuskels bzw. anderer Organe zulassen.

Die Serumaktivitäten verschiedener Enzyme sind stets dann zu bestimmen, wenn die Diagnose eines akuten Myokardinfarkts nicht eindeutig gestellt werden kann. Da die Erhöhung der SGOT- und SCPK-Konzentrationen am raschesten eintritt, erleichtern diese beiden Enzyme die *Frühdiagnose*. Wird die Enzymbestimmung mehr als 2 Tage nach der Herzmuskelzellschädigung durchgeführt, sind die SLDH- und SHBDH-Aktivitäten höher. Sie bleiben auch 4 bis 16 Tage lang erhöht. Treten Komplikationen im Sinne einer akuten Leberstauung, eines mehr als 2 Stunden anhaltenden Schockzustandes, einer Leberstörung oder Pankreatitis hinzu, ist SCPK das Enzym der Wahl, da die genannten Komplikationen die SCPK-Konzentration nicht beeinflussen. Im Idealfall wären die Aktivitäten aller Enzyme zu bestimmen: die SCPK-Aktivität wegen ihrer hohen Spezifität und die $SLDH_5$- sowie SHBDH-Aktivität zur Erhärtung der *Spätdiagnose*.

Tabelle I: Krankheitsbilder mit veränderter Enzymaktivität

	Aktivitätsänderungen			
	SGOT	SLDH	SHBDH ($SLDH_5$?)	SCPK
Myokard				
akuter Infarkt	+++	++	+++	++++
Myokarditis	±	+	±	0
hochgradige Perikarditis	+	+	±	0
Leber				
Hepatitis	++++	++++	++++	0
Zirrhose	±	±	±	0
Verschlußikterus	++	++	++	0
Metastasen	++	++	++	0
Mononukleose	+	+	+	0
Medikamentöse Schädigung	+++	+++	+++	0
Cholezystitis	0	0	0	0
zentrallobuläre Schädigung	++	++	++	0
Schock (über 2 Stunden)	+++	+++	+++	0
akute passive Stauung	+++	+++	+++	0
persistierende schnelle Arrhythmien	+	+	+	0
Muskelzellschädigung				
Verletzungen und Verbrennungen	++	++	++	++
Dermatomyositis	++	++	++	+++
Muskeldystrophie	++	++	++	+++
Muskelatrophie	0	0	0	0
Gehirn				
zerebrovaskuläre Insulte	±	±	±	+
Hirntumor	±	±	±	±
degenerative Erkrankungen	0	0	0	0
Krampfleiden	0	0	0	0
Verschiedenes				
Nieren-, Milz-, Darminfarkt	++	++	++	0
Pankreatitis	+	+	+	0
Pharmaka (Opiate nach Cholezystektomien)	++	++	++	0
hochgradiger Lungeninfarkt	±	++	±	0
Hämolyse	±	+++	+++	0

Zeichenerklärung

0 = unverändert
± = variabel
+ = schwach
++ = mäßig
+++ = stark
++++ = hochgradig

Tabelle II: Krankheitsbilder mit meist unveränderter Enzymaktivität

	SGOT	SLDH	SHBDH ($SLDH_5$?)	SCPK
Angina pectoris	0	0	0	0
Koronarinsuffizienz ohne Infarkt	0	0	±	0
rheumatisches Fieber mit Karditis	±	±	0	0
Lungeninfekt	0	0	0	0
Peritonitis	0	0	0	0
Infektionen des Urogenitaltrakts	0	0	0	0
sonstige Infekte	0	0	0	0
Arthritis	0	0	0	0
sonstige Knochenerkrankungen	0	0	0	0
Dermatitis	0	0	0	0
Urämie	0	0	0	0
Neoplasmen ohne Beteiligung der Leber	0	±	±	0
Leukämien	0	±	±	0
Anämien	0	0	±	0
Stoffwechselkrankheiten	0	0	0	0
allergische Erkrankungen	0	0	0	0
Schwangerschaft	0	0	0	0

Schock

Einteilung der Schockbilder nach ätiologischen Gesichtspunkten

zentral (kardiogen): Behinderung der Entleerung des Herzens	primäre Minderung des Herzzeitvolumens infolge gestörter Pumpleistung	myokardial	**Myokardinfarkt** **akute Myokarditis** **terminales Insuffizienzstadium**
		valvulär	**Klappensegelruptur** **Sehnenfädenruptur**
	sekundäre Minderung des HZV infolge verminderter Füllung	mechanisch	**Herzbeuteltamponade** **massive Lungenembolie** **Klappenobstruktion durch Vorhoftumor oder Thrombus**
		funktionell	**ektopische Tachykardien** **hochgradige Arrhythmien**
peripher: Behinderung des venösen Rückstroms	Minderung des zirkulierenden Blutvolumens; echte Hypovolämie (hämogen)	hämorrhagisch (Blutverlust)	**Blutung (innere, äußere)**
		traumatisch (Plasmaverlust)	**großflächige Verbrennungen oder Verletzungen**
		Dehydratation (Wasserverlust)	**über Nieren: Diabetes, Morbus Addison** **über Magendarmtrakt: Erbrechen, Diarrhö** **über Schweißdrüsen: hitzebedingte Erschöpfungszustände**
	Versacken des Blutes: relative Hypovolämie (mikrovasogen)	endotoxisch (Endotoxine)	**schwere bakterielle oder virale Infekte**
		anaphylaktisch (Anaphylaxie)	**Histamine oder histaminähnliche Substanzen**
		neurogen, reflexogen oder neurohumoral (neurovasodepressorisch)	**Schmerz** **Pharmaka (Anästhetika, Schlafmittel usw.)** **Hitzschlag**

Beim kardiovaskulären Schock handelt es sich um einen akuten, hämodynamisch und metabolisch wirksamen pathologischen Prozeß, der durch eine Änderung der vasopressorischen Mechanismen ausgelöst wird. Er läuft unter dem Bild des hochgradigen und generalisierten Kreislaufversagens ab. Klinisch findet sich typisch eine arterielle Hypotonie mit Zeichen einer Hyperaktivität des sympathischen Nervensystems. Die arterielle Hypotonie kann auch ohne Schock bestehen, ein Schock jedoch nicht ohne Hypotonie. Wesentliches Merkmal des Kreislaufschocks ist die Hyperaktivität des autonomen Nervensystems.

Kardiozirkulatorische Insuffizienz

Bei synkopalen Anfällen, Herzinsuffizienz, Schock und Kreislaufstillstand ist das kardiovaskuläre System nicht in der Lage, die peripheren Gewebe ausreichend, d.h. ihrem Bedarf entsprechend, zu versorgen.

Bei *synkopalen Anfällen* ist die Hypoxydose primär auf des Gehirn beschränkt. Synkopale Anfälle sind zwar akut, aber nicht lebensbedrohend. Sie haben keine sekundären Rückwirkungen auf den Stoffwechsel, sind nicht progredient, sondern von kurzer Dauer und rasch reversibel. Meist verschwinden sie spontan, können jedoch in seltenen Fällen bei langer Dauer zum Kreislaufstillstand und Tod führen. Synkopale Anfälle treten meist ohne pathologische Veränderungen des Kreislaufsystems auf (funktionelle Synkopen).

Bei der *Herzinsuffizienz* schreitet die Minderung der Gewebsperfusion langsam fort, das Herzzeitvolumen verringert sich allmählich, und klinisch bedeutsame Rückwirkungen auf den Stoffwechsel fehlen. Aufgrund des langsam progredienten Verlaufs können Kompensationsmechanismen einsetzen, so daß die Herzinsuffizienz lange Zeit nicht lebensbedrohend wird.

Beim *Kreislaufschock* tritt akut eine hochgradige Mangelperfusion der Gewebe auf. Das Geschehen nimmt einen rasch progredienten Verlauf und hat schwerwiegende Stoffwechselstörungen zur Folge. Dem Organismus fehlt sowohl die Zeit als auch die Möglichkeit, Kompensationsmechanismen zu aktivieren. Der Kreislaufschock ist im Frühstadium reversibel, tritt aber ab einem bestimmten Punkt in einen hämodynamisch und metabolisch determinierten Circulus vitiosus ein und wird unabwendbar irreversibel. Der typische Verlauf endet mit Kreislaufstillstand und Tod.

Beim *Kreislaufstillstand* ist der Blutstrom in die peripheren Gewebe vollständig oder nahezu vollständig unterbrochen. Als Ursache finden sich entweder ein Versagen der Herzpumpe und/oder eine sehr starke Tonusminderung und Erweiterung des peripheren Gefäßbettes. Der akut einsetzende Prozeß nimmt einen fulminanten Verlauf, führt rasch zu schwerwiegenden Stoffwechselstörungen und wird schon nach wenigen Minuten lebensbedrohend, wenn nicht sofort erfolgreiche Wiederbelebungsmaßnahmen ergriffen werden können. Ein Kreislaufstillstand kann bei allen Krankheiten als terminales Ereignis oder bei Kreislaufgesunden als Unfall eintreten.

Einteilung

Ursächlich wird unterschieden zwischen einem *zentral* (von seiten des Herzens) und einem *peripher* (von seiten des Gefäßbetts) bedingten Kreislaufschock. Im ersteren Fall ist die *Entleerung des Herzens* behindert, und zwar entweder *primär* infolge einer verminderten *Pumpleistung* oder *sekundär* infolge einer behinderten *Füllung*. In beiden Fällen spricht man von einem *kardiogenen Schock*. Im zweiten Fall ist der *venöse Rückstrom* behindert, und zwar (1) infolge einer Minderung des zirkulierenden Blutvolumens (echte Hypovolämie), als *hämogener Kreislaufschock* bezeichnet, da die Ursachen in den Blutbestandteilen zu finden sind, und (2) infolge einer Speicherung bzw. eines Versackens von Blut (relative Hypovolämie), als *mikrovasogener Kreislaufschock* bezeichnet, da die Ursache in der Mikrozirkulation zu suchen ist.

Der hämogene Schock kann Folge von (1) Blutverlust *(hämorrhagischer Schock),* (2) Plasmaverlust nach Verbrennungen oder Gewebstraumen *(traumatischer Schock)* oder (3) Wasser- und Elektrolytverlust *(Dehydratationsschock)* sein.

Beim mikrovasogenen Kreislaufschock kommen als auslösende Momente (1) Endotoxine nach schweren Infekten in Frage, die auch zu einer schwerwiegenden Beeinträchtigung der Pumpleistung führen können *(Endotoxinschock),* (2) Histamine oder histaminähnliche Substanzen *(anaphylaktischer Schock),* oder (3) neurogene bzw. reflektorische Faktoren, wie starker

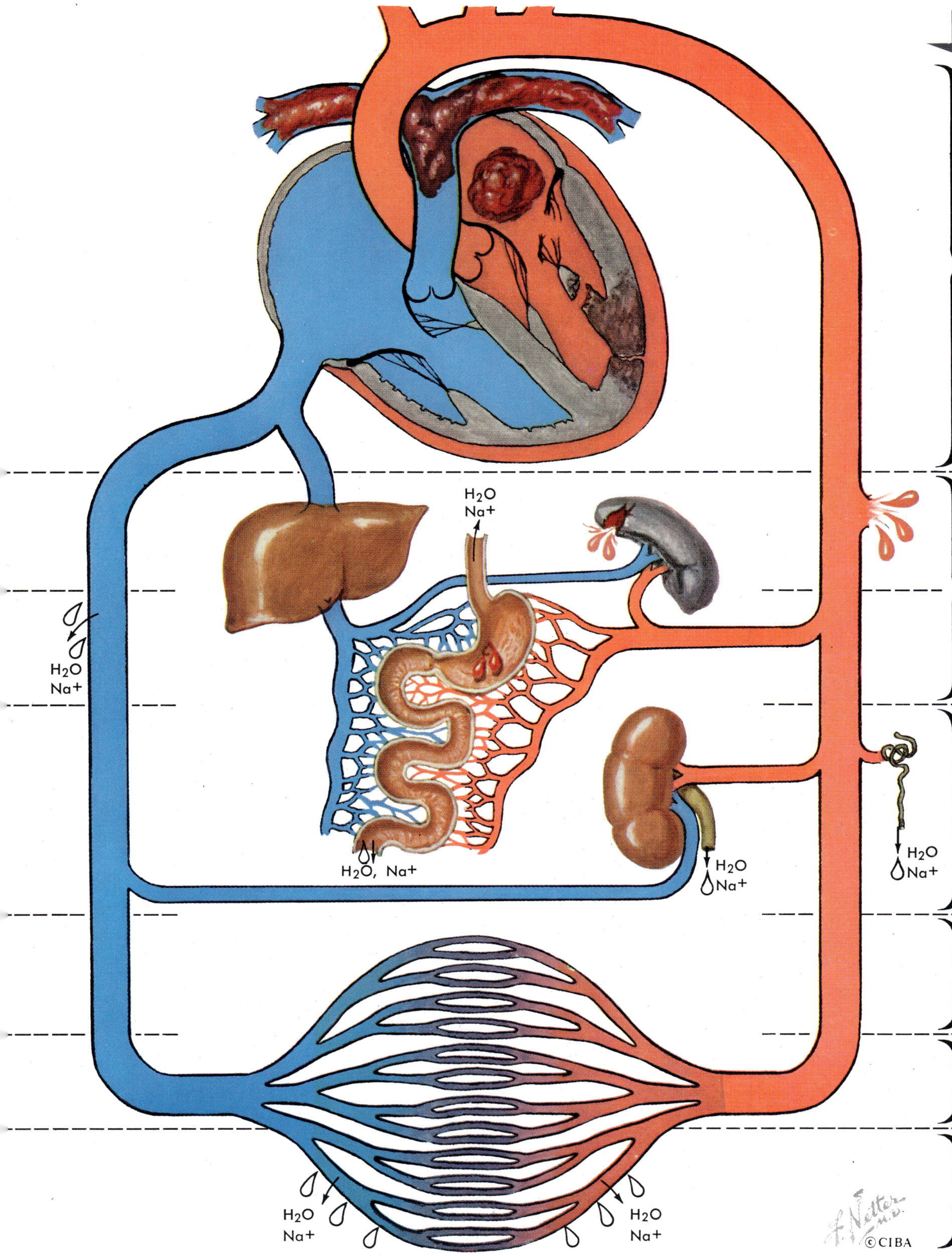

peripherer Gefäßwiderstand	Basistherapie
erhöht	zuerst: auslösende Ursachen? allgemeine Vasokonstriktoren? variabel: Digitalis Kortikosteroide umstritten: Flüssigkeit Vasodilatatoren Isoproterenol
erhöht	zuerst: Blut, Plasma, Dextran umstritten: Kortikosteroide Vasokonstriktoren
erhöht	zuerst: Serum; isotone, hypotone, hypertone Lösungen umstritten: Vasokonstriktoren
erhöht	zuerst: Kortikosteroide, Flüssigkeit, Antibiotika sehr umstritten: Vasokonstriktoren (Isoproterenol zu bevorzugen?)
verringert	zuerst: Adrenalin
verringert	zuerst: Vasokonstriktoren plus auslösende Ursache?

Schmerz, Pharmaka (Anästhetika, Barbiturate usw.) bzw. Hitze (Hitzschlag). Alle diese Momente lassen sich unter dem Begriff »neurovasodepressorischer« Schock zusammenfassen und können gemeinsam an dessen Zustandekommen beteiligt sein.

Verlauf

Der Kreislaufschock kann zwar von jedem einzelnen der genannten Faktoren ausgelöst werden, bald nach Schockbeginn treten jedoch meist andere hinzu, die die Situation verschlechtern und zu einem Circulus vitiosus werden lassen. So kann z.B. ein Myokardinfarkt mit Minderung des Herzzeitvolumens die unmittelbare Ursache eines Schocks sein. Die dabei auftretende periphere Hypoxie führt jedoch in der Folge zu Erweiterung und Permeabilitätssteigerung des peripheren Gefäßbettes. Kommt der Schock durch starken Schmerz oder die Freisetzung von Histaminen zustande, wodurch die Gefäßkapazität in der Peripherie vergrößert wird, beeinträchtigt die darauf folgende Stauung im Niederdrucksystem (venöses Pooling) den venösen Rückstrom und vermindert so das Herzzeitvolumen. Dadurch wird schließlich eine vermehrte Stauung und Permeabilitätssteigerung bewirkt.

Die meisten der genannten Ursachen führen zu einem Schockbild, bei dem der periphere Gefäßwiderstand zunächst paradoxerweise erhöht ist. Dies ist auf die kompensatorische Verengung der präkapillären Arteriolen und postkapillären Venolen zurückzuführen. Beim anaphylaktischen und beim neurogenen bzw. reflektorischen Schock (»neurovasodepressorischer« Schock) ist der Widerstand anfangs vermindert. Daraus ergeben sich wichtige Konsequenzen für die *Therapie,* insbesondere in bezug auf die Gabe von vasopressorischen Substanzen.

Klinik und Therapie

Die klinische *Symptomatik* des Kreislaufschocks wird bedingt durch (1) eine *hämodynamische Störung* (arterielle Hypotonie, Pulsus filiformis, Zyanose, Schwäche, Oligurie), (2) eine *zelluläre Minderperfusion* (Bewußtseinsstörungen, Torpor, Dyspnoe, Stoffwechselazidose) und (3) eine *Hyperaktivität des autonomen Nervensystems* (Tachykardie, Palpitationen, Blässe, kalter Schweiß, Neigung zu paralytischem Ileus, erhöhte Nebennierenfunktion).

Mit zunehmendem Wissen um die Ätiologie des Kreislaufschocks verbessern sich die Chancen für eine gezielte *Behandlung.* Dabei ist stets an die pathophysiologischen Grundlagen des Kreislaufschocks zu denken, so daß an Stelle der symptomatischen eine kausale Therapie treten kann. Wichtig ist jedenfalls, daß Therapie und *Diagnose*stellung sofort erfolgen.

Kreislaufstillstand und Wiederbelebung

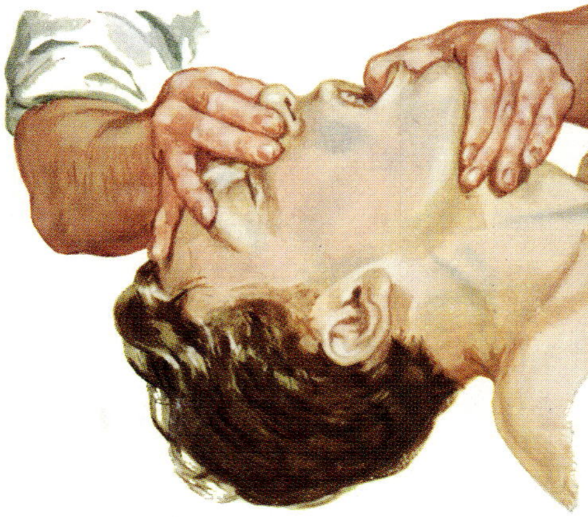

Vor der Mund-zu-Mund-Beatmung wird der Kopf überstreckt, die Nase zugehalten und das Kinn nach vorne gezogen

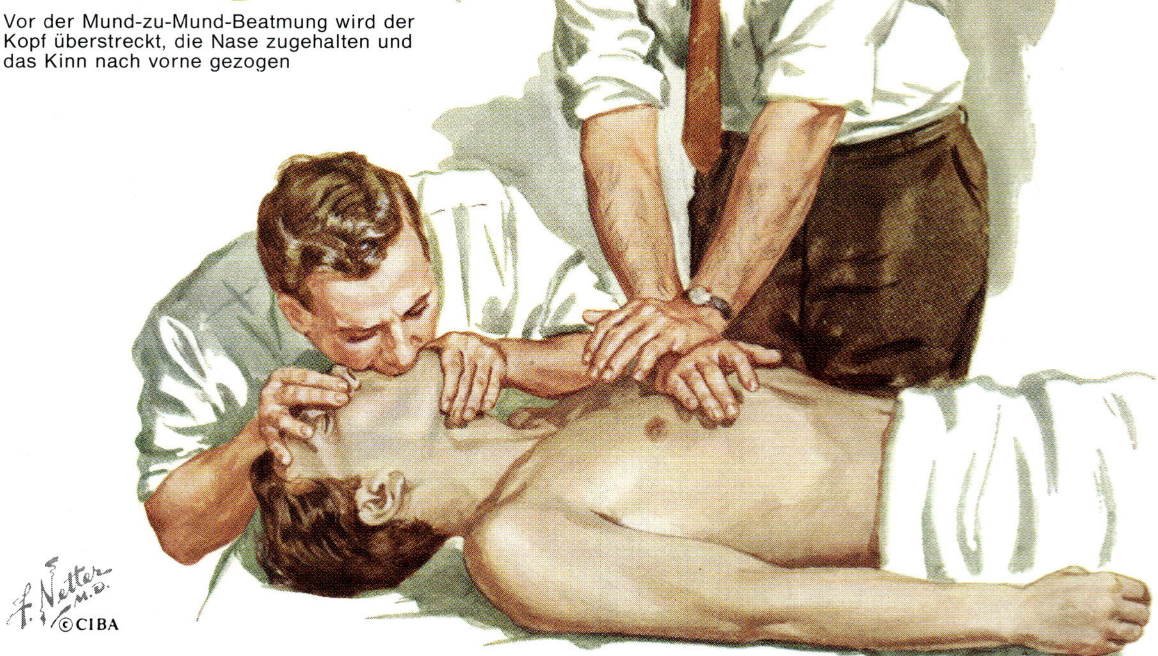

Intermittierend wird mit dem Handballen Druck auf die untere Brustbeinhälfte ausgeübt; gleichzeitig wird von Mund zu Mund Atem gespendet

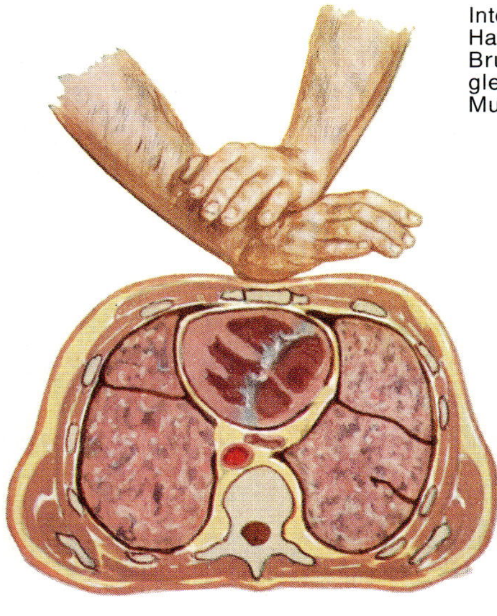

Das Herz wird intermittierend zwischen Brustbein und Wirbelsäule komprimiert

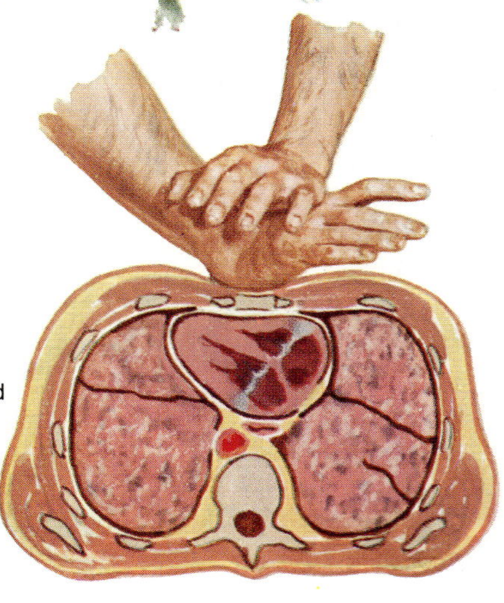

Extrathorakale Wiederbelebungsmaßnahmen

Unter Kreislauf- und Atmungsstillstand versteht man das akute und unerwartete Aussetzen von Kreislauf und Atmung. Es tritt bei Ertrinken, Ersticken, als unerwartete Reaktion auf Pharmaka oder Anästhetika, bei plötzlichem totalem Herzblock, Stromunfällen oder exzessiver Vagusreizung auf.

Ätiologisch kann der *Kreislauf- und Atemstillstand* primär auf eine ventilatorische Insuffizienz zurückzuführen sein (z.B. beim Ersticken mit Herzstillstand infolge der Myokardanoxie); es kann aber auch eine Funktionsstörung des Herzens, z.B. eine Arrhythmie mit zwar erhaltenen, aber mechanisch nicht wirksam werdenden Erregungen (Kammertachykardie, -flimmern oder Asystolie) nach Myokardinfarkten in Frage kommen.

Elektrokardiographisch finden sich beim Kreislaufstillstand drei mögliche Bilder: (1) das Bild der *Asystolie,* wobei eine Linie ohne Ausschläge geschrieben wird; (2) das Bild des *Kammerflimmerns* (S. 68), wobei aufgrund der asynchronen Kontraktion der Myokardfasern eine unregelmäßige, unrhythmische Kurve registriert wird; und (3) das Bild der *fehlenden Muskelaktivität,* wobei zwar rhythmische elektrische Entladungen erhalten sind, jedoch nicht mechanisch wirksam werden. Die Asystolie tritt in der Regel bei einer generalisierten Hypoxie des Myokards infolge einer Atmungsinsuffizienz bzw. eines Atmungsstillstands auf. Sie kann jedoch auch durch eine plötzliche totale AV-Dissoziation, durch extreme Überdosierung von Pharmaka oder exzessive Vagusreizung zustande kommen. Beim Kammerflimmern liegt die Ursache meist in der Übererregbarkeit des Kammermyokards. Für die fehlende Muskelaktivität ist eine generalisierte Myokarddepression oder -ischämie verantwortlich.

Therapeutisch ist durch Sofortmaßnahmen der Kreislauf künstlich wieder in Gang zu setzen und das Blut durch künstliche Beatmung mit Sauerstoff zu versorgen. Das Gehirn ist das gegenüber einer Anoxie empfindlichste Gewebe des Körpers; je nach den vorbestehenden physiologischen Gegebenheiten treten im Gehirn irreversible Zellschädigungen bereits nach 4 bis 6 Minuten auf. Innerhalb dieser kurzen Zeitspanne müssen Sofortmaßnahmen einsetzen. Ist der Kreislauf wieder in Gang gebracht, sind *endgültige Maßnahmen* zur Wiederherstellung einer spontanen Atmung und Zirkulation zu ergreifen. Dies geschieht auf folgende Weise: (1) Durch Pharmaka zur Stimulierung des Herzmuskels und Unterstützung der künstlichen Zirkulation; (2) durch die elektrokardiographische Feststellung der Herztätigkeit; (3) durch Defibrillation bei evtl. bestehendem Kammerflimmern oder bei sonstigen Arrhythmieformen; und (4) durch weitere Gabe von stimulierend oder nötigenfalls depressorisch wirkenden Pharmaka. Nach der erfolgreichen Reaktivierung von Atmung und Kreislauf muß das Zentralnervensystem vor einem Hirnödem geschützt werden.

Extrathorakale Wiederbelebungsmaßnahmen stellen die einfachste Form der Soforthilfe dar. Zunächst muß sofort mit der Beatmung begonnen werden, worauf dann die extrathorakale *Kompression* des Brustkorbs (extrathorakale Herzmassage) folgt. Der Patient wird mit *überstrecktem Kopf* auf einer harten Unterlage auf den Rücken gelegt, der Mund gereinigt und die *Atemspende von Mund-zu-Mund* begonnen. Der Helfer *hält* dem Patienten mit einer Hand die *Nase zu,* wobei er gleichzeitig den Kopf überstreckt. Mit der anderen Hand umfaßt er den Unterkiefer und hebt ihn nach vorne und oben, um den Zugang zu den Luftwegen durch den Mund zu vergrößern. Nach tiefem Einatmen preßt er seinen Mund fest auf den Mund des Patienten und bläst ihm Luft ein, so daß sich der Brustkorb hebt. Dann hebt er seinen Kopf ab und läßt die Luft passiv ausströmen. Auf diese Weise werden 2 bis 3 rasche Atemzüge gespendet, worauf eine extrathorakale Herzmassage angeschlossen wird, die vom selben oder einem anderen Helfer durchgeführt werden kann. Dazu wird der *Handballen einer Hand* der Länge nach auf die untere Hälfte des Brustbeins gelegt, die zweite Hand darauf. Mit dem ganzen Körpergewicht *drückt* der Helfer dann das *Brustbein nach unten,* wodurch das *Herz gegen die Wirbelsäule gepreßt* wird. Das Brustbein wird 4 bis 5 cm weit eingedrückt und nach zirka einer halben Sekunde losgelassen. Ist nur ein Helfer verfügbar, muß er die Herzmassage in Abständen von ungefähr 15 Sekunden unterbrechen, um dem Patienten wieder 1 bis 2 rasche Atemzüge zu spenden.

(Fortsetzung auf Seite 97)

Kreislaufstillstand und Wiederbelebung

(Fortsetzung von Seite 96)

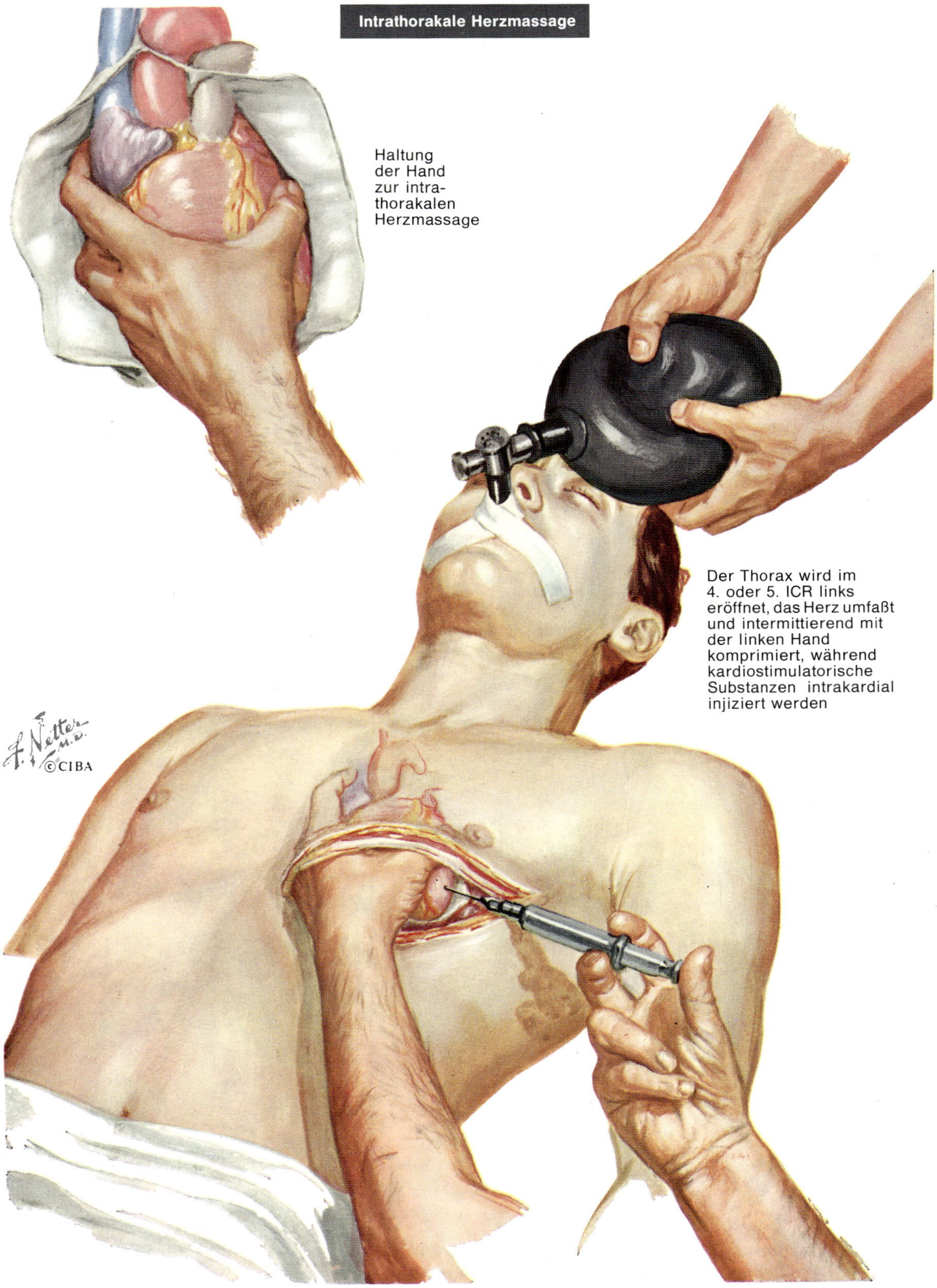

Sind 2 Helfer vorhanden, wird nach jeder 5. oder 6. Kompression beatmet. Künstliche Beatmung und Herzmassage müssen so lange fortgesetzt werden, bis die beiden Vitalfunktionen wieder spontan ablaufen. Danach kann mit der eigentlichen Therapie begonnen werden.

Die Wirksamkeit der Wiederbelebung zeigt sich am Engerwerden der Pupillen, an der zunehmenden Rötung der Haut und der Schleimhäute und gelegentlich an Spontanbewegungen.

Intrathorakale Herzmassage

In der Mitte des 19. Jahrhunderts kamen Ärzte zu der Erkenntnis, daß bei einer Idiosynkrasie auf Anästhetika ein plötzlicher Kreislaufstillstand eintreten kann. Dies veranlaßte sie, das Phänomen experimentell zu untersuchen, woraus sich schließlich wirksame Methoden zur Wiederbelebung ergaben. 1881 berichtete NIEHAUS über den ersten, allerdings erfolglosen Versuch einer Wiederbelebung mit Hilfe der von SCHIFF entwickelten Methode der intrathorakalen Herzkompression. Die Schiffsche Methode wurde 1901 zum ersten Mal erfolgreich eingesetzt, aber schon vorher, nämlich im Jahre 1885, gab KOENIG eine Methode der extrathorakalen Herzkompression an. Über die erfolgreiche Anwendung dieser Methode in 2 Fällen wurde 1891 von MAASS berichtet. Die extrathorakale Herzmassage wurde jedoch erst 1960 nach ihrer Wiederentdeckung durch KOUWENHOVEN u. Mitarb. praktisch angewendet. Die *intrathorakale Herzmassage,* in der Zeit von 1901 bis 1960 die verbreitetste Technik, ist heute nur noch in jenen Fällen indiziert, in denen der Kreislaufstillstand intrathorakale Ursachen hat, z.B. stumpfe oder perforierende Thoraxtraumen. Tritt der Herzstillstand bei bereits eröffnetem Thorax auf, z.B. während eines chirurgischen Eingriffes am Thorax, ist die intrathorakale Herzmassage die Methode der Wahl.

Ist die interne Herzmassage indiziert, so wird auch unter nicht sterilen Bedingungen rasch eine links-anteriore Thorakotomie durchgeführt, wobei der *Thorax im 4. oder 5. Interkostalraum eröffnet* wird. Die Rippen werden von Hand gespreizt, die *linke Hand* in den Brustraum eingeführt und das *Herz* zunächst mit dem Perikard umfaßt, wobei die Handfläche die Ventrikelspitze umschließt. Wie beim Melken wird dann das Herz von der Herzspitze gegen die Basis zu komprimiert. Dadurch wird Blut in den Lungen- und Körperkreislauf gepumpt. Während ⅓ bis ½ Sekunde wird die Kompression aufrechterhalten und dann der Griff völlig gelöst, damit venöses Blut in das Herz einströmen kann. Die *Kompression* ist ungefähr 80mal pro Minute zu wiederholen. Sobald das erforderliche Instrumentarium verfügbar ist, wird das Perikard vor dem N. phrenicus eröffnet. Bei eröffnetem Perikard läßt sich das Herz besser fassen, so daß die Kompression mit größerer Wirksamkeit durchgeführt werden kann.

Ist ein *Rippenspreizer* inzwischen verfügbar, wird er eingeführt (S. 98) und der Eingriff so steril wie möglich fortgesetzt. Gleichzeitig mit der künstlichen Zirkulation muß eine künstliche Ventilation der Lunge durch Intubation der Trachea und Überdruckbeatmung mit dem Atembeutel (s. Bild) durchgeführt werden. Es kann auch ohne Hilfsgeräte beatmet werden. Dies erweist sich jedoch bei Eingriffen am eröffneten Thorax als weniger wirksam.

Bei der intrathorakalen Herzmassage läßt sich der Herzstatus ohne weiteres ermitteln. Eine *Asystolie* ist z.B. am völlig reglosen Herzen zu erkennen, *Kammerflimmern* an diffusen, unregelmäßigen Zuck- oder Wellenbewegungen ohne erkennbare, koordinierte Kontraktion, und eine *fehlende Muskelaktivität* am Vorhandensein schwacher Kammerkontraktionen, die offenbar hämodynamisch völlig unwirksam bleiben. Aus den Befunden läßt sich klar erkennen, ob eine Defibrillation erforderlich ist oder ob eine medikamentöse Therapie genügt.

Bei der extrathorakalen Herzmassage werden kardiostimulatorisch wirkende Pharmaka bereits gegeben, bevor die Art der Kreislaufunterbrechung festgestellt werden kann, da sie in allen Situationen gleichermaßen anwendbar sind. Dies gilt auch für die intrathorakale Herzmassage. Adrenalin in einer Dosierung von 0,5 mg wird direkt in den Blutstrom entweder intrakardial oder vorzugsweise intravenös injiziert. Die Adrenalingabe wird in Intervallen von 3 bis 5 Minuten wiederholt, um das Herz laufend zu stimulieren und die peripheren Gefäße enger zu stellen, damit mehr Blut in das Gehirn und den Herzmuskel gepumpt werden

(Fortsetzung auf Seite 98)

(Fortsetzung von Seite 97)

Defibrillation

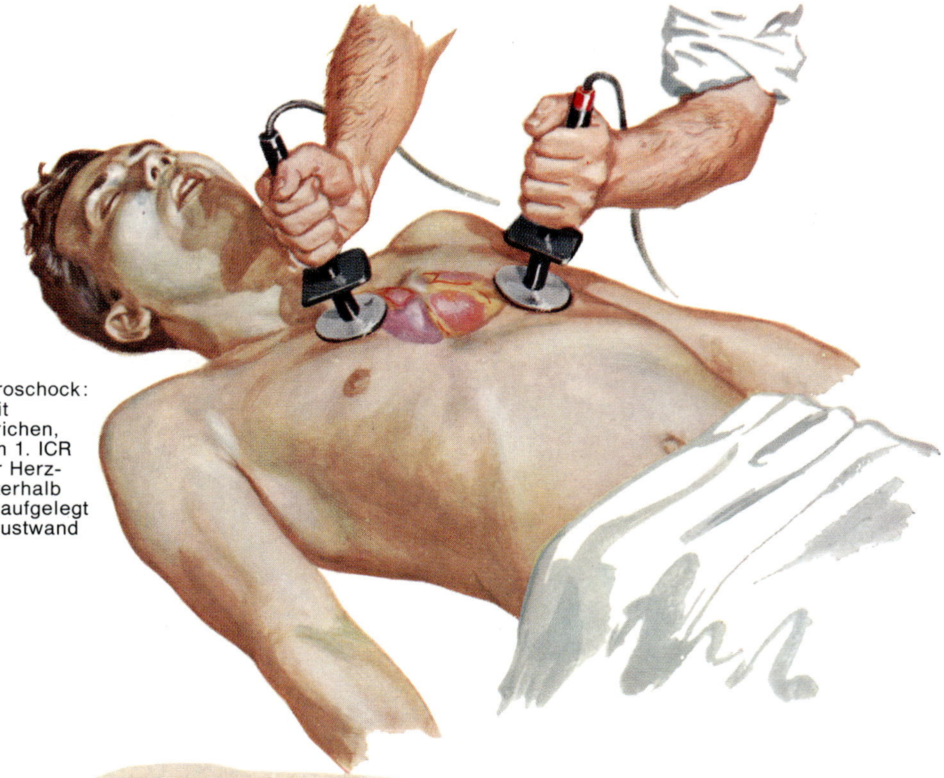

Extrathorakaler Elektroschock: Elektroden werden mit Elektrodenpaste bestrichen, über der Herzbasis im 1. ICR rechts sowie über der Herzspitze unmittelbar unterhalb der linken Brustwarze aufgelegt und fest gegen die Brustwand gedrückt

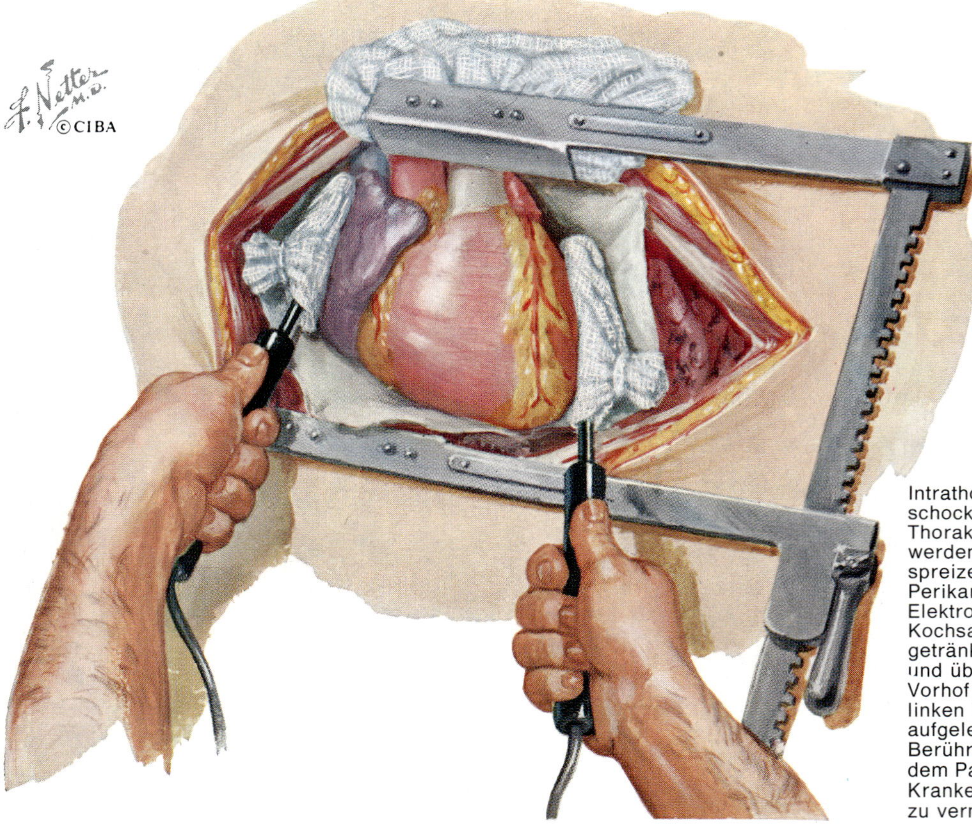

Intrathorakaler Elektroschock: Links-anteriore Thorakotomie, Rippen werden mit Rippenspreizer abgedrängt, das Perikard eröffnet, die Elektroden mit in Kochsalzlösung getränkter Gaze umhüllt und über dem rechten Vorhof sowie über dem linken Ventrikel aufgelegt. Jeglicher Berührungskontakt mit dem Patienten bzw. dem Krankenbett ist zu vermeiden

kann. Zur Bekämpfung der Azidose sind bei einem Kreislaufstillstand mindestens 50 mval Natriumbikarbonat intravenös zu injizieren. Bei längerer Dauer muß diese Dosis mehrfach wiederholt werden. Eine Gesamtdosis von 200 bis 400 mval ist häufig erforderlich.

Defibrillation

Unter Kammerflimmern versteht man die unkoordinierte Kontraktion des Herzmuskels. Ursache ist eine asynchrone elektrische Entladung der Herzmuskelzellen. Eine spontane Rückkehr zum Sinusrhythmus findet sich nur selten. PREVOST u. BATTELLI veröffentlichten im Jahre 1889 erstmals eine Untersuchung über die Anwendung von elektrischem Strom zur Beendigung von Kammerflimmern und Wiederherstellung eines spontanen Sinusrhythmus. Diese Möglichkeit wurde von HOOKER, KOUWENHOVEN u. LANGWERTHY aufgegriffen und zwischen 1928 und 1932 weiterentwickelt. Die erste erfolgreiche Anwendung der Elektroschockbehandlung am offenen Herzen erfolgte durch BECK im Jahre 1947. KOUWENHOVEN entwickelte ebenso wie ZOLL in der Mitte der Fünfzigerjahre einen Defibrillator, der bei geschlossenem Thorax angewendet werden kann. Damit wurden Indikationsstellung und technische Durchführung der Elektroschockbehandlung bei Herzrhythmusstörungen entscheidend beeinflußt. Heute ist es mit Hilfe des Gleichstromdefibrillators möglich geworden, nicht nur bei lebensbedrohenden Kammerarrhythmien, wie Flimmern und Tachykardie, eine Konversion zu erzielen, sondern auch die weniger gefährlichen Vorhofarrhythmien, wie Vorhofflimmern und -flattern sowie andere ektopische Vorhofrhythmen, bei Patienen, bei denen sich diese nachteilig bemerkbar machen, zu bekämpfen.

Zur *extrathorakalen Elektroschockbehandlung* bei ventrikulären oder supraventrikulären Arrhythmien werden große, isolierte *Elektroden* auf die Brustwand aufgelegt, und zwar *eine über der Herzspitze (unmittelbar unterhalb der linken Brustwarze)* und *eine über der Herzbasis* (im *1. Interkostalraum rechts*). Der Gleichstromdefibrillator wird dann auf einen Wert zwischen 100 und 400 Watt-Sekunden eingestellt und der Strom über einen Schalter am Elektrodengriff eingeschaltet, *allerdings erst,* wenn niemand mehr unmittelbaren Kontakt mit dem Patienten hat. Kann durch den ersten Schock keine Defibrillation erreicht werden, was sich anhand des Elektrokardiogramms beurteilen läßt, wird die Elektroschocktherapie ggf. mit einer höheren Watt-Sekunden-Einstellung wiederholt.

Bei der selten notwendigen intrathorakalen Defibrillation werden nur 10 bis 60 Watt-Sekunden benötigt.

Zur Erzielung einer Dauerdefibrillation des Ventrikels erweist es sich häufig als nötig, Antiarrhythmika intravenös zu verabreichen, z. B. Einzeldosen von Lidocainhydrochlorid 50–100 mg oder Procainamid 100–200 mg. Diese Pharmaka haben eine depressorische Wirkung auf ektopische Reizzentren, die wahrscheinlich Entstehungsort von wiederholten Kammertachykardien und -flimmern sind. Bei der extrathorakalen Elektroschockbehandlung muß der Herzstatus anhand des Elektrokardiogramms beurteilt werden.

Die Aussicht auf erfolgreiche Wiederherstellung eines spontanen Rhythmus durch eine massive Elektroschockbehandlung nach vollständiger Depolarisation des Myokards ist fast nur bei grobem Flimmern gegeben. Ist die Myokardperfusion völlig unterbrochen und sind die Flimmerbewegungen flach und träge, ist eine Defibrillation nicht möglich. Die Herzmuskeltätigkeit kann durch Gabe von Adrenalin, Isoproterenol oder Orciprenalin i. v. gesteigert und damit die Elektroschockbehandlung erleichtert werden.

Nach Wiederherstellung eines Spontanrhythmus gibt man bei schwachen Kontraktionen alle 5 Minuten 0,5 bis 1 g Kalzium i. v. Die künstliche Beatmung wird so lange fortgesetzt, bis eine ausreichende Spontanatmung erfolgt.

Nach intrathorakaler Herzmassage muß der Thorax im Operationssaal verschlossen werden. Obschon die intrathorakale Herzmassage in Notfallssituationen unter nicht sterilen Bedingungen durchgeführt wird, ist die Infektionsrate überraschend gering; eine Antibiotikatherapie ist immer erforderlich.

Bei extrathorakalen Wiederbelebungsmaßnahmen ist kein spezieller chirurgischer Eingriff erforderlich. Der Patient ist jedoch zur Überwachung in eine Intensivstation zu bringen. Liegen Anzeichen einer verminderten Hirnfunktion vor, sind Kortikosteroide intravenös, evtl. Hypothermie und Maßnahmen zur Bekämpfung eines Hirnödems notwendig.

Extrakorporale Zirkulation

Funktionsprinzip des kardiopulmonalen Bypass

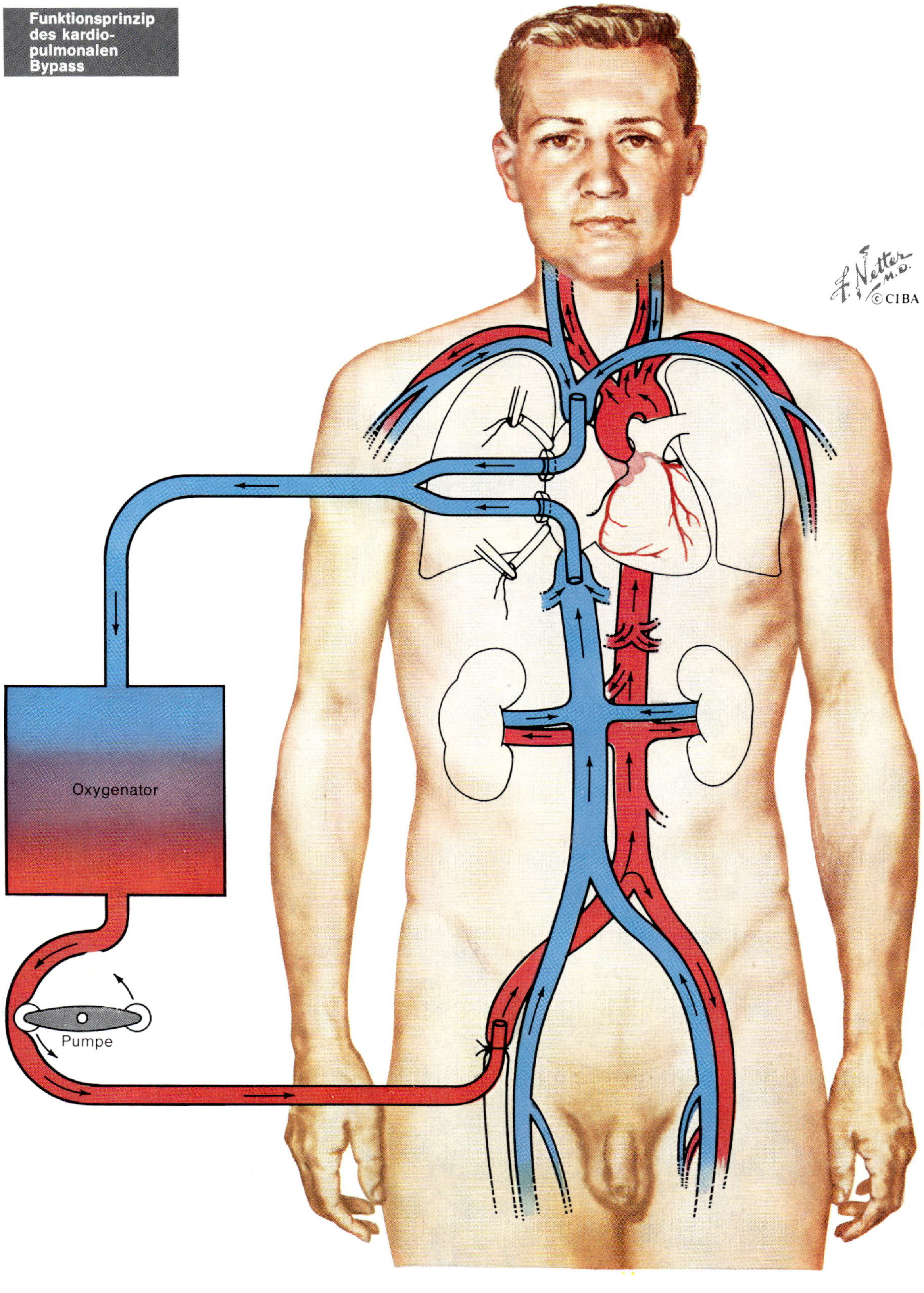

Funktionsprinzip des kardiopulmonalen Bypass

Mit Hilfe der Herz-Lungen-Maschine sind Operationen innerhalb der Herzräume unter direkter Sicht möglich. Dies ist bei der exakten Herzklappenrekonstruktion, beim Klappenersatz sowie bei allen anderen intrakardialen Eingriffen zur Korrektur erworbener oder angeborener Herzfehler erforderlich. Die Herz-Lungen-Maschine erlaubt auch Eingriffe an den Koronararterien und am aufsteigenden Aortenbogen.

Vor der Entwicklung dieses Gerätes mußte sich der Herzchirurg bei intrakardialen Eingriffen ausschließlich auf seinen Tastsinn verlassen und ohne direkte Sicht operieren. Als Alternative bot sich die Ganzkörperhypothermie an, wobei für Eingriffe am blutleeren Herzen jedoch nur ungefähr 8 Minuten zur Verfügung stehen. Mit dem *Pumpenoxygenator* können intrakardiale Eingriffe gefahrlos auf mehrere Stunden ausgedehnt werden.

Während des kardiopulmonalen *Bypass* wird alles normalerweise in den rechten Vorhof zurückströmende Blut in einen extrakorporalen Kreislauf abgeleitet. Es fließt dann durch eine künstliche Lunge, wo es Sauerstoff aufnimmt und *Kohlendioxyd* abgibt. (Die Kohlendioxydabgabe ist eine wichtige Aufgabe der künstlichen Lunge, daher ist der Ausdruck »Oxygenator« nicht voll befriedigend.) Nach Passieren des Oxygenators wird das aufgefrischte Blut wieder in den arteriellen Kreislauf gepumpt. In Herz und Lunge befindet sich also außer einer kleinen Blutmenge, die aus den Bronchialarterien in die Lungengefäße gelangt, kein Blut. Bei der Eröffnung des Herzens wird dieses kleine Blutvolumen laufend vorsichtig abgesaugt und zusammen mit dem venösen Blut in den Bypass geleitet.

Das venöse Blut wird in der Regel über zwei durch die Wand des rechten Vorhofs in die Hohlvenen eingeführte Plastikkanülen vom Herzen in den Bypass abgeleitet. Um die Kanülen und die sie umschließenden Hohlvenen werden Baumwollbändchen gelegt. Bevor die Bändchen angezogen werden, fließt noch eine geringe Menge Blut um die Kanülen und durch Herz und Lunge. Das heißt, daß diese Organe zu diesem Zeitpunkt nur teilweise umgangen werden. Nach vollständiger Ligatur wird das gesamte Venenblut aus dem Körperkreislauf in den extrakorporalen Shunt abgeleitet.

In gewissen Fällen, in denen ausschließlich am linken Herzen oder an der Aorta operiert wird, reicht eine in den rechten Vorhof oder den rechten Ventrikel eingeführte großkalibrige Kanüle. Die Pulmonalarterie wird dann abgeklemmt und das gesamte Venenblut strömt in die Herz-Lungen-Maschine. Die Ausströmungsgeschwindigkeit des venösen Blutes aus dem Körperkreislauf in den Bypass kann entweder durch Transfusionen zur Erhöhung des venösen Blutdrucks im Körperkreislauf oder durch aktives Saugen zur Drucksenkung in den Venenkanülen gesteigert werden.

Nach der Passage des venösen Blutes durch den Pumpenoxygenator, wo der Gasaustausch erfolgt, wird das Blut über eine in eine *periphere Arterie* eingeführte Kanüle in den Kreislauf zurückgepumpt. Meist wird dazu die A. femoralis communis oder die A. iliaca externa gewählt. Die Kanüle kann auch über eine Stichinzision in die Aorta ascendens oder die proximale A. subclavia sinistra eingeführt werden.

Erwachsene haben in Vollnarkose ein durchschnittliches Herzminutenvolumen von 2,4 l/m^2 Körperoberfläche. Die diesem Volumen entsprechende Strömungsgeschwindigkeit muß auch im Bypass aufrechterhalten werden, da bei geringeren Strömungsraten eine metabolische Azidose auftreten kann.

(Fortsetzung auf Seite 100)

Extrakorporale Zirkulation

(Fortsetzung von Seite 99)

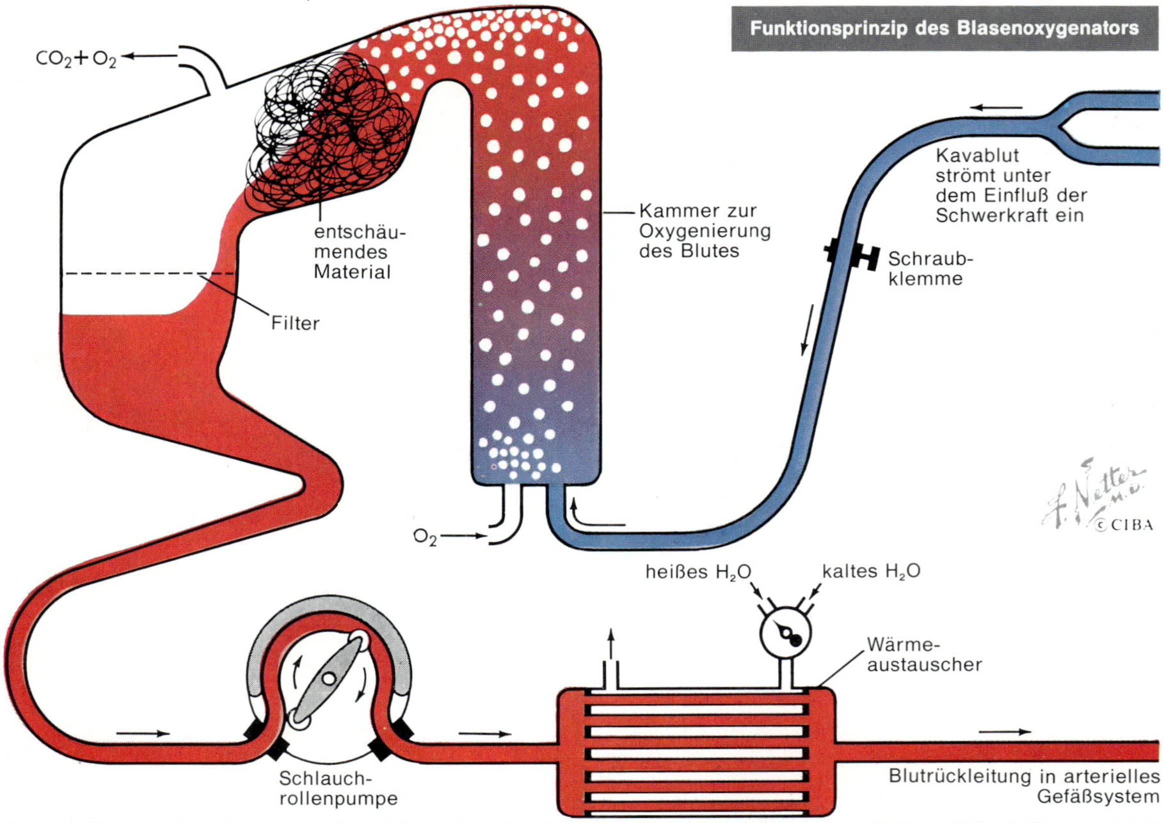

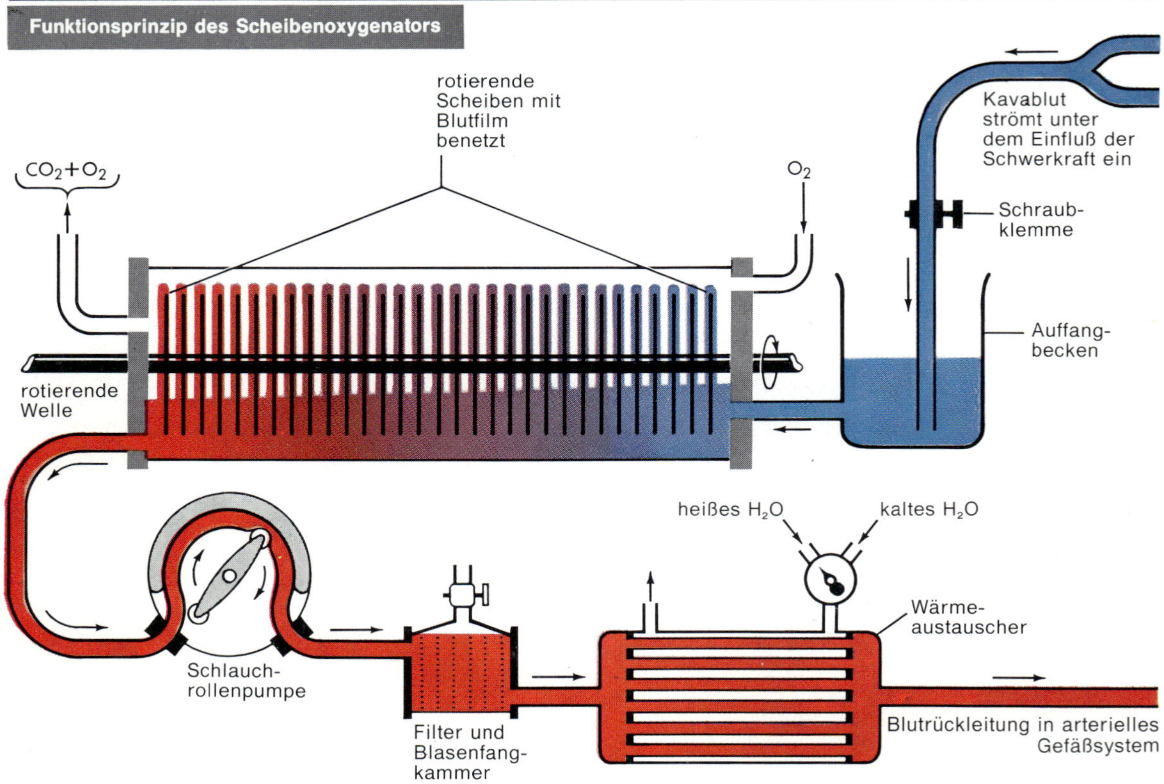

Bei den meisten Bypass-Systemen sind im extrakorporalen Kreislauf 2 oder mehr *Pumpen* eingebaut. In der Regel wird im Ausströmungsteil der Bypass-Vorrichtung allein durch die Schwerkraft ein ausreichender Unterdruck erzeugt, so daß das venöse Blut ohne weiteres aus dem Körper des Patienten ausfließt. Zur Aspiration der geringen Blutmenge, die nach Ableitung des kavalen Blutes in die Herzräume einströmt, ist eine sog. »Koronarsaugpumpe« erforderlich. Zum Zurückpumpen des Blutes in den Körperkreislauf ist eine »arterielle Pumpe« notwendig. Bei manchen Bypass-Vorrichtungen, z.B. dem Mayo-Gibbon-Oxygenator, ist eine »Rezirkulationspumpe« zur Aufrechterhaltung eines konstanten venösen Blutstroms in das Bypass-System vorgesehen. Dies hat den Zweck, in der künstlichen Lunge stets ein konstantes Blutvolumen zirkulieren zu lassen.

Eine Änderung der Strömungsgeschwindigkeit im Oxygenator beeinflußt die Dicke des Blutfilms an den Drahtsieben und damit auch das Blutvolumen im Oxygenator. Dies ist insofern unerwünscht, als sich bei schwankendem Blutvolumen im Bypass-System das Blutvolumen im Organismus in gleichem Ausmaß, jedoch umgekehrtem Sinn ändert.

Für die extrakorporale Zirkulation werden üblicherweise Pumpen ohne Ventilvorrichtungen verwendet. Sie gewährleisten eine geringere Hämolyse und Thrombusbildung und sind leichter zu reinigen und zu sterilisieren als Pumpenaggregate mit einer Ventilvorrichtung. Derartige Pumpenaggregate bestehen im Prinzip aus einem glatten, elastischen Schlauch, der periodisch durch eine von außen wirkende Kraft komprimiert wird. Dadurch wird die im Schlauch befindliche Flüssigkeit in einer Richtung zum Strömen gebracht. Ein Rückströmen ist von vornherein ausgeschlossen, da der Schlauch stets an einer Stelle komprimiert ist. Wenn der Kompressionsdruck wegfällt, dehnt sich der elastische Schlauch wieder auf seine frühere Weite; dabei entsteht ein Sog, durch den Blut in der Strömungsrichtung angesaugt wird. Die Pumpwirkung wird mit Hilfe einer Rolle erzeugt, die in der Strömungsrichtung über den Schlauch gefahren wird und ihn dabei komprimiert.

Funktionsprinzip des Blasenoxygenators

Beim *Blasenoxygenator* wird in das in einem Reservoir strömende Venenblut Sauerstoff eingeblasen. Der Gasaustausch findet dabei an der Blasenoberfläche statt. Da sich bei der geometrischen Form der Kugel der Rauminhalt zur Kugeloberfläche umgekehrt proportional verhält, bieten Blasen nur dann die größtmögliche Gasaustauschfläche, wenn sie sehr klein sind. Je kleiner die Sauerstoffbläschen jedoch werden, desto schwerer sind sie infolge ihres Auftriebs aus dem Blut zu entfernen. Trotz der Zuhilfenahme von *schaumhemmenden Substanzen* besteht daher stets die Gefahr der Bildung von gasförmigen Emboli mikroskopischer Größe. Aus diesem Grund ist der Blasenoxygenator für die Ganzkörperperfusion über einen längeren Zeitraum nicht ideal geeignet. Denn im Vergleich zu anderen Oxygenatortypen kommt es dabei häufiger zur Schaum- und Wirbelbildung, die ihrerseits wiederum zur Hämolyse führen. Auch die Gefahr einer Denaturierung von Plasmaproteinen ist größer. Andererseits sind im Handel Blasenoxygenatoren als Wegwerfgeräte mit einem geringen Anlaufvolumen erhältlich, die die Verwendung einer blutfreien Anlaufflüssigkeit gestatten. Daraus ergibt sich natürlich als Vorteil, daß derartige Geräte auch in Notsituationen stets einsatzbereit sind.

Eine schädigende Wirkung konnte bei relativ kurzzeitiger Ganzkörperperfusion nicht nachgewiesen werden.

(Fortsetzung auf Seite 101)

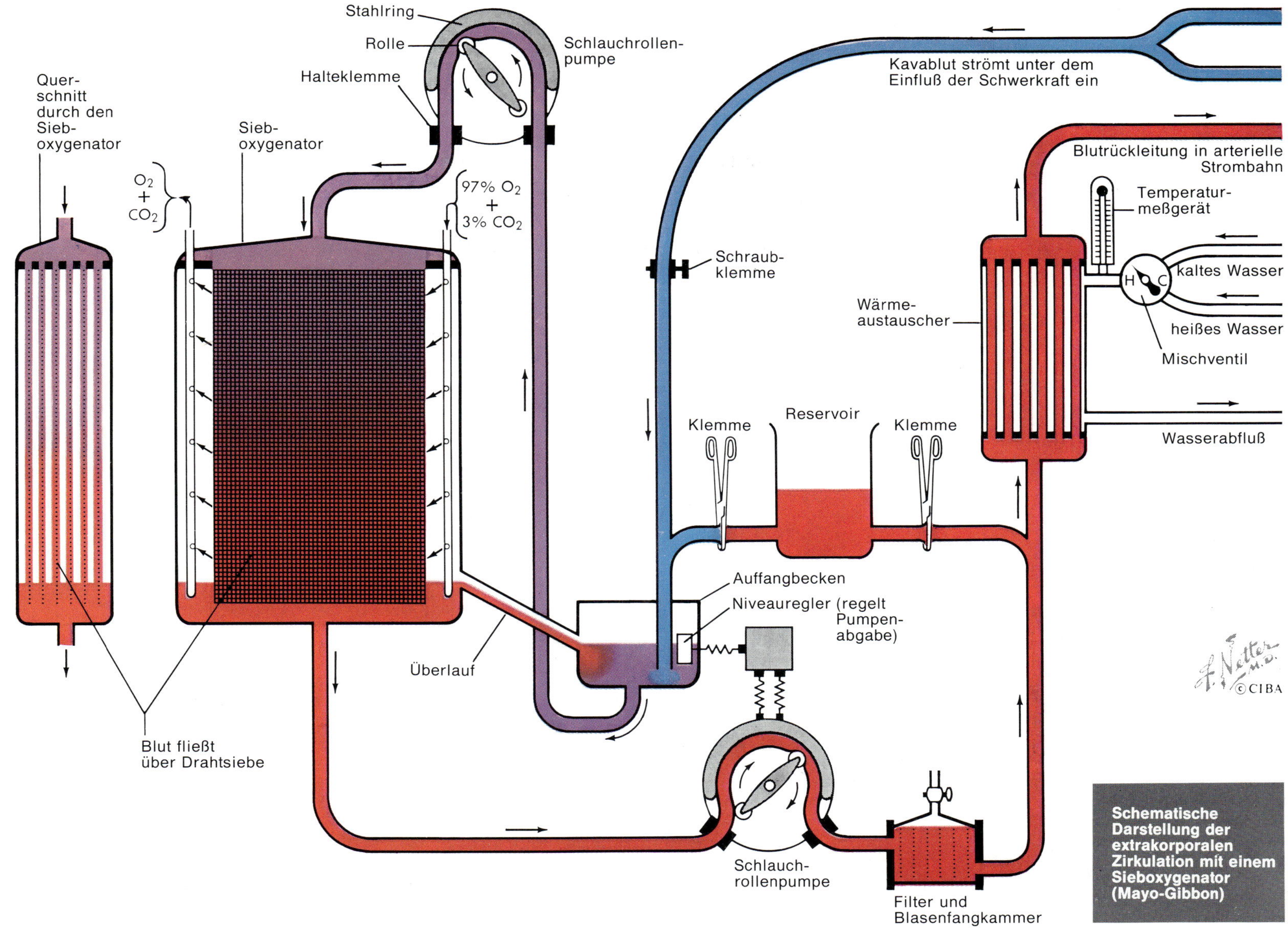

Schematische Darstellung der extrakorporalen Zirkulation mit einem Sieboxygenator (Mayo-Gibbon)

Extrakorporale Zirkulation

(Fortsetzung von Seite 100)

Funktionsprinzip des Scheibenoxygenators

Bei diesem Bypass-System sind auf einer annähernd *horizontalen Achse* mehrere *Scheiben* angeordnet. Sie werden über einen Außenantrieb in *Rotation* versetzt und laufen durch das in einem Durchlaufbecken strömende venöse Blut. Dabei bildet sich an einem Drittel beider Scheibenflächen ein *dünner venöser Blutfilm*. Durch die Drehbewegung der Scheiben kommt dieser Blutfilm kurz mit dem in der Kammer über dem Durchlaufbecken befindlichen Gasgemisch (97% O_2 plus 3% CO_2) in Berührung. Nach dem Gasaustausch gelangt das nunmehr arterialisierte Blut wieder in das Durchlaufbecken zurück. An einem Ende des Durchlaufbeckens strömt also venöses Blut ein, am anderen wird arterielles Blut abgepumpt. In den Vereinigten Staaten wird der Scheibenoxygenator wahrscheinlich am häufigsten verwendet. Da im Gegensatz zum Blasenoxygenator keine nennenswerte Bläschenbildung auftritt, kann er ohne Schwierigkeiten auch bei längerer Perfusionsdauer eingesetzt werden. Er läßt sich relativ leicht reinigen und sterilisieren und benötigt zum Füllen eine zwischen dem Blasen- und Sieboxygenator liegende Menge Anlaufflüssigkeit. Die durch das Drehen der Scheiben mechanisch erzeugte hämolytische Wirkung ist zwar stärker als beim Sieboxygenator, jedoch wesentlich geringer als beim Blasenoxygenator.

Funktionsprinzip des Sieboxygenators

Bei dieser *Oxygenatorvariante* hängen in einer Kammer aus durchscheinendem Kunststoff, in der sich ein sauerstoffreiches Gasgemisch befindet, *vertikal* Edelstahldrahtsiebe. Aus den *Hohlvenen* fließt das venöse Blut in ein *Auffangbecken*. Von dort wird es mit einer »Rezirkulationspumpe« in ein kleines *Sammelbecken* am oberen Ende der Gasaustauschkammer gepumpt. Der Boden des Sammelbeckens besteht aus Edelstahlstäben, zwischen denen über jedem Sieb ein Schlitz freibleibt. Durch diese Schlitze gelangt das Blut auf die Siebe, an denen es unter dem Einfluß der *Schwerkraft* nach unten fließt und dabei an beiden Seiten einen Film bildet. Dieser dünne Blutfilm ist dem Gasgemisch in der Gasaustauschkammer ausgesetzt. Beim *Abwärtsfließen des Blutes* entsteht an den *horizontalen Rippen der Siebe* ohne Schaumbildung eine Turbulenz, die gewährleistet, daß stets neues Blut mit dem Gasgemisch in Berührung kommt. Das arterialisierte (aufgefrischte) Blut sammelt sich am Boden der Gasaustauschkammer und wird von dort in die *arteriellen Körperstrombahnen* gepumpt. Bei Sieboxygenatoren ist in der Regel ein *Niveauregler* eingebaut, der die Abgabe von arterialisiertem Blut je nach dem Volumen des zuströmenden venösen Blutes automatisch regelt.

Wie bei den anderen Pumpenoxygenatoren ist auf der arteriellen Seite ein *Wärmeaustauscher* vorgesehen. Er dient zur Erhaltung und ggf. zur Senkung der Bluttemperatur. Ist eine Unterkühlung beabsichtigt, wird die Temperatur in der Regel auf 28 bis 32 °C gesenkt. Bei einer Körpertemperatur von 30 °C vermindert sich der Sauerstoffbedarf der Gewebe auf die Hälfte des Normalwerts. Bei einer leichten Hypothermie kann die Leistung des Oxygenators also ohne weiteres verringert werden. Dadurch läßt sich eine evtl. Schädigung der Blutbestandteile auf ein Minimum reduzieren. Bei dieser Körpertemperatur ist auch eine kurzfristige Unterbrechung der Koronarperfusion möglich. Sie führt zum Herzstillstand und ermöglicht es dem Chirurgen, am reglosen und blutleeren Herzen zu operieren. Diese Technik wird meist bei der Korrektur von Ventrikelseptumdefekten angewendet, bei der eine exakte Nahtführung erforderlich ist. Auch bei Eingriffen an den Koronararterien erweist sich ein bewegungsloses Operationsfeld als günstig.

Der Sieboxygenator besitzt keine beweglichen Teile. Eine Schaumbildung unterbleibt in der Regel, und geformte Blutbestandteile werden nur minimal geschädigt. Dadurch ist das Risiko bei längerer Perfusionsdauer geringer als bei den anderen, in diesem Abschnitt dargestellten Oxygenatorvarianten.

Die Funktion der Katecholamine im Herzmuskel

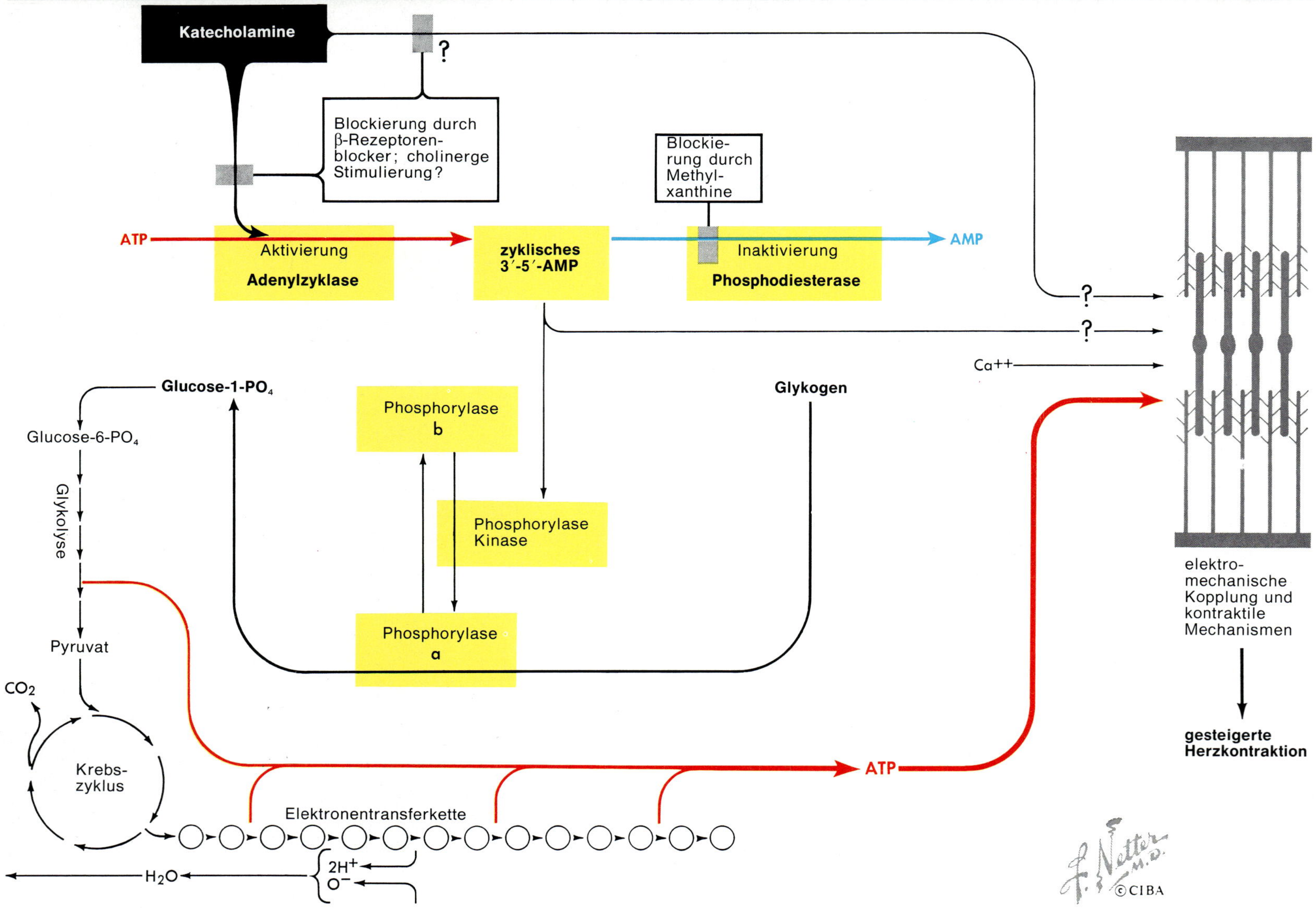

Wirkung verschiedener Pharmaka auf das Herz

Pharmaka nehmen auf die Herzleistung einen wesentlichen Einfluß. Sie verleihen zwar dem Herzgewebe keine neuen Eigenschaften, greifen aber in jene physiologischen und biochemischen Vorgänge ein, die für die normale Herzfunktion ausschlaggebend sind. Zu den wichtigsten pharmakologischen Wirkungen zählen: Änderung der Herzfrequenz (positiv oder negativ chronotroper Effekt), Änderung der Kontraktionskraft (positiv oder negativ inotroper Effekt), Verlangsamung oder Beschleunigung der Erregungsleitung, Beeinflussung der Automatie und Erregbarkeit, Verlängerung oder Verkürzung der Refraktärzeit und Änderung der Durchblutung des Koronarbettes. Da eine Substanz mehr als eine der genannten Wirkungen haben kann, ist eine Analyse des gesamten Wirkungsspektrums oft recht kompliziert.

Herzfrequenz und Herzzeitvolumen werden in erster Linie von den das Herz innervierenden autonomen Nerven (Sympathikus und Parasympathikus) bestimmt. Die zahlreichen, komplexen Reflexmechanismen, die die Entladungsfrequenz dieser Nerven beeinflussen, wurden an anderer Stelle beschrieben (S. 18f., 42). Eine Unterbrechung der Reflexbahnen kann sich merklich auf die Herzfunktion auswirken. Da alle autonomen Nerven vor der Nervenendigung in einem Ganglion umgeschaltet werden, kann mit Ganglienblockern eine pharmakologische Denervation des Herzens erzielt werden. Dank der Automatie des Herzens kann aber selbst das denervierte Herz eine adäquate Leistung erbringen. Eine rasche reflektorische Änderung des Herzzeitvolumens ist jedoch unter Ganglienblockertherapie nicht möglich.

Sympathikomimetika

Faktisch alle Sympathikomimetika sind mit den natürlich vorkommenden, an den Sympathikusendigungen (Noradrenalin) und im Nebennierenmark freigesetzten neurohumoralen Wirkstoffen (Noradrenalin und Adrenalin) verwandt. Ihre kardiale Wirkung kann nicht isoliert, sondern nur im Zusammenhang mit der peripheren Wirkung, insbesondere auf die Widerstandsgefäße im großen Gefäßbett der quergestreiften Muskulatur, betrachtet werden. Dazu wiederum ist eine kurze Darstellung der Rezeptormechanismen notwendig.

Man nimmt an, daß Sympathikomimetika an spezifischen Rezeptoren der Zellen, den α- und β-Rezeptoren, angreifen. Eine Aktivierung der α-Rezeptoren bewirkt eine Verengung der Widerstandsgefäße im peripheren Gefäßbett des Körperkreislaufs, wozu auch die Gefäße der quergestreiften Muskulatur zählen. Im Herzen gibt es keine α-Rezeptoren von Bedeutung. Eine Aktivierung der β-Rezeptoren bewirkt eine Erweiterung der Widerstandsgefäße im peripheren Gefäßbett und ist auch für alle direkten kardialen Wirkungen sympathikomimetischer Amine verantwortlich, da das Herz eigentlich nur β-Rezeptoren enthält. Zu diesen direkten Wirkungen zählen ein positiv chronotroper und inotroper Effekt, eine Beschleunigung der Erregungsleitung, eine merkliche Steigerung der Automatie im Reizleitungssystem und den Herzmuskelfasern sowie eine Weiterstellung der Kranzgefäße. Darüber hinaus kommt es aufgrund der direkten Wirkungen zu einer Erhöhung der Herzfrequenz, des Schlag- und Minutenvolumens sowie evtl. zum Auftreten von Arrhythmien, die von Extrasystolen über ventrikuläre Tachykardien bis zum Kammerflimmern reichen können. Gleichzeitig wird *Phosphorylase b* in die aktive *Phosphorylase a* umgewandelt, wodurch *Glykogen* abgebaut wird, das das Herz über glykolytische Prozesse und den Krebs-Zyklus (S. 36) mit Energie versorgt. Eine Erhöhung des Herzminutenvolumens erfolgt auf Kosten einer vermehrten Energieutilisation und eines vermehrten Sauerstoffverbrauchs.

Besondere Beachtung verdient der Mechanismus, über den Amine mit sympathikomimetischer Wirkung, die an den β-Rezeptoren des Myokards angreifen, Phosphorylase aktivieren. Die grundlegenden Arbeiten von Sutherland u. Rall und ihrer Mitarbeiter haben dafür großes Interesse geweckt. Das physiologische Geschehen sowie die pharmakologischen Substanzen, die die β-Rezeptoren aktivieren, *aktivieren* auch das Enzym *Adenylzyklase*, dessen Substrat Adenosintriphosphat (ATP) ist. Bei der Reaktion des Enzyms mit seinem Substrat entsteht das zyklische 3′-5′-Adenosin-Monophosphat *(3′-5′-cAMP)*, das seinerseits an der Umwandlung der inaktiven Phosphorylase b in die aktive Phosphorylase a beteiligt ist.

Die Folge ist ein rascher Glykogenabbau und ein stark vermehrtes Energieangebot an die Herzmuskelzelle (S. 36). Zyklisches 3′-5′-AMP wird wiederum rasch durch ein anderes Enzym, nämlich eine spezifische *Phosphodiesterase inaktiviert*. Die Wirkungsdauer eines Adenylzyklaseaktivators kann also sehr kurz sein. In der Tafel ist die Reaktionskette dargestellt.

(Fortsetzung auf Seite 103)

Wirkung verschiedener Pharmaka auf das Herz

(Fortsetzung von Seite 102)

Der positiv inotrope und chronotrope kardiale Effekt sympathikomimetischer Amine steht in sehr engem Zusammenhang mit der Aktivierung von Adenylzyklase. Es wurde daher die Hypothese aufgestellt, daß Adenylzyklase im Herzen als β-Rezeptor wirkt oder zumindest mit den kardialen β-Rezeptoren in Beziehung steht. Wenn also die Aktivierung von Phosphorylase für die positiv inotrope und chronotrope Wirkung der Sympathikomimetika verantwortlich ist, würde dies bedeuten, daß das pharmakodynamische Geschehen dem Stoffwechselvorgang nachgeordnet ist. Dem steht die Hypothese entgegen, daß das pharmakodynamische Geschehen dem Stoffwechselvorgang vorangeht, und zwar aufgrund einer zweifachen Wirkung der *Katecholamine,* nämlich einmal einer Steigerung der Herzleistung und zum anderen einer dem erhöhten Bedarf entsprechenden Energiebereitstellung. Manches spricht dafür, daß beide dieser Wirkungsmechanismen über das zyklische AMP ablaufen, was sich leicht beweisen ließe, wenn nachgewiesen werden könnte, daß das zyklische 3′-5′-AMP die gleichen myokardialen Effekte erzeugen kann wie die Katecholamine. Leider dringt aber zyklisches 3′-5′-AMP nicht in die Zelle ein.

Sympathikomimetika unterscheiden sich stark in ihrer kardialen ebenso wie in ihrer peripheren Wirkung und damit auch in ihrer Gesamtwirkung auf das kardiovaskuläre System. Die *Noradrenalin-, Adrenalin-* und *Isoproterenol*wirkung ist in vereinfachter Form in der folgenden Tabelle dargestellt:

Substanz	Kardiale β-Rezeptoren	Vaskuläre α-Rezeptoren	Vaskuläre β-Rezeptoren
Noradrenalin	+	++	–
Adrenalin	++	+	++
Isoproterenol	+++	–	+++

Aus den Angaben dieser Tabelle läßt sich die Gesamtwirkung der einzelnen Substanzen auf das Herz-Kreislauf-System rekonstruieren. *Noradrenalin* bewirkt eine merkliche *Steigerung* des *peripheren Widerstands* und damit infolge der *Engerstellung der peripheren Gefäße* eine *Erhöhung* des *systolischen, diastolischen* und mittleren Arteriendruckes. Über kompensatorische Reflexbahnen vom Karotissinus und dem Aortenbogen wird der *Vagus* aktiviert und die sympathikotone Wirkung auf das Herz eingeschränkt. Dadurch kann es *trotz mäßiger Erregung der β-Rezeptoren* zu einer *Senkung der Herzfrequenz* bei unverändertem oder geringerem *Herzzeitvolumen* kommen. Die Folge ist eine *verminderte Durchblutung der Peripherie.* Durch die *gesteigerte Automatie* können *Arrhythmien* auftreten. *Adrenalin* erregt vorwiegend die *β*-Rezeptoren und *erweitert* bestimmte periphere Gefäße, so daß der *diastolische Druck sinkt.* Kardial überwiegt die chronotrope Wirkung, wodurch die *Herzfrequenz* trotz einer evtl. *reflektorischen, vagotonen Hemmung steigt.* Damit und aufgrund des positiv inotropen Effekts *steigen* sowohl das *Herzzeitvolumen* als auch der *systolische Arteriendruck* deutlich an. Der mittlere Arteriendruck nimmt im Vergleich zu Noradrenalin weniger stark zu. Die *Durchblutung der Peripherie* ist zwar in den meisten Bereichen *vermehrt,* in einigen jedoch, z.B. in der *Haut,* stark *vermindert. Isoproterenol* wiederum *stimuliert die β-Rezeptoren im peripheren Gefäßbett, ohne an den α-Rezeptoren anzugreifen,* und bewirkt so eine deutliche *Senkung des diastolischen Druckes.* Der stark positive chronotrope und inotrope Effekt *steigert das Herzzeitvolumen.* Dadurch bleibt der *systolische Druck* konstant bzw. ist *leicht angehoben,* während der *mittlere Arteriendruck sinkt.* Die *periphere Durchblutung* ist merklich *gesteigert.*

Bestimmten Sympathikomimetika, z.B. Phenylephrin und Methoxamin, fehlt die β-Rezeptor-erregende Wirkung. Der durch sie bewirkte Blutdruckanstieg kommt einzig und allein durch Erregung der α-Rezeptoren zustande, wodurch der periphere Gefäßwiderstand erhöht wird. Die kardialen Reaktionen (in erster Linie Bradykardie) sind rein reflektorisch. Sie können aber dennoch bei der Behandlung von Arrhythmien (z.B. supraventrikulären Tachykardien) ausgenützt werden. Schließlich gibt es noch eine Gruppe von Sympathikomimetika, die weder α- noch β-Rezeptoren erregen, sondern ihre Wirkung indirekt durch Freisetzung von Noradrenalin aus den Speichergranula in den *sympathischen* Nervenendigungen entfalten. Der freigesetzte neurohumorale Wirkstoff greift dann am Rezeptor an. Beispiele dafür sind Amphetamin und Tyramin. Sie kommen nicht aufgrund ihrer kardialen Wirkung als Pharmaka in Frage, sind aber wegen ihrer Nebenwirkungen auf das Herz in Betracht zu ziehen.

Aus dem Vorstehenden wird deutlich, daß die Sympathikomimetika, eine Gruppe verwandter Substanzen, sehr unterschiedliche Eigenschaften besitzen. Der erfahrene Therapeut wird also jene Verbindungen auswählen, die der jeweiligen Situation am besten entsprechen. Bei der Behandlung eines kardiogenen Schocks wird z.B. mit einer reinen α-Rezeptoren-erregenden Substanz kaum mehr zu erreichen sein als eine Blutdruckkosmetik, da der periphere Gefäßwiderstand erhöht, die Durchblutung lebenswichtiger Organe (z.B. der Nieren) vermindert und zusätzlich das Herz belastet wird. Eine reine β-Rezeptoren-erregende Substanz hingegen würde die periphere Durchblutung und das Herzzeitvolumen deutlich vermehren und adäquate systolische und mittlere Blutdruckwerte gewährleisten. Das Arrhythmierisiko kann man dabei durch vorsichtige Dosierung vermindern.

α-Rezeptoren-blockierende Substanzen. Reine α-Rezeptorenblocker wirken weder direkt auf den Herzmuskel noch können sie eine reflektorische Sympathikusaktivität oder die Wirkung von Sympathikomimetika auf das Herz blockieren. Sie werden hier erwähnt, weil sie bei therapeutischer Anwendung systemische Reaktionen (z.B. Blutdrucksenkung) auslösen, die reflektorisch zu einer Erregung der kardialen β-Rezeptoren führen können.

β-Rezeptoren-blockierende Substanzen. Wirksame und organspezifische β-Rezeptorenblocker wie Propranolol wurden erst in jüngerer Zeit entwickelt; ihre therapeutische Wirkungsbreite ist noch nicht endgültig geklärt. Sie wirken insofern auf das Herz, als sie verhindern, daß die β-Rezeptoren auf neurohumorale Wirkstoffe aus den sympathischen Nervenendigungen und auf injizierte Sympathikomimetika reagieren. Damit wird die Sympathikuskomponente der reflektorischen Reaktion des Herzmuskels und seines Reizleitungssystems blockiert. Pharmaka wie Isoproterenol sind z.B. bei einer Blockade der β-Rezeptoren unwirksam.

Wie bei allen Substanzen, die neurohumorale Wirkstoffe blockieren, hängt ihre Wirkungsintensität vom Aktivitätstonus des Rezeptors ab, an dem sie angreifen. Bei gesteigertem Sympathikotonus auf das Herz wäre z.B. zu erwarten, daß β-Rezeptorenblocker eine negativ inotrope und chronotrope Wirkung entfalten, die Automatie schwächen, die Glykogenolyse blockieren usw. Dies läßt sich auch tatsächlich im Tierexperiment und am Menschen nachweisen.

Zur Zeit konzentriert sich das therapeutische Interesse an β-Rezeptorenblockern in der Hauptsache auf ihre Brauchbarkeit bei der Behandlung von Angina pectoris und Herzarrhythmien. Ihre Anwendung bei Angina pectoris beruht auf einem simplen und logischen Schluß: Das vermehrte Herzzeitvolumen und damit die vermehrte Arbeit und der gesteigerte Sauerstoffverbrauch des Herzmuskels bei physischer und psychischer Belastung hängen weitgehend mit einer gesteigerten sympathikotonen Erregung des Herzens zusammen. Bei Patienten mit verminderter Koronarperfusion muß eine wirksame β-Rezeptorenblockade also einen gewissen Schutz bieten. Wie viele andere Wirkstoffe auch ist jedoch ein wirksamer β-Rezeptorenblocker ein zweischneidiges Schwert. Für Patienten mit beginnender Herzinsuffizienz und geringer Reservekraft ist die positiv inotrope und chronotrope Wirkung der sympathikotonen Erregung des Myokards wichtig zur Bewältigung der täglichen Arbeit. Wird dieser wichtige sympathische Reflexmechanismus durch eine wirksame β-Rezeptorenblockade ausgeschaltet, kann es vorzeitig zur Dekompensation kommen.

Die günstige Wirkung einer β-Rezeptorenblockade bei der Behandlung von Arrhythmien ist pharmakologisch wohlbegründet. Da sympathische Impulse die Reizbildung und -leitung beschleunigen und die Automatie fühlbar erhöhen, könnten verschiedene Arrhythmieformen durch eine Abschwächung der Sympathikusimpulse über den Weg einer β-Rezeptorenblockade günstig beeinflußt werden. Dies hat sich auch bestätigt, und zwar bei Arrythmien infolge Überdigitalisierung, bei paroxysmaler Vorhoftachykardie, bei Vorhofflimmern und -flattern sowie bei Kammerextrasystolen. Überraschenderweise ist diese Wirkung jedoch offenbar nicht ausschließlich der Blockade der β-Rezeptoren zuzuschreiben. Vielmehr besitzen die β-Rezeptorenblocker anscheinend die gleichen Eigenschaften wie konventionelle antiarrhythmische Substanzen, z.B. Chinidin und Procainamid (eine Diskussion dieser beiden Substanzen folgt). Ihre Brauchbarkeit bei der Behandlung von Arrhythmien kann also evtl. auf zwei verschiedene Wirkungsmechanismen zurückzuführen sein.

Sonstige Mechanismen zur Modifizierung der adrenergen Aktivität. Im letzten Jahrzehnt hat sich unsere Kenntnis der neurohumoralen Transmission ungemein vertieft. Zu Beginn der fünfziger Jahre beschäftigte man sich in erster Linie mit der Blockade der postsynaptischen Rezeptorzellen, z.B. im Falle der adrenergen Nerven α- und β-Rezeptoren. In neuerer Zeit wandte sich die Forschung insbesondere jenen Vorgängen zu, die der Freisetzung neurohumoraler Wirkstoffe durch das *Nervenaktionspotential* vorangehen. Dazu zählen die Biosynthesekette des neurohumoralen Wirkstoffs und die an der Biosynthese beteiligten Enzyme, Aufnahme und Speicherung von neurohumoralen Wirkstoffen sowie von ATP in speziellen Speicherstätten an den Nervenendigungen, Freisetzung des gespeicherten neurohumoralen Wirkstoffs durch das Nervenaktionspotential und schließlich die Vorgänge, die die Wirkung des neurohumoralen Wirkstoffs am endgültigen postsynaptischen Rezeptor beenden. Bei letzterem Vorgang geht es im Falle von *Noradrenalin* um die Frage Diffusion, Abbau und Wiederaufnahme in die Nervenendigungen.

In der Zwischenzeit wurde eine Vielzahl von Substanzen entdeckt, die in die im Vorstehenden beschriebene, komplexe Reaktionskette eingreifen und somit die Aktivität des sympathischen Nervensystems beeinflussen können. Ihr Hauptanwendungsbereich liegt in der Behandlung der Hypertonie und in der Ausnützung ihrer zentralnervösen Wirkung, spielen im Zentralnervensystem doch adrenerge Mechanismen eine wesentliche, allerdings noch wenig geklärte Rolle. Schon aus der Tatsache, daß Substanzen, die in zentrale adrenerge Mechanismen eingreifen können, sich bei der Therapie der Schizophrenie und der Depressionszustände bewähren, läßt sich ihre Bedeutung ermessen. Wie zu erwarten, haben diese Substanzen Nebenwirkungen auf das Herz. Dafür seien einige wenige markante Beispiele genannt.

Reserpin. Dieses vielfach zur Behandlung der Hypertonie verwendete Alkaloid erweist sich auch bei der Schizophrenie als wirksam, wurde jedoch in letzterem Fall weitgehend durch andere Pharmaka ersetzt. Es *blockiert den Transport des neurohumoralen Wirkstoffs Noradrenalin zu den Speicherstätten* und *ermöglicht so seine Inaktivierung durch Monoaminooxydase bzw. Katechol-O-Methyltransferase,* so daß die adrenergen Nerven an Noradrenalin verarmen. Dadurch werden die der Innervation des Herzens dienenden *adrenergen Nervenimpulse in Abhängigkeit* von der jeweils gegebenen Dosis *weniger wirksam.* Als Folge kommt es zu Bradykardie, vermindertem Herzzeit-

(Fortsetzung auf Seite 104)

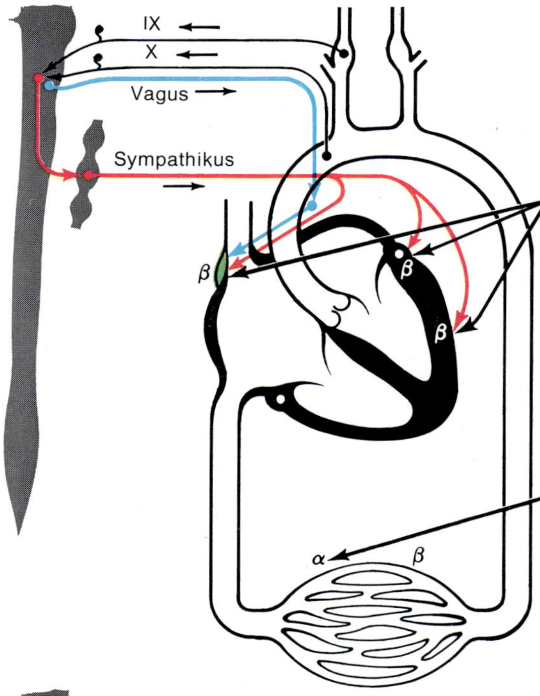

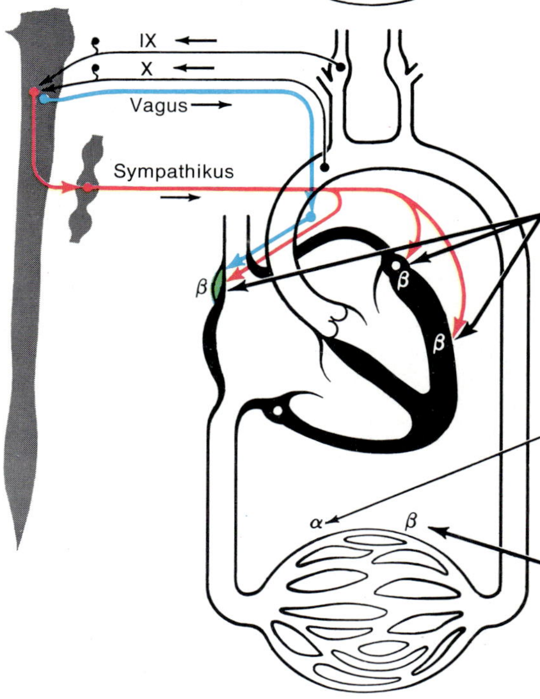

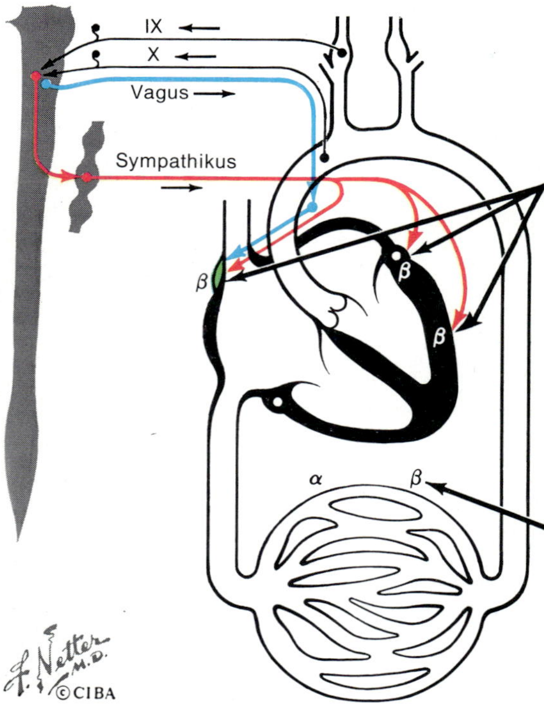

Substanz – Wirkungsmodus	direkte Wirkung	reflektorische Wirkung	daraus resultieren
Noradrenalin			
Herz: mäßige Stimulierung der β-Rezeptoren	Erhöhung der Herzfrequenz, der Kontraktionskraft und des Koronardurchflusses Steigerung der Automatie	Senkung der Herzfrequenz trotz Einfluß auf β-Rezeptoren	vermindertes bzw. gleichbleibendes Herzzeitvolumen Arrhythmien
Gefäßbett: starke Stimulierung der α-Rezeptoren	Vasokonstriktion Erhöhung des peripheren Gefäßwiderstandes		steigender diastolischer Blutdruck sinkender peripherer Durchfluß steigender systolischer Blutdruck
Adrenalin			
Herz: starke Stimulierung der β-Rezeptoren	Erhöhung der Herzfrequenz Erhöhung der Kontraktionskraft Erhöhung des Koronardurchflusses Steigerung der Automatie	Kompensation der Barorezeptoraktivität durch starke Stimulierung der β-Rezeptoren	erhöhtes Herzzeitvolumen steigender systolischer Blutdruck Arrhythmien
Gefäßbett: teils schwache, teils starke Stimulierung der α-Rezeptoren starke Stimulierung der β-Rezeptoren	Vasodilatation (Muskel) Vasokonstriktion (Haut) Herabsetzung des peripheren Gefäßwiderstandes		sinkender diastolischer Blutdruck teils erhöhter, teils herabgesetzter peripherer Durchfluß
Isoproterenol			
Herz: besonders starke Stimulierung der β-Rezeptoren	Erhöhung der Herzfrequenz starke Erhöhung der Kontraktionskraft Erhöhung des Koronardurchflusses Steigerung der Automatie	zusätzliche Steigerung der Kontraktionskraft	stark erhöhtes Herzzeitvolumen steigender systolischer Blutdruck sinkender mittlerer Blutdruckwert Arrhythmien
Gefäßbett: keine Stimulierung der α-Rezeptoren, besonders starke Stimulierung der β-Rezeptoren	Vasodilatation Verringerung des peripheren Gefäßwiderstandes		stark sinkender diastolischer Blutdruck deutlich erhöhter peripherer Durchfluß

Noradrenalinsynthese, -ausschüttung, -aufnahme und -inaktivierung an adrenergen Nervenendigungen und deren pharmakologisch induzierte Veränderungen

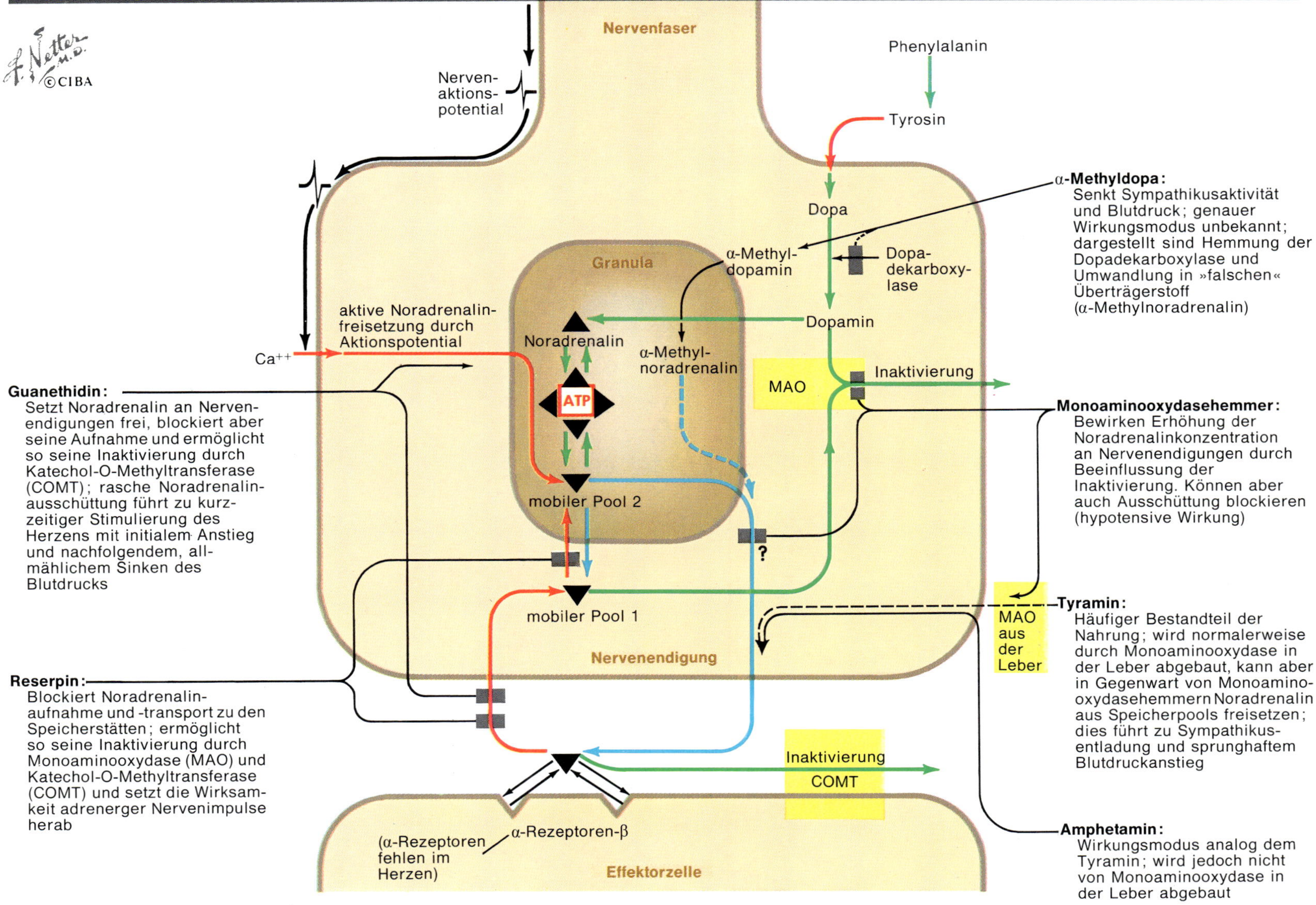

Wirkung verschiedener Pharmaka auf das Herz

(Fortsetzung von Seite 103)

volumen, Beeinträchtigung der Sympathikuskomponente der kompensatorischen kardiovaskulären Reflexe und Blutdrucksenkung.

Guanethidin. Auch dieses Pharmakon wird häufig zur Hypertoniebehandlung herangezogen und greift vorwiegend an den Sympathikusnervenendigungen an. Es besitzt die Fähigkeit, *Noradrenalin aus den Speicherstätten der peripheren adrenergen Nerven freizusetzen.* Allerdings müssen auch noch andere Wirkungsmechanismen im Spiel sein, da sich eine Hemmung der Reaktionen auf adrenerge Nervenimpulse bereits vor dem Katecholaminabbau nachweisen läßt. Manches spricht auch dafür, daß die *Noradrenalinaufnahme* an den peripheren Sympathikusnervenendigungen *gestört* ist, so daß Noradrenalin *durch Katechol-O-Methyltransferase inaktiviert werden kann.*

Die Wirkung von *Guanethidin* entspricht der einer starken Hemmung der Sympathikusaktivität. Bei rascher bzw. hochdosierter Gabe wird aufgrund der *raschen Ausschüttung des neurohumoralen Wirkstoffs aus den Speichern kurzzeitig die Herztätigkeit angeregt und der Blutdruck angehoben.* Darauf *folgt* mit dem Schwächerwerden der Reaktion auf die Sympathikusaktivität ein *allmähliches Absinken des Blutdrucks.* Die über den Sympathikus vermittelten kardiovaskulären Reflexe sind deutlich unterdrückt, und es stellt sich häufig eine orthostatische Hypotonie ein. Da auch das Herzzeitvolumen sinken kann, sind Pharmaka dieses Typs bei Patienten mit Myokard- bzw. Niereninsuffizienzen mit Vorsicht anzuwenden.

Guanethidin besitzt ferner die einmalige Eigenschaft, am Übergang von der Sympathikusnervenendigung zum Erfolgsorgan eine pharmakologische Denervation auszulösen. Dadurch kommt es unter Guanethidinbehandlung zu einer Hypersensibilität gegenüber Adrenalin, Noradrenalin sowie überhaupt allen Sympathikomimetika, die direkt am Rezeptor angreifen, und damit zu einer übersteigerten Wirkung dieser Pharmaka auf das Herz.

α-Methyldopa. α-Methyldopa ist ein weiteres Pharmakon aus der Reihe jener Substanzen, die an der peripheren *Nervenfaser* angreifen und die *Sympathikusaktivität* dämpfen, woraus sich seine *antihypertensive Wirkung* erklärt. Ursprünglich wurde angenommen, daß α-Methyldopa über eine Hemmung der *Dopadekarboxylase* die Syntheserate und Speicherung von Noradrenalin in den Nervenendigungen des Sympathikusstrangs herabsetze. Diese an sich bestechende biochemische Erklärung läßt sich jedoch nicht mit den Beobachtungsdaten in Einklang bringen, so daß der Wirkungsmodus von α-Methyldopa auch heute noch ein Rätsel ist. Möglicherweise liegen die gleichen anabolen Vorgänge vor wie bei *Dopa,* wobei das Endprodukt, *α-Methylnoradrenalin,* in den Nervenendigungen gespeichert und durch Sympathikusreize freigesetzt wird. Da es jedoch nicht die pharmakodynamischen Eigenschaften von Noradrenalin besitzt, wirkt es als *falscher Transmitter.* Auch gegen diese durchaus einleuchtende Hypothese sprechen einige experimentelle Beobachtungen.

Die kardiovaskuläre Wirkung von α-Methyldopa ist komplex. Es beeinflußt die reflektorische Sympathikusaktivität nicht so stark wie andere Pharmaka, z.B. Guanethidin, dafür sind Ödembildung und Stauungsinsuffizienzen infolge der Salz- und Wasserretention bei α-Methyldopa etwas häufiger als bei anderen antihypertensiven Substanzen.

Monoaminooxydasehemmer (MAO-Hemmer). Monoaminooxydasehemmer werden zwar in erster Linie als Antidepressiva verwendet. Sie beeinflussen jedoch auch den Herz-Kreislauf-Apparat und sollen deshalb hier kurz besprochen werden. Der Katecholaminabbau erfolgt in der Hauptsache im Sinne der Desaminierung durch Monoaminooxydase. In Gegenwart eines Monoaminooxydasehemmers wird Noradrenalin in den Granula und im Axoplasma angereichert. Dadurch können Pharmaka, die Noradrenalin indirekt aus den peripheren Nervenendigungen freisetzen (z.B. *Amphetamin* und *Tyramin*), eine übersteigerte Sympathikusentladung auslösen.

Tyramin ist therapeutisch kaum brauchbar, ist aber ein häufiger Bestandteil der Nahrung. Da es normalerweise durch die *Monoaminooxydase in der Leber* abgebaut wird, erreicht es nie in größeren Mengen den peripheren Kreislauf. Unter MAO-Hemmertherapie geht diese wichtige Schutzfunktion der Leber jedoch verloren, so daß Nahrungsmittel mit einem hohen Tyramingehalt, wie z.B. Käse, zu einer generalisierten *Sympathikusentladung* führen können. Von dieser Entladung wird besonders das Herz-Kreislauf-System betroffen, so daß es in Folge eines raschen, starken *Anstiegs* des Herzzeitvolumens und des *Blutdrucks* zu einer tödlichen zerebralen Blutung kommen kann.

Paradoxerweise senken MAO-Hemmer den Blutdruck und finden daher in begrenztem Rahmen Anwendung als antihypertensive Medikamente. Der dieser Wirkung zugrunde liegende Mechanismus ist nicht bekannt. *(Fortsetzung auf Seite 106)*

Wirkungsweise von Digitalisglykosiden auf das insuffiziente Herz

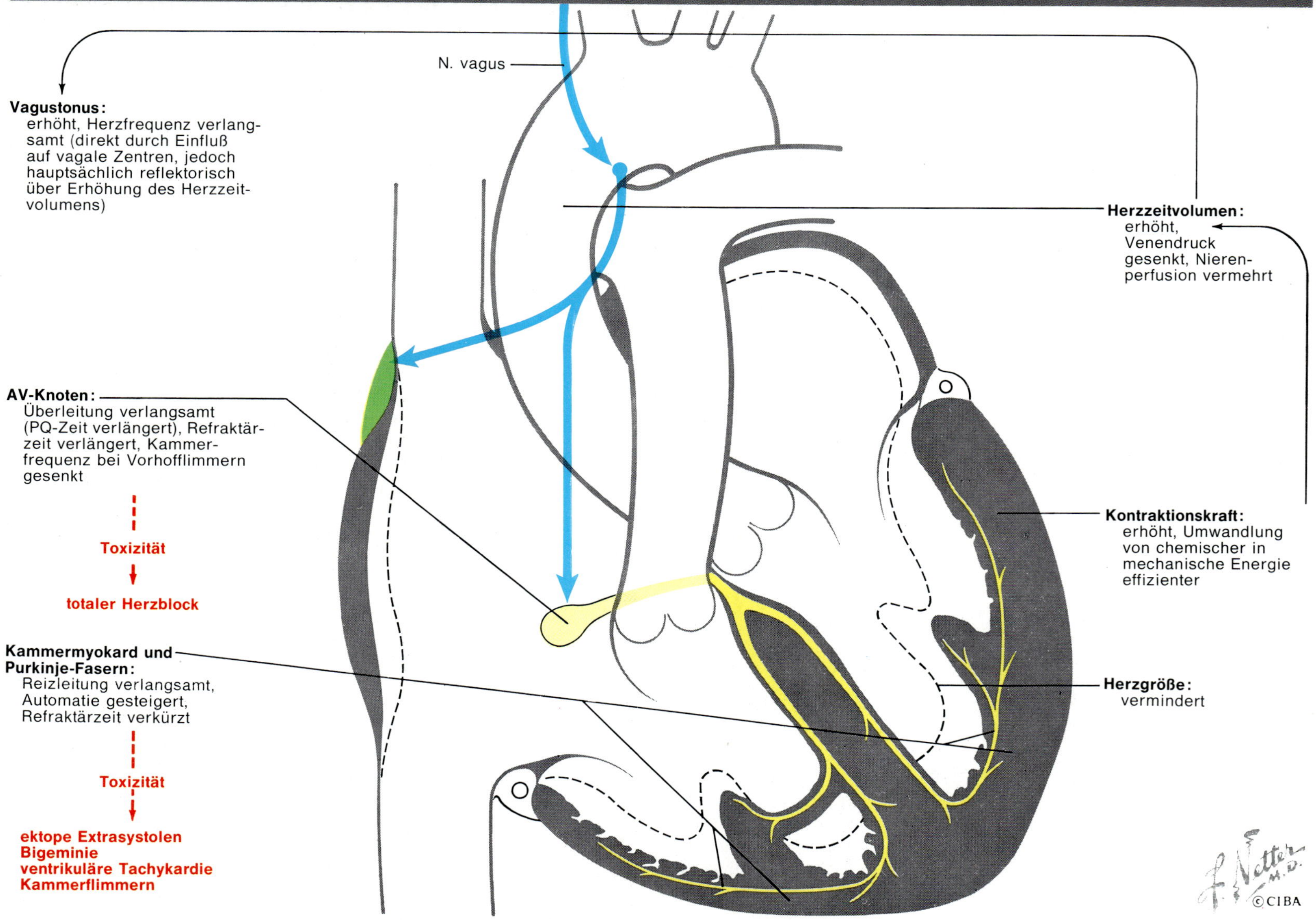

Wirkung verschiedener Pharmaka auf das Herz

(Fortsetzung von Seite 105)

Parasympathikomimetika

Parasympathikomimetika besitzen eine ausgeprägte, allerdings katastrophale Wirkung auf den Herzmuskel und sind therapeutisch nicht oder kaum zu gebrauchen. Am Sinusknoten wirken sie im Sinne einer Verlangsamung der Reizbildung bis zum Herzstillstand. Am AV-Knoten verlangsamen sie die Reizleitung bis zum totalen AV-Block. Ob sie eine direkte, negativ inotrope Wirkung auf den Herzmuskel ausüben, ist umstritten; Anzeichen dafür mehren sich jedoch. Neben ihrer kardialen Wirkung greifen sie auch in der Peripherie im Sinne einer deutlichen Herabsetzung des peripheren Gefäßwiderstandes ein. Aus dieser kombinierten Wirkung ergibt sich ein starker Abfall des Blutdrucks. Manche Parasympathikomimetika, wie z.B. Methacholin, erweisen sich gelegentlich zur Beherrschung eines paroxysmalen Tachykardieanfalls als brauchbar, stehen aber in der Liste der Medikamente der Wahl zur Behandlung dieses Krankheitsbildes sicher an letzter Stelle.

Parasympathikolytika. Unter den natürlich vorkommenden Parasympathikolytika kommt Atropin und Scopolamin die größte Bedeutung zu. Das Gebiet der Parasympathikolytika erwies sich jedoch für Pharmazeuten und Chemiker als unerhört ergiebig, so daß zumindest 25 Substanzen dieses Wirkungsmodus synthetisiert werden konnten. Die kardiale Wirkung dieser Substanzen beruht auf der Hemmung des Vagotonus an allen peripheren Rezeptoren. Atropin kann in kleinsten Dosen zu einer paradoxen Bradykardie infolge Erregung der medullären Vaguskerne führen. In der üblichen therapeutischen Dosierung bewirkt es hingegen eine Tachykardie durch Blockierung der vagotonen Erregung des Sinusknotens. Die Reaktionsintensität hängt dabei von der Dosierung und der Stärke des Vagotonus ab. Atropin kann auch die Wirkung cholinerger Nervenimpulse und parasympathikomimetischer Substanzen auf das Reizleitungssystem blockieren. Bei kardiovaskulären Krankheiten sind Parasympathikolytika kaum von therapeutischer Bedeutung, außer in jenen seltenen Fällen, in denen die Anomalie vagal bedingt ist.

Xanthine

Die Xanthine, besonders Theophyllin, wegen der positiven kardialen Wirkung am häufigsten in der Form von Aminophyllin verwendet, üben einen stark positiven, inotropen und chronotropen Einfluß auf den Herzmuskel aus. Beim gesunden Versuchstier kann die positiv chronotrope Wirkung durch eine zentral vagale Erregung überdeckt sein. Xanthine können auch die Automatie des Myokards verstärken und zu ektopen Kammerextrasystolen führen. Der positiv inotrope Effekt der Xanthine geht mit einer Erhöhung des Sauerstoffverbrauchs einher. Die kardiale Wirkung ähnelt also der der Katecholamine, hält jedoch länger an, da Katecholamine rasch vom Organismus abgebaut werden. Die Wirkungsgleichheit der Xanthine und Katecholamine ist nicht allein auf den Herzmuskel beschränkt: Xanthine bewirken z.B. eine Erschlaffung der glatten Muskulatur, insbesondere der Bronchialmuskel, sowie eine Dilatation der Gefäße im peripheren Gefäßbett. Sie wirken also in vieler Hinsicht ähnlich wie die Katecholamine auf die β-Rezeptoren. Auf der Enzymebene wirken Xanthine als hochwirksame Hemmer des Enzyms Phosphodiesterase, das zyklisches 3′-5′-AMP abbaut. (Die Rolle von 3′-5′-cAMP bei der Aktivierung der β-Rezeptoren durch Katecholamine wurde an anderer Stelle S. 102 beschrieben.) Möglicherweise besitzen Xanthine auch eine indirekte Wirkung im Sinne einer Potenzierung der Sympathikusimpulse.

Ungeachtet des Wirkungsmechanismus der Xanthine steht fest, daß der positiv inotrope Effekt dieser Substanzen für die Therapie der akuten Linksherzinsuffizienz von großem Wert ist. Xanthine bewirken nämlich eine deutliche Steigerung des Herzzeitvolumens. Ihre Wirkung setzt nahezu sofort nach der intramuskulären Gabe ein und hält lange genug an, so daß Dauermaßnahmen, wie z.B. eine intravenöse Digitalisierung, ergriffen werden können.

Über den Einfluß der Xanthine auf die Koronardurchblutung finden sich in der Literatur widersprüchliche Angaben. Es steht zwar fest, daß die Koronardurchblutung durch Xanthine gesteigert wird; ob es sich dabei um einen sekundären Effekt infolge des gesteigerten Stoffwechselgeschehens oder um eine direkte Wirkung handelt, ist jedoch ungeklärt. Xanthine erhöhen allerdings auch den Sauerstoffbedarf des Herzens. Ihre Brauchbarkeit bei der Therapie der Koronarinsuffizienz ist sehr umstritten.

(Fortsetzung auf Seite 107)

Wirkung verschiedener Pharmaka auf das Herz

(Fortsetzung von Seite 106)

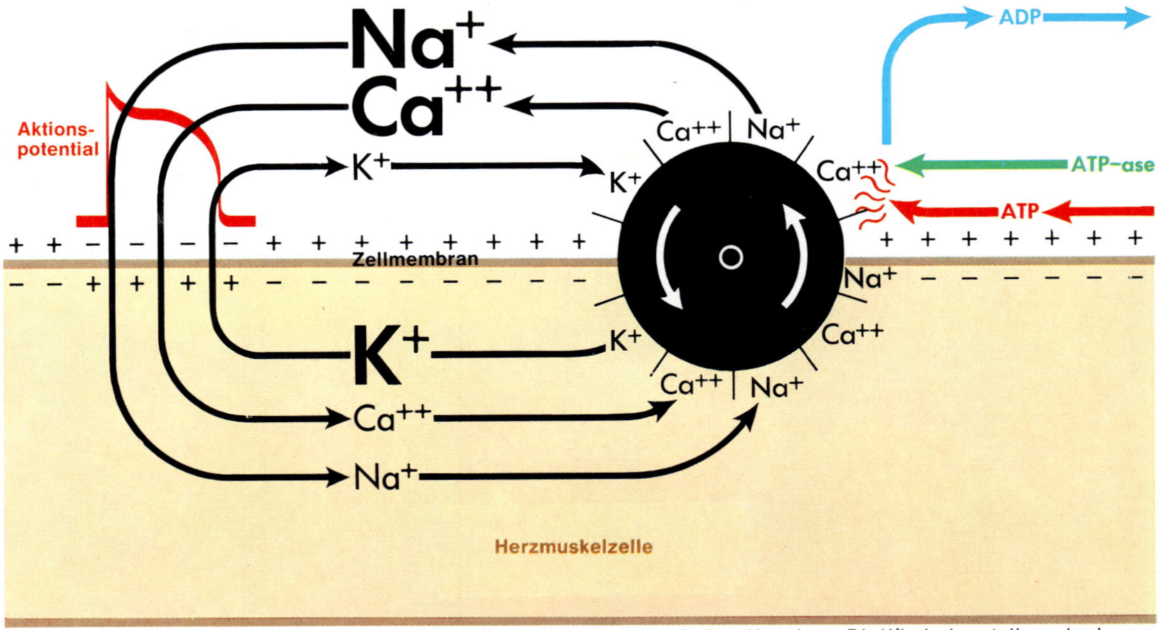

Natrium- und Kalziumionenkonzentration sind außerhalb der Herzmuskelzelle in Ruhe höher als im Zellinnern. Für Kalium gilt das Gegenteil. Die Depolarisation ermöglicht eine passive Diffusion von Na^+ und Ca^{++} in die Zelle und von K^+ aus der Zelle. Die abrupte Konzentrationssteigerung der Ca^{++} gilt als kritischer Moment bei der elektromechanischen Kopplung. Die Wiederherstellung des Ionengleichgewichts im Ruhezustand erfolgt durch aktiven Ionentransport; die Energie dafür liefert ATP. Über einen bisher ungeklärten Mechanismus setzt ATP-ase die phosphatgebundene Energie aus ATP frei. ATP wird dabei zu ADP umgewandelt

Digitalisglykoside

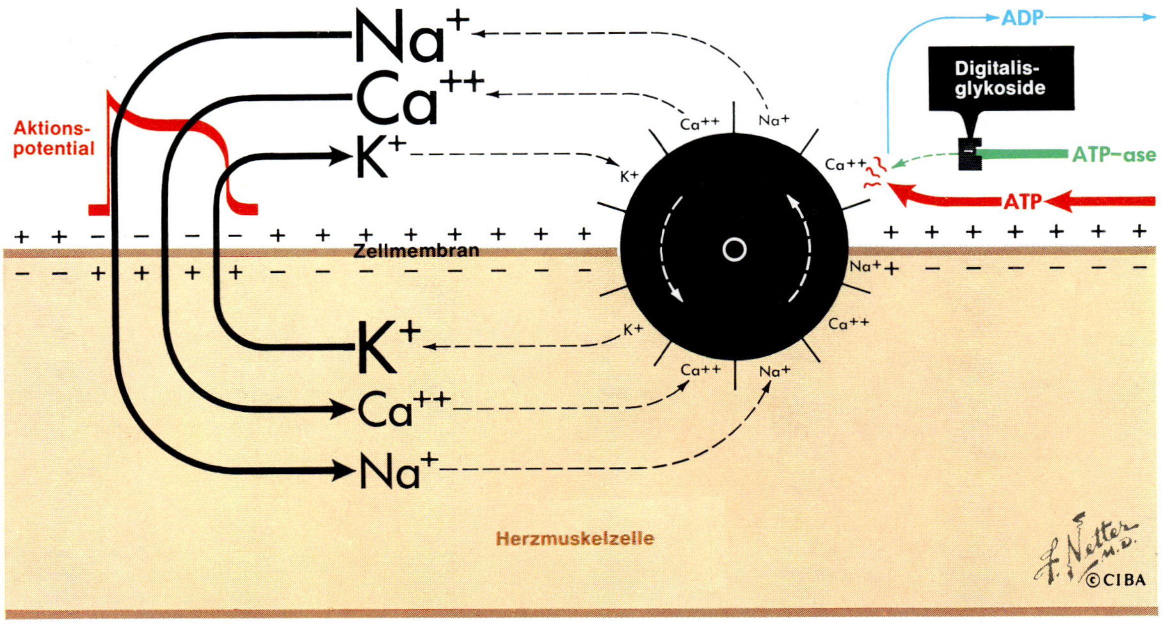

Digitalisglykoside hemmen offenbar die ATP-ase-Wirkung, wodurch ein stärkerer Nettoeinstrom von Ca^{++} und Na^+ und ein stärkerer Nettoausstrom von K^+ bewirkt wird. Dadurch entsteht intrazellulär eine erhöhte Ca^{++}- und Na^+- sowie eine verminderte K^+-Konzentration. Möglicherweise liegt dieser Mechanismus der durch Digitalisglykoside bewirkten Steigerung der Kontraktionskraft zugrunde. Er erklärt zumindest die erhöhte Anfälligkeit des digitalisierten Herzens für Hypokaliämie und Hyperkalzämie

Digitalisglykoside und verwandte Herzglykoside sind mit Abstand die bedeutendsten Substanzen mit Herzwirksamkeit. Digitalisglykoside wirken auf das Herz in zweifacher Hinsicht: (1) haben sie eine positiv inotrope Wirkung auf das insuffiziente Herz und (2) einen deutlichen Einfluß auf das Reizleitungssystem und die Myokardautomatie.

Dem positiv inotropen Effekt ist der positive Einfluß dieser Substanz bei *Stauungsinsuffizienzen* ohne Reizleitungsstörungen zuzuschreiben. Durch die *Stärkung der Kontraktionskraft steigt das Herzzeitvolumen,* die *Herzgröße nimmt ab,* der *Venendruck sinkt,* und Ödemflüssigkeit wird infolge der *verbesserten Nierenperfusion* ausgeschieden.

Die positiv inotrope Wirkung von Digitalis auf das insuffiziente Herz ist insofern einmalig, als der Sauerstoffbedarf der deutlichen Verbesserung der Herzarbeit bzw. des Herzzeitvolumens nicht parallel erhöht wird. Digitalis steigert also auf ein oder die andere Weise die Fähigkeit der insuffizienten Herzmuskelfaser, *chemische* in *mechanische Energie* umzuwandeln. Der dieser verbesserten Energieutilisation zugrunde liegende Mechanismus hat die Wissenschaft lange Zeit beschäftigt. Es wurden denn auch zahllose, nicht ausreichend fundierte Theorien vorgebracht. Digitalis besitzt auf der Enzymebene die einmalige Eigenschaft, die Natrium-Kalium-Adenosintriphosphatase (ATP-ase) zu hemmen. Nun wird angenommen, daß die ATP-ase in engem Zusammenhang mit der Energiebereitstellung für den Ionentransport steht. Während der Depolarisation der Myokardzellmembran ändert sich die Membranpermeabilität, und jene Kationen, deren extrazelluläre Konzentration höher ist als im Zellinneren, d.h. in erster Linie Na^+ und Ca^{++}, strömen rasch in die Zelle ein. Umgekehrt werden Kationen mit höherer intrazellulärer Konzentration aus dem Zellinneren ausgeschwemmt (S. 48). Letzteres betrifft insbesondere K^+. Zur Wiederherstellung des Ionengleichgewichts ist ein aktiver Ionentransport nötig; die dazu erforderliche Energie wird in irgendeiner Weise durch ATP-ase kontrolliert. Eine Hemmung der ATP-ase durch herzwirksame Glykoside würde also das Kationenmilieu der Herzmuskelfaser durch eine Erhöhung des Na^+- und Ca^{++}-Einstroms sowie des K^+-Ausstroms verändern. An dem zwischen der Depolarisation der Herzmuskelfaser und dem Kontraktionsprozeß ablaufenden Geschehen (elektromechanische Kopplung) ist das Kalziumion beteiligt. Fehlt Kalzium, wird der Herzmuskel zwar depolarisiert, es kommt jedoch nicht zur Kontraktion. Es wäre daher naheliegend, die positiv inotrope Wirkung von Digitalis mit einer Nettoerhöhung des Kalziumeinstroms in die Herzmuskelzelle in Beziehung zu setzen, unter der Annahme, daß Kalzium in irgendeiner Weise die Effizienz des Kontraktionsvorgangs steigert.

Einer Änderung des Ionengehalts der Herzmuskelzelle und des Reizleitungssystems sind möglicherweise auch das nachhaltige Eingreifen herzwirksamer Glykoside in die Reizleitung sowie die verschiedenen mit diesen Substanzen auslösbaren Arrhythmien zuzuschreiben. Der Einfluß der Herzglykoside auf Herzfrequenz und -rhythmus ist zwar klinisch auswertbar, eine Überdosierung führt allerdings zur Intoxikation mit all ihren schwerwiegenden Folgen. Bei Sinusrhythmus mit kompensatorischer Sinustrachykardie *verlangsamt* Digitalis merklich die Herzfrequenz. Wie alle Glykoside erregt es die *vagalen Zentren* in der Medulla oblongata. Dieser Effekt spielt jedoch bei der Verlangsamung der Herzfrequenz keine wesentliche Rolle. Vielmehr ist durch die Erhöhung des Herzzeitvolumens eine kompensatorische Tachykardie nicht mehr nötig, denn die Herzfrequenz normalisiert sich, sobald das Fördervolumen zur Deckung des Sauerstoffbedarfs der Gewebe ausreicht.

Digitalisglykoside greifen nachhaltig in die Reizleitung ein. Ihre komplexe Wirkung sei hier lediglich anhand der markantesten Effekte erläutert.

Niedrige Digitalisdosen beschleunigen die Reizleitungsgeschwindigkeit im Vorhof, hohe Dosen verlang-

(Fortsetzung auf Seite 108)

Wirkung verschiedener Pharmaka auf das Herz

(Fortsetzung von Seite 107)

samen sie. Die *Reizleitung* durch den *AV-Knoten* wird infolge der *stärkeren vagotonen* Hemmung und eines *direkten extravagalen* Effekts der Substanz auf den AV-Knoten stark gebremst. Dies manifestiert sich in einer *Verlängerung der PQ-Zeit* und kann bis zum partiellen oder *totalen AV-Block* fortschreiten. Bei hoher Dosierung herzwirksamer Glykoside wird auch die *Erregungsleitung in den Purkinje-Fasern gedämpft.* Dieser Effekt tritt bereits ein, bevor die *Reizleitung im Herzmuskelgewebe* selbst *beeinträchtigt* ist. Digitalis beeinflußt auch die Refraktärzeit verschiedener Herzgewebe. Im Vorhof wird die Wirkung weitgehend von der Beeinflussung des Vagotonus bestimmt. Die *Refraktärzeit im AV-Knoten* ist deutlich *verlängert,* woraus sich bei *Vorhofflimmern* die *Senkung der Kammerfrequenz* nach Digitalisierung erklärt. Im Ventrikel verkürzen Digitalisglykoside die *Refraktärzeit.* Dies zeigt sich elektrokardiographisch an der verkürzten QT-Strecke. Das Kammermyokard ist von dieser Wirkung jedoch nicht gleichmäßig betroffen und kann somit zur Auslösung von Kammerextrasystolen beitragen.

Eine der nachhaltigsten Wirkungen von Digitalis, die auch die Ursache für die zahlreichen schweren Arrhythmien nach Überdosierung darstellt, ist die ausgeprägte Erhöhung der Automatie der Purkinje-Fasern und der Fasern des Arbeitsmyokards. Zu den Arrhythmien infolge einer Automatiesteigerung zählen in der Reihenfolge ihres Schweregrades: gelegentliche *Extrasystolen,* gekoppelte Extrasystolen *(Bigeminie),* monotope und polytope *ventrikuläre Tachykardie.* Mit zunehmender Kammereigenfrequenz wird die Erregungsausbreitung im Kammermyokard gestört, wodurch es zum *Kammerflimmern* kommt. Die hier dargestellten Digitaliswirkungen rufen charakteristische elektrokardiographische Veränderungen hervor, die diagnostisch bedeutsam sind (S. 69).

Wie bereits erwähnt, steht die Herzwirksamkeit von Digitalis, d.h. sein Einfluß auf Kontraktionskraft, Erregungsleitung und Automatie, offenbar in engem Zusammenhang mit einer Änderung des intrazellulären Kationenmilieus der Herzmuskelzelle. Daher können Störungen des Elektrolythaushalts die Wirkung von Herzglykosiden auf die Erregungsleitung und auf die Automatie verstärken. Eine negative K^+-Bilanz steigert die Digitalistoxizität. Da herzwirksame Glykoside häufig in Kombination mit Diuretika verschrieben werden, die die renale K^+-Ausscheidung fördern, muß Sorge für eine ausreichende K^+-Zufuhr getroffen werden. Bei Digitalisintoxikation und negativer K^+-Bilanz bessert sich der Zustand nach Auffüllen des K^+-Defizits. Umgekehrt potenziert eine Hyperkalzämie die Digitalistoxizität.

Mit Digitalis hat der Arzt ein äußerst wertvolles Medikament an der Hand. Die therapeutische Breite dieses Medikaments ist jedoch sehr gering, denn die zweifache volltherapeutische Dosis kann bereits tödlich sein. Diese relativ geringe Sicherheitsspanne kann durch eine Änderung des Elektrolytgehalts in der extrazellulären Flüssigkeit noch verschärft werden. Es ist selbstverständlich, daß digitalisierte Patienten eine sorgfältige und individuelle Überwachung brauchen. Mit Digitalis wird wahrscheinlich am häufigsten Mißbrauch getrieben. Daher muß der Arzt über eine genaue Kenntnis der einmaligen therapeutischen und toxischen Eigenschaften dieses wichtigsten kardiotonen Medikaments verfügen. Abschließend ist noch zu betonen, daß der einzige Unterschied zwischen den vielen verschiedenen herzwirksamen Glykosidpräparaten im Wirkungseintritt und in der Wirkungsdauer besteht. Keines der verfügbaren Präparate bietet jedoch einen Vorteil in bezug auf das Verhältnis zwischen therapeutischer und toxischer Dosis.

Medikamentöse Therapie der Angina pectoris

Die Suche nach hochwirksamen Medikamenten zur Behandlung und Prophylaxe der Angina pectoris beschäftigt Pharmakologen und Therapeuten schon lange, geht es doch darum, die Brauchbarkeit verfügbarer Präparate und deren Wirkungsmechanismus zu erforschen. Es ist heute wohl erwiesen, daß die Angina pectoris auf einem Mißverhältnis zwischen dem Sauerstoffbedarf und dem Sauerstoffangebot des Herzmuskels beruht, wodurch es lokal zu ischämischen Bezirken kommt. Als Abhilfe bietet sich dementsprechend entweder eine Erhöhung des Sauerstoffangebots an den ischämischen Bezirk oder eine Verminderung des Sauerstoffbedarfs an. So lag es also nahe, die Therapie der Angina pectoris auf hochwirksame, kranzgefäßerweiternde Substanzen zu begründen. Da *Nitroglyzerin* mit Abstand die wirksamste Substanz in der Prophylaxe und Therapie der Angina pectoris ist und pharmakologisch primär im Sinne einer direkten, nicht spezifischen Relaxation der glatten Gefäßmuskulatur wirkt, gab man sich bis vor kurzem damit zufrieden, die Wirksamkeit der Nitroglyzerine einfach der Steigerung der Koronardurchblutung zuzuschreiben, um so mehr, als die Relaxation der Koronargefäße mit verschiedenen Methoden nachgewiesen und eine Erhöhung der Koronardurchblutung in Präparaten mit normaler Elastizität des Koronarbettes festgestellt werden kann. Übersehen wurde dabei, daß die Autoregulation der Koronardurchblutung ein wesentliches physiologisches Merkmal darstellt und wahrscheinlich kein Medikament imstande ist, den peripheren Gefäßwiderstand in den Kranzgefäßen stärker zu reduzieren als der physiologische Reiz der inadäquaten Perfusion selbst. Es mag daher sehr wohl sein, daß die Pharmakologie auf der Suche nach stets wirksameren Vasodilatatoren den falschen Weg gegangen ist und vergessen hat, daß das wertvollste Therapeutikum bereits seit nahezu 100 Jahren verwendet wird. Mit anderen Worten, es ist keineswegs erwiesen, daß eine Dilatation der Koronargefäße bei der Therapie der Angina pectoris pharmakologisch entscheidend ist und therapeutisch wirksame Substanzen ihre Wirksamkeit aus ihrem gefäßerweiternden Effekt beziehen.

Es wäre zweifellos verlockend, an dieser Stelle eine apodiktische Aussage über den Wirkungsmechanismus von Nitroglyzerin bei der Prophylaxe und Therapie der Angina pectoris zu machen; mit Sicherheit kann jedoch nur über seine Wirksamkeit gesprochen werden. Zahllose Untersuchungen haben erwiesen, daß Nitroglyzerin die Belastungstoleranz vor Auftreten einer Myokardhypoxie erhöhen kann, wie sich auch aus dem elektrokardiographischen Befund zeigt. Wird Nitroglyzerin vor einer Phase erhöhter Aktivität genommen, läßt sich häufig ein sicher zu erwartender pektanginöser Anfall vermeiden. Darüber hinaus beseitigt eine wirksame sublinguale Dosis des Medikaments innerhalb von 2 Minuten den pektanginösen Schmerz. Die Wirksamkeit kann gesteigert werden, wenn das Medikament in der kurzen, dem pektanginösen Schmerz vorangehenden Prodromalphase mit dem charakteristischen Druckgefühl auf der Brust genommen wird.

Dennoch erhöht bei den meisten Patienten mit eindeutig anginösen Beschwerden Nitroglyzerin offenbar nicht die Koronarperfusion. Es scheint vielmehr, als wäre der periphere Widerstand der Kranzgefäße »fixiert«, möglicherweise als Folge des ausgeprägten gefäßerweiternden Effekts der Myokardischämie (s. oben). Die Koronardurchblutung nimmt auch mit sinkendem Herzzeitvolumen und Blutdruck ab. Dies ist Folge des verminderten venösen Rückstroms und des sinkenden Kammer- und Herzzeitvolumens.

BRUNTON, auf den die Verwendung von Amylnitrit bei der Therapie der Angina pectoris zurückgeht, schrieb im Jahre 1867 den pektanginösen Schmerz »einem Mißverhältnis zwischen der Arbeitsleistung des Herzens und seiner Leistungsfähigkeit« zu. In diesem Sinne wäre eine Entlastung des Herzens sicher ebenso wirksam wie die Erhöhung der Koronarperfusion. Dies könnte im übrigen sehr wohl die Grundlage für die Wirksamkeit von Nitroglyzerin sein. Allerdings wurde wiederholt nachgewiesen, daß Nitroglyzerin die Leistungsfähigkeit vor Auftreten des pektanginösen Schmerzes bzw. vor der Registrierung elektrokardiographischer Anzeichen einer Myokardischämie erhöht. Bei forcierter Belastung sinkt weder das Herzzeitvolumen, noch macht sich die blutdrucksenkende Wirkung der Substanz bemerkbar. Möglicherweise bewirken die *Nitrite* eine Umlenkung der Koronardurchblutung in den ischämischen Bezirk. Die großen Kranzgefäße unterliegen nicht der Autoregulation. Dennoch werden sie unter der Wirkung von Nitroglyzerin erweitert. Die großen arteriosklerotischen Gefäße reagieren wahrscheinlich nicht, weil sie krankhaft verändert sind. Die ischämischen Myokardbezirke können jedoch zumindest z.T. über Kollaterale von benachbarten, intakten Koronargefäßen versorgt werden. Werden diese Gefäße durch Nitroglyzerin erweitert, kann mehr Blut durch Kollaterale in den ischämischen Myokardbezirk geleitet werden. Möglicherweise ist die Wirksamkeit von Nitroglyzerin wenigstens teilweise diesem Mechanismus zuzuschreiben.

Nitroglyzerin hat eine Wirkungsdauer von ungefähr 30 Minuten. *Erythritoltetranitrat* kann nach sublingualer Anwendung die Belastungstoleranz mehr als 2 Stunden lang verbessern. Die Wirkung tritt jedoch nicht so verläßlich ein wie bei Nitroglyzerin. Die Wirksamkeit *organischer Langzeitnitrate* nach oraler Gabe ist bei der Prophylaxe von anginösen Anfällen weit schwieriger zu belegen. Sie läßt sich in der Regel nur empirisch anhand schriftlicher Aufzeichnungen der Patienten über die Anfallshäufigkeit und Abhängigkeit von Nitroglyzerin ermitteln. Ein erhöhter Sauerstoffbedarf des Herzens kann ja vielerlei Ursachen haben: In erster Linie sind es Angstzustände und psychische Belastung, die zu einer vermehrten Sympathikus- und Nebennierenaktivität führen und das Herz belasten. Daher wird jedwede Medikation mit der Zusicherung des Arztes, daß sie auch wirksam sei, sich bereits günstig auswirken, da sie dem Patienten die Angst nimmt. Daraus erklärt sich auch die hohe Erfolgsquote von Scheinmedikamenten bei Angina pectoris, die bis zu 50% erreicht. Unter diesen Umständen ist zum Nachweis der Wirksamkeit von Langzeitpräparaten eine sehr sorgfältig kontrollierte Untersuchung nötig. Trotz fehlender, eindeutiger Beweise für die Wirksamkeit der Langzeitnitrate werden sie routinemäßig verschrieben und stellen in Ermangelung wirksamerer Verbindungen ein wertvolles Therapeutikum dar.

Neben den Nitriten wurden für die Therapie der Angina pectoris verschiedene andere Verbindungen herangezogen. Vasodilatatoren anderer Zusammensetzung erwiesen sich jedoch durchweg als weniger wirksam. MAO-Hemmer sollen angeblich die Anfallshäufigkeit reduzieren. Ihr Wirkungsmechanismus ist aber nicht geklärt und ihre Wirksamkeit nicht nachgewiesen. *Xanthine* können zwar die Koronardurchblutung erhöhen, wie bereits an anderer Stelle erwähnt wurde, erhöhen aber gleichzeitig die Herzmuskelarbeit und sind deshalb für die Beherrschung pektanginöser Anfälle kaum von Vorteil. Die pharmakologischen Grundlagen der Verwendung von β-Rezeptorenblockern, z.B. *Propranolol,* wurden bereits besprochen. Neuere Präparate haben die Gefahren der Anwendung deutlich vermindert.

Medikamentöse Behandlung der Arrhythmien

Vereinfacht ausgedrückt kommen Herzrhythmusstörungen durch eine Störung der Reizleitung und/oder der Reizbildung zustande. Bei bestimmten Leitungsstörungen, z.B. bei totalem Herzblock infolge einer Läsion des Reizleitungssystems, können Pharmaka wie Isoproterenol lediglich die Automatie verstärken und damit die Reizbildungsfrequenz an einem ektopen Herd erhöhen. Deshalb ist bei derartigen Arrhythmieformen an die Stelle der medikamentösen Therapie der elektrische Schritt-

(Fortsetzung auf Seite 109)

Wirkung verschiedener Pharmaka auf das Herz

(Fortsetzung von Seite 108)

macher getreten. Es gibt jedoch Arrhythmieformen, die medikamentös beherrscht werden können; ihre Wiederkehr kann durch eine prophylaktische Behandlung unter Ausnützung der pharmakologischen Wirkung bestimmter Substanzen auf die Reizbildung, Leitungsgeschwindigkeit und Refraktärzeit vermieden werden. Im Folgenden soll versucht werden, den heutigen Stand der Pathophysiologie der Arrhythmien kurz zu umreißen und Charakteristika der prophylaktisch und therapeutisch wirksamen Pharmaka darzulegen.

Zunächst soll daran erinnert werden, daß viele Zellen des Herzens eine Automatie besitzen. Dazu zählen in erster Linie die Zellen des Sinusknotens, bestimmte Zellen des Vorhofgewebes und des AV-Knotens sowie die Zellen des His-Purkinje-Systems. Alle sog. Automatiezellen besitzen eine potentielle Schrittmacheraktivität. Die Membranpotentiale der Automatiezellen unterscheiden sich in einem wesentlichen Punkt von den Potentialen der den Kontraktionsvorgang ausführenden Zellen der Arbeitsmuskulatur. Elektrokardiographisch ist bei unipolarer Ableitung von einer isolierten Herzfaser (S. 48) zu sehen, daß die Zellmembran nach der Repolarisation polarisiert bleibt (diastolische Polarisation). Die Depolarisation beginnt erst mit dem nächsten Impuls, der das Membranpotential vom diastolischen Ruhepotential auf den die Depolarisation auslösenden kritischen Wert reduziert (Schwellenpotential). In den Fasern der Arbeitsmuskulatur entspricht das Schwellenpotential ungefähr −65 Millivolt. Bei den Automatiefasern zeigt die unipolare Ableitung einen wichtigen Unterschied auf: die Membran bleibt nach der Repolarisation nicht polarisiert. Es tritt vielmehr eine allmähliche, spontane Depolarisation ein. Ist das Schwellenpotential erreicht, wird das charakteristische *Aktionspotential* ausgelöst und fortgeleitet. Die Entladungsfrequenz eines Schrittmachers hängt von 3 Faktoren ab: (1) von der Geschwindigkeit der spontanen Depolarisation während der Phase 4 (S. 48), (2) vom initialen Ruhepotential und (3) vom Schwellenpotential. Davon kommt dem ersten Faktor die größte Bedeutung zu. Je rascher die spontane Depolarisation abläuft, desto früher wird das Schwellenpotential erreicht und desto höher wird die Reizbildungsfrequenz. Angenommen, die spontane Depolarisation läuft bei konstanter Geschwindigkeit ab: Bei hyperpolarisierter Membran wird das Schwellenpotential dann später erreicht werden als bei einer partiell depolarisierten Membran. Ebenso kann natürlich eine Änderung des Schwellenpotentials bei konstanten sonstigen Gegebenheiten die Entladungsfrequenz ändern.

Im Normalfall ist die Automatie im Sinusknoten am stärksten ausgeprägt. Die Reizbildungsfrequenz im Sinusknoten bestimmt denn auch die Herzfrequenz. Änderungen der Herzfrequenz sind Folge einer geänderten Vagus- oder Sympathikusaktivität (Azetylcholin- bzw. Noradrenalinausschüttung). Diese beiden neurohumoralen Wirkstoffe beeinflussen die elektrischen Eigenschaften des Schrittmachers in genau der erwarteten Weise.

Obzwar der Sinusknoten im intakten Herzen als spontaner Schrittmacher dominiert, kann aufgrund verschiedener physikalischer und chemischer Veränderungen im Myokard die Automatie verstärkt werden. Dies ist sehr häufig der Fall und erklärt, warum auch Herzgesunde infolge einer lokalen Automatiesteigerung in einem potentiellen Schrittmacher entlang des Reizleitungssystems Extrasystolen haben können. Sie sind in der Regel meist klinisch bedeutungslos. Bei einer ausgeprägten und anhaltenden Änderung der Automatie können jedoch Pulsus alternans und hochgradige Tachykardien auftreten.

Die Automatie kann durch verschiedene physikalische Vorgänge gesteigert werden. Darunter kommt der Dehnung (S. 39) die größte Bedeutung zu. Aufgrund der Dehnung zeigt das erweiterte insuffiziente Herz meist eine ektope Schrittmacheraktivität, die nach erfolgter Rekompensation mit Digitalis verschwindet, obwohl Digitalis an sich eine automatiefördernde Wirkung besitzt. Die Automatie kann auch bei niedrigem pH, erhöhter pCO_2 und verringerter pO_2 gesteigert sein. Eine geänderte extrazelluläre Kaliumionenkonzentration kann sowohl das diastolische Potentialmaximum als auch die Steilheit der Phase 4 beeinflussen. Daher werden ektope Schrittmacher bei Hypokaliämie gefördert, bei Hyperkaliämie unterdrückt. Auch Kalziumionen spielen eine wesentliche Rolle. Bei erhöhter Kalziumionenkonzentration verschiebt sich das Schwellenpotential nach unten. Ist die Kalziumionenkonzentration jedoch vermindert, steigt nicht nur das Schwellenpotential, sondern auch die Steilheit der Phase 4 nimmt zu. Azetylcholin verringert die Steilheit der Phase 4 und bewirkt eine Hyperpolarisation der Membran. Daher erfolgt die Reizbildung langsamer. Dies wirkt sich in erster Linie auf den Sinusknoten und die Automatiefasern des Vorhofs aus. Die Automatie der Fasern des His-Purkinje-Systems wird hingegen durch Azetylcholin kaum beeinflußt. Dementsprechend ist eine Erhöhung der reflektorischen Vagusaktivität bei der Beherrschung supraventrikulärer Tachykardien oft wirksam, hat aber bei ventrikulären Tachykardien kaum therapeutischen Wert. Verstärkte Sympathikusaktivität bzw. Katecholamininjektionen erhöhen deutlich die Automatie durch ausgeprägte Steigerung der Steilheit der Phase 4. Dieser Effekt betrifft das gesamte Reizleitungssystem und müßte eigentlich zu einer hochgradigen Sinustachykardie führen. Wird jedoch die Automatie im supraventrikulären Bereich reflektorisch über die Vagusaktivität gedämpft, entstehen mono- oder polytope Schrittmacher im Ventrikel, die hochgradige, evtl. tödliche Arrhythmien auslösen. Digitalis bewirkt eine deutliche Steigerung der Automatie im His-Purkinje-System. In hohen Dosen kann es auch einen AV-Block auslösen. Dies erklärt das Zustandekommen der lebensbedrohlichen ventrikulären Tachykardien bei Überdigitalisierung. Auch eine kreisende Erregung kann Ursache von Arrhythmien sein. Zu einer kreisenden Erregung kommt es, wenn ein Impuls an refraktären Gewebsbezirken, gleich welcher Ursache die Refraktärität ist, abgelenkt wird. Er kann bei entsprechend langem Weg und entsprechend niedriger Leitungsgeschwindigkeit seinen Entstehungsort bei der Rückkehr bereits wieder erregbar vorfinden, so daß eine sich perpetuierende Arrhythmie entsteht. Vorhofflattern kann in manchen Fällen so ausgelöst werden. Vorhofflimmern ist angeblich auf eine zu hohe Entladungsfrequenz eines ektopen Herdes zurückzuführen, der das Vorhofmyokard nicht mehr folgen kann, so daß keine koordinierte Kontraktion zustande kommt. Es kann jedoch evtl. auch durch eine kreisende Erregung ausgelöst werden.

Bei der kreisenden Erregung ist nicht unbedingt ein langer Leitungsweg Voraussetzung, sie kann auch infolge eines Verletzungsstroms auftreten, und zwar, wenn benachbarte Fasern verschieden schnell repolarisiert werden (z.B. wenn eine Faser u.U. infolge einer Koronarinsuffizienz nicht genug Sauerstoff erhält, eine benachbarte jedoch von der Hypoxie nicht betroffen ist). Dadurch entsteht eine Potentialdifferenz, die so groß sein kann, daß die bereits repolarisiert werdende Zelle wieder erregt wird. Ist einmal die synchrone Erregung unterbrochen, sind die Voraussetzungen für eine wiederholte gegenseitige Erregung der betroffenen Zellen gegeben. Dieser Mechanismus liegt möglicherweise den bei Myokardinfarkten auftretenden hochgradigen Arrhythmien zugrunde.

Hochgradige Arrhythmien können schließlich auch infolge einer Änderung der Impulsausbreitung auftreten. Wenn z.B. die Impulsausbreitung in einem Ast des Purkinje-Systems normal vor sich geht, in einem anderen infolge eines Blocks jedoch verlangsamt erfolgt, kann der langsamer übergeleitete Impuls eine Kammermyokardzelle nach bereits erfolgter normaler Erregung neuerlich erregen, so daß als Reaktion auf den langsamer übergeleiteten Impuls neuerlich eine Kontraktion erfolgt; dadurch entsteht ein Pulsus alternans.

Die medikamentöse Therapie der Arrhythmien stützt sich im wesentlichen auf 4 Substanzen. Digitalis verlangsamt, wie bereits an früherer Stelle ausgeführt, die Überleitung, so daß weniger Impulse den AV-Knoten passieren. Als antifibrillatorische Substanz wird es nahezu ausschließlich zur Therapie von supraventrikulären Tachykardien sowie Vorhofflattern und -flimmern verwendet. Digitalis kann zwar die Arrhythmie an sich nicht beenden, verlangsamt jedoch die Kammerfrequenz. Im folgenden wird auf Digitalis nicht mehr eingegangen.

Zu den vier bedeutendsten antifibrillatorischen Substanzen zählen ferner Chinidin, Procainamid und Lidocainhydrochlorid. Letzteres wird intravenös bei akuten Arrhythmien gegeben, die beiden erstgenannten Substanzen bei akuten Arrhythmien und zur Prophylaxe. Allen gemeinsam sind 4 Eigenschaften, die ihrer antiarrhythmischen Wirksamkeit zugrundeliegen, in manchen Fällen jedoch auch Arrhythmien auslösen können: (1) nachhaltige Schwächung der Automatie ektoper Herde infolge einer Senkung der Repolarisationsgeschwindigkeit (Phase 4), (2) Erhöhung der Erregbarkeitsschwelle, (3) Verlängerung der »effektiven« Refraktärzeit durch Verzögerung der Repolarisation während der Phase 2 oder 3 des Elektromyogramms und (4) Verlangsamung der Reizleitungsgeschwindigkeit.

Automatie. Bei Arrhythmien infolge ektoper Schrittmacher ist die Wirksamkeit von Chinidin und verwandter Substanzen wahrscheinlich auf eine Änderung der Automatie zurückzuführen. Bemerkenswert ist, daß Chinidin eine spontane Schrittmacheraktivität ektoper Herde nachhaltiger beeinflußt als die normale Reizbildung im Sinusknoten. Dies ist wahrscheinlich mit seiner parasympathikolytischen Wirkung zu erklären, die die Automatie des Sinusknotengewebes ja an sich stärkt.

Erregbarkeit. Eine Erhöhung der Erregbarkeitsschwelle ist mit Chinidin und verwandten Substanzen nur bei hoher Dosierung zu erreichen. Theoretisch können damit Arrhythmien infolge einer geänderten Automatie bzw. infolge einer kreisenden Erregung bei Vorliegen eines Verletzungsstroms günstig beeinflußt werden. In letzterem Fall ist jedoch von einer Verlängerung der Refraktärzeit mehr Erfolg zu erwarten.

Refraktärzeit. Der nachhaltige Einfluß von Chinidin und verwandten Substanzen auf die Refraktärzeit stellt eine wesentliche Eigenschaft aller antiarrhythmischen Substanzen dar, der auch ihre Wirksamkeit bei Arrhythmien infolge einer kreisenden Erregung zuzuschreiben ist. Kommen Vorhofflattern oder -flimmern z.B. durch eine kreisende Erregung zustande, ist der Wiedereintritt des Impulses in erregbares Gewebe Voraussetzung für das Weiterbestehen der pathologischen Erregungsausbreitung. Wenn nun die Refraktärzeit verlängert werden kann, findet der an seinen Entstehungsort zurückkehrende Impuls kein erregbares Gewebe vor, und das Flimmern kommt zum Stillstand. Dies gilt auch für eine kreisende Erregung infolge eines Verletzungsstroms.

Verlangsamung der Leitungsgeschwindigkeit. Dieser Effekt hat nur wenig mit den antiarrhythmischen Eigenschaften von Chinidin und verwandten Substanzen zu tun. Wenn nämlich bei einer kreisenden Erregung die Leitungsgeschwindigkeit verlangsamt, die Refraktärzeit jedoch nicht in gleichem Maße verlängert wird, findet die Erregungsfront immer wieder erregbares Gewebe vor.

Im Zeitalter der Elektronik ist die Therapie der Arrhythmien nicht auf den Einsatz von Medikamenten beschränkt geblieben. Die Elektroschocktherapie wird denn auch mehr und mehr zur Beherrschung von Vorhofflattern und -flimmern, supraventrikulären und ventrikulären Tachykardien und Kammerflimmern herangezogen. Dennoch werden Pharmaka auch in Zukunft eine wichtige Rolle in der Prophylaxe der Arrhythmien spielen und neue, noch wirksamere Substanzen entwickelt werden.

(Fortsetzung von Seite 112)

tel-Steiß-Länge (SSL) (Sitzhöhe). Während der Fetalperiode, also vom 3. Monat bis zum Termin, können zusätzlich die Scheitel-Fersen-Länge (SFL) (Stehhöhe) und das Gewicht angegeben werden.

Erste embryonale Entwicklungsphase

Beim Menschen ebenso wie bei den meisten Primaten erfolgt die Befruchtung wahrscheinlich im proximalen Abschnitt des Eileiters in der Nähe seiner Fimbrien zirka 12 bis 24 Stunden nach der Ovulation. Von dort wird das befruchtete Ei durch rhythmische Kontraktionen des Eileiters und den Flimmerschlag der Epithelauskleidung in den Uterus befördert. Dies dauert ungefähr 4 Tage. Währenddessen teilt sich das Ei mehrmals, ohne dabei jedoch merklich an Größe zu gewinnen, und besteht bei seinem Eintritt in den Uterus bereits aus einer Zellanhäufung *(Morula).*

Im Uterus nimmt die Morula Flüssigkeit aus ihrer Umgebung auf und vergrößert sich zu einem *Blastozysten.* Blastozysten bestehen aus einer einschichtigen Wand aus abgeflachten Zellen, *Trophoblast,* und einer an einer Seite liegenden inneren Zellmasse, *Embryoblast.* Mit dem Trophoblasten liegt der Blastozyst am *Gebärmutterepithel* an. Auch die Implantation in das Endometrium erfolgt später über den Trophoblasten. Die Trophoblastenzellen beginnen sich bald in einen *Zyto-* und *Synzytiotrophoblasten* zu differenzieren und bilden schließlich die äußere Embryonalhaut (Chorion) und den fetalen Abschnitt der *Plazenta.* Der Embryo entwickelt sich aus der inneren Zellmasse, die auch an der Bildung des *Amnions* und des *Dottersacks* Anteil hat.

Bald nach der Nidation differenzieren sich die Zellen der inneren Zellmasse in zwei Schichten – ein inneres Keimblatt aus mehr oder minder abgeflachten Zellen *(Entoderm)* und ein äußeres aus hochzylindrischen Zellen *(Ektoderm).* Beide Keimblätter zusammen bilden die zweiblättrige Keimscheibe. Ungefähr zur gleichen Zeit entsteht zwischen der inneren Zellmasse und dem sie überlagernden Trophoblasten ein Spalt, die *Amnionhöhle,* die mit den zylindrischen Ektodermzellen der Keimscheibe und den vom Trophoblasten abstammenden Amnioblasten ausgekleidet ist.

In die Blastozystenhöhle wandern entlang der Innenseite Entodermzellen aus der inneren Zellmasse ein, kleiden sie aus und bilden den *primären Dottersack.* Gleichzeitig oder jedenfalls kurz darauf lösen sich die Entodermzellen des primären Dottersacks vom Trophoblasten. Dazwischen tritt netzartiges *extraembryonales Mesoderm.* Der eigentliche Embryo besteht nun aus einer zweiblättrigen Keimscheibe, von dessen Zellen sich sämtliche *intraembryonalen* Gewebe herleiten, nämlich (1) aus dem aus zylindrischen Zellen aufgebauten Ektoderm, das mit den (2) kubischen, das Dach des primären Dottersacks bildenden Entodermzellen verhaftet ist. Die restlichen den Dottersack auskleidenden Entodermzellen stehen mit dem extraembryonalen Mesoderm in Verbindung und bilden die Heuser-Membran*.

Die ursprünglich kleinen Spalträume im extraembryonalen Mesoderm werden bald größer und konfluieren *(extraembryonales Zölom),* mit Ausnahme eines mesodermalen Stiels, der die Verbindung zwischen dem Amnion und dem Trophoblasten schafft. Dieser mesodermale Stiel wird später zum *Haftstiel.*

Mit der Bildung des extraembryonalen Zöloms teilt sich das extraembryonale Mesoderm in zwei Schichten – die den Trophoblasten und einen Teil des Amnion auskleidende parietale *Somatopleura* und die den Dottersack bedeckende viszerale *Splanchnopleura.*

Um diese Zeit wird ein Großteil des primären Dottersacks abgeschnürt, wodurch der wesentlich kleinere sekundäre Dottersack sowie eine Reihe von (Exozöl-) *Zysten* entstehen.

An dem später einmal das Kopfende der zweiblättrigen Keimscheibe bildenden Abschnitt verdickt sich das Entoderm zur *Prächordalplatte.* Ihr Auftreten ist das erste Anzeichen einer Zweiseitensymmetrie der Keimscheibe. Am gegenüberliegenden Ende beginnen Ektodermzellen zu wuchern und zwischen Ektoderm und Entoderm einzuwandern. Damit entsteht das dritte Keimblatt, *intraembryonales Mesoderm.* Eine genaue Beschreibung des Entstehungsvorgangs und des Aussehens sowie der Bedeutung des *Primitivknotens (Hensen-Knoten),* des *Primitivstreifens* und des *Chordafortsatzes* übersteigt den Rahmen dieses Werkes. Es soll daher nicht näher darauf eingegangen werden.

Die Mesodermzellen schieben sich zwischen Ektoderm und Entoderm ein und wandern in lateraler und kranialer Richtung, bis Ektoderm und Entoderm schließlich nur noch an der Prächordalplatte fest miteinander verbunden sind. Die zweiblättrig gebliebene Prächordalplatte wird später zur *Bukkopharyngealmembran* (S. 115). Entlang dem lateralen Rand der Keimscheibe tritt das mittlere Keimblatt mit dem extraembryonalen Mesoderm in Verbindung. Der nun aus drei Keimblättern bestehende Embryo wird länglich und von dorsal (ektodermal) bzw. ventral (entodermal) her gesehen birnenförmig. An seinem schmalen kaudalen Ende verbindet ihn der *Haftstiel* (S. 114) mit dem extraembryonalen Anteil der Zygote.

In diesem Entwicklungsstadium hat der Embryo ein Ovulationsalter von zirka *20 Tagen* und eine Länge von nahezu *1,5 mm.* Bald können einfache physikalisch-chemische Vorgänge den rasch steigenden Stoffwechselbedarf des Embryos nicht mehr ausreichend decken, und es wird ein funktionsfähiges Kreislaufsystem erforderlich.

* Die Herkunft der die Heuser-Membran bildenden Mesothelzellen ist noch nicht geklärt. Sie sind entweder entodermalen Ursprungs (wie beim Makakus-Affen) oder entstehen durch lokal begrenzte Differenzierung des Zytotrophoblasten. Der primäre Dottersack wird auch als Exozölblase bezeichnet, was jedoch leicht mit dem extraembryonalen Zölom verwechselt werden kann.

Beginn der intraembryonalen Gefäßbildung

Präsomitenstadium (Embryo 1,5 mm, zirka 20 Tage)

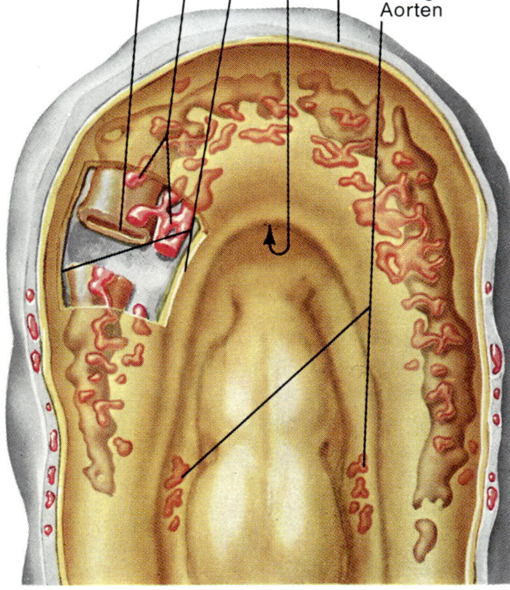

Ventralschnitt

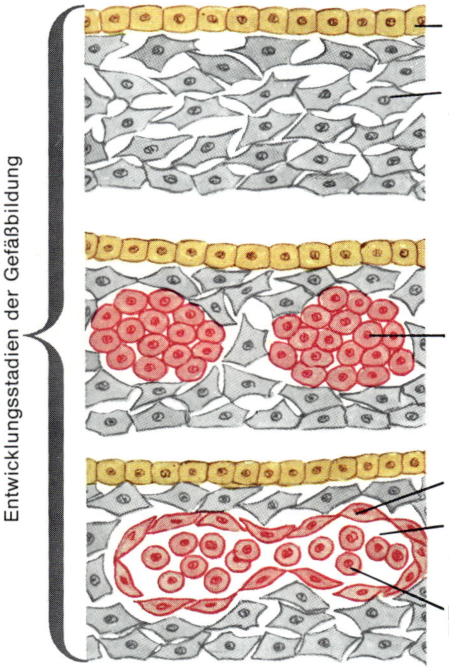

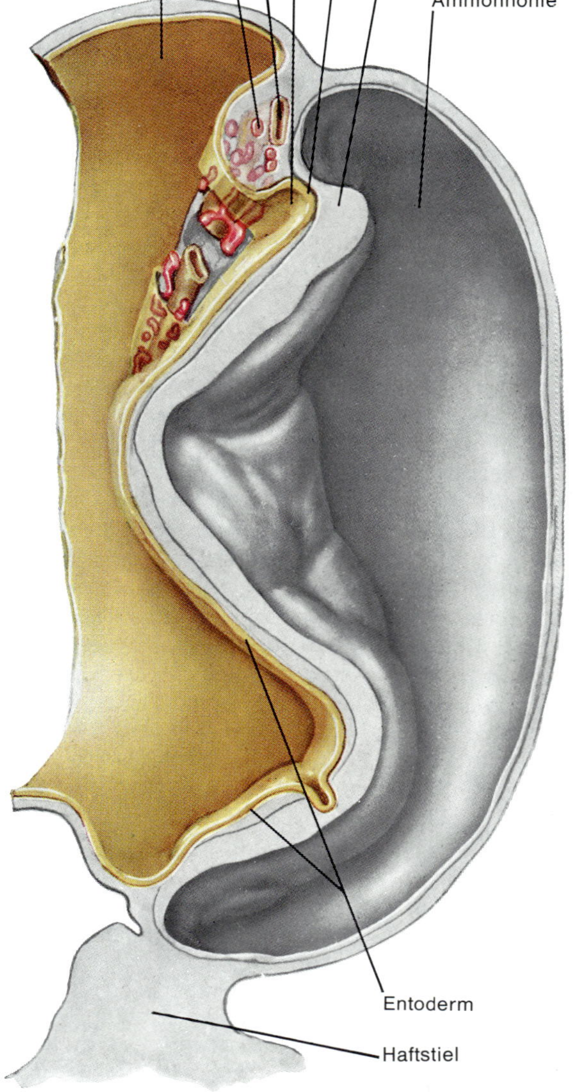

Sagittalschnitt (paramedian)

F. Netter M.D. ©CIBA

Das Kreislaufsystem entsteht zwar nicht als erstes, wird jedoch lange vor allen anderen Organen des Embryos funktionsfähig. Die Funktionsfähigkeit tritt bemerkenswerterweise schon in einem relativ primitiven Entwicklungsstadium ein. Die intraembryonalen Gefäße entstehen aus einem einfachen, zweiseitig symmetrischen Plexus und entwickeln sich in der Folge zu einem asymmetrischen, komplexen System aus Arterien, Venen und Kapillaren. Dies erfordert notwendigerweise einen dynamischen Entwicklungsprozeß, in dessen Verlauf immer wieder neue Gefäße und provisorische Strombahnen gebildet und der Blutstrom umgelenkt wird, während einmal dominierende Versorgungswege, ja sogar ganze Subsysteme verschwinden. Das Kreislaufsystem muß ja schließlich mit dem Embryo wachsen; es muß sich an tiefgreifende Formveränderungen des embryonalen Körpers sowie an die jeweiligen Entwicklungsvorgänge in anderen Organen anpassen. Gleichzeitig wächst das bereits Arbeit leistende Herz und entwickelt sich aus einem einfachen Schlauch in ein komplexes Organ mit 4 Kammern und 4 Klappenapparaten. Das embryonale Herz, das nicht nur den winzigen Embryo selbst, sondern auch die extraembryonale (plazentäre) Gewebsmasse mit Blut zu versorgen hat, ist im Vergleich zur Organgröße des Erwachsenen denn auch relativ groß.

Bevor auf die Entstehung des Kreislaufsystems eingegangen werden soll, empfiehlt sich eine kurze Darstellung von zwei Entwicklungsvorgängen innerhalb des intraembryonalen Mesoderms, und zwar der Entstehung des *intraembryonalen Zöloms* und der Bildung der *Somiten.*

Das intraembryonale Zölom, auch Körperhöhle, entsteht durch das Zusammenfließen kleiner, ursprünglich isolierter Spalträume im lateralen Mesoderm. Dabei bilden sich Zölomblasen, die nach kranial ziehen und knapp vor der *Prächordalplatte* miteinander verschmelzen, wodurch ein einziger hufeisenförmiger Raum entsteht. In weiterer Folge gewinnt das intraembryonale Zölom an seinen kaudalen Enden Verbindung mit dem *extraembryonalen Zölom* (S. 112).

Durch die Bildung des Zöloms wird das Mesoderm in zwei Schichten geteilt – nämlich in das mit dem Ektoderm in Berührung stehende *parietale* bzw. *Somatopleuramesoderm* und in das mit dem Entoderm in Berührung stehende *viszerale* bzw. *Splanchnopleuramesoderm.*

Kurz vor der Somitenbildung *(Präsomitenembryo)* treten im Mesenchym, das sich ventral vom vorderen hufeisenförmigen Abschnitt des intraembryonalen Zöloms aus der Splanchnopleura *(kardiogene Platte)* bildet, verstreut Zellansammlungen *(angiogenetische Zellen)* auf. Im vorderen Zölomabschnitt entsteht in der Folge die *Perikardhöhle* (S. 115). Sie liegt in diesem Entwicklungsstadium noch vor und seitlich von der Rachenmembran bzw. Prächordalplatte, die sie gegen die ektodermale Neuralplatte hin abgrenzt.

Die angiogenetischen Zellansammlungen *(Blutinseln)* nehmen rasch an Zahl und Größe zu, erhalten ein *Lumen,* vereinigen sich miteinander und bilden einen Plexus aus kleinen Blutgefäßen. Aus diesem auch hufeisenförmigen Plexus entwickelt sich in weiterer Folge der Endokardschlauch. Die lateralen Abschnitte fließen zu einzelnen *Endothelschläuchen* zusammen, während der zentrale Abschnitt vorübergehend seine Plexusgestalt beibehält.

Mittlerweile entstehen noch weitere angiogenetische Zellansammlungen auf beiden Seiten, die in der Nähe der Mittellinie des Keimschilds und parallel zu ihr liegen. Sie erhalten ebenso ein Lumen und bilden zwei längsverlaufende Gefäße, die *dorsalen Aorten.* Diese beiden Gefäße gewinnen an der dorsokaudalen Seite an den *Endokardschlauch* Anschluß und bilden im entstehenden Herzen den arteriellen Pol (S. 115). Die kaudalen Enden der lateralen Endothelschläuche treten mit den Dottersackgefäßen *(Vv. vitellinae)* und später auch mit den *Nabelvenen* (S. 116) in Verbindung. So entsteht die in diesem Entwicklungsstadium noch paarige Anlage des venösen Herzpols.

Bildung des Herzschlauchs

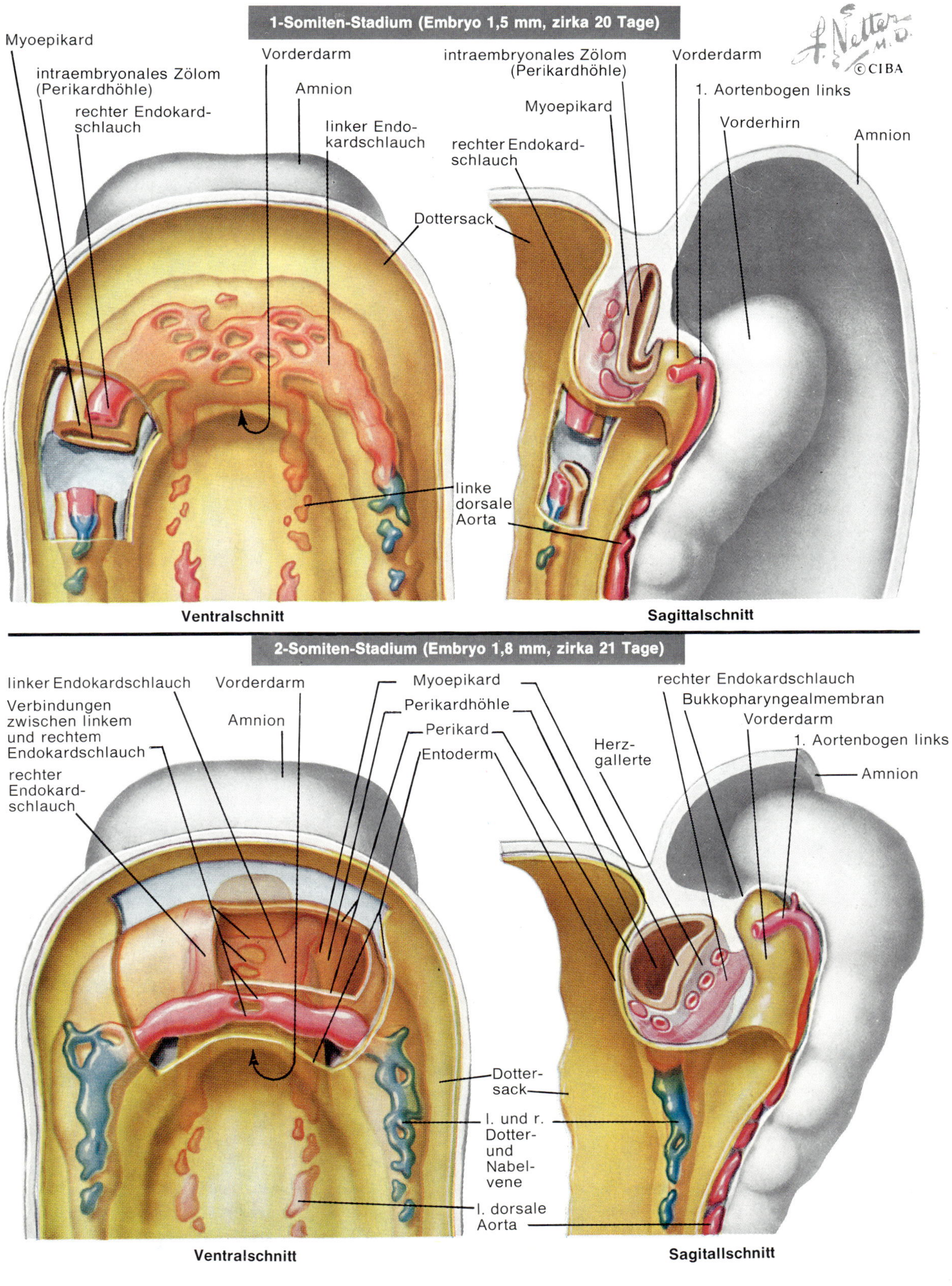

Während das im Vorstehenden beschriebene, primitive, zweiseitig symmetrisch angeordnete Kreislaufsystem entsteht, wird die relative Lage des Herzschlauchs weitgehend durch Wachstumsprozesse im übrigen Embryo beeinflußt. Das Ektoderm des vorderen Abschnitts der Neuralplatte *(Vorderhirn)* breitet sich so rasch in kranialer Richtung aus, daß es zunächst den unmittelbar anliegenden Teil der *Bukkopharyngealmembran* und nach und nach die gesamte Membran mit nach vorn nimmt. Gleichzeitig werden auch der zentrale Abschnitt der kardiogenen Platte sowie deren laterale Teile, allerdings weniger weit, nach vorne verlagert. Infolgedessen werden die Bukkopharyngealmembran und die kardiogene Platte einschließlich des Perikardabschnitts des intraembryonalen Zöloms etwa um 180° um eine querverlaufende Achse gedreht. Dieser Vorgang läßt sich natürlich graphisch wesentlich besser darstellen, als er zu beschreiben ist.

Dieser wahrscheinlich in weniger als einem Tag abgeschlossene Wachstumsprozeß bewirkt ferner, (1) daß der *Dottersack* vorne eine Ausstülpung erhält, *Vorderdarm,* und (2) daß die nun an der kranialen Seite der Endokardschläuche austretenden *dorsalen Aorten* um das kraniale Ende des Vorderdarms einen Bogen beschreiben. Damit entsteht das erste *Aortenbogenpaar.*

Ähnliche wenn auch weniger tiefgreifende Wachstums- und Differenzierungsvorgänge laufen inzwischen in der gesamten Keimscheibe ab, insbesondere am kaudalen Ende, wo sich der *Enddarm* in ähnlicher Weise wie der Vorderdarm bildet. Gleichzeitig faltet sich das ursprünglich flache Keimschild in kraniokaudaler und transversaler Richtung ab. Seine dorsale (ektodermale) Seite wird zunehmend konvex, die ventrale *(entodermale)* konkav, und der sekundäre Dottersack erhält die Form einer Hantel. Ihr schmälerer Teil liegt nun im Körper des Embryos und wird als *Mitteldarm* bezeichnet. Der größere Teil bildet den definitiven Dottersack. Durch Abschnürung und Verlängerung wird aus dem dazwischen liegenden Abschnitt der *Dottergang.*

Infolge dieser Wachstumsvorgänge nähern sich die beiden endothelialen Herzschläuche einander und liegen nun vom arteriellen zum venösen Pol parallel.

Mittlerweile wird die Splanchnopleura im Bereich der die Herzschläuche überlagernden kardiogenen Platte – sie bildet nun die dorsale Wand der Perikardhöhle – von den Herzschläuchen eingestülpt und wölbt sich immer stärker in die Peri-

(Fortsetzung auf Seite 116)

(Fortsetzung von Seite 115)

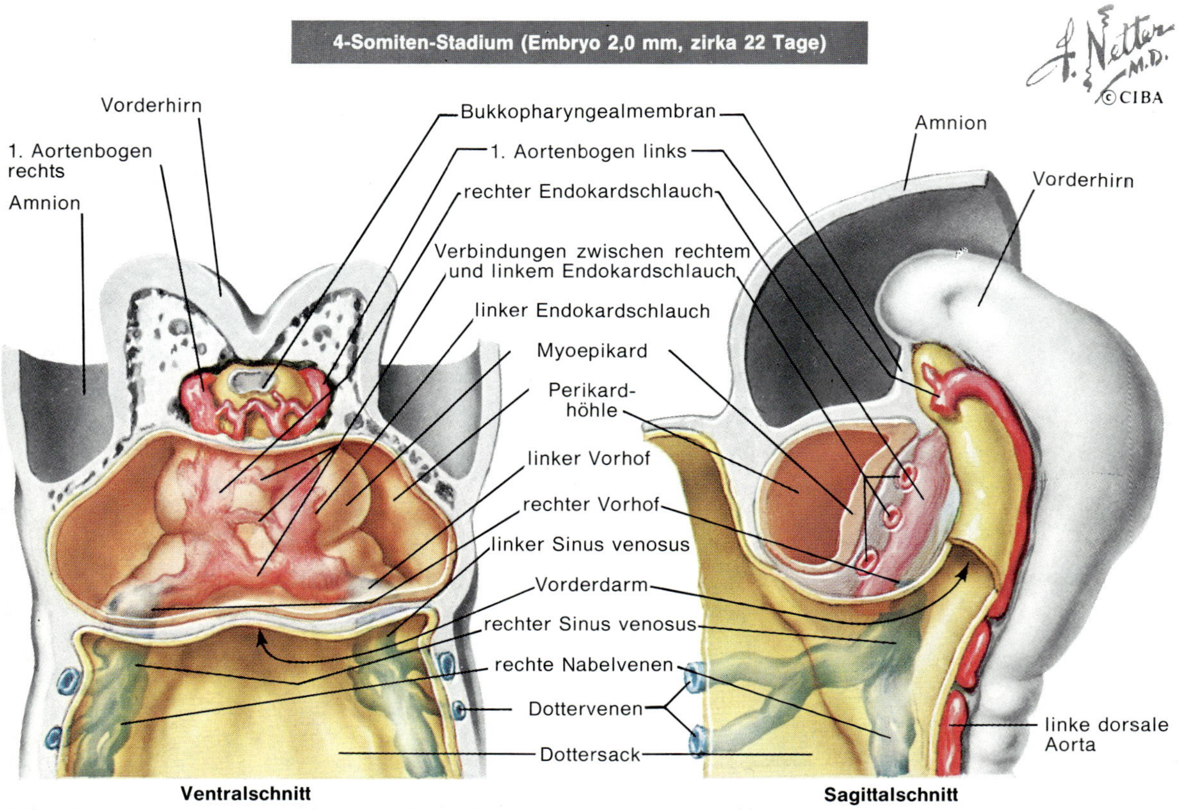

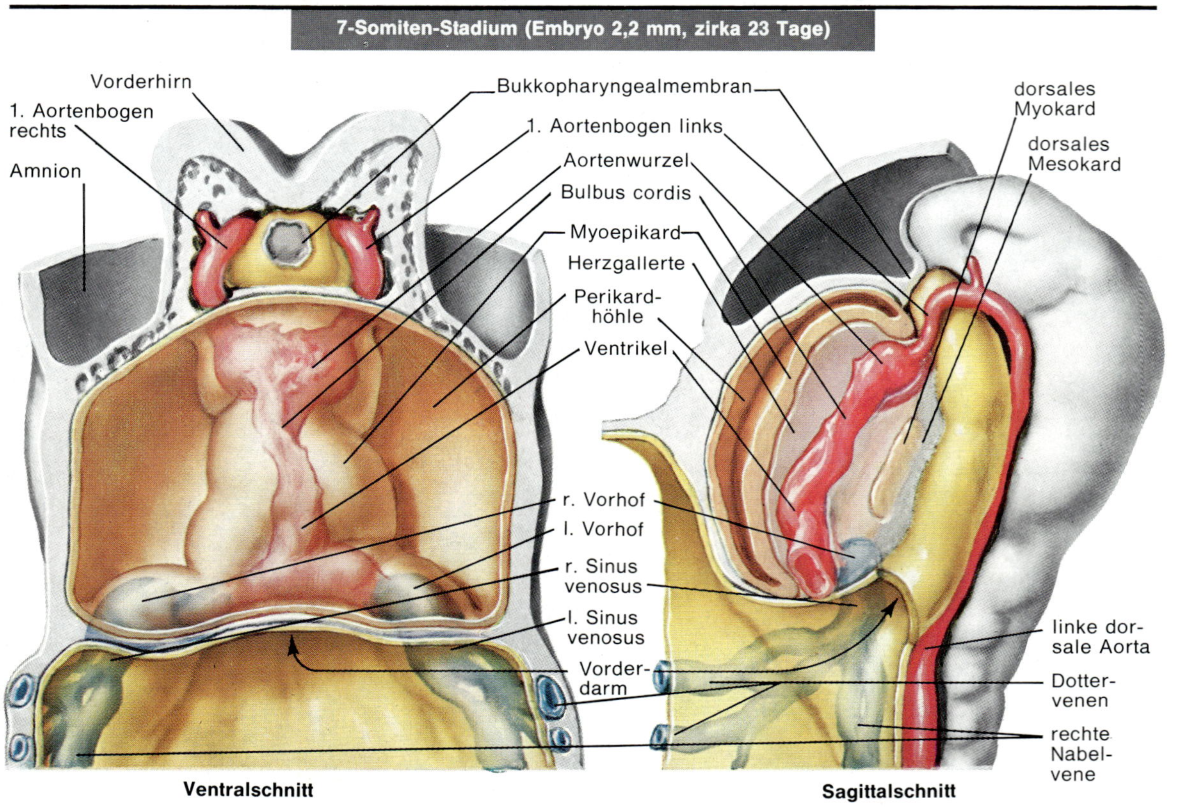

kardhöhle vor. Der mediane Abschnitt des ursprünglich hufeisenförmigen Plexus, der die Herzschläuche voneinander trennt, verschwindet allmählich, und die Herzschläuche verschmelzen miteinander in kraniokaudaler Richtung. Das hintere Perikard wölbt sich so lange vor, bis ein einziger gerader Herzschlauch entsteht, der mit der ihn auskleidenden Splanchnopleura vollständig innerhalb der Perikardhöhle zu liegen kommt und nur an der Dorsalfläche durch eine Umschlagfalte, *dorsales Mesokard,* befestigt ist.

Aus der vorstehenden Beschreibung wird klar, daß das Herz des menschlichen Embryos in keinem Entwicklungsstadium ein *ventrales* Mesoderm besitzen kann. Genau genommen liegt ja nur der Kammer-Bulbus-Abschnitt gänzlich intraperikardial, während der Großteil der Vorhofanlage und der gesamte *Sinus venosus* erst später in das Perikard einbezogen werden.

Das den endothelialen Herzschlauch umhüllende mesodermale Splanchnopleuragewebe hat sich in der Zwischenzeit in drei Schichten differenziert. Die innerste Schicht liegt dem Endothel unmittelbar an und ist anfangs dicker. Im histologischen Präparat erscheint sie als formlose, schwach anfärbende Masse mit nur wenigen Kernen. Aufgrund dieses Aussehens wird sie als *Herzgallerte* bezeichnet. Die zweite Schicht ist im Färbepräparat dunkler und hat dichstehende Kerne, obwohl sie zunächst nur aus wenigen Zellagen besteht. Die dritte (äußere) Schicht ist aus flachen Mesothelzellen aufgebaut, die auch den Rest der Perikardhöhle auskleiden. Herzgallerte findet sich in größerer Menge lediglich im Kammer-Bulbus-Abschnitt. Im Vorhof- und Sinus-venosus-Bereich fehlt sie außer an der Verbindung zwischen *rechtem* und *linkem Vorhof,* die sie ringförmig umgibt, fast völlig.

Die zweite und dritte Schicht werden im allgemeinen als *Myoepikardmantel* bezeichnet, da sich aus ihnen ausschließlich *Epikard* und *Myokard* entwickeln. In diesem Entwicklungsstadium hat der Embryo bereits 7 *Somitenpaare,* ist ungefähr *2,2 mm* lang und *zirka 23 Tage* alt. Seit dem ersten Auftreten einer intraembryonalen Gefäßbildung sind also bis zur Bildung des Endokardschlauchs zirka 3 Tage vergangen. Ungefähr zu diesem Zeitpunkt, evtl. auch etwas früher, beginnt das Herz zu schlagen. Auf die bisher beschriebene Entwicklungsphase ist keine der bekannten Entwicklungsstörungen des Herzens kausal zurückzuführen.

Eine mögliche Ausnahme bildet lediglich eine in seltenen Fällen bestehende Akardie bei Zwillingen mit gemeinsamem Plazentarkreislauf.

Bildung der Herzschleife

10-Somiten-Stadium (Embryo 2,5 mm, zirka 23 Tage)

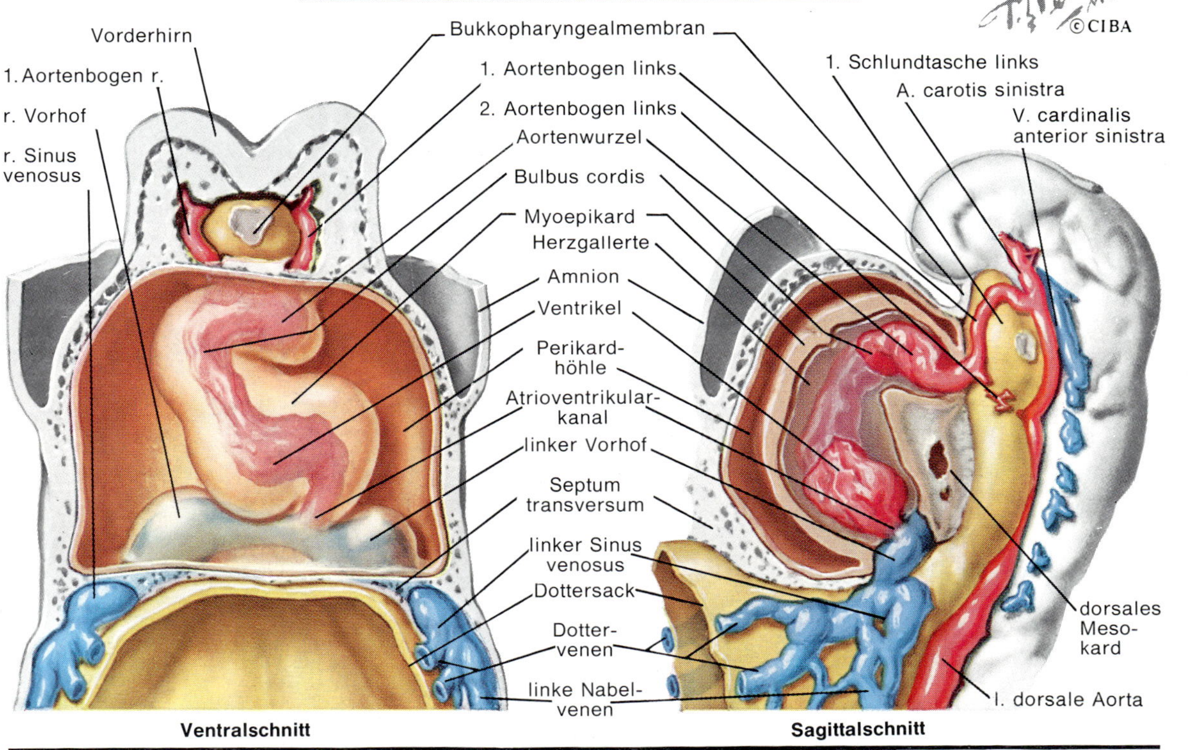

14-Somiten-Stadium (Embryo 3,0 mm, zirka 24 Tage)

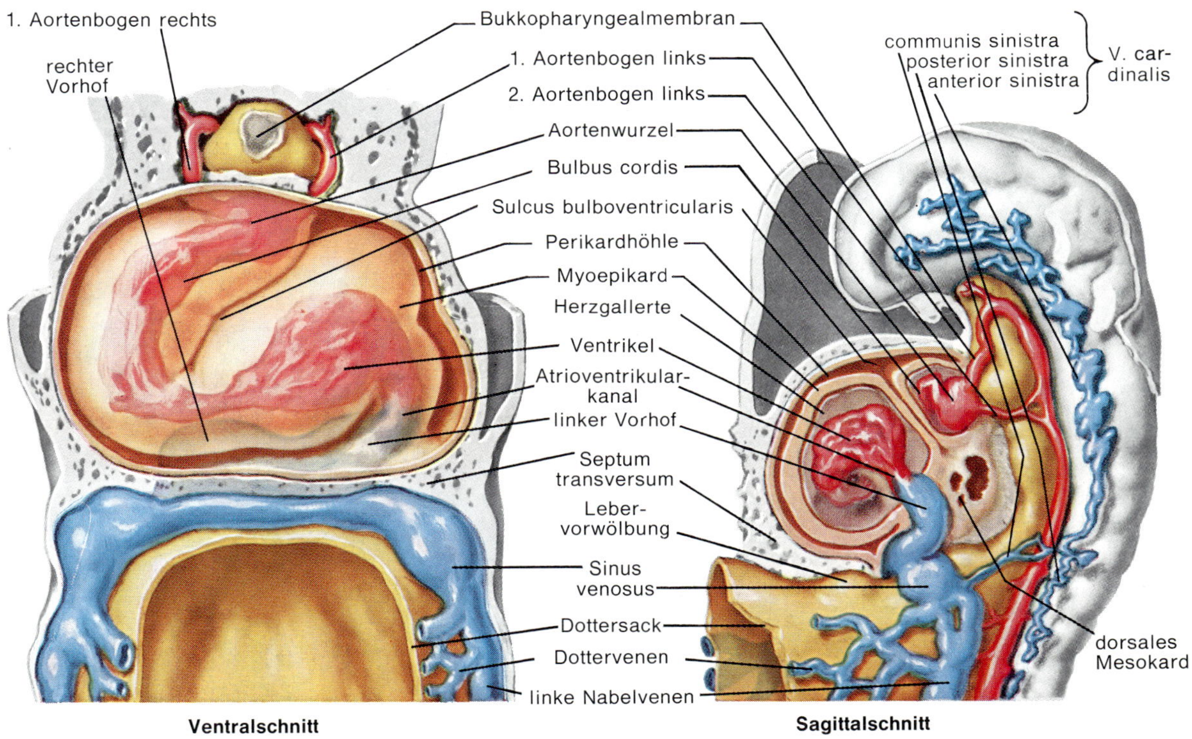

Zu Beginn der nächsten Entwicklungsphase besteht die Herzanlage, wie beschrieben, bereits aus einem geraden Rohr, das frei in der *Perikardhöhle* liegt und nur dorsal am *dorsalen Mesokard* befestigt ist.

Das kraniale Drittel des Kammer-Bulbus-Abschnitts ist etwas dilatiert und bildet die *Aortenwurzel,* von der das erste *Aortenbogenpaar* abgeht. Auch der kaudale Abschnitt ist zirka bis zur Hälfte des Schlauchs dilatiert. Er stellt die *Ventrikelanlage* dar. Der verbleibende, ziemlich kleine mittlere Teil ist in diesem Stadium noch unbedeutend, wird sich aber bald zum *Bulbus cordis* entwickeln.

Die *Vorhöfe* sind noch paarig angeordnet und beginnen erst allmählich, sich in die Perikardhöhle vorzuwölben. Sie liegen daher im Mesenchym des *Septum transversum* eingebettet extraperikardial in einer fixierten Lage. Während Embryo und Perikardhöhle in den folgenden Tagen nur wenig an Größe zunehmen, wird der Kammer-Bulbus-Abschnitt insbesondere im mittleren Teil sehr rasch länger. Da er mit beiden Enden fixiert ist, kann die Verlängerung des Schlauches nicht in der Längsrichtung erfolgen. Es kommt daher zur Bildung einer Schleife im verfügbaren Perikardraum. Gleichzeitig bildet sich das dorsale Mesokard durch zunehmend größer werdende Durchbrüche zurück.

Die Kammer-Bulbus-Schleife krümmt sich normalerweise nach vorne und rechts. Daher erscheint der ursprünglich geradlinig verlaufende, linke Herzrand an der Außenseite von einer immer tiefer werdenden Furche, *Sulcus bulboventricularis* (später *conoventricularis*) unterbrochen. Da die Krümmung alle Wandschichten des Herzschlauchs mitmachen, entspricht dem Sulcus bulbo- bzw. conoventricularis an der Innenseite eine Falte, *Bulboventrikularfalte* (S. 120).

Sowohl Sulcus als auch Falte sind deutlich ausgeprägt und am fixierten Präparat gut zu sehen. Am lebenden Embryo ist der Schlauch zwar stark gekrümmt, jedoch nicht geknickt.

Da die beiden Enden des Herzschlauchs ja fixiert sind, tritt bei der Krümmung eine leichte Verdrehung auf. Daraus erklärt sich zumindest zum Teil die Lage des Truncus- und Konuswulsts (S. 120).

Schließlich verlagert sich der ursprünglich in der Mittellinie liegende Atrioventrikularkanal nach links. Gleichzeitig kommt die *Anlage des Ventrikels* (S. 118) auf die linke Seite der Perikardhöhle zu liegen. Auf der rechten Seite findet sich nun der enorm vergrößerte Mittelteil des ursprünglich geraden Rohrs als Bulbus cordis.

Während der eben beschriebenen Entwicklungsvorgänge ändert sich der *Endokardschlauch* (Herzschlauch) zunächst in erster Linie durch Ausbildung lokaler Ausläufer entlang seiner gesamten Länge. Der Vorhofabschnitt, der bis dahin aus der ziemlich kleinen *Anlage des rechten* und *linken Vorhofs* bestand (auch der sie verbindende mittlere Teil war klein), erweitert sich nun beträchtlich nach allen Seiten und bildet so einen großen, gemeinsamen Vorhof, wobei die Verbin-

(Fortsetzung auf Seite 118)

Bildung der Herzschleife

(Fortsetzung von Seite 117)

20-Somiten-Stadium (Embryo 3,2 mm, zirka 25 Tage)

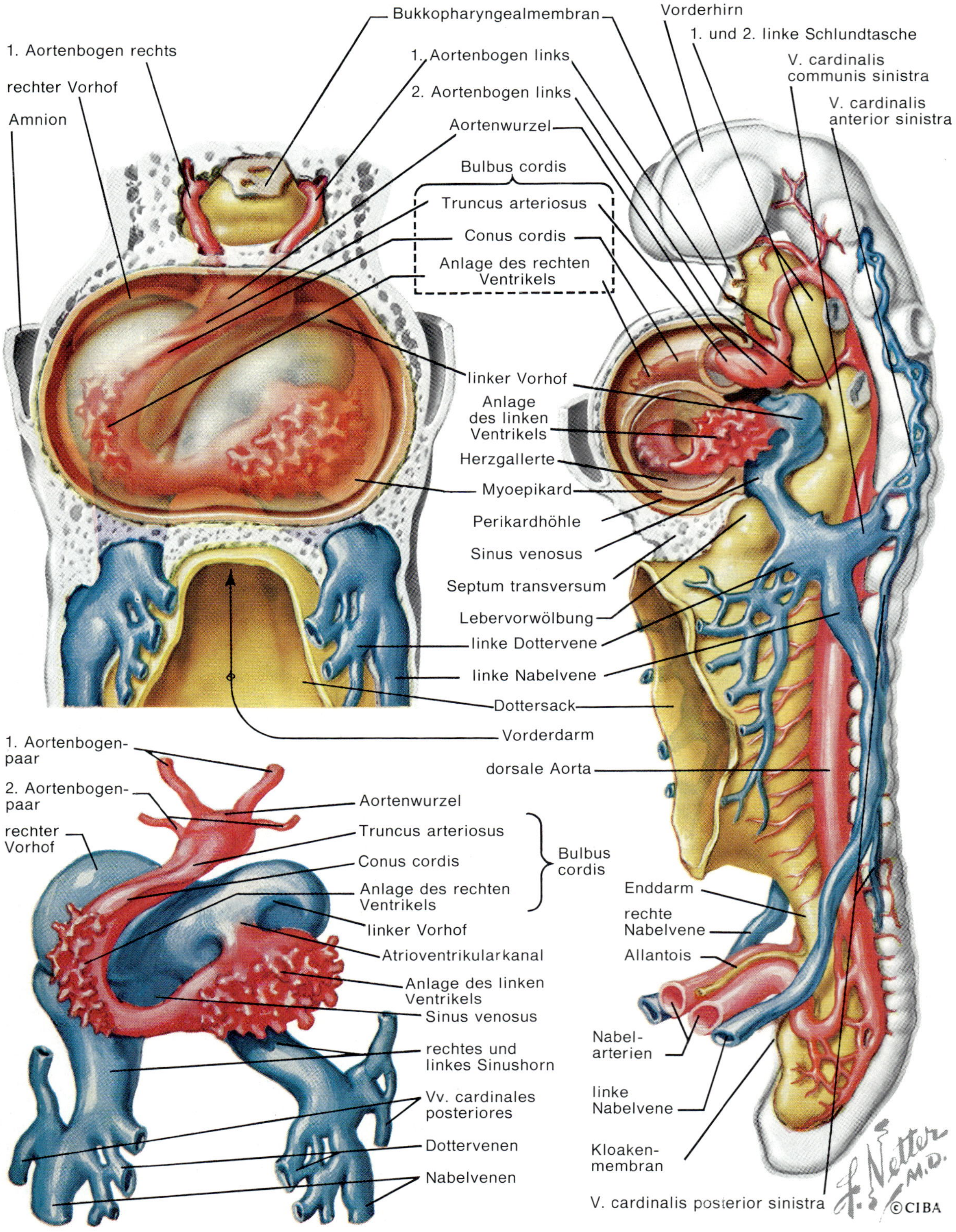

Endokardschlauch nach Entfernung des Myoepikardmantels

dung zwischen rechtem und linkem Vorhof nahezu ebenso breit ist wie die Vorhöfe selbst.

Dieser Prozeß erfolgt primär in dorsokranialer Richtung. Der Vorhof klettert sozusagen die dorsale Perikardwand hinauf und nimmt dabei den Atrioventrikularkanal mit. Letzterer liegt also nun auch weiter kranial. Als Verbindung zwischen der linken Seite des gemeinsamen Atriums, d.h. der *Anlage des linken Vorhofs* (S. 120), und dem primitiven *Ventrikel* bleibt der Atrioventrikularkanal relativ eng. Der Ventrikel wird weiter und erhält ein größeres Lumen. Wie die übrigen embryonalen Herzstrukturen ist er noch glattwandig. Der Übergang des Ventrikels in den *Bulbus cordis* bleibt wie der Atrioventrikularkanal eng. Er kann bereits, wie sich bald zeigen wird (S. 124), als *Foramen interventriculare primum* bezeichnet werden.

Der Bulbus cordis wird bis auf die distalen 2 Drittel weit. Am venösen Herzpol geht die ursprünglich paarige Anlage des *Sinus* durch die Expansion des gemeinsamen Vorhofs verloren, so daß der Sinus nun, wie früher der Vorhof, aus einem Mittelteil und einem *rechten* und *linken Sinushorn* besteht. Zwischen Sinus und Vorhof liegt in der Mittellinie eine breite Verbindung. Im Gegensatz zu den Vorhöfen bleiben die Sinushörner getrennt.

Zum Abschluß dieser Entwicklungsphase bilden sich an 2 scharf umschriebenen Arealen entlang dem ventralen Rand des Herzschlauchs proximal und distal vom Foramen interventriculare primum, also in der Ventrikelanlage und im proximalen Drittel des Bulbus cordis, *Divertikel.* Diese Divertikel wachsen zunächst auf Kosten der *Herzgallerte* und später mit zunehmender Dicke des Myoepikardmantels auf Kosten des *Myoepikards.* Sie vergrößern das Fassungsvermögen der betreffenden Herzstrukturen und geben diesen das für die primitiven Ventrikel des Embryos so typische trabekuläre Aussehen. Das nicht mit Trabekeln besetzte freie Lumen vergrößert sich zunächst nur wenig. Auf seine weitere Entwicklung wird später eingegangen.

In dieser Entwicklungsphase hat das Herz sein Aussehen durch lokale Wachstumsvorgänge zwar bereits stark verändert, ist aber eigentlich immer noch ein ungegliederter Schlauch. Die äußeren Umrisse lassen jedoch schon die spätere Einteilung in 4 Kammern erkennen. Der bereits mit Trabekeln besetzte primitive Ventrikel entspricht der *Anlage des linken Ventrikels,* da der definitive linke Ventrikel zum Großteil aus ihm entsteht. Entsprechend kann das ebenfalls trabekuläre proximale Drittel des Bulbus cordis als *Anlage des rechten Ventrikels* bezeichnet werden.

Der Embryo ist nun bereits *3,2 mm lang,* zirka *25 Tage alt* und besitzt *20 Somiten.*

Anomalien bei der Bildung der Herzschleife können Ursache verschiedener angeborener Herzfehler sein, darunter Inversion des Ventrikels (meist mit Transposition der großen Gefäße und dann als korrigierte Transposition bekannt), Juxtaposition der Herzohren und Ursprung beider großer Gefäße aus dem rechten Ventrikel (»double outlet ventricle«).

Bildung der Herzsepten

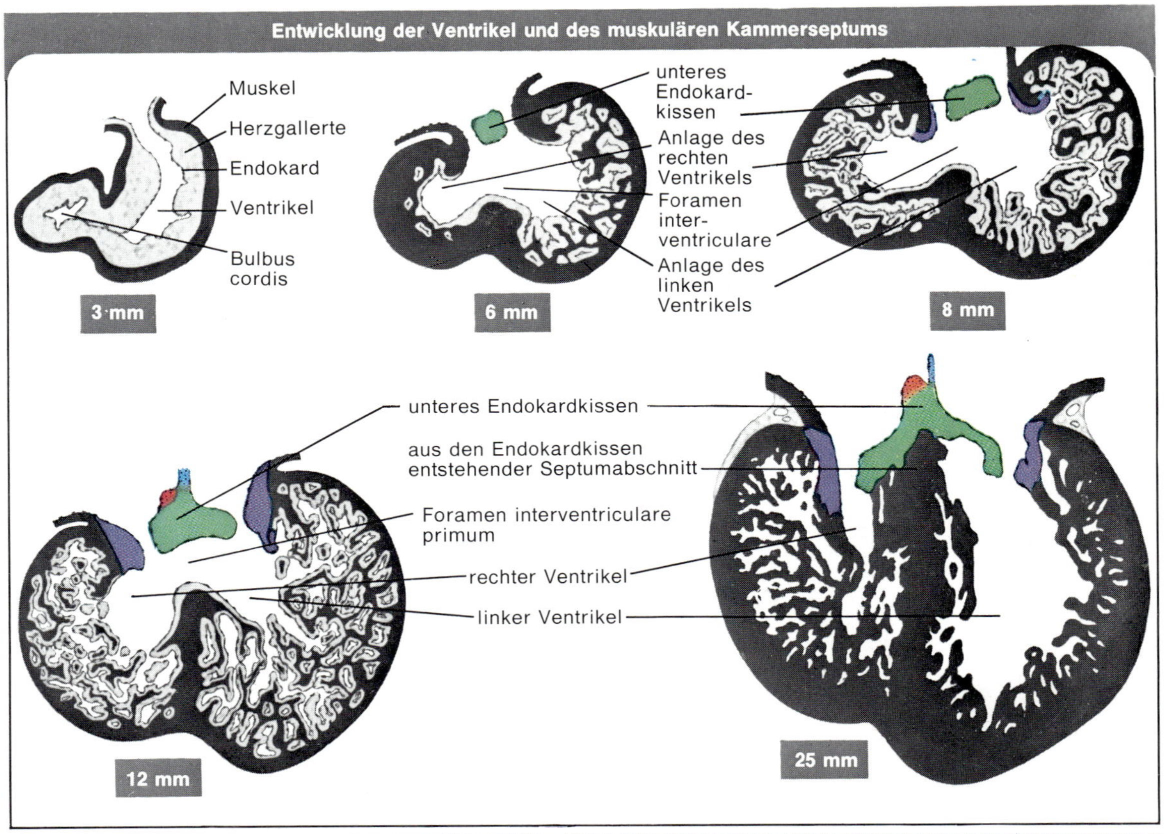

Entwicklung der Ventrikel und des muskulären Kammerseptums

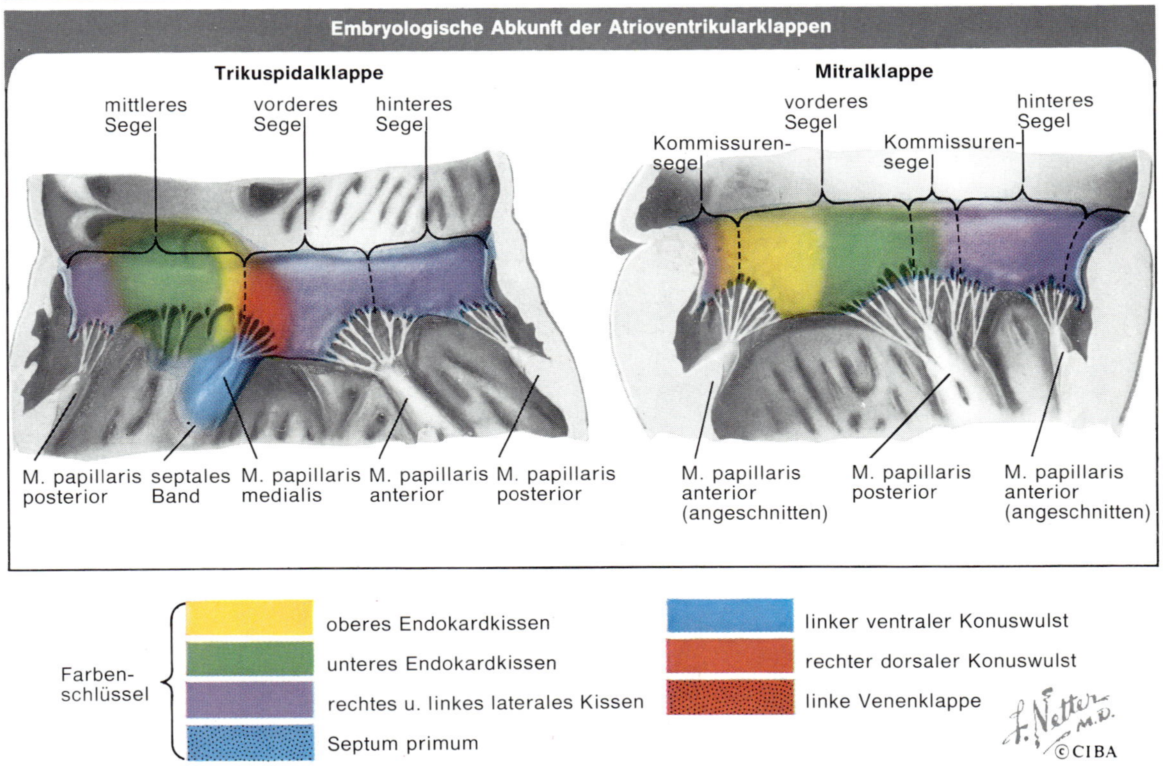

Embryologische Abkunft der Atrioventrikularklappen

Am Ende der im Vorstehenden beschriebenen Entwicklungsphase, d.h. beim 20-Somiten-Embryo, füllt das Herz die *Perikardhöhle* vollständig aus. Die *Anlage des linken Ventrikels* liegt links, der *Bulbus cordis* rechts, dazwischen das *Foramen interventriculare primum* (S. 124).

Wir haben gesehen, daß der primitive linke Ventrikel und das proximale Drittel des Bulbus cordis am ventralen Rand durch die Bildung von endokardialen Divertikeln, die zunächst in die Herzgallerte und später in das Myokard vordringen, Trabekel erhalten. Da der definitive rechte Ventrikel sich größtenteils aus dem mit Trabekeln besetzten Abschnitt des Bulbus cordis entwickelt, können wir diesen nun bereits als *Anlage des rechten Ventrikels* bezeichnen. Das angrenzende Drittel des Bulbus, *Conus cordis,* wird zur Ausstrombahn beider Ventrikel. (Conus cordis wird gelegentlich mit Conus arteriosus verwechselt. Als Conus cordis wird der *gesamte* Teil dieses Herzabschnitts bezeichnet. Als Conus arteriosus [infundibulum] wird hingegen *nur* der anteromediale rechtsventrikuläre Teil, nicht aber der posteromediale linksventrikuläre bezeichnet. Daher kann der aus der Embryologie stammende Ausdruck Conus cordis (Streeter) mit der den Nomina Anatomica entnommenen Bezeichnung Conus arteriosus nicht gleichgesetzt werden.) Das terminale Bulbusdrittel entwickelt sich nach der Abtrennung zum proximalen Abschnitt der Aorta ascendens und des Truncus pulmonalis. Es wird daher als *Truncus arteriosus* zu bezeichnen sein. Sein distalster Teil bildet zusammen mit der *Aortenwurzel,* von der die *Aortenbögen* abgehen, die *Truncus- und Aortenwurzel.*

Durch das rasche Wachstum des Herzens und insbesondere der Vorhofanlage wird der trunkokonale Abschnitt des **Bulbus** von der Seite (3-mm-Embryo, 15 bis 20 Somiten) weiter zur Mitte zu (5-mm-Embryo) verlagert. Infolgedessen kommt der Truncus arteriosus mediosagittal in einer Einsenkung zwischen dem *rechten und linken Vorhofdach* (S. 120) zu liegen, und der Conus cordis wird in eine Schräglage zwischen dem Dach des primitiven linken Ventrikels und der anteromedialen Wand des rechten Vorhofs gedrängt.

Nun kann die eigentliche Septierung beginnen. Während dieses zirka 10 Tage dauernden Vorgangs (vom *27. Tag,* 4- bis 5-mm-Embryo, bis zum 37. Tag, 16- bis 17-mm-Embryo) ändern sich äußere Form und Aussehen des Herzens kaum. Allerdings ändert sich mit der Krümmung des embryonalen Körpers (besonders im Halsbereich) und dem Wachstum und der Entwicklung benachbarter Organe seine relative Lage. Räumliche Beziehungen sind also schwer zu beurteilen. Im folgenden wurde daher das *Septum transversum* (S. 118) wie beim Stehenden in horizontaler Lage angenommen. Die Lagebezeichnungen sind in der Tafel entsprechend angegeben (s. auch S. 121).

Die Scheidewände des Herzens werden mehr oder minder zur gleichen Zeit gebildet. Zum besseren Verständnis sollen jedoch die einzelnen Septen in ihrer Entwicklung getrennt besprochen werden. Damit werden sich Wiederholungen kaum vermeiden lassen, was allerdings angesichts des komplexen Vorgangs nur von Nutzen sein kann.

Grundsätzliches zur Septierung

In einem Hohlorgan wie dem Herzen kann eine *Scheidewand* durch 2 grundlegend verschiedene Vorgänge gebildet werden.

1. Wenn ein schmaler Streifen eines Organs, z.B. des Herzschlauchs, nicht oder nur sehr langsam wächst, während sich die benachbarten Bezirke rasch und stark ausdehnen, nähern sich die Wandbezirke des weiter wachsenden Abschnitts zu beiden Seiten des engen Bereichs und können verschmelzen. Geht das Wachstum mehr oder minder gleichmäßig vor sich, nimmt das Hohlorgan zunächst die Form einer Hantel an und wird dann nach der Verschmelzung der in Apposition getretenen Wandteile zu einem Organ mit einer Scheidewand und einer zentralen Öffnung. Ein Beispiel dafür ist die gelegentlich zwischen der sich entwickelnden V. pulmonalis communis und der Anlage des linken Vorhofs persistierende Membran; sie ist Ursache des sog. Cor triatriatum (S. 124).

Meist erfolgt das Wachstum jedoch primär in einer Richtung, wobei zwischen den beiden aneinander grenzenden Räumen in exzentrischer

(Fortsetzung auf Seite 120)

Bildung der Herzsepten

(Fortsetzung von Seite 119)

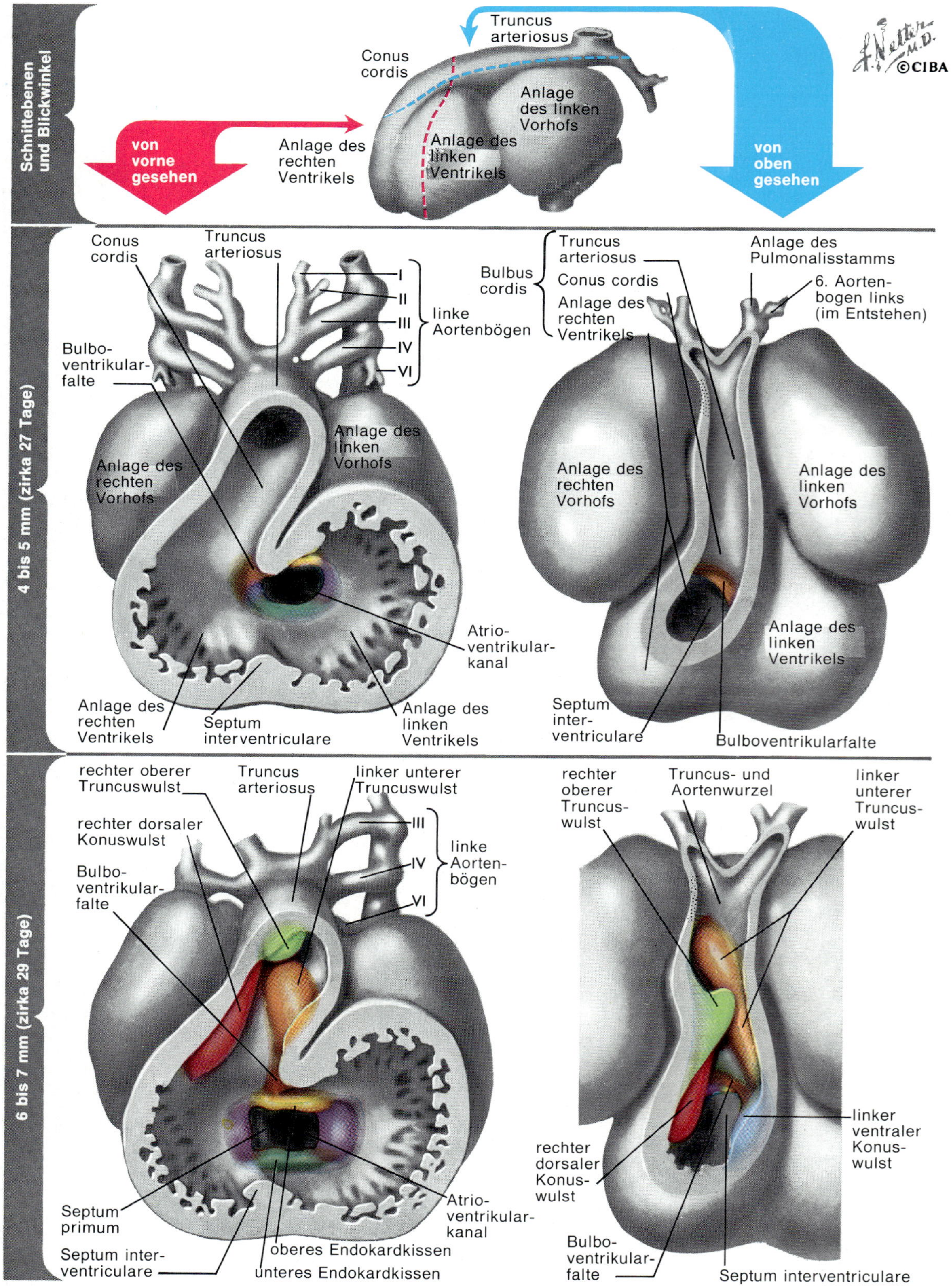

Lage eine Verbindung bestehen bleibt. Es ist klar, daß ein derartiges Septum einfach durch Einfaltung der Wand des Organs zustandekommt. Verschmelzen die miteinander in Berührung tretenden Wandteile früh und wachsen mit dem Organ mit, ist dies kaum festzustellen, wie z.B. beim muskulären Septum der meisten Vögel und Säugetiere. Die Verschmelzung kann jedoch auch ausbleiben, wie beim muskulären Kammerseptum des Manatee oder der Seekuh.

Ein derartig gebildetes Septum verschließt das ursprüngliche Lumen natürlich nie vollständig. Es bleibt vielmehr immer irgendwo eine Öffnung erhalten. Diese kann sekundär durch Proliferation des benachbarten Gewebes geschlossen werden, wie z.B. das *Ostium primum* (S. 124) durch Ausläufer der *Endokardkissen,* oder durch ein angrenzendes Septum, z.B. das *Septum primum* beim Verschluß des Foramen ovale.

Ein typisches Merkmal der nicht durch aktives Wachstum entstehenden Septen ist ihre im Vergleich zu ihrer Höhe auffallend geringe Dicke.

2. Das Lumen eines Hohlorgans kann auch durch das Aufeinanderzuwachsen von 2 Gewebskissen, die einander schließlich berühren und miteinander verschmelzen, verschlossen werden. Derartige Gewebskissen haben ein sehr charakteristisches mikroskopisches Aussehen. Sie sind schwach anfärbbar, bestehen aus wenig differenzierten Mesenchymzellen und enthalten weniger Kerne als die benachbarten Gewebe. Aufgrund ihrer Größe und Form werden sie meist als *Kissen* oder *Wülste* bezeichnet. Derart durch aktives Wachstum zustande kommende Scheidewände verschließen in der Regel das ursprüngliche Lumen vollständig. Charakteristisch ist, daß zu Beginn ihrer Entstehung ihre Breite der Höhe entspricht oder sie übersteigt. Sie werden erst sekundär zu dünnen Septen umgeformt.

Die Unterteilung des Herzschlauchlumens in ein Organ mit 4 Kammern, 2 Klappenpaaren und 2 großen Arterienabgängen erfolgt durch Bildung von 7 Septen.

Davon entstehen 3 passiv (*Septum secundum* des Vorhofs, muskuläres *Kammerseptum* und *Septum aorticopulmonale*). Drei kommen durch aktive Proliferation zustande (*Septum des Atrioventrikularkanals, Konusseptum* und *Truncusseptum*). Eines entsteht zunächst passiv, wächst aber dann aktiv am freien Rand durch Proliferation des atrioventrikulären Endokardkissens weiter.

Entwicklung der Ventrikel und Septen

Die Ventrikel

Beim 20-Somiten-Embryo ist der primitive rechte und linke Ventrikel kaum mehr als eine lokale Ausweitung des Herzschlauchs. Die Trabekelbildung hat gerade erst begonnen. Als Verbindung besteht ein relativ enger, glattwandiger Kanal, *Foramen interventriculare primum* (S. 124).

Beim Embryo mit einer SSL (Scheitel-Steiß-Länge) von 4 bis 5 mm führt der Atrioventrikularkanal noch in den primitiven linken Ventrikel. In den rechten Ventrikel gelangt das Blut lediglich durch das Foramen interventriculare primum. Dieses wird in dieser Entwicklungsphase nach unten und vorn zu von dem sich gerade bildenden *Septum interventriculare* und nach oben und hinten zu von der *Bulboventrikularfalte* begrenzt. Septum interventriculare und Bulboventrikularfalte gehen ineinander über. Der besseren Übersichtlichkeit halber soll jedoch hier zwischen diesen beiden Strukturen unterschieden werden.

Die Erweiterung der Ventrikel erfolgt durch Wachstum des Myokards in zentrifugaler Richtung bei gleichzeitiger Aushöhlung und Trabekelbildung an der Innenseite. Dies verhindert, daß der Muskelmantel zu dick und kompakt wird. Interessanterweise behält das ursprünglich Lumen der Ventrikel ziemlich lange seine Form und wächst relativ langsam (S. 119). Die Ventrikel des embryonalen Herzens bestehen typisch aus einer großen Zahl von Trabekeln und einer relativ dünnen, kompakten Muskelaußenschicht. Bei den niederen Spezies bleibt dies so, wodurch die Ventrikel ein schwammartiges Aussehen erhalten. Bei den Säugern und auch beim Menschen bildet sich ein Großteil der Trabekel später wieder zurück. Die übrig bleibenden verschmelzen entweder zu größeren Strukturen, *Papillarmuskeln, Moderatorband* und *septales Band,* oder werden zu dünnen Faserzügen, den Chordae tendineae der Atrioventrikularklappen.

(Fortsetzung auf Seite 121)

Bildung der Herzsepten

(Fortsetzung von Seite 120)

In unmittelbarer Umgebung der Atrioventrikularostien läuft der Aushöhlungsprozeß etwas anders ab. Dabei entstehen die Atrioventrikularklappen, auf die später eingegangen werden soll.

Die mittleren Wandabschnitte der sich ausweitenden Ventrikel legen sich aneinander, verschmelzen und bilden so die Hauptmasse des *muskulären Kammerseptums*. An den verschmelzenden Wandbereichen entstehen besonders spitzenwärts Trabekel. Rechts tritt früh (bei einer SSL von zirka 9 mm) ein großes Trabekel, das septale Band, auf und zieht vom unteren Vorderrand des Foramen interventriculare primum zur Spitze, wo es sich unter den anderen spitzennahen Trabekeln verliert. Davon ist eines, *Moderatorband* (Trabecula septomarginalis), ziemlich konstant ausgebildet. Es verbindet das septale Band mit dem *vorderen Papillarmuskel* und der parietalen Wandung des rechten Ventrikels (S. 122).

Bei der Seekuh verschmelzen übrigens interessanterweise die mittleren Wandabschnitte der Ventrikel nicht, so daß die beiden Ventrikel fast vollständig getrennt bleiben. Auch beim Menschen kann gelegentlich die Verschmelzung unvollständig bleiben. Dadurch entsteht eine mehr oder minder tiefe apikale Spalte (Apex bifidus).

Das *Foramen interventriculare primum* (S. 124) wird, wie wir noch sehen werden, nicht verschlossen, sondern vergrößert sich vielmehr und dient schließlich beim voll entwickelten Herzen als Zugang zum Vestibulum aortae. Es weitet sich normalerweise wesentlich langsamer als die Ventrikel, so daß der Eindruck entsteht, als ob das Kammerseptum von der Ventrikelspitze nach oben zu wachsen würde.

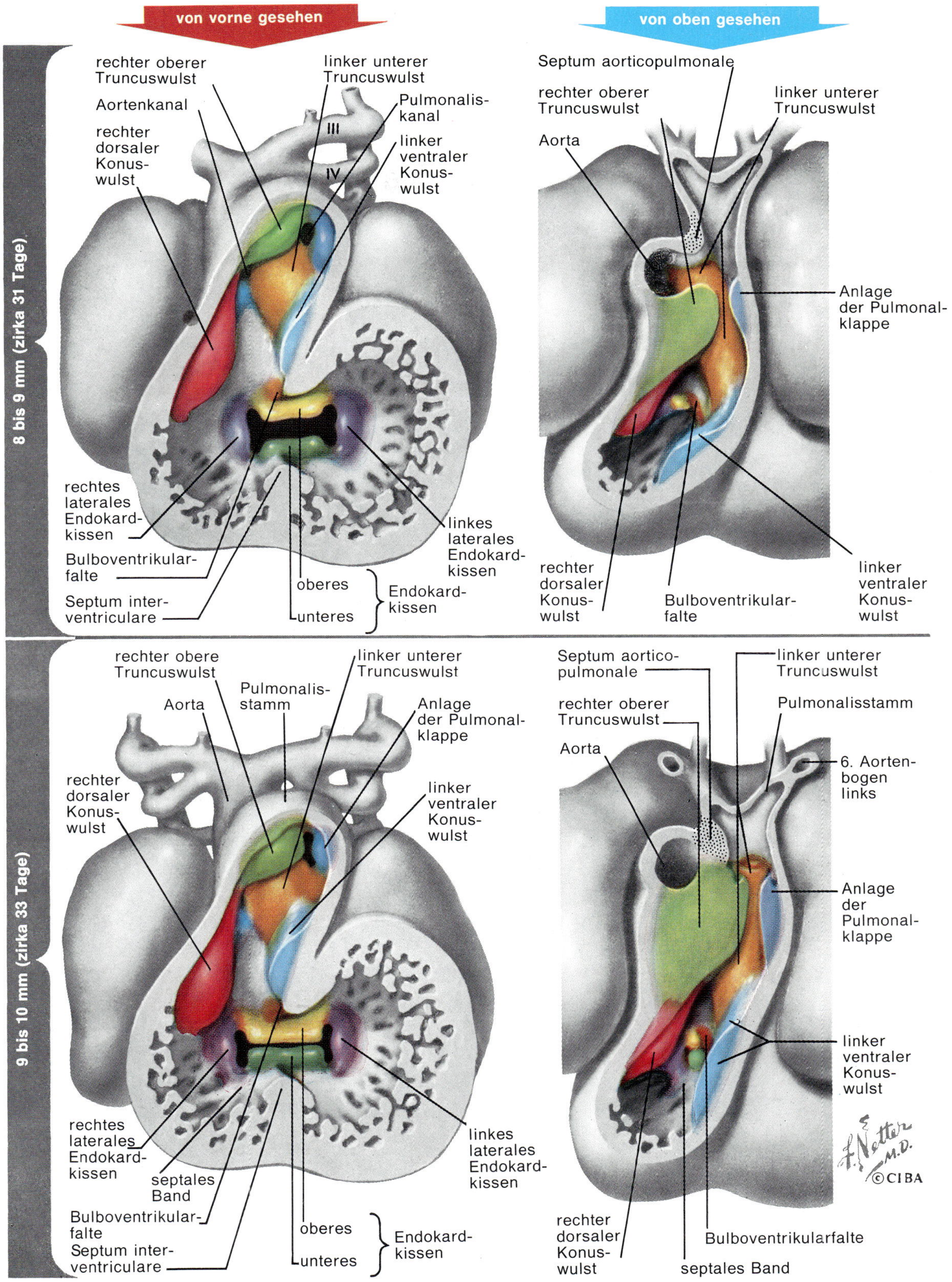

Atrioventrikularkanal

Die Teilung des Atrioventrikularkanals in ein rechtes und linkes Atrioventrikularostium wird dadurch erreicht, daß im 6-mm-Stadium (SSL) vom oberen und unteren Rand des Kanals zwei Mesenchymkissen aufeinander zuwachsen und sich aneinander legen. Aufgrund ihres histologischen Aussehens, ihrer Lage und ihrer Herkunft werden sie als atrioventrikulare Endokardkissen bezeichnet (S. 120 und 122). In diesem Entwicklungsstadium beginnen sich Atrioventrikularkanal und trunkokonaler Bereich des Herzens von ihrer ursprünglichen Lage an der linken bzw. rechten Seite nach der Mitte zu zu verlagern. Dieser Vorgang ist beim 6-mm-Embryo noch nicht ganz abgeschlossen: Der Atrioventrikularkanal führt also noch in den *primitiven linken Ventrikel* und ist vom *Conus cordis* durch die *Bulboventrikularfalte* getrennt. Im weiteren Entwicklungsverlauf bildet sich diese Falte zurück. Dann erst verschieben sich *Conus* und Atrioventrikularkanal so weit, daß Blut nun in den *primitiven rechten Ventrikel* direkt aus dem *Vorhof* einströmen kann. Im 9-mm-Stadium reicht der hintere Ausläufer gerade bis zur Mitte der Ansatzfläche des *oberen Endokardkissens* und hat bereits an Prominenz verloren. Mit zunehmendem Alter des Embryos verlagert sich die Falte immer mehr nach links, wird zusehends flacher und ist schließlich nicht mehr zu erkennen. Infolgedessen neigt sich das *Foramen interventriculare primum* (S. 124) (es wird nach oben und dorsal, wie bereits gezeigt, von der Konoventrikularfalte begrenzt) aus seiner ursprünglich vertikalen Lage immer mehr nach links. Dadurch wird ein Zugang von der Anlage des linken Ventrikels über das Foramen interventriculare primum zum *posteromedialen Abschnitt des Conus cordis* und damit, wie wir noch sehen werden, zur *Aorta* geschaffen.

In der Zwischenzeit hat sich der Atrioventrikularkanal nach rechts zu ausgeweitet, und die Endokardkissen wachsen immer weiter in sein Lumen vor und aufeinander zu. Ähnliche, allerdings wesentlich kleinere Kissen, die *lateralen Atrioventrikularkissen* treten am rechten und linken Rand des Atrioventrikularkanals in Erscheinung. Am rechten und linken Ende der zuerst gebildeten Kissen entstehen Höckerchen – rechtes und linkes Höckerchen der Endokardkissen.

Im 9-mm-Stadium hat das Lumen des Atrioventrikularkanals von vorne besehen die Form des sprichwörtlichen Hundeknochens. Bald danach sind die beiden zuerst gebildeten Endokardkissen bereits aneinander gestoßen und beginnen nun zu verschmelzen, wodurch der Atrio-

(Fortsetzung auf Seite 122)

Bildung der Herzsepten

(Fortsetzung von Seite 121)

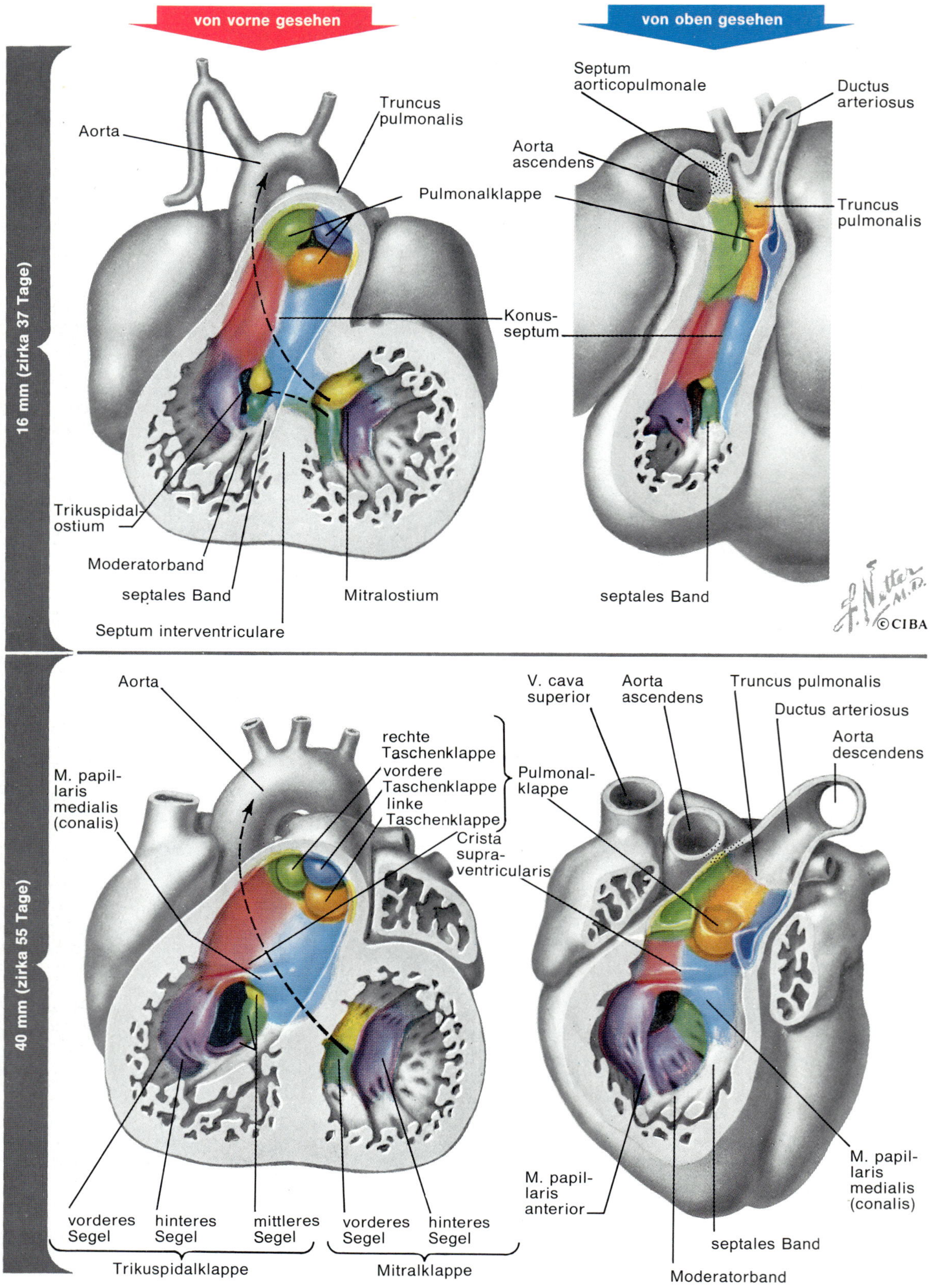

ventrikularkanal vollständig in ein *rechtes* und *linkes Ostium atrioventriculare* unterteilt wird. Dieser Prozeß ist im 10- bis 11-mm-Stadium abgeschlossen (S. 124). Gleichzeitig höhlen sich die Kissen aus und nehmen schließlich nach ihrer Verschmelzung eine in bezug auf den *linken Ventrikel* konkave, auf die Vorhöfe konvexe Bogenform an. Der freie Rand des *Septum primum* trifft ungefähr in der Mitte auf die konvexe Fläche der miteinander verschmolzenen Endokardkissen und verwächst mit ihr. Der links vom Septum primum gelegene Teil der Endokardkissen wird später zum *vorderen bzw. aortalen Segel der Mitralklappe* und hat daher keinen Anteil an der Bildung der Herzsepten.

Mit zunehmender Aushöhlung verschieben sich die rechten Abschnitte der verschmolzenen Endokardkissen immer mehr zur Sagittalebene hin und liegen somit in der Ebene des *muskulären Teils des Septum interventriculare,* nur etwas mehr rechts (S. 124). Die Verbindung zwischen dem *rechten* und *linken Ventrikel* besteht noch als *Foramen interventriculare secundum,* das nach unten und vorn zu vom muskulären Kammerseptum, nach hinten zu vom rechten Höckerchen der verschmolzenen Endokardkissen und nach oben zu vom Konusseptum begrenzt wird. Das Foramen interventriculare secundum ist somit nach rechts geneigt, während das Foramen interventriculare primum, wie wir gesehen haben, nach links weist. Beide Foramina werden jedoch an ihrem Unterrand vom kranialen Abschnitt des muskulären Septums begrenzt. Bevor wir auf den Verschluß des Foramen interventriculare secundum eingehen können, müssen wir uns noch dem Truncus arteriosus und den ihn betreffenden Entwicklungsvorgängen zuwenden.

Truncus arteriosus

Im trunkokonalen Abschnitt des *Bulbus cordis* beginnt die Septierung im 6-mm-Stadium (S. 120). Wie im Atrioventrikularkanal erscheinen zwei einander gegenüberliegende Leisten im mittleren Truncusabschnitt, *Truncuswülste.* Ihr Aussehen ist dem der *Endokardkissen* im Atrioventrikularkanal sehr ähnlich. Diese Leisten liegen an der rechten oberen Truncuswand *(rechter oberer Truncuswulst)* und an der linken unteren Wand *(linker unterer Truncuswulst).* Der rechte obere Truncuswulst wächst nach distal und links entlang dem Dach des Truncus zur *Truncus- und Aortenwurzel,* der linke untere nach distal und rechts entlang dem Truncusboden. Die beiden Wülste wachsen also in einander überkreuzender Richtung.

Sie vergrößert sich rasch, treten miteinander mit einer stets größer werdenden Fläche in Berührung und verschmelzen schließlich vollends zum Truncusseptum, das den Truncus in den *Aorten- und Pulmonaliskanal* (S. 121) unterteilt. Truncuswülste und somit auch das Truncusseptum sind groß und relativ massiv, so daß sich der ursprünglich schlanke Truncusabschnitt des Herzens zu ihrer Aufnahme ausweiten muß.

Etwa zur gleichen Zeit treffen proximale Ausläufer der Truncuswülste auf die distalen Ausläufer ähnlicher, im Conus cordis entstehender Mesenchymleisten, *Konuswülste.* Mit fortschreitendem Wachstum kommen die distalen Flächen der verschmolzenen Truncuswülste genau gegenüber dem Abgang des 6. Aortenbogenpaares zu liegen. Der distale, noch ungeteilte Truncusabschnitt und die an ihn grenzende Aortenwurzel weiten sich zur *Truncus- und Aortenwurzel.* Gleichzeitig verlagern sich die 6. Aortenbögen nach links und nähern sich einander, wobei ihre proximalen Abschnitte über eine kurze Strecke verschmelzen können. Die Abgänge der *4. Aortenbögen* (sie entspringen am Dach der Truncus- und Aortenwurzel) (S. 120) verschieben sich etwas nach rechts. Dadurch kommen die 6. Aortenbögen in die Ausflußbahn der A. pulmonalis und die 4. Aortenbögen in die Ausflußbahn der Aorta zu liegen. Gleichzeitig entsteht an der dorsalen Wand der Truncus- und Aortenwurzel ein kurzes dickes, schließlich vertikal stehendes Septum zwischen den Abgangsstellen des 4. und 6. Aortenbogens, das *Septum aorticopulmonale,* dessen Kante sich der distalen Fläche des Truncusseptums nähert und mit ihm verschmilzt.

Während die Truncuswülste aus schwach anfärbendem, relativ zellarmem Mesenchym bestehen, ist das Septum aorticopulmonale aus kernreicherem, von der anliegenden prätrachealen Ge-

(Fortsetzung auf Seite 123)

Bildung der Herzsepten

(Fortsetzung von Seite 122)

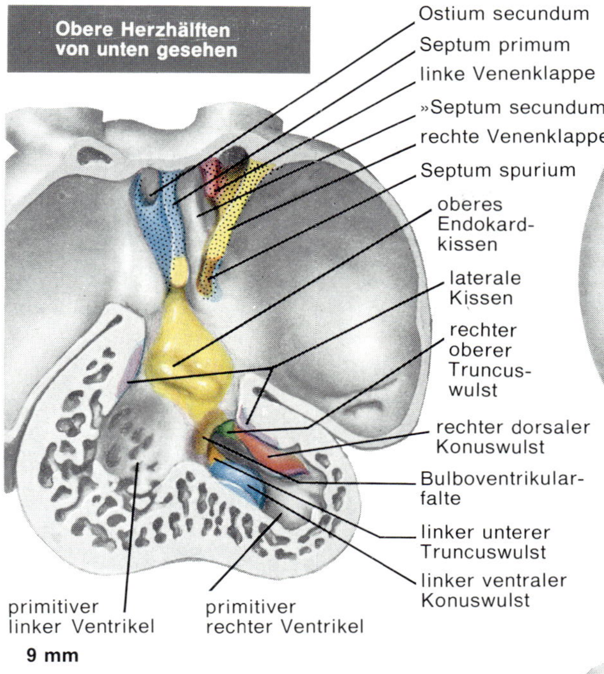

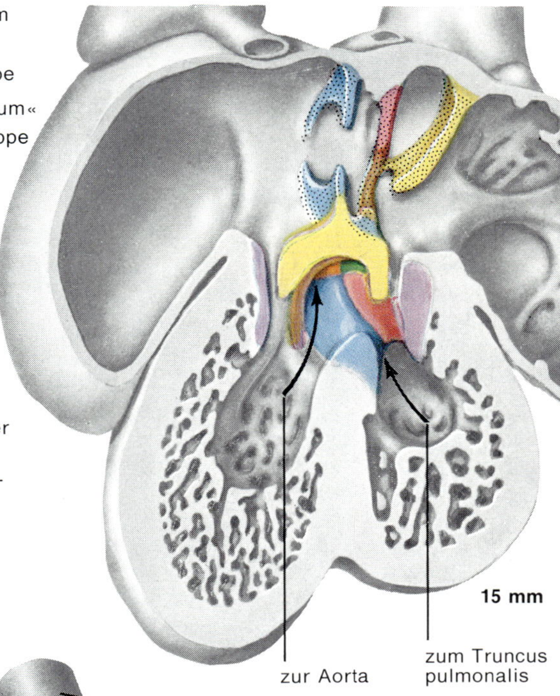

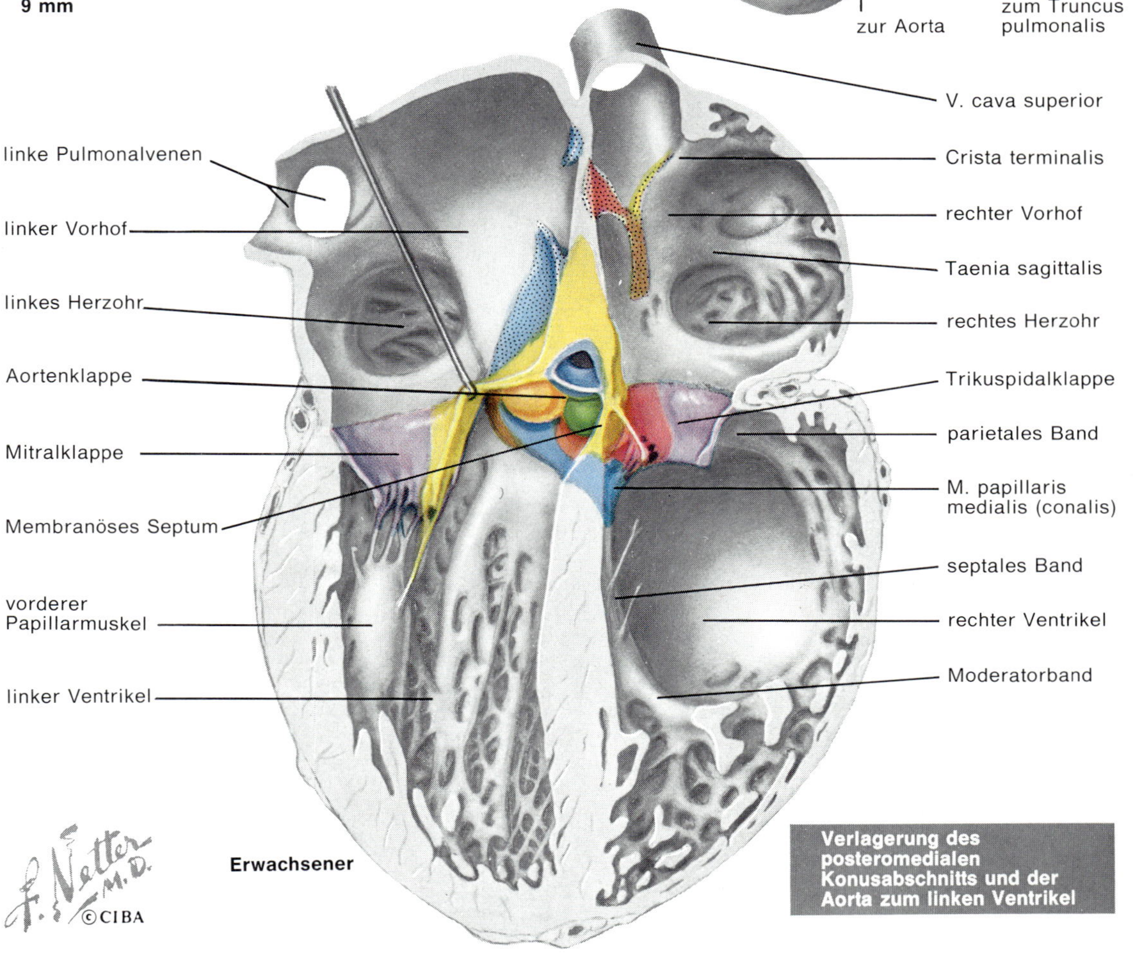

websmasse histologisch nicht zu unterscheidendem Gewebe aufgebaut.

Die Unterteilung des trunkoaortalen Abschnitts in den *Truncus pulmonalis* und die proximale *Aorta ascendens* ist damit abgeschlossen. Aus ihrem Ablauf erklärt sich der spiralig gewundene Verlauf von Aorta und Truncus pulmonalis. Er wird mit zunehmendem Wachstum und insbesondere durch die Lumenvergrößerung der beiden Gefäße noch stärker ausgeprägt und erhält schließlich die für das voll entwickelte, normale Herz typische Form.

Conus cordis

Etwa gleichzeitig mit dem Auftreten der Truncuswülste entwickeln sich ähnliche Mesenchymleisten an der rechten dorsalen und linken ventralen Wand des *Conus cordis* (S. 120). Sie wachsen anfangs langsamer als die Truncuswülste. Im 9-mm-Stadium, wenn sich das Truncusseptum bereits ausgebildet hat, haben sie erst wenig an Prominenz gewonnen und sind noch weit voneinander entfernt. Das distal vom Truncusseptum und proximal von den Konuswülsten begrenzte Lumen des trunkokonalen Abschnitts hat einen ovalen Querschnitt. Es ist von Mesenchym umgeben, das zwar nicht überall die gleiche Dicke aufweist, jedoch noch nicht in das Lumen vorragt. Bald nachdem das Truncusseptum vollständig ausgebildet ist, beginnen die Konuswülste rasch aufeinander zu und nach distal gegen das Truncusseptum zu wachsen. Der *rechte dorsale Konuswulst* geht in den rechten oberen Truncuswulst über und der *linke ventrale Konuswulst* in den linken unteren Truncuswulst (S. 121). Die Verschmelzung der Konuswülste beginnt wahrscheinlich proximal und schreitet rasch nach distal fort, wodurch der trunkokonale Abschnitt des Herzens vollständig unterteilt wird. Theoretisch müßte es eine Entwicklungsphase geben, während der Konus und Truncus proximal bereits vollständig voneinander getrennt sind, dazwischen aber ein durchgängiger Bereich liegt. Ein derartiges Stadium konnte allerdings beim menschlichen Embryo bis heute nicht nachgewiesen werden. Offenbar erfolgt der endgültige Verschluß sehr rasch und ist im 14- bis 15-mm-Stadium bereits abgeschlossen.

Interessanterweise ist beim Schweineembryo ein derartiges Ostium noch im 20- bis 25-mm-Stadium nachzuweisen, was auf einen speziesabhängigen Unterschied im zeitlichen Ablauf der Septierung des Herzens hinweist, wogegen der Septierungsvorgang an sich offenbar gleich oder zumindest sehr ähnlich ist.

Beim 7-mm-Embryo endet der proximale Ausläufer des rechten dorsalen Konuswulsts rechts neben dem rechten lateralen Endokardkissen des Atrioventrikularkanals und wird von ihm durch eine Rinne getrennt. Diese Verhältnisse ändern sich infolge des Wachstums des primitiven rechten Ventrikels und der Vergrößerung und Verlagerung des Atrioventrikularkanals nach rechts. Der rechte dorsale Konuswulst endet schließlich am Oberrand des *rechten Ostium atrioventriculare (tricuspidale)* (S. 122). Nach rechts geht er in das rechte laterale Endokardkissen und nach links in den rechten Höcker des oberen Endokardkissens über. Der linke ventrale Konuswulst verläuft nach proximal an der rechten Seite des oberen vorderen Abschnitts des muskulären *Kammerseptums*. Er wächst nach unten über den oberen Teil des septalen Bandes, in das er schließlich übergeht, hinweg. Sind die beiden Konuswülste vollständig miteinander verschmolzen, teilt das Konusseptum den Konus in einen anterolateralen und einen posteromedialen Abschnitt. Der anteromediale Abschnitt bildet zusammen mit dem *primitiven rechten Ventrikel* den definitiven *rechten Ventrikel*. Der posteromediale Konusabschnitt geht nach dem Verstreichen der Konoventrikularfalte und der Aushöhlung der verschmolzenen *Endokardkissen* des Atrioventrikularkanals in den primitiven linken Ventrikel über und bildet so das Vestibulum aortae und einen Teil des definitiven linken Ventrikels. Die Aorta wird dadurch nach links verlagert.

Die ursprünglich große Verbindung zwischen den Ventrikeln (Foramen) wird durch die Bildung des Konusseptums stark verkleinert. Im 15- bis 16-mm-Stadium ist das *Foramen interventriculare secundum*, wie wir gesehen haben, vom Konusseptum, der Spitze des muskulären Kammerseptums und den rechten Höckerchen der Endo-

(Fortsetzung auf Seite 124)

Bildung der Herzsepten

(Fortsetzung von Seite 123)

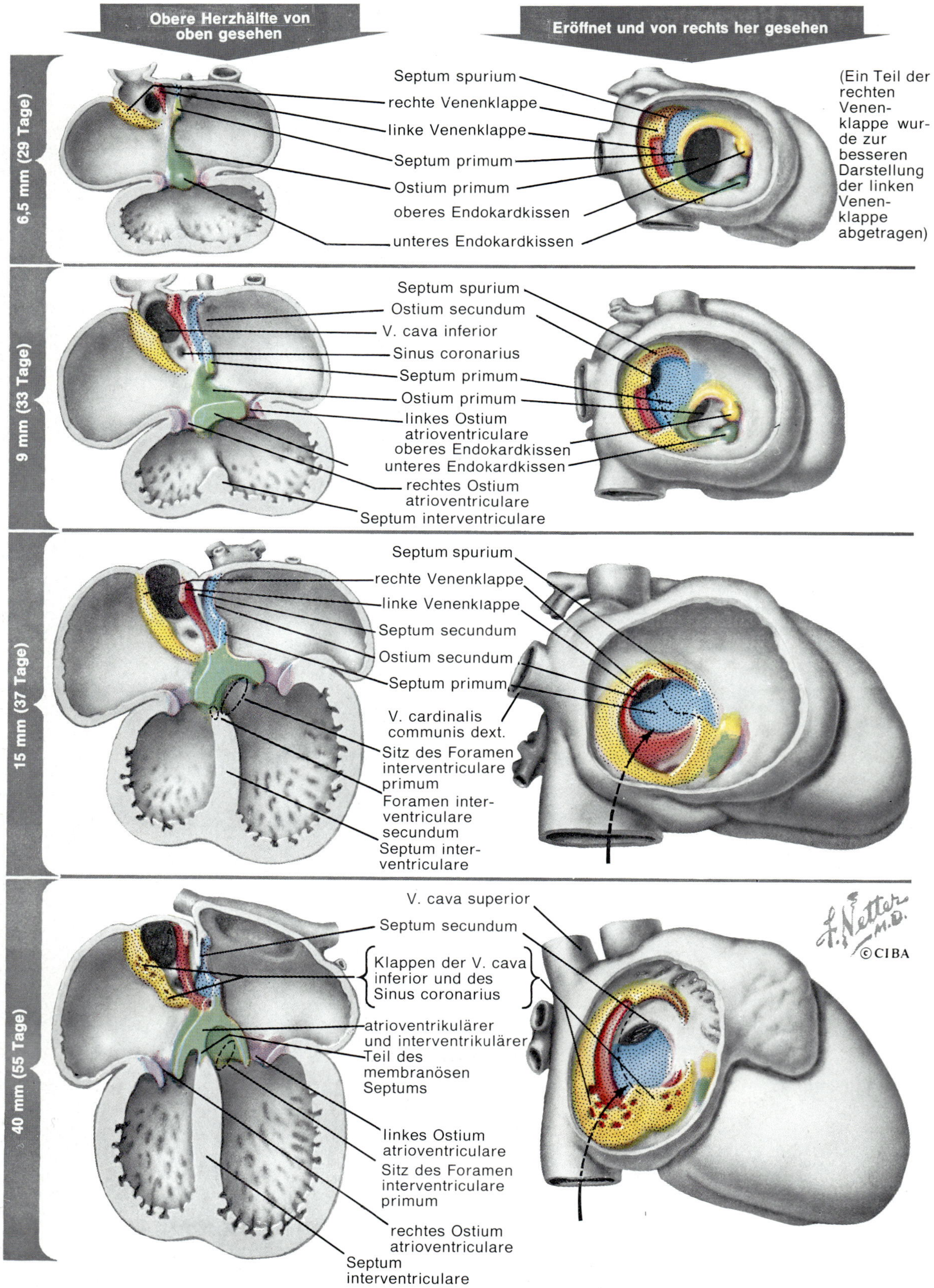

kardkissen begrenzt. Es wird schließlich mit Gewebsmaterial aus einem Ausläufer des *unteren Endokardkissens* verschlossen, das entlang dem oberen Rand des Kammerseptums vorwächst und mit dem anliegenden Konusseptumabschnitt sowie dem rechten Abschnitt der verschmolzenen Endokardkissen an deren linker Fläche verschmilzt. Nach dem vollständigen Verschluß des Foramen interventriculare secundum ist dieser Bereich anfangs ziemlich dick. Erst viel später wird mit der Bildung des *septalen (mittleren) Segels der Trikuspidalklappe* ein Abschnitt variabler Größe dünn und bildet den *interventrikulären Teil* der fibrösen *Pars membranacea.* Auch der zwischen der Verschmelzungsstelle mit dem *Septum primum* und dem Kammerseptum liegende Teil des Endokardkissenbogens wird dünner und bildet schließlich den *atrioventrikulären Teil der Pars membranacea* (Septum atrioventriculare).

Sinus venosus

Im frühen Somitenstadium ist das Herz-Kreislauf-System des Embryos, wie wir gesehen haben, paarig angelegt und symmetrisch. Ungefähr im 4-Somiten-Stadium verschmelzen die ursprünglich paarigen, ventral vom Vorderdarm liegenden, endothelialen Herzschläuche. Die Verschmelzung beginnt im bulboventrikularen Abschnitt und schreitet allmählich gegen den venösen Herzpol zu fort. Der *Sinus venosus* behält seine paarige Anlage länger. Sie wird eigentlich nie ganz aufgegeben. So kann man beim 4-mm-Embryo (30 Somiten) zwischen einem zentralen unpaarigen Abschnitt, dem transversalen Abschnitt des Sinus venosus und dem *rechten* und *linken Sinushorn* unterscheiden.

In diesem Entwicklungsstadium nimmt der Sinus venosus 3 Venenpaare auf. Median am Übergang der Sinushörner in den transversalen Abschnitt münden die *Dottervenen (Vv. omphalomesentericae)* in den Boden des Sinus. Seitlich davon treten von kaudal her die *Nabelvenen (Vv. umbilicales)* in die Sinushörner ein, von kranial der *Stamm der Kardinalvenen.* Anfangs ist der Sinus venosus gegen den Vorhof nicht scharf abgesetzt, es besteht vielmehr eine breite, zentral liegende Verbindung zwischen den beiden Strukturen. Später werden das linke Sinushorn und der transversale Abschnitt des Sinus venosus durch die Ausbildung einer tiefen Schnürfurche immer mehr vom linken Vorhofabschnitt getrennt. Bald darauf obliterieren die proximalen Abschnitte der Nabelvenen. Da sich zwischen den rechten und linken Körpervenen Anastomosen bilden und die rechte Seite bevorzugt durchblutet wird, gewinnen das Sinushorn und die proximalen Abschnitte der Kardinal- und Dottervenen rechts immer mehr an Bedeutung und werden links immer kleiner. Etwa zur gleichen Zeit richtet sich das rechte Sinushorn auf, nimmt nun eine vertikale Lage ein und wird in den rechten Vorhof einbezogen. Es bildet die einzige Verbindung zwischen dem Sinus venosus und dem Vorhof. Der transversale Abschnitt und das proximale linke Sinushorn werden zum *Sinus coronarius.* Das distale linke Sinushorn und die linke V. cardinalis communis obliterieren meist (Lig. Marshalli) (s. S. 5 und 130).

Auf der rechten Seite schnürt sich die Herzwand an der Verbindung zwischen Sinus und Vorhof ein. Diese Einschnürung ist im 20-Somiten-Stadium bereits vorhanden und bildet die *rechte Venenklappe.* Etwas später erscheint links von der Einmündung des Sinus in den Vorhof eine ähnliche, aber kleinere Falte, die *linke Venenklappe.* Beim 4- bis 6-mm-Embryo ist also das schlitzartige, vertikal stehende sinoatriale Ostium auf beiden Seiten mit klappenähnlichen Strukturen besetzt. Kranial vereinigen sich die Venenklappen zu einer als *Septum spurium* bezeichneten Leiste. Die Venenklappen sind im 16-mm-Stadium relativ groß, werden jedoch später wesentlich kleiner. Die linke verschmilzt schließlich mit dem Vorhofseptum. Der kraniale Abschnitt der *rechten Venenklappe* und das *Septum spurium* verschwinden meist gleichzeitig. Der untere Teil der rechten Venenklappe verschmilzt teilweise mit dem *Sinusseptum.* Letzteres entsteht zwischen der Einmündung der rechten Dottervene (diese bildet den terminalen posthepatischen Abschnitt der *V. cava inferior*) und dem Ostium des Koronarsinus. Der Klappenrest wird dadurch in die größere Klappe der *V. cava inferior* und die kleinere *Klappe des Sinus coronarius* unterteilt.

(Fortsetzung auf Seite 125)

Bildung der Herzsepten

(Fortsetzung von Seite 124)

Vorhöfe, Vorhofseptum und Lungenvenen

Beim 20-Somiten-Embryo hat die Ausdehnung des Vorhofabschnitts bereits begonnen. Im Dach des gemeinsamen Vorhofs bildet sich durch den *Truncus arteriosus* eine Einsenkung, die mit zunehmender Ausweitung des Vorhofs immer tiefer wird und an der Innenseite die Gestalt einer sichelförmigen Leiste annimmt. Sie stellt die erste, passiv entstehende Anlage des *Septum primum* dar. Ihr freier Rand ist dem *Atrioventrikularkanal* zugewendet. Das Foramen zwischen linkem und rechtem primitivem Vorhof, den es begrenzt, wird als *Ostium primum* bezeichnet. Ausläufer des *oberen und unteren Endokardkissens* wachsen entlang der Kante des Septum primum vor. Durch die Proliferation dieser Gewebsmasse und die gleichzeitig fortschreitende Verschmelzung der Endokardkissen kommt es schließlich zum Verschluß des Ostium primum. Dieser Vorgang ist bei einer SSL von 10 bis 11 mm bereits abgeschlossen. Bevor jedoch ein vollständiger Verschluß zustande gekommen ist, treten im 7- bis 8-mm-Stadium im hinteren oberen Teil des Septum primum neue Durchbrüche auf. Sie fließen rasch zusammen und bilden so das *Ostium secundum.* Dadurch bleibt zwischen dem rechten und linken primitiven Vorhof ein Durchgang offen.

Zwischen dem Septum spurium und der *linken Venenklappe* des primitiven rechten Vorhofs einerseits und dem Septum primum andererseits liegt ein als *Spatium interseptovalvulare* bezeichneter Raum. Sein kuppelförmiges Dach ist von außen gut zwischen den die Lage des Septum primum und Septum spurium markierenden Furchen zu erkennen.

Bereits im 5- bis 6-mm-Stadium bildet sich von der Hinterwand des linken Vorhofs her fast am Vorhofboden und unmittelbar links vom Septum primum eine unpaare embryonale *Lungenvene.* Sie gewinnt Anschluß an einen Venenplexus für die Eingeweide im Bereich der sich entwickelnden Lungenknospen. In der weiteren Folge werden die Lungenvene und Teile ihrer ersten vier Äste stark ausgeweitet, in den linken Vorhof einbezogen und bilden dann den großen, glattwandigen Anteil des definitiven Vorhofs. Im voll ausgebildeten Herzen ist die ursprüngliche Anlage des linken Vorhofs fast nur noch in dem mit Trabekeln besetzten Herzohr erhalten. Der intrapulmonale Abschnitt des venösen Eingeweideplexus verliert schließlich seine Verbindung mit den Körpervenen und besitzt dann nur noch einen Abfluß über die Lungenvenen.

Auch rechts wird das (rechte) Sinushorn in den rechten Vorhof einbezogen. Dieser weitet sich primär in vertikaler Richtung, d.h., die relative

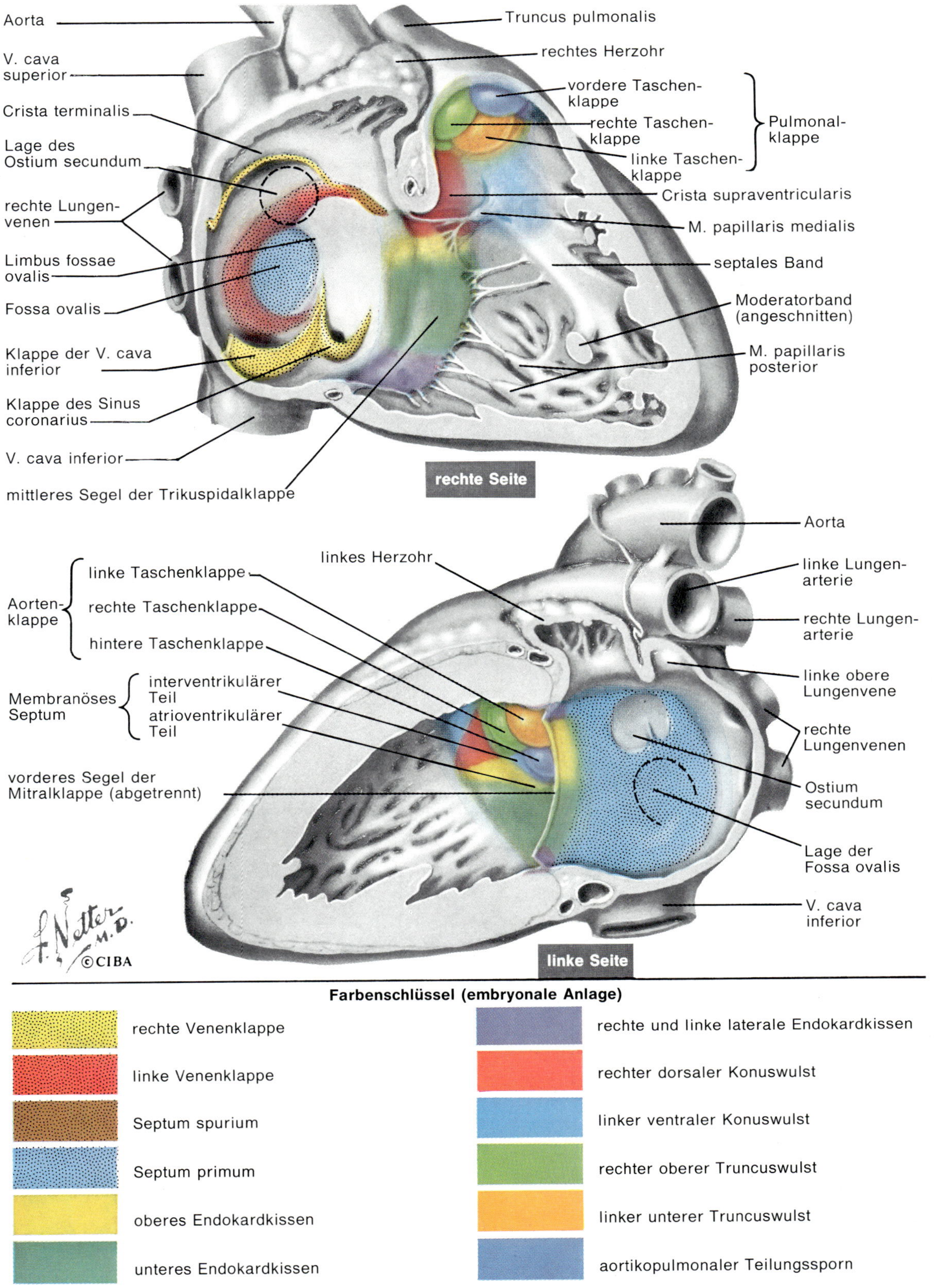

Distanz zwischen der V. cardinalis communis (proximale *C. cava superior*) und der *V. cava inferior* nimmt zu. Ferner wird der unmittelbar rechts von der rechten Venenklappe gelegene Teil mit Trabekeln besetzt, wächst und weitet sich durch das Hinzukommen neuer Trabekel *(Mm. pectinati)* aus. Dieser Teil bildet schließlich die seitliche Wand und den Großteil des definitiven rechten Vorhofs. Der ursprüngliche embryonale rechte Vorhof wird zum *rechten Herzohr* (Appendix atrii) und enthält die zuerst gebildeten Mm. pectinati, darunter die *Taenia sagittalis* (S. 123). Rechts von der Einmündung der oberen Hohlvene zieht eine große Muskelleiste nach oben und endet unmittelbar rechts von der rechten Venenklappe. Sie wird als *Crista terminalis* bezeichnet. Der zwischen den beiden Hohlvenen liegende Abschnitt des rechten Vorhofs entspricht dem ursprünglichen rechten Sinushorn und bleibt glattwandig.

Wachstum und Ausweitung der Vorhöfe, wie sie eben dargestellt wurden, beeinflussen mehrere Strukturen in ihrer Entwicklung: (1) Die rechte *V. cardinalis communis* tritt ursprünglich in das Herz an dessen Hinterfläche ein, und das Ostium secundum liegt im hinteren oberen Abschnitt des Septum primum. Diese beiden Strukturen werden nach oben und vorn verlagert, bis die *V. cardinalis communis* (V. cava superior) von oben an das Herz herantritt und das Ostium secundum vorn oben zu liegen kommt. Die relative Lage der beiden Strukturen zueinander ändert sich dabei kaum. (2) Das Dach des Spatium interseptovalvulare faltet sich immer mehr ein und bildet so ein Septum, das *Septum secundum,* dessen freier, nach unten und hinten weisender Rand an ein Foramen, *Foramen ovale,* angrenzt. Im Verlaufe der Einfaltung wird das Lumen des Spatium intersep-

(Fortsetzung auf Seite 126)

Bildung der Herzsepten

(Fortsetzung von Seite 125)

tovalvulare obliteriert, und das Septum secundum schiebt sich über das Ostium secundum. Die rechte Venenklappe nähert sich der rechten Seite des Septum secundum und verschmilzt schließlich mit ihm. In ähnlicher Weise schiebt sich das Septum primum an die linke Seite des Septum secundum heran, verschmilzt aber erst nach der Geburt mit ihm.

Nach der Geburt, wenn Septum primum und Septum secundum verschmelzen, wird das Foramen ovale zur Fossa ovalis und der freie Rand des Septum secundum zum *Limbus fossae ovalis.*

In zirka 20 Prozent verschmelzen Septum primum und Septum secundum nicht vollständig, so daß ein schräg verlaufender, funktioneller Spalt zwischen den Vorhöfen bestehen bleibt. In diesem Fall spricht man von einer Sondendurchgängigkeit des Foramen ovale.

Atrioventrikularklappen

Im 10- bis 12-mm-Stadium (SSL), wenn der Atrioventrikularkanal bereits in ein rechtes und linkes Ostium atrioventriculare unterteilt ist, bildet sich um die beiden Ostien herum Mesenchymgewebe.

In der Mitte liegen die Höcker der Endokardkissen, seitlich die lateralen Endokardkissen. Legt man in diesem Entwicklungsstadium einen Schnitt durch den Atrioventrikularkanal, entspricht die Anordnung der Strukturen in etwa der beim Transversalschnitt durch den Truncus arteriosus in einem früheren Entwicklungsstadium: Die *Truncuswülste* entsprechen den *atrioventrikularen Endokardkissen* und die *aortikopulmonalen Teilungssporne* den *lateralen Endokardkissen.*

Es wäre falsch zu behaupten, daß die Atrioventrikularklappen von dem die Atrioventrikularostien umgebenden Mesenchym abstammen. Dies gilt lediglich für die Hauptmasse des *vorderen* (aortalen) *Segels der Mitralklappe* und einen Teil des *vorderen Segels der Trikuspidalklappe* (S. 122). Die übrigen Segel der Atrioventrikularklappen werden größtenteils aus Kammermuskelmasse durch Ausstülpung und Aushöhlung, wie bereits an anderer Stelle beschrieben, gebildet. An jedem der beiden Ostien entsteht zunächst ein Muskelstrang, der an der Vorhofseite teilweise mit den Endokardkissen ähnlichem Gewebe bedeckt ist. Dieser Muskelstrang nimmt am Übergang des Vorhofs in den Ventrikel seinen Ausgang und ist an der Spitze der Ventrikel durch zu diesem Zweck erhalten gebliebene Trabekel befestigt (S. 119). An der linken Seite ist er unvollständig in 4 Abschnitte unterteilt: 2 vorn (sie entstammen größtenteils der linken Hälfte der Endokardkissen und enthalten daher anfangs nur wenig Muskelgewebe) und 2 hinten (sie enthalten an der Ventrikelseite mehr Muskelgewebe). Sie sind zunächst dick und muskulös, werden jedoch dann dünner und fibrös.

Jeweils die Hälfte eines Abschnitts bildet zusammen mit der angrenzenden Hälfte des nächsten Abschnitts ein Segel, wobei jede der beteiligten Hälften eigene *Papillarmuskel* und *Sehnenfäden* ausbildet.

Die *Mitralklappe* wäre im Grunde genommen eine vierzipfelige Klappe. Im Verlaufe der Entwicklung werden jedoch zwei der Segel zusehends größer, und die Papillarmuskel verschmelzen paarweise, wodurch ein *vorderer* und ein *hinterer Papillarmuskel* entsteht. Die Entstehung der Papillarmuskel aus zwei getrennten Anlagen ist oft noch am voll ausgebildeten Herzen nachzuweisen: sie zeigen nämlich häufig eine Doppelkuppe. Manchmal finden sich sogar zwei, allerdings sehr nahe beieinander stehende Muskelteile.

Beim Erwachsenen sind meist auch die zwei kleinen Segel als *Kommissurensegel* (S. 119) aufzufinden.

Wie die Segel sind auch die Sehnenfäden ursprünglich dick, muskulös und nur in geringer Zahl vorhanden. Erst später werden sie in dünne Faserstränge umgewandelt. Bei den Papillarmuskeln bleibt das ursprüngliche Muskelgewebe erhalten. Die Mitralklappe entsteht bereits relativ früh (bei einer Sitzhöhe von 15 bis 16 mm).

Die *Trikuspidalklappe* wird ähnlich gebildet, nur hat (1) das obere Endokardkissen lediglich geringen Anteil an der Entwicklung der Klappe und bildet (2) das Konusseptum den *mittleren (septalen) Papillarmuskel,* die zugehörigen Sehnenfäden und den mittleren Abschnitt des *vorderen Segels.*

Außerdem entsteht die Uranlage des größeren seitlichen Abschnitts des vorderen Segels bereits sehr früh (lange bevor die anderen Segel in Erscheinung zu treten beginnen) und ist schon im 15- bis 16-mm-Stadium von der Kammerwand gelöst. Dies erklärt wahrscheinlich auch den normalen Ansatz dieses Segels bei der Ebstein-Trikuspidalklappenanomalie (S. 143). Der kleine, beim Erwachsenen über der *Pars membranacea* liegende Anteil des septalen *(mittleren) Segels* wird als Letztes gebildet und fehlt manchmal ganz, wodurch an der Trikuspidalklappe ein kleiner, funktionell jedoch unbedeutender Spalt bestehen bleibt.

Semilunarklappen

Die Uranlagen der Semilunarklappen sind bereits im 9-mm-Stadium (S. 121) kurz nach abgeschlossener Unterteilung des Truncus als Höckerchen zu erkennen. Diese Höckerchen sitzen am Ende der distalen Seite der *Truncuswülste.* Jeweils eines der beiden Höckerchen ragt in die Bahn des *Pulmonalis,* das andere in die des *Aortenkanals.* An den Wänden des Aorten- und Pulmonaliskanals erscheint gegenüber den verschmolzenen Truncuswülsten ein 3. kleines Kissen. Diese zwei interkalaren Klappenwülste bilden den 3. Höcker jeder arteriellen Klappenanlage *(aortikopulmonale Teilungssporne).* Die Taschenklappen und Sinus aortae [Valsalvae] (S. 12) entstehen durch Aushöhlen und Vorwachsen der Truncushöckerchen und der 3. Höckerchen in proximaler Richtung. Dieser Vorgang ist im 16-mm-Stadium bereits weit fortgeschritten und bei einer Länge von 40 mm praktisch abgeschlossen. Er erklärt auch, warum die Semilunarklappen aus ihrer ursprünglich weit distalen Lage nach proximal »wandern«, wo sie beim voll entwickelten Herzen ja anzutreffen sind. Aorten- und Pulmonaliswurzel mit den Sinus Valsalvae und den Semilunarklappen stammen nämlich vom Truncus und den interkalaren Klappenwülsten ab.

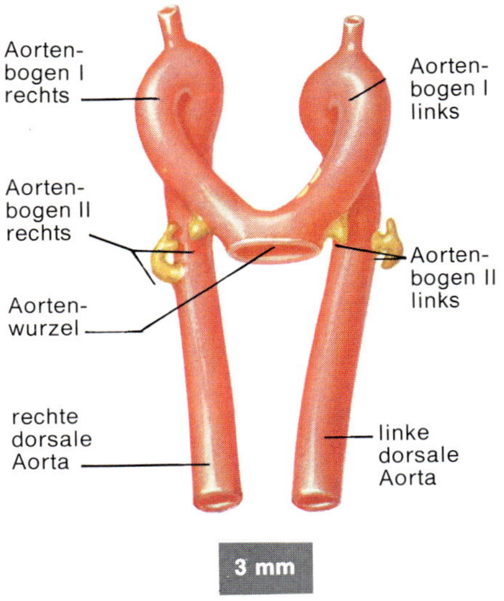

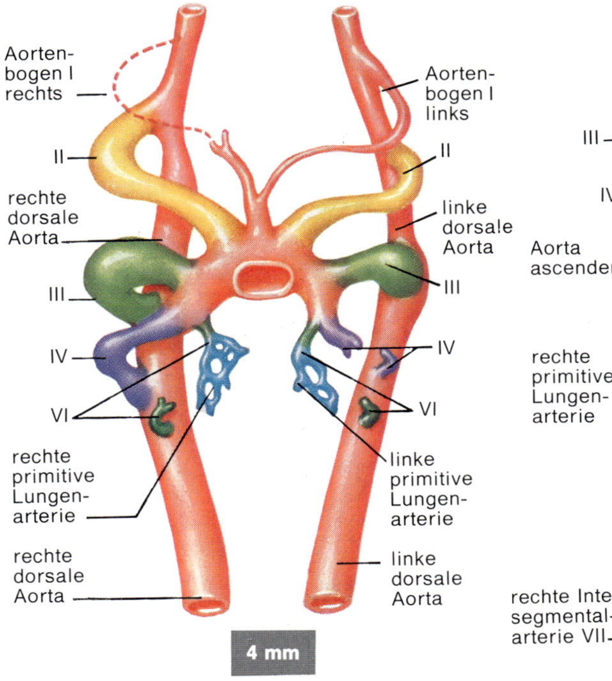

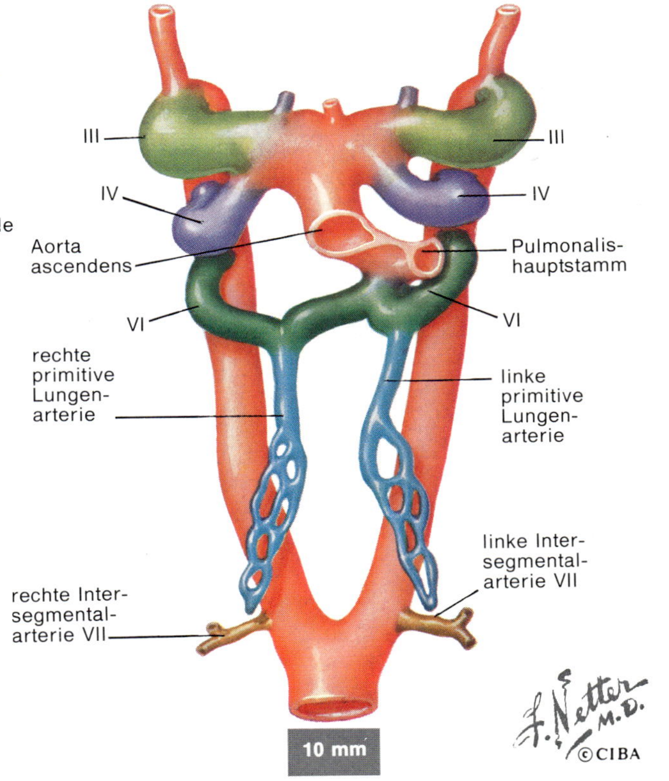

Entstehung der großen Blutgefäße

Im frühembryonalen Stadium hat das Gefäßsystem die Form eines Plexus. Da jedoch verschiedene Organsysteme bevorzugt durchblutet werden, weiten sich bestimmte Strombahnen des Plexus stärker aus. Diese Ausweitung erfolgt teils durch Verschmelzen und Zusammenfließen benachbarter kleiner Gefäßräume, teils durch Vergrößerung bereits bestehender Kapillaren. So entstehen mehrere Gefäßsysteme. Im Laufe der embryonalen Entwicklung werden immer wieder neue Organe gebildet, während andere nur vorübergehend gebraucht und dann zurückgebildet werden. Dementsprechend wird auch das Kreislaufsystem ständig umgewandelt, um den gerade herrschenden Verhältnissen Rechnung tragen zu können.

Anfangs bestehen Arterien und Venen einfach aus Endothelrohren, die histologisch nicht zu unterscheiden sind. Erst später entwickeln sie sich zu Gefäßen, deren Wände ein typisches histologisches Bild bieten und sich deutlich vom umliegenden Mesenchym abheben.

Das voll ausgebildete Kreislaufsystem und der Verlauf der Gefäße sind genetisch determiniert und speziesabhängig. Variationen im Arterien- und Venenverlauf sind jedoch sehr häufig. Bei Entwicklungsstörungen bestimmter Organe kann der Gefäßverlauf lokal von der Norm abweichen.

In diesem Abschnitt soll lediglich die Entstehung der Aortenbögen und der großen Körpervenen besprochen werden. Auf die Entwicklung der Lungenvenen wurde bereits eingegangen (S. 124).

Aortenbögen

Die wichtigste arterielle Strombahn im frühen Somitenstadium besteht aus einem Gefäßpaar, den *dorsalen Aorten,* die in der Längsachse des Embryos verlaufen und die Fortsetzung der endokardialen Herzschläuche bilden. Infolge der Drehung der die Herzschläuche enthaltenden kardiogenen Platte krümmt sich der kraniale Abschnitt der dorsalen Aorten beiderseits des Vorderdarms und ergibt damit das *1. Aortenbogenpaar* (Mandibularbogen).

Bei den niederen Wirbeltieren treten entsprechend den Schlundtaschen (Kiemenfurchen) 6 Aortenbögen auf. Mit der Entstehung der Kiefer machen die ersten beiden Schlundtaschen tiefgreifende Veränderungen durch und werden schließlich in den Maul- und Mittelohrbereich einbezogen.

Bei kiementragenden Wirbeltieren sind 3. bis 6. Schlundtasche mit Kiemen, Branchiae, besetzt und werden daher auch als Kiemenbögen bezeichnet.

Bei den durch Lungen atmenden Amnioten ebenso wie beim Menschen sind eigentliche Kiemenbögen nur in der frühen Embryonalperiode vorhanden. Sie machen später tiefgreifende Veränderungen durch oder bilden sich vollständig zurück. Einige Kiemenbogenarterien bleiben erhalten und bilden die großen zervikalen und thorakalen Arterien.

Im *3-mm-Stadium* findet sich bereits ein ausgedehnter 1. Aortenbogen, der 2. ist eben im Entstehen begriffen. Der Abgang des 1. Aortenbogens vom Truncus arteriosus ist etwas dilatiert und wird als Aortenwurzel bezeichnet. Von dieser Aortenwurzel gehen denn auch alle später zu bildenden Aortenbögen ab, die während des Deszensus von Herz und Aortenwurzel entstehen. Eine echte ventrale Aorta wird bei den höheren Säugetieren im Embryonalstadium nicht ausgebildet. Distal verschmelzen die dorsalen Aorten in kranialer Richtung zu einem einzigen Gefäß.

Beim 4-mm-Embryo ist der *1. Aortenbogen* bereits größtenteils verschwunden. Nur ein kleiner Abschnitt bleibt als A. maxillaris erhalten. Auch der *2. Aortenbogen* beginnt sich bereits zurückzubilden. Der zurückbleibende Abschnitt bildet die winzige A. stapedia. Der *3. Bogen* ist gut ausgebildet. *Vierter* und *6. Aortenbogen* entstehen gerade als ventrale und dorsale Aussprossung. Der 6. Bogen ist zwar noch nicht vollständig ausgebildet, besitzt aber bereits im ventralen Abschnitt einen Ast, die *primitive A. pulmonalis.*

Im *10-mm-Stadium* sind die ersten beiden Aortenbögen bereits verschwunden. Dritter, 4. und 6. sind gut ausgebildet. Die Truncus- und Aortenwurzel hat sich geteilt, so daß die beiden 6. Aortenbögen jetzt in den *Truncus pulmonalis* übergehen. Die *Intersegmentalarterien* liegen ungefähr auf der Höhe jener Stelle, an der sich die dorsalen Aorten vereinigen. Die 7. (zervikale) Intersegmentalarterie gewinnt bei der Entstehung der Aa. subclaviae Bedeutung.

Beim 14-mm-Embryo ist die ursprünglich symmetrische Anlage der Aortenbögen bereits fast ganz verloren gegangen. Die dorsalen Aorten sind zwischen *3. und 4. Bogen (Ductus caroticus)* verschwunden, und der 3. Aortenbogen gewinnt an Länge, je weiter das Herz hinabsteigt. Dadurch verkürzt sich gleichzeitig der paarige Abschnitt der dorsalen Aorta. Der dorsale Abschnitt des rechten *6. Aortenbogens* ist verschwunden. Links bleibt der 6. Aortenbogen bis zur Geburt als *Ductus arteriosus* bestehen. Der unvollständig ausgebildete, jedoch bereits früher vorhandene 5. Aortenbogen (er findet sich schon im 11- bis 13-mm-Stadium) ist nicht mehr nachzuweisen. Die *7. Intersegmentalarterien* haben sich nach kranial verlagert.

Inzwischen hat sich die Aortenwurzel *rechts* zum *Truncus brachiocephalicus* (anonymus) entwickelt und wird *links* bis zum Abgang des 3. linken Bogens *(A. carotis communis)* Teil des definitiven *Aortenbogens.*

Im *17-mm-Stadium* ist die rechte dorsale Aorta zwischen ihrem Übergang in die linke und dem Abgang der rechten 7. Intersegmentalarterie bereits sehr klein geworden und wird bald ganz verschwinden. Ihr übrig bleibender Abschnitt wird Teil der *proximalen A. subclavia.*

Nach der Geburt obliteriert normalerweise auch der distale Abschnitt des linken 6. Aortenbogens, *Ductus arteriosus,* zum *Lig. arteriosum,* womit schließlich das *Aortenbogensystem* des Erwachsenen vollständig gebildet wäre. Das Schicksal der einzelnen Bestandteile des embryonalen Aortenbogensystems läßt sich tabellarisch folgendermaßen darstellen:

1. Truncus arteriosus:	proximale Abschnitte der Aorta ascendens und des *Pulmonalishauptstamms.*
2. Aortenwurzel:	distaler Abschnitt der *Aorta ascendens,* A. brachiocephalica (anonyma) und Aortenbogen bis zum Abgang der linken A. carotis communis.

(Fortsetzung auf Seite 128)

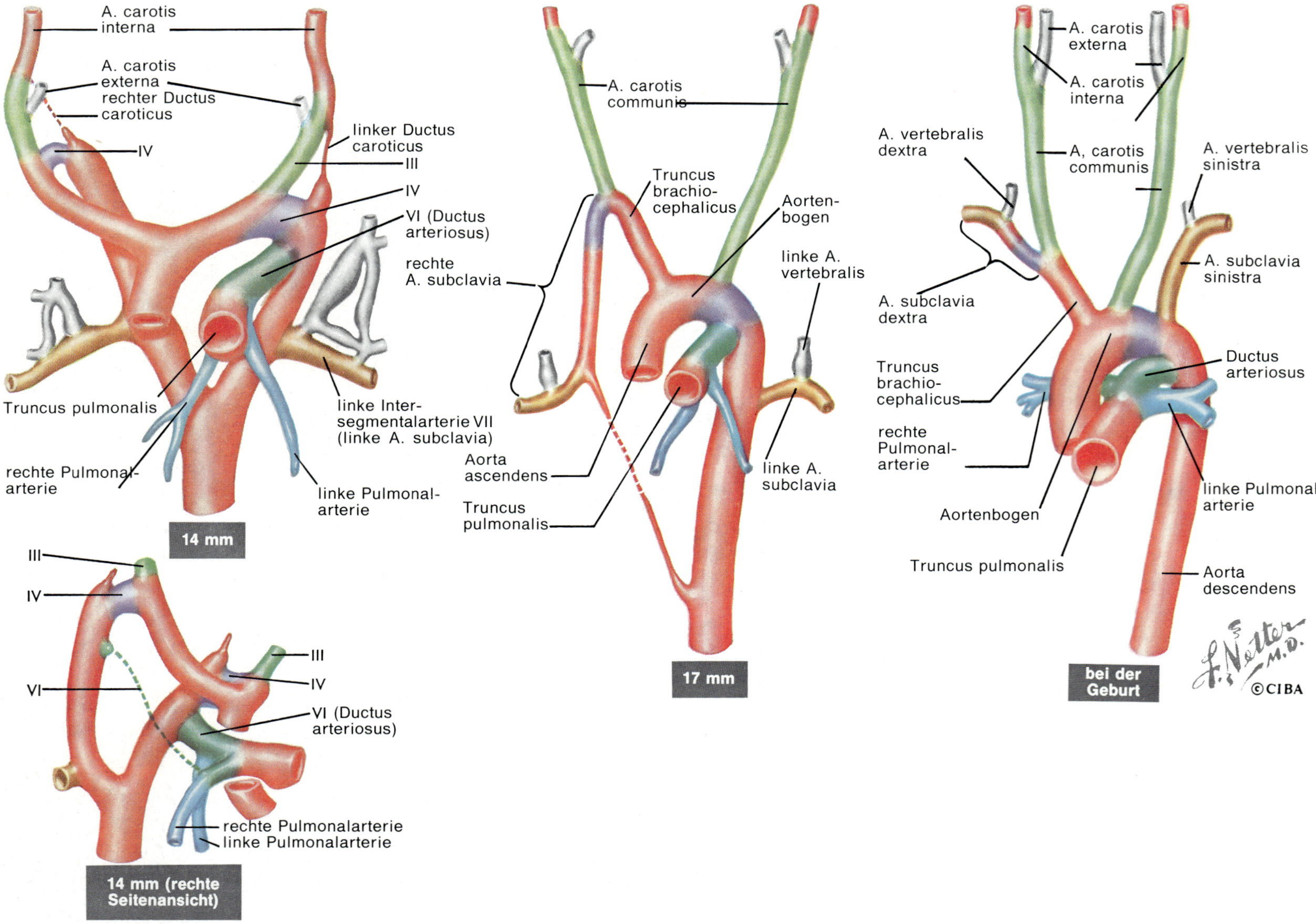

Entstehung der großen Blutgefäße

(Fortsetzung von Seite 127)

3. Erste Aortenbögen:	werden teilweise in die Aa. maxillares einbezogen.
4. 2. Aortenbögen:	teilweise als A. stapedia erhalten.
5. 3. Aortenbögen:	*Aa. carotis communes* und proximale Anteile der *Aa. carotis internae.*
6. 4. Aortenbögen:	rechts: wird zum am weitesten proximalen Abschnitt der *rechten A. subclavia;* links: Aortenbogenabschnitt zwischen *linker A. carotis communis* und *linker A. subclavia.*
7. 5. Aortenbögen:	werden als provisorische Struktur nie vollständig ausgebildet und verschwinden offenbar ganz.
8. 6. Aortenbögen:	rechts: Der proximale Anteil wird zur proximalen *rechten Pulmonalarterie,* der distale obliteriert früh; links: der proximale Anteil wird zur proximalen *linken Pulmonalarterie,* der distale bleibt als Ductus arteriosus bis zur Geburt erhalten.
9. Rechte dorsale Aorta:	der kraniale Anteil wird Teil der *rechten A. subclavia,* der Rest obliteriert.
10. Linke dorsale Aorta:	distaler Aortenbogen.
11. Rechte 7. Intersegmentalarterie:	wird in rechte A. subclavia einbezogen.
12. Linke 7. Intersegmentalarterie:	*linke A. subclavia.*

Die großen Körpervenen

Die Entstehung der großen Körpervenen ist zwar ein komplexer, aber äußerst interessanter Vorgang, dem aus klinischer Sicht besondere Bedeutung zukommt. Nur wenige Organsysteme weisen nämlich im endgültigen, voll entwickelten Zustand so viele Variationen und Anomalien auf wie die großen Körpervenen. Diese Variationen und Anomalien im Verlaufsmuster sind zwar funktionell meist unbedeutend, können allerdings bei diagnostischen Eingriffen (Angiokardiographie) Verwirrung stiften und den Versuch, Mißbildungen des Herzens chirurgisch zu korrigieren, in einer Katastrophe enden lassen.

Beim ganz jungen Embryo entstehen die großen Venen zunächst als in Längsrichtung verlaufende Strombahnen aus einem primitiven Venengeflecht. Im *4-mm-Stadium* (S. 120) lassen sich bereits 3 venöse Strombahnen unterscheiden: (1) Die *Dottervenen (rechte und linke V. omphalomesenterica)* führen Blut aus dem Dottersack und münden in den *Sinus venosus.* (2) Die *Nabelvenen* nehmen Blut aus den Chorionzotten (später Plazenta) auf und führen es über die *rechte und linke V. umbilicalis* dem Embryo zu. Rechte und linke Nabelvene können sich im Haftstiel zu einem einzigen Gefäß vereinigen, gewinnen jedoch im embryonalen Körper wieder ihre paarige Anordnung und treten seitlich von den Dottervenen in den Sinus venosus ein. (3) Die *Kardinalvenen* liegen ausschließlich intraembryonal. Die *Vv. cardinales anteriores* führen Blut aus dem Kopfteil des Embryos ab. Die *Vv. cardinales posteriores* entstehen etwas später und durchziehen in Längsrichtung den dorsolateralen Abschnitt der Urogenitalleiste. Sie führen Blut aus dem embryonalen Körper, einschließlich der Urniere *(Mesonephros)* und anfangs auch der vorderen Extremitäten. Vordere und hintere Kardinalvenen vereinigen sich zur kurzen *V. cardinalis communis,* die neben den Nabelvenen in das *rechte und linke Sinushorn* mündet.

Bald nach der Ausbildung der hinteren Kardinalvenen entsteht ein als *Vv. subcardinales* bezeichnetes Venenpaar, das die Urogenitalleiste in der Mitte durchzieht. Sie dienen in der Hauptsache als Abfluß für das Urogenitalsystem des wachsenden Embryos, zunächst für Mesonephros und *Gonaden* und später für *Metanephros* (Nieren), *Gonaden* und *Nebennieren.* Sie entleeren nach kranial in die hinteren Kardinalvenen.

Im *10-mm-Stadium* (SSL) sind die Kardinalvenen symmetrisch angeordnet und auf beiden Seiten gleichgut ausgebildet. Die Dottervenen haben sich im Bereich des *Septum*

(Fortsetzung auf Seite 129)

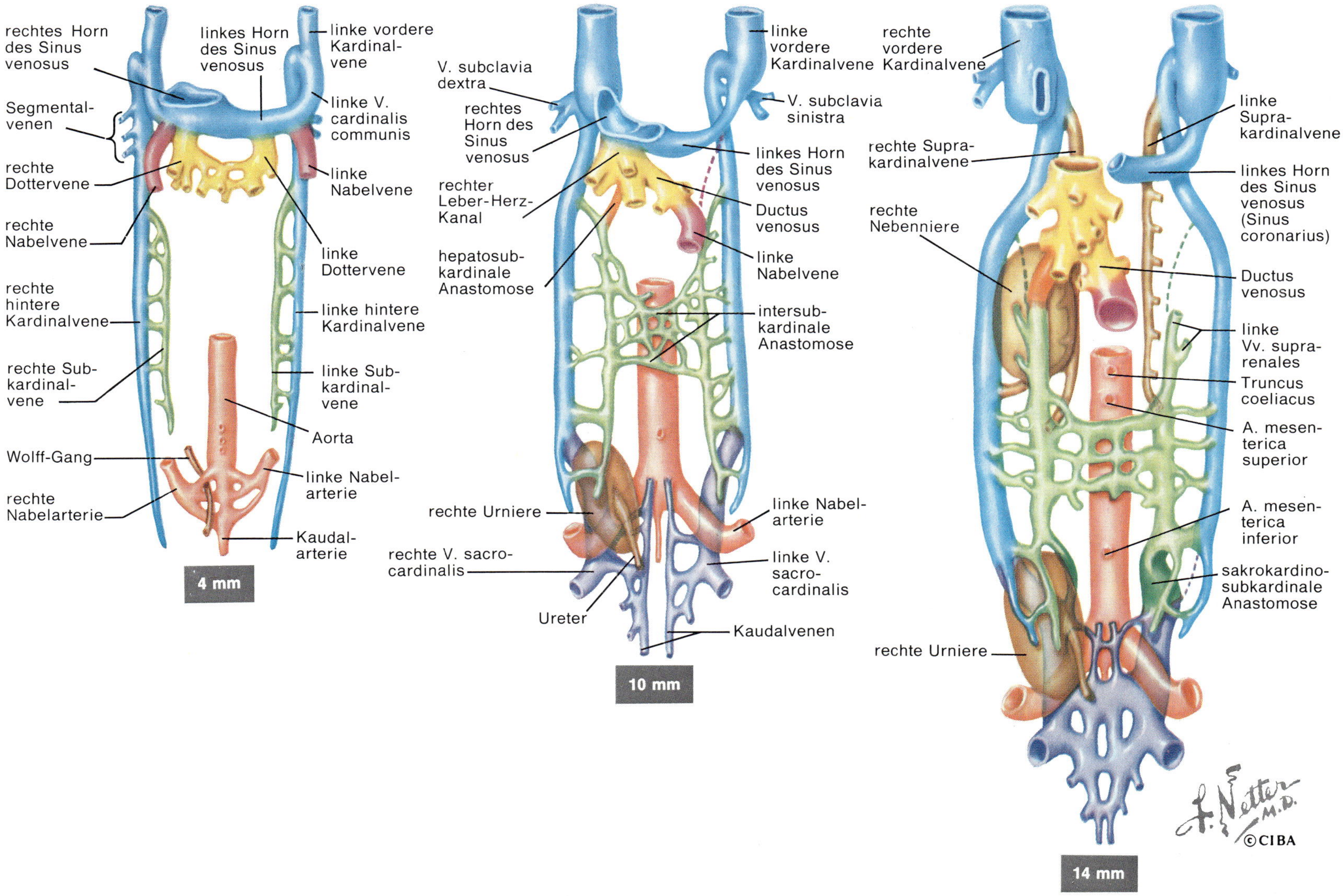

Entstehung der großen Blutgefäße

(Fortsetzung von Seite 128)

transversum (S. 118) und des Duodenums zu einem anastomosierenden Plexus (Lebersinusoide) aufgelöst. Von den zwischen den Lebersinusoiden und dem Sinus venosus verbleibenden Abschnitten der beiden ursprünglichen Gefäße *(Leber-Herz-Kanäle)* ist der linke verschwunden, der rechte weitet sich hingegen stark aus und wird zum terminalen posthepatischen Segment der V. cava inferior. Auf die weitere Entwicklung der Dottervenen soll hier nicht näher eingegangen werden.

Die rechte Nabelvene hat sich zurückgebildet, die linke nimmt mit den von den Dottervenen gebildeten Lebersinusoiden Verbindung auf, wonach ihr proximaler Abschnitt ebenfalls obliteriert. Das gesamte Nabelvenenblut strömt damit in die Lebersinusoide ein. Zwischen der linken Nabelvene und dem *rechten Leber-Herz-Kanal* entsteht durch Ausweitung und Zusammenfließen von Lebersinusoiden eine direkte Strombahn, *Ductus venosus.* Über den Ductus venosus kann nun unter Umgehung der Lebersinusoide bereits ein Großteil des venösen Nabelblutes direkt in den rechten Vorhof abgeleitet werden.

Inzwischen haben die *Subkardinalvenen* an Bedeutung gewonnen und bilden mit den hinteren Kardinalvenen zahlreiche Anastomosen. Durch das Wachstum der Urnieren (Mesonephros) sind *linke und rechte Subkardinalvenen* näher aneinandergerückt. Zwischen ihnen entstand durch Anastomosen ein Plexus *(intersubkardinale Anastomose).* Die rechte Subkardinalvene ist mit dem rechten Leber-Herz-Kanal über einen Plexus in Verbindung getreten, der sich rasch in eine große Strombahn umwandelt, die *hepatosubkardinale Anastomose* (Lebersegment der V. cava inferior).

Im Schwanzbereich des Embryos ist inzwischen auf beiden Seiten ein weiteres Venensystem in Erscheinung getreten. Seine beiden Hauptstrombahnen, die *Vv. sacrocardinales* (GRÜNWALD, P.: Z. mikr.-anat. Forsch., 43 [1938] 275) steigen hinter den Nabelarterien auf und umziehen sie im Bogen. Sie verlaufen weiter dorsal als die hinteren Kardinalvenen, in die sie schließlich entleeren.

In ventraler Lage ziehen in Längsrichtung zwei kleinere Venen, *Vv. caudales;* sie bilden mit den *Sakrokardinalvenen* zahlreiche *Anastomosen.*

Kaudal von den Urnieren sind inzwischen die Nachnieren (*Metanephroi,* Anlage der definitiven Nieren) entstanden.

Im *14-mm-Stadium* ist die *linke hintere Kardinalvene* bereits sehr klein geworden, und das linke Horn des Sinus venosus, der zukünftige *Sinus coronarius,* hat an Prominenz verloren.

Die Subkardinalvenen, insbesondere auf der rechten Seite, sowie die hepatosubkardinale Anastomose haben sich hingegen stark ausgeweitet und entwickeln sich rasch zu den venösen Hauptstrombahnen zum Herzen. In diesem Entwicklungsstadium ist ihre kraniale Verbindung mit den hinteren Kardinalvenen bereits obliteriert, und einige der kranialen Ästchen führen nun Blut aus den entstehenden Nebennieren ab.

Die Anastomosen zwischen den Subkardinalvenen sind zwar weniger zahlreich, bilden aber breitere Strombahnen. Auch zwischen den Subkardinal- und Sakrokardinalvenen sind inzwischen Anastomosen entstanden, *sakrokardino-subkardinale Anastomosen.* Sie weiten sich rasch aus, wähend die Verbindung zwischen den Sakrokardinalvenen und den hinteren Kardinalvenen obliteriert. Weitere, ausgedehnte Anastomosen entstehen nun auch zwischen den rechten und linken Sakrokardinal- und den Kaudalvenen.

Dorsolateral von der Aorta tritt ein weiteres Venensystem in Erscheinung. Seine beiden in Längsrichtung verlaufenden Strombahnen, *Vv. supracardinales,* entleeren kranial in den terminalen Abschnitt der hinteren Kardinalvenen. Kaudal anastomosieren sie mit den Subkardinalvenen. Sie übernehmen später die Funktion der hinteren Kardinalvenen und führen über die Interkostalvenen Blut aus der Leibeswand ab.

Im *17-mm-Stadium* fließt das venöse Blut aus den oberen Extremitäten über Venen ab, die in die *vorderen Kardinalvenen* münden. Das *linke Horn des Sinus venosus* hat sich inzwischen weiter verkleinert.

Mit der rasch abnehmenden Bedeutung der Urnieren und dem Übergang der Funktion der hinteren Kardinalvenen auf die Subkardinalvenen obliterieren die hinteren Kardinalvenen über weite Strecken. Es bleiben schließlich nur die terminalen Abschnitte nach der Vereinigung der Suprakardinalvenen erhalten

(Fortsetzung auf Seite 130)

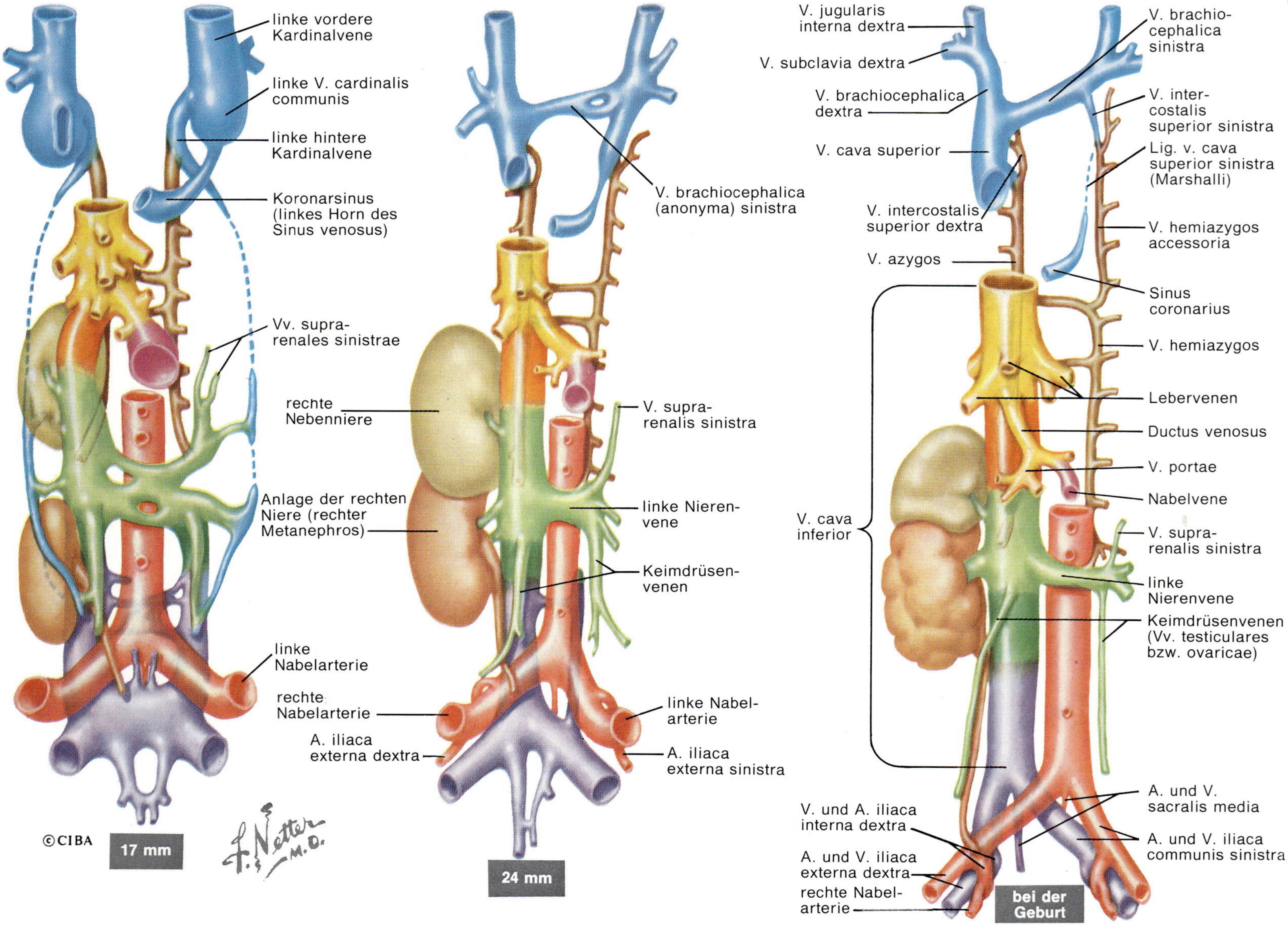

Entstehung der großen Blutgefäße

(Fortsetzung von Seite 129)

und bilden rechts den Bogen der *V. azygos* und links einen Teil der *oberen Interkostalvene.*

Die rechten Sakrokardinal- und Subkardinalvenen wurden zusammen mit der hepatosubkardinalen Anastomose und dem Leber-Herz-Kanal zur Hauptabflußbahn der unteren Körperhälfte des Embryos. In dem zwischen den Sakrokardinalvenen liegenden Anastomosengeflecht hat sich mittlerweile eine breite Strombahn gebildet, aus der sich schließlich der proximale Abschnitt der linken *V. iliaca communis* entwickeln wird. Die proximal davon ziehende linke Sakrokardinalvene und die Anastomose zwischen Sakrokardinal- und Subkardinalvene auf der linken Seite beginnen allmählich kleiner zu werden und obliterieren schließlich ganz.

Die Verbindung zwischen den Subkardinalvenen besteht zu diesem Zeitpunkt aus wenigen großen Strombahnen. Kaudal von der Verbindung werden die Subkardinalvenen kleiner und führen zunächst von den Keimdrüsen und den Nieren, später nur noch von den Keimdrüsen Blut ab. Die Nieren erhalten, je weiter sie aszendieren, immer neue venöse (und arterielle) Gefäße, bis sie schließlich ihre endgültige Lage ungefähr auf der Höhe der intersubkardinalen Anastomose erreichen.

Prävertebral bilden sich Anastomosen zwischen den Suprakardinalvenen aus.

Im *24-mm-Stadium* tritt zwischen den vorderen Kardinalvenen eine Anastomose auf. Aus ihr entsteht im Laufe der weiteren Entwicklung die venöse Hauptstrombahn der linken Kopfhälfte und der linken oberen Extremitäten. Sie wird beim Erwachsenen als *V. brachiocephalica (anonyma) sinistra* bezeichnet. Die *linke V. cardinalis communis* und der angrenzende Abschnitt des linken Sinushorns werden zusehends kleiner und veröden schließlich *(Ligament der V. cava superior sinistra, Lig. Marshalli).* Der terminale Abschnitt der proximalen linken V. cardinalis posterior und der zwischen ihr und der linken V. brachiocephalica liegende Abschnitt der vorderen Kardinalvene bleiben als *linke V. intercostalis superior* erhalten, die Blut aus dem 2. und 3. Interkostalraum abführt. (Das venöse Blut aus dem 1. Interkostalraum wird auf beiden Seiten über die V. brachiocephalica bzw. die V. vertebralis abgeleitet.) Der linken V. intercostalis superior entspricht auf der rechten Seite ein in die V. azygos entleerendes Gefäß, die *rechte V. intercostalis superior.*

Vierte bis 11. Interkostalvene münden auf der rechten Seite in die rechte Suprakardinalvene, die zusammen mit dem terminalen Abschnitt der hinteren Kardinalvene die V. azygos bildet. Auf der linken Seite münden die 4. bis 7. (bzw. 8.) Interkostalvene in den entsprechenden Abschnitt der linken Suprakardinalvene *(V. hemiazygos accessoria),* die ihrerseits über eine oder mehrere prävertebrale Anastomosen in die V. azygos entleert. Achte (oder 9.) bis 11. Interkostalvene auf der linken Seite münden entsprechend in den kaudalen Abschnitt der linken *V.* supracardinalis bzw. *hemiazygos.* Zwischen der 3. und 4. sowie der 7. und 8. Interkostalvene kann die linke Suprakardinalvene obliterieren.

In diesem Bereich sind physiologische Variationen im Gefäßverlauf sehr häufig.

In der unteren Körperhälfte hat sich als venöse Hauptstrombahn die *V. cava inferior* aus folgenden embryonalen Venensystemen gebildet:

1. terminaler Abschnitt der rechten Dottervene (Leber-Herz-Kanal): posthepatisches Segment;
2. hepatosubkardinale Anastomose: Lebersegment;
3. ein Teil der rechten Subkardinalvene: Nierensegment;
4. Sakrokardinalvene und sakrokardinosubkardinale Anastomose: prärenales Segment.

Die nicht in die V. cava inferior einbezogenen, jedoch erhalten bleibenden Abschnitte der Subkardinalvenen entwickeln sich zu den *Keimdrüsenvenen* (V. testicularis oder ovarica) und zu den *Vv. suprarenales.*

Aus der Anastomose zwischen den Subkardinalvenen wurde der zwischen der Einmündung der Vv. suprarenales und testiculares (ovaricae) liegende Abschnitt der *linken V. renalis.* Der übrige Teil der linken sowie die rechte Nierenvene stammen von Urnierengefäßen ab, die in die Subkardinalvenen entleeren. Nach der Geburt obliterieren *linke Nabelvene* und *Ductus venosus* und bilden das *Lig. teres hepatis* und das *Lig. venosum.* Angesichts dieser komplizierten Entwicklung ist es nicht verwunderlich, daß Variationen und Anomalien im Verlauf der großen Körpervenen so häufig sind.

Sektion IV

Angeborene Herzkrankheiten

von

Frank H. Netter, M.D.

unter Mitarbeit von

Ralph D. Alley, M.D. und Lodewyk H.S. van Mierop, M.D. Tafel 3, 6, 8, 10, 18, 24

Lodewyk H.S. van Mierop, M.D. Tafel 1, 2, 4, 5, 7, 9, 11–17, 19–23, 25–32

Anomalien der großen Körpervenen

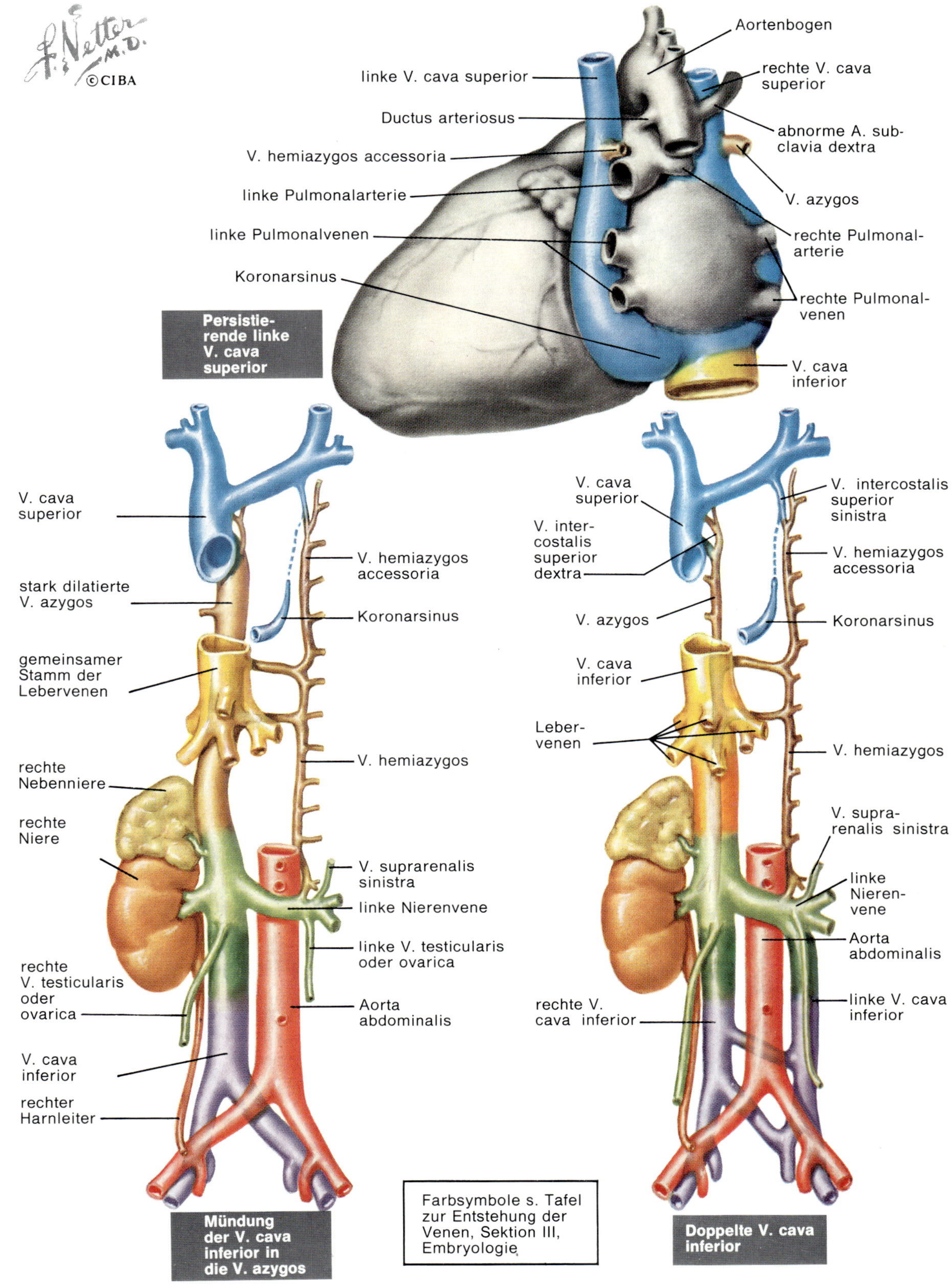

Anomalien der großen Körpervenen sind keineswegs selten. Dies ist angesichts der komplizierten Entwicklungsgeschichte der Venen und des großen Variationsreichtums im Venenverlauf nicht überraschend. Da derartige abnorme venöse Strombahnen fast immer in andere Körpervenen entleeren, verursachen sie nur selten merkliche funktionelle Störungen. Sie werden daher meist auch als Zufallsbefund bei der Autopsie bzw. im Verlaufe diagnostischer oder chirurgischer Eingriffe am Herz-Kreislauf-Apparat diagnostiziert. Anomalien der großen Venen bestehen gelegentlich isoliert, treten aber häufiger im Zusammenhang mit anderen Mißbildungen des Herz-Kreislauf-Apparats auf. Ist ihr Vorhandensein nicht bekannt, können sie bei chirurgischen Eingriffen unter Verwendung eines totalen Herz-Lungen-Bypass zu schwerwiegenden, ja sogar lebensbedrohenden Komplikationen führen.

Linke V. cava superior

Die mit Abstand häufigste, klinisch bedeutsame Anomalie ist eine *persistierende linke V. cava superior.* Die linke V. cava superior entsteht durch Zusammenfließen der linken V. jugularis und V. subclavia, tritt ventral vom linken Lungenhilus zur *rechten V. cava superior* parallel in den Brustraum hinab und mündet stets in den stark erweiterten *Koronarsinus.* Sie folgt dabei dem normalerweise vom Lig. Marshalli und der V. Marshalli eingenommenen Verlauf. Diese topographische Lage einer persistierenden linken V. cava superior ist von der Entwicklungsgeschichte her zu erwarten, da das Gefäß durch Persistieren der linken V. cardinalis anterior, der V. cardinalis communis und des linken Sinushorns zustande kommt. Die *V. hemiazygos* entspricht anatomisch der *V. azygos* auf der rechten Seite und kann gelegentlich auch deren Größe erreichen.

Meist ist auch eine rechte V. cava superior vorhanden. Sie kann jedoch fehlen. Bestehen 2 Hohlvenen, sind sie entweder gleichgroß oder eine der beiden (meist die linke) ist etwas kleiner. Eine evtl. vorhandene linke V. brachiocephalica (anonyma) ist in der Regel kleiner als normal. Sie kann auch als Plexus vorliegen.

Als Folge des vermehrten Blutstroms ist das Ostium des Koronarsinus stark dilatiert. Gelegentlich findet sich ein Defekt an der Wand zwischen dem Sinus und dem linken Vorhof. Dieser Defekt verursacht im allgemeinen einen Links-rechts-Shunt, d.h., Blut aus dem linken Vorhof strömt in den Koronarsinus und von dort in den rechten Vorhof. Dieses Zustandsbild entspricht hämodynamisch einem Vorhofseptumdefekt. Bei ausgedehntem Defekt und insbesondere bei engem oder atretischem Koronarostium spricht man von einer Einmündung der linken V. cava superior in den linken Vorhof, was jedoch aus entwicklungsgeschichtlicher Sicht nicht stimmt.

Bei Patienten mit dieser Anomalie besteht als typisches *klinisches Bild* eine mäßige zentrale Zyanose. Sonstige Symptome fehlen. Das Herz ist von normaler Größe, Herzgeräusche sind nicht vorhanden. *Elektrokardiographisch* finden sich Zeichen einer Linkshypertrophie. Ähnliche, jedoch weit ausgeprägtere Befunde sind in jenen äußerst seltenen Fällen zu erheben, in denen die V. cava inferior in den linken Vorhof entleert.

Mündung der V. cava inferior in die V. azygos

Bei den seltenen Anomalien, bei denen das *hepatische Segment der V. cava inferior* fehlt, entleert das prähepatische Segment über eine stark erweiterte V. azygos in den rechten Vorhof *(Mündung der V. cava inferior in die V. azygos).* Die *Lebervenen* führen über einen kurzen gemeinsamen Stamm, der normalerweise den proximalsten Abschnitt der V. cava inferior bildet, in den rechten Vorhof. Eine Mündung der V. cava inferior in die V. azygos findet sich selten als isolierte Anomalie. Sie tritt meist mit anderen schwerwiegenden Herzfehlern, z.B. bei *Asplenie* (S. 136) oder Polysplenie auf.

Doppelte V. cava inferior

Sonstige Anomalien der großen Venen, wie z.B. die in der Tafel dargestellte Form der *doppelten V. cava inferior,* betreffen im allgemeinen das gesamte Gefäßbett der unteren Hohlvenen und haben daher in der Allgemeinchirurgie und Urologie mehr Bedeutung als in der Kardiologie und Herzchirurgie.

Treten bedeutsame Herzfehler in Kombination mit einer partiellen Inversion der Brust- oder Bauchorgane auf, besteht stets die Möglichkeit einer Lageanomalie der großen Körpervenen. Da derartige Anomalien bei chirurgischen Eingriffen Schwierigkeiten bereiten können, ist ihr präoperativer Nachweis oder Ausschluß unerläßlich. Dazu eignet sich am besten die *Angiokardiographie.*

Fehleinmündung der Lungenvenen

Bei einer *Fehleinmündung der Lungenvenen* fehlt die Verbindung zwischen einigen oder allen *Lungenvenen* und dem *linken Vorhof*. Die betroffenen Gefäße entleeren entweder in eine der großen Körpervenen oder direkt in den *rechten Vorhof*. Hier soll lediglich die isoliert bestehende Form der Lungenvenentransposition behandelt werden. Sie unterscheidet sich von den in Kombination mit anderen Mißbildungen des Herzens auftretenden Formen in ihrem klinischen und hämodynamischen Bild, das bei letzteren im wesentlichen von dem mitbestehenden Defekt bestimmt wird.

Bei *partieller Lungenvenentransposition* entleeren eine oder mehrere Lungenvenen entweder in die proximale *V. cava superior* in der Nähe ihrer Einmündung in den rechten Vorhof oder direkt in den rechten Vorhof, und zwar in dessen Sinusabschnitt. Die betroffenen Venen führen meist Blut aus einem Teil oder der ganzen rechten Lunge ab. Die übrigen Lungenvenen entleeren normal in den linken Vorhof. Meist besteht ein Vorhofseptumdefekt, am häufigsten als *Vorhofseptumdefekt vom Sinus-venosus-Typ*. Das *klinische Bild* entspricht dem anderer Formen des Vorhofseptumdefekts und wird hier nicht näher behandelt (s. S. 137).

Bei *totaler Lungenvenentransposition* entleeren alle Lungenvenen entweder in die venösen Strombahnen des Körpers oder in den rechten Vorhof. Dabei findet sich stets auch ein Vorhofseptumdefekt oder ein persistierendes Foramen ovale. Je nach der Fehleinmündung der Lungenvenen in den Körperkreislauf unterscheidet man verschiedene Verlaufsformen.

Die Intrapulmonalvenen entstehen beim Embryo aus dem den Vorderdarm umgebenden Venengeflecht und anastomosieren in der frühen Embryonalphase frei mit den Körpervenen. Sobald die embryonale Lungenvene als Aussprossung des primitiven linken Vorhofs in Erscheinung getreten ist und mit dem pulmonalen Venengeflecht Verbindung gewonnen hat, obliterieren die anastomosierenden venösen Strombahnen des embryonalen Körper- und Lungenkreislaufs normalerweise. Unterbleibt die Bildung der embryonalen Lungenvene oder obliteriert diese sekundär, bleiben einige der anastomosierenden Strombahnen erhalten, und es kommt zur totalen Lungenvenentransposition.

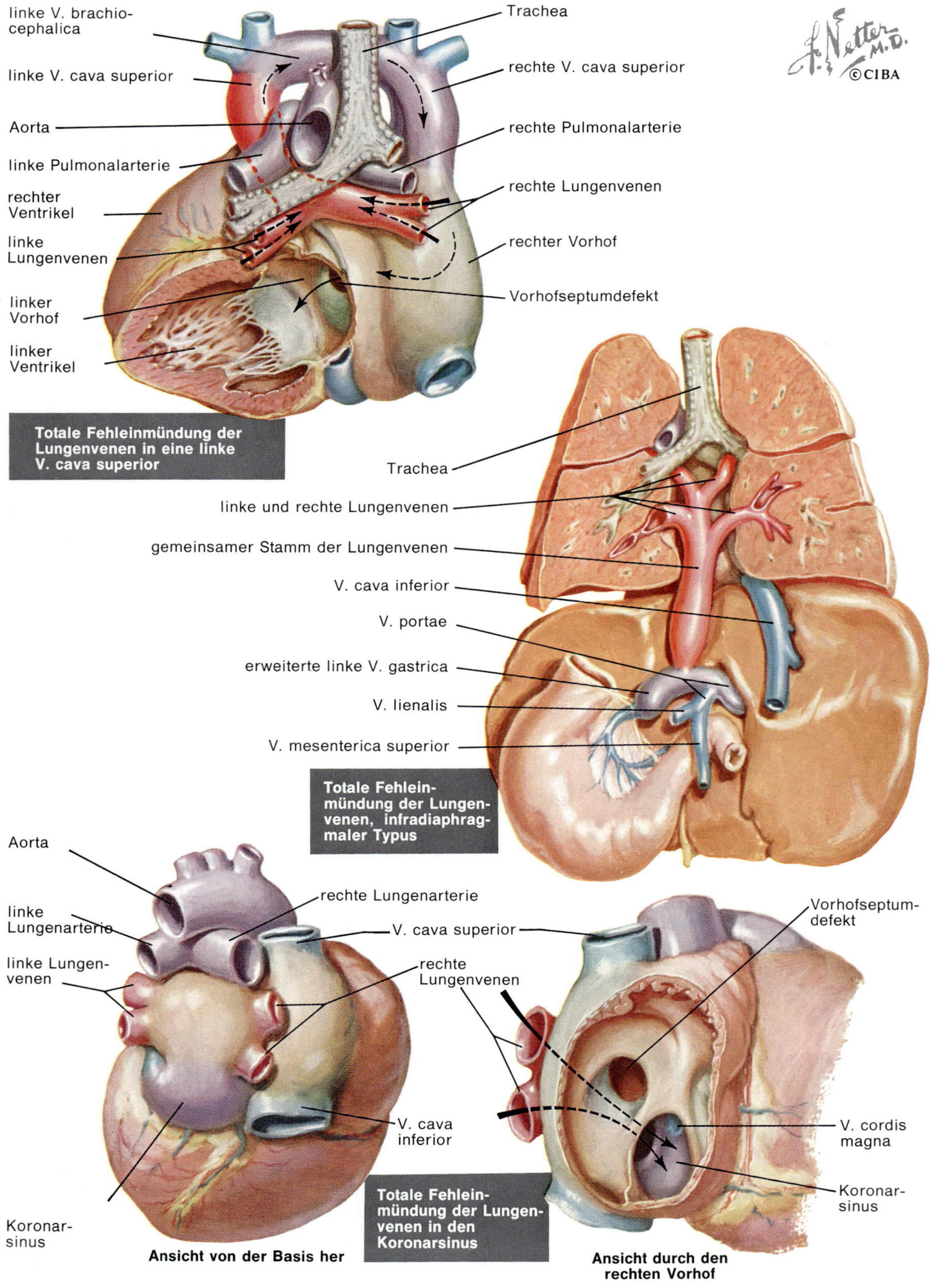

Totale Fehleinmündung der Lungenvenen in eine linke V. cava superior

Totale Fehleinmündung der Lungenvenen, infradiaphragmaler Typus

Totale Fehleinmündung der Lungenvenen in den Koronarsinus

Ansicht von der Basis her

Ansicht durch den rechten Vorhof

Totale Fehleinmündung der Lungenvenen in die linke V. cava superior

Bei der weitaus häufigsten Form der totalen Lungenvenentransposition münden die Lungenvenen in eine *persistierende linke V. cava superior.* Aus den rechten Lungenvenen entsteht bei dieser in der Tafel von dorsal her dargestellten Verlaufsform durch Konvergenz ein einziges Gefäß, das hinter dem kleinen linken Vorhof vorbeizieht und an die linken Lungenvenen Anschluß findet. Von der Anastomosenstelle der linken und rechten Lungenvenen ab strömt das venöse Blut aus der Lunge durch ein großes, einzelständiges Gefäß, den persistierenden distalen Abschnitt der linken V. cava superior, in eine erweiterte *linke V. brachiocephalica (anonyma)* und von dort über die rechte V. cava superior in den rechten Vorhof. Über einen gleichzeitig bestehenden Vorhofseptumdefekt oder häufiger über das weit offene Foramen ovale kann ein Teil des Blutes aus dem rechten in den linken Vorhof gelangen. Dadurch kommt es frühzeitig und rasch zu einer enormen Vergrößerung des rechten Vorhofs und der rechten Herzkammer.

Die *Symptomatik* dieser Verlaufsanomalie der Lungenvenen zeigt sich im allgemeinen bereits kurz nach der Geburt. Sie besteht zunächst in einer raschen Atemfrequenz, darauf folgen Dyspnoe und Trinkschwäche. Die Säuglinge gedeihen schlecht und neigen zu häufigen Atemwegsinfektionen. Eine deutliche Zyanose fehlt in der Regel anfangs, da das Blutgemisch ja aus einer großen Menge sauerstoffreichen Blutes aus den Lungen und einer relativ kleinen Blutmenge aus dem Körperkreislauf besteht. Bei Bronchopneumonien oder Dekompensation mit Stauungserscheinungen wird die Zyanose stärker. Zur Dekompensation kommt es fast durchweg bereits in den ersten 6 Monaten, und die Mehrzahl der Patienten überlebt das erste Lebensjahr nicht. In manchen Fällen bessert sich die Situation jedoch aus ungeklärten Gründen, und gelegentlich erreicht einer oder der andere das Erwachsenenalter.

Zyanose und Trommelschlegelfinger und -zehen finden sich nur bei größeren Kindern und Erwachsenen. Das Herz ist vergrößert. Ein Schwirren fehlt meist, es besteht jedoch in der Regel ein fühlbares »Heben« im unteren Brustkorbabschnitt links parasternal. Am linken oberen Sternalrand, manchmal auch etwas tiefer, findet sich ein schwaches bis mäßiges systolisches Geräusch. Das Pulmonalsegment des 2. Herztons ist meist laut und der 2. Ton gespalten. Am rechten unteren Sternalrand und über dem Processus xiphoideus ist manchmal ein diastolisches Trikuspidalströmungsgeräusch zu hören.

Typisch sind bei größeren Kindern und Erwachsenen die *Röntgenbefunde*. Die dilatierte linke und rechte

(Fortsetzung auf Seite 135)

Fehleinmündung der Lungenvenen

(Fortsetzung von Seite 134)

obere Hohlvene stellen sich als abgerundeter Schatten im oberen Mediastinum dar. Diese Kontur ergibt zusammen mit dem gerundeten Schatten des vergrößerten Herzens eine als »Achterform« oder »Schneemann« bezeichnete Konfiguration. In der Lunge ist die Gefäßzeichnung stark betont.

Das *Elektrokardiogramm* zeigt fast durchwegs einen Rechtstyp sowie eine hochgradige Hypertrophie des rechten Vorhofs und des rechten Ventrikels.

Bei der *Herzkatheterisierung* ist der Sauerstoffgehalt in der rechten V. cava superior extrem hoch, was auf einen massiven suprakardialen Links-rechts-Shunt hinweist. Intrakardial ist die Sauerstoffsättigung in allen Kammern gleich.

Die *Diagnose* läßt sich durch selektives Einbringen eines Kontrastmittels in den Pulmonalishauptstamm leicht erhärten. Nach der Kontrastmittelpassage durch die Lungen stellen sich die fehlmündenden Gefäße in der Regel gut dar.

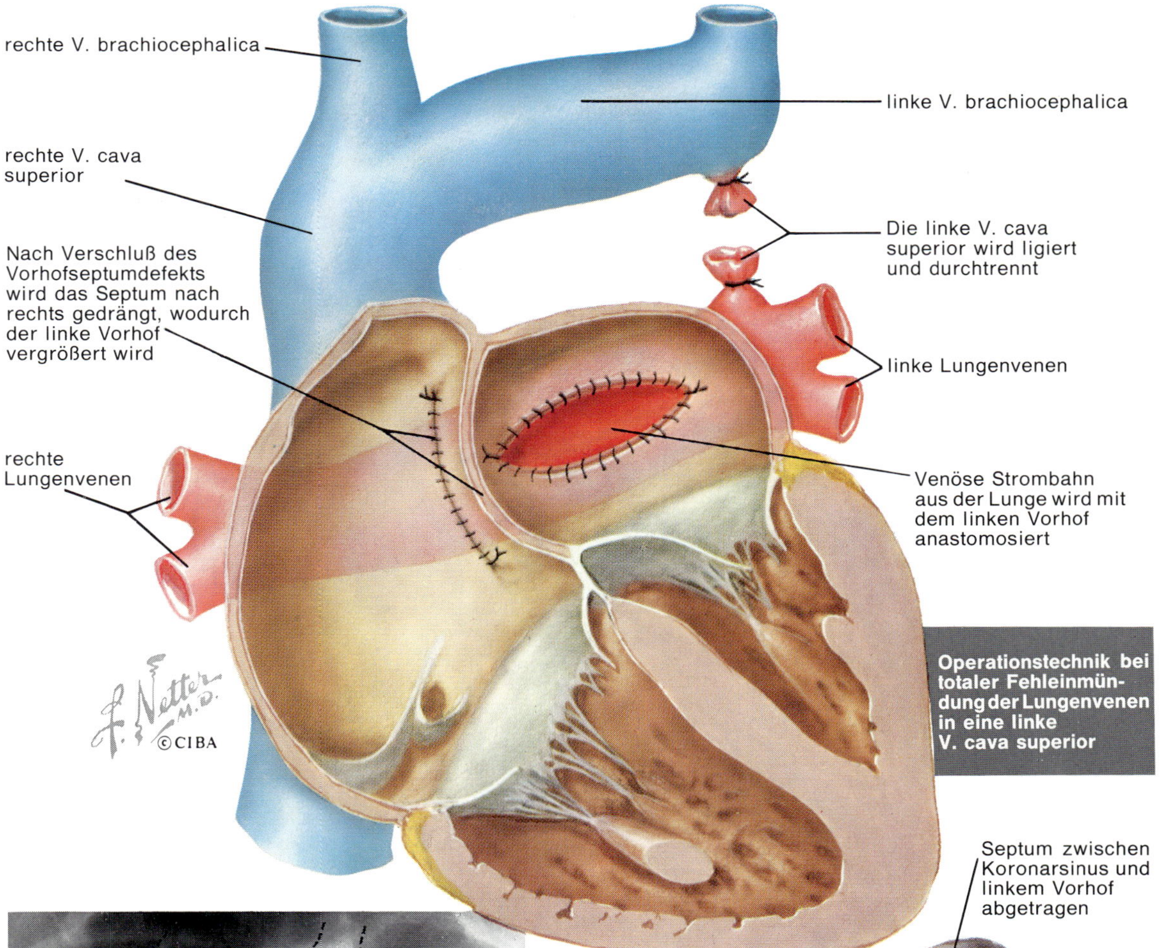

Operationstechnik bei totaler Fehleinmündung der Lungenvenen in eine linke V. cava superior

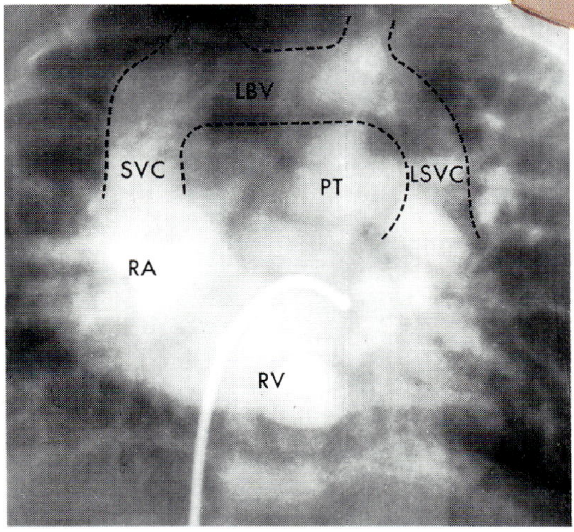

Präoperatives Angiokardiogramm: LBV = linke V. brachiocephalica, SVC = V. cava superior, LSVC = linke V. cava superior, PT = Truncus pulmonalis, RA = rechter Vorhof, RV = rechter Ventrikel

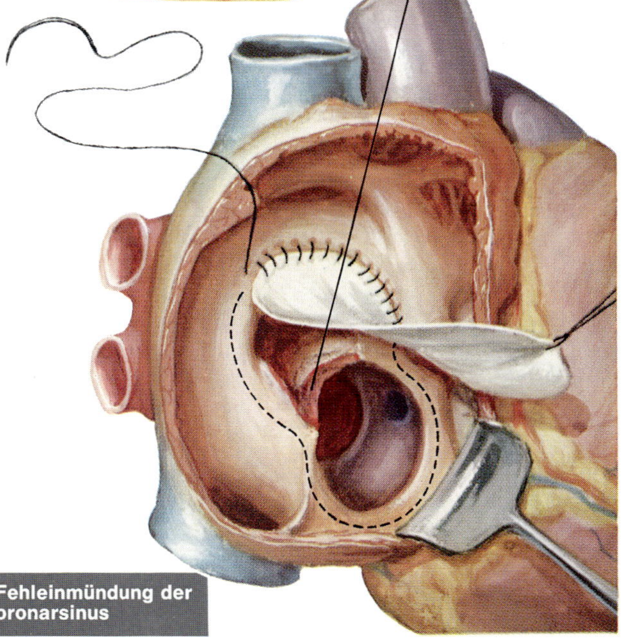

Operationstechnik bei Fehleinmündung der Lungenvenen in den Koronarsinus

Totale Fehleinmündung der Lungenvenen in den Koronarsinus

Bei dieser Form der Verlaufsanomalie vereinigen sich die Lungenvenen zu einem sehr kurzen, großkalibrigen, gemeinsamen Gefäß, das in den enorm erweiterten *Koronarsinus* entleert. *Klinisches Bild* und *elektrokardiographische Befunde* entsprechen der im Vorstehenden beschriebenen Verlaufsform. Anders ist jedoch das *röntgenologische Bild,* da die Verbreiterung im oberen Mediastinum fehlt. Der rechte Vorhof ist meist groß. Ferner zeigen sich eine Vergrößerung der Herzkontur und Stauungszeichen in den Lungenfeldern. Die *Herzkatheterisierung* ergibt ähnliche Befunde wie bei der Einmündung der Lungenvenen in die linke V. cava superior, der hohe Sauerstoffgehalt in der V. cava superior fehlt allerdings. *Angiokardiographisch* finden sich keine sicheren Befunde.

Verlaufsanomalien im Sinne einer Fehleinmündung der Lungenvenen in den rechten Vorhof oder in verschiedene andere Strukturen bestehen selten als isolierte Mißbildungen, sie können jedoch in Kombination mit anderen schweren Herzfehlern auftreten.

Fehleinmündung der Lungenvenen – infradiaphragmaler Typus

Als ungewöhnliche aber interessante totale Verlaufsanomalie, die meist isoliert vorkommt, stellt sich die Entleerung der Lungenvenen in den Pfortaderkreislauf dar. Man bezeichnet sie im allgemeinen als totale *Fehleinmündung vom infradiaphragmalen Typus,* die im Vorstehenden beschriebenen Formen entsprechend als *supradiaphragmalen Typ.* Bei der infradiaphragmalen Verlaufsform vereinigen sich die Lungenvenen zu einem langen, einzelständigen Gefäß, das ventral vom Ösophagus durch den Hiatus oesophageus abwärts zieht und in den proximalen Abschnitt des Pfortaderkreislaufs, meist in die *linke V. gastrica,* mündet. Die präösophageal liegende Vene zeigt unmittelbar vor ihrer Mündung in das Pfortaderbett einen stenotischen Bereich. Aufgrund dieser Stenose und da das Pulmonalvenenblut das Kapillarbett der Leber durchlaufen muß, bevor es über die Lebervenen in den rechten Vorhof gelangt, kommt es zu einer hochgradigen Drucksteigerung in den Lungenvenen und den charakteristischen *klinischen* und *Laborbefunden,* die den infradiaphragmalen vom supradiaphragmalen Typus deutlich unterscheiden. In der Tafel ist die infradiaphragmale Verlaufsform von dorsal her dargestellt.

Bald nach der Geburt treten schwere *Symptome* auf, die in der Mehrzahl der Fälle bereits in den ersten Lebenstagen oder -wochen zum Tode führen. Die Symptomatik umfaßt eine ausgeprägte, persistierende Zyanose, deutliche Dyspnoe und hochgradige Trinkschwäche. Das Herz dekompensiert früh, eine Rekompensation ist nur selten erfolgreich. Obwohl die Säuglinge offenkundig schwerst krank sind, sind die Herzbefunde unauffällig. Eine Vergrößerung des Herzens fehlt und Herzgeräusche sind, wenn überhaupt erhebbar, schwach.

Auch das *Elektrokardiogramm* ist meist recht unauffällig. Die *Röntgenbefunde* sind zwar typisch, aber nicht pathognomonisch, da sie auch bei anderen Anomalien mit einer Obstruktion der Lungenvenen erhoben werden können. Die hochgradige pulmonale venöse Hypertension zeigt sich anhand der ausgeprägten und regellosen Hiluszeichnung und dem eigenartigen netzartigen Aussehen der Lunge.

Therapeutisch ist eine totale Fehleinmündung der Lungenvenen nur chirurgisch anzugehen, und zwar werden zwischen der Lungenvenenanastomose und dem linken Vorhof eine Verbindung geschaffen, ein mitbestehender *Vorhofseptumdefekt* verschlossen und alle anomalen extrakardialen Verbindungen mit den Körpervenen unterbrochen. Bei größeren Kindern und Erwachsenen ergibt dieses Vorgehen meist gute Erfolge. Bei kritisch kranken Kleinkindern ist die operative Korrektur oft schwierig und muß meist in zwei Stadien durchgeführt werden. Die Erfolgsquote ist insbesondere beim infradiaphragmalen Typus noch gering.

Anomalien der Vorhöfe

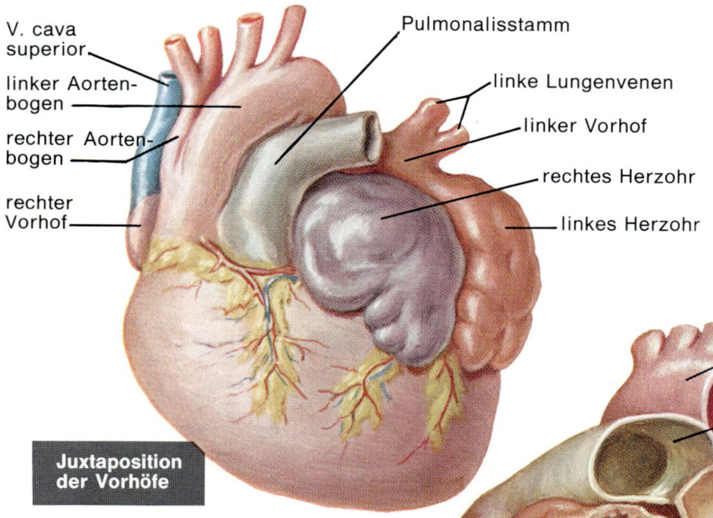

Juxtaposition der Herzohren

Bei der *Juxtaposition der Herzohren* (Appendices atrii) sind die Vorhöfe mit ihrer Hauptmasse zwar normal gelagert, das rechte Herzohr ist jedoch lävoponiert. Es liegt also nicht rechts von den Arterienabgängen, sondern zieht hinter diesen vorbei und kommt links zwischen den großen Gefäßen und dem linken Herzohr zu liegen (Lävoposition des rechten Herzohrs).

Die Juxtaposition der Herzohren hat funktionell keine Bedeutung, da sie an sich die Strömungsverhältnisse nicht beeinflußt. Ihr Vorhandensein weist jedoch immer auf andere hochgradige Herzfehler hin. So finden sich stets eine Transposition der großen Gefäße und ein Ventrikelseptumdefekt, häufig eine Atresie der Trikuspidalklappe. In der Tafel ist ferner ein doppelter Aortenbogen dargestellt.

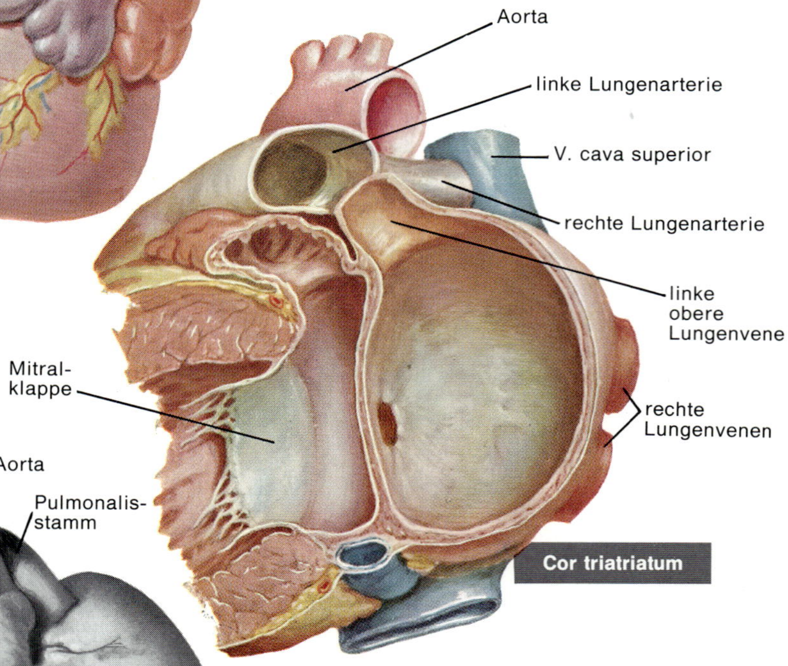

Cor triatriatum

Bei dieser seltenen Mißbildung teilt ein fibromuskuläres Septum den linken Vorhof in einen posterosuperioren Teil, in den die *Lungenvenen* einmünden, und in einen anteroinferioren Teil, der durch die *Mitralklappe* und das linke Herzohr begrenzt wird. Ursache dieser Mißbildung ist wahrscheinlich die unvollständige Einbeziehung der embryonalen Lungenvene in den linken Vorhof. Das ursprüngliche Ostium der Lungenvene stellt sich als Öffnung variabler Größe dar. In seltenen Fällen ist das Septum vollständig undurchgängig; der distale pulmonalvenöse Abschnitt entleert dann über einen Defekt in den rechten Vorhof oder ein anomales Gefäß in das venöse Körperstrombett. Die Fossa ovalis bzw. das Foramen ovale liegen in der Regel zwischen dem anteroinferioren Abschnitt und dem rechten Vorhof.

Der Schweregrad der *Symptome* hängt von der Weite der Öffnung zwischen den beiden Abschnitten des linken Vorhofs ab. Meist bestehen ausgeprägte Atembeschwerden bis zur Dyspnoe, und das Herz dekompensiert frühzeitig. Ist die Öffnung extrem eng, tritt der Tod meist innerhalb des ersten Lebensjahres ein. Bei größerer Weite des Ostiums treten die Symptome später auf und ähneln dem Beschwerdebild der Mitralstenose, d.h., es bestehen chronischer Husten, Dyspnoe, Ermüdbarkeit, Brustschmerz und Hämoptoe. Die Patienten sind oft zyanotisch, und das Herz ist vergrößert. In der Regel ist ein schwaches systolisches Geräusch zu hören, selten findet sich ein diastolisches Geräusch.

Die *elektrokardiographischen Befunde* sind vom Bild der Rechtsherzhypertrophie meist nicht zu unterscheiden.

Die *Diagnose* Cor triatriatum ist schwer mit Sicherheit zu stellen, so daß die meisten Kleinkinder unbehandelt daran sterben. Bei größeren Kindern ist eine chirurgische Rekonstruktion möglich und unter Zuhilfenahme eines Herz-Lungen-Bypass relativ einfach auszuführen. Sie besteht in der Exzision der abnormen Membran.

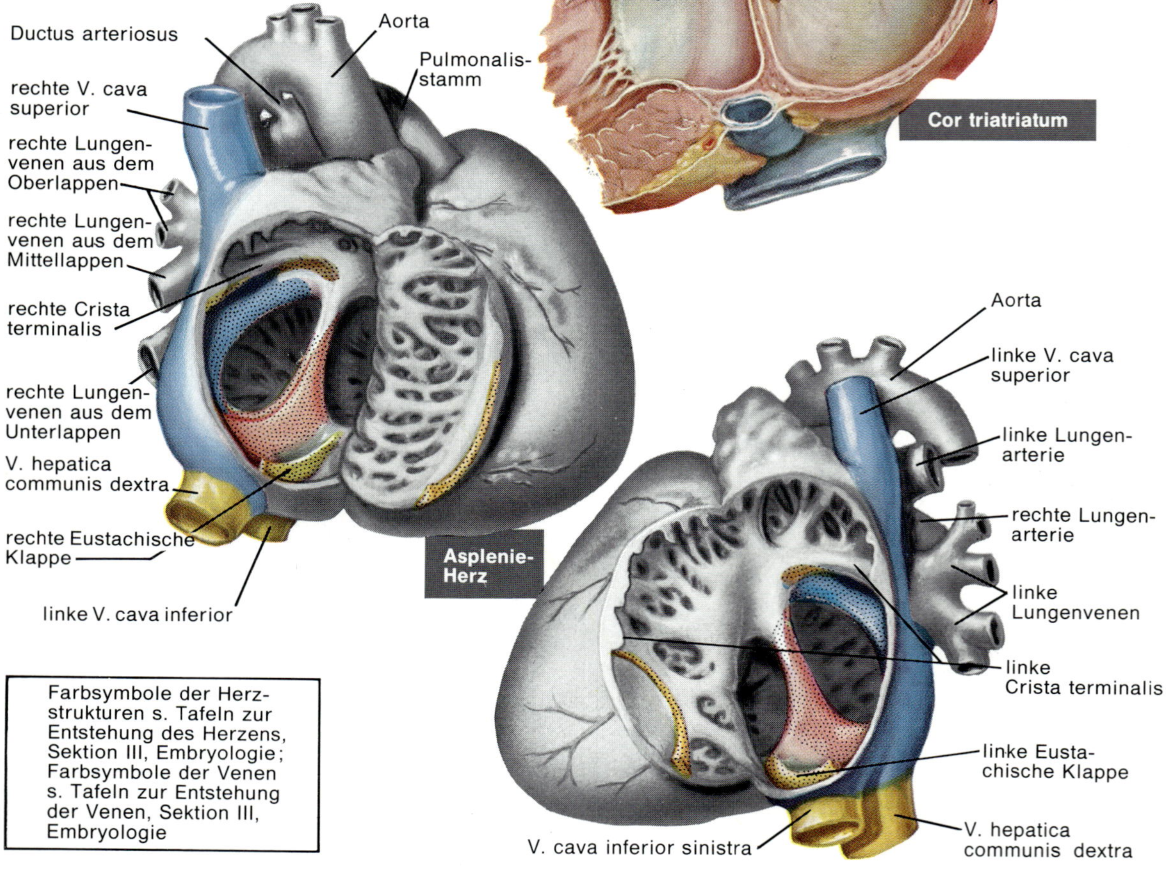

Farbsymbole der Herzstrukturen s. Tafeln zur Entstehung des Herzens, Sektion III, Embryologie; Farbsymbole der Venen s. Tafeln zur Entstehung der Venen, Sektion III, Embryologie

Aspleniesyndrom

Das *angeborene Fehlen der Milz* tritt selten isoliert auf. Meist sind auch andere Organmißbildungen vorhanden. In zirka 60% der Aspleniefälle findet sich das typische *Aspleniesyndrom.* Ihr auffälligstes und interessantestes Merkmal besteht darin, daß normalerweise asymmetrisch angelegte Organe, wie Leber und Lunge, die Tendenz zur symmetrischen Ausbildung zeigen. Der Magen kann entweder rechts oder links liegen, selten liegt er in der Körpermittellinie. Beide Lungen sind dreilappig angelegt und entsprechen dem normalen Bild der rechten Lunge. Der Herz zeigt in der Regel hochgradige Mißbildungen. Meist findet sich ein gemeinsamer Ventrikel, häufig auch ein kompletter Endokardkissendefekt. In der Regel besteht eine Transposition der großen Gefäße, meist in Kombination mit einer Pulmonalstenose. Das Vorhofseptum ist im allgemeinen zu einem eigenartigen dreieckigen Muskelstrang zusammengeschmolzen, welcher das gemeinsame Atrioventrikularostium kreuzt. Im typischen Fall entsprechen beide Vorhöfe morphologisch einem normalen rechten Vorhof (Isomerie der Vorhöfe). Das bedeutet, daß beide Sinushörner in den ihnen zugeordneten Vorhof einbezogen worden sind. Infolgedessen fehlt ein Koronarsinus. Eine totale Transposition der Lungenvenen ist die Regel. Die Tendenz zur symmetrischen Anlage findet sich auch an den großen Körpervenen. So besteht gelegentlich bilateral eine V. cava superior und eine große, zu beiden Seiten in den Vorhofboden eintretende Vene. Letztere entspricht den bilateral persistierenden proximalen Dottervenen. Eine dieser Venen führt Blut aus einem Leberlappen ab *(V. hepatica communis),* die andere aus dem anderen Leberlappen und aus dem restlichen Bett der V. cava inferior. In einem derartigen Fall ist die Lage der Organe nicht eindeutig festzustellen (Situs ambiguus).

Die Vermutungsdiagnose Aspleniesyndrom ist bei jedem Kleinkind zu stellen, bei dem ein kongenitaler Herzfehler in Kombination mit einer partiellen viszeralen Heterotaxie besteht, insbesondere wenn das Kind zyanotisch ist. Im peripheren Blutabstrich finden sich typisch Howell-Jolly- und Heinz-Körperchen. Die *Prognose* ist schlecht.

Vorhofseptumdefekte

Das Vorhofseptum besteht normalerweise aus zwei einander überlappenden, eng aneinander liegenden Teilen. Keiner der beiden Teile trennt die Vorhöfe vollständig voneinander. Der rechts liegende Teil entspricht dem embryonalen Septum secundum, besteht aus einer dichten Muskelmasse und hat eine ovale posteroinferiore Öffnung, *Foramen ovale.* Der links liegende Teil stammt vom embryonalen *Septum primum* ab, besteht aus Fasergewebe, ist dünn und hat eine annähernd runde, anterosuperiore Öffnung, *Ostium secundum.* Beide Teile bilden gemeinsam ein Klappenventil, durch das Blut wohl von rechts nach links (vor der Geburt die physiologische Strömungsrichtung), nicht aber von links nach rechts strömen kann. Nach der Geburt steigt mit dem Einsetzen des Lungenkreislaufs und dem infolgedessen größeren Bluteinstrom in den linken Vorhof der Druck im linken Vorhof an, wodurch die ursprüngliche Klappe verschlossen wird. Dieser funktionelle Verschluß wird meist anatomisch nachvollzogen, d.h., die beiden Septumteile verschmelzen miteinander. In jenen wenigen Fällen, in denen die Verschmelzung ausbleibt, kann infolge eines durch einen angeborenen Herzfehler bedingten Druckanstiegs im rechten Vorhof bzw. infolge jeglicher anderer Anomalien, die eine Erhöhung des Drucks im rechten Ventrikel und im rechten Vorhof verursachen, Blut aus dem rechten Vorhof wieder in den linken Vorhof strömen. Eine derartige *Sondendurchgängigkeit des Foramen ovale* gilt jedoch nicht als Vorhofseptumdefekt. Sie hat ja auch an sich keine hämodynamischen Rückwirkungen.

Beim *echten Vorhofseptumdefekt* (ASD) besteht zwischen den beiden Vorhöfen eine pathologische Verbindung, durch die Blut in beiden Richtungen strömen kann. Im allgemeinen dominiert dabei ein Links-rechts-Shunt. Bestehen neben dem Vorhofseptumdefekt andere Mißbildungen oder Defekte, die den rechtsatrialen Druck potentiell erhöhen können, verläuft die Shuntrichtung primär von rechts nach links (wie bei der Trikuspidalklappenatresie), oder es kommt zur Shuntumkehr des ursprünglichen Links-rechts-Shunt (z.B. nach Lungengefäßveränderungen mit pulmonaler Hypertension).

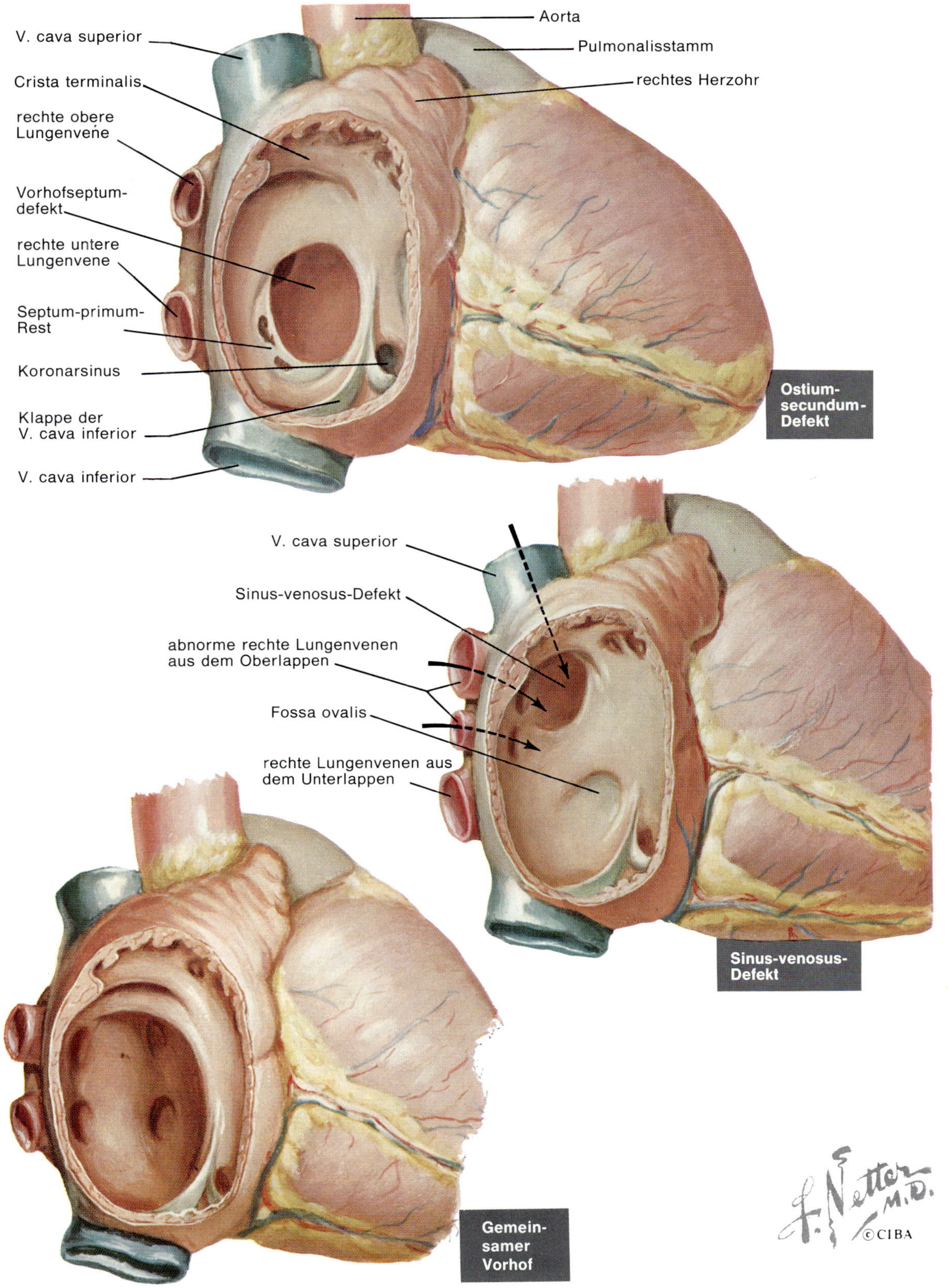

Ostium-secundum-Defekt

Bei Vorhofseptumdefekten unterscheidet man zwei Formen. Die häufigere der beiden Formen, der sogenannte *Ostium-secundum-Defekt,* ist zugleich auch einer der häufigsten angeborenen Herzfehler. Er kommt dadurch zustande, daß der beim Embryo zur Bildung des Ostium secundum führende Resorptionsprozeß überschießt, so daß das *Septum primum* vollständig verschwindet. Vorhofseptumdefekte dieses Typs sind im allgemeinen großflächig. Entsprechend groß ist daher auch das Shuntvolumen durch den Links-rechts-Shunt, wodurch der pulmonale Blutfluß auf ein Mehrfaches des Normalwerts gesteigert wird. Sowohl der rechte Vorhof als auch der rechte Ventrikel dilatieren und hypertrophieren, und die Pulmonalarterien werden deutlich weiter. Obwohl der venöse Rückstrom aus der Lunge und damit der Bluteinstrom in den linken Vorhof zunehmen, bleibt eine Vergrößerung des linken Vorhofs aus, da aus diesem durch den Defekt Druck in den elastischeren rechten Vorhof »abgelassen« werden kann. Der Blutfluß im Körperkreislauf liegt im allgemeinen im unteren Normalbereich oder ist gelegentlich vermindert.

Das *klinische Bild* ist in Anbetracht der Ausdehnung des Defekts und der Größe des Shuntvolumens eher unauffällig. Kleinkinder mit Vorhofseptumdefekten sind meist überhaupt beschwerdefrei. Ja, der Defekt wird so gut kompensiert, daß echte Beschwerden meist erst im Erwachsenenalter auftreten. Bei Erwachsenen ist der Vorhofseptumdefekt der häufigste angeborene Herzfehler. Bei Kindern und jungen Erwachsenen finden sich als einzige Beschwerden Ermüdbarkeit und Belastungsdyspnoe. Die meisten Patienten werden sich der Bedeutung dieser Beschwerden meist erst im nachhinein, d.h. nach der operativen Korrektur des Defekts, bewußt, wenn Ermüdbarkeit und Atemnot verschwunden sind. Kinder mit Vorhofseptumdefekten wachsen und entwickeln sich im allgemeinen normal. Das Herz ist nur mäßig vergrößert, und ein Schwirren ist bei isoliert bestehenden Vorhofseptumdefekten äußerst selten. Häufig findet sich eine hebende Pulsation links sternal. Eine deutliche Vorwölbung des Präkordiums (Herzbuckel) ist nur bei starker Vergrößerung des Herzens festzustellen. Das Geräusch des Vorhofseptumdefekts ist eher leise, systolisch, mittelfrequent und vom Austreibungstyp. Das Geräuschmaximum liegt an der Basis links sternal. Es entsteht nicht durch den Links-rechts-Shunt an sich, sondern durch den vermehrten Blutstrom durch die ansonsten unveränderte Pulmonalklappe. Das schwache, kurze, diastolische Geräusch im Trikuspidalklappenbereich (Trikuspidalklappenströmungsgeräusch) kommt offenbar auf ähnliche Weise zustande. Als typischer Auskultationsbefund findet sich eine fixierte Spaltung des 2. Herztons am oberen Sternalrand links, d.h., das Spaltungsintervall zwischen Aorten- und Pulmonalanteil bleibt in allen Atemphasen konstant. Es fehlt somit die im Kindesalter physiologische Atemabhängigkeit der Spaltung. Ferner ist der Pulmonalanteil meist lauter als der Aortenanteil. Ein Austreibungsclick ist bei Kindern selten, findet sich jedoch bisweilen bei Erwachsenen als

(Fortsetzung auf Seite 138)

Vorhofseptumdefekte

(Fortsetzung von Seite 137)

Zeichen einer sekundären pulmonalen Hypertension.

Zu den klassischen *Röntgenbefunden* des Vorhofseptumdefekts zählen geringgradige bis mäßige Vergrößerung des Herzschattens mit prominentem Rechtsrand infolge des vergrößerten rechten Vorhofs, Anzeichen der Rechtshypertrophie, Prominenz des Pulmonalissegments am linken oberen Herzrand infolge Dilatation des *Pulmonalisstamms* und verstärkte Gefäßzeichnung in den Lungenfeldern. Auf dem Leuchtschirm sind deutlich Hiluseigenpulsationen zu erkennen. Der linke Vorhof ist nicht vergrößert, daher fehlt auch eine Verlagerung des bariumgefüllten Ösophagus nach dorsal.

Eindeutig ist meist das *elektrokardiographische Bild*. In der Regel findet sich ein Rechtstyp. Die Herzachse kann aber normal oder in seltenen Fällen nach links gerichtet sein. In Ableitung II, aVF und in den rechten Brustwandableitungen sind auffällige, spitze P-Wellen zu sehen. Meist werden über dem rechten Präkordium rSr'- oder rSR'-Komplexe als Zeichen der geringgradigen bis mäßigen Vergrößerung des rechten Ventrikels registriert. rR'-, Rs- und speziell qR-Komplexe finden sich bei Kindern selten. Sie weisen auf eine bereits hochgradigere rechtsventrikuläre Hypertrophie hin, wie sie im Zusammenhang mit Lungengefäßveränderungen und sekundärer pulmonaler Hypertension besteht.

Bei der *Herzkatheterisierung* kann durch den Defekt meist leicht in den linken Vorhof eingegangen werden, besonders wenn der Katheter von »unten«, d.h. über die V. saphena, eingeführt wird. Eine deutliche Erhöhung des Sauerstoffgehalts im rechten Vorhof und ein rascher Kontrastmittelübertritt in den rechten Vorhof bei der selektiven linksatrialen *Angiokardiographie* sind für einen Vorhofseptumdefekt beweisend. Die Drücke im rechten Ventrikel und der Pulmonalarterie sind bei Kindern und jungen Erwachsenen meist im Normbereich oder nur leicht erhöht. Eine sekundäre pulmonale Hypertension findet sich gelegentlich im frühkindlichen Stadium oder erst spät im Verlauf der Erkrankung. Meist ist über der Pulmonalklappe ein geringer Druckgradient (10 bis 15 mm Hg) zu messen, der jedoch nicht Ausdruck einer Pulmonalklappenstenose sein kann, da er beim chirurgischen Verschluß des Defekts verschwindet.

In der meisten Fällen sind die klinischen, röntgenologischen und elektrokardiographischen Befunde so eindeutig, daß die Patienten ohne weitere Abklärung durch eine Herzkatheterisierung oder Angiokardiographie an den Chirurgen verwiesen werden können.

Der *medikamentösen Therapie* kommt keine Bedeutung zu. Eine Herzinsuffizienz tritt außer in seltenen Fällen bei Kleinkindern mit extrem ausgedehnten Defekten im Kindesalter nicht auf. Die bei vielen angeborenen Herzkrankheiten so gefürchteten bakteriellen Endokarditiden sind bei unkomplizierten Vorhofseptumdefekten äußerst selten.

Mit dem *operativen Defektverschluß* läßt sich eine vollständige Heilung erzielen. Er ist unter Anwendung der Herz-Lungen-Maschine leicht durchzuführen und mit einem so geringen Risiko behaftet, daß er in jedem Falle indiziert erscheint. In fast allen Fällen ist ein *Direktverschluß* möglich. Da der Defekt im allgemeinen gut vertragen wird, kann mit der Operation ohne Risiko bis zum 8. oder 10. Lebensjahr zugewartet werden.

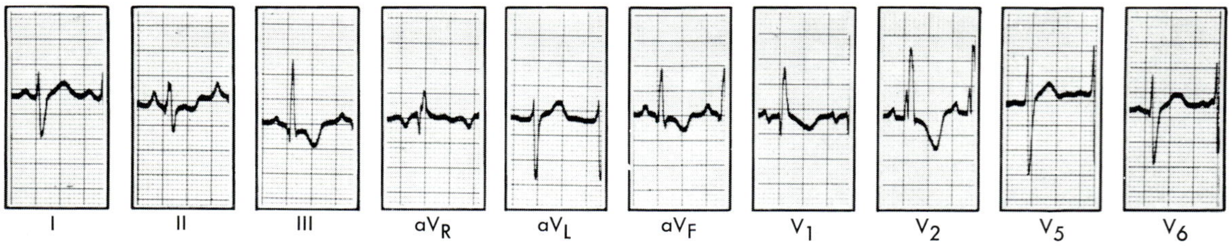

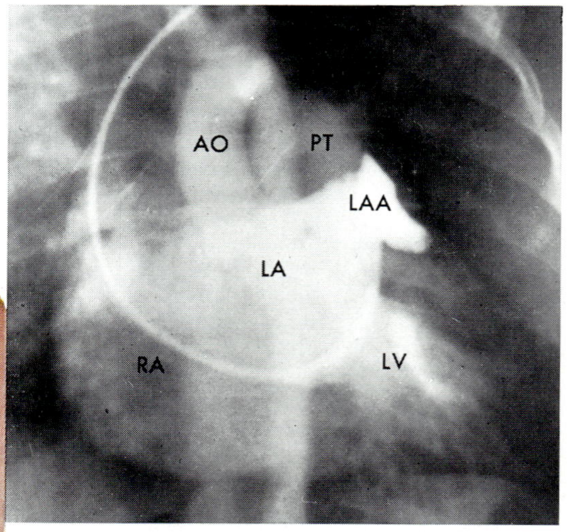

Präoperatives Angiokardiogramm: AO = Aorta, PT = Truncus pulmonalis, LAA = linkes Herzohr, LA = linker Vorhof, RA = rechter Vorhof, LV = linker Ventrikel

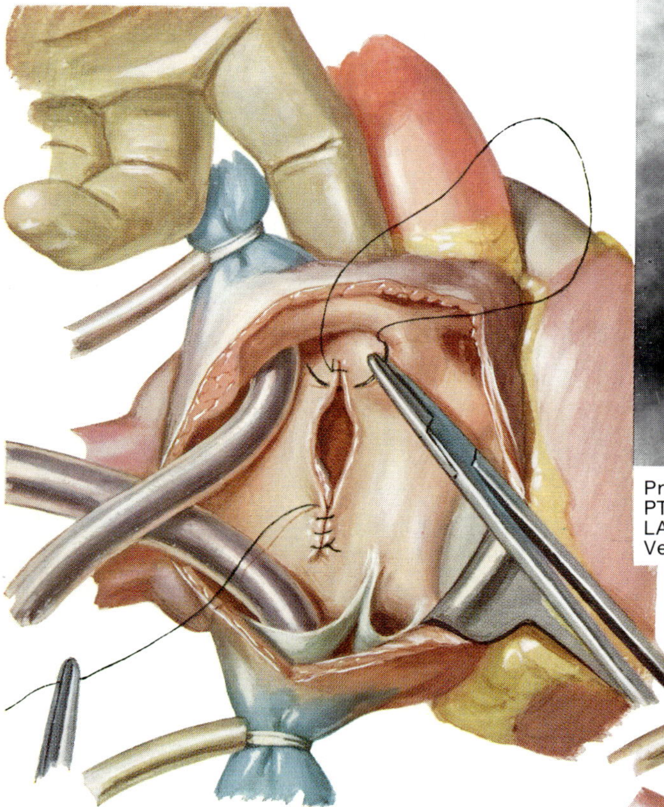

Direktverschluß eines Ostium-secundum-Defekts

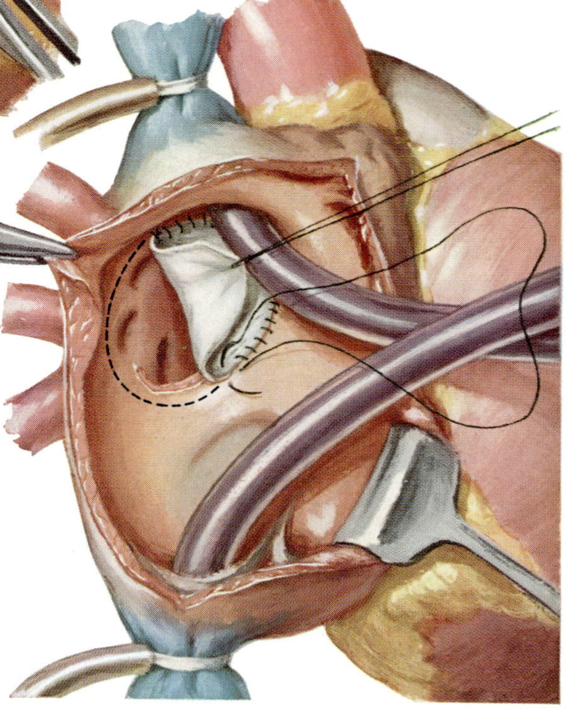

Patch-Verschluß eines Sinus-venosus-Defekts (Nahtverlauf gestrichelt)

F. Netter M.D.

Gemeinsamer Vorhof

Extrem ausgedehnte Ostium-secundum-Defekte, die faktisch das gesamte Septum betreffen und als *gemeinsamer Vorhof* bezeichnet werden, sind selten.

Ihre *Symptomatik* ist meist ausgeprägter, und infolge der leichteren Mischung des Blutes auf der atrialen Ebene findet sich in der Regel eine schwache arterielle Sauerstoffuntersättigung. Zum operativen Defektverschluß ist im allgemeinen ein Transplantat aus dem Perikard erforderlich.

Sinus-venosus-Defekt

Bei *Vorhofseptumdefekten vom Sinus-venosus-Typ* ist die Region der Fossa ovalis unverändert, der Defekt liegt vielmehr im posterosuperioren Septum an der Mündungsstelle der *V. cava superior*, die oft auf dem Defekt reitet. Beim ASD vom Sinus-venosus-Typ ist fast immer eine partielle Lungenvenentransposition vorhanden. Die fehleinmündenden Venen kommen in der Regel aus dem Ober- und Mittellappen der Lunge. Die embryologische Entstehung dieser wesentlich selteneren Vorhofseptumdefekte ist ungeklärt. Ihrem *klinischen Bild* sowie den *Röntgen- und EKG-Befunden* nach ähneln sie den Ostium-secundum-Defekten.

Beim operativen Defektverschluß ist meist ein *Perikardpatch* zur Korrektur der Fehleinmündung der Pulmonalvenen und zum gleichzeitigen Verschluß des Vorhofseptumdefekts ohne Lumeneinengung der V. cava superior oder der Pulmonalvenen erforderlich.

Als dritte Form einer pathologischen Verbindung zwischen den Vorhöfen findet sich der sog. *Ostium-primum-Defekt*. Er entspricht dem klinischen Bild nach den bereits beschriebenen Formen, unterscheidet sich aber in mancher Hinsicht deutlich von diesen und ist genau genommen eigentlich kein Vorhofseptumdefekt. Seine Ursache ist vielmehr in einer Entwicklungsstörung der embryonalen atrioventrikulären Endokardkissen (S. 139) zu suchen.

Endokardkissendefekte

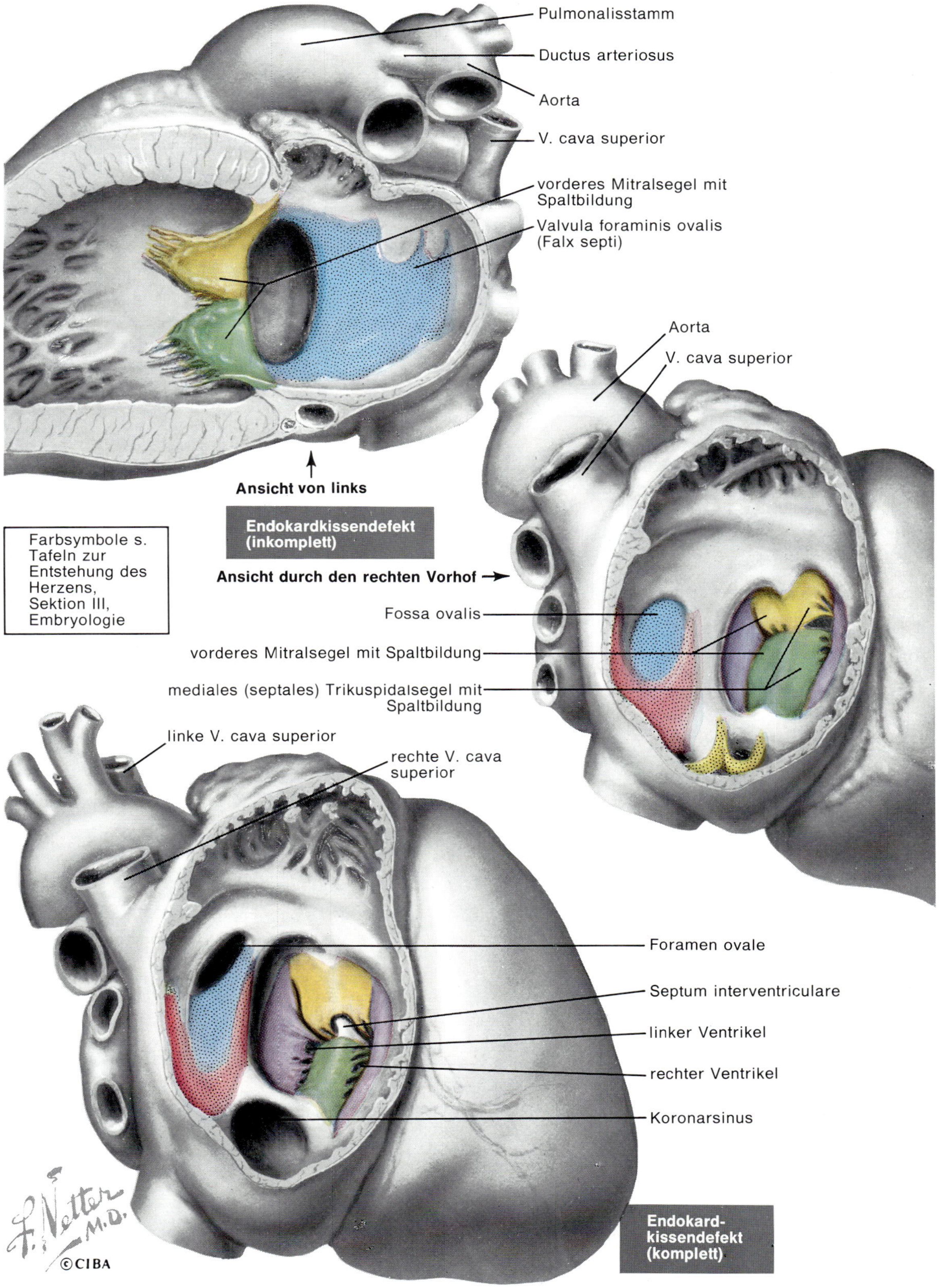

Endokardkissendefekte sind nicht nur für den Kardiologen, sondern auch für den Embryologen, Pathologen und Chirurgen von großem Interesse. Wie der Name sagt, sind diese Anomalien primär auf eine Entwicklungsstörung der Endokardkissen des Atrioventrikularkanals zurückzuführen. Normalerweise (S. 119–126) verschmelzen die Endokardkissen miteinander und bilden einen zur Vorhofseite hin konvexen Bogen. Das Vorhofseptum verschmilzt mit der Spitze dieses Bogens und teilt ihn in zwei annähernd gleiche Abschnitte. Aus dem rechten Abschnitt wird ein Teil des Kammerseptums (Septum interventriculare) sowie das mittlere bzw. septale Segel der Trikuspidalklappe. Der linke Abschnitt der verschmolzenen Endokardkissen bildet das aortale oder vordere Segel der Mitralklappe. Bei *Endokardkissendefekten* verschmelzen die Kissen nicht oder nur teilweise, und die Ausbildung der Bogenform unterbleibt meist. Daraus ergeben sich die typischen pathologischen Merkmale der Endokardkissendefekte, die bei allen Formen in unterschiedlichem Maße vorzufinden sind:

1. Das *aortale Segel der Mitralklappe* weist *Spaltbildungen* auf, seine Ansatzlinie ist im Gegensatz zum normalen Herzen *konkav*.
2. Das *Septum interventriculare* weist eine eigenartige Form auf und sieht wie ausgehöhlt aus.
3. Die linksventrikuläre Ausflußbahn ist schmäler und länger als normal (Schwanenhalskonfiguration).
4. Der superior-inferiore Durchmesser der *Ventrikel* ist an der Basis verbreitert.
5. Es besteht eine große, typische interatriale und/oder interventrikuläre Kommunikation.

Unterbleibt die Verschmelzung der Endokardkissen ganz, bilden die Atrioventrikularostien einen einzigen großen Kanal *(kompletter Endokardkissendefekt, Canalis atrioventricularis communis)*, und es findet sich ein ausgedehnter zentraler Septumdefekt, wodurch eine Verbindung zwischen allen vier Herzräumen gegeben ist. Die gemeinsame AV-Klappe besteht aus dem normalen hinteren Mitralsegel, dem vorderen und hinteren Trikuspidalsegel und zwei weiteren großen Segeln, die den Defekt kreuzen und aus den nicht verschmolzenen Endokardkissen entstanden sind. Eines, aber auch beide dieser Segel können über *kurze Sehnenfäden* am Septum interventriculare befestigt sein. An dem in der Tafel dargestellten Präparat ist auch eine *persistierende linke V. cava superior* zu sehen.

Verschmelzen die Kissen nur in ihrem zentralen Bereich, wird der Atrioventrikularkanal zwar in ein rechtes und linkes Atrioventrikularostium unterteilt; an der *Mitralklappe*, oft auch am *septalen Segel der Trikuspidalklappe* kommt es jedoch zur Spaltbildung *(inkompletter Endokardkissendefekt)*. Je nach dem Vorhandensein oder Fehlen eines Vorhof- und/oder Ventrikelseptumdefekts unterscheidet man verschiedene Formen von Endokardkissendefekten. Die inkomplette Form mit Vorhofseptum- jedoch ohne Ventrikelseptumdefekt wird als *Vorhofseptumdefekt vom Ostium-primum-Typ* bezeichnet. Diese Bezeichnung ist jedoch unglücklich gewählt, da der Defekt eigentlich nicht an der Stelle des embryonalen Ostium primum liegt, seine Position vielmehr dem Vorhofkammerseptum des normalen Herzens entspricht. Es soll hier betont werden, daß bei Endokardkissendefekten sich typisch ein normal und vollständig ausgebildetes Vorhofseptum findet, obzwar mitbestehende Vorhofseptumdefekte nicht selten sind. Die Mitralklappe ist durch die Spaltbildung in der Regel, jedoch nicht immer insuffizient. Sie kann selbst bei kompletten Endokardkissendefekten funktionstüchtig bleiben.

Das *klinische Erscheinungsbild* des Ostium-primum-Defekts ähnelt in vieler Hinsicht dem Bild des unkomplizierten Vorhofseptumdefekts. Beschwerden treten jedoch bereits früher auf, Wachstumsretardierung, Ermüdbarkeit, Dyspnoe und respiratorische Infekte sind in ausgeprägterem Maße vorhanden. Häufiger und früher als bei Vorhofseptumdefekten treten zur rechtsventrikulären und pulmonalen Hypertension führende Lungengefäßveränderungen auf. Nicht selten ist ein Schwirrgeräusch zu tasten, und bei der Auskultation findet sich wie bei Vorhofseptumdefekten ein systolisches Geräusch links sternal sowie eine fixierte Spaltung des 2. Herztons. Zusätzlich ist jedoch in mehr als der Hälfte der Fälle das hochfrequente, blasende systolische Geräusch der Mitralinsuffizienz zu hören. Sein Maximum liegt an oder nahe der Herzspitze; es wird zur Axilla fortgeleitet.

(Fortsetzung auf Seite 140)

(Fortsetzung von Seite 139)

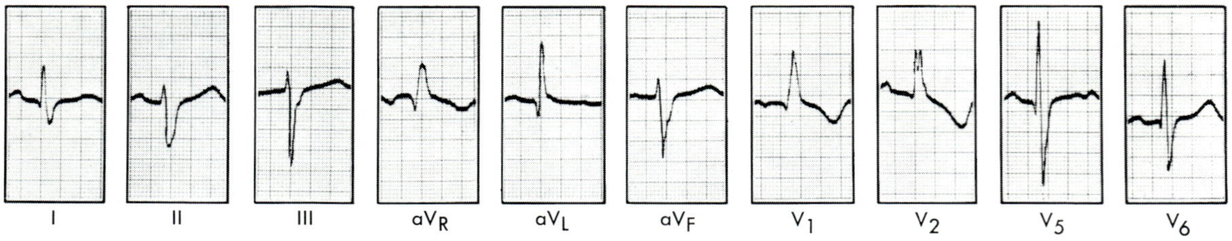

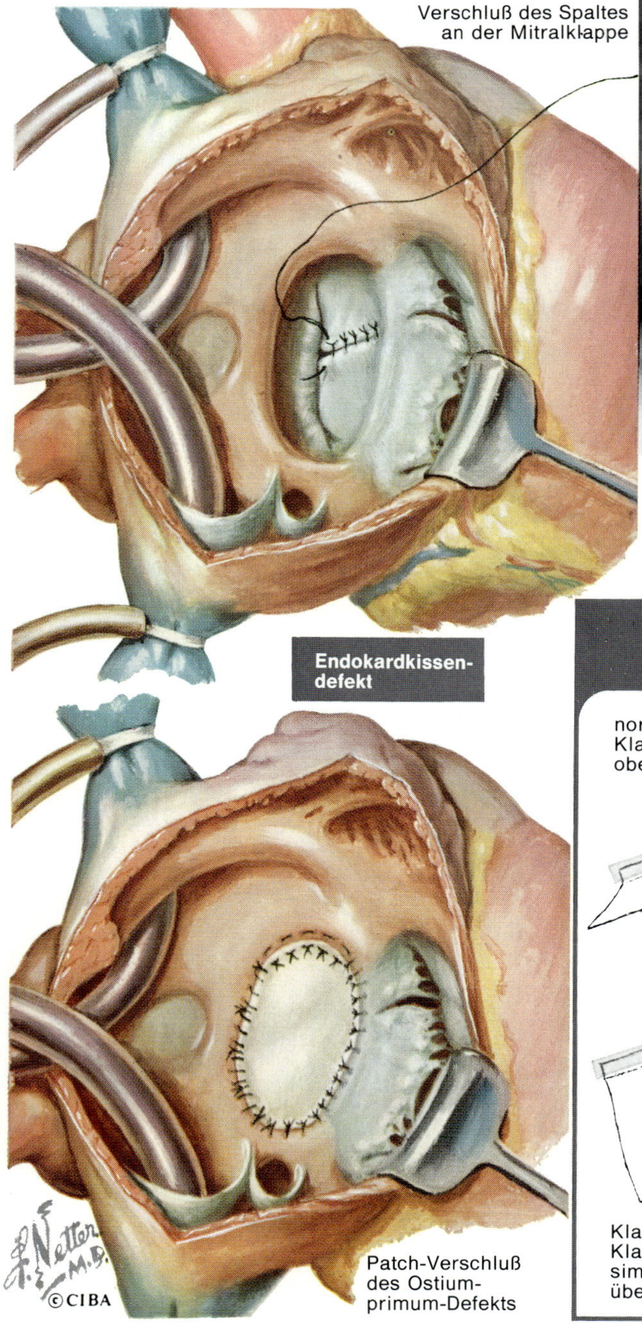

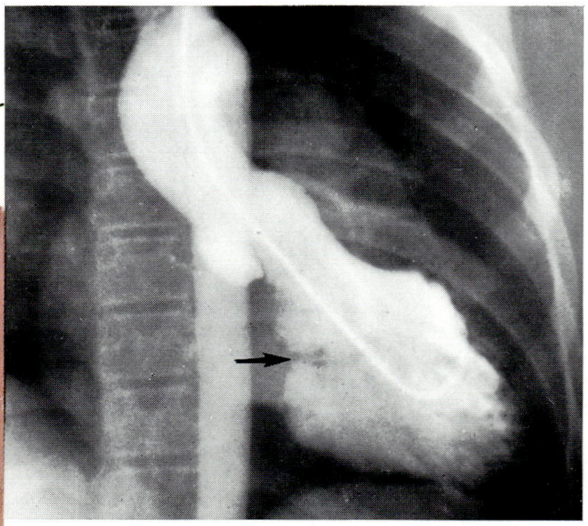

Präoperatives Angiokardiogramm (Systole): Spalt im vorderen Mitralsegel durch Pfeil gekennzeichnet

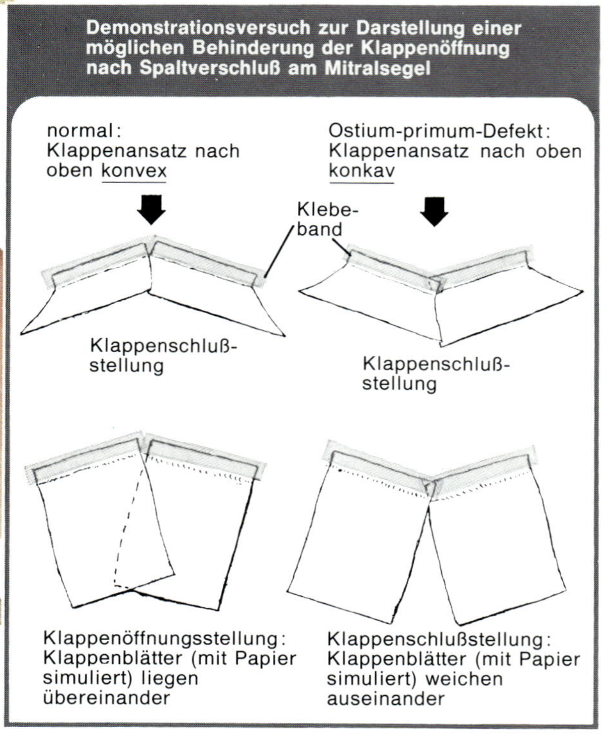

Im *Röntgenbild* ist das Herz etwas größer als bei Vorhofseptumdefekten und hat meist die für eine Vergrößerung des linken Ventrikels typische Konfiguration, wobei bei ausgeprägter Mitralinsuffizienz die Herzspitze nach unten und außen gerichtet ist. Selbst dann fehlt jedoch eine Vergrößerung des linken Vorhofs, es sei denn, die interatriale Verbindung ist klein bzw. fehlt überhaupt. Im übrigen ähnelt das Bild dem Vorhofseptumdefekt.

Das *Elektrokardiogramm* zeigt fast durchweg eine Linksstellung der QRS-Achse zwischen 0 und −60°. Gelegentlich ist die Linksdrehung noch ausgeprägter. Bei kompletten Endokardkissendefekten kann die QRS-Achse im rechten oberen Quadranten liegen. Die Brustwandableitungen entsprechen dem Bild der Vorhofseptumdefekte, der rechte Ventrikel erscheint jedoch stärker vergrößert, und in den linken Brustwandableitungen finden sich Anzeichen einer linksventrikulären Hypertrophie infolge der Inkompetenz der Mitralklappe. Die Linksstellung bei Endokardkissendefekten ist offenbar nicht auf eine evtl. vorhandene linksventrikuläre Hypertrophie zurückzuführen, sondern auf eine Lageanomalie des Reizleitungssystems.

Aufgrund der bei der *Herzkatheterisierung* erhobenen Befunde ist eine sichere Differenzierung zwischen Vorhofseptumdefekten und Endokardkissendefekten in der Regel nicht möglich. Im Gegensatz dazu erweist sich die *Angiokardiographie* als äußerst wertvolles Hilfsmittel, da sich bei der selektiven linksventrikulären Angiographie ein typisches, bei keinem anderen Herzfehler zu beobachtendes Bild ergibt. Während der Diastole erscheint das Kammerseptum ausgehöhlt und die Ausflußbahn des linken Ventrikels lang und schmal; während der Systole sieht man die beiden Hälften des gespaltenen Mitralsegels in den linken Vorhof vorragen, wobei die Spaltlage an einer Einschnürung ersichtlich ist. Eine evtl. bestehende Mitralinsuffizienz läßt sich ebenso deutlich darstellen.

Komplette Endokardkissendefekte verursachen bereits bei Säuglingen und Kleinkindern hochgradige Beschwerden (wiederholte respiratorische Infekte, Trinkschwäche, Wachstumsretardierung, schlechtes Gedeihen, Dyspnoe und Herzdekompensation mit Stauungserscheinungen). Die meisten Kinder überleben das 2. Lebensjahr nicht. Eine Zyanose besteht lediglich bei Strömungshindernissen in der Ausflußbahn des rechten Ventrikels, bei respiratorischen Infekten oder bei Herzinsuffizienz. Das Herz nimmt bald nach der Geburt zusehends an Größe zu. Je größer der ventrikuläre Anteil, desto kränker ist das Kind im allgemeinen. Bleibt der ventrikuläre Anteil klein, entspricht das *klinische Erscheinungsbild* dem partiellen Ostium-primum-Defekt. Zwischen Endokardkissendefekten (insbesondere kompletten Defekten) und Mongolismus (Morbus Down) konnte ein deutlicher Zusammenhang nachgewiesen werden. *Zirka 35 bis 40% der Kinder* mit Endokardissendefekten sind *mongoloid.*

Die *Therapie* der Endokardkissendefekte besteht in der *operativen* Korrektur der Mißbildung, die stets unter Anwendung der Herz-Lungen-Maschine erfolgt. Die Mortalitätsrate ist bei inkompletten Defekten trotz der im Vergleich zum Verschluß unkomplizierter Vorhofseptumdefekte größeren technischen Schwierigkeiten des Eingriffs geringer. Mit einem Transplantat entsprechender Größe wird die Verbindung zwischen den Vorhöfen exakt verschlossen. Ein Direktverschluß ist in den meisten Fällen ungünstig, da dabei die Form des linken AV-*Ostiums* beeinträchtigt und somit die Mitralinsuffizienz verstärkt werden kann. Zur Schaffung eines mehr oder minder intakten Segels und zur Prophylaxe einer möglichen bzw. Behebung einer bereits bestehenden Mitralinsuffizienz wurde der Spalt im vorderen Mitralsegel traditionsgemäß verschlossen. Dies erscheint zwar bei hochgradiger Inkompetenz der Klappe durchaus berechtigt, ist jedoch bei noch suffizienter Klappe äußerst fragwürdig, oft sogar kontraindiziert, da der Spaltverschluß bei kompetenter Klappe die ungehinderte und vollständige Klappenöffnung beeinträchtigen kann.

Die operative Korrektur kompletter Endokardkissendefekte ist technisch wesentlich schwieriger und bisweilen überhaupt unmöglich. Zu den technischen Schwierigkeiten kommt noch, daß Kinder mit kompletten Endokardkissendefekten in der Regel kleiner und in schlechterem Zustand sind und der meist mitbestehende Mongolismus dem Chirurgen eine heikle ethische Entscheidung aufbürdet.

Trikuspidal-atresie

Anomalien der Trikuspidalklappe

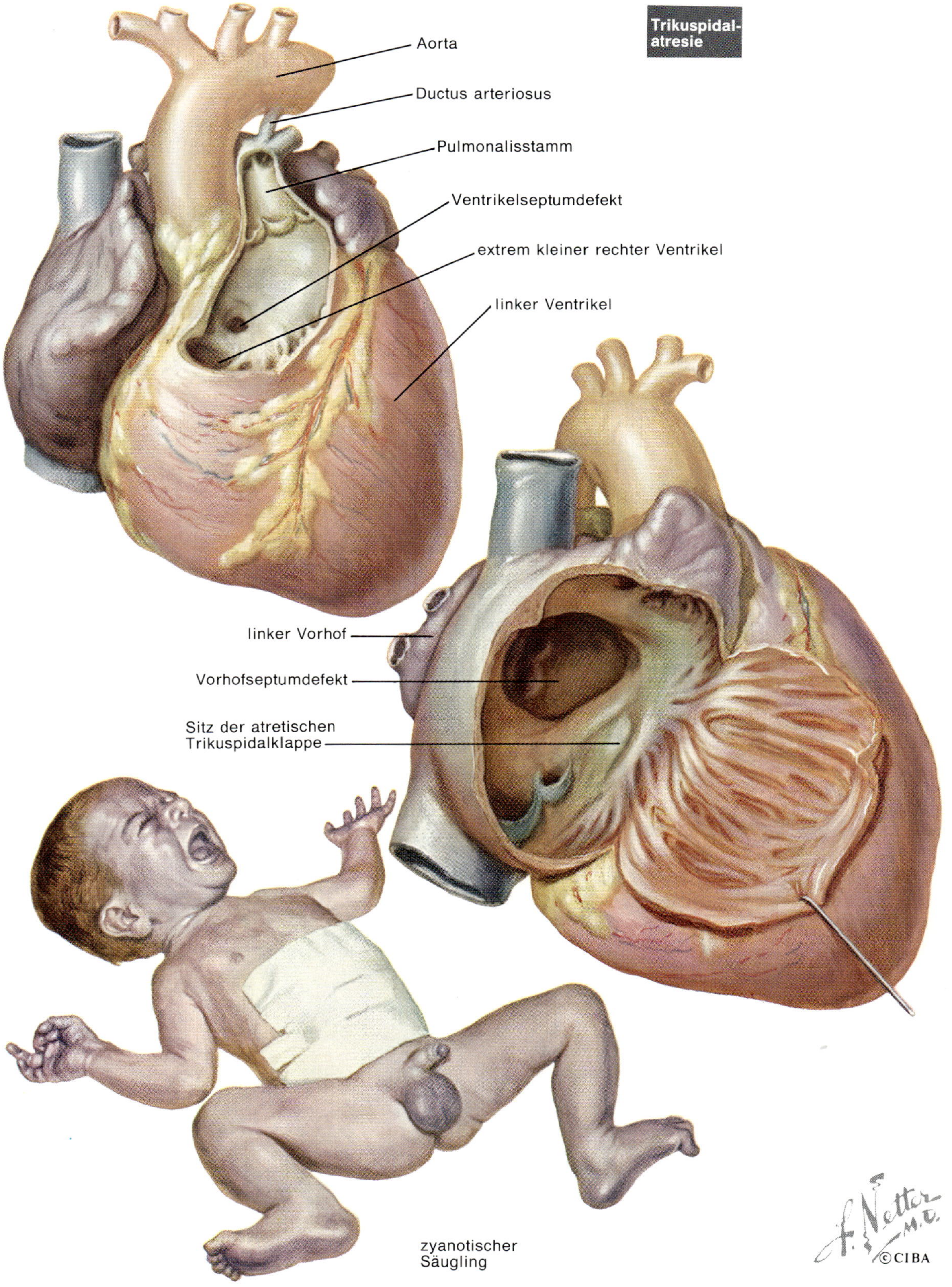

Unter den angeborenen Mißbildungen der Trikuspidalklappe sind nur zwei Formen klinisch bedeutsam, nämlich die *Trikuspidalatresie* und die *Ebstein-Anomalie. Trikuspidalinsuffizienz* und *-stenose* treten äußerst selten isoliert auf. Bei gewissen Septumdefekten, z.B. Endokardkissen- oder Ventrikelseptumdefekten, kann das mittlere Trikuspidalsegel mitbetroffen sein, wodurch das Segel insuffizient wird und ein direkter Shunt vom linken Ventrikel in den rechten Vorhof zustande kommen kann. Eine Trikuspidalstenose tritt in der Regel in Begleitung von Pulmonalatresien oder hochgradigen Pulmonalstenosen auf, wenn das Ventrikelseptum intakt ist. Selbst in diesen Fällen ist die Trikuspidalis zwar klein und hat oft verdickte Segel, ist jedoch normal angelegt, so daß die Stenose eigentlich als sekundäre Hypoplasie zu verstehen ist.

Trikuspidalatresie

Die *Trikuspidalatresie* ist zwar keine häufige Mißbildung, wird aber doch oft genug angetroffen und hat somit klinische Bedeutung. Sie ist nach der Transposition der großen Gefäße häufigste Ursache einer Zyanose im Neugeborenenalter, wobei die Zyanose bei Trikuspidalatresie in der Regel tiefer ist als bei der Transposition der großen Gefäße.

Nur selten ist ein kleiner Trikuspidalklappenring zu erkennen, der eine dichte Membran als Rand umgibt. Häufiger stellt sich die Trikuspidalis lediglich als kleines Knötchen am Boden des rechten Vorhofs dar und ist gelegentlich überhaupt nicht aufzufinden. Die Trikuspidalatresie wird je nach Vorhandensein einer Transposition der großen Gefäße (mit oder ohne Pulmonalstenose) und Größe des stets mitbestehenden *Ventrikelseptumdefekts* in verschiedene Formen unterteilt. Die häufigste Form ist die Trikuspidalatresie ohne Transposition mit relativ kleinem Ventrikelseptumdefekt. Leider hat sie auch die schlechteste Prognose und führt in der Mehrzahl der Fälle innerhalb des 1. Lebensjahres, oft schon während der ersten Wochen oder Monate, zum Tod. Bei dieser Form ist der rechte Vorhof dilatiert und das Foramen ovale offen, oder es besteht ein *Vorhofseptumdefekt*. Die Mitralis ist ebenso wie der linke Ventrikel groß. Eine rechtsventrikuläre Einstrombahn ist meist nicht einmal im Ansatz vorhanden, wohl aber ein dünnwandiges Infundibulum. Gelegentlich, jedoch selten, besteht eine Pulmonalstenose.

Klinisch imponiert die frühzeitig auftretende, mäßige bis hochgradige, progrediente *Zyanose,* die sich beim Weinen verstärkt. In manchen Fällen tritt anfallsartig eine zerebrale Hypoxämie auf. Sie entspricht den Anfällen bei Fallot-Tetralogie mit plötzlicher Vertiefung der Zyanose, Schreien, Lethargie und bisweilen Bewußtseinsverlust. Diese Anfälle dauern meist nur wenige Minuten, sind jedoch lebensbedrohend für den Säugling. Ihr Entstehungsmechanismus ist nicht bekannt.

Trommelschlegelfinger und -zehen sind nie von Geburt an vorhanden, sondern entwickeln sich erst im Laufe der Zeit. Sie treten meist erst ab dem 3. Lebensmonat voll in Erscheinung. Bei jenen wenigen Kindern, die die ersten Monate überleben, stellen sich in der Regel Dyspnoe unter Belastung (oft sogar in Ruhe) und leichte Ermüdbarkeit ein. Bisweilen sind die Patienten »Hocker«. Das Hocken ist jedoch im Gegensatz zur Fallot-Tetralogie kein Leitsymptom.

Das Herz ist bei der Trikuspidalatresie typisch nicht vergrößert, und der Herzbuckel am Präkordium fehlt. Selten ist ein systolisches Schwirren zu tasten. Die Herztöne sind spitzenwärts unauffällig. An der Basis ist der 2. Herzton zwar normal oder nur geringfügig lauter. Er besteht jedoch nur aus einem Segment, da der Pulmonalanteil infolge des stark verminderten pulmonalen Blutstroms

(Fortsetzung auf Seite 142)

(Fortsetzung von Seite 141)

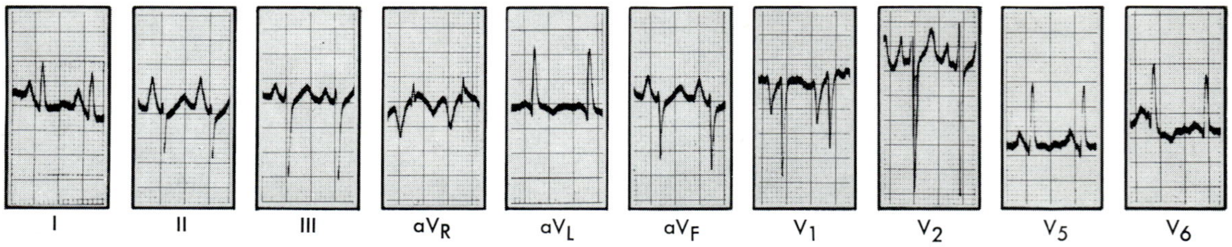

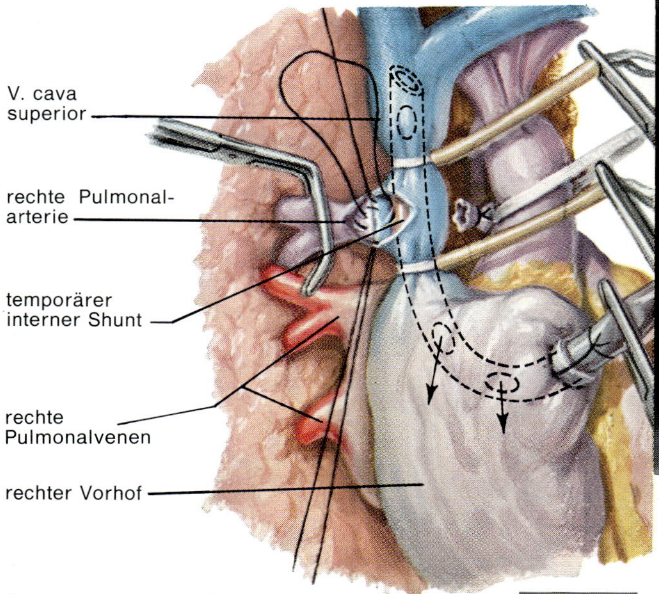

Schematische Darstellung der Situation nach Shuntoperation

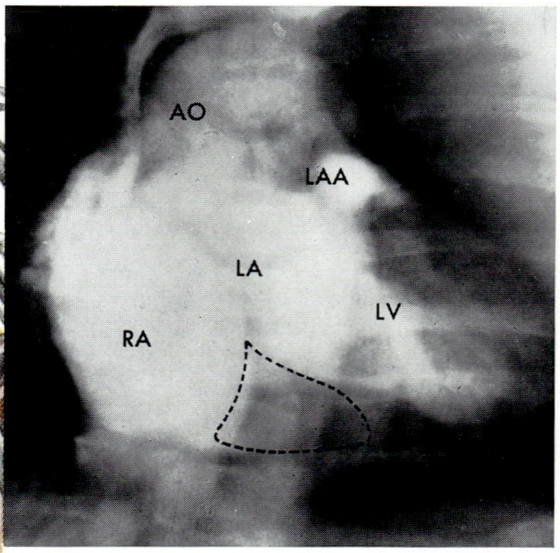

Präoperatives Angiokardiogramm: AO = Aorta, LAA = linkes Herzohr, LA = linker Vorhof, RA = rechter Vorhof, LV = linker Ventrikel

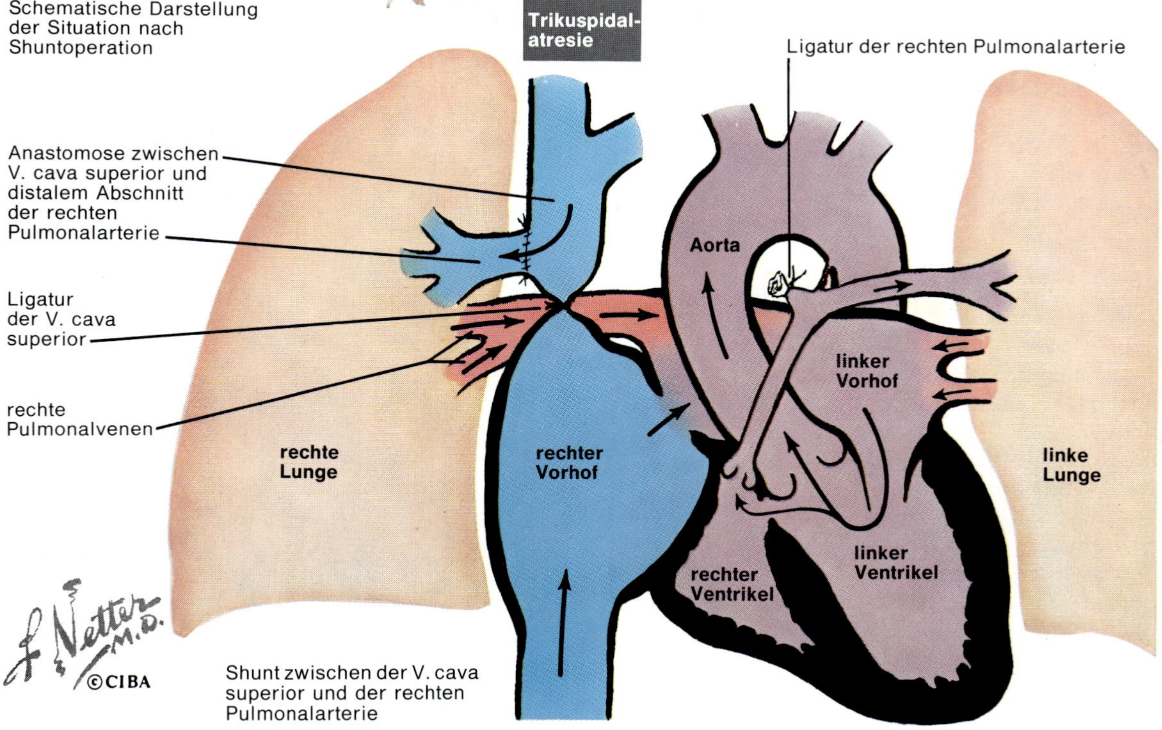

Shunt zwischen der V. cava superior und der rechten Pulmonalarterie

eine sehr kleine Amplitude aufweist oder überhaupt fehlt. Typisch ist ein rauhes, mäßig lautes systolisches Geräusch, dessen Maximum ungefähr im 3. ICR links sternal liegt.

Röntgenologisch ist das Herz entweder von normaler Größe oder nur mäßig vergrößert. Der rechte Herzrand wird infolge des vergrößerten rechten Vorhofs prominent dargestellt. Der linke Herzrand zeigt eine auffällige Winkel- bzw. Quadratform, das Pulmonalissegment ist klein oder fehlt ganz. In der linken vorderen schrägen Projektion ist der vordere Herzrand oft abgeflacht. Die Gefäßzeichnung in den Lungenfeldern ist schwach.

Für die Diagnosestellung ist das *Elektrokardiogramm* von größerer Bedeutung als das Röntgenbild. Es zeigt stets einen Linkstyp, Linkshypertrophie und Hypertrophie des rechten Vorhofs. Dieser Befund ist bei der Trikuspidalatresie so typisch und bei anderen angeborenen primär-zyanotischen Herzkrankheiten so ungewöhnlich, daß bei jedem zyanotischen Säugling mit einem Linkstyp und einer Linkshypertrophie ohne Anzeichen eines vergrößerten Herzens die Verdachtsdiagnose Trikuspidalatresie zu stellen ist. Die P-Wellen sind in der Regel als Zeichen der rechtsatrialen Hypertrophie hoch (oft sehr hoch) und spitz.

Die *Herzkatheterisierung* zur Abklärung der Strömungsverhältnisse ist im allgemeinen zu unterlassen. Sie trägt kaum zu dem bereits aus der Klinik Bekannten bei, sondern stellt für den ohnehin schwerkranken Säugling lediglich eine zusätzliche, nicht ungefährliche Belastung dar. Die endgültige *Diagnose* kann anhand einer einfachen transvenösen *Angiokardiographie* oder einer selektiven rechtsatrialen Angiokardiographie gestellt werden. Sie zeigt nach der Füllung des rechten Vorhofs einen sofortigen Kontrastmittelübertritt in den *linken Vorhof,* den *linken Ventrikel* und die großen Gefäße. Meist findet sich zwischen dem rechten Vorhof und dem linken Ventrikel typisch ein annähernd dreieckiger kontrastmittelfreier Raum. Diese Region entspricht im normalen Herzen der Einstrombahn des rechten Ventrikels. Bei Kontrastmittelinjektion in den linken Ventrikel in Seitenlage ist die Füllung der extrem kleinen Ausflußbahn des rechten Ventrikels durch den Ventrikelseptumdefekt zu sehen.

Die *Therapie* dieser an sich nicht korrekturfähigen Mißbildung besteht in einem palliativen *chirurgischen Eingriff.* Ziel des Eingriffs ist die Verbesserung der Lungendurchblutung durch eine Seit-zu-Seit-Anastomose zwischen der *Aorta ascendens* und der *A. pulmonalis* oder durch Anlegen eines *Shunts* zwischen der A. subclavia und der A. pulmonalis *(Blalock-Taussig-Anastomose).* Bei größeren Kindern ist einer *Anastomose zwischen der V. cava superior* und *dem distalen Abschnitt der A. pulmonalis (Glenn-Operation)* der Vorzug zu geben. Bei dieser Operationsmethode wird am *proximalen Pulmonalisstumpf* ebenso wie an der *V. cava superior* zwischen der *Anastomosenstelle* und dem *rechten Vorhof* eine *Ligatur* angelegt. Daraus ergibt sich als wesentlicher Vorteil eine vollständige Umgehung des rechten Herzens, da Blut aus einer großen Körpervene direkt in die *rechte Lunge* geführt wird. Leider eignet sich diese Methode bei ganz jungen Säuglingen (die am schwersten betroffen sind und die Mehrzahl der Trikuspidalatresiefälle ausmachen) nicht, da die Niederdruckanastomosen bei Säuglingen häufig thrombosieren. Dies gilt in geringerem Maße auch für die Blalock-Taussig-Anastomosen.

Von den anderen (wesentlich selteneren) Trikuspidalatresien hat die mit einem mäßig großen Ventrikelseptumdefekt und einer normalen bis leicht vermehrten Lungendurchblutung einhergehende Form die wesentlich bessere *Prognose.*

(Fortsetzung auf Seite 143)

Anomalien der Trikuspidalklappe

(Fortsetzung von Seite 142)

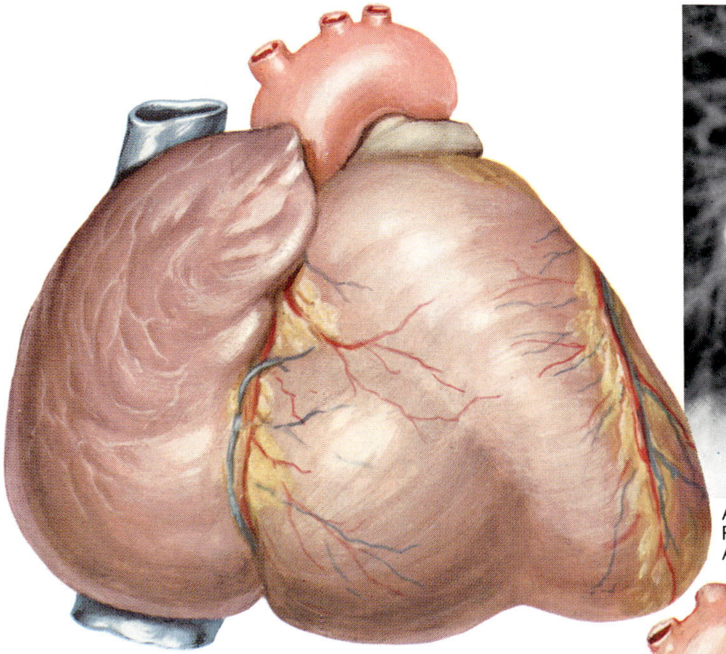

Ebstein-Mißbildung: Ansicht des Herzens von rechts

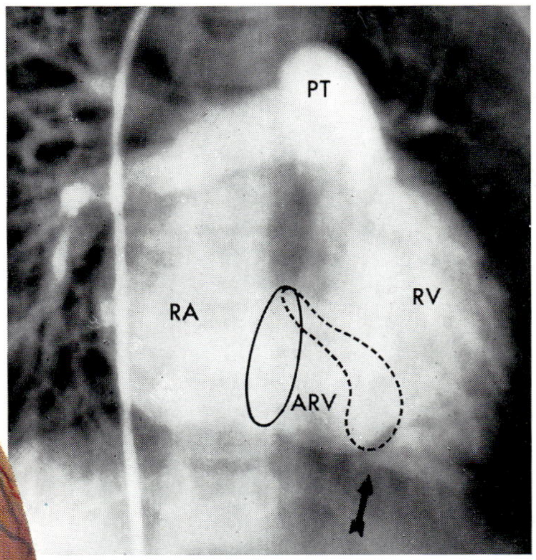

Angiokardiogramm: PT = Pulmonalisstamm, RA = rechter Vorhof, RV = rechter Ventrikel, ARV = atrialisierter rechter Ventrikel

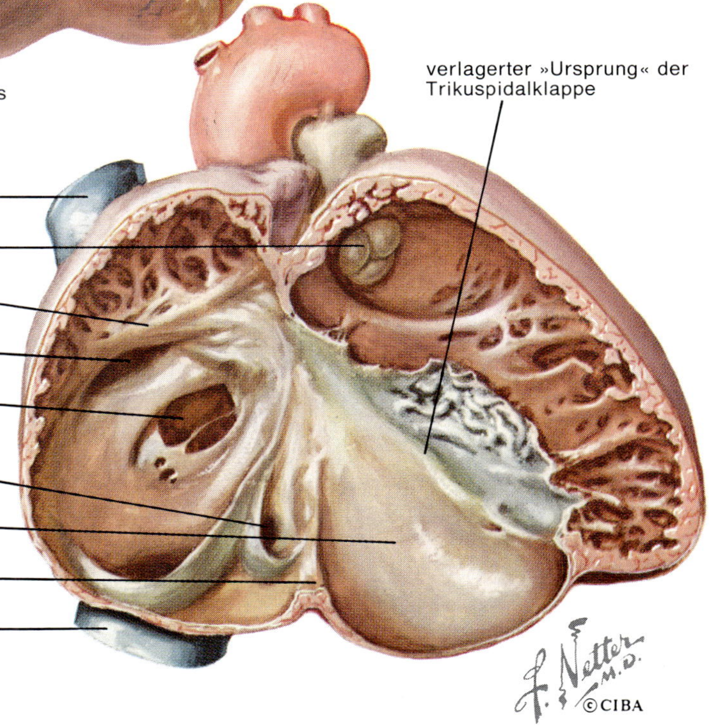

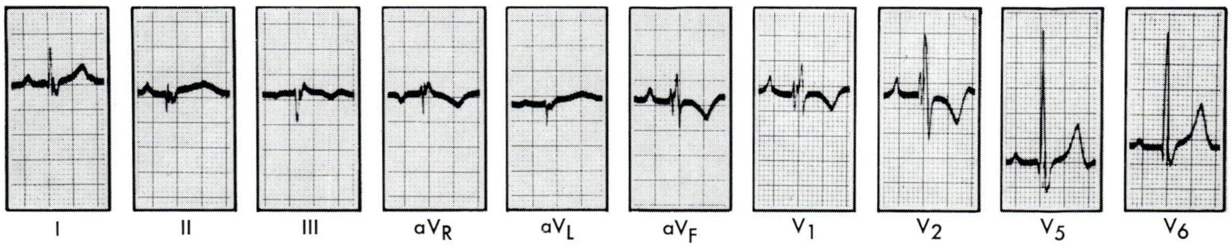

Eine *Behandlung* erübrigt sich in derartigen Fällen, da eine Verbesserung der Situation mit dem heutigen Stande des Wissens nicht erzielt werden kann. Eine recht gute Prognose hat auch die Variante mit Transposition der großen Gefäße und geringgradiger bis mäßiger subpulmonaler Stenose. In seltenen Fällen erreichen Patienten mit dieser Mißbildung das Erwachsenenalter.

Ebstein-Mißbildung der Trikuspidalklappe

Die Ebstein-Mißbildung der Trikuspidalklappe ist als isolierte Mißbildung seltener anzutreffen als die Trikuspidalatresie. Sie hat aus klinischer Sicht jedoch große Bedeutung, da die Mehrzahl der Patienten das Kindesalter überlebt und relativ lange gut leistungsfähig bleibt. Die Ebstein-Mißbildung wird also offenbar besser vertragen als die Trikuspidalatresie.

Die Ebstein-Mißbildung besteht im wesentlichen in einer *Verlagerung der Trikuspidalklappe in den rechten Ventrikel,* d.h., mit Ausnahme der medialen ⅔ des vorderen Segels setzen die Klappenblätter nicht am Trikuspidalklappenring, sondern an der Wand des rechten Ventrikels, oft sogar an der Verbindungsstelle seiner Einfluß- oder Ausflußbahn an. Das Klappengewebe ist fast durchwegs wellig und faltig, und die Sehnenfäden sind nicht vollständig ausgebildet oder fehlen ganz.

Embryologisch ist die Mißbildung auf eine Fehlentwicklung bei der Aushöhlung der Wand des rechten Ventrikels zurückzuführen, durch die normalerweise die Innenschicht des Kammermyokards freigelegt wird. Bei normaler Entwicklung schreitet diese Aushöhlung bis zur *Vorhofkammergrenze* fort. So entsteht eine Muskelgewebsmasse, die zur Bildung der Klappe herzspitzenwärts weitgehend resorbiert wird, bis nur noch die Papillarmuskel und dünne Muskelzüge übrigbleiben. Letztere werden zu Fasersträngen (Sehnenfäden, Chordae tendineae) umgebildet. Auch die Klappensegel selbst werden schließlich fibrös. Bei der Ebstein-Mißbildung bleibt die Aushöhlung offenbar unvollständig und schreitet nicht bis zum Klappenring fort. Diesbezüglich zeigen die einzelnen Fälle große Unterschiede. Anstelle der Segel, Sehnenfäden und Papillarmuskel finden sich häufig Lappen aus Klappengewebe mit wenigen oder gar keinen Sehnenfäden, in die die Papillarmuskel mit einbezogen sind. Das vordere Trikuspidalsegel wird bereits in der frühen Embryonalphase gebildet. Das mag der Grund dafür sein, daß es stets normal angelegt ist. Die unmittelbar neben der Crista supraventricularis liegende Klappenöffnung ist in der Regel wesentlich kleiner als das normale Trikuspidalostium. Die Trikuspidalis ist fast durchwegs insuffizient.

Durch die Verlagerung der Trikuspidalis wird der rechte Ventrikel in 2 Räume unterteilt: (1) in einen »atrialisierten« Raum zwischen dem normalen Klappenring und der abnormen Ansatzstelle der Klappe und (2) in die normale Ausflußbahn des rechten Ventrikels. Die Größe der *atrialisierten Einflußbahn des rechten Ventrikels* variiert.

Sie hat entweder eine hauchdünne, fibröse oder eine muskuläre, relativ normal gebildete Wand. Nur selten ist die Klappe nicht perforiert oder selten fehlt der freie Teil der Klappe. Die *Pulmonalklappe* ist bisweilen stenotisch, in seltenen Fällen auch atretisch.

Das *klinische Bild* ist sehr unterschiedlich, was sich aus dem Formenreichtum der Mißbildung erklärt. Im allgemeinen gilt folgende Regel: Je größer und dünnwandiger die atrialisierte Einflußbahn des rechten Ventrikels, desto kleiner der verbleibende, normal angelegte rechtsventrikuläre Abschnitt. Je hochgradiger die Trikuspidalinsuffizienz, desto schlechter die Strömungsverhält-

(Fortsetzung auf Seite 144)

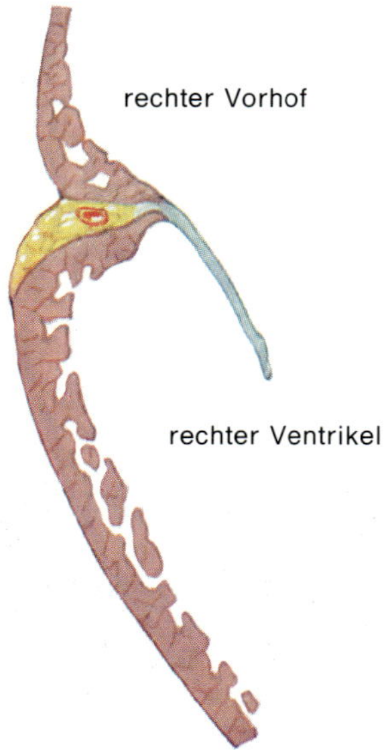

Schnitt durch die rechte Vorhofkammergrenze eines normalen Herzens

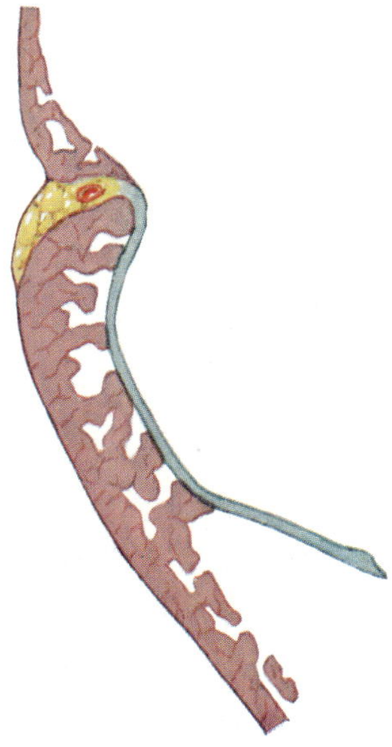

rechte Vorhofkammergrenze bei geringgradiger Ebstein-Mißbildung

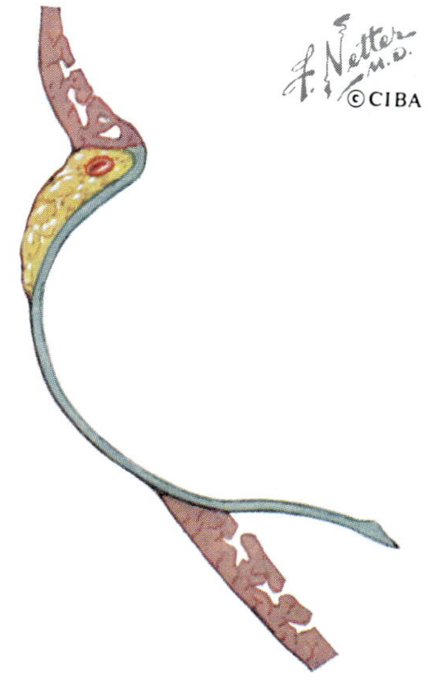

hochgradige Ebstein-Mißbildung

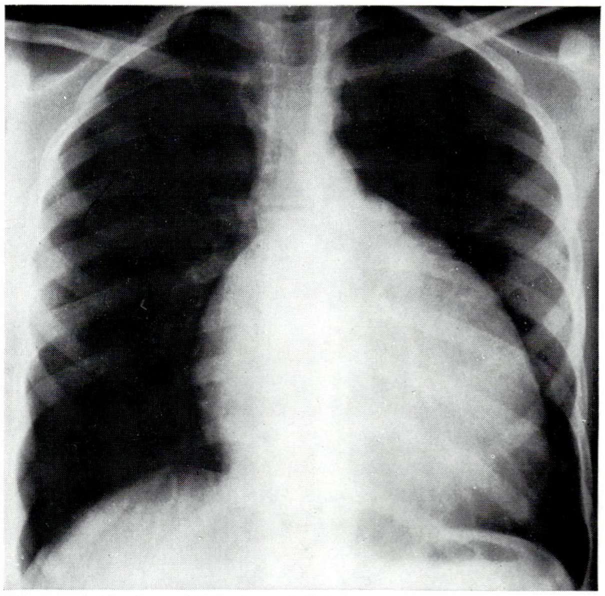

Röntgenbild eines 10jährigen Mädchens mit Ebstein-Mißbildung

Anomalien der Trikuspidalklappe

(Fortsetzung von Seite 143)

nisse. In schweren Fällen manifestieren sich die Symptome bereits beim Neugeborenen mit Zyanose, Dyspnoe und Trinkschwäche. Dekompensiert das Herz frühzeitig, ist in wenigen Wochen mit dem Tod des Kindes zu rechnen. Bei leichteren Fällen treten Beschwerden erst im späteren Kindesalter auf. Gelegentlich ist die Mißbildung so geringfügig, daß die Patienten recht lange relativ gut leistungsfähig bleiben. Zyanose und Trommelschlegelfinger finden sich meist erst bei älteren Kindern, die dann unterentwickelt und untergewichtig sind. Eine bei Säuglingen bestehende Zyanose erweist sich oft als passager, tritt aber im späteren Alter wieder auf. Klinisch imponieren Ermüdbarkeit, geringe physische Belastbarkeit und Belastungsdyspnoe. Rhythmusstörungen, meist als supraventrikuläre Tachykardien, stellen einen regelmäßig zu erhebenden Befund dar.

Das Herz ist sowohl nach links als auch nach rechts durchweg stark ausgebuchtet (dies ist Folge der Vergrößerung des rechten Vorhofs und des atrialisierten rechten Ventrikels). Der periphere Puls ist klein, der Spitzenstoß diffus und schlecht tastbar. Herzbuckel und Schwirren sind ungewöhnlich. Der 1. Herzton hat meist normale Lautstärke und ist oft gespalten, wobei das Hauptsegment einen eigenartigen, lauten Schall darstellt. Der 2. Herzton ist in der Regel unauffällig. Am unteren Sternalrand links ist ein lauter, frühdiastolischer 3. Herzton zu hören, bisweilen auch ein 4. Herzton. Auskultatorisch findet sich ferner ein leises bis mäßig lautes systolisches Geräusch am linken unteren Sternalrand, gelegentlich auch ein diastolisches Geräusch. Das systolische Geräusch hat bisweilen einen eigenartigen kratzenden Klangcharakter und ähnelt dem perikarditischen Reibegeräusch.

Die *Thoraxröntgenaufnahme* zeigt ein mäßig bis stark vergrößertes Herz mit einer plumpen, trichterförmigen Konfiguration, die durch die extreme Vergrößerung des rechten Vorhofs und die Verlagerung und Dilatation der Ausflußbahn des rechten Ventrikels entsteht. Die Lungengefäßzeichnung ist schwach und das Pulmonalissegment klein; bisweilen fehlt es auch ganz. Eine Vergrößerung des linken Vorhofs findet sich bei der Ebstein-Mißbildung nie. In seltenen Fällen sind Herzgröße und -form nahezu normal, was für eine geringgradige Mißbildung spricht.

Das charakteristische *Elektrokardiogramm* zeigt ein Herz vom Rechtstyp, Niederspannungsaktivität und verbreiterte QRS-Komplexe in den Extremitäten- und rechten Brustwandableitungen. In letzteren findet sich ferner ein Schenkelblockbild mit einer Aufsplitterung der QRS-Komplexe. Selten ist das Bild einer Rechtshypertrophie zu sehen, das einer Linkshypertrophie überhaupt nie. In II, aVF und V_1 bis V_3 zeigen sich in der Regel hohe, spitze P-Wellen, die PQ-Dauer ist oft verlängert. Relativ häufig besteht bei der Ebstein-Mißbildung ein Wolff-Parkinson-White-Syndrom (S. 61) vom B-Typ.

Die *Herzkatheterisierung* wurde früher bei Ebstein-Mißbildungen als äußerst gefährlich erachtet, da während und unmittelbar nach dem Eingriff mehrere Todesfälle aufgetreten sind. Es ist zwar unbestritten, daß während der Katheterisierung Arrhythmien ausgelöst werden können; die ursprünglichen Befürchtungen haben sich jedoch als unbegründet erwiesen, und eine Katheterisierung sollte daher zur Erhärtung der *Diagnose* und Feststellung des Schweregrades der Mißbildung stets durchgeführt werden. Der Katheter rollt sich dabei meist im rechten Vorhof ein, wodurch die enorme Größe dieser Kammer klar dargestellt wird. Der Druck im atrialisierten rechten Ventrikel ist niedrig und entspricht im allgemeinen dem rechten Vorhofdruck. Der rechtsventrikuläre Druck an sich liegt innerhalb der Norm, außer in jenen seltenen Fällen, in denen er durch eine mitbestehende Pulmonalstenose erhöht wird. Mit Hilfe eines Elektrodenkatheters lassen sich Druckwerte und intrakardiales *Elektrokardiogramm* gleichzeitig registrieren. Wird der Elektrodenkatheter in den distalen Abschnitt des rechten Ventrikels eingeführt, zeigen sich die für den rechten Ventrikel typischen Elektrokardiogramme und Druckkurven. Zieht man den Katheter darauf in den atrialisierten rechten Ventrikel zurück, bleibt das EKG-Bild unverändert, der Druck hingegen sinkt. Wird danach im rechten Vorhof gemessen, zeigt das EKG einen typischen rechtsatrialen Komplex mit großen P-Wellen, der Druck bleibt jedoch gleich.

Bei der selektiven rechtsatrialen *Angiokardiographie* wird zunächst der glattwandige rechte Vorhof dargestellt, danach der atrialisierte rechte Ventrikel und dann (oft mit einer gewissen Verzögerung) die trabekuläre Ausflußbahn des rechten Ventrikels. Der diaphragmale Rand des rechten Herzens erscheint oft dreilappig und bogenförmig ausgezackt. Die Kontrastmittelinjektion in die Ausflußbahn des rechten Ventrikels zeigt den »inkompletten« Ventrikel und eine Regurgitation an der Trikuspidalklappe.

Eine *medikamentöse Therapie* ist in erster Linie bei Dekompensation mit Stauung oder paroxysmaler supraventrikulärer Tachykardie angezeigt. Sie besteht üblicherweise aus Maßnahmen zum Abbau der Stauung (Digitalis, Diuretika, Sauerstoff, Sedierung, Bettruhe und salzarme Kost) sowie aus einer arrhythmiedämpfenden Medikation (Digitalis, Chinidin oder Procainamid) zur Beherrschung der Tachykardie.

Die *chirurgische Behandlung* ist keineswegs einfach und hat nur palliativen Charakter. Die Wahl der Operationsmethode richtet sich nach der jeweils bestehenden Mißbildungsform. Im allgemeinen ist ein chirurgischer Eingriff nur bei Fällen mit schweren Symptomen und hochgradiger Leistungsminderung angezeigt. Wie bei der Trikuspidalatresie wurde eine *Kava-Pulmonalis-Anastomose* empfohlen, deren Erfolg jedoch keineswegs zuverlässig, meist sogar enttäuschend ist. Eine Wiederherstellung in schwerstbehinderten Fällen wurde durch Klappenersatz und unter günstigen Bedingungen durch Resektion oder Plikatur des funktionslosen atrialisierten rechten Ventrikels erreicht. Zur Gewährleistung eines optimalen Operationserfolgs ist dabei gleichzeitig wahrscheinlich auch ein Verschluß eines evtl. mitbestehenden *Vorhofseptumdefekts* erforderlich.

Anomalien des Ventrikelseptums

Farbsymbole s. Tafeln zur Entstehung des Herzens, Sektion III, Embryologie

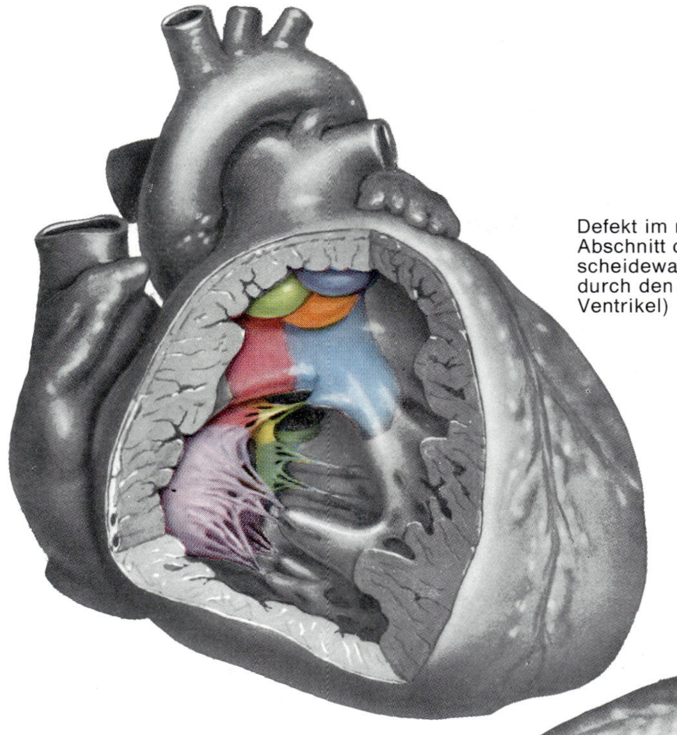

Defekt im membranösen Abschnitt der Kammerscheidewand (Ansicht durch den rechten Ventrikel)

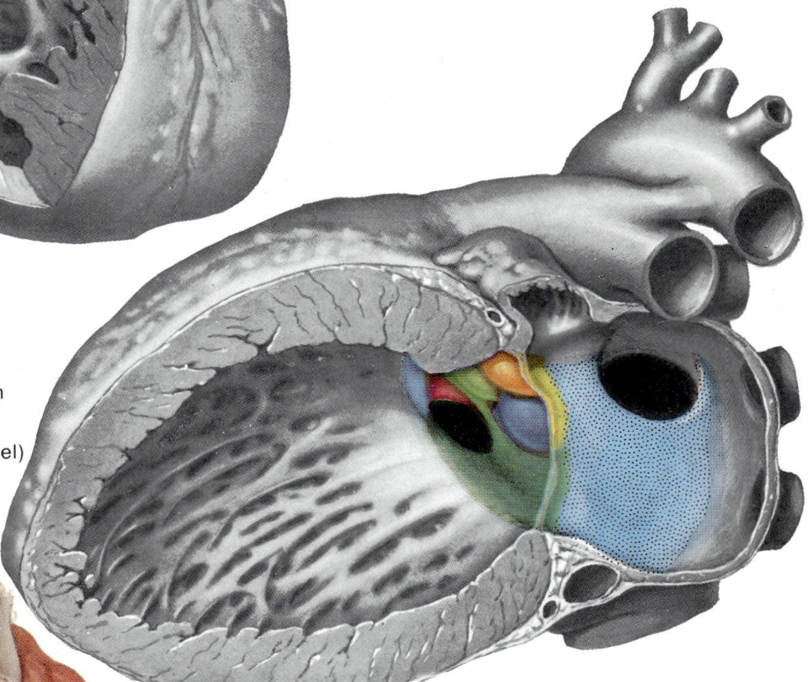

Defekt im membranösen Abschnitt der Kammerscheidewand (Ansicht durch den linken Ventrikel)

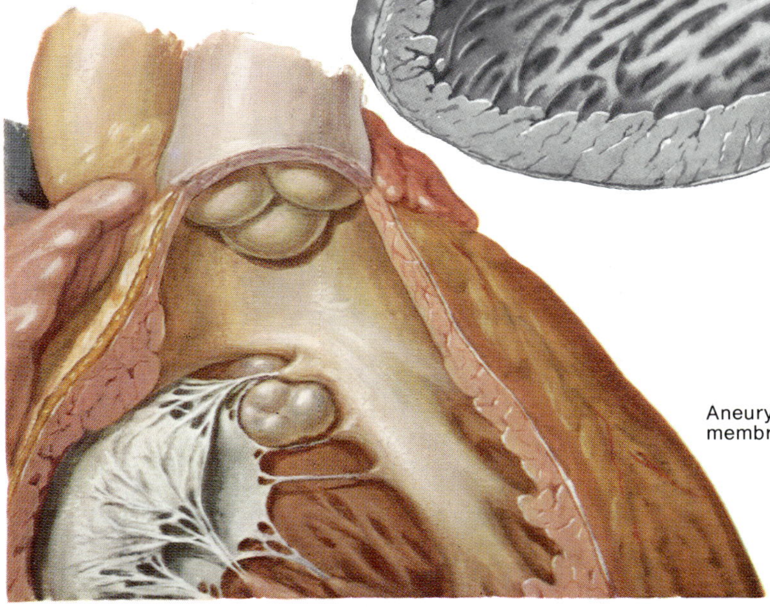

Aneurysma des membranösen Septums

F. Netter M.D.

In der Gruppe der als *Ventrikelseptumdefekte* (VSD) bezeichneten Mißbildungen sind die subaortal, d.h. im membranösen Bereich der Kammerscheidewand gelegenen weitaus am häufigsten. Sie finden sich nicht nur sehr häufig in Kombination mit anderen Herzvitien, sondern treten auch oft als isolierte Mißbildung auf und stellen die wichtigste und häufigste angeborene Herzkrankheit dar. Dies nimmt angesichts der komplizierten Entstehung des subaortalen Abschnitts der Kammerscheidewand auch nicht wunder. Bei der Bildung der Kammerscheidewand wird der subaortale Abschnitt als letzter verschlossen. Der Verschluß erfolgt beim Embryo durch Verschmelzen bestimmter Partien des muskulären Septums, der Endokardkissen und der Konuswülste. Liegt eine Fehlentwicklung einer oder mehrerer dieser Strukturen vor, entsteht ein Ventrikelseptumdefekt. Aus der embryologischen Entwicklung wird verständlich, daß Ventrikelseptumdefekte in der Lokalisation und Größe stark variieren können, obschon sie im großen und ganzen in ein und derselben Region gelegen sind. So finden sich Formen unmittelbar unter dem rechten und hinteren Aortensegel. Diese sind wahrscheinlich in erster Linie auf eine mangelhafte Ausbildung des Konusseptums zurückzuführen und können, da den Aortenklappensegeln die Stütze fehlt, zum Prolaps eines oder beider Segel und damit zur Aortenklappeninsuffizienz führen. Ventrikelseptumdefekte können auch durch mangelhafte Ausbildung des rechten Endokardkissenschenkels oder durch Unterbleiben der Verschmelzung an sich normal angelegter Endokardkissen mit dem Kammer- und/oder Konusseptum zustande kommen. Sie liegen dann einige Millimeter von der Aortenklappe entfernt und sind von dieser durch einen muskulären oder fibrösen Gewebssaum getrennt.

Da alle der im Vorstehenden beschriebenen Formen in jener Region gelegen sind, die im normalen Herzen der *Pars membranacea* entspricht, werden sie in der Regel lose unter dem Begriff »Defekte des membranösen Anteils der Kammerscheidewand« zusammengefaßt.

Das *klinische Bild* ist, wie angesichts des pathologisch-anatomischen Formenreichtums nicht anders zu erwarten, sehr variabel. Kinder mit *kleinen Defekten* und Shunts sind gut entwickelt und beschwerdefrei. *Elektrokardiogramm* (S. 146) und *Thoraxröntgen* (S. 146) sind in der Regel unauffällig. Röntgenologisch findet sich jedoch bisweilen eine stärkere Gefäßzeichnung sowie eine geringfügige Vergrößerung des linken Vorhofs. Derartige Fälle werden üblicherweise als Morbus Roger bezeichnet. Sie zeigen oft ein rauhes, meist umschriebenes, bisweilen lautes systolisches Geräusch mit dem Geräuschmaximum unten links sternal, manchmal auch etwas höher. Gelegentlich kann ein Schwirren vorliegen.

Eine *Behandlung* dieser Fälle ist meist nicht erforderlich, außer in jenen glücklicherweise seltenen Fällen, in denen als Komplikation eine Endokarditis auftritt.

Beim *großen Defekt* ist das Beschwerdebild bereits beim Säugling vorhanden. Die Kinder wachsen schlecht, nehmen ungemein langsam an Gewicht zu, sind blaß, zart und knochig. Trinkschwäche, respiratorische Infekte und Dekompensation mit Stauung sind häufig. Meist verbringen die Kinder mehr Zeit im Krankenhaus als zu Hause. Das Herz ist vergrößert, und über dem unteren Sternalabschnitt links ist ein lautes, rauhes holosystolisches Geräusch zu hören. Stets findet sich auch ein Schwirren. Die Auskultation ergibt darüber hinaus meist auch ein leises, diastolisches Rumpelgeräusch über der Herzspitze, das dem vermehrten, die Mitralklappe passierenden Blutfluß zugeschrieben wird.

Im *Röntgenbild* ist das Herz infolge der Hypertrophie beider Ventrikel und des linken Vorhofs vergrößert, die Lungengefäßzeichnung verstärkt. Der Pulmonalisstamm und die großen Lungenarterien werden prominent dargestellt, die Aorta ist hingegen relativ klein.

Elektrokardiographisch finden sich ein Herz vom Rechtstyp sowie die Zeichen einer biventrikulären Vergrößerung, meist in Form großer biphasischer QRS-Komplexe in den mittleren Brustwandableitungen.

(Fortsetzung auf Seite 146)

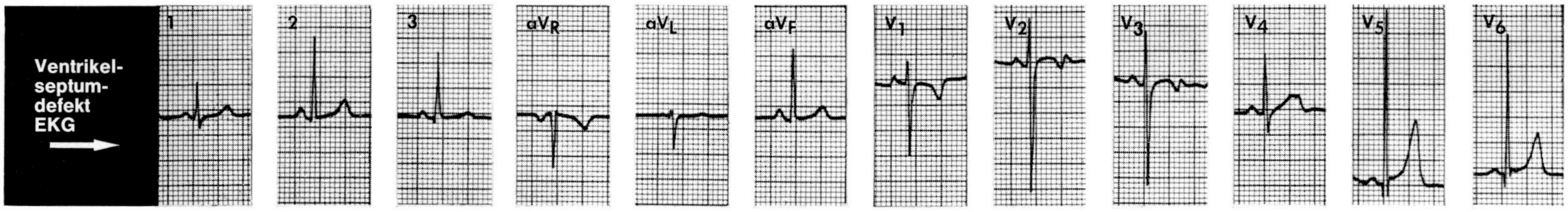

Anomalien des Ventrikelseptums

(Fortsetzung von Seite 145)

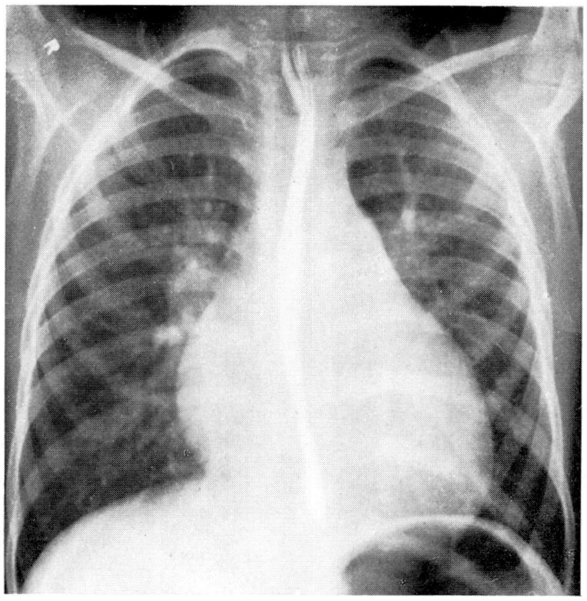

Röntgenbild eines 5jährigen Jungen: Ventrikelseptumdefekt

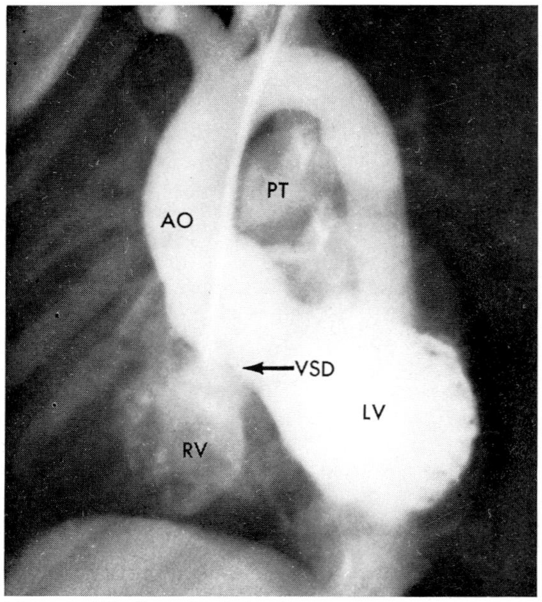

Linksventrikuläres Angiokardiogramm: AO = Aorta, PT = Pulmonalisstamm, LV = linker Ventrikel, RV = rechter Ventrikel, VSD = Ventrikelseptumdefekt

Mit Hilfe der *Herzkatheterisierung* läßt sich leicht die deutlich erhöhte Sauerstoffsättigung im rechten Ventrikel nachweisen. Der Katheter kann durch den Defekt in de linken Ventrikel oder die Aorta eintreten. Im rechten Ventrikel und der Pulmonalarterie herrscht ein erhöhter Druck, der Systemdruck erreichen kann. Die pulmonale Hypertension ist z.T. einer gewissen Erhöhung des Gefäßwiderstandes zuzuschreiben, kommt jedoch wahrscheinlich in erster Linie durch den enorm gesteigerten pulmonalen Blutfluß zustande, der den Flow im Körperkreislauf um ein Vielfaches übersteigen kann. Bei selektiver Kontrastmittelinjektion in den Pulmonalisstamm wird der interventrikuläre Shunt nach der Kontrastmittelpassage durch die Lunge deutlich dargestellt. Die selektive linksventrikuläre *Angiographie* ergibt ein noch klareres Bild.

In *therapeutischer* Hinsicht stellen sich die größten Schwierigkeiten im Säuglingsalter. Gelingt es, die kleinen Patienten über das kritische 1. Lebensjahr zu bringen, stellt sich dann häufig eine deutliche Besserung ein, die wahrscheinlich mit einer relativen Größenabnahme des Ventrikelseptumdefekts zu erklären ist. Bleibt die *medikamentöse Therapie* erfolglos, empfiehlt sich als *operative Maßnahme* zur temporären Korrektur der Strömungsverhältnisse das Anlegen einer künstlichen Pulmonalstenose (Bändelung) unmittelbar über der Klappe, mit der der Gefäßdurchmesser um $^2/_3$ verkleinert und der Druck distal der Stenose auf annähernd normale Werte gesenkt werden kann. Dabei steigt gleichzeitig der Aortendruck, wodurch ein günstigeres Verhältnis von Kleinkreislauf- zu Großkreislaufvolumen geschaffen werden kann. Der Operationserfolg ist in manchen Fällen ausgezeichnet, Fehlschläge sind jedoch nicht selten. Der Eingriff stellt allerdings in jedem Fall lediglich eine temporäre Maßnahme dar, auf den nach einigen Jahren ein operativer Defektverschluß erfolgen muß, bei dem die künstliche Pulmonalstenose entfernt wird. In den letzten Jahren werden diese Ventrikelseptumdefekte mehr und mehr im frühen Kindesalter total korrigiert, da sich das »Bändeln« der Pulmonalarterie doch nicht so sehr bewährt hat.

Glücklicherweise verlaufen *Ventrikelseptumdefekte mäßiger Größe* nicht ganz so stürmisch, obschon wiederholt respiratorische Infekte auftreten und die Kinder für ihr Alter ziemlich klein erscheinen. Es besteht auch häufig eine Belastungsdyspnoe, zur Dekompensation mit Stauung kommt es bei größeren Kindern jedoch selten. Ist eine Dekompensation vorhanden, sollte stets an die Möglichkeit komplizierender Defekte, z.B. eines zur Regurgitation an der Aortenklappe führenden Prolaps eines Aortenklappensegels oder einer bakteriellen Endokarditis, gedacht werden. Septumdefekte mittlerer Größe sind auskultatorisch durch ein rauhes, ziemlich lautes holosystolisches Geräusch mit einem tastbaren Schwirren gekennzeichnet. Das Geräusch ist am besten unten links sternal zu hören. Häufig findet sich auch ein mittellautes diastolisches Geräusch (Mitralströmungsgeräusch) an der Herzspitze.

Klinisch und *röntgenologisch* finden sich meist die Zeichen einer mäßigen Herzvergrößerung. Die Pulmonalgefäßzeichnung ist deutlich verstärkt und der linke Vorhof vergrößert.

Das *Elektrokardiogramm* zeigt einen Rechtstyp mit dem Bild der sog. linksventrikulären Volumenüberlastung. Sie manifestiert sich in tiefen Q-Zacken, sehr hohen R-Zacken und (oft) hohen spitzen T-Wellen in den linken Brustwandableitungen. Häufig sind auch die Zeichen einer biventrikulären Dilatation zu sehen.

Bei der *Herzkatheterisierung* sind ähnliche Befunde zu erheben wie bei großen Defekten. Rechtsventrikulärer und pulmonalarterieller Druck sind jedoch in der Regel nur leicht bis mäßig erhöht und steigen im allgemeinen nur selten während der Kindheit an. Die in dieser Altersgruppe leicht durchzuführende linksventrikuläre *Angiographie* zeigt Größe und Lage des Defekts klar auf.

Die *Behandlung* mittelgroßer Septumdefekte besteht im operativen Defektverschluß entweder mittels direkter Naht oder Einsatz einer Kunststoffprothese unter Anwendung der Herz-Lungen-Maschine. Das Operationsrisiko liegt gegenwärtig weit unter 10%. Der einst als intraoperative Komplikation so gefürchtete Herzblock infolge einer Schädigung der Leitungsbündel ist mit zunehmender Erfahrung relativ selten geworden.

Bei manchen Ventrikelseptumdefekten besteht eine hochgradige pulmonale Hypertension infolge von Lungengefäßveränderungen entweder von Anfang an oder tritt später im Verlaufe der Erkrankung bei jüngeren Erwachsenen hinzu. Dabei ist der Lungengefäßwiderstand gleichhoch oder höher als der Gefäßwiderstand im großen Kreislauf, wodurch der Shunt über den Defekt schon von Anfang an in beiden Richtungen oder vorwiegend von rechts nach links erfolgen kann. Ein derartiger Shuntverlauf kann sich jedoch auch erst später einstellen. Er führt zur Zyanose und zur Ausbildung von Trommelschlegelfingern und -zehen. In manchen dieser Fälle ist ein Geräusch nur schwach wahrnehmbar. Dies spricht für eine Druckgleichheit in beiden Ventrikeln und ein geringes Netto-Shuntvolumen. Der Pulmonalanteil des 2. Herztons ist laut und hat einen schnappenden Klangcharakter. Die Pulmonalklappe kann ihre Funktionsfähigkeit verlieren, wodurch ein diastolisches Geräusch oben links sternal entsteht.

Röntgenologisch ist das Herz kaum oder nicht vergrößert. Der Pulmonalisstamm ist enorm erweitert. Die peripheren Lungenfelder sind klar und scheinen stärker durchblutet. Die großen Hilusgefäße sind erweitert. Das *Elektrokardiogramm* zeigt in den Brustwandableitungen rechts R- bzw. qR-Komplexe und links rS-Komplexe als Zeichen eines Rechtstyps und einer hochgradigen rechtsventrikulären Hypertrophie.

Der *operative Defektverschluß* ist mit einer extrem hohen Mortalität (nahezu 100%) behaftet und daher kontraindiziert.

Aneurysmen der Pars membranacea

Aneurysmen der Pars membranacea (S. 145) werden mit zunehmend routinemäßig durchgeführten selektiven linksventrikulären *Angiokardiographien* immer häufiger diagnostiziert. Man unterscheidet nichtrupturierte und ein- oder mehrfach rupturierte Formen. Sie bleiben an sich ohne *Symptomatik* und verursachen nur dann Beschwerden, wenn sie die Ausflußbahn des rechten Ventrikels obstruieren oder ein Aortenklappensegel in sie prolabiert. Beides ist jedoch selten.

(Fortsetzung auf Seite 147)

Anomalien des Ventrikelseptums

(Fortsetzung von Seite 146)

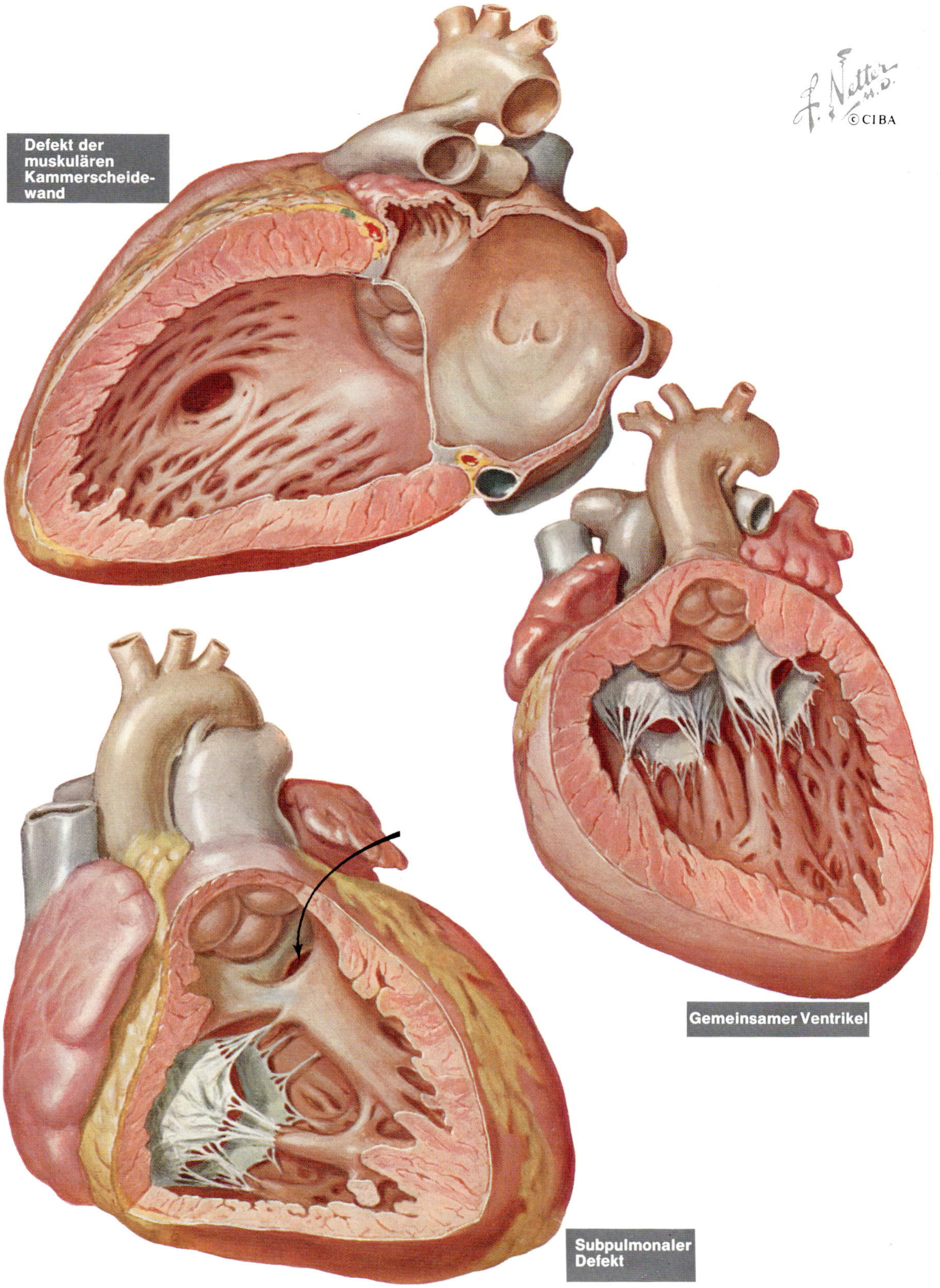

Defekte der muskulären Kammerscheidewand

Defekte der muskulären Kammerscheidewand können an jeglicher Stelle der Kammerscheidewand gelegen sein, solitär oder multipel auftreten und ihrer Größe nach stark variieren. Liegen sie im trabekulären, herzspitzennahen Abschnitt des Septums, bleiben sie oft unbemerkt. Die *Symptomatik* wird von der Gesamtgröße des Defekts bestimmt. Die *Therapie* besteht in einem im allgemeinen einfachen *operativen Defektverschluß.*

Als Sonderform besteht gelegentlich ein Defekt der muskulären Scheidewand unterhalb der Aorten- und Pulmonalklappenebene. Er entsteht durch eine Richtungsabweichung des Truncus- und Konusseptums, wodurch die beiden Septen aneinander vorbei wachsen und nicht verschmelzen können. Dabei ist das Truncusseptum nach links verlagert, und die Pulmonalarterie reitet auf dem anterior gelegenen Defekt. Das bei dieser Defektform zu hörende Geräusch liegt etwas höher und erscheint oberflächlich.

Gemeinsamer Ventrikel

Bei einem *gemeinsamen Ventrikel* fehlt die Kammerscheidewand entweder vollständig oder ist lediglich rudimentär in Form einer niedrigen Leiste entlang der posteroinferioren Ventrikelwand angelegt. Beide AV-Klappen führen in die gemeinsame Kammer und entsprechen morphologisch der normalen Mitralklappe. Die beiden hinteren Papillarmuskel können mit der erwähnten Muskelleiste zu einer einzigen Muskelmasse verschmelzen. Beim gemeinsamen Ventrikel findet sich fast durchweg eine Transposition der großen Gefäße, wobei entweder beide Gefäße von der gemeinsamen Kammer abgehen können oder eines (in der Regel die Aorta) in einer rudimentären, von der Hauptmasse des Ventrikels durch eine septumähnliche Muskelleiste getrennten Auswurfkammer entspringen kann. Häufig besteht eine Pulmonalstenose, die die *Prognose* im allgemeinen verbessert, wenn sie nicht allzu ausgeprägt wird. Die Ventrikel sind meist invers, was auch auf dem in der Tafel abgebildeten Präparat dargestellt ist.

Das *klinische Bild* hängt weitgehend vom Bestehen oder Fehlen einer Pulmonalstenose ab. Ist sie vorhanden, entspricht das Krankheitsbild der Fallot-Tetralogie (S. 148). Fehlt sie hingegen, gleicht die *Symptomatik* einem großen Ventrikelseptumdefekt. Es fehlen jedoch das Schwirren und das laute systolische Geräusch. Ein an der Basis zu hörendes leises systolisches Geräusch ist wahrscheinlich auf den großen Bluteinstrom in die Pulmonalis durch die normale Pulmonalklappe zurückzuführen. Wie beim Ventrikelseptumdefekt kann auch hier ein diastolisches Rumpelgeräusch an der Herzspitze zu hören sein. Lungengefäßveränderungen treten frühzeitig auf und führen zu erhöhtem Gefäßwiderstand und pulmonaler Hypertonie.

Röntgenologisch sind die Herzen bei Mitbestehen einer Pulmonalstenose normal groß. Die Lungen sind vermindert durchblutet. Fehlt die Pulmonalstenose, sind die Herzen vergrößert und die Lungen vermehrt durchblutet. Bei hochgradiger pulmonaler Hypertension infolge von Lungengefäßveränderungen ist das Herz entweder normal groß oder geringfügig vergrößert. Die Hilusgefäße sind weit, die Gefäßzeichnung in der Peripherie ist jedoch schwach.

Das *Elektrokardiogramm* ist unspezifisch. Lagetypus und präkordiale Ableitungen können stark variieren. Die *Diagnosestellung* erfolgt anhand einer *selektiven Angiokardiographie.*

Die *Therapie* hat ausschließlich palliativen Charakter, da die Mißbildung aufgrund der anatomischen und hämodynamischen Gegebenheiten nicht korrekturfähig ist. Bei leichter bis mäßiger Pulmonalstenose ist eine *operative Behandlung* nicht erforderlich, die Prognose auf viele Jahre hinaus relativ günstig. Bei hochgradiger Pulmonalstenose kann eine Blalock-Taussig-Anastomose bzw. eine Kava-Pulmonalis-Anastomose versucht werden. Bei Kleinkindern ohne Pulmonalstenose ist die Anlage einer künstlichen Pulmonalstenose in Erwägung zu ziehen.

Anomalien der Ausflußbahn des rechten Ventrikels

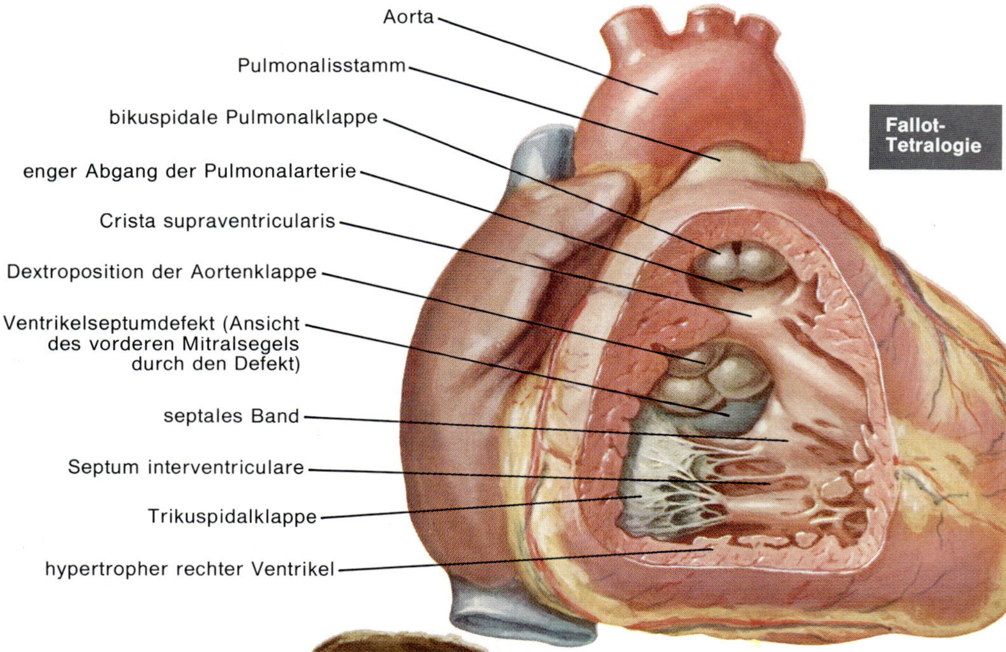

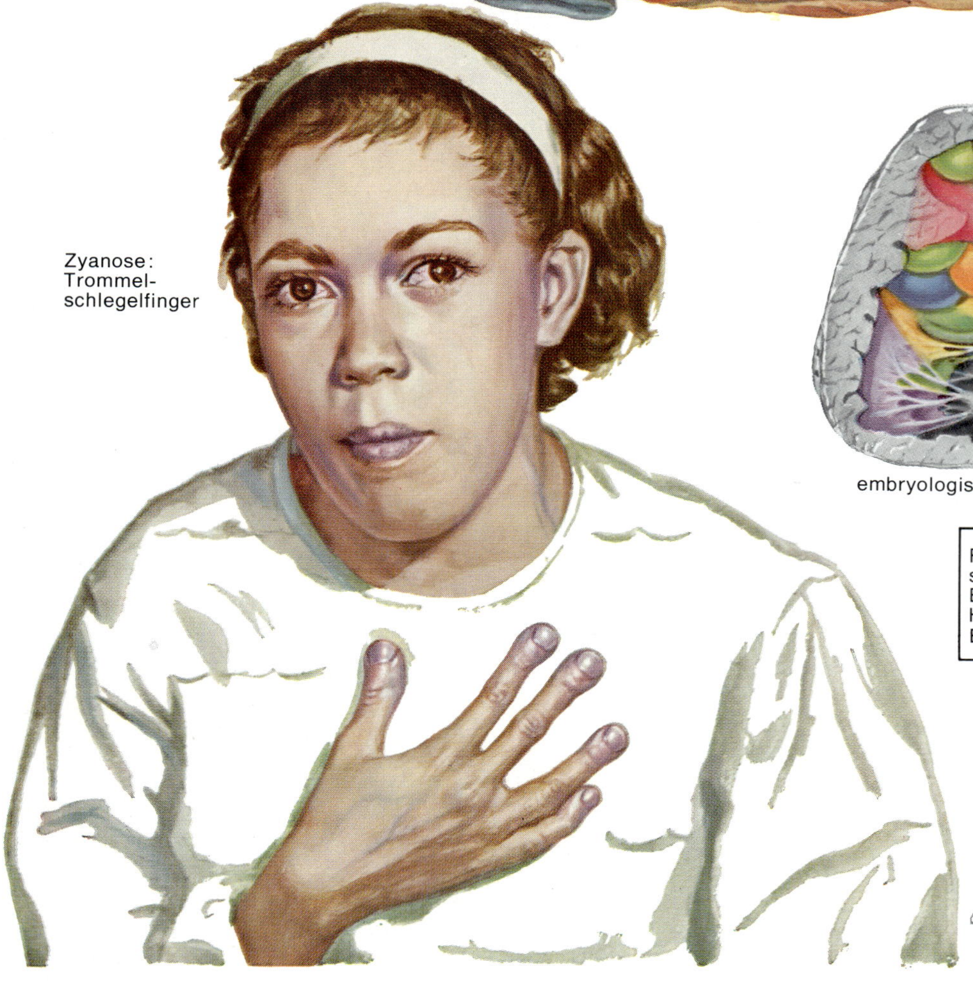

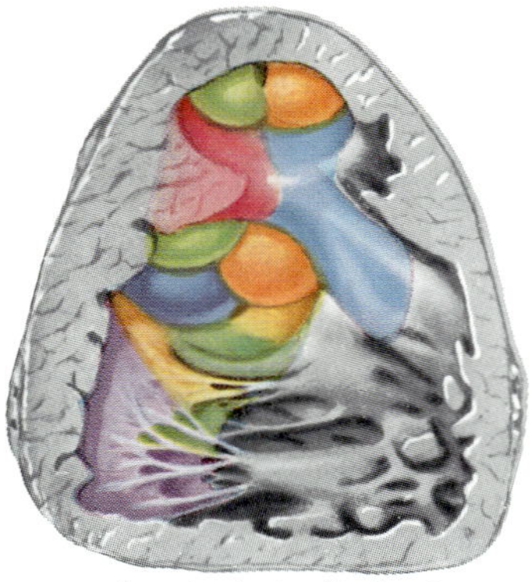
embryologische Herkunft

Farbensymbole s. Tafeln zur Entstehung des Herzens, Sektion III, Embryologie

Fallot-Tetralogie

Die Fallot-Tetralogie ist die weitaus häufigste, primär-zyanotische Herzmißbildung, bei der die Patienten relativ lange überleben. Ein Erreichen des Erwachsenenalters ist zwar nicht durchwegs gegeben, aber keineswegs selten. Das klassische von Fallot beschriebene Krankheitsbild besteht aus einer Kombination von 4 Mißbildungen, nämlich *Stenose oder Atresie der Ausflußbahn des rechten Ventrikels, Ventrikelseptumdefekt, Dextroposition der Aorta* (die Aorta reitet auf dem Ventrikelseptumdefekt und entspringt scheinbar biventrikulär) und *Hypertrophie des rechten Ventrikels.* Anatomisch ist der Infundibulumkanal des rechten Ventrikels durchwegs eng, die häufig *bikuspidale Pulmonalklappe* ist jedoch nur in 40% stenotisch. Nichtstenosierte Klappen sind meist entsprechend der generalisierten Hypoplasie des *Pulmonalisstamms* hypoplastisch. Stenosierte Klappen haben entweder 2 oder 3 Taschen. Sie können auch domförmig ohne unterscheidbare Taschen ausgebildet sein. Das Ausmaß der Infundibulumstenose variiert erheblich und reicht von der totalen Atresie bis zur kaum feststellbaren Engerstellung. Der Ventrikelseptumdefekt ist meist groß und bietet dem Blutstrom kein oder nur ein geringes Hindernis. Er reicht häufig über das membranöse Septum hinaus in den angrenzenden vorderen Abschnitt des Ventrikelseptums. Die Dextroposition der Aorta ist zwar variabel, aber stets deutlich erkennbar. Meist entspringt die Aorta überwiegend im rechten Ventrikel. Der rechte Ventrikel ist stets hochgradig hypertrophiert, woran sich zeigt, daß im lebenden Organismus der rechtsventrikuläre Druck ebenso hoch ist wie im linken Ventrikel.

Von ihrer Entstehung her ist die Fallot-Tetralogie eine einfache, durch Fehlentwicklung einer einzigen embryologischen Struktur zustande kommende Mißbildung. Das Konusseptum, insbesondere sein kaudaler Abschnitt, wird nämlich zu weit anterior angelegt und teilt daher den Conus cordis in einen kleinen, anterior gelegenen rechtsventrikulären Abschnitt (daher die Infundibulumstenose) und einen größeren posterior gelegenen Teil. Infolge seiner Lage hat das Konusseptum weder Anteil an der Bildung der *Crista supraventricularis* noch am Verschluß des *Septum interventriculare,* wodurch sich die *Aortenklappe* nicht an der ihr im normalen Herzen zukommenden Stelle bilden kann. Ihr freier Rand ist so weit von der *Trikuspidalklappe* entfernt, daß sie an der Bildung der Trikuspidalis nicht beteiligt ist. Daher fehlt bei der Fallot-Tetralogie der mittlere Papillarmuskel, und die Trikuspidalklappe entspricht nicht der Norm. Auch das Truncusseptum ist bei der Tetralogie in der Regel nach vorne verlagert, womit der kleine Pulmonalisstamm und die unverhältnismäßig große Aorta ascendens wenigstens zum Teil eine Erklärung finden.

Das *klinische Bild* wird größtenteils durch das Ausmaß der Ausstrombehinderung aus dem rechten Ventrikel bestimmt. Sie ist zumindest anfangs meist gering, und über den Ventrikelseptumdefekt besteht primär ein Links-rechts-Shunt. Daher fehlt bei der Fallot-Tetralogie in den ersten Lebensmonaten vielfach eine klinisch manifeste Zyanose. Sie stellt sich erst mit zunehmendem Wachstum und relativem Engerwerden der Stenose ein. Dadurch tritt mehr venöses Blut direkt aus dem rechten Ventrikel in die Aorta aus, und der Blutfluß durch die Pulmonalis wird relativ geringer. Die *Zyanose* zeigt sich zunächst nur bei Belastung und beim Weinen, bald (meist in den ersten Lebensjahren) sind die Kinder aber auch in Ruhe zyanotisch und bekommen *Trommelschlegelfinger* und *-zehen.* In seltenen Fällen bleibt das Infundibulum weit genug, so daß es nicht zur Zyanose kommt (azyanotische Fallot-Tetralogie). Dabei dominiert das Bild eines Ventrikelseptumdefekts mit großem Links-rechts-Shunt.

Andererseits gibt es Fälle, in denen Infundibulum und/oder Pulmonalklappe atretisch oder hochgradig stenotisch sind. Dabei besteht im allgemeinen von Geburt an eine Zyanose, obwohl der Schweregrad der Mißbildung durch einen für kurze Zeit offen bleibenden Ductus arteriosus maskiert werden kann, über den zumindest vorübergehend eine halbwegs adäquate Lungendurchblutung gewährleistet wird. Der Ductus arteriosus schließt sich (leider) meist in den ersten 2 Lebenswochen, wodurch sich der Zustand des Kindes rapide verschlechtert, so daß ein *chirurgischer Eingriff* zur Erhöhung der Lungendurchblutung dringend geboten erscheint.

Bei Kleinkindern mit Fallot-Tetralogie treten bisweilen besorgniserregende Hypoxämieanfälle

(Fortsetzung auf Seite 149)

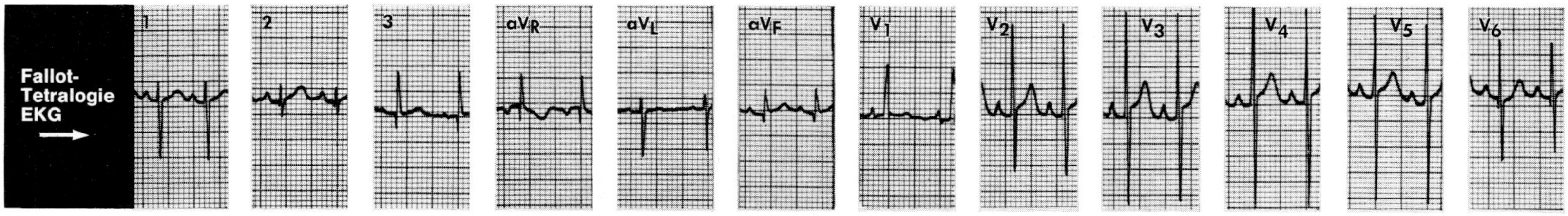

Anomalien der Ausflußbahn des rechten Ventrikels

(Fortsetzung von Seite 148)

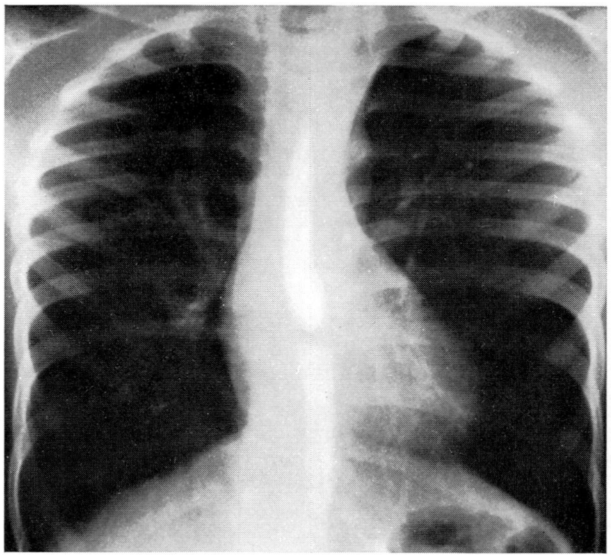

Röntgenbild eines 6jährigen Jungen: Fallot-Tetralogie

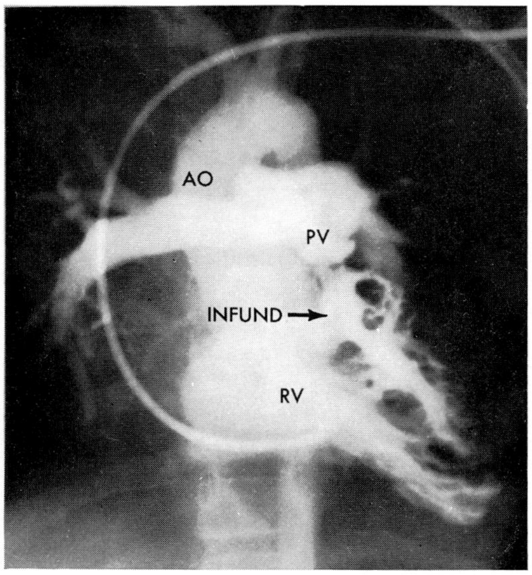

Rechtsventrikuläres Angiokardiogramm: AO = Aorta, PV = Pulmonalklappe, RV = rechter Ventrikel, INFUND = Infundibulum

auf. Sie manifestieren sich als Weinen mit plötzlicher Vertiefung der Zyanose und Bewußtseinsverlust, gelegentlich mit Konvulsionen. Derartige Anfälle treten entweder nur gelegentlich auf oder aber mehrmals am Tag. Ihre Dauer schwankt zwischen wenigen Minuten und Stunden. Sie stehen offenbar mit dem Stuhlgang oder Füttern in Zusammenhang und fallen häufig in die ersten Stunden des Tages, können jedoch auch ohne erkennbare Ursache zu ganz verschiedenen Zeiten auftreten. Derartige Hypoxämieanfälle stellen ein bedrohliches Ereignis dar und können zum Tod führen. Sie wurden einer plötzlichen spastischen Verengung des Infundibularkanals im rechten Ventrikel und der dadurch ausgelösten akuten Unterdurchblutung der Lunge zugeschrieben. Sie finden sich häufiger bei ausgesprochen zyanotischen Säuglingen, können jedoch auch bei leichteren Tetralogiefällen auftreten.

Kinder mit zyanotischer Fallot-Tetralogie sind, sobald sie gehfähig werden, typische Hocker. Sie hocken sich meist nach körperlicher Belastung, die bereits nach dem Gehen weniger Schritte gegeben ist, hin. Durch das Hocken erhöht sich offenbar die arterielle Sauerstoffsättigung. (Wie dies vor sich geht, ist nicht bekannt.) Belastungsdyspnoe und -hyperpnoe sind wie bei allen primär zyanotischen Herzfehlern häufig. Die Kinder sind meist schlecht entwickelt und haben außer in den ersten Lebensmonaten Trommelschlegelfinger und -zehen. Ein Herzbuckel links präkordial fehlt in der Regel. In den meisten Fällen ist jedoch unten linkssternal ein Schwirren tastbar.

Auskultatorisch ist der 1. Herzton unauffällig. Der Aortenanteil des 2. Herztons ist laut, dagegen hat der Pulmonalanteil eine geringere Lautstärke oder fehlt ganz. Bei der azyanotischen oder schwach zyanotischen Form ist ein Pulmonalanteil oft hörbar. In diesem Fall zeigt der 2. Herzton ein großes Spaltungsintervall. Die Auskultation ergibt ferner ein meist lautes systolisches Stenosegeräusch vom Spindeltyp, das vor oder mit dem Aortenklappenschluß endet. Die Dauer des Geräusches nimmt mit zunehmendem Schweregrad der Tetralogie ab. Gelegentlich ist überhaupt kein Geräusch faßbar. Auch während der Hypoxämieanfälle ist das Geräusch weniger auffällig. Es kann sogar ganz verschwinden und erst wieder nach dem Abklingen des Anfalls hörbar sein.

Röntgenologisch ist das Herz typisch normal groß. Die Herzspitze ist angehoben, das Pulmonalissegment klein oder konkav (Holzschuh-Konfiguration). Der Aortenknopf ist prominent, die Lungengefäßzeichnung schwach. Vielfach (in zirka 25%) liegt der Aortenbogen rechts.

Das *Elektrokardiogramm* zeigt eindeutig einen Rechtstyp und das Bild einer rechtsventrikulären Hypertrophie bei Drucküberlastung mit hohen R-Zacken in den Brustwandableitungen rechts präkordial. Der RS-Übergang erfolgt meist frühzeitig und ziemlich plötzlich in V_2 oder V_3 und ist als Zeichen der kleinen Herzgröße zu werten. Bei den azyanotischen Formen mit primärem oder ausschließlichem Links-rechts-Shunt besteht zusätzlich in den linken Brustwandableitungen das Bild der Linkshypertrophie.

Bei der *Herzkatheterisierung* herrscht in beiden Ventrikeln Systemdruck. Im rechten und linken Ventrikel werden identische Druckkurven normaler Konfiguration registriert. Über den Ventrikelseptumdefekt läßt sich ein bidirektionaler Shunt nachweisen, wobei die Strömungsrichtung von rechts nach links dominiert. Die arterielle Sauerstoffsättigung variiert erheblich. In die Aorta kann meist leicht aus dem rechten Ventrikel eingegangen werden. Kann die Pulmonalarterie sondiert werden, wird ein geringer Druck registriert.

Die *Angiokardiographie* ist besonders für den Chirurgen von unschätzbarem Wert, da sich dabei die anatomischen Gegebenheiten in der Ausflußbahn des rechten Ventrikels und die Größe und Lage der Pulmonalarterie darstellen lassen.

Die *Prognose* hängt vom Schweregrad der Ausflußbehinderung im rechten Ventrikel ab. Säuglinge, die bei oder unmittelbar nach der Geburt bereits zyanotisch sind, überleben das 1. Lebensjahr ohne Operation meist nicht. Kinder mit geringgradigeren Mißbildungen leben oft viele Jahre. Sie sind zwar in vieler Hinsicht behindert, jedoch durchaus aufgeweckt und geistig normal. Als häufige, gefürchtete Komplikationen treten bakterielle Endokarditiden, zerebrovaskuläre Insulte infolge Zerebralthrombose oder hochgradiger Hypoxämie und Gehirnabszesse auf. Bei primär zyanotischen Herzfehlern weist eine zentralnervöse Symptomatik nach dem 2. Lebensjahr meist auf das Vorliegen eines Gehirnabszesses hin. Gehirnabszesse bei Säuglingen sind selten. Dagegen treten zerebrovaskuläre Insulte kaum mehr nach dem 2. Lebensjahr auf.

Bei der *Behandlung* wird sowohl *konservativ* als auch *chirurgisch* vorgegangen. Eine im Säuglingsalter selten zu beobachtende Dekompensation ist entsprechend medikamentös zu behandeln. Bei Hypoxämieanfällen läßt sich mit Morphium und Sauerstoff oft eine dramatische Besserung erzielen. Zyanotische Kinder mit normalem oder fast normalem Hämoglobinwert sind meist leicht anämisch. Daher empfiehlt sich eine Eisentherapie, bis der Hämoglobinwert auf 15 bis 17% angestiegen ist. Bei hohen Hämatokritwerten wurde früher gern ein blutiger Aderlaß vorgenommen. Damit wird jedoch die Hypoxämiesymptomatik verstärkt. Wenn überhaupt ist ein blutiger Aderlaß also nur bei strenger Dosierung und mit Vorsicht anzuwenden und auch dann nur in Fällen mit ausgeprägter Symptomatik und extrem hohen Hämatokritwerten (über 80%).

Wichtiger als die konservative Behandlung ist das *chirurgische Vorgehen.* Eine Palliativoperation soll bei zyanotischen Säuglingen und bei Kindern, die für eine Totalkorrektur zu jung sind, aber über eine ausgeprägte Symptomatik klagen, unbedingt versucht werden. *Nach dem Säuglingsalter* (nach dem 2. Lebensjahr) ist die End-zu-Seit-Anastomose der *A. subclavia* und der *A. pulmonalis (Blalock-Taussig)* die Methode der Wahl. Sie ist technisch einfach, und die Gefahr, einen zu großen Shunt anzulegen, der zur Dekompensation führen könnte, ist gering. Bei Säuglingen bewährt sich die Blalock-Taussig-Anastomose aufgrund der noch kleinen Gefäße wenig. Die Anastomose thrombosiert entweder sofort oder wird, da die A. subclavia nach der Operation nicht mehr wächst, zu klein, so daß eine Zweitoperation auf der kontralateralen Seite notwendig wird. In dieser Altersgruppe ist einer direkten Seit-zu-Seit-Anastomose zwischen der *Aorta ascendens* und der *A. pulmonalis* der Vorzug zu geben. Die *Pott-Anastomose* (zwischen deszendierender Aorta und Pulmonalarterie) läßt sich bei der späteren Totalkorrektur nur unter großen Schwierigkeiten und keineswegs gefahrlos lösen und wurde daher aufgegeben. Als Alternative bietet sich bei Säuglingen und nach Meinung mancher Chirurgen auch bei größeren Kindern die *Brock-Operation* an. Sie besteht in der teilweisen Entfernung des stenosierenden infundibulären Muskelgewebes durch einen Einstich im rechten Ventrikel. Dabei wird gleichzeitig auch eine evtl. stenotische *Pulmonalklappe* eröffnet. Der Eingriff muß blind erfolgen, läßt sich nur schwer kunstgerecht ausfüh-

(Fortsetzung auf Seite 150)

Anomalien der Ausflußbahn des rechten Ventrikels

(Fortsetzung von Seite 149)

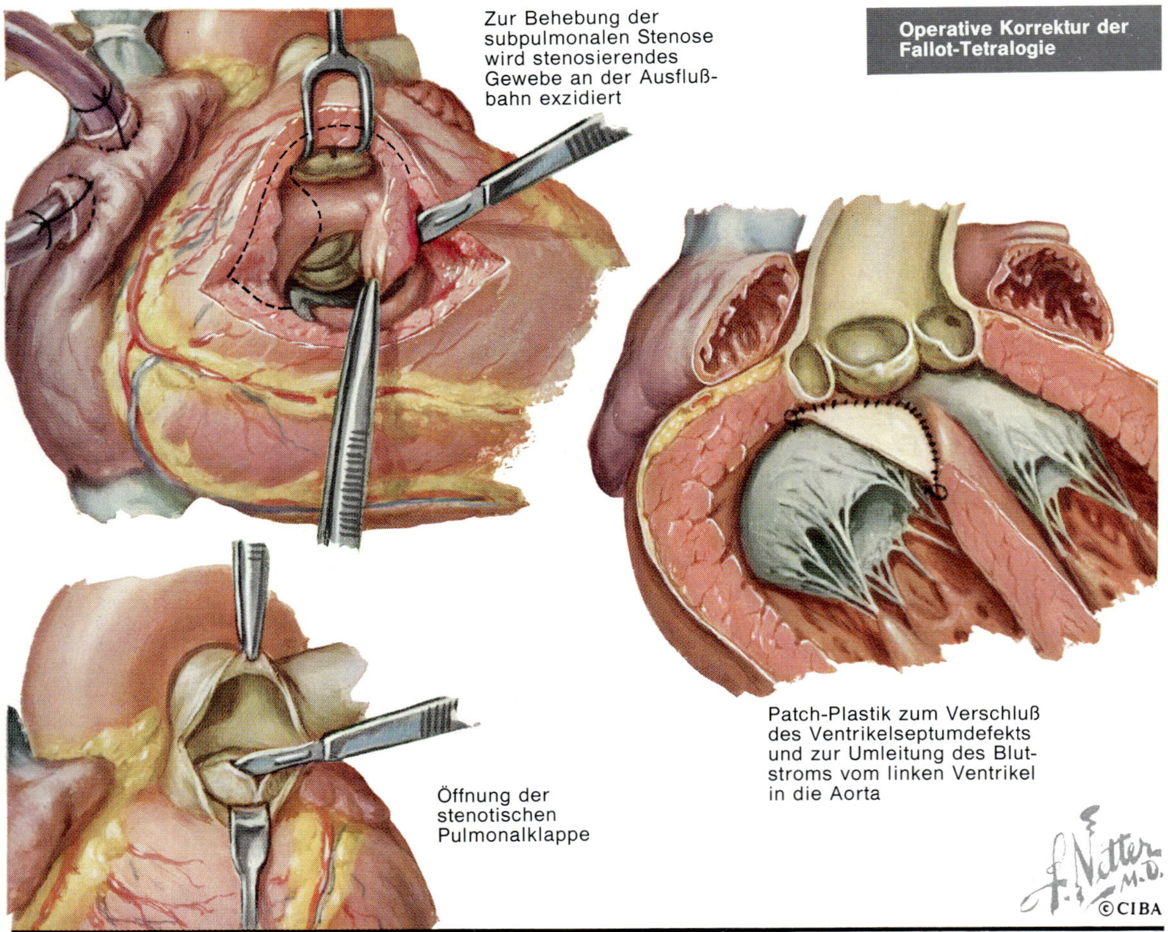

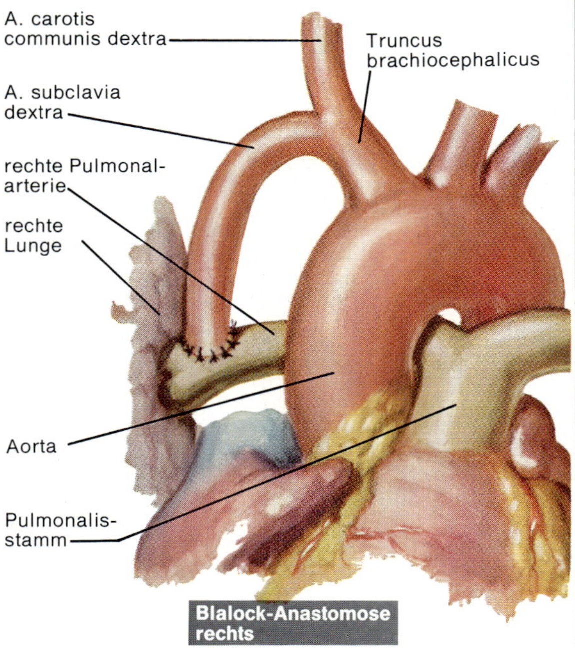

Blalock-Anastomose rechts

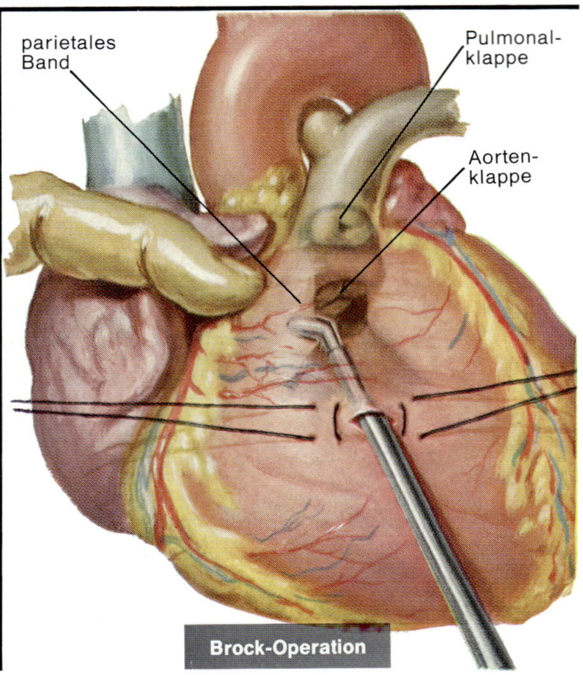

Brock-Operation

ren und ist keineswegs gefahrlos, da die *Aortenklappe* dabei leicht verletzt werden kann.

Der Operationserfolg einer Totalkorrektur der Fallot-Tetralogie ist zwar höchst eindrucksvoll; der Eingriff war aber lange Zeit mit einem so großen Risiko behaftet, daß er nur bei größeren Kindern durchgeführt wurde und auch dann nur nach erfolgter Anastomosenoperation, außer die Mißbildung war geringgradig ausgeprägt. In den letzten Jahren geht man immer mehr dazu über, schon bei der ersten Operation die Totalkorrektur vorzunehmen. Wesentlich ist bei der Totalkorrektur die Behebung des *Ausstromhindernisses aus dem rechten Ventrikel.* Dabei muß möglichst viel *Infundibulumgewebe exzidiert* werden. Häufig ist das Einsetzen von Kunststoffmaterial zur Verbreiterung des Infundibulums, manchmal auch der Pulmonaliswurzel und des Pulmonalisstamms erforderlich. Auch zum Verschluß des Ventrikelseptumdefekts wird ein Kunststoff-Patch entsprechender Größe verwendet.

Schwerste Tetralogieformen mit atretischer oder nahezu atretischer Ausstrombahn des rechten Ventrikels sind meist nicht korrekturfähig. In derartigen Fällen ergibt eine Kava-Pulmonalis-Anastomose als Palliativeingriff häufig ausgezeichnete Resultate.

Eisenmenger-Komplex

Bei dieser Mißbildung besteht wie bei der Fallot-Tetralogie ein großer *Ventrikelseptumdefekt* (VSD) mit überreitender Aorta. Die *Crista supraventricularis* ist jedoch kaum verlagert, sondern eher hypoplastisch oder fehlt ganz. Wie bei der Fallot-Tetralogie ist auch hier die Trikuspidalklappe nicht normal angelegt. Da die Ausstrombahn des rechten Ventrikels normal weit ist, hat die Pulmonalarterie ein großes Kaliber. Ein Eisenmenger-Komplex wird sehr selten angetroffen. Seine Eigenständigkeit als anatomische Mißbildungsform ist umstritten. Es hat sich denn auch der Begriff Eisenmenger-Syndrom eingebürgert, mit dem ein Krankheitsbild bezeichnet wird, bei dem sich ein ursprünglich von links nach rechts verlaufender Shunt allmählich in einen überwiegenden Rechts-links-Shunt mit hochgradiger pulmonaler Hypertonie infolge von Lungengefäßveränderungen und einem gleichzeitigen Anstieg des Lungengefäßwiderstandes umkehrt. Pathologisch läßt sich der Eisenmenger-Komplex von einem unkomplizierten Ventrikelseptumdefekt anhand der fehlgebildeten *Trikuspidalklappe* differenzieren. Beim unkomplizierten Ventrikelseptumdefekt ist die Trikuspidalis nämlich normal angelegt und ein mittlerer Papillarmuskel vorhanden. Die Abgrenzung des Eisenmenger-Komplexes von der azyanotischen Fallot-Tetralogie bereitet bisweilen Schwierigkeiten, da bei dieser wie bei allen anderen Tetralogievarianten die Crista nicht nur verlagert, sondern auch hypoplastisch sein kann. Embryologisch ist die Mißbildung einer Hypoplasie des Konusseptums zuzuschreiben.

Bei kleinen Kindern entspricht das *klinische Bild* dem eines Ventrikelseptumdefekts mit großem Links-rechts-Shunt und rechtsventrikulärer sowie pulmonaler Hypertonie. Dementsprechend hat der 2. Herzton einen sehr lauten Pulmonalanteil. Ferner ist in der Regel ein Austreibungston zu hören. Lungengefäßveränderungen treten frühzeitig auf, und größere Kinder werden zunehmend zyanotischer.

Röntgenologisch ist das Herz bei kleinen Kindern vergrößert, und die Lunge erscheint vermehrt durchblutet. Bei größeren Kindern ist das Herz kaum größer als normal oder sogar normal groß und die Gefäßzeichnung in den peripheren Lungenfeldern vermindert. Die großen Pulmonalarterien bleiben weit.

Das *Elektrokardiogramm* zeigt anfangs in der Regel eine biventrikuläre Hypertrophie. Später entspricht das Bild mehr und mehr dem EKG-Befund bei der Fallot-Tetralogie. Bei der *Herzkatheterisierung* herrscht im rechten Ventrikel und in der Pulmonalarterie Systemdruck, und selbst bei azyanotischen Patienten mit einem überwiegenden Links-rechts-Shunt läßt sich oxymetrisch eine leichte Sauerstoffuntersättigung in den Körperarterien nachweisen. Im *Angiokardiogramm* ist bisweilen die hypoplastische Crista darzustellen.

Zur Prophylaxe von Lungengefäßveränderungen ist möglichst frühzeitig die Korrektur des Vitiums anzustreben, evtl. auch nur eine künstliche Pulmonalstenose anzulegen. Hat sich bereits ein Rechts-links-Shunt ausgebildet, ist jeglicher *chirurgische Eingriff* kontraindiziert.

(Fortsetzung auf Seite 151)

Anomalien der Ausflußbahn des rechten Ventrikels

(Fortsetzung von Seite 150)

Ursprung beider großer Gefäße aus dem rechten Ventrikel

Bei dieser Mißbildung entspringen sowohl die Aorta als auch die Pulmonalarterie aus dem *rechten Ventrikel.* Die Pulmonalarterie ist normal gelegen, die Aorta geht rechts und posterior von ihr vom rechten Ventrikel ab. Dabei besteht meist eine in der Regel hochgradige Pulmonal- und Infundibulumstenose. *Aortenklappe* und *Mitralklappe* sind durch eine aus der Bulboventrikularfalte (s. unten) entstehende Muskelleiste variabler Breite voneinander getrennt. Die einzige Verbindung zwischen *linkem Ventrikel* und Aorta besteht in dem stets vorhandenen Ventrikelseptumdefekt. Embryologisch ist die Mißbildung wahrscheinlich auf ein Persistieren der Bulboventrikularfalte zurückzuführen, wodurch Aorten- und Mitralklappe voneinander getrennt bleiben und die Aorta sich nicht wie im normalen Herzen an den linken Ventrikel verlegen kann. Da sich das Konusseptum nicht entsprechend seiner normalen Lagebeziehung zur rechten AV-Klappe bilden kann, hat es keinen Anteil an der Entstehung dieser Klappe.

Klinisches Bild und *Röntgenbefunde* entsprechen denen des Eisenmenger-Komplexes. *Elektrokardiographisch* zeigt sich eine biventrikuläre oder überwiegend rechtsventrikuläre Vergrößerung. Die elektrische Herzachse weist meist nach rechts oben. Bei mitbestehender Pulmonalstenose wird die Mißbildung häufig als Fallot-Tetralogie fehldiagnostiziert.

Bei der *Herzkatheterisierung* herrscht im rechten Ventrikel Systemdruck, und selbst bei azyanotischen Kindern ist eine geringgradige arterielle Untersättigung im großen Kreislauf nachweisbar. Die Aorta führt stets sauerstoffreicheres Blut als die Pulmonalarterie. Im *Angiokardiogramm* ist der Abgang der Aorta weit rechts zu erkennen, die Aortenklappe ist zu »hoch«, und Aorta und Pulmonalarterie werden frontal auf einer Ebene dargestellt.

Zur *Behandlung* wird *chirurgisch* vorgegangen. Wie beim Eisenmenger-Komplex ist frühzeitig das Anlegen einer künstlichen Pulmonalstenose geboten. Solange die Lungengefäßveränderungen noch nicht so weit fortgeschritten sind, daß sie einen operativen Eingriff von vornherein ausschließen, ist die Mißbildung durch Schaffung eines Patch-Tunnels zwischen dem Ventrikelseptumdefekt und der rechten Aortenseite korrekturfähig. In manchen Fällen wird dabei eine Vergrößerung des Ventrikelseptumdefekts nötig sein. Bei mitbestehender Pulmonal- und Infundibulumstenose muß in der Regel auch die Ausflußbahn durch eine Plastik vergrößert werden. Die Notwendigkeit dazu ergibt sich nicht nur aufgrund des Schweregrades der Pulmonalstenose, sondern auch aufgrund der Strömungsbehinderung durch den unter der Ausflußbahn liegenden, sich nach anterior vorwölbenden Patch-Tunnel. Bei der Ventrikulotomie ist eine meist vorhandene große rechte Koronararterie im Konusbereich zu berücksichtigen, die einer operativen Korrektur gewisser Fälle mit Pulmonalstenose im Wege stehen kann.

Als *Taussig-Bing-Transposition* wird eine Sonderform dieser Mißbildung mit einem anterior unterhalb der Pulmonalklappenbasis gelegenen Ventrikelseptumdefekt bezeichnet. Bei dieser Mißbildungsform reitet die Pulmonalklappe über dem Defekt, und das pulmonalarterielle Blut weist bei der *Herzkatheterisierung* eine höhere Sauerstoffsättigung auf als das Aortenblut. Zur *operativen Korrektur* wird die Pulmonalarterie durch Patch-Verschluß des Ventrikelseptumdefekts vollständig in den linken Ventrikel transponiert und eine intraatriale Venentransposition nach Mustard angeschlossen. Damit können zwar die Strömungsverhältnisse verbessert werden; ob der rechte Ventrikel jedoch den Körperkreislauf lange Zeit hindurch bewältigen kann, ist fraglich. Bei der Indikationsstellung für eine operative Korrektur ist stets das Ausmaß der Lungengefäßveränderungen zu berücksichtigen.

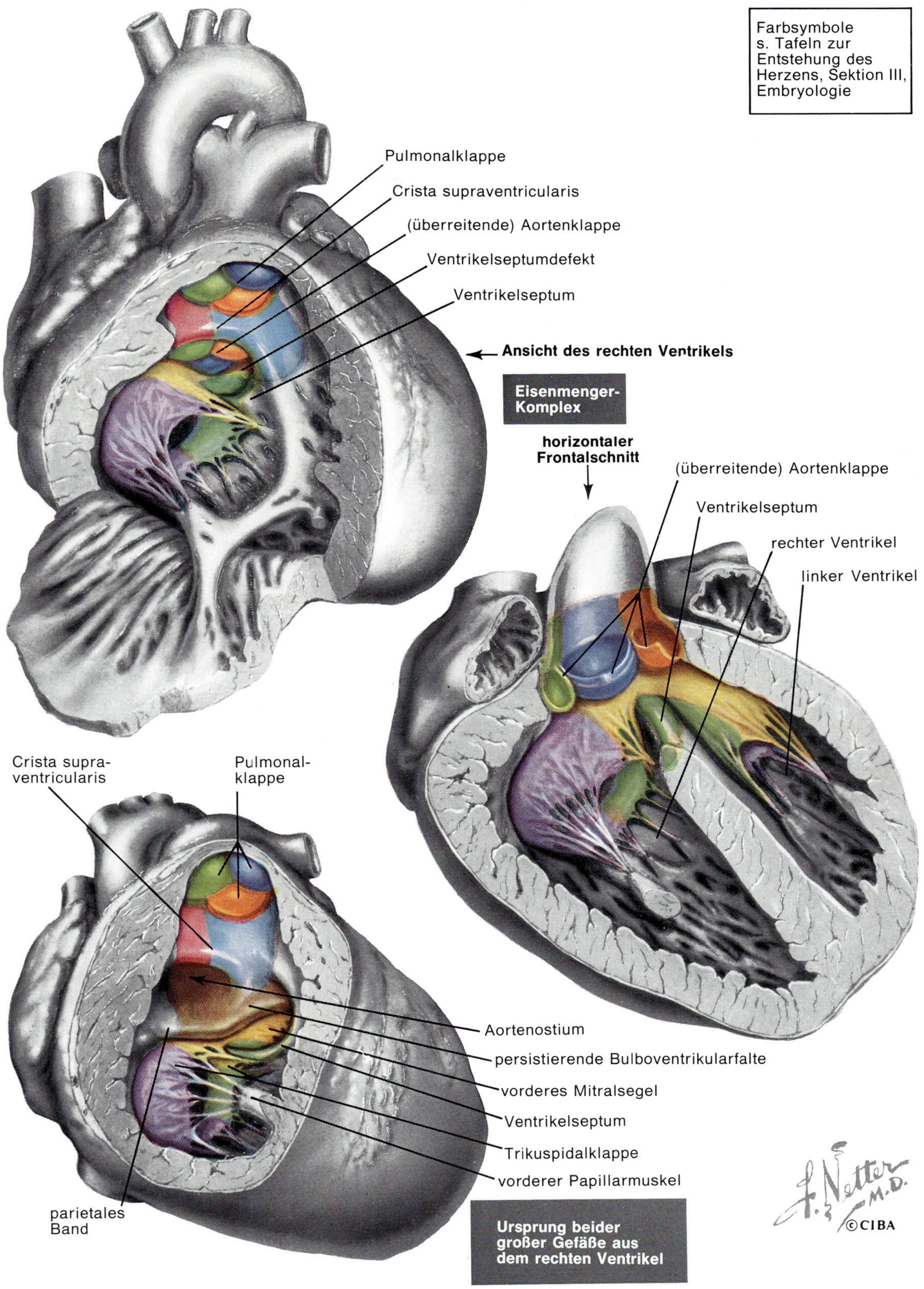

Ausstrombehinderung des rechten Ventrikels bei intaktem Ventrikelseptum

Diese Mißbildungsform ist nicht selten. Ursache ist in der überwiegenden Mehrzahl der Fälle eine *Stenose der Pulmonalklappe.* Eine »reine« subvalvuläre (infundibuläre) Stenose findet sich dabei jedoch nur in wenigen Fällen. Sie ist auf eine Fehlbildung der Muskulatur in der Ausstrombahn des rechten Ventrikels zurückzuführen, kann je-

(Fortsetzung auf Seite 152)

Anomalien der Ausflußbahn des rechten Ventrikels

(Fortsetzung von Seite 151)

Pulmonalstenose bei intaktem Septum: Hypertrophie des rechten Ventrikels

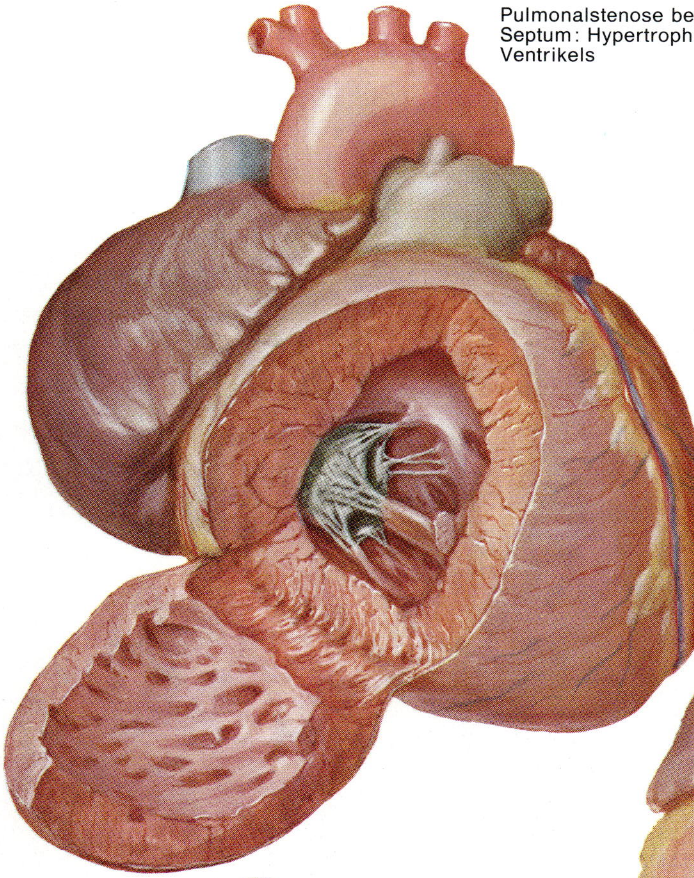

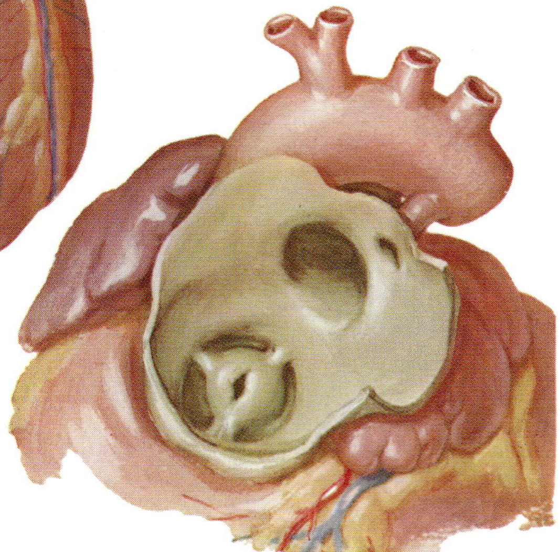

Stenotische Pulmonalklappe – Ansicht von oben: poststenotische Dilatation und Stauung der Pulmonalarterie

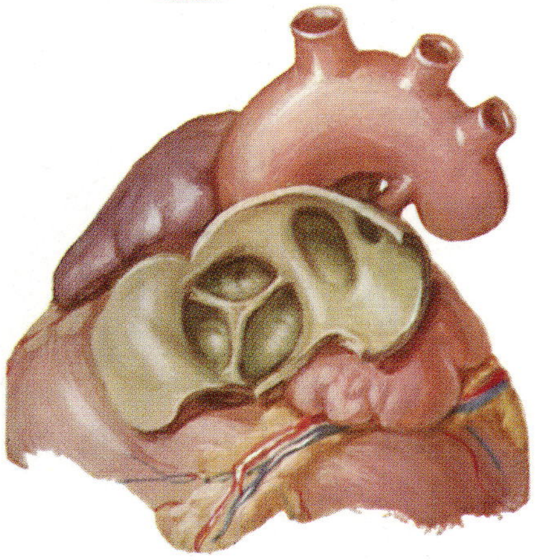

Totale Atresie der Pulmonalklappe

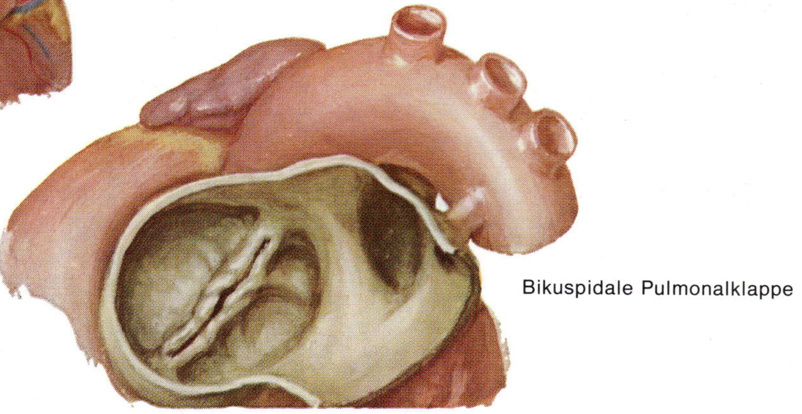

Bikuspidale Pulmonalklappe

F. Netter M.D. ©CIBA

doch auch als Teilbild einer Myokarddysplasie im Zusammenhang mit einer idiopathischen subaortalen Stenose mit Hypertrophie bestehen. Die pathologische Anatomie der Pulmonaliswurzel und der Pulmonalklappe variiert bei isolierten bzw. reinen Pulmonalstenosen erheblich. Die Klappe hat meist eine dom- oder konusförmige Gestalt. Das Klappenostium findet sich am Scheitel der Domform. An seiner Basis liegen die rudimentären und verschmolzenen Kommissuren, die Sinus Valsalvae sind hypoplastisch. Es gibt auch Formen mit annähernd normal gebildeten, jedoch verdickten Klappentaschen. Die Kommissuren sind dabei über variable Strecken verschmolzen oder vollständig obliteriert *(Pulmonalklappenatresie)*. Die Klappe ist zwei- oder dreizipfelig. Eine *bikuspidale* (jedoch nicht stenotische) *Pulmonalklappe* bleibt funktionell meist unwirksam und hat daher kaum klinische Bedeutung. Im Gegensatz zur Aortenklappe verkalkt die Pulmonalklappe im späteren Alter nicht. Selbst bei relativ geringer Pulmonalstenose ist stets eine *Hypertrophie des rechten Ventrikels* vorhanden. Bei hochgradigen Stenosen erreicht die Hypertrophie enorme Ausmaße. Die Trikuspidalklappe ist dabei meist etwas hypoplastisch. Sie hat dicke Segel und kann insuffizient sein.

Das *klinische Bild* schwankt je nach dem Ausmaß der Stenose erheblich. Kinder mit geringgradiger oder mäßiger Stenose sind gut entwickelt, sehen in der Regel blühend aus, sind azyanotisch und bis auf eine leichte Ermüdbarkeit und Dyspnoe unter Belastung im großen und ganzen beschwerdefrei. Bei Kindern mit hochgradiger Stenose besteht meist eine Zyanose infolge eines Rechts-links-Shunts auf Vorhofebene durch ein offenes Foramen ovale. In diesen Fällen ist an der Trikuspidalklappe ein Rückströmungsgeräusch zu hören. Herzinsuffizienz ist zwar nicht die Regel, kann aber im Säuglingsalter auftreten. Am Präkordium ist eine deutlich hebende Pulsation tastbar. An der Herzbasis linkssternal fühlt man an der Incisura jugularis in der Regel in Schwirren. An diesen Auskultationsstellen ist auch ein typisches lautes, spindelförmiges systolisches Geräusch hörbar, dem bei geringgradiger oder mäßiger Stenose oft ein Austreibungston vorangeht. Sind beide Segmente des 2. Herztons hörbar, besteht eine mit dem Ausmaß der Stenose schwankende deutliche Spaltung. Der Schweregrad der Stenose läßt sich anhand der *elektrokardiographischen Befunde* recht gut bestimmen. Bei extrem geringgradiger Stenose ist das EKG in der Regel unauffällig, es finden sich jedoch üblicherweise deutliche Zeichen einer Rechtshypertrophie. Mit zunehmender Stenose entspricht der Hauptvektor von QRS immer mehr dem Rechtstyp, und die R-Zacken werden rechts präkordial immer höher. In den rechten Brustwandableitungen sind die T-Wellen meist negativ. Sie können jedoch selbst bei unauffälligen QRS-Komplexen positiv sein. Bei hochgradigen Stenosen folgt in den Brustwandableitungen die R- auf die S-Zacke.

Röntgenologisch ist das Herz normal groß oder nur leicht vergrößert. Erst bei hochgradiger Stenose mit Rechtsherzinsuffizienz tritt eine deutliche Vergrößerung in Erscheinung. Die Gefäßzeichnung ist unauffällig oder etwas reduziert. Außer bei subvalvulären oder extremen Stenosen zeigen *Pulmonalishauptstamm* und linke Pulmonalarterie eine *poststenotische Dilatation*.

Bei der *Herzkatheterisierung* ist im rechten Ventrikel eine Drucksteigerung (bei hochgradigen Stenosen bis auf mehr als 200 mm Hg) anzutreffen. In der Pulmonalarterie herrscht normaler oder verminderter Druck. Bei hochgradigen Stenosen mit Rechts-links-Shunt besteht eine arterielle Sauerstoffuntersättigung. Die selektive rechtsventrikuläre *Angiokardiographie* erlaubt die Beurteilung der jeweiligen Stenoseform.

Bei geringgradigen Pulmonalstenosen erübrigt sich eine *Behandlung*. Bei schwereren Stenoseformen ist eine *operative Korrektur* zur Behebung des Strömungshindernisses angezeigt. Sie erfolgt unter Anwendung der extrakorporalen Zirkulation. Eine geschlossene transventrikuläre Valvulotomie ist als Notmaßnahme bei Säuglingen mit hochgradigen Stenosen indiziert, bei denen Zyanose, synkopale Anfälle oder eine Rechtsherzinsuffizienz bestehen. Eine zumindest partielle Lokkerung der Stenose ist bei Säuglingen stets dann in Erwägung zu ziehen, wenn der Druck im rechten Ventrikel mehr als 100 mm Hg beträgt. Eine Operation ist in diesen Fällen selbst bei fehlender Symptomatik indiziert, da damit einer massiven Rechtshypertrophie vorgebeugt werden kann, die das Operationsrisiko zu einem späteren Zeitpunkt erhöhen würde.

Anomalien der Ausflußbahn des linken Ventrikels

Bikuspidale Aortenklappe

Anomalien der Aortenklappe kommen häufig vor. Eine *bikuspidale* (jedoch nicht stenotische) *Aortenklappe* bleibt bei Kindern und jungen Erwachsenen stets asymptomatisch. Als einziger Befund wird in derartigen Fällen ein systolisches Geräusch über der Aortenauskultationsstelle erhoben. Mit zunehmendem Alter kommt es jedoch fast durchweg zur Verdickung und Verkalkung der Klappe mit wirksamer Stenose. Zweizipfelige Aortenklappen haben nahezu immer ungleich große Klappentaschen, wobei die größere durch eine Leiste in zwei annähernd gleich große Teile unterteilt wird. Eine echte zweizipfelige Klappe findet sich nur selten.

Aortenstenose

Stenotische Aortenklappen sind in der Regel auch zweizipfelig. Nur selten findet sich eine annähernd normal entwickelte dreizipfelige Klappe mit teilweise verwachsenen Kommissuren. Häufig imponiert eine poststenotische Dilatation der Aorta ascendens. Mit zunehmendem Alter kommt es fast durchweg zur Verkalkung der stenotischen Klappe.

Das *klinische Bild* schwankt mit dem Schweregrad der Stenose. Hochgradige Aortenstenosen können schon beim Säugling zu Herzinsuffizienz und Tod führen. In den meisten Fällen wird die Aortenstenose jedoch gut vertragen. Kinder und junge Erwachsene sind meist beschwerdefrei und gut entwickelt. An Symptomen finden sich Ermüdbarkeit, Brustschmerzen und synkopale Anfälle. Eine Herzinsuffizienz ist im Kindesalter selten zu beobachten. Das Herz ist aus naheliegenden Gründen in der Regel nicht vergrößert. Jedoch bestehen präkordial und über der Herzspitze fühlbare Pulsationen. Das laute typische Stenosegeräusch mit vorangehendem Austreibungston und tastbarem Schwirren wird entlang der zervikalen Gefäße fortgeleitet. Suprasternal ist stets ein Schwirren tastbar.

Röntgenologisch ist das Herz normal groß oder etwas vergrößert, der linke Herzrand stärker gerundet. Die Aorta ascendens ist poststenotisch dilatiert. Bei geringgradigen, ja selbst bei mittelschweren Stenosen bleibt das *Elektrokardiogramm* unauffällig. *Unauffällige Röntgen- und EKG-Befunde sind jedoch nicht unbedingt Ausdruck einer geringgradigen Stenose.* Deutliche elektrokardiographische Zeichen einer Linkshypertrophie sprechen allerdings im allgemeinen für eine hochgradige Obstruktion. Als empfindlicheres diagnostisches Hilfsmittel bietet sich die *Vektorkardiographie* an, bei der die QRS-Kräfte in der horizontalen Ebene weit nach posterior gerichtet sind. Zur exakten Beurteilung des Schweregrades von Aortenstenosen ist eine *Herzkatheterisierung* und Bestimmung des Druckgradienten an der Aortenklappe erforderlich. Die *Angiokardiographie* erlaubt eine Abgrenzung der Aortenklappenstenosen von anderen Ausstromhindernissen des linken Ventrikels. Dabei ist auch zu erkennen, ob die Aortenwurzel hypoplastisch ist, wodurch eine operative Korrektur erschwert bzw. von vornherein aussichtslos wird.

Die *Prognose* ist bei Kindern und Jugendlichen günstig. Als einzige ernsthafte Komplikation ist neben der bakteriellen Endokarditis ein plötzlicher Tod zu befürchten, der jedoch keineswegs so oft eintritt, wie man früher angenommen hatte, und kaum jemals bei unauffälligem Elektrokardiogramm. Nichtsdestoweniger ist die Aortenstenose außer bei leichtem Schweregrad der einzige angeborene Herzfehler, bei dem die körperliche Aktivität des Patienten, insbesondere die leistungssportliche Tätigkeit, eingeschränkt werden sollte. Der frühere Optimismus bezüglich des Erfolges einer *operativen Korrektur* ist in der letzten Zeit empfindlich gedämpft worden. Selbst wenn die Stenose zufriedenstellend korrigiert werden kann, wird die an sich günstige Prognose durch die Wahrscheinlichkeit einer späteren Verkalkung oder Restenosierung der Klappe beeinträchtigt. Darüber hinaus bleibt stets das Risiko eines bakteriellen Infekts bestehen. Aus diesen Gründen wird die operative Korrektur gegenwärtig möglichst lange hinausgezögert und bleibt jenen Patienten vorbehalten, bei denen ausgeprägte Beschwerden, eine Verschlechterung des elektrokardiographischen Befundes oder ein hoher Druckgradient an der Aortenklappe zu finden sind.

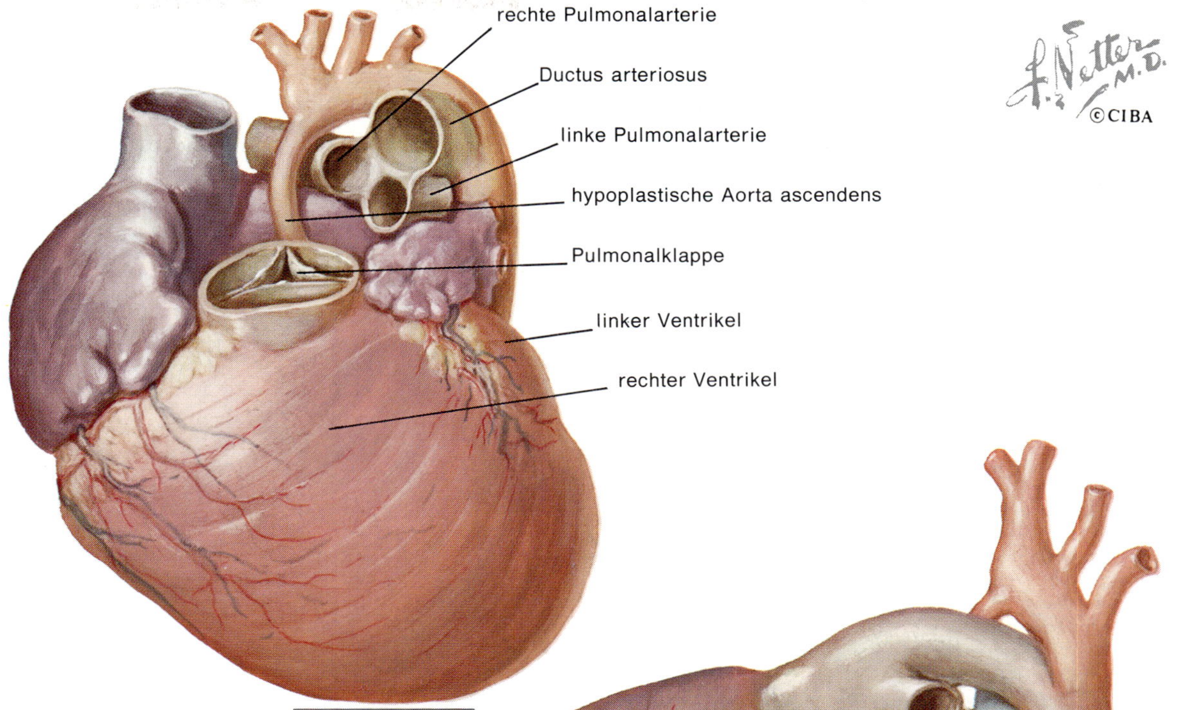

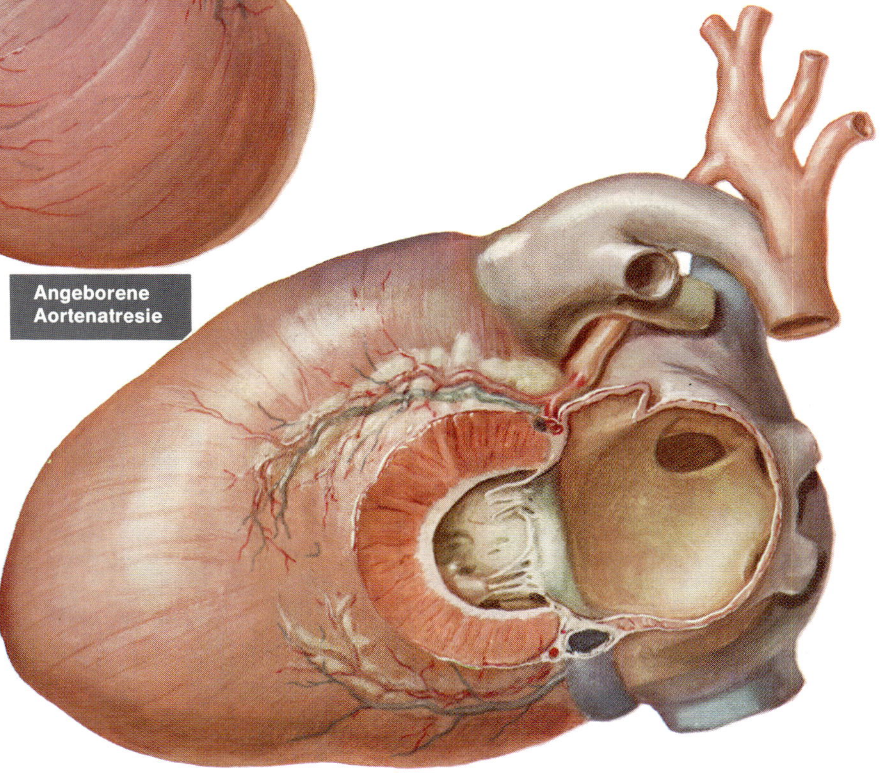

Angeborene Aortenatresie

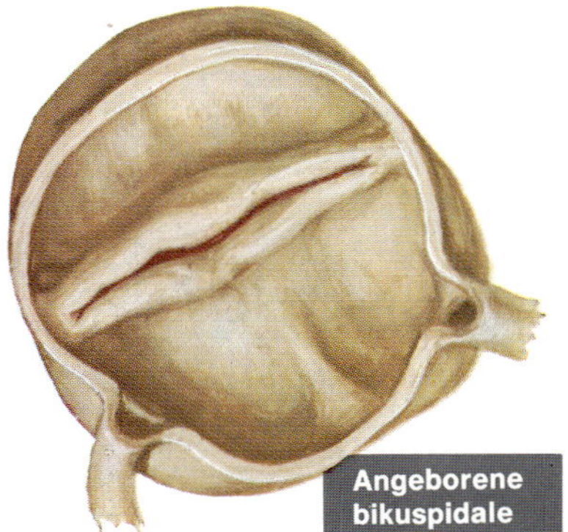

Angeborene bikuspidale Aortenklappe

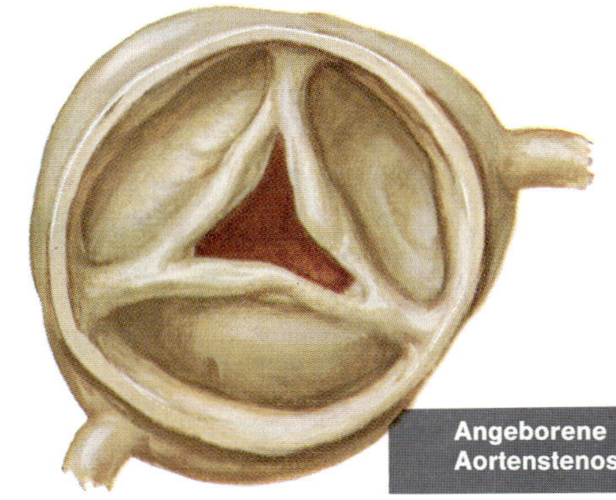

Angeborene Aortenstenose

Aortenatresie

Die Aortenatresie ist gar nicht so selten, wie ursprünglich angenommen wurde. Sie ist gekennzeichnet durch eine vollständig atretische oder hochgradig stenotische Aortenklappe und eine *ausgeprägte Hypoplasie der Aorta ascendens,* über die lediglich die Koronararterien versorgt werden können. Der einzige Zugang zur Aorta besteht über einen großen offenen *Ductus arteriosus*. Das Ventrikelseptum ist im allgemeinen intakt. Der *linke Ventrikel* ist hypoplastisch und dünnwandig oder überhaupt nicht vorhanden. Seine Endokardauskleidung zeigt eine deutliche Fibroelastose mit Verdickung und hat ein perlweißes, emailähnliches Aussehen. Die Mitralklappe ist in der Regel extrem klein, jedoch normal ausgebildet. Sie ist nur selten atretisch oder fehlt ganz. Über einen Vorhofseptumdefekt oder häufiger über ein Foramen ovale, dessen Klappe nach rechts prolabiert ist, besteht ein Links-rechts-Shunt.

Die *Prognose* ist äußerst ungünstig. Bei den meist gut entwickelten Säuglingen dekompensiert das Herz in der Regel bereits innerhalb weniger Tage oder bestenfalls Wochen nach der Geburt. Die Kinder zeigen eine hochgradige Dyspnoe und eine graublaue Zyanose. Alle peripheren Pulse sind von Anfang an oder sehr bald schwach oder überhaupt nicht tastbar. Schon wenige Tage nach der Geburt ist eine erhebliche Herzvergrößerung zu erkennen, die bereits bei der ersten *Röntgenaufnahme,* bei der auch eine deutliche Vermehrung der Lungendurchblutung feststellbar ist, auffällt. Wie nicht anders zu erwarten, findet sich *elektrokardiographisch* eine erhebliche Hypertrophie des rechten Herzens. Die meisten Säuglinge überleben die ersten 2 Lebenswochen nicht. Die Mißbildung ist gegenwärtig keiner *operativen Behandlung* zugänglich.

(Fortsetzung auf Seite 154)

Anomalien der Ausflußbahn des linken Ventrikels

(Fortsetzung von Seite 153)

Subvalvuläre Aortenstenose

Diese seltene Stenoseform weist eine partielle oder vollständige *ringförmige* Einengung unmittelbar unterhalb der Aortenklappe auf, die Fasergewebe enthält. Das Fasergewebe greift bisweilen bis in die Basis der aortalen Sinus Valsalvae aus; an den Taschenklappen zeigen sich manchmal Mißbildungen. Die Klappe an sich ist nur gelegentlich stenotisch oder *inkompetent.* Der Faserring bewirkt eine subvalvuläre Stenose unterschiedlichen Ausmaßes. Das Zustandekommen dieser Stenoseform ist ungeklärt. Ursache ist jedoch wahrscheinlich eine Entwicklungsstörung der proximalen Ausläufer des Truncusseptums an der Verschmelzungsstelle mit dem Konusseptum.

Klinisches Bild, Röntgenbild und *Elektrokardiogramm* entsprechen den Befunden bei der weit häufigeren valvulären Aortenstenose (s. unten).

Bei der *Herzkatheterisierung* kann in der Regel retrograd über die Aorta in den linken Ventrikel eingegangen werden. Der Ventrikeldruck ist je nach dem Ausmaß der Stenose unterschiedlich erhöht. Wird der Katheter in die Aorta zurückgezogen, fällt der systolische Ventrikeldruck unmittelbar nach Passieren der subvalvulären Einengung abrupt ab, bleibt jedoch meist bei weiterer Zurücknahme des Katheters unverändert. Dies gilt als Nachweis der infundibulären Lage der Stenose. Mit Hilfe der selektiven linksventrikulären *Angiokardiographie* gelingt manchmal die Darstellung des stenosierenden Ringes.

Als *Therapie* bietet sich die *operative Korrektur* an, wobei auf transaortalem Weg der Ring unter Anwendung eines Herz-Lungen-Bypass entfernt wird. Da der Faserring die vorderen 2 Drittel der Ausflußbahn halbmondförmig umgibt, ist dafür Sorge zu tragen, daß das aortale Mitralsegel geschont wird. Bei subvalvulären Stenosen sind die Langzeitergebnisse der operativen Korrektur meist günstiger als bei valvulären Stenoseformen, da die Klappentaschen in der Regel normal ausgebildet sind.

Idiopathisch-hypertrophe subvalvuläre Stenose

Bei dieser Stenoseform läßt sich eine umschriebene Stenose der Ausflußbahn des linken Ventrikels anatomisch nicht nachweisen. Es handelt sich vielmehr um ein Zustandsbild, das infolge einer enormen Hypertrophie der Ventrikelmuskulatur zustande kommt. In den meisten Fällen ist die Wand des linken Ventrikels, insbesondere das *Ventrikelseptum,* verdickt; es kann aber auch der rechte Ventrikel betroffen sein, wie im Bild dargestellt wurde. In der Abbildung ist die anterosuperiore Herzhälfte von unten und hinten zu sehen. Warum die Ventrikel so stark hypertrophieren bzw. ob diese Hypertrophie überhaupt eine echte anatomische Mißbildung darstellt, ist nicht bekannt. Eine familiäre Häufung ist vielfach nachgewiesen worden.

Klinisch sind die Patienten zunächst beschwerdefrei und erreichen meist das späte Kindes- bzw. frühe Erwachsenenalter. Der Tod tritt oft plötzlich ein. Im großen und ganzen entspricht das klinische Bild dem anderer Stenoseformen, es lassen sich jedoch wesentliche Unterschiede feststellen. In der Regel besteht ein systolisches Geräusch, das aber nicht an der Aortenauskultationsstelle, sondern unten linkssternal zu hören ist. Ein Austreibungston fehlt. Gleichzeitig findet sich oft eine Mitralinsuffizienz, die erst spätsystolisch voll wirksam wird. Der periphere Puls ist meist leicht tastbar und erscheint rasch, da der Ausstrom aus dem Ventrikel ja zunächst normal erfolgt, wodurch der typische rasche Druckanstieg in der Arteriendruckkurve zustande kommt. Mit zunehmender Kontraktion wird die Ausflußbahn des linken Ventrikels plötzlich stark eingeengt, und der Arteriendruck sinkt bei gleichzeitigem Anstieg des proximalen Ventrikeldrucks. Erschlafft schließlich die Ausflußbahn des linken Ventrikels wieder, kann das restliche Blut in die Aorta ausgeworfen werden. Dadurch kommt in der Arteriendruckkurve der zweite Buckel zustande.

Röntgenologisch findet sich ein leicht bis mäßig vergrößertes Herz. Der linke Herzrand ist stärker gerundet, die Lungengefäßzeichnung normal. Im *Elektrokardiogramm* zeigt sich selbst bei geringem oder fehlendem Druckgradienten eine Hypertrophie des linken Ventrikels. Ist bei der *Herzkatheterisierung* ein Druckgradient nachweisbar, liegt er entweder in der Hauptmasse des Ventrikels, an den Kuppen der hypertrophen *Papillarmuskel* oder im subaortalen Bereich. Er kann von einem Tag zum anderen erheblich schwanken und wird durch Belastung oder Isoproterenolinfusion verstärkt bzw. erst ausgelöst. Im *Angiokardiogramm* ist der linke Ventrikel dickwandig und zeigt während der Systole eine typische Form. Die *Mitralklappe* ist meist insuffizient.

Die *operative Behandlung* mit Resektion der hypertrophen septalen Muskelmasse sollte eine Senkung des Druckgradienten in der Ausflußbahn des linken Ventrikels bewirken. Die operative Behandlung hat sich jedoch nicht bewährt, statt dessen wird die langfristige Behandlung mit Beta-Rezeptorenblockern vorgezogen.

Supravalvuläre Aortenstenosen stellen eine interessante Obstruktionsform der Ausflußbahn des linken Ventrikels dar. Dabei ist die Aorta ascendens unmittelbar oberhalb der Aortenklappe ring- oder röhrenförmig eingeengt. Die Aorta kann im aszendierenden Abschnitt, ja selbst in ihrem ganzen Verlauf hypoplastisch sein, und die Sinus Valsalvae zeigen oft Aneurysmenbildungen. Häufig finden sich Koarktation und Hypoplasie der Lungenarterien. Supravalvuläre Stenosen sind oft Teil eines Krankheitsbildes, bei dem in früher Kindheit ferner eine geistige Retardierung, eine eigenartige Gesichtsform mit verbreitertem Nasenrücken, abnorm geformten Ohren und fliehendem Kinn mit schmalem Kiefer und unregelmäßiger Zahnformel sowie eine Hyperkalzämie beobachtet werden. Die *Diagnose* ist am besten anhand einer *Aortographie* und einer *Pulmonalisarteriographie* zu stellen.

Bei der *operativen Korrektur* wird die Aorta ascendens im eingeengten Bereich in Längsrichtung inzidiert und ihr Lumen durch Einsetzen eines Teflonpatch erweitert.

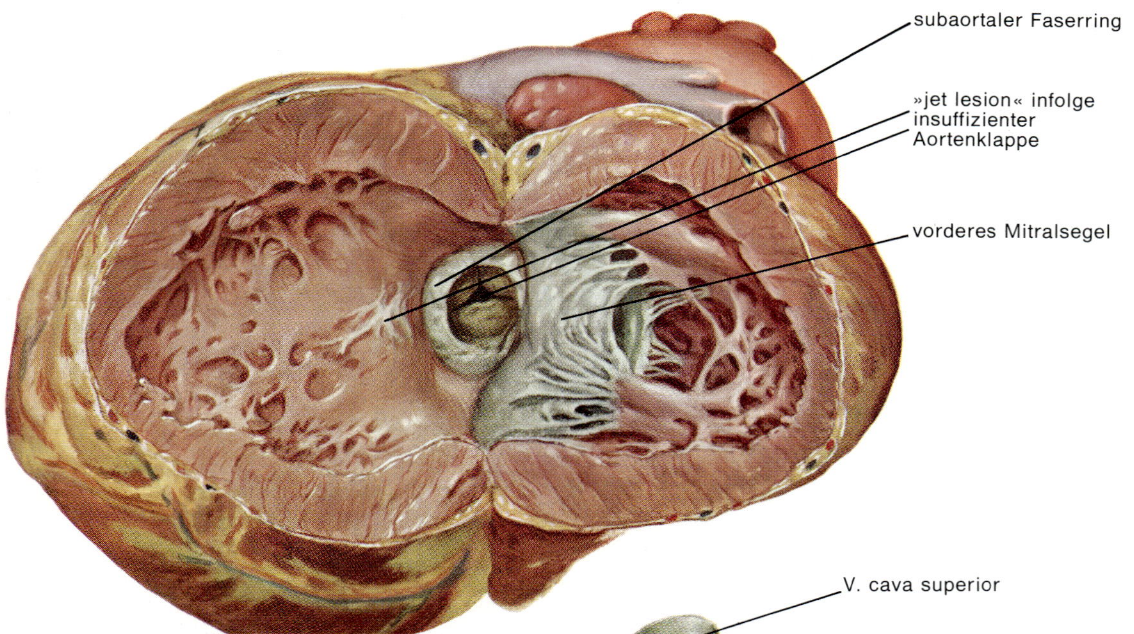

Subvalvuläre Aortenstenose

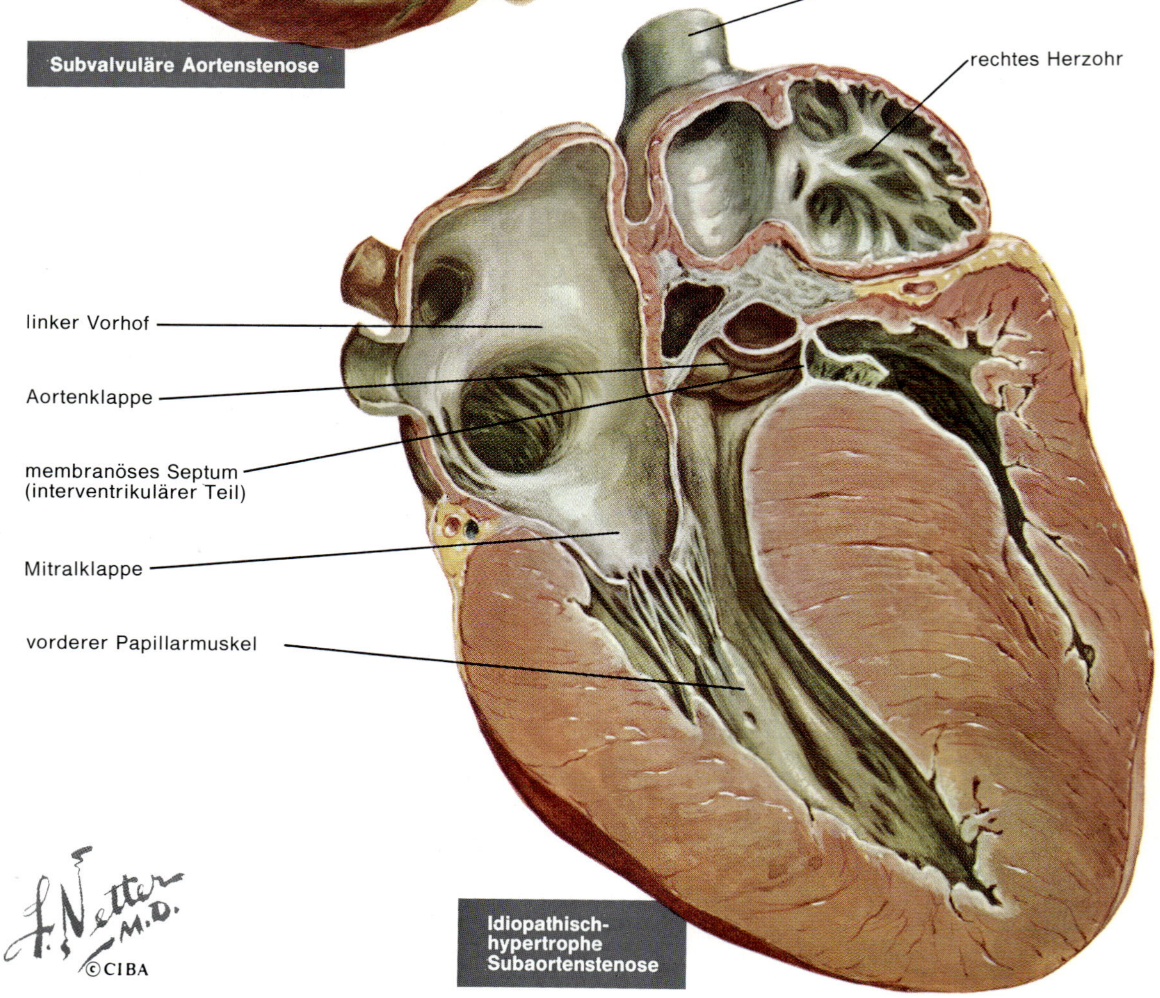

Idiopathisch-hypertrophe Subaortenstenose

Transposition der großen Gefäße

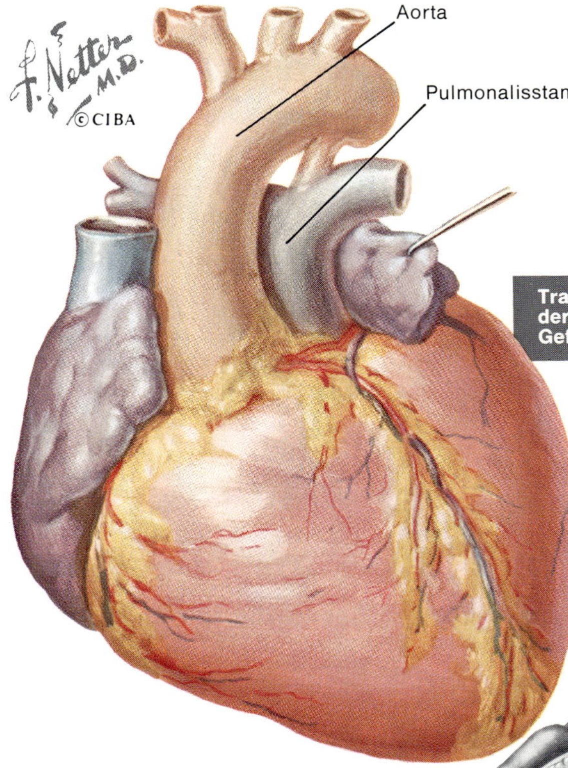

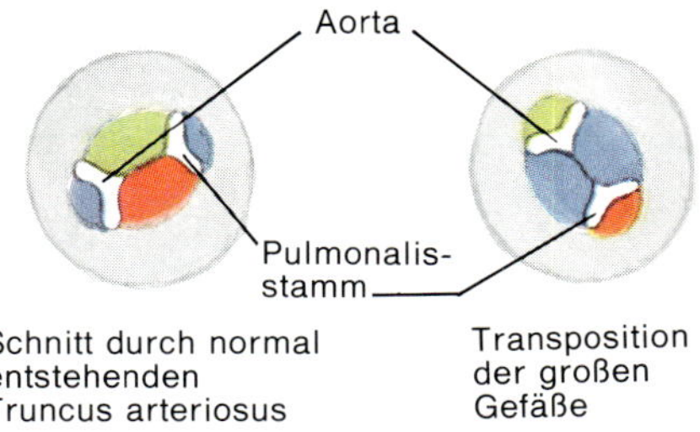

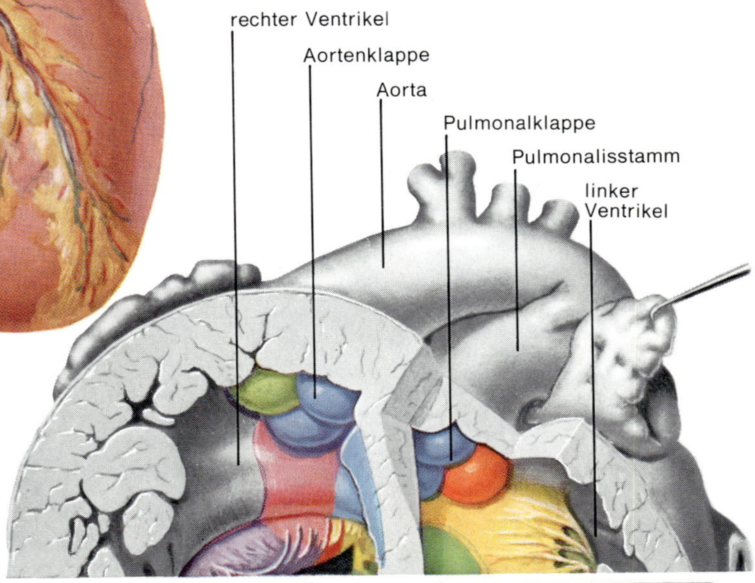

Farbsymbole s. Tafeln zur Entstehung des Herzens, Embryologie, Sektion III

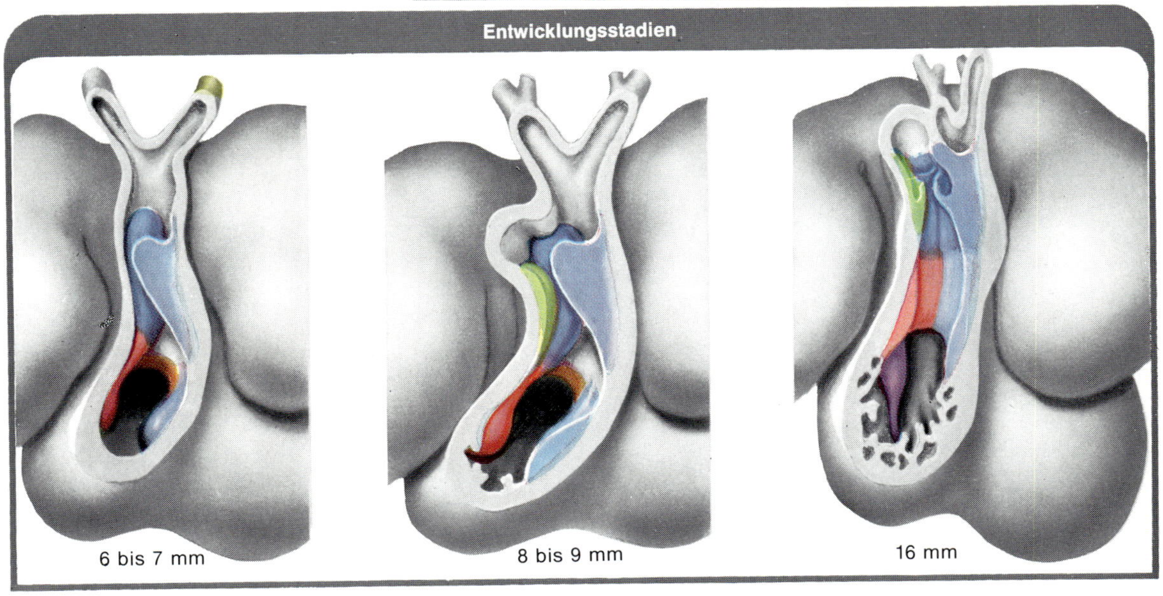

Eine abnorme anteroposteriore Lagebeziehung der beiden großen Arterienstämme, wobei einer davon im falschen Ventrikel entspringt, ist äußerst häufig anzutreffen und stellt oft eine Komponente bei komplexen Herzmißbildungen dar. Bei der unkomplizierten kompletten *Transposition der großen Gefäße* entspringt die *Aorta* anterior aus dem *rechten Ventrikel* und der *Pulmonalishauptstamm* posterior aus dem *linken Ventrikel.* Aorta und Pulmonalis laufen dabei parallel. Auf diese Transpositionsform ohne andere Begleitmißbildungen außer einem Septumdefekt, einem offenen Ductus arteriosus oder einer Pulmonalstenose soll hier eingegangen werden.

Die Ursprungs- und Stellungsanomalie von Aorta und Pulmonalarterie kann unterschiedliche Formen aufweisen; meist liegt die Pulmonalarterie jedoch posterior und links von der Aorta. In unkomplizierten Fällen sind die Ventrikel normal ausgebildet. Allerdings liegt die *Aortenklappe* gegenüber dem normalen Herzen etwas mehr rechts von der *Pulmonalklappe.* In knapp der Hälfte der Fälle ist das Ventrikelseptum intakt, und sonstige Mißbildungen fehlen.

Die auffällige morphologische Ähnlichkeit von Herzen mit einer Transposition der großen Gefäße weist darauf hin, daß es sich um eine einfache Mißbildung handeln muß, d.h. um eine Mißbildung, die auf die Fehlentwicklung einer einzigen embryologischen Struktur zurückzuführen ist. Da die Ventrikel normal ausgebildet sind, ist ferner anzunehmen, daß die Fehlentwicklung den *Truncus arteriosus* betrifft. Normalerweise werden die Truncuswülste in 2 Paaren ausgebildet. Eines davon, nämlich das größere, teilt den Truncus in 2 Hälften. Das andere (aortikopulmonale Teilungssporne) bildet lediglich paarig angeordnete Arterienansätze (s. S. 119 bis 126). Möglicherweise kommt die Transposition durch einen Funktionsaustausch der Truncuswülste zustande. In diesem Fall würden die Pulmonal- und Aortenklappenwülste das Truncusseptum bilden und mit dem linken ventralen und rechten dorsalen Konuswulst verwachsen. Infolgedessen entspringt die Aorta vorn aus dem rechten Ventrikel und die Pulmonalarterie hinten aus dem linken Ventrikel. Das Konusseptum entwickelt sich normal. Daher sind die von ihm stammenden Gebilde (Crista supraventricularis, medialer Teil der Trikuspidalklappe und mittlerer Papillarmuskel) normal geformt.

Die Transposition der großen Gefäße ist häufigste Ursache einer Herzinsuffizienz im frühen Säuglingsalter (insbesondere bei intaktem Ventrikelseptum) und bietet folgendes *klinisches Bild:* Bei Ventrikelseptumdefekt kommt es in der Regel bereits innerhalb weniger Wochen oder Monate zur Dekompensation. Besteht zusätzlich eine Pulmonalstenose, tritt die Dekompensation erst wesentlich später, oft als terminales Ereignis ein. Bei der Geburt ist das Herz normal groß, vergrößert sich aber schon in den ersten 2 Lebenswochen erheblich. Der anteroposteriore Thoraxdurchmesser ist vergrößert, das Präkordium häufig vorgewölbt. Eine Zyanose besteht entweder schon von Geburt an oder stellt sich im Laufe der ersten Lebenstage oder -wochen ein. Bei Fehlen von Begleitmißbildungen, die eine Verbindung zwischen dem Körper- und Lungenkreislauf schaffen, tritt die Zyanose früher auf, ist tiefer und schreitet rascher fort. Umgekehrt werden Kinder mit ausgedehnten Vorhof- oder Ventrikelseptumdefekten erst nach Monaten, in Ausnahmefällen auch erst nach Jahren zyanotisch. Weinen vertieft die Zyanose, jedoch nicht im gleichen Ausmaß wie bei Herzmißbildungen, bei denen ein venoarterieller Shunt mit vermindertem pulmonalem Blutfluß besteht (z.B. Fallot-Tetralogie). Das Geburtsgewicht ist zwar meist normal, die Säuglinge nehmen aber nur wenig an Gewicht zu und werden, wenn sie am Leben bleiben, zunehmend untergewichtig. Dyspnoe und eine rasche flache Atmung vervollständigen das Bild.

Der 2. Herzton ist an der Basis infolge der verringerten Distanz zwischen der Aortenklappe und der Thoraxwand laut. Da der Pulmonalanteil infolge der weit posterioren Lage der Pulmonalklappe schlecht fortgeleitet wird, fehlt die Spaltung. Bei intaktem Ventrikelseptum ist meist kein oder nur ein leises Geräusch zu hören. Bei Vorliegen eines Ventrikelseptumdefekts ist fast immer

(Fortsetzung auf Seite 156)

Transposition der großen Gefäße

(Fortsetzung von Seite 155)

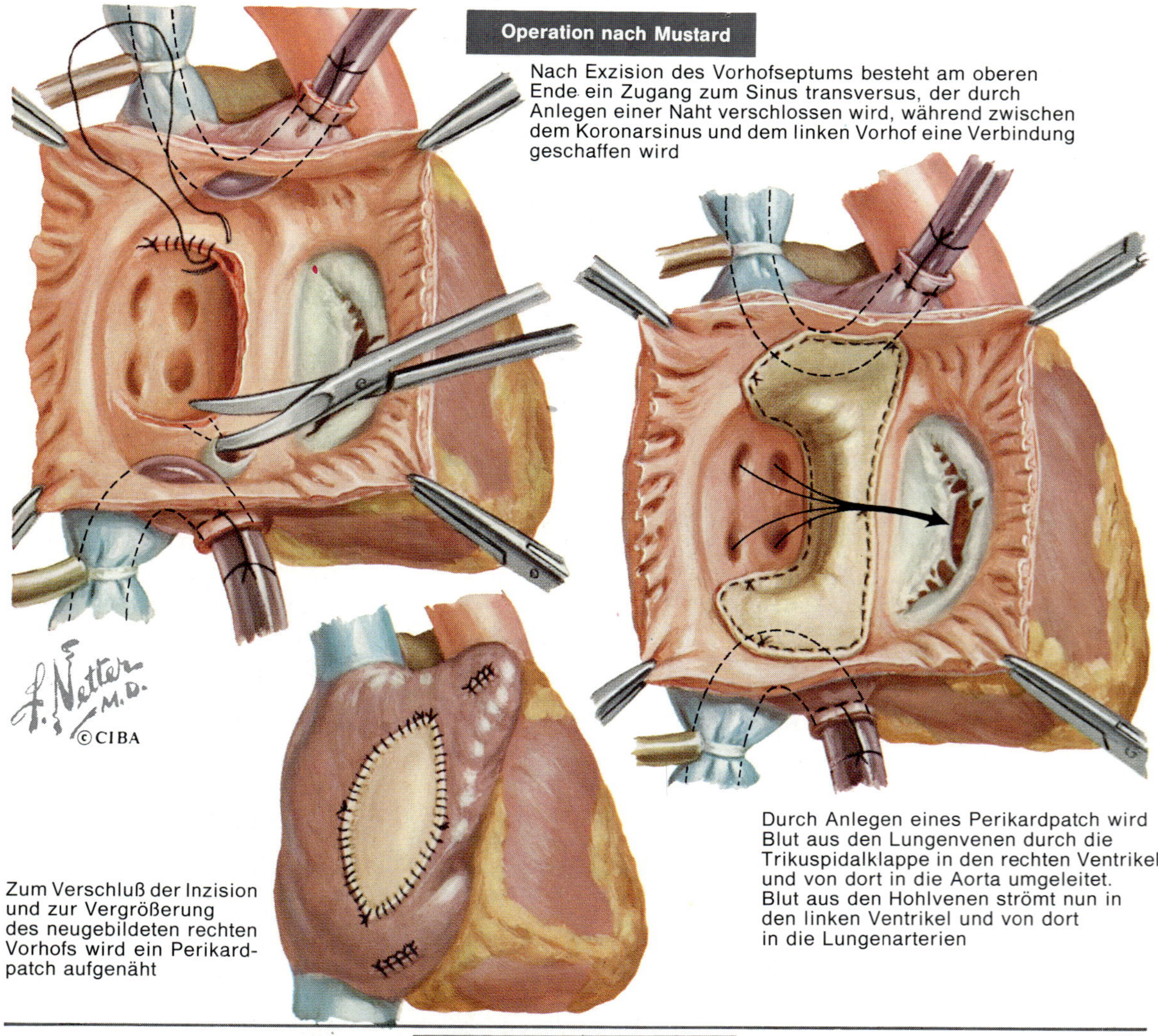

Nach Exzision des Vorhofseptums besteht am oberen Ende ein Zugang zum Sinus transversus, der durch Anlegen einer Naht verschlossen wird, während zwischen dem Koronarsinus und dem linken Vorhof eine Verbindung geschaffen wird

Zum Verschluß der Inzision und zur Vergrößerung des neugebildeten rechten Vorhofs wird ein Perikardpatch aufgenäht

Durch Anlegen eines Perikardpatch wird Blut aus den Lungenvenen durch die Trikuspidalklappe in den rechten Ventrikel und von dort in die Aorta umgeleitet. Blut aus den Hohlvenen strömt nun in den linken Ventrikel und von dort in die Lungenarterien

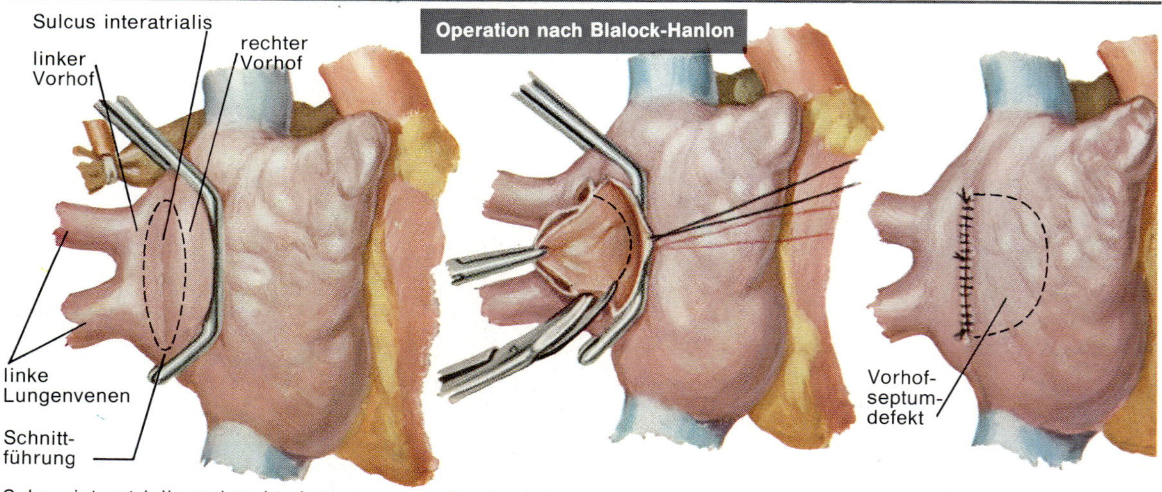

Sulcus interatrialis und rechte Lungenvenen werden abgeklemmt

Das Vorhofseptum wird unter kurzfristiger Lockerung der Klemme herausgezogen und exzidiert

Damit ist ein ausgedehnter künstlicher Vorhofseptumdefekt geschaffen worden

ein Geräuch wahrzunehmen. Es ist oft sogar ziemlich laut und holosystolisch, hat aber keinen rauhen Klangcharakter. Manchmal ist ein diastolisches Mitralströmungsgeräusch vorhanden. Bei Patienten mit gleichzeitiger Pulmonalstenose findet sich an der Basis ein mäßig lautes systolisches Geräusch, das meist mit einem Schwirren einhergeht.

Der *Röntgenbefund* ist in der Regel typisch. Das Herz ist vergrößert und hat eine charakteristische Eiform; das obere Mediastinum erscheint eng, da Aorta und Pulmonalarterie nahezu in derselben Sagittalebene zu liegen-kommen. Die Lungendurchblutung ist vermehrt und der linke Vorhof entsprechend vergrößert. Bei gleichzeitiger Pulmonalstenose ist das Herz kaum oder gar nicht vergrößert, die Lungengefäßzeichnung normal oder etwas vermindert.

Elektrokardiographisch finden sich typisch die Zeichen eines Rechtstyps, einer Hypertrophie des rechten Vorhofs und der rechten Kammer. Beim Neugeborenen lassen sich Abweichungen vom normalen elektrokardiographischen Befund kaum feststellen, außer es sind in den rechten Brustwandableitungen qR-Komplexe vorhanden. Bei ausgedehnten Ventrikelseptumdefekten oder einem Ductus arteriosus apertus finden sich zusätzlich Zeichen einer linksventrikulären Hypertrophie.

Die *Diagnose* kann zwar in der Regel anhand des klinischen Bildes gestellt werden. Es empfiehlt sich jedoch, die klinische Diagnose *angiokardiographisch* zu erhärten, insbesondere wenn infolge von Begleitmißbildungen kein eindeutiges Bild vorliegt. Bei sehr kranken Säuglingen ist eine Angiokardiographie über eine periphere Vene als einfache Methode angezeigt, die selektive Angiokardiographie ist jedoch exakter und daher vorzuziehen.

Bei der unkomplizierten Transposition der großen Gefäße ist die *Prognose* äußerst ungünstig, und die Mehrzahl der Säuglinge überlebt die ersten 3 Lebensmonate nicht. Gleichzeitig bestehende Vorhof- oder Ventrikelseptumdefekte mit Pulmonalstenose erhöhen die Überlebenschancen.

Die *konservative Therapie* dient ausschließlich zur Bekämpfung einer Herzinsuffizienz. In der Regel wird sehr früh chirurgisch vorgegangen. Bei Säuglingen wird durch Anlegen eines künstlichen *Vorhofseptumdefekts (Blalock-Hanlon)* in jenen Fällen, die die Operation überleben, eine erhebliche Palliativwirkung erzielt. Ein künstlicher Vorhofseptumdefekt kann auch »konservativ« angelegt werden (Rashkind-Methode). Dabei wird ein Ballonkatheter über die V. femoralis durch das Foramen ovale in den linken Vorhof eingeführt und mit verdünntem Kontrastmittel gefüllt. Der Katheter wird dann mit Gewalt zurückgezogen, wodurch die dünne Klappe des Foramen ovale gesprengt wird. Die Ballonsprengung nach Rashkind eignet sich selbst für kleine, kritisch kranke Säuglinge und kann lebensrettend sein. Im letzten Jahrzehnt wurden verschiedene Methoden zur anatomischen oder zumindest funktionellen Korrektur entwickelt. Dabei hat sich die *Operation nach Mustard* am besten bewährt und ältere Techniken verdrängt. Unter Anwendung der Herz-Lungen-Maschine wird das Vorhofseptum exzidiert und durch Einsetzen eines *Perikardtransplantats* in den Vorhof das *Lungenvenenblut* in den *rechten Ventrikel* und das *Körpervenenblut* in den *linken Ventrikel* umgeleitet. Diese Operationsmethode ist bei Kindern über 2 Jahre mit intaktem Ventrikelseptum, bei denen als einzige Begleitläsion ein natürlicher oder künstlicher Vorhofseptumdefekt besteht, am erfolgreichsten. Pulmonalstenose und/oder Ventrikelseptumdefekt verringern die Erfolgsaussichten der Totalkorrektur und erhöhen die Operationsmortalität. Bei Transposition mit Ventrikelseptumdefekt geht die Korrekturfähigkeit infolge der früh auftretenden Lungengefäßveränderungen und dem daraus resultierenden extrem hohen Lungengefäßwiderstand sehr bald verloren. Eine Behebung der Stenose an der posterior liegenden Pulmonalklappe bereitet technische Schwierigkeiten und ist meist nicht zufriedenstellend. Bei Patienten mit Ventrikelseptumdefekt und hochgradiger Pulmonalstenose ist einem palliativen Kava-Pulmonalis-Shunt der Vorzug zu geben (S. 142).

Transposition der großen Gefäße mit Inversusstellung der Ventrikel (korrigierte Transposition der großen Gefäße)

Wie bei der unkomplizierten kompletten Transposition der großen Gefäße liegt die *Aorta* ascendens anterior und verläuft parallel zum Pulmonalisstamm. Sie entspringt jedoch anterior vom linksseitigen Ventrikel, während die Pulmonalarterie posterior vom rechtsseitigen Ventrikel abgeht. Dadurch ist die Transposition zumindest funktionell korrigiert, d.h., die Aorta erhält arterielles Blut und die Pulmonalis venöses Blut. Zusätzlich zur anteroposterioren Lagebeziehung der beiden großen Gefäße ist auch die Lagebeziehung der beiden Ventrikel zueinander umgekehrt. Der rechtsseitige Ventrikel entspricht morphologisch dem linken Ventrikel, seine Atrioventrikularklappe der Mitralklappe. Der linksseitige Ventrikel ist morphologisch eigentlich ein rechter Ventrikel und enthält eine Trikuspidalklappe. Die Vorhöfe sind morphologisch und topographisch normal.

Die linke Atrioventrikularklappe ist in der Regel abnorm gebildet und insuffizient. Oft besteht eine Ebstein-Mißbildung der linksseitigen Trikuspidalklappe. Als häufige Begleitdefekte finden sich ferner Ventrikelseptumdefekte, Pulmonalstenosen und gemeinsamer (rechtsseitiger) linker Ventrikel (double inlet ventricle) mit rudimentärer linksseitiger (rechtsventrikulärer) Auswurfkammer, an der die Aorta entspringt.

Die korrigierte Transposition läßt sich auf einen einzigen embryologischen Entwicklungsfehler zurückführen. Wenn sich der Herzschlauch in einem sehr frühen Entwicklungsstadium nicht nach rechts, sondern nach links biegt und die Entwicklung im Innern der Bulboventrikularschleife normal, aber *spiegelbildlich* verkehrt abläuft, kommt es zur Lageumkehr aller vom Bulboventrikularabschnitt des Herzens abstammender Strukturen (z.B. der Atrioventrikularklappen, der Ventrikel und der proximalen großen Arterien). An dieser Inversion haben jedoch nur die intraperikardialen, frei beweglichen Teile des embryonalen Herzens Anteil. Die fest verankerten extraperikardialen Strukturen (Vorhöfe, Sinus venosus und Truncus- und Aortenwurzel) sind davon nicht betroffen. Daher werden die Vorhöfe in der ihnen normalerweise entsprechenden Lage normal ausgebildet. Die Truncus- und Aortenwurzel selbst entwickelt sich auch normal; da aber die Unterteilung des inversen *Truncus arteriosus* der spiegelbildlichen Anordnung entsprechend seitenverkehrt erfolgt, sind die großen Gefäße transponiert, und die Aorta entspringt anterior aus dem linksseitigen Ventrikel, während die Pulmonalis posterior vom rechtsseitigen Ventrikel abgeht.

Das *klinische Bild* wird weitgehend von Art und Schweregrad der Begleitmißbildungen bestimmt. Störungen der Erregungsleitung mit Blockbildern unterschiedlichen Grades sind häufig und können auch ohne Ventrikelseptumdefekt oder sonstige ausgedehnte Mißbildung auftreten. In den seltenen unkomplizierten Fällen findet sich in Folge der anterioren Lage der Aortenklappe an der Basis linkssternal ein lauter 2. Herzton. An der Basis ist ferner manchmal ein leises systolisches Geräusch unbekannter Herkunft zu hören. Im übrigen

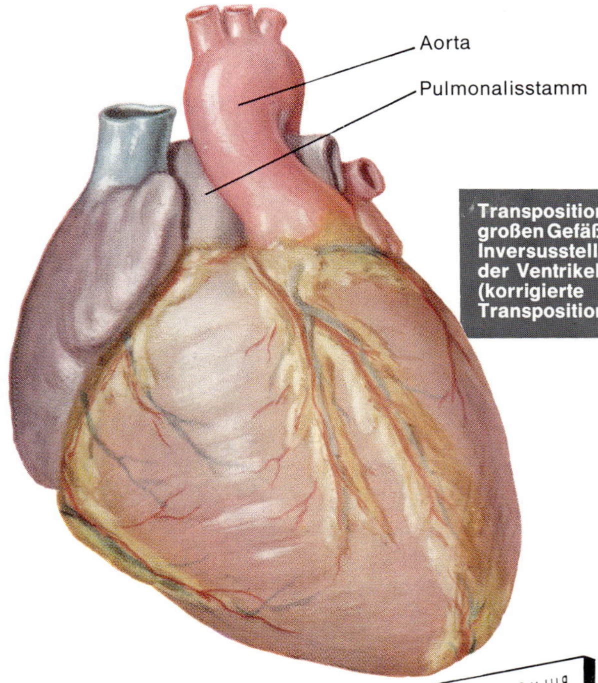

Farbsymbole s. Tafeln zur Entstehung des Herzens, Embryologie, Sektion III

F. Netter M.D.
©CIBA

Transposition der großen Gefäße mit Inversusstellung der Ventrikel (korrigierte Transposition)

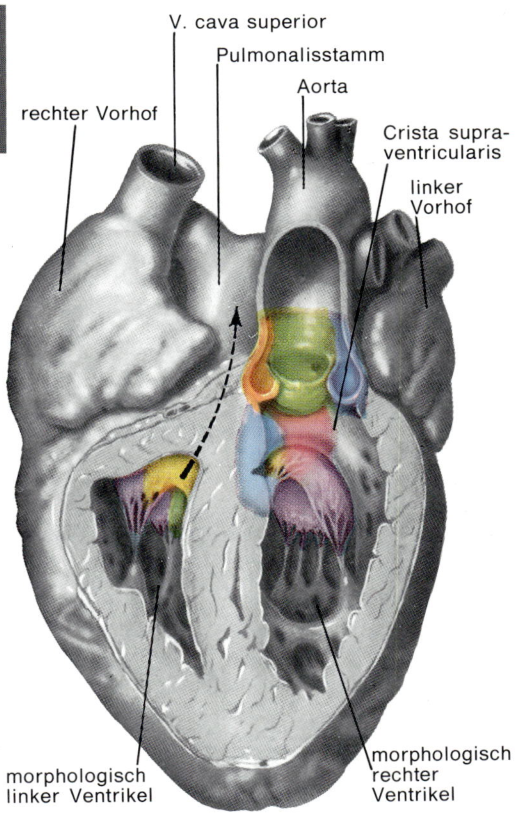

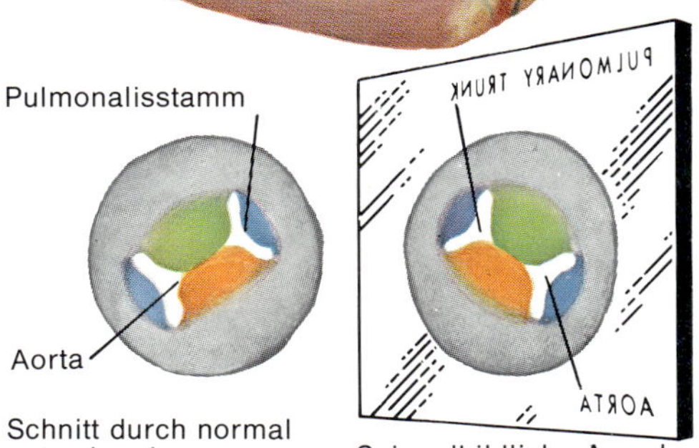

Schnitt durch normal entstehenden Truncus arteriosus

Spiegelbildliche Anordnung bei korrigierter Transposition

Entwicklungsstadien

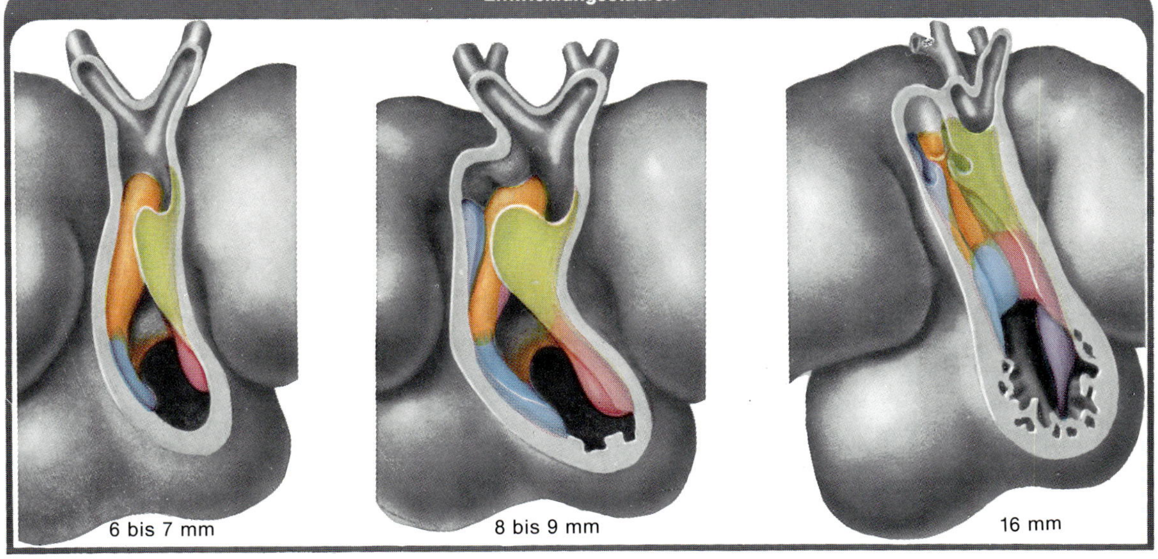

können die Auskultationsbefunde erheblich variieren.

Aus dem *Thoraxröntgenbild* lassen sich oft Hinweise auf eine korrigierte Transposition beziehen. Das Gefäßband ist wie bei der unkomplizierten kompletten Transposition meist schmal. Auffälliger ist eine Eindellung an der linken Seite des bariumgefüllten Ösophagus, die durch den posterior liegenden, vergrößerten Pulmonalisstamm verursacht wird. Infolge der anterior und nach links verlagerten Aorta ascendens verläuft der linke obere Herzrand oft ungewöhnlich geradlinig und kann sogar eine konvexe Form zeigen. Im übrigen variiert der röntgenologische Befund erheblich und wird weitgehend von anderen, jeweils gleichzeitig bestehenden Mißbildungen beherrscht.

Elektrokardiographisch finden sich Zeichen eines Herzblocks unterschiedlichen Grades. Das Vorhandensein eines kongenitalen kompletten Herzblocks bei einem ansonsten beschwerdefreien Kind sollte stets an die Möglichkeit einer korrigierten Transposition denken lassen. Die Umkehr der initialen Ventrikelerregung zeigt sich im Elektrokardiogramm anhand des Fehlens einer Q-Zacke in Ableitung I, aVL und den linken Brustwandableitungen sowie in qR- oder QS-Komplexen in den rechten Präkordialableitungen. Begleitdefekte beeinflussen das elektrokardiographische Bild natürlich in unterschiedlichem Maß.

Bei der *Herzkatheterisierung* kann die *Diagnose* vermutet werden, wenn der Venenkatheter bei freiem Zugang in den Pulmonalisstamm ungewöhnlich weit median und posterior dargestellt wird und der in die Aorta ascendens eingeführte Arterienkatheter anterior und weit links zu liegen kommt. Aufschlußreicher ist jedoch die *Angiokardiographie,* mit der sich die Diagnose ohne weiteres stellen läßt.

In den äußerst seltenen unkomplizierten Fällen ohne Störung der Erregungsleitung ist die *Prognose* eigentlich gut. Bei komplizierten Fällen hängt sie vom Schweregrad der Begleitmißbildungen ab. Nach den Begleitmißbildungen richtet sich auch ein evtl. indizierter *chirurgischer Eingriff.*

Anomalien des Truncusseptums

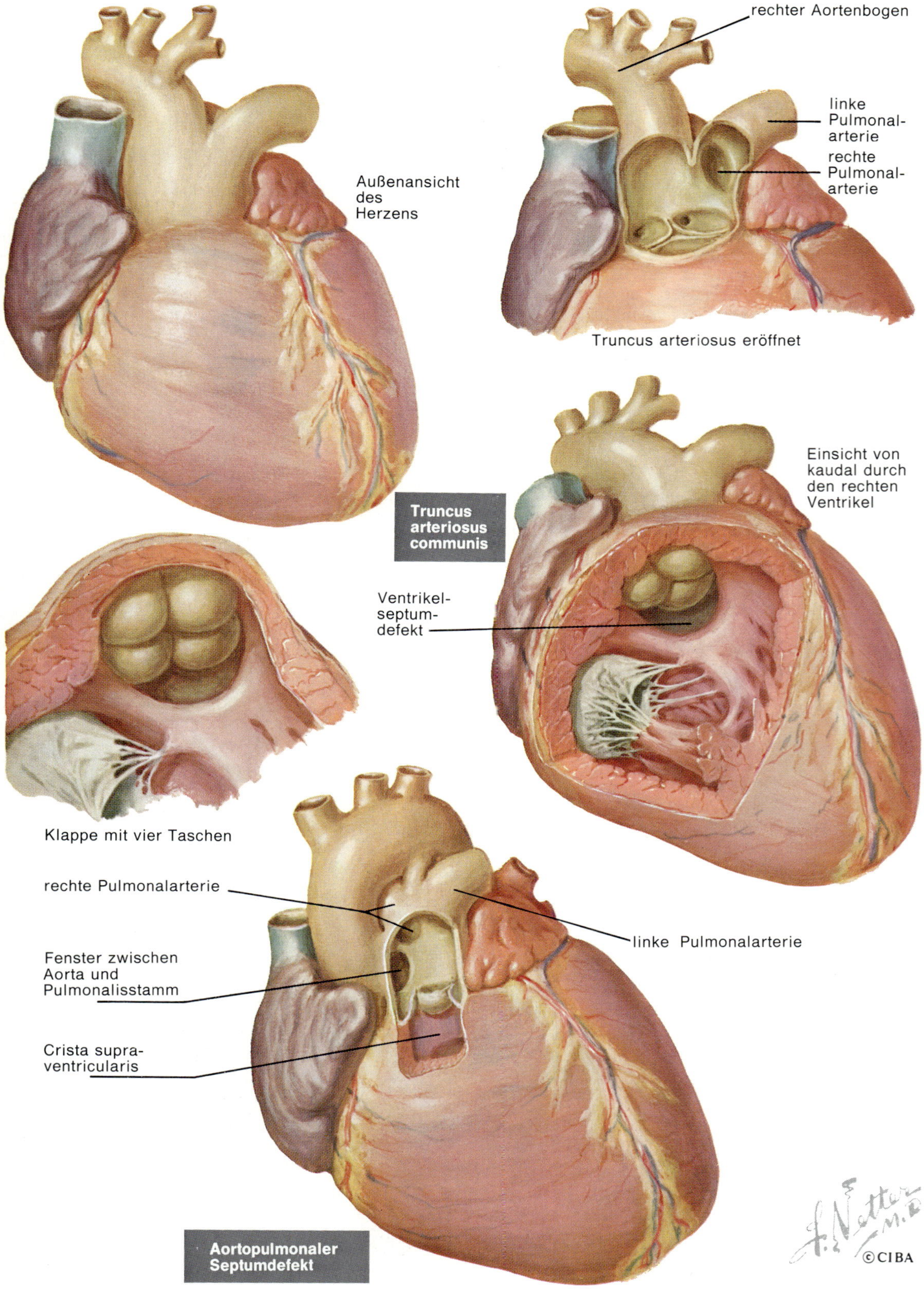

Truncus arteriosus communis

Bei diesem Defekt entspringt aus dem Herzen ein einziges großes Gefäß, von dem die Koronar- und Lungenarterien sowie der Aortenbogen mit seinen Ästen abgehen. Die Truncusklappe hat in der Regel drei Taschen, kann jedoch auch *vier* oder zwei Taschen aufweisen. Durchwegs ist ein großer, anterior gelegener *Ventrikelseptumdefekt* vorhanden. Entsprechend dem unterschiedlichen Ursprung der Lungendurchblutung werden verschiedene Formen unterschieden. Bei der häufigsten Form teilt sich der gemeinsame Stamm nach einer kurzen Strecke in eine *rechte* und *linke Lungenarterie*. Selten entspringen die beiden Lungenarterien getrennt oder fehlen überhaupt.

Bei der häufigeren Form wird das *klinische Bild* weitgehend von der Lungendurchblutung bestimmt. Bei hohem Gefäßwiderstand in der Lunge ist die Lungendurchblutung gleichgroß wie der Körpervenenflow oder geringer. Dementsprechend besteht eine erhebliche Zyanose mit Polyzythämie, Trommelschlegelfingern, Belastungsdyspnoe und leichter Ermüdbarkeit. Bei noch relativ geringem Lungengefäßwiderstand (z.B. bei Säuglingen und Kleinkindern) ist die Lungendurchblutung erheblich vermindert. Infolgedessen bleibt die Zyanose gering oder fehlt, es bestehen jedoch Dyspnoe und Trinkschwäche, Neigung zu häufigen respiratorischen Infekten und Wachstumsrückstand. Oft kommt es zur Herzinsuffizienz. Mit steigendem Lungengefäßwiderstand wird der Links-rechts-Shunt bei den wenigen überlebenden Kindern allmählich geringer, und das Herz wird kleiner. Dabei bessert sich zwar der Allgemeinzustand, die Patienten werden jedoch zunehmend zyanotisch. In manchen Fällen besteht oft jahrelang faktisch keine Zyanose, in anderen hingegen ist die Zyanose wesentlich tiefer als bei anderen Herzkrankheiten.

Im 4. oder 5. Interkostalraum linkssternal ist ein systolisches Geräusch zu hören, dem ein Austreibungsclick vorangeht. Der 1. Herzton ist normal. Der 2. Herzton ist extrem laut und kann von einem diastolischen Geräusch gefolgt werden. Dieses diastolische Geräusch ist in der Regel der Insuffizienz der Truncusklappe zuzuschreiben. Ein kontinuierliches Maschinengeräusch wie bei Ductus arteriosus apertus ist ungewöhnlich.

Röntgenologisch finden sich unterschiedliche Befunde. Bei massiven Links-rechts-Shunts ist das Herz vergrößert (die Herzspitze ist gelegentlich angehoben) und die Gefäßzeichnung verstärkt. Der linke Oberrand des Herzens ist meist konkav und der Aortenknopf größer als normal. Mit Sinken des Shuntvolumens steigt der Lungengefäßwiderstand, und Herzgröße sowie Lungenstauung nehmen ab.

Das *Elektrokardiogramm* zeigt gelegentlich ein Herz in normaler Lage, häufig jedoch einen Rechtstyp und Zeichen der Rechtshypertrophie. Bei ausgedehnten Shunts kann eine biventrikuläre Hypertrophie oder selten auch eine ausschließlich auf den linken Ventrikel beschränkte Hypertrophie bestehen. Hohe, spitze P-Wellen finden sich häufig im EKG. Die *Herzkatheterisierung* ist weniger aufschlußreich und ergibt gelegentlich widersprüchliche Befunde. Die *Diagnose* wird anhand der *Angiokardiographie,* genauer gesagt durch eine retrograde *Aortographie,* gestellt.

Der Truncus arteriosus communis ist gegenwärtig nur einer *symptomatischen Behandlung* zugängig. Eine befriedigende *operative Korrektur* steht noch nicht zur Verfügung. Die Prognose ist im allgemeinen schlecht, insbesondere bei Säuglingen mit erheblich vermehrter Lungendurchblutung. Sie überleben meist das erste Lebensjahr nicht. Patienten mit schwacher Zyanose, hohem Lungengefäßwiderstand und dementsprechend fast normaler Lungendurchblutung haben die besten Chancen und erreichen bisweilen das 3. oder gar 4. Lebensjahrzehnt.

Aortopulmonaler Septumdefekt

Diese seltene kongenitale Mißbildung besteht in einem großen Fenster zwischen der Aorta ascendens und dem Pulmonalisstamm.

Das *klinische Bild* entspricht zunächst dem eines massiven Links-rechts-Shunts auf Ventrikelebene. Dem Schweregrad der Symptome nach rangiert der aortopulmonale Septumdefekt zwischen dem Truncus arteriosus communis und dem Ductus arteriosus apertus.

Elektrokardiographisch findet sich zumindest im Kindesalter das Bild der biventrikulären Hypertrophie. Im *Röntgenbild* ist ein ähnlicher Befund zu sehen wie beim offenen Ductus arteriosus. Diagnostisch gibt die retrograde *Aortographie* den Ausschlag.

Ohne *operative Behandlung* ist die *Prognose* zwar günstiger als bei Truncus arteriosus communis. Die Mortalität während des ersten Lebensjahres ist aber auch bei aortopulmonalen Septumdefekten sehr hoch. Unter Anwendung einer Herz-Lungen-Maschine ist der Defekt jedoch ohne weiteres einer operativen Korrektur zugänglich. Die Korrektur muß allerdings frühzeitig durchgeführt werden, nämlich bevor der Defekt infolge der Erhöhung des Lungengefäßwiderstandes inoperabel wird.

Fehlabgang der linken Koronararterie und Aneurysma des Sinus Valsalvae

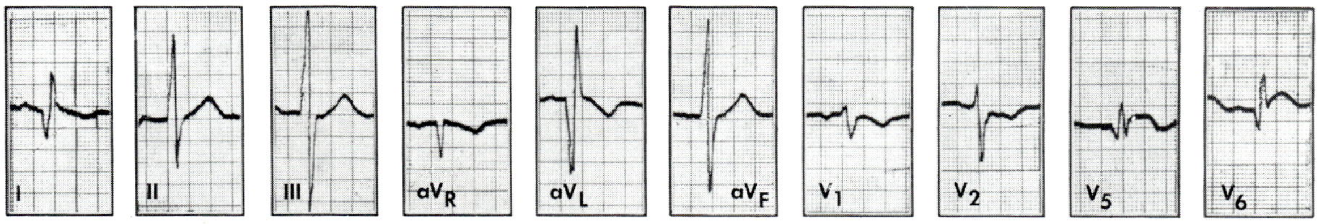

Ein Fehlabgang beider Koronararterien aus der Pulmonalarterie tritt äußerst selten auf und führt bereits bei der Geburt zum Tod. Ebenso selten ist die Ursprungsanomalie der rechten Koronararterie, bei der die Patienten symptomfrei bleiben.

Fehlabgang der linken Koronararterie

Relativ häufiger, aber doch sehr selten entspringt die *linke Koronararterie aus der Pulmonalarterie.* Da in Aorta und Pulmonalis vor der Geburt gleiche Drücke herrschen und die Sauerstoffsättigung in beiden Gefäßen annähernd gleich hoch ist, hat diese Ursprungsanomalie pränatal keine Bedeutung.

Nach der Geburt fällt der pulmonalarterielle Druck jedoch normalerweise, so daß die Durchblutung der fehlentspringenden linken Koronararterie stark herabgesetzt wird und es als Folge zur Myokardischämie kommt. Im Laufe der Zeit erweitern sich die normalerweise vorhandenen, jedoch kleinen interkoronaren Anastomosen. Die normal entspringende rechte Koronararterie und ihre Äste werden zunehmend weiter und stärker geschlängelt, die linke Koronararterie bleibt hingegen klein und dünnwandig. Durch die Ausbildung großer interkoronarer Anastomosen könnte das Myokard des linken Ventrikels zwar besser durchblutet werden. Dieser Kompensationsmechanismus geht jedoch weitgehend infolge des Abflusses (runoff) in ein Niederdruckgefäß, nämlich die Pulmonalarterie, verloren, so daß das Myokard nur wenig Blut erhält. Dadurch wird der linke Ventrikel erheblich erweitert, und das Myokard wird besonders im anterolateralen und apikalen Abschnitt fibrotisch. Endokardial kommt es zu Verdickung und Fibroelastose und gelegentlich zu Verkalkung.

Bei Säuglingen besteht das *klinische Bild* aus einer Herzinsuffizienz mit Stauungszeichen und akuten Anfällen mit Blässe, gesteigerter Unruhe, leichter Zyanose, Dyspnoe und Schweißausbrüchen. Manchmal werden die Beine angezogen, so als ob die Kinder Schmerzen hätten. Charakteristisch ist auch das hohe Wimmern der Säuglinge. Die offenbar anginösen Anfälle können durch Füttern oder Pressen ausgelöst werden. Zwischen den einzelnen Anfällen bleiben die Kinder, solange sie nicht dekompensieren, munter und beschwerdefrei. Sie haben zwar große Herzen, aber Herzgeräusche sind unbedeutend. Die ersten Symptome treten meist erst 4 bis 6 Wochen nach der Geburt in Erscheinung. In der Mehrzahl der Fälle tritt darauf schon nach wenigen Wochen der Tod ein. Gelegentlich bessert sich der Zustand jedoch, und das Herz wird kleiner. In wenigen Fällen sind die Kinder zunächst vollständig beschwerdefrei und zeigen erst später Anzeichen einer Mitralinsuffizienz. Häufig tritt unerwartet der Tod ein.

Die *Röntgenbefunde* sind unspezifisch. Säuglinge haben ein erheblich vergrößertes Herz mit normaler Lungengefäßzeichnung oder Anzeichen einer pulmonalvenösen Stauung. Bei älteren

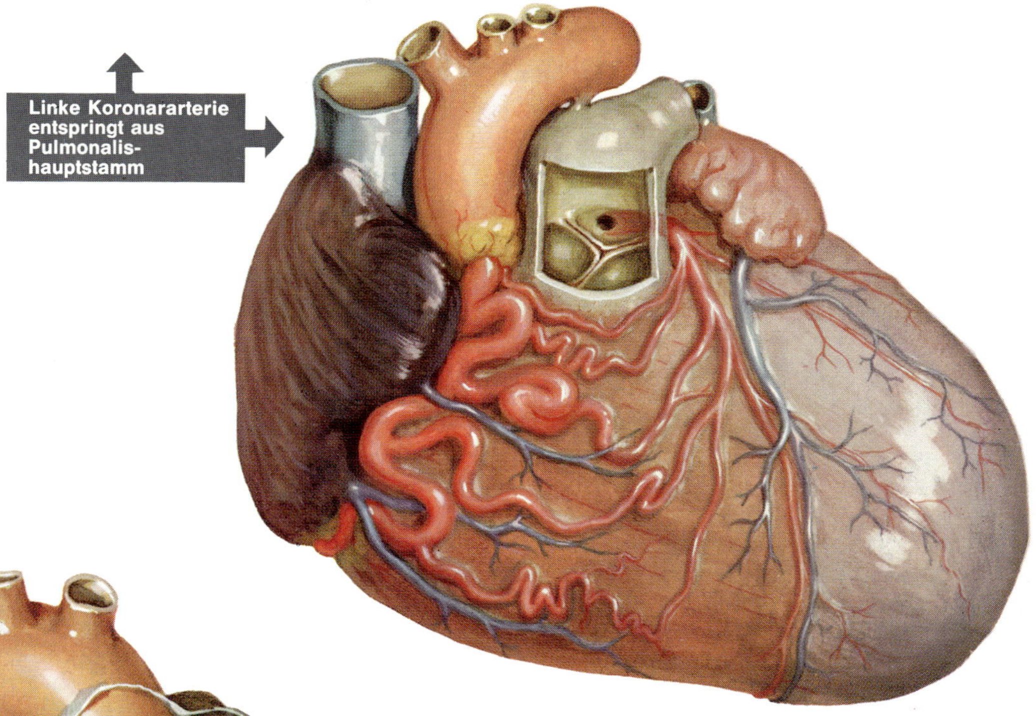

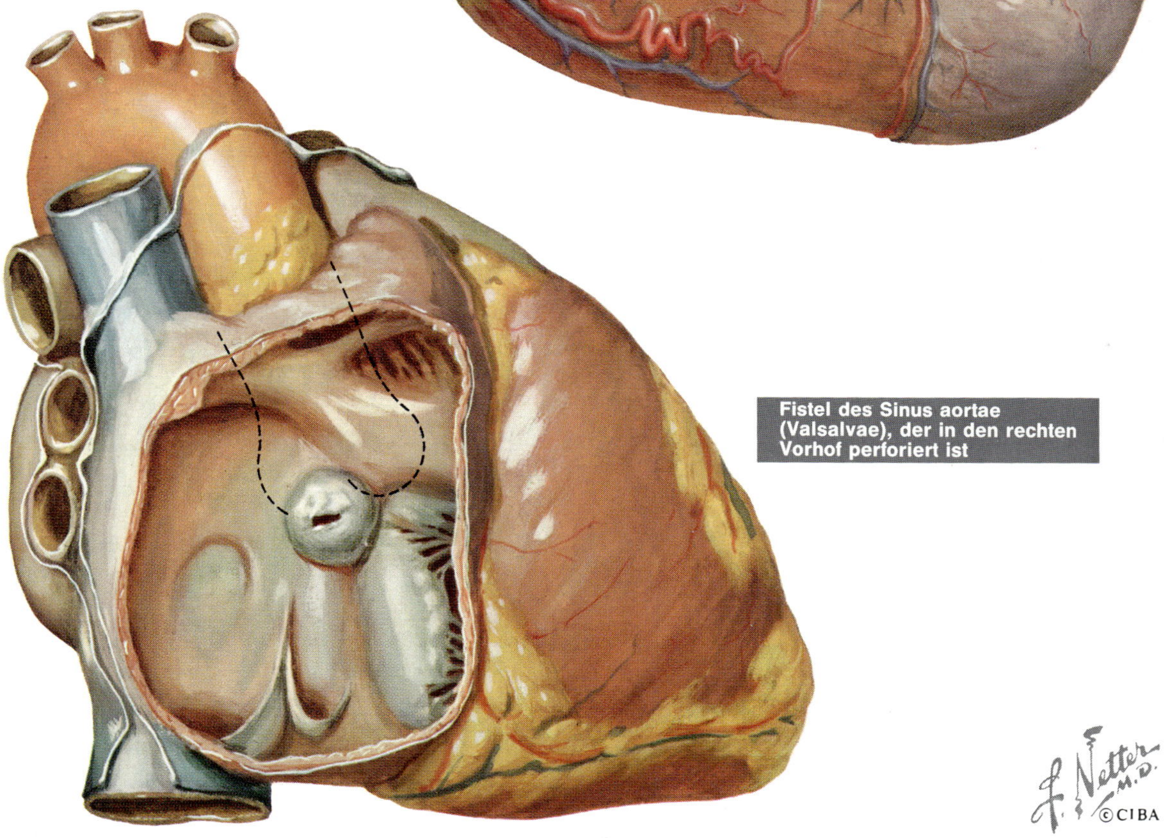

Patienten ist das Herz normal groß oder nur mäßig vergrößert. Liegt bei Säuglingen bereits eine Symptomatik vor, zeigt das *Elektrokardiogramm* typisch das Bild eines anterolateralen Myokardinfarkts und meist auch Zeichen einer Linkshypertrophie. Bei größeren Kindern und Erwachsenen ist in der Regel nur eine Linkshypertrophie festzustellen. Die *Herzkatheterisierung* gibt keinerlei Aufschluß. Die *Diagnose* wird anhand einer *retrograden Aortographie* gestellt. Die *Therapie* erfolgt auf *operativem* Weg durch Anlegen einer Ligatur am Abgang des betroffenen Gefäßes, wodurch der »runoff« verhindert wird.

Aneurysma eines Sinus Valsalvae

Dieses Krankheitsbild ist auf eine angeborene Schwäche im Boden des rechten koronaren oder seltener des nichtkoronaren Sinus zurückzuführen. Dadurch entstehen an sich keine Beschwerden. Nur selten kommt es zu Leitungsstörungen bis zum kompletten Herzblock. Angeborene Aneurysmen des aortalen Sinus Valsalvae rupturieren meist erst im frühen Erwachsenenalter, und zwar fast durchwegs in einen der Herzräume, meist den rechten Ventrikel oder den rechten Vorhof. Das plötzliche Auftreten eines oft massiven aortokardialen Shunts kann eine Stauungsinsuffizienz auslösen oder rasch zum Tod führen. Dem entspricht das oft dramatische *klinische Bild* mit Dyspnoe, Brustschmerz, schnellendem Puls, Maschinengeräusch und Schwirren im unteren Abschnitt des Präkordiums.

Das *Thoraxröntgenbild* ist bei intakten Aneurysmen unverändert. Nach der Ruptur eines Aneurysmas nimmt das Herz rasch an Größe zu, und die Gefäßzeichnung erscheint verstärkt. Der *elektrokardiographische Befund* ist unspezifisch. Die *Diagnose* wird anhand der *retrograden Aortographie* gestellt.

Die *Behandlung* erfolgt *chirurgisch* und besteht in der Resektion des Aneurysmas und im transaortalen Verschluß der Aneurysmenöffnung unter Anwendung des extrakorporalen Kreislaufs.

Anomalien des Aortenbogensystems

Ductus arteriosus apertus

In seiner isolierten Form ist der offene Ductus arteriosus (Botalli) einer der häufigsten und auch einer der gutartigsten angeborenen Herzfehler. Er entsteht durch das Persistieren einer embryologisch obligaten Strombahn — Ductus arteriosus — zwischen dem Ursprung der *linken Pulmonalarterie* und der *Aorta,* über die ein Großteil des Blutes aus dem rechten Ventrikel unter Umgehung der noch nicht funktionstüchtigen Lungen geführt wird. Diese Strombahn wird mit Einsetzen der Atmung überflüssig und schließt sich funktionell normalerweise wenige Stunden nach der Geburt. Warum bei manchen Neugeborenen der Ductus arteriosus offen bleibt, ist nicht bekannt. Ein offener Ductus arteriosus findet sich häufig als Herzmißbildung bei der Rötelnembryopathie, die bei Kindern auftritt, deren Mütter während der ersten 2 Schwangerschaftsmonate Röteln hatten. Oft besteht ein offener Ductus arteriosus auch in Kombination mit anderen Herzfehlern und ist bei einigen Mißbildungskomplexen stets als Begleitmißbildung vorhanden (z.B. bei Aortenatresie).

In der Mehrzahl der Fälle bietet sich bei unkompliziertem Ductus arteriosus apertus ein spezifisches *klinisches Bild.* In der Regel ist der Ductus ziemlich kleinlumig und verursacht im frühen Kindesalter kaum Beschwerden. Das Herz hat normale Größe, kann jedoch auch je nach dem Shuntvolumen über den offenen Ductus arteriosus leicht bis mäßig vergrößert sein. Wachstum und Entwicklung verlaufen unauffällig. Oben linkssternal ist oft ein Schwirren palpierbar, das meist mit der Systole zusammenfällt, jedoch auch in die Diastole hineinreichen kann. Typisch ist das kontinuierliche Maschinengeräusch. Es setzt kurz nach dem 1. Herzton ein, gewinnt an Intensität und schwillt nach Ende der Systole wieder ab. Die charakteristische Form bezieht das Geräusch aus dem während der gesamten Herzaktion über dem pulmonalarteriellen Druck liegenden Aortendruck, der durch den weit unter dem Gefäßwiderstand im Großkreislauf liegenden Lungengefäßwiderstand zustande kommt. Der dadurch ermöglichte rasche Abfluß von Blut in das Niederdrucksystem des Lungengefäßbettes während der Diastole bewirkt eine große Blutdruckamplitude und macht verständlich, warum bei Kindern mit einem offenen Ductus arteriosus typisch ein schnellender peripherer Puls vorhanden ist.

Bei manchen Säuglingen verursacht ein extrem weiter Ductus arteriosus bereits frühzeitig Beschwerden, die bis zur Stauungsinsuffizienz reichen können. Subjektive Beschwerden und objektive Befunde entsprechen dem Bild eines ausgedehnten Ventrikelseptumdefekts und eines massiven Links-rechts-Shunts.

Röntgenologisch findet sich ein ähnliches Bild wie bei Ventrikelseptumdefekten. Der Aortenknopf ist jedoch im allgemeinen groß. Das *Elektrokardiogramm* ist in nahezu der Hälfte der Fälle unauffällig. In den übrigen 50% bestehen Anzeichen für eine linksventrikuläre Volumenhypertrophie. Gelegentlich betrifft die Hypertrophie beide Ventrikel.

Aufgrund des meist eindeutigen *klinischen Befundes* sind *Herzkatheterisierung* und *Angiokardiographie* in der Regel überflüssig. In Zweifelsfällen wird eine *Aortographie* zur Darstellung des Ductus arteriosus durchgeführt.

Zur *Behandlung* steht als einfache Methode die *operative* Durchtrennung des offenen Ductus arteriosus zur Verfügung. Bei ursprünglich von links nach rechts verlaufendem Shunt ist der chirurgische Eingriff wie bei allen Herzfehlern kontraindiziert, sobald sich infolge der Shuntumkehr eine Zyanose einstellt.

Ductus arteriosus apertus

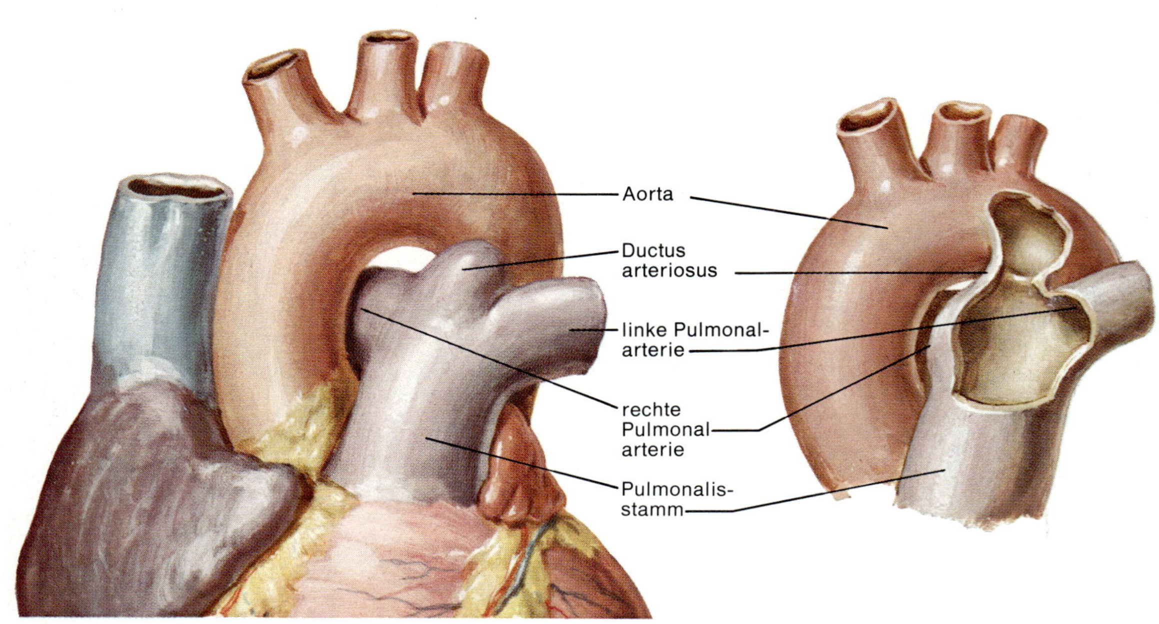

Fehlabgang der rechten A. subclavia

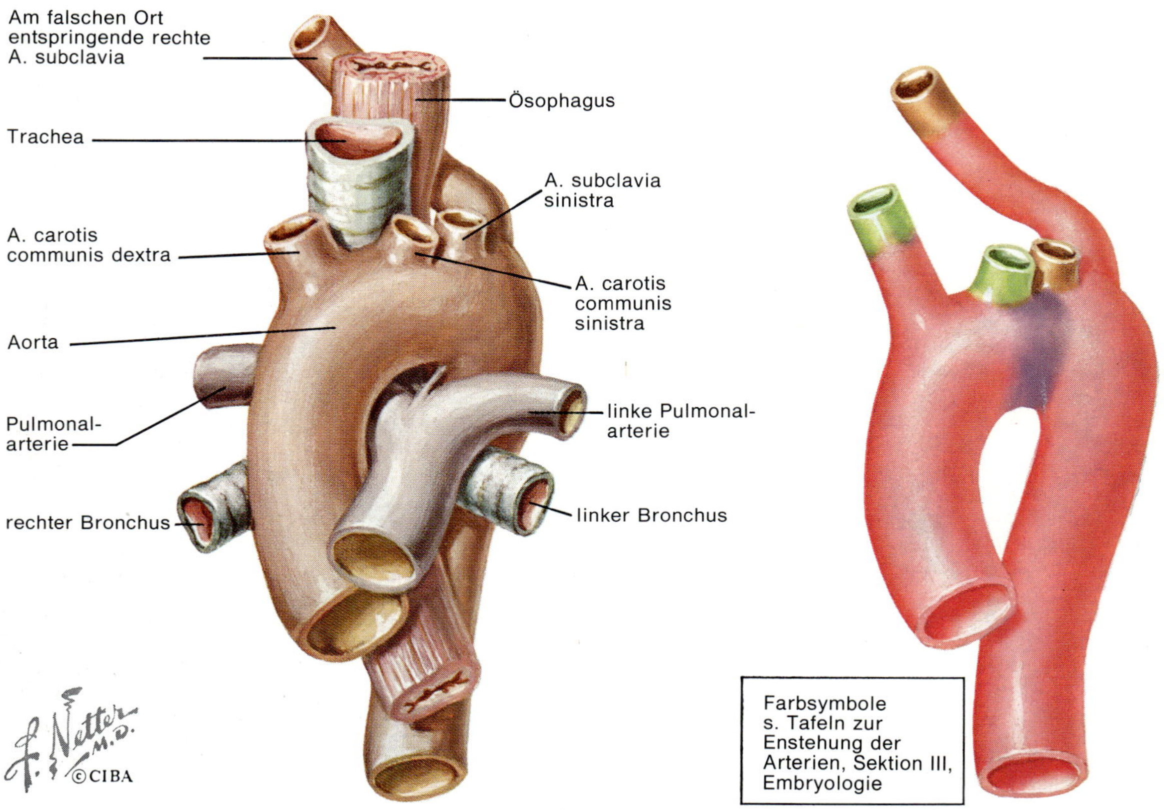

Fehlabgang der rechten A. subclavia

Eine *fehlabgehende rechte A. subclavia,* die als letzter Ast am absteigenden *Aortenbogen* entspringt und hinter dem Ösophagus zum rechten Arm zieht, ist sowohl als isolierte Fehlbildung als auch in Kombination mit anderen Defekten sehr häufig anzutreffen. Sie entsteht durch Obliterieren des rechten 4. Aortenbogens, der normalerweise den proximalsten Abschnitt der rechten Subclavia bildet, und durch Persistieren der normalerweise obliterierenden rechten dorsalen Aorta.

Diese Fehlbildung läßt sich *röntgenologisch* anhand der schräg posterioren Eindellung des Ösophagus nach Bariumfüllung in der Höhe des 4. Thorakalwirbels nachweisen. Sie wird immer wieder für das Auftreten einer Dysphagie (Dysphagia lusoria) verantwortlich gemacht, kommt aber selten tatsächlich als Ursache in Betracht. Eine fehlabgehende rechte Subclavia wird oft als Zufallsbefund entdeckt. Die alte Vorstellung, sie verliefe bisweilen zwischen *Trachea* und Ösophagus, ist mit großer Wahrscheinlichkeit falsch.

Beim Embryo mit einer Scheitel-Steiß-Länge von 7 bis 8 mm sind die ersten beiden *Aortenbögenpaare* bereits zurückgebildet worden. Das 5. Paar wird beim Menschen nie voll ausgebildet und tritt nur vorübergehend in Erscheinung. 3., 4. und 6. Aortenbogen werden hingegen voll ausgebildet. Nach ihrem Abgang von der Truncus- und Aortenwurzel ziehen sie im Bogen um den Ösophagus und den Tracheobronchialbaum und vereinigen sich mit der rechten und linken dorsalen Aorta. Während der weiteren Entwicklung bleiben sie normalerweise erhalten. Eine Ausnahme bildet lediglich der distale Abschnitt des rechten 6. Aortenbogens, der bereits im 14-mm-Stadium obliteriert. Zur Entstehung des normalen Aortensystems müssen drei weitere Gefäßabschnitte rückgebildet werden (s. S. 127 und 128).

(Fortsetzung auf Seite 161)

Anomalien des Aortenbogensystems

(Fortsetzung von Seite 160)

In der frühen Embryonalphase werden Trachea und Ösophagus zwar vom Aortenbogensystem ringförmig umschlungen, aber nicht komprimiert. Im Verlaufe der weiteren Entwicklung wird jedoch der Gefäßring durch Verkürzung und Weiterstellung der Gefäße enger, was notgedrungen zur Kompression von Ösophagus und Trachea führt, wenn der Gefäßring geschlossen bleibt. Dies wird einfach dadurch vermieden, daß der distale Abschnitt einer der beiden dorsalen Aorten (der rechten bei Säugern, der linken bei Vögeln) verschwindet. Wenn der distale Abschnitt der rechten dorsalen Aorta als Hauptstrombahn bestehen bleibt, kann die Kompression durch den Gefäßring nur dann verhindert werden, wenn sowohl der distale Abschnitt des rechten 6. Aortenbogens als auch der rechte dorsale Aortenabschnitt zwischen dem rechten 4. und 6. Aortenbogen obliterieren. Dadurch entsteht eine *fehlentspringende rechte A. subclavia,* wie sie in Tafel 28 abgebildet ist. Obliteriert nur der distale Abschnitt des rechten 6. Aortenbogens, entsteht ein *doppelter Aortenbogen.* Wird nur der Abschnitt der dorsalen Aorta zwischen dem 4. und 6. Aortenbogen entfernt, entsteht ein *rechtsseitiger Ductus arteriosus vom posterioren Typus.*

Doppelter Aortenbogen

Bestehen zwei Aortenbögen, sind sie in der Regel ungleich groß. Meist dominiert der rechte, gleichgültig ob die *Aorta descendens* rechts von der Wirbelsäule oder (was häufiger vorkommt) links davon zieht. Bisweilen ist der linke Aortenbogen atretisch. Der *Ductus arteriosus (Lig. arteriosum)* liegt meist links, kann aber auch rechts gelegen sein. Selten findet sich ein Ductus arteriosus auf beiden Seiten. *Linke* und *rechte Carotis communis* sowie die *Subclavia* entspringen an den ihnen zugeordneten Bögen.

Das *Beschwerdebild* wird von der Kompression von Trachea und Ösophagus bestimmt. Der Schweregrad hängt von der Enge des Gefäßringes ab. Beschwerden sind bereits in der Kindheit, oft schon im Säuglingsalter vorhanden. Gelegentlich bleiben die Patienten jedoch beschwerdefrei, und der Gefäßring wird zufällig entdeckt. Pfeifendes Atmen, Husten, inspiratorischer Stridor, Neigung zu wiederholten respiratorischen Infekten und Aspirationspneumonie sind die häufigsten Beschwerden. Überstrecken von Kopf und Rücken lindern die Atembeschwerden; die Säuglinge nehmen denn auch oft spontan eine Hyperextensionslage ein. Der Schweregrad der Schluckbeschwerden ist unterschiedlich. Dysphagien treten oft erst auf, wenn die Kinder beginnen, feste Nahrung zu sich zu nehmen. Sind sie bereits vorher vorhanden gewesen, werden sie durch die Festnahrung verstärkt.

Zur Diagnosestellung ist die *Röntgenuntersuchung* mit Füllung des Ösophagus *(Ösophagographie)* ausschlaggebend. Sie erlaubt die Darstellung des den Ösophagus und die Trachea einengenden Gefäßrings.

Eine *operative Korrektur* ist stets angezeigt, wenn Beschwerden bestehen, und muß gelegentlich als Notmaßnahme durchgeführt werden. Dabei wird der kleinere oder atretische Aortenbogen durchtrennt. Gleichzeitig ist ein evtl. auf der selben Seite vorhandener Ductus arteriosus (Lig. arteriosum) zu durchtrennen, da sonst ein Gefäßring aus dem rechten Aortenbogen, dem linken Ductus arteriosus und der Pulmonalarterie bestehen bleibt (s. unten).

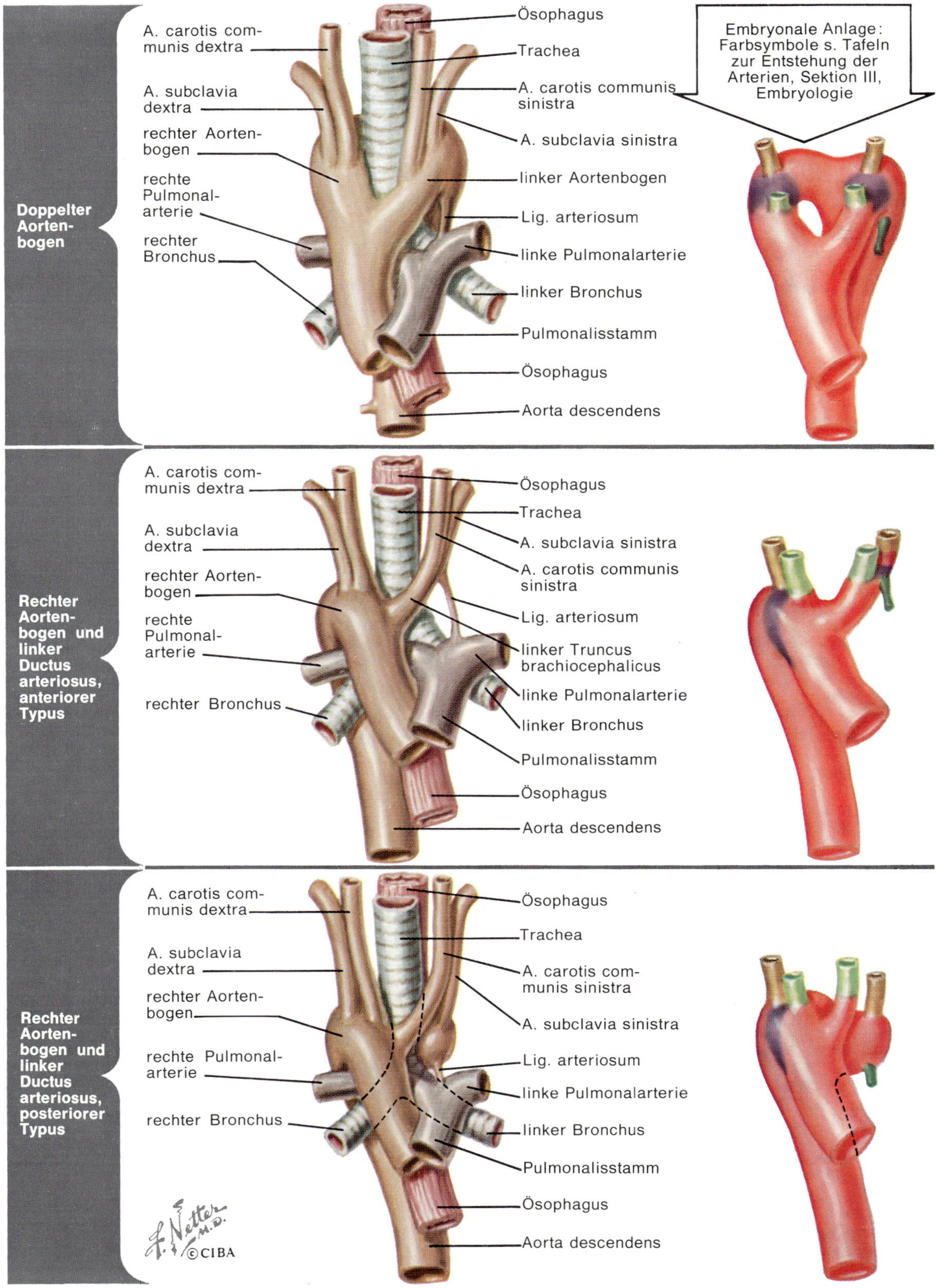

Rechter Aortenbogen mit linkem kontralateralem Ductus arteriosus

Diese Fehlbildung muß nicht unbedingt Beschwerden verursachen. Entspringt der Ductus arteriosus an der Bifurkation der (in diesem Falle links liegenden) A. brachiocephalica, entsteht kein Gefäßring. Geht der Ductus arteriosus jedoch posterior von einem (der linken dorsalen Aorta entsprechenden) Divertikel des absteigenden Aortenbogens ab, bilden der *rechte Aortenbogen,* der *linke Ductus arteriosus* und die *Pulmonalarterie* einen geschlossenen Gefäßring.

Die *Symptomatik* dieser Fehlbildung entspricht dem im Vorstehenden beschriebenen Beschwerdebild, tritt jedoch später in Erscheinung und ist weniger ausgeprägt. Die Fehlbildung kann bei Vorliegen eines linken Aortenbogens natürlich auch seitenverkehrt auftreten.

Die *Behandlung* dieser Fehlbildung ist relativ einfach und besteht in der Durchtrennung des Ductus arteriosus oder Lig. arteriosum.

Neben den bereits erwähnten Fehlbildungen des Aortenbogensystems sind Mißbildungsvarianten des 3. und 4. Aortenbogens bekannt, die jedoch kaum Beschwerden verursachen, solange sie keinen geschlossenen Ring bilden, und daher auch keine klinische Bedeutung haben.

Fehlbildungen, die ausschließlich den 6. Aortenbogen betreffen, sind relativ selten. Sie werden oft als Fehlen der linken oder rechten Pulmonalarterie bezeichnet, was jedoch irreführend ist.

Wie bereits in Sektion III, Embryologie, dargestellt, entstehen die eigentlichen embryonalen Lungenarterien als Äste des 6. Aortenbogenpaares und treten bereits in Erscheinung, bevor sich die ventrale und dorsale Anlage des 6. Aortenbogenpaares zu einer geschlossenen Bogenform vereinigen. Bei fehlender Pulmonalarterie

(Fortsetzung auf Seite 162)

Anomalien des Aortenbogensystems

(Fortsetzung von Seite 161)

sind die von den embryonalen (intrapulmonalen) Lungenarterien abstammenden Strukturen zwar meist vorhanden, haben aber keine Verbindung mehr zum Pulmonalisstamm und beziehen Blut aus dem Großkreislauf. Selten fehlen die Pulmonalis und ihre terminalen Äste ganz, und die Lunge wird ausschließlich über abnorme Systemarterien, die nach dem Aortenbogen aus der Aorta entspringen, versorgt. Auf diese Fehlbildung soll deshalb hier auch nicht eingegangen werden.

Bei fehlender Pulmonalarterie werden zwei Formen unterschieden: Der distale Abschnitt der Pulmonalis auf der betroffenen Seite erhält entweder Blut aus einer großen Arterie, die von der Aorta ascendens abgeht, oder wird über einen Ductus arteriosus versorgt.

Abgang der A. pulmonalis von der Aorta ascendens

Bei dieser Fehlbildung kann die Pulmonalis entweder *anterior* oder *posterior* von der Aorta ascendens abgehen. Diesen beiden Ursprungsanomalien liegt eine völlig verschiedene Pathogenese zugrunde. Wie aus der Tafel ersichtlich, entsteht das Gefäß bei *anteriorem Abgang* aus dem linken 4. Aortenbogen, einem Segment der dorsalen Aorta, dem distalen Abschnitt des linken 6. Aortenbogens und der linken embryonalen Lungenarterie. Es liegt durchwegs kontralateral zum Aortenbogen, wobei der Aortenbogen entweder rechts oder links angelegt sein kann, und die zum Aortenbogen kontralaterale A. subclavia entspringt meist normwidrig aus dem deszendierenden Abschnitt des Aortenbogens.

Bei *posteriorem Abgang* entsteht das Gefäß aus dem proximalen Abschnitt des 6. Aortenbogens und der embryonalen Lungenarterie. Es ist offenbar bei der Teilung des Truncus und der Truncus- und Aortenwurzel »vergessen« worden. Die posterior entspringende A. pulmonalis liegt bei Situs solitus fast stets rechts, der *Aortenbogen* kann *rechts oder links* angelegt sein, und die vom Aortenbogen abgehenden Gefäße entspringen normal, außer es besteht unabhängig eine Mißbildung dieser Strombahnen.

Die von der Aorta ascendens abgehende Pulmonalarterie ist meist großlumig. Das *klinische Bild* entspricht der allgemein bei abnormen arteriellen Shunts auftretenden Symptomatik und hängt vom Shuntvolumen ab. Die *Diagnose* wird anhand einer *Angiokardiographie* gestellt.

Abgang der A. pulmonalis vom Ductus arteriosus

Obliteriert der proximale Abschnitt eines der beiden 6. Aortenbögen frühzeitig, wird die zugehörige embryonale Lungenarterie über das *distale* Segment, d.h. den *Ductus arteriosus*, versorgt. In diesem Fall entspringt der Ductus arteriosus vom Aortenbogen, sofern dieser auf der selben Seite angelegt ist. Liegt der Aortenbogen kontralateral, geht der Ductus arteriosus von der A. brachiocephalica ab. Der Ductus arteriosus schließt sich meist, so daß kein ausgedehnter Links-rechts-Shunt vorhanden ist. In der Regel obliteriert er sogar vollständig, und die Lunge wird über Kollateralen der Bronchialarterie versorgt.

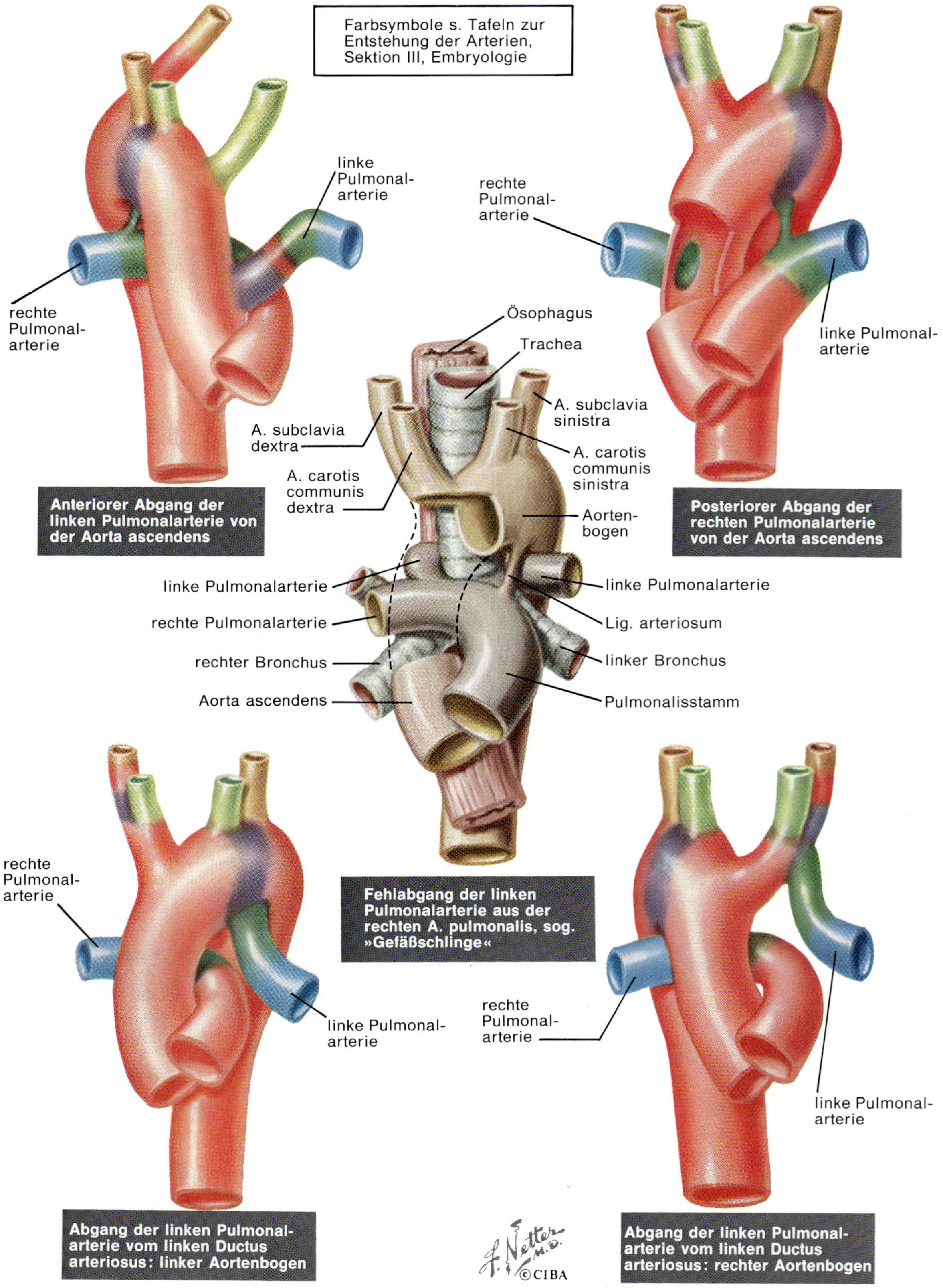

Anteriorer Abgang der linken Pulmonalarterie von der Aorta ascendens

Posteriorer Abgang der rechten Pulmonalarterie von der Aorta ascendens

Fehlabgang der linken Pulmonalarterie aus der rechten A. pulmonalis, sog. »Gefäßschlinge«

Abgang der linken Pulmonalarterie vom linken Ductus arteriosus: linker Aortenbogen

Abgang der linken Pulmonalarterie vom linken Ductus arteriosus: rechter Aortenbogen

Fehlabgang der linken A. pulmonalis aus der rechten Pulmonalarterie (sog. »Gefäßschlinge«)

Der Fehlabgang der linken Pulmonalis aus der rechten Pulmonalarterie stellt eine interessante Mißbildungsform dar. Die linke A. pulmonalis entspringt dabei durchwegs posterior auf der Höhe des *rechten Hauptbronchus* und der Carina tracheae und zieht zwischen Trachea und Ösophagus zur linken Lunge. Der Ductus arteriosus liegt normal auf der linken Seite. Die »Gefäßschlinge« tritt häufig in Kombination mit anderen Herzmißbildungen auf. Mißbildungen des Tracheobronchialbaums, wie z.B. geschlossene Trachealringe oder ein getrennt von der Trachea etwas oberhalb der Carina tracheae abgehender Bronchus im rechten Oberlappen (»Bronchus suis«), wurden in diesem Zusammenhang beschrieben.

Die »Gefäßschlinge« verursacht keine Schluckbeschwerden, jedoch sind meist schon frühzeitig hochgradige Atembeschwerden vorhanden. In der Regel tritt ein ausgeprägter inspiratorischer und exspiratorischer Stridor auf, und Emphyseme oder Atelektasen sowie Pneumonitiden des rechten Oberlappens, häufig sogar der ganzen rechten Lunge, charakterisieren das *klinische Bild*.

Röntgenologisch findet sich im Seitenbild nach Bariumfüllung ein länglich ovaler Schatten zwischen Ösophagus und Trachea. Dieses Zeichen ist zwar nicht pathognomonisch, sollte aber stets an eine sog. »Gefäßschlinge« denken lassen. Die Diagnose wird anhand einer Pulmonalis-*Angiographie* gestellt.

Die *Behandlung* besteht in der Ablösung des abnormen Gefäßes von der rechten Lungenarterie und Reimplantation in die Pulmonalishauptstrombahn. In unbehandelten Fällen ist die *Prognose* ungünstig, und die Mehrzahl der Säuglinge überlebt das erste Lebensjahr nicht.

(Fortsetzung auf Seite 163)

Anomalien des Aortenbogensystems

(Fortsetzung von Seite 162)

Aortenisthmusstenose (Koarktation)

Eine angeborene Verengerung der deszendierenden Aorta tritt meist in unmittelbarer Nähe des Ductus arteriosus auf, der offen bleiben kann. Je nach der Lage der Stenosezone proximal oder distal vom Ductus arteriosus unterscheidet man zwischen einer *präduktalen* und einer *postduktalen* Koarktation. Die *präduktale* Koarktation geht meist mit anderen Herzmißbildungen einher, und es besteht oft ein offener Ductus arteriosus. Sie findet sich am häufigsten im *Säuglingsalter*. Bei der *postduktalen* Koarktation fehlen in der Regel andere Herzmißbildungen (mit Ausnahme von Aortenklappenfehlern, s. unten). Sie tritt vorwiegend bei größeren Kindern und *Erwachsenen* auf. Aufgrund dieser Altersverteilung wurde früher zwischen einer infantilen und einer Erwachsenenform der Aortenisthmusstenose unterschieden.

Der Aortenisthmus ist bisweilen nur geringgradig eingeengt. Meist besteht jedoch eine hochgradige Stenose, oft sogar eine Atresie, und die distale Aorta wird weitgehend über Kollateralen versorgt. Besonders bei größeren Kindern und Erwachsenen ist im allgemeinen ein ausgedehnter Kollateralkreislauf vorhanden. Er umfaßt in der Regel die Äste der *A. subclavia (A. thoracica interna, R. profundus, R. superficialis a. transversae colli)* und die *Interkostalarterien.* Auch die Zervikalgefäße an der oberen Brustkorböffnung, die *A. vertebralis* und die *A. spinalis anterior* können in den Kollateralbereich miteinbezogen sein. Aortenklappenfehler sind eine häufige Begleiterscheinung der Aortenisthmusstenose. Sie treten bei mehr als 80% der Fälle auf. Wie diese eigenartige Kombination zustande kommt, ist nicht bekannt.

Bei der Aortenisthmusstenose zeigt sich in der Regel ein charakteristisches *Krankheitsbild.* Kinder sind meist beschwerdefrei, Wachstum und Entwicklung verlaufen normal. Aortenisthmusstenosen werden vielfach indirekt oder als Zufallsbefund *diagnostiziert,* entweder aufgrund von schwachen oder fehlenden Femoralispulsen und Rippenusuren im *Thoraxröntgenbild* oder aufgrund einer Hypertonie. Häufig wird über kalte Beine und Kopfschmerzen geklagt. Bei älteren Patienten ist die Symptomatik weitgehend der schon lange bestehenden Hypertonie zuzuschreiben. Außer im frühen Kindesalter kann jederzeit eine bakterielle Endokarditis (S. 181) auftreten, die jedoch nicht an der Stenosestelle, sondern meist an der abnormen Aortenklappe lokalisiert ist. Aortenrupturen und intrakranielle Blutungen sind vorwiegend bei jungen Erwachsenen zu beobachten. Manchmal stellt sich bereits im Säuglingsalter eine Krise ein, und es kommt zur Stauungsinsuffizienz. Eine frühzeitige Dekompensation kann zwar Folge der sehr häufig bestehenden Begleitmißbildungen des Herzens sein; dies ist jedoch keineswegs immer der Fall. Wichtigstes Zeichen sind fehlende oder extrem schwache Femoralispulse. Sie sind bei Kindern und jungen Erwachsenen als pathognomonisch anzusehen, da in diesen Altersgruppen sonstige Krankheitsbilder, die zu einer Obstruktion der Aorta im unteren Abschnitt führen, äußerst selten anzutreffen sind. Eine Hypertension im proximalen Aortenbereich fehlt bei kleinen Kindern meist, wird jedoch mit zunehmendem Alter immer häufiger und ausgeprägter. An sonstigen Befunden sind ein systolisches Geräusch sowie sichtbare oder palpierbare Pulsationen im Skapularbereich, in den Achseln und den Interkostalräumen zu erheben.

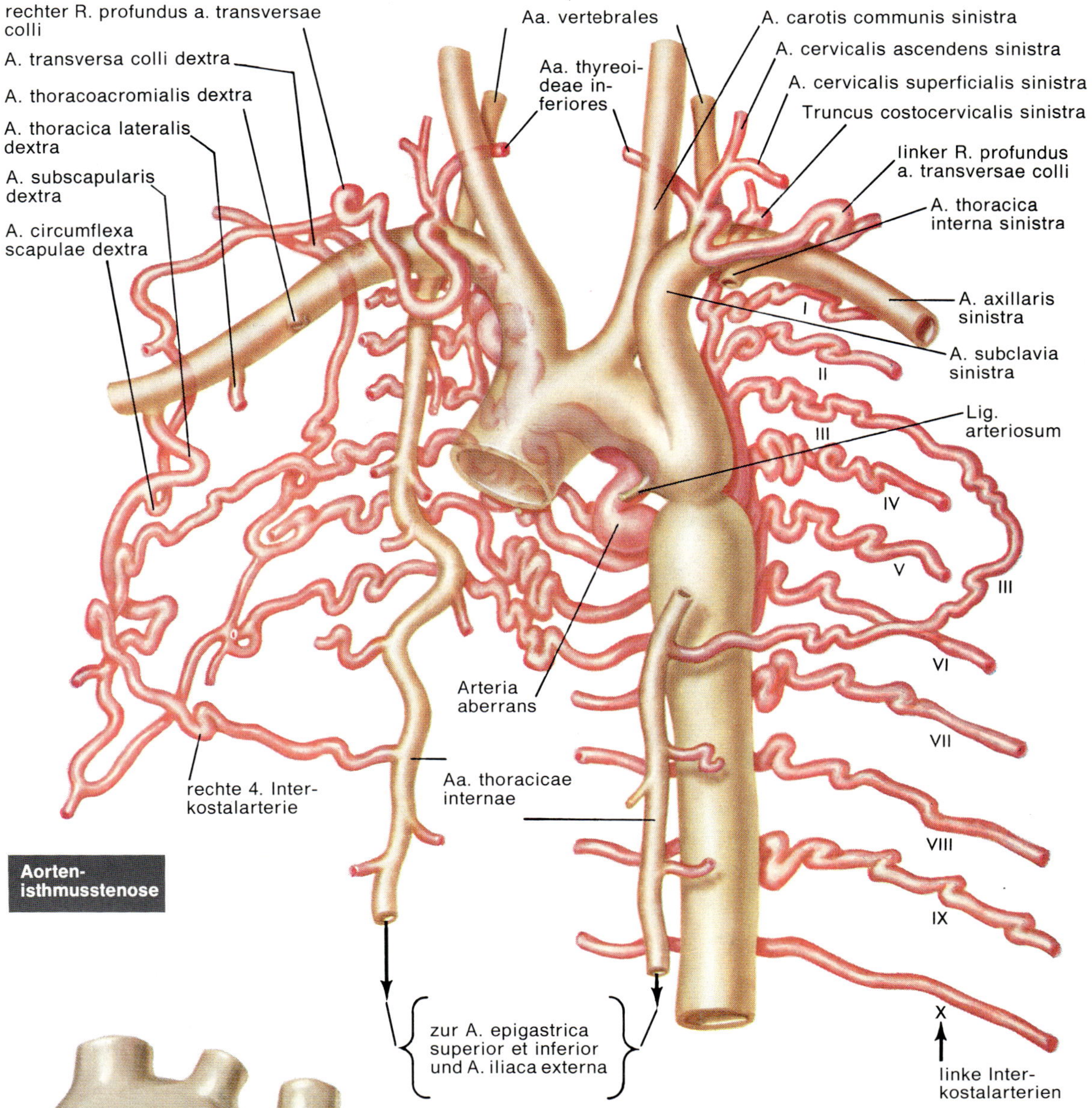

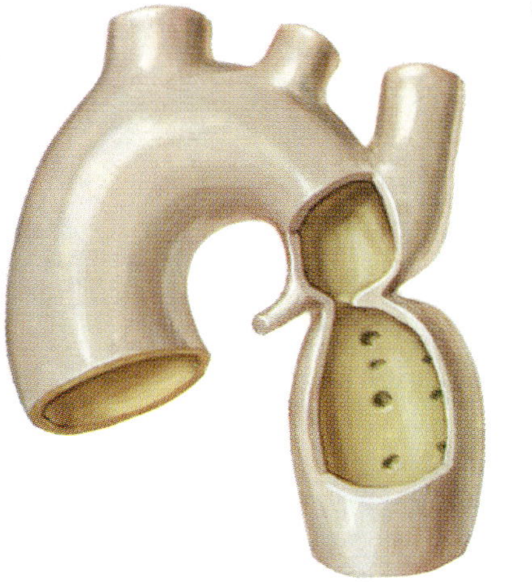
Postduktale Aortenisthmusstenose (Erwachsenenform)

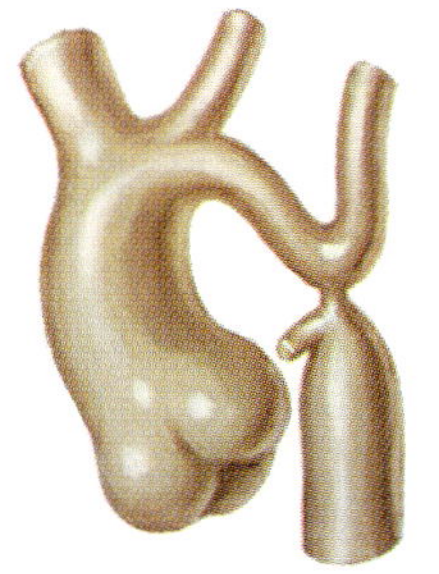
Präduktale (infantile) Aortenisthmusstenose (Alter: 1 Monat)

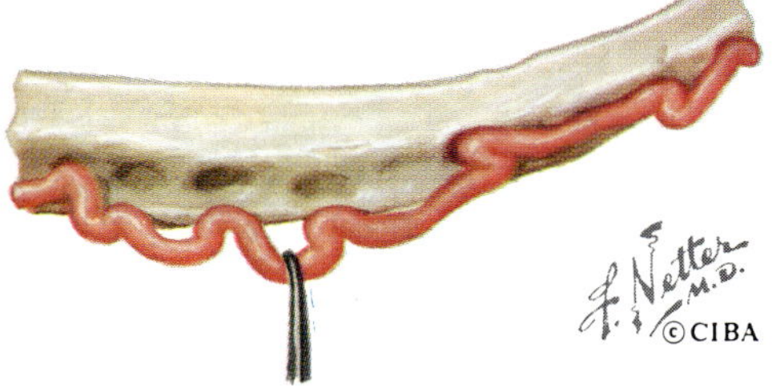

Interkostalarterie retrahiert zur Darstellung der Erosion des Sulcus costae durch das geschlängelte Gefäß

Das *Thoraxröntgenbild* zeigt ein normal großes oder etwas vergrößertes Herz (falls keine wirksamen Aortenklappendefekte vorhanden sind), ferner (bei größeren Kindern und Erwachsenen) Rippenusuren infolge einer *Erosion der Rippen* durch die stark *geschlängelten und dilatierten Interkostalarterien* sowie eine Impression am Linksrand der deszendierenden Aorta im oberen Abschnitt, die den Sitz der Aortenisthmusstenose angibt. Im *Ösophagogramm* kann auch auf der gegenüberliegenden Seite eine Impression zur Darstellung kommen, die der Einengung des Aortensegments entspricht. Bei unkomplizierten Fällen ist das *Elektrokardiogramm* bisweilen unauffällig. Häufiger finden sich jedoch Zeichen einer linksventrikulären Hypertrophie. Eine *Herzkatheterisierung* ist nicht unbedingt notwendig. Wenn der Zustand der Aortenklappe abgeklärt werden soll oder der Verdacht auf eine Begleitmißbildung besteht, empfiehlt es sich, die Herzkatheterisierung erst nach der operativen Korrektur der Aortenisthmusstenose durchzuführen. In der Regel wird jedoch eine Angiographie der Aorta die chirurgische Behandlung sehr erleichtern.

Die Koarktation ist einer *chirurgischen Behandlung* zugänglich, die in der Resektion des stenotischen Aortensegments und einer End-zu-End-Anastomose der Aorta besteht. Zur Überbrückung des Defekts ist bei längeren Stenosen gelegentlich ein Kunststofftransplantat erforderlich. Dies sollte jedoch tunlichst vermieden werden. Als Operationszeitpunkt wird am besten das späte Kindes- bzw. frühe Erwachsenenalter gewählt. Zu einem späteren Zeitpunkt besteht aus technischen Gründen im Zusammenhang mit der Qualität der Aortenwand ein höheres Operationsrisiko. Verursacht die Aortenisthmusstenose bereits im Säuglingsalter Beschwerden, ist eine massive *medikamentöse Therapie* einzuleiten, um den Operationszeitpunkt möglichst lange hinauszuschieben. Bleibt die konservative Therapie erfolglos, ist die operative Korrektur nicht zu vermeiden, selbst wenn sie mit einem großen Risiko verbunden ist.

Endokardfibroelastose und Glykogenspeicherkrankheit

Endokard-fibroelastose

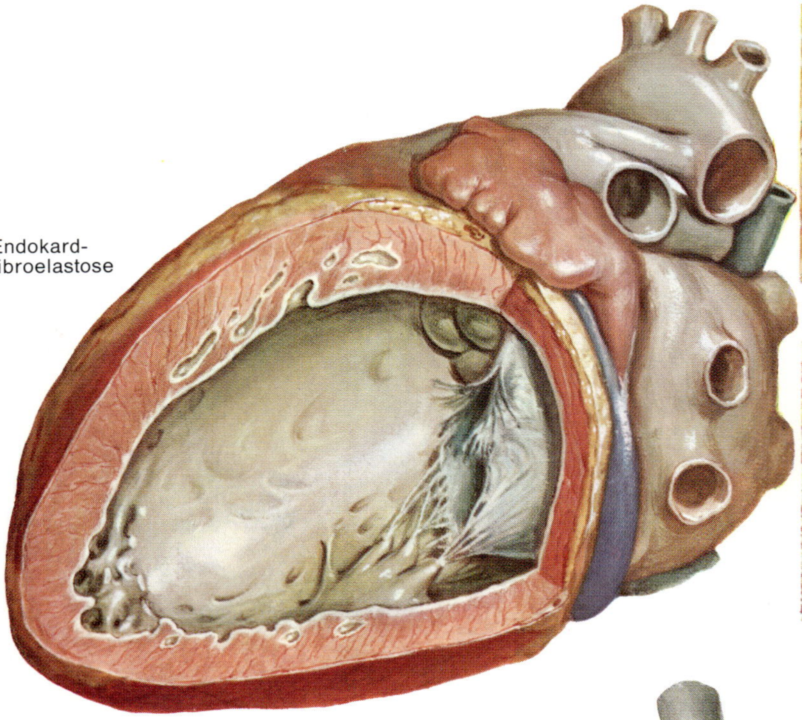

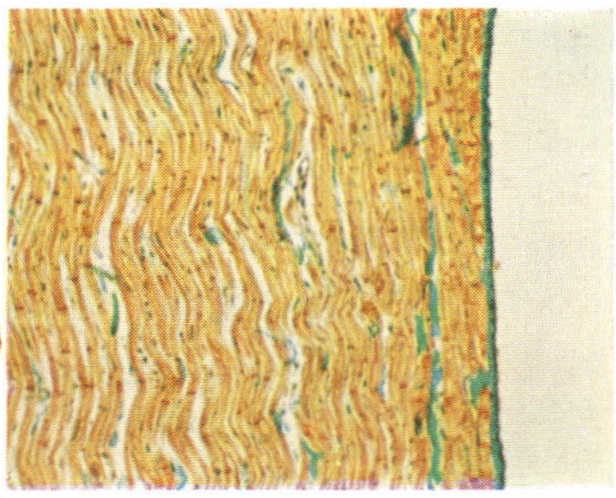

Normaler Herzmuskel: Verhoeff-Van Gieson-Färbung

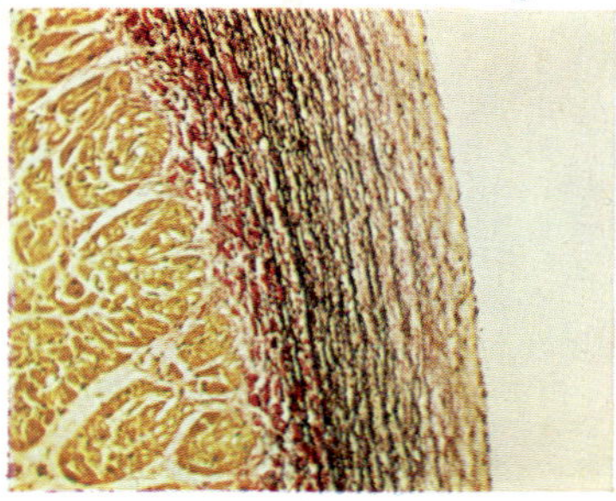

Endokardfibroelastose

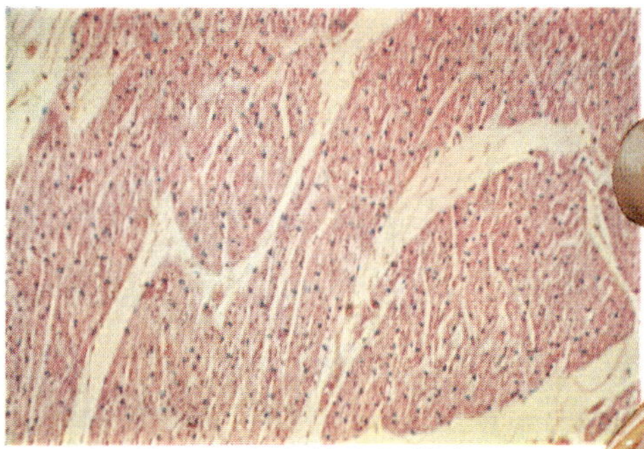

Normaler Herzmuskel: H. & E.-Färbung

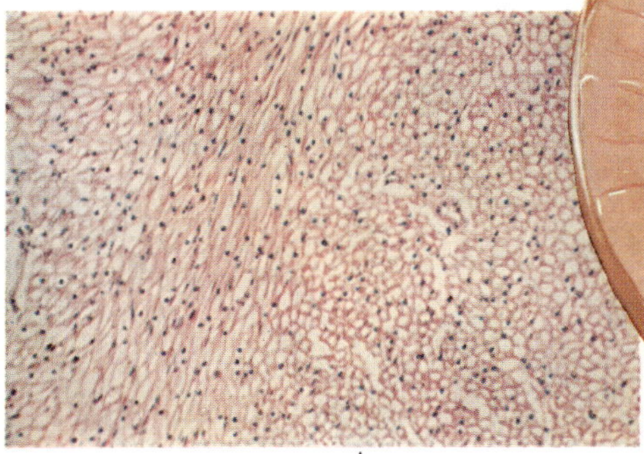

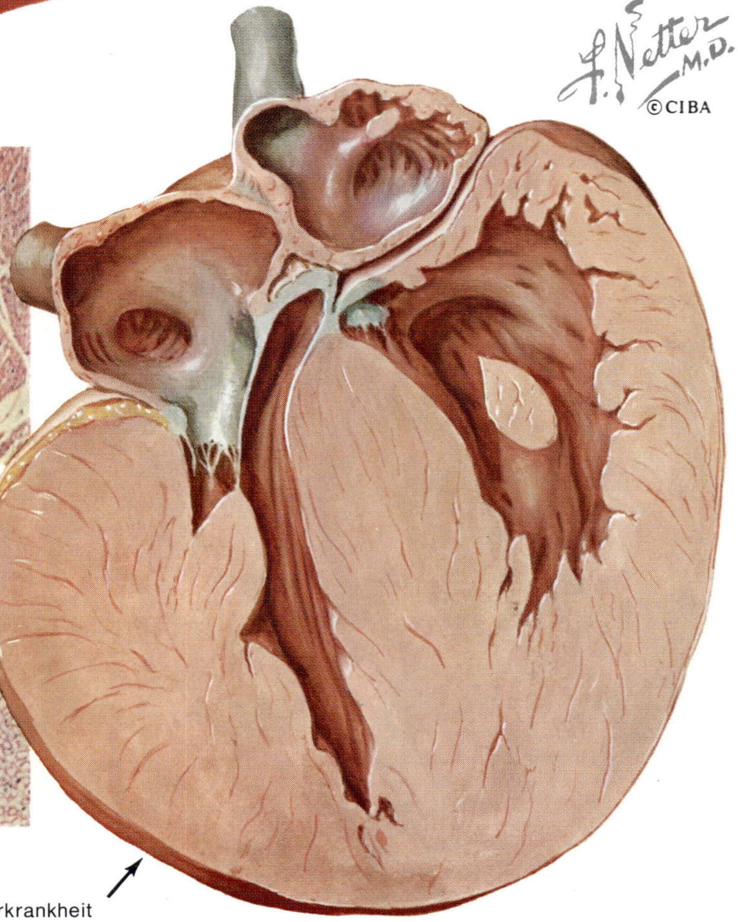

Glykogenspeicherkrankheit

Endokardfibroelastose

Die Ätiologie dieser leider gar nicht so seltenen, schweren Herzkrankheit ist nicht bekannt. Sie tritt typisch im frühen Kindesalter auf, obschon auch ein Vorkommen bei größeren Kindern und jungen Erwachsenen beschrieben wurde. Ob es sich bei diesen wenigen Fällen jedoch um dieselbe Krankheit gehandelt hat, ist nicht sicher. Es wird zwar zwischen Endokardfibroelastose mit Dilatation und Endokardfibroelastose mit Kontraktion unterschieden. Die erstgenannte Form ist jedoch wesentlich häufiger und hat daher mehr Bedeutung. Typisch ist das pathologische Bild. Der linke Ventrikel ist immens, gelegentlich bis zur Kugelform, dilatiert. An seiner Innenseite stellt sich das enorm verdickte Endokard als glänzende, weißliche Schicht dar, und die wenigen Trabekel bilden dicke Züge. Mitral- und Aortenklappe sind häufig verdickt, versteift und gelegentlich insuffizient. Eine Endokardfibroelastose kann auch in Kombination mit anderen hochgradigen Herzmißbildungen auftreten, z.B. bei Aortenstenose oder -atresie, angeborener Mitralstenose und Aortenisthmusstenose. Als vermutlich sekundäre Läsion wurde sie auch bei verschiedenen erworbenen Klappenfehlern beschrieben. Ihr Auftreten im Zusammenhang mit erworbenen Klappenfehlern ist jedoch sehr unterschiedlich, und das klinische Erscheinungsbild zeigt so viele Verschiedenheiten von der Primärform, daß letzere meist als eigenes Zustandsbild betrachtet wird. Hier soll denn auch die Primärform behandelt werden.

Das *klinische Bild* bietet einige charakteristische Anhaltspunkte. Die Krankheit tritt im allgemeinen zwischen dem 2. und 7. Lebensmonat auf. Sie manifestiert sich gelegentlich jedoch auch schon früher oder aber erst später. Vor Krankheitsbeginn zeigt sich bei an sich beschwerdefreien und völlig gesunden Säuglingen meist das Bild einer Erkältung, auf die erhöhte Reizbarkeit, Nahrungsverweigerung, Tachypnoe, Dyspnoe, Fieber und Husten folgen. Es wird daher auch häufig die *Diagnose* Pneumonie gestellt. Bei entsprechender Behandlung tritt jedoch keine Besserung ein. Der Zustand der Kinder wird vielmehr immer ernster, und bisweilen tritt sogar der Tod ein. Hepatomegalie, Bauchschmerzen, generalisierte Ödeme mit Schwellung der Augenlider und (oft auch) das Auftreten eines systolischen Geräusches als Zeichen einer Herzinsuffizienz legen dann erst den Schluß nahe, daß es sich um eine ernstere Erkrankung handeln muß. Das Herz ist hochgradig vergrößert, und Mehrfachrhythmen und Tachykardie runden das Bild ab.

Die enorme Herzgröße wird im *Thoraxröntgenbild* bestätigt, das darüber hinaus Zeichen einer venösen Lungenstauung mit oder ohne Pneumonitis bietet. Infolge der Kompression des linken Hauptbronchus kann der linke Oberlappen übermäßig ausgedehnt sein. *Elektrokardiographisch* findet sich ein Linkstyp, häufiger jedoch ein Indifferenztyp sowie eine linksventrikuläre Hypertrophie mit hohen qR-Komplexen und negativen T-Wellen in den linken Brustwandableitungen. Bei hochgradig dekompensierten Säuglingen kann zusätzlich eine rechtsventrikuläre Hypertrophie bestehen, die jedoch nach erfolgreicher Behandlung der Stauung verschwindet. Häufig sind Arrhythmien und Leitungsstörungen vorhanden. *Herzkatheterisierung* und *Angiokardiographie* erübrigen sich im allgemeinen, außer wenn der Verdacht auf Begleitdefekte besteht.

Die Endokardfibroelastose wird *konservativ behandelt.* Die Digitalisierung bringt anfangs meist eine dramatische Besserung. Nach einigen Wochen bis Monaten verschlechtert sich das Zustandsbild jedoch wieder. Rezidive sind allerdings weit weniger gut beeinflußbar. Die Säuglinge erreichen meist nicht das 2. Lebensjahr.

Glykogenspeicherkrankheit

Bei dieser Krankheit wird in den Geweben zuviel Glykogen abgelagert. Sie ist auf einen hereditären Fehler im Kohlenhydratstoffwechsel zurückzuführen, wird autosomal rezessiv vererbt und tritt meist unter Geschwistern auf. Es werden verschiedene Formen unterschieden, deren enzymatische Ursachen weitgehend bekannt sind. Bei der erstmals von POMPE beschriebenen kardialen Form werden in allen Geweben, aber insbesondere im Herzen, abnorm große Mengen Glykogen abgelagert. Das Herz ist dementsprechend vergrößert, kugelförmig und hat eine dicke, starre Wandung. Mikroskopisch finden sich in den Myokardfasern große, zentral gelagerte Vakuolen, die eine dünne Zytoplasmaschale umgibt. So entsteht eine spitzenähnliche Struktur. Der Glykogennachweis kann mit verschiedenen histochemischen Färbemethoden erbracht werden.

Klinisch findet sich eine hochgradige Vergrößerung des Herzens und eine Muskelschwäche. Eine Stauungsinsuffizienz tritt bereits im frühen Säuglingsalter auf. Infolge von Glykogenablagerungen im Zungengewebe kann auch die Zunge erheblich vergrößert sein.

Im *Thoraxröntgenbild* ist das Herz hochgradig vergrößert. Das EKG zeigt typisch eine Verkürzung der PQ-Dauer mit oder ohne WPW-Syndrom sowie eine linksventrikuläre Hypertrophie.

Die *Prognose* ist äußerst ungünstig, der Tod tritt meist im ersten Lebensjahr ein.

Sektion V

Erworbene Herzkrankheiten

von

Frank H. Netter, M.D.

unter Mitarbeit von

Aldo R. Castaneda, M.D., Ph.D. und Richard L. Varco, M.D. Tafel 26–31

J.N.P. Davies, M.D., SC.D., F.C. Path. Tafel 42–46, 79

Arthur C. DeGraff, M.D. Tafel 91–93

Thomas A. Doxiadis, M.D. Tafel 80

Jesse E. Edwards, M.D. Tafel 3–14, 16–25

Donald B. Effler, M.D. Tafel 69–75

Leonard E. Glynn, M.D., F.R.C.P., F.C. PATH. Tafel 1 und 2

S.E. Gould, M.D. Tafel 78

Charles A. Hufnagel, M.D. Tafel 32–34

David Koffler, M.D. und Hans Popper, M.D. Tafel 15

George Kurland, M.D. und A. Stone Freedberg, M.D. Tafel 76 und 77

James R. Malm, M.D. Tafel 35 und 36

Aubre de L. Maynard, M.D., F.A.C.S. Tafel 89 und 90

Lawrence J. McCormack, M.D., M.S. (PATH.) Tafel 49, 52–56, 61–63

Hubert Meessen, Prof. Dr. Dr. h.c. Tafel 37–41, 82 und 83

Emil A. Naclerio, M.D., F.A.C.S., F.C.C.P., F.A.C.C. Tafel 84–88

Irvine H. Page, M.D. Tafel 50 und 51, 58–60

Abel Lazzarini Robertson jr., M.D., PH.D. Tafel 47 und 48

Norman E. Shumway, M.D., PH.D. Tafel 94–97

Ch. Stathatos, M.D. Tafel 81

Richard N. Westcott, M.D., F.A.C.C. Tafel 64–68

Paul Dudley White, M.D. Tafel 57

Rheumatisches Fieber, Sydenham-Chorea

Rheumatisches Fieber

Das rheumatische Fieber tritt altersunabhängig auf. Ausgenommen sind lediglich die ersten Lebensjahre. Es beginnt typisch mit Fieber und einer schweren, jedoch passageren Arthritis. Daneben besteht häufig eine Karditis, die meist alle drei Schichten des Herzmuskels umfaßt. Auf einen ätiologischen Zusammenhang mit *beta-hämolytischen Streptokokken* wird anhand folgender Beobachtungen geschlossen:

1. In den meisten Fällen ist 2 bis 3 Wochen vor Beginn des polyarthritischen Stadiums anamnestisch ein *akuter Streptokokkeninfekt im Pharynx* zu erheben.

2. Epidemiologisch findet sich eine auffällige Parallelität im Auftreten von rheumatischem Fieber und Streptokokkeninfekten im Rachen. Auf epidemisch auftretende Streptokokkeninfektionen folgt stets eine epidemische Häufung von rheumatischem Fieber. Auch hier beträgt die Latenzzeit 2 bis 3 Wochen.

3. Hohe oder steigende streptokokkenspezifische Antikörpertiter können als Hinweis für eine kurz vorher durchgemachte Streptokokkeninfektion gewertet werden. Bei der Bestimmung der Reaktion auf ein einziges Antigen, z.B. bei Bestimmung des Antistreptolysin-O-Titers, lassen sich derartige vorhergehende Infekte in ca. 70% der Fälle nachweisen. Wird die Bestimmung auf mehrere Antikörper ausgedehnt, erhöht sich dieser Prozentsatz entsprechend und erreicht bei Einbeziehung von 4 Antikörpern faktisch 100%.

Die Häufigkeit, mit der auf Streptokokkeninfekte rheumatisches Fieber folgt, schwankt zwischen 3% bei epidemischen Infekten und 0,3% bei sporadischen Infekten. Diese Diskrepanz ist größtenteils auf den größeren Schweregrad von epidemisch auftretenden Infekten zurückzuführen, der sich in der klinischen Symptomatik und den Antikörpertitern manifestiert. Werden nur Streptokokkeninfekte mit vergleichbarem Schweregrad berücksichtigt, tritt das rheumatische Fieber auch nach sporadischen Infekten mit einer Häufigkeit von ca. 3% auf.

Die mit dem rheumatischen Fieber einhergehenden Veränderungen werden nicht unmittelbar durch Streptokokken verursacht. Werden entsprechende Vorsichtsmaßnahmen gegen eine Kontamination beachtet, lassen sich Streptokokken weder aus den Gelenken noch aus dem Herzmuskel isolieren. Die pathogenetischen Zusammenhänge zwischen dem Erstinfekt und den rheumatischen Manifestationen sind noch nicht eindeutig geklärt. Aus den Erregern freigesetzte, zirkulierende Toxine kommen aller Wahrscheinlichkeit nach nicht als auslösendes Moment in Betracht, da in diesem Falle die klinischen Manifestationen des rheumatischen Fiebers wie die Toxizitätssymptome bei der Diphtherie gleichzeitig mit dem Racheninfekt auftreten müßten. Übrigens verursacht im Tierversuch keines der vielen bekannten Streptokokkentoxine vergleichbare Reaktionen.

Der pathogenetische Zusammenhang zwischen Streptokokkeninfekten und rheumatischem Fieber wird daher allgemein in einem *immunologischen* Geschehen gesucht, wobei eine *Antigen-Antikörper-Reaktion* im betroffenen Gewebe die rheumatischen Manifestationen auslöst. Diese Annahme fand weitgehend Bestätigung durch die Beobachtung von RICH, daß massive Fremdserumdosen bei Kaninchen Läsionen hervorrufen, die zumindest oberflächlich dem Erscheinungsbild der rheumatischen Karditis entsprechen.

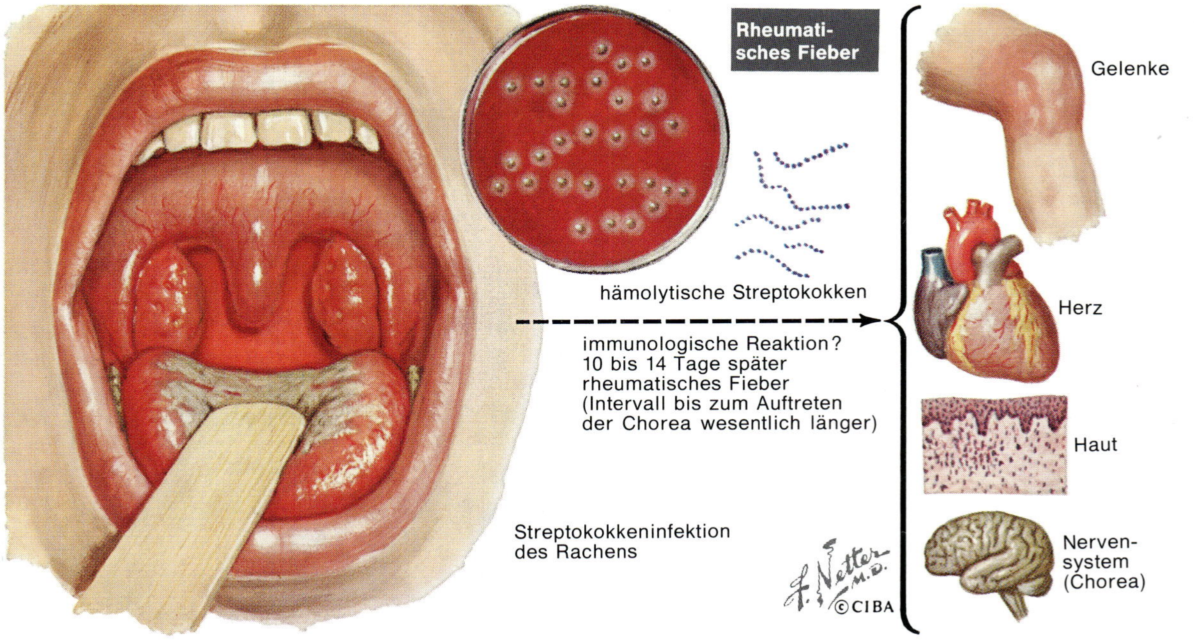

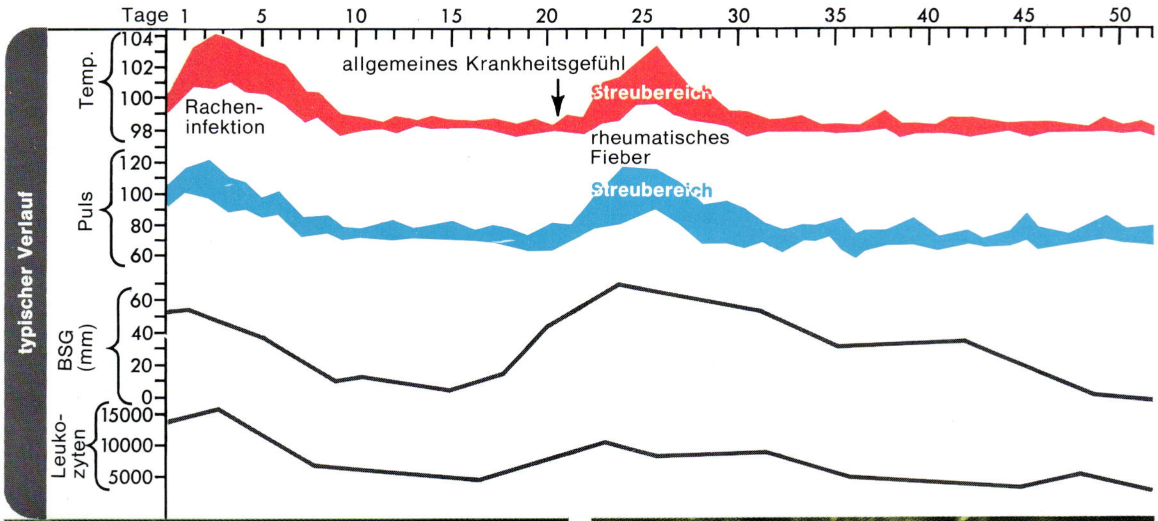

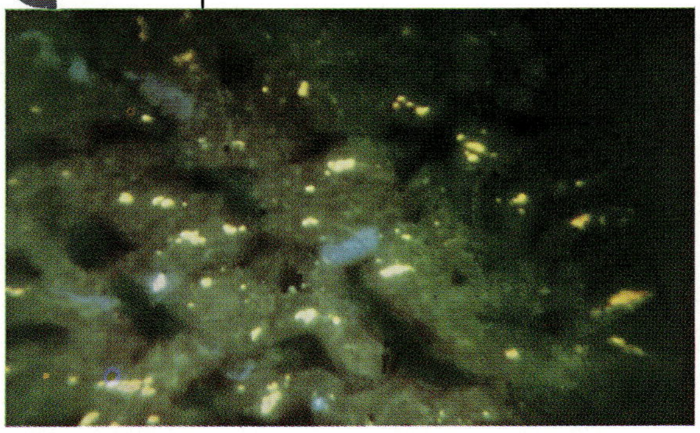

Histologisches Präparat: menschlicher Herzmuskel, Färbung mit Serum präimmunisierter Kaninchen (× 200)

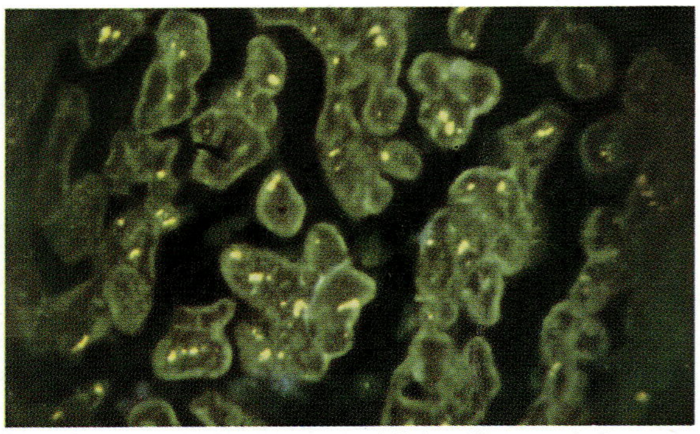

Histologisches Präparat: menschlicher Herzmuskel, Färbung mit Antiserum gegen A-Streptokokken vom Typ 6 (× 200). Beachte Fluoreszenz im Subsarkolemmbereich der Muskelfasern

Eine natürliche Situation, bei der der Mensch einer vergleichbar massiven Antigenexposition ausgesetzt wäre, ist schwer vorstellbar. Es erscheint daher wahrscheinlicher, als pathogenetischen Prozeß eine spezifischere *immunologische Reaktion* anzunehmen, an der ein oder mehrere, dem betroffenen Gewebe eigene Antigene unmittelbar beteiligt sind. Diese Annahme konnte KAPLAN insofern bestätigen, als er bei *beta-hämolytischen Streptokokken* in vielen Stämmen in der Zellwand ein Antigen fand, das mit einer antigen wirksamen Substanz im Säugetier- und auch im menschlichen Herzen in Kreuzreaktion tritt. Wenn man derartige Streptokokkenstämme im Tierversuch injiziert, werden Antikörper produziert, die nachweislich mit den körpereigenen kardialen Antigenen des Versuchstiers reagieren. Ähnliche Antikörper wurden auch bei vielen Patienten mit aktivem rheumatischem Fieber nachgewiesen. Damit ist jedoch noch kein endgültiger Beweis für die Richtigkeit dieser Annahme erbracht.

Obwohl in den Herzen vieler Patienten mit rheumatischem Fieber γ-Globulin in fest gebundener Form offenbar als Antikörper vorhanden ist, besteht zwischen den zirkulierenden Antikörpern und dem klinischen Schweregrad keine enge Korrelation. Auch die bei experimentell immunisierten Versuchstieren auftretenden Veränderungen im Herzen sind nicht überzeugend. Dennoch ist das von MURPHY und SWIFT bei Kaninchen durch wiederholte Infektion mit verschiedenen *beta-hämolytischen Streptokokken* erzeugte Zustandsbild der beim Menschen vorkommenden rheumatischen Karditis am ähnlichsten. Der eigentliche pathogenetische Mechanismus ist zwar noch unklar, vieles spricht jedoch für die immunologische Kreuzreaktion mit myokardialen und sonstigen Antigenen.

Das *klinische Bild* während der akuten Phase variiert erheblich. Es reicht von leicht zu übersehender Blässe und Müdigkeit bis zur äußerst schmerzhaften Arthritis mit Fieber, Ausschlag und einer Karditis, die so hochgradig sein kann, daß das Herz dekompensiert. Aus der *Fieberkurve* ist eine gleichmäßig erhöhte *Temperatur* mit unverhältnismäßig hoch *ansteigender Pulsfrequenz* zu ersehen. *(Fortsetzung auf Seite 167)*

Rheumatisches Fieber, Sydenham-Chorea

(Fortsetzung von Seite 166)

Die *arthritischen Beschwerden wandern* und bleiben kaum jemals länger als 1 oder 2 Tage in einem Gelenk lokalisiert. Die Gelenke sind leicht geschwollen und gerötet. In erster Linie werden die großen Gelenke befallen. Aber auch die kleinen Gelenke können betroffen sein, wodurch das Bild einer primär chronischen Polyarthritis entsteht.

Trotz der vielen Gemeinsamkeiten (polyarthritische Veränderungen und subkutane Knötchen) handelt es sich beim rheumatischen Fieber und der primär chronischen Polyarthritis zweifellos um nosologisch eigenständige Krankheitsbilder. Sie lassen sich zwar im frühen Stadium schwer gegeneinander abgrenzen, entwickeln sich aber im weiteren Verlauf bald zu gut unterscheidbaren Formen. Selbst im Frühstadium ist eine *histologische* Unterscheidung anhand eines Synovialpräparats oder einer *Knötchenbiopsie* möglich. Die Gelenksveränderungen sind nicht in der Synovia, sondern in der Gelenkskapsel lokalisiert. Im histologischen Bild finden sich fibrinoidnekrotische Bezirke mit herdförmigen Histiozyten- und Lymphozyteninfiltrationen.

Die *Gelenksveränderungen* sind durchwegs reversibel. Selbst hochgradige Veränderungen verursachen keine bleibenden Schäden. Im Gegensatz dazu können die *kardialen Veränderungen,* selbst wenn die Schädigung zunächst geringgradig erscheint, gelegentlich zu Mitralstenose und ihren Folgen führen.

Hautausschläge sind zwar relativ selten, können aber charakteristisch sein, insbesondere wenn sie als *Erythema anulare marginatum* vorliegen, einer flüchtigen, annulären, meist flachen, am Rumpf auftretenden Effloreszenz. Die einzelnen Effloreszenzen breiten sich zentrifugal aus und haben in der Mitte eine schwach verfärbte Stelle.

Als weiterer typischer Befund des rheumatischen Fiebers finden sich besonders bei schweren Fällen *subkutane Knötchen.* Sie entstehen offenbar durch Reibung und Druck über vorspringenden Knochenkanten und treten 2 bis 3 Wochen nach Krankheitsbeginn am auffälligsten zutage. Bereits vorher ist jedoch an den befallenen Stellen eine diffuse Verdickung feststellbar. Histologisch bestehen die Knötchen typisch aus parallel oder netzartig angeordneten fibrinoiden Strängen, in die spärlich Histiozyten und Fibroblasten infiltrieren. Das umgebende Gewebe ist ödematös und enthält kleine Gefäße, um die ähnliche Zellen angeordnet sind. Das Fasergewebe ist unauffällig.

Da ein bleibender Herzschaden weitgehend vom Persistieren oder Rezidivieren des aktiven Krankheitsgeschehens bestimmt wird, kommt den diagnostischen Hilfsmitteln zu dessen Nachweis wesentliche Bedeutung zu. An erster Stelle steht dabei die *Blutkörperchensenkungsgeschwindigkeit* (BSG), die außer bei dekompensierten Patienten während des aktiven Krankheitsverlaufs faktisch nie innerhalb der Norm liegt. Aus einer unverändert erhöhten BSG kann jedoch besonders bei Mädchen nicht unbedingt auf das Fortbestehen des aktiven Krankheitsprozesses geschlossen werden. Daher erweist sich die Bestimmung des C-reaktiven Proteins zur Beurteilung des Krankheitsgeschehens oft als genauer.

Reinfekte mit *beta-hämolytischen Streptokokken* stellen für Patienten mit vorangegangenem rheumatischem Fieber die größte Gefahr dar, da die Rezidivwahrscheinlichkeit dabei wesentlich größer ist als nach dem Erstinfekt. Mit dem unbestreitbaren Erfolg der Chemoprophylaxe konnte nicht nur die Bedeutung der Reinfekte für das Zustandekommen von Rezidiven nachgewiesen, sondern auch die Rolle der Streptokokken in der Pathogenese des rheumatischen Fiebers bestätigt werden.

Zur Klärung der erheblichen geographischen Streuung in der Häufigkeit des rheumatischen Fiebers wurde der Einfluß von Umwelt- und genetischen Faktoren eingehend untersucht. Am aufschlußreichsten erwies sich dabei die von MILLS erarbeitete Landkarte, aus der hervorgeht, daß die Sterblichkeit bei rheumatischem Fieber in den Vereinigten Staaten von Norden nach Süden sinkt. Außer einer Bevorzugung des weiblichen Geschlechts konnte ein genetischer Einfluß bisher nicht gesichert werden. Eine gewisse, wenn auch geringe genetische Determiniertheit läßt sich jedoch aus der Tatsache ableiten, daß sich unter den Patienten mit rheumatischem Fieber eine größere Häufung von Personen findet, die keine Blutgruppensubstanzen ausscheiden. Ausschlaggebend sind offenbar Umweltfaktoren, die mit der Häufigkeit und Virulenz des lokal vorkommenden Streptokokkenstammes in Zusammenhang stehen.

Sydenham-Chorea

Die rheumatische Genese der *Sydenham-Chorea* wurde bereits vor etwas mehr als 100 Jahren erkannt. Sie ist inzwischen gesichert worden, so daß die Sydenham-Chorea heute wie das rheumatische Fieber als Folgeerscheinung eines Streptokokkeninfekts gilt. Die Bestätigung dieses Zusammenhanges ist in der auch ohne klinische Anzeichen eines rheumatischen Fiebers häufig im Gefolge auftretenden rheumatischen Herzkrankheit zu sehen. Die auffälligsten *klinischen Manifestationen* der Sydenham-Chorea sind *Ataxie, Koordinationsstörungen* und *Schwäche* sowie *Spontanbewegungen,* die sich am deutlichsten durch *Photographien* der Leuchtspur darstellen lassen, die der Patient mit einer *elektrischen Taschenlampe in der Hand* zieht.

Rheumatisches Fieber

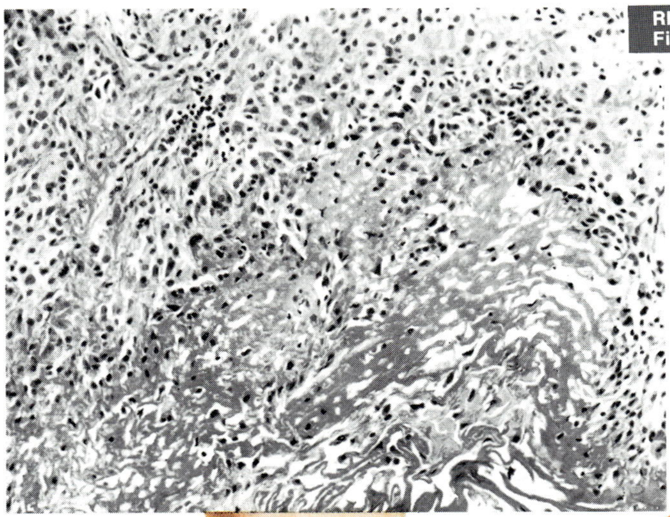

Histologischer Schnitt eines typischen Knötchens bei rheumatischem Fieber

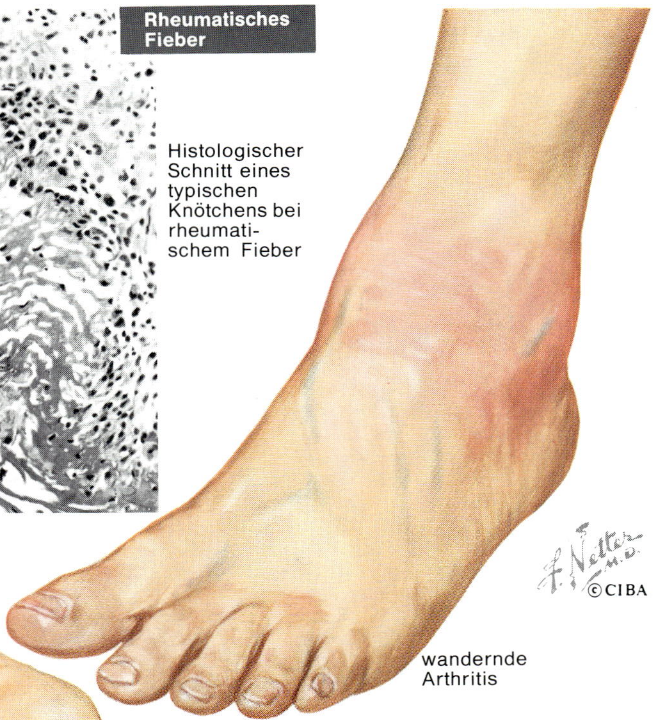

wandernde Arthritis

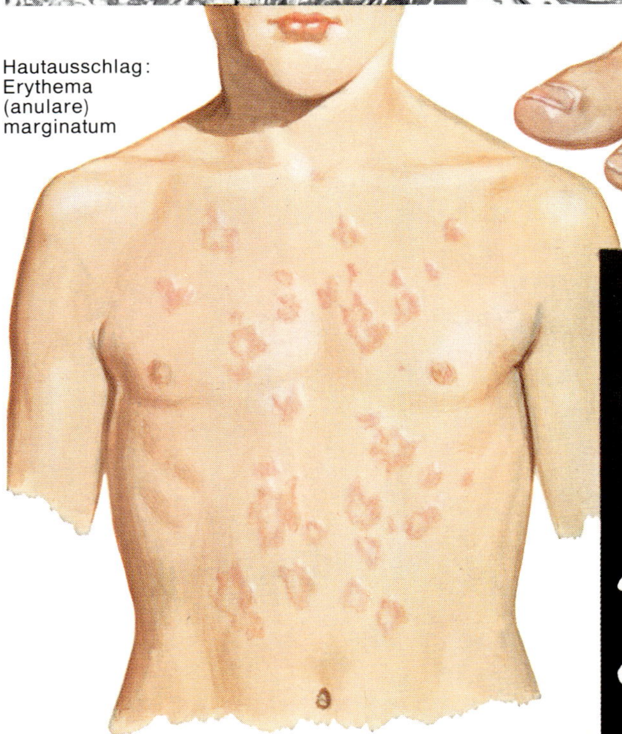

Hautausschlag: Erythema (anulare) marginatum

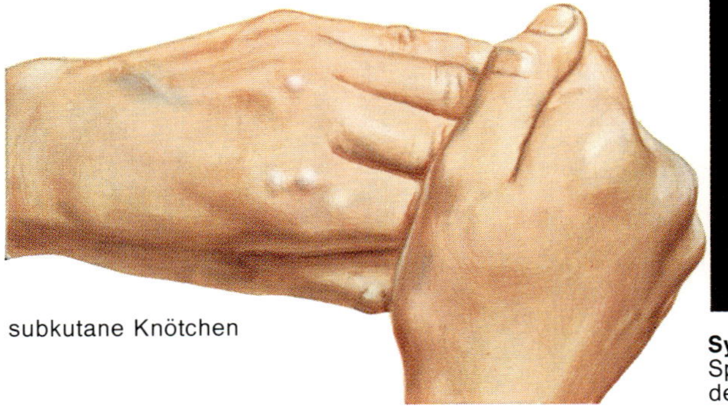

subkutane Knötchen

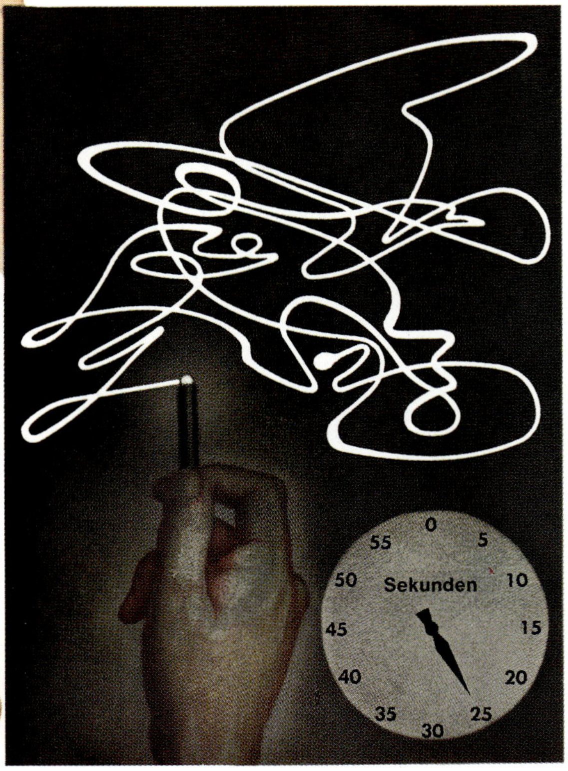

Sydenham-Chorea: Sichtbarmachung der unkoordinierten Spontanbewegungen mit Hilfe einer vom Patienten in der Hand gehaltenen elektrischen Taschenlampe

Rheumatische Herzkrankheit I

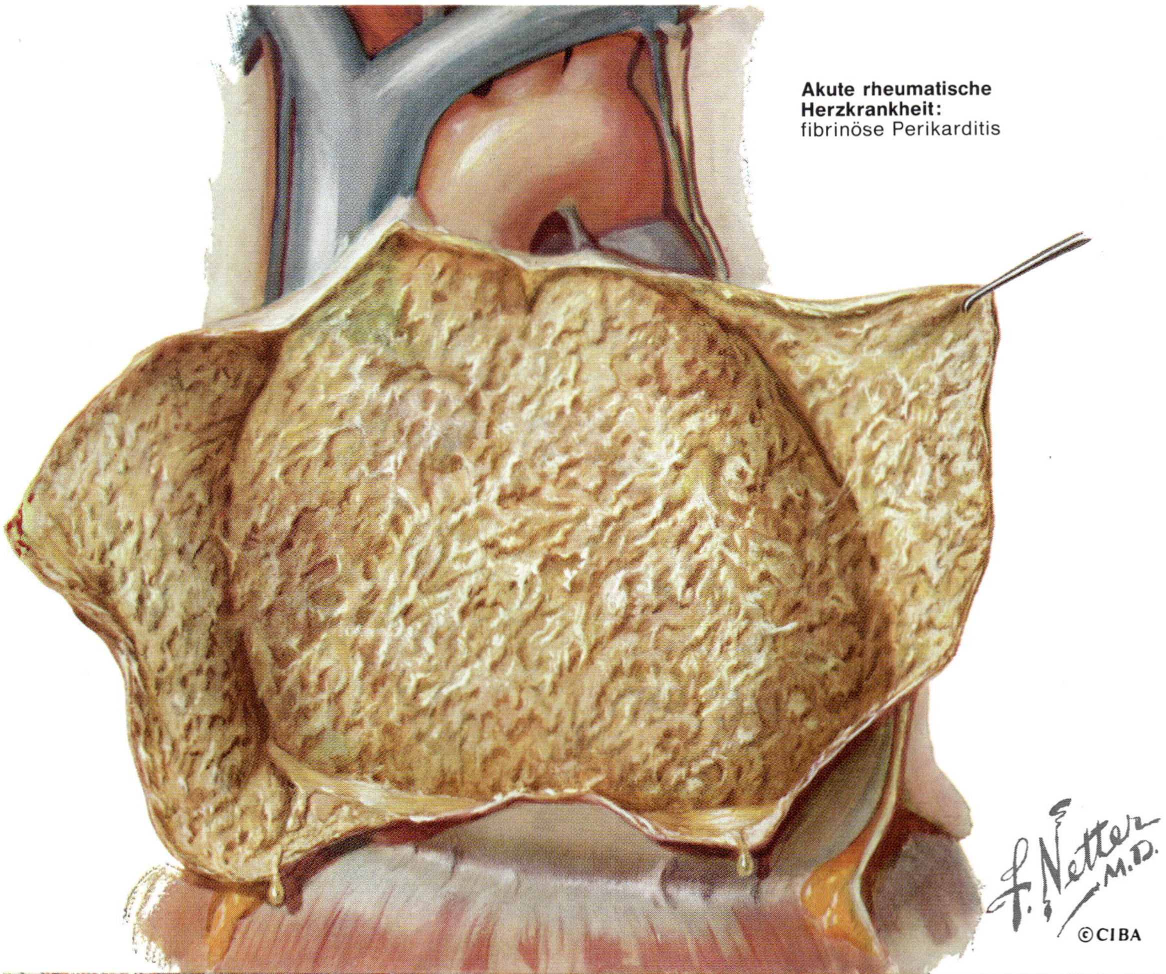

Akute rheumatische Herzkrankheit:
fibrinöse Perikarditis

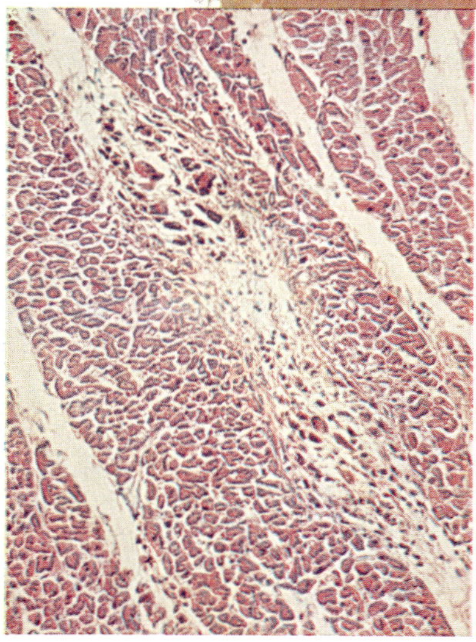

Charakteristische Verteilung von myokardialen Aschoff-Knötchen im interstitiellen Gewebe zwischen Muskelfaszikeln

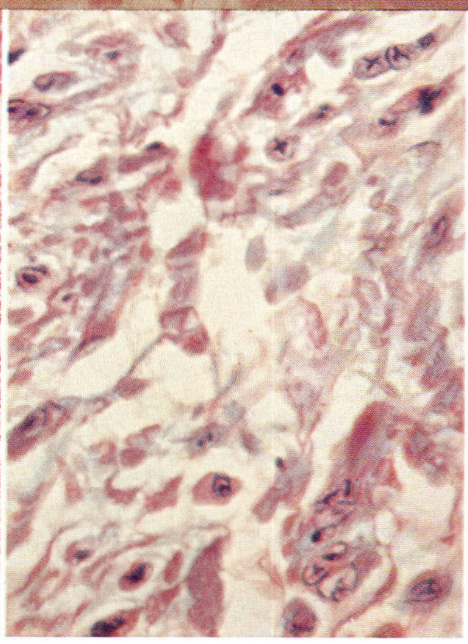

Frühe Veränderungen in Aschoff-Knötchen: Schwellung und Eosinophilie von Kollagen im myokardialen Interstitium

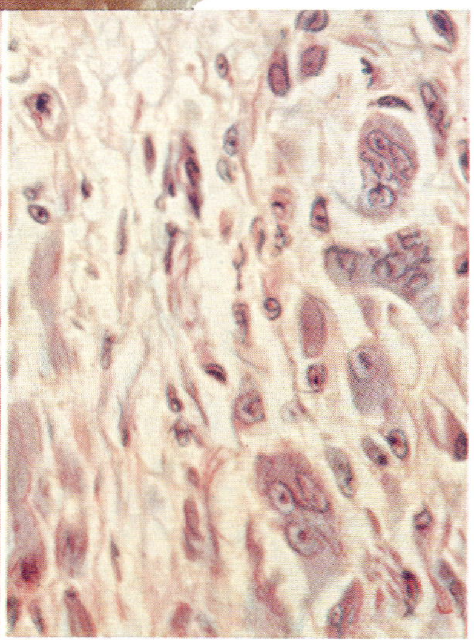

Vollentwickeltes Aschoff-Knötchen: es besteht aus verschiedenen Zellen, darunter Aschoff-Riesenzellen

Die *rheumatische Herzkrankheit* gilt als Komplikation rezidivierender Streptokokkeninfektionen der oberen Luftwege. Der Erreger ist ein *beta-hämolytischer Streptokokkus* der Gruppe A. Seine Abbauprodukte zirkulieren im Körper und lösen im Binde*gewebe* eine als rheumatische Entzündung bezeichnete Reaktion aus. Diese tritt bevorzugt im Herz, an der Haut und an den Gelenksflächen auf. An den beiden letztgenannten Prädilektionsstellen heilt die Entzündung meist durch Resolution ohne Residuen ab. Im Herzen hingegen können rekurrente Luftwegsinfekte zu hochgradigen Veränderungen führen, von denen insbesondere die Herzklappen betroffen sind.

Für das Zustandekommen einer chronischen rheumatischen Herzkrankheit sind rekurrente Infekte Voraussetzung. Jeder rheumatisch-entzündliche Schub durchläuft ein aktives Stadium und heilt dann ab. An den Gelenken manifestiert er sich in einer wandernden Arthritis. An der Haut verursacht er passagere subkutane Knötchen. Am Herzen kann jede größere anatomische Struktur, also Perikard, Myokard, Endokard und besonders die Herzklappen, betroffen sein.

Akute Perikarditis

Die akute rheumatische Perikarditis ist durch eine serofibrinöse Insudation unterschiedlichen Ausmaßes in die Perikardhöhle gekennzeichnet. Ausgedehnte Ergüsse sind *röntgenologisch* an einer gleichmäßigen Vergrößerung des Herzens zu erkennen. Bei der *physikalischen* Untersuchung findet sich ein Perikarderguß. Die Füllungsbehinderung des Herzens und der dadurch entstehende erhöhte Venendruck sind an der Erweiterung der Halsvenen zu sehen.

Die fibrinöse Komponente der akuten rheumatischen Perikarditis zeigt sich anhand der in der Ergußflüssigkeit schwimmenden Fibrinteilchen und anhand der gehäuften Fibrinablagerung am viszeralen (epikardialen) und parietalen Blatt. Das zottige Aussehen nach Abziehen des Perikards hat dazu geführt, daß man bei rheumatischer Perikarditis vom »Butterbrot-Herz« spricht. Dieser makroskopische Befund ist allerdings unspezifisch, da er sich bei allen *fibrinösen Perikarditiden* findet.

Aus dem *histologischen Bild* geht hervor, daß sich während des aktiven Krankheitsgeschehens Fibrin an den Perikardflächen anlagert. Darunter werden Kapillare und Fibroblasten mobilisiert und wachsen nach und nach als Granulationsgewebe in die Fibrinschicht ein.

Im ödematösen Perikard ist eine schwache Leukozyteninfiltration zu beobachten. Die für die akute rheumatische Myokarditis typischen, spezifischen *Aschoff-Knötchen* fehlen im Perikard meist.

Akute Myokarditis

Bei der akuten rheumatischen Karditis ist die spezifische *histologische Veränderung* in der Regel auf das Myokard beschränkt und manifestiert sich in der Form von *Aschoff-Knötchen.* Es handelt sich dabei um reaktive Knötchen im Bindegewebe, die dementsprechend überwiegend um myokardiale Blutgefäße und in den die *Myokardfaszikel* voneinander trennenden Bindegewebsformationen liegen. Die Primärläsion scheint in einer Substanzveränderung von *Kollagen* zu liegen, das offenbar im Sinne einer Koagulation mit *Eosinophilie* umgebaut wird, ein üblicherweise als Fribinoidnekrose bezeichneter Prozeß. Die Knötchen entstehen durch sekundäre Reaktion der Zellen auf den im Kollagengewebe ablaufenden Primärprozeß. An Zellformen finden sich Phagozyten, myokardiale Histiozyten und *mehrkernige Zellen* (Aschoff-Riesenzellen). An den Aschoff-Knötchen ist zunächst nur eine geringe Fibroblastenproliferation festzustellen. Mit zunehmendem Alter der Knötchen finden sich jedoch immer weniger Phagozyten. An ihre Stelle treten Fibroblasten. Am Ende der aktiven Phase bestehen die Knötchen nur noch aus Fasermaterial und enthalten keine Zellen mehr. Der typisch geringe *Muskel*substanzverlust bei der akuten rheumatischen Karditis steht im Gegensatz zu der während dieses Krankheitsstadiums häufig auftretenden Myokardinsuffizienz.

Im Zusammenhang mit einer *primär chronischen Polyarthritis* (rheumatoide Arthritis) ist zwischen drei möglichen Herzaffektionen zu unterscheiden: Die *erste* Form umfaßt alle für die rheumatische Karditis typischen *Veränderungen,* darunter auch den typischen Klappenbefall. Die *zweite* stellt sich als *rheumatoide Granulomatose* des Herzmuskels und/oder der Herzklappen dar. Es handelt sich dabei um herdförmige Läsionen mit einer zentralen käsigen Nekrose, um die radial Fibroblasten angeordnet sind. Sie sind den subkutanen rheumatoiden Granulomen ähnlich und verursachen meist keine Herzinsuffizienz. Als *dritte* Form findet sich eine *Amyloidose* des Myokards. Sie kann zur Herzinsuffizienz führen und ist Teilbild einer systemischen Amyloidose als möglicher Komplikation des Krankheitsverlaufs bei der primär chronischen Polyarthritis.

Rheumatische Herzkrankheit II

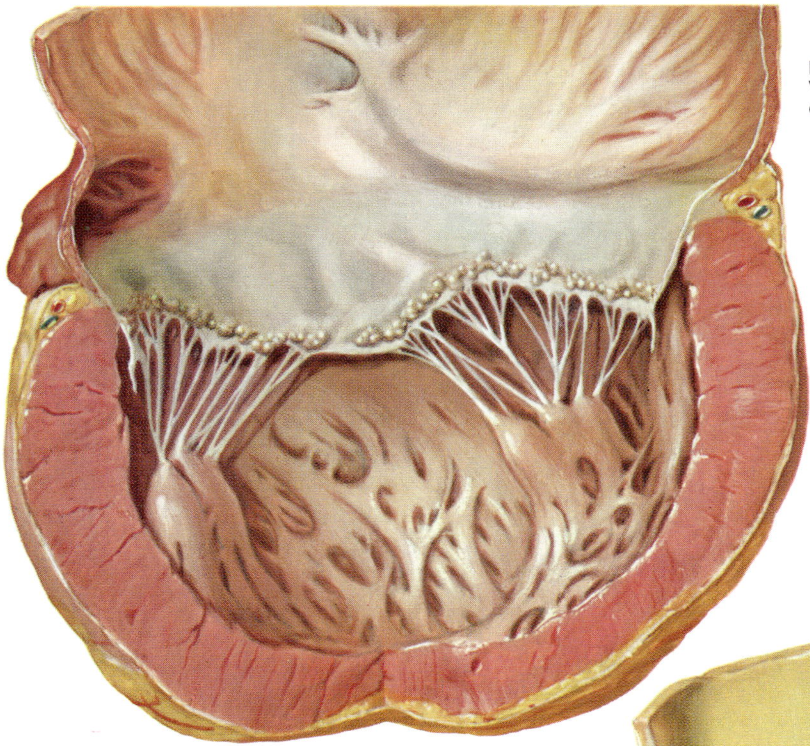

Rheumatische Vegetationen an der Mitralklappe

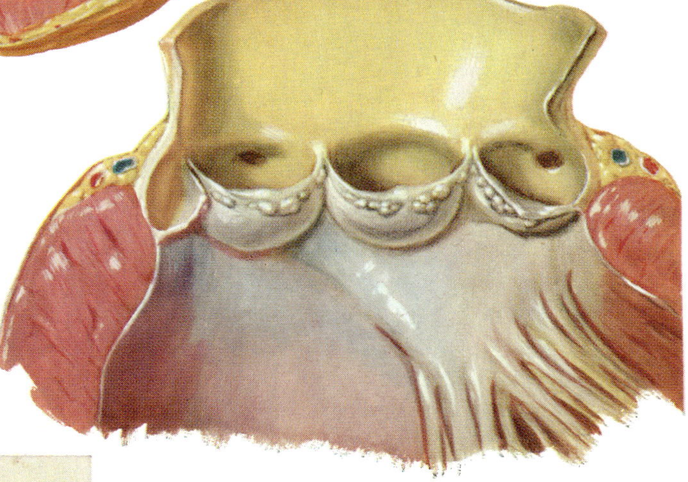

Rheumatische Vegetationen an der Aortenklappe

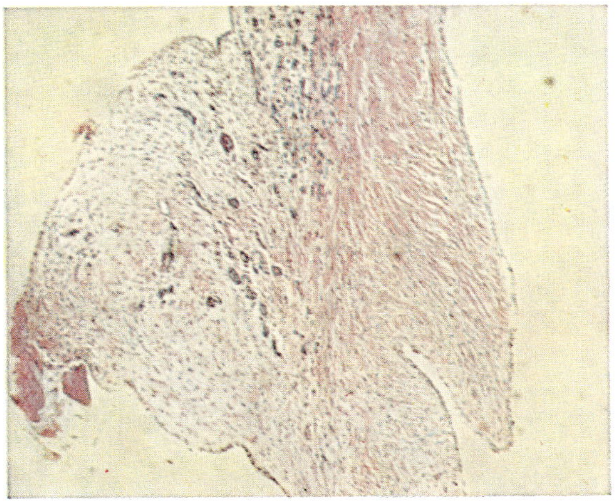

Mikrophotogramm der Mitralklappe bei akuter rheumatischer Endokarditis: Schwellung entlang des Klappenschlußrandes als Ausdruck der abheilenden Vegetationen. Am Scheitelpunkt der Schwellung sitzt noch vegetatives Material auf

F. Netter M.D.
©CIBA

Akuter Klappenbefall

Als Ausdruck eines akuten *rheumatischen* Befalls der Herzklappen treten sehr charakteristische makroskopische Veränderungen auf. Davon sind meist die *Mitral-* und *Aortenklappe* betroffen, die Trikuspidalis ist hingegen nur selten in Mitleidenschaft gezogen und die Pulmonalklappe beim klassischen Bild des rheumatischen Klappenbefalls überhaupt nicht. Als Primärveränderung findet sich offenbar ein Ödem mit geringer leukozytärer Infiltration. Sekundär kommt es infolge des dauernden Insults des ödematösen *Segels* beim Klappenschluß zur Erosion *entlang dem Klappenschlußrand.* Im erodierten Bereich werden dann Fibrin und Thrombozyten abgelagert, wodurch zarte, gelblichbraune, durchscheinende, perlschnurartig angeordnete *Vegetationen* entstehen, die meist auf den Klappenrand beschränkt sind. Sie können von den Atrioventrikularklappen auch auf die Sehnenfäden übergreifen. Charakteristisch für die makroskopischen Veränderungen bei der rheumatischen Endokarditis ist ferner, daß das Klappengewebe und die Sehnenfäden während des akuten Stadiums an sich intakt bleiben und der Klappenapparat kaum verformt wird.

Da die *akute rheumatische Endokarditis* fast durchwegs zusammen mit einer akuten rheumatischen Myokarditis abläuft, findet sich häufig die für die rheumatische Myokarditis typische Ventrikeldilatation.

Während des akuten Stadiums kann neben der rheumatischen Karditis vorübergehend eine Mitralinsuffizienz bestehen. Sie ist eher auf die Myokarditis und die damit zusammenhängende Ventrikeldilatation als auf eine eigentliche Klappenerkrankung zurückzuführen. Ein Befall der Aortenklappe bleibt funktionell wenig wirksam.

Tritt während akuter rheumatischer Karditiden eine Mitralinsuffizienz auf, finden sich an der Hinterwand des linken Vorhofs sog. »jet lesions«. Sie werden auch als MacCallum-Plaques bezeichnet. Man war früher der Auffassung, sie entsprächen der spezifischen Prädilektionsstelle für rheumatisch bedingte entzündliche Prozesse im linken Vorhof. Von dieser Ansicht, daß nämlich die MacCallum-Plaques primäre rheumatisch bedingte Endokarditisherde darstellen, ist man inzwischen abgegangen. Sie gelten heute als reaktiv infolge der Klappenregurgitation zustandekommende »jet lesions«.

Eine akute rheumatische Endokarditis kann entweder das Primärereignis oder einen akut entzündlichen Schub im Rahmen des rezidivierenden Verlaufs darstellen. Davon hängt auch ab, welche strukturellen Veränderungen vorliegen. Selbst beim ersten entzündlichen Schub können bereits Anzeichen eines Heilungsprozesses gegeben sein. In diesem Fall finden sich außer den Vegetationen und den dadurch entstehenden Gewebsreaktionen makroskopisch kaum Veränderungen.

Die Gewebsreaktion auf den ersten Schub zeigt bestimmte charakteristische Merkmale: In den unterhalb der Vegetationen liegenden Klappensegelbereichen werden verschiedene Zellen, darunter Fibroblasten und Makrophagen, pallisadenartig aufgetürmt. In das vegetative Material wachsen Fibroblasten und Kapillare ein und verdrängen die Fibrinmasse. Damit ist das inaktive Stadium erreicht, wo an der Stelle der Vegetationen nun fibröse Knötchen sitzen. Haben die Vegetationen auch auf die Sehnenfäden übergegriffen, *heilt* der entzündliche Prozeß unter Verdickung und gelegentlich Verklebung der Sehnenfäden ab.

Handelt es sich um einen rekurrenten akut entzündlichen Schub, werden die im Vorstehenden beschriebenen charakteristischen Veränderungen auf die Residuen vorangegangener Schübe aufgepfropft. An Residuen finden sich folgende Veränderungen: Verkürzung der Klappensegel, fibröse Verdickung am Klappenschlußrand, Verklebung der Sehnenfäden unterschiedlichen Ausmaßes, Verkürzung der Sehnenfäden und Vaskularisierung der Klappensegel.

Ist ein vorangegangener akut entzündlicher Schub Ursache der Klappeninsuffizienz, findet sich eine der jeweiligen Insuffizienzform entsprechende Vergrößerung der Herzkammern.

Rheumatische Herzkrankheit III

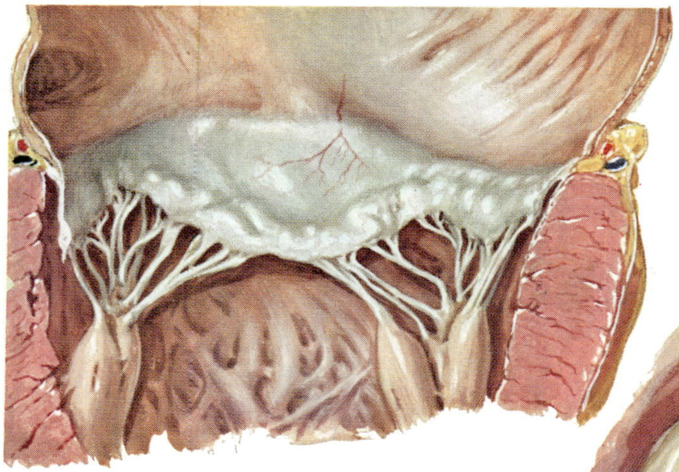

Mitralklappe: teilweise Verschmelzung der Sehnenfäden und Verdickung der Klappensegel an den Kontaktflächen mit einwachsendem Blutgefäß

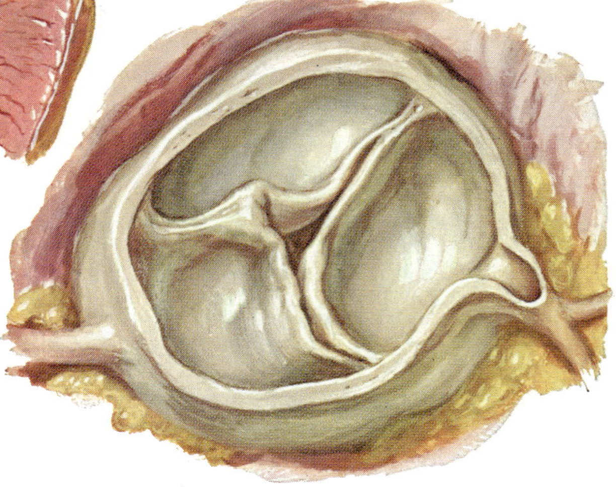

Aortenklappe: Durch Verschmelzung der rechten und hinteren Klappentasche entsteht eine noch funktionstüchtige bikuspidale Klappe

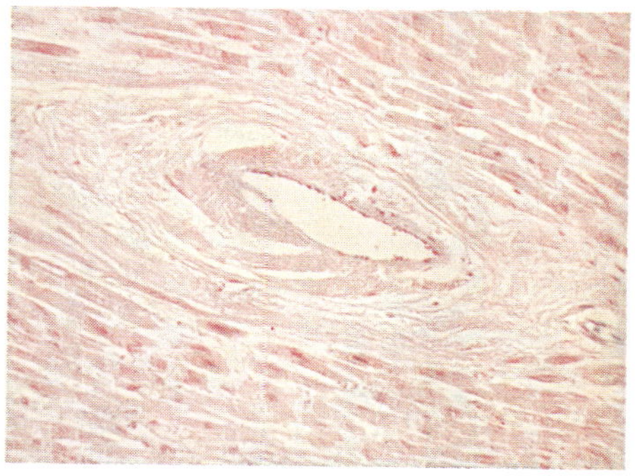

Mikrophotogramm: Knötchen im myokardialen Interstitium als Zeichen eines abgeheilten Aschoff-Knötchens

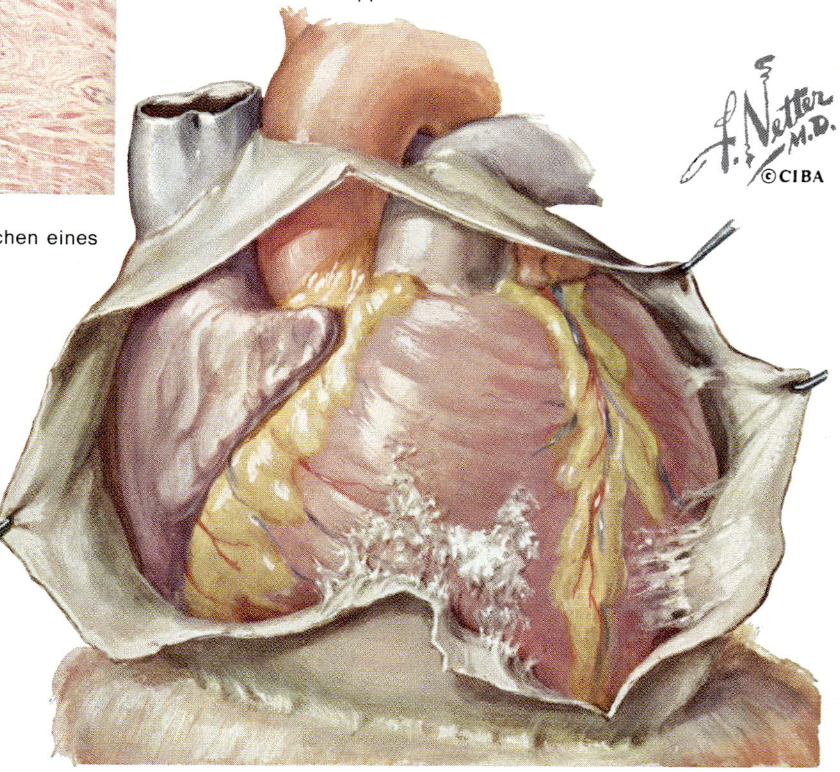

Pericarditis adhaesiva mit Verkalkungsherden

Residuen nach akuter rheumatischer Karditis

Bei einer rezidivierenden akuten rheumatischen Karditis können schwere Residuen zurückbleiben. Sie manifestieren sich in einer Stenose oder Insuffizienz einer oder mehrerer Herzklappen. Manchmal ist der Schaden nur gering, manchmal sind zwar alle Klappen beteiligt, aber nur wenig verändert, manchmal sind ein oder zwei Klappen erheblich verformt. Unabhängig von der spezifischen Klappenschädigung bleiben auch im Myokard und Perikard geringe Veränderungen bestehen.

An der *Mitralklappe* findet sich eine *fibröse Verdickung* entlang des Klappenschlußrandes an jener Stelle, an der die Vegetationen der akuten rheumatischen Endokarditis abgeheilt sind. Am freien Klappenrand ist das Klappensegel oft geringfügig verkürzt, wodurch der Eindruck entsteht, als inserierten die *Sehnenfäden* unmittelbar am freien Klappenrand. Als Zeichen eines abgeheilten rheumatisch entzündlichen Prozesses wachsen oft *Blutgefäße* in die Mitralklappe, im typischen Fall in das vordere Segel, ein. Von der Klappenbasis zieht das Gefäß gegen den freien Klappenrand zu, wo es sich verzweigt. Die Sehnenfäden sind bei erhaltener Klappenfunktion oft geringfügig verkürzt, verdickt und verklebt. Die Klappensegel können entlang der Kommissuren teilweise verschmelzen.

An der Trikuspidalklappe bleiben ähnliche geringfügige Veränderungen bestehen wie an der Mitralklappe.

An der *Aortenklappe* finden sich als unbedeutende Restzustände eine leichte fibröse Verdickung entlang dem Klappenschlußrand, eine Verkürzung der *Klappentaschen* und eine *Verschmelzung* der Kommissuren. Die Verkürzung der Taschenklappen läßt sich daran erkennen, daß bei konventioneller Einsicht in die geöffnete Aortenklappe ein größerer Abschnitt der Sinus Valsalvae sichtbar wird als bei normaler Klappe. Eine Verschmelzung der Aortenklappenkommissuren, bei der noch eine annähernd normale Klappenfunktion gewährleistet ist, bleibt meist auf eine Kommissur begrenzt. Dabei entsteht ein Doppelsegel, das ca. zweimal so breit ist wie das zweite nicht verwachsene Segel. Bei einer derartig veränderten Aortenklappe spricht man manchmal von einer *erworbenen bikuspidalen Klappe*. Sie kann zwar an sich *funktionstüchtig* bleiben und nicht stenosieren, die Klappenöffnung ist jedoch gegenüber der normalen trikuspidalen Aortenklappe behindert. Im späteren Verlauf verkalkt eine derartig veränderte Aortenklappe meist und wird stenotisch.

Als weitere Komplikation bei geringfügigen Residuen nach rheumatischen Klappenfehlern kommen bakterielle Endokarditiden in Betracht, die meist die Mitral- und Aortenklappe befallen.

Bleiben nach rheumatischen Endokarditiden nur geringfügige residuale Klappenveränderungen bestehen, ist meist auch das *Myokard* im großen und ganzen unverändert und zeigt keine Anzeichen einer Hypertrophie. Lediglich kleine myokardiale Narben weisen auf die Existenz von Aschoff-Knötchen hin. Sie stellen sich als gefäß- und zellfreie Bereiche in perivaskulärer Lage dar. Oftmals *heilen die Aschoff-Knötchen* vollständig ab. In diesem Fall ist schwer zu entscheiden, ob es sich bei bindegewebigen Arealen im Herzmuskel einfach um normales Stützgewebe handelt oder um residuale Narben.

Die Residuen nach abgeheilten akuten rheumatischen Perikarditiden führen kaum jemals zu erheblichen Zirkulationsstörungen, gleichgültig wie die Heilung erfolgt. Meist heilen akute rheumatische *Perikarditiden* durch Auflösung der Fibrinablagerungen. Zurück bleibt in diesem Fall ein glattes Perikard ohne Verschwartung. Manchmal bilden sich anstelle des fibrinösen Exsudats entweder fokal oder diffus fibrinöse *Schwarten*. Selbst in den relativ seltenen Fällen, in denen das gesamte Perikard verschwartet ist, bleiben die Schwarten verhältnismäßig dünn und beengen das Herz nicht. Gelegentlich lagern sich bei fibröser Obliteration des Perikardsacks *fokal Kalkplättchen* in die Schwarten ein. Auch dadurch entsteht jedoch für das Herz keine Beengung.

Rheumatische Herzkrankheit IV

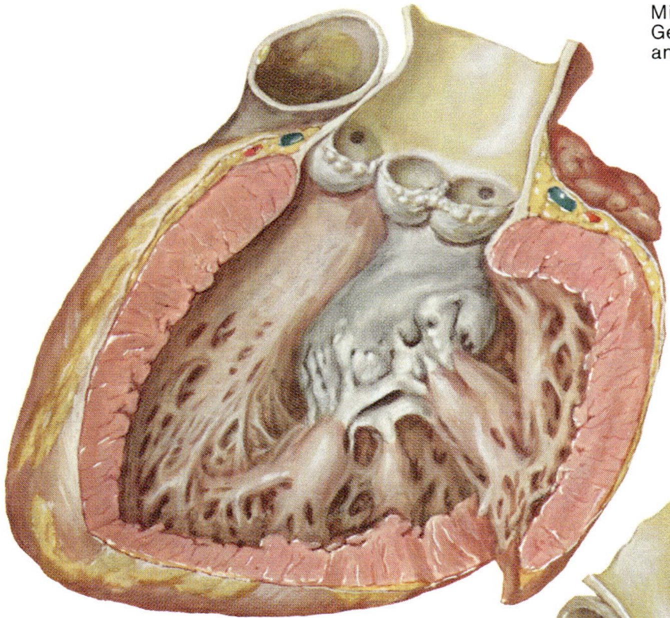

Mitralstenose: Ansicht von unten links. Geringfügige rheumatische Veränderungen an der Aortenklappe

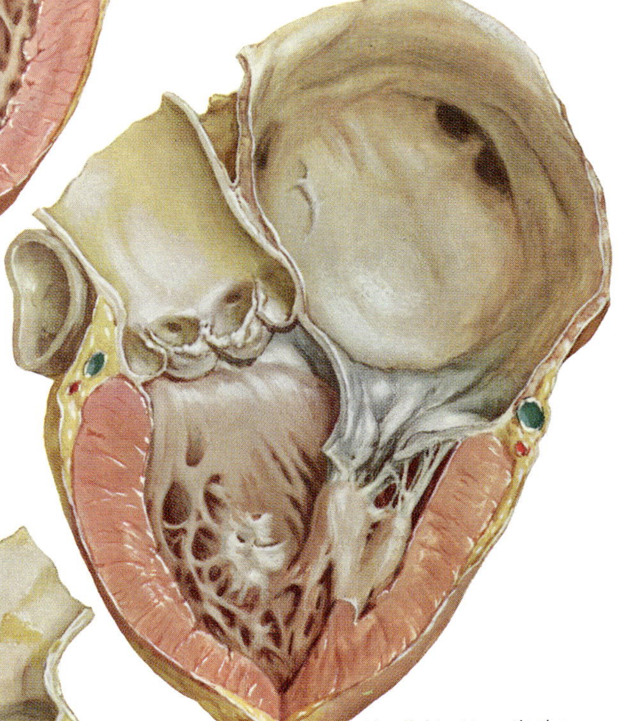

Verdickte stenotische Mitralklappe: typische Konvexität des vorderen Segels, Vergrößerung des linken Vorhofs, »jet lesions« an der Wand des linken Ventrikels

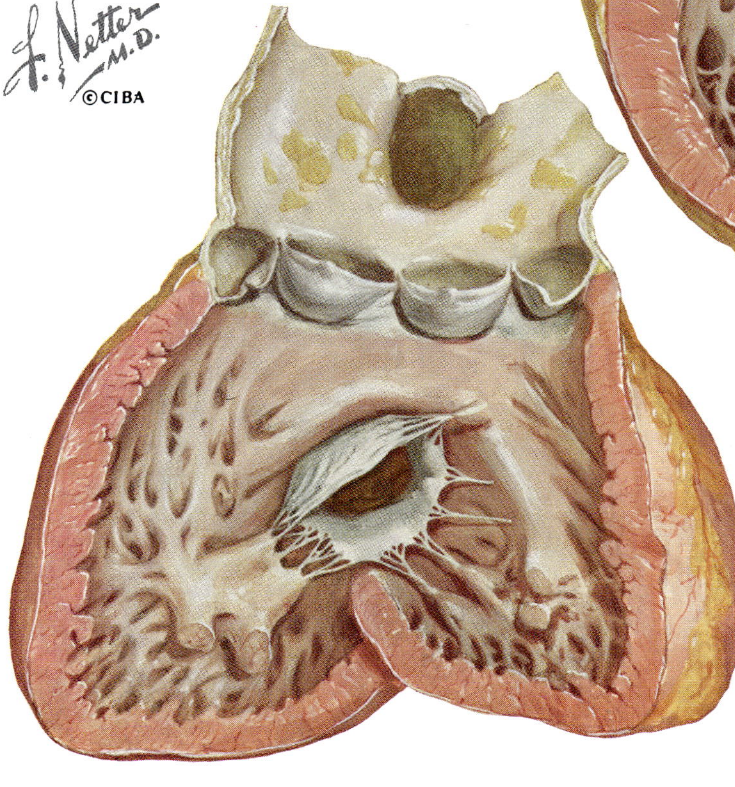

F. Netter M.D. ©CIBA

Vergrößerung und Hypertrophie des rechten Ventrikels infolge einer Mitralstenose; Weiterstellung und Wandverdickung der Pulmonalarterie, eingestreute atheromatöse Plaques

Mitralstenose: pathologische Anatomie

Die Mitralstenose ist die häufigste nach wiederholten Schüben von *rheumatischem Fieber* auftretende Schädigung des Herzens. Sie stellt anatomisch den Kulminationspunkt rekurrenter Schübe dar, der mit einer hochgradigen Verformung und Obstruktion der *Klappe* erreicht ist. Durch das Abheilen der rheumatischen Vegetationen am Klappenrand kommt es nicht nur zur fibrösen *Verdickung* der Klappensegel, sondern auch zur Verklebung der Segel an den Kommissuren und zu Veränderungen an den Sehnenfäden. Die Sehnenfäden verschmelzen nach Abheilen der an ihrer Oberfläche sitzenden Vegetationen, wodurch die zwischen ihnen bestehenden Durchgänge obliterieren. Bei intakter Mitralklappe strömt Blut nicht nur durch die Durchgänge zwischen den Papillarmuskeln, sondern auch zwischen den seitlich von den Papillarmuskeln angeordneten Sehnenfäden. Verschmelzen nun die Sehnenfäden, gehen diese sekundären Durchgänge verloren.

Die Sehnenfäden werden durch rekurrente entzündliche Schübe überdies verkürzt. Dadurch entsteht an den Klappensegeln ein starker Zug nach unten. Die jeder Kommissur zugeordneten Sehnenfäden sind fächerförmig angeordnet und inserieren an ihrem unteren, also der Basis des Fächers entsprechenden Ende an den Klappensegeln, an ihrem oberen Ende an den Papillarmuskeln. Wenn nun die Sehnenfäden kürzer werden und die Klappensegel nach unten ziehen, verringert sich die Distanz zwischen dem Klappenrand und den Kuppen der Papillarmuskel. Dabei treten die Segel näher aneinander, so daß beim Abheilen der rheumatischen Vegetationen ein Verschmelzen an den Kommissuren begünstigt wird. Die Verkürzung der Sehnenfäden und die dadurch entstehende Fixierung der Klappensegel spielt wahrscheinlich bei der Restenosierung der Klappe nach einer Kommissurotomie eine ausschlaggebende Rolle.

Neben den bereits beschriebenen Veränderungen findet sich an der *stenotischen Mitralklappe* als typische Schädigung ferner eine Verformung des *vorderen Segels*. Sie manifestiert sich in einer gegen den Vorhof gerichteten *Konvexität*. Bei nicht verkalter Klappe wölbt sich das Segel an der konvexen Stelle während der linksventrikulären Diastole durch den über dem linksventrikulären Druck liegenden linken Vorhofdruck wahrscheinlich gegen den Ventrikel vor. Dies könnte die Grundlage für den Mitralöffnungston sein, der zu Beginn der Diastole auftritt und als klassisches Zeichen der Mitralstenose gilt. Während der Ventrikelsystole wird das deformierte Segel gegen den Vorhof gedrückt und legt sich an die Basis des hinteren Mitralsegels an. Dadurch wird eine Regurgitation durch die Klappe verhindert.

Die Mitralstenose wird funktionell primär als Strömungsbehinderung an der Klappe wirksam.

Dadurch steigen die Drücke im linken Vorhof, im gesamten Lungenstrombett und im rechten Ventrikel. Diese funktionellen Veränderungen führen sekundär zu strukturellen Veränderungen, die die *klinische Diagnose* erleichtern. Zu diesen sekundären Veränderungen zählen die *Vergrößerung des linken Vorhofs* und der großen *Pulmonalarterien* sowie die Hypertrophie des *rechten Ventrikels*.

Der Druck im linken Vorhof übersteigt den enddiastolischen Druck im linken Ventrikel. Dadurch und infolge des engen Mitralostiums strömt das Blut wie ein Preßstrahl durch die Mitralklappe. An jenen Stellen, wo der Preßstrahl auf die *Wand des linken Ventrikels* auftrifft, können sogenannte »jet lesions« entstehen.

Bei einer wirksamen Mitralstenose ist das Herzminutenvolumen verringert und bei erhöhtem Sauerstoffbedarf des Gewebes nicht steigerungsfähig. Die Sauerstoffausschöpfung aus dem Kapillarblut ist bei Belastung und in schweren Fällen selbst in Ruhe gesteigert. Dadurch entsteht die für Mitralstenosekranke typische erhöhte arteriovenöse Sauerstoffdifferenz.

Das geringe Herzzeitvolumen bei Mitralstenosekranken zeigt sich in der Größe des linken Ventrikels und der Aorta. Die Höhle des linken Ventrikels ist kleiner als normal, die Wandung dünner, das Aortenlumen enger.

Rheumatische Herzkrankheit V

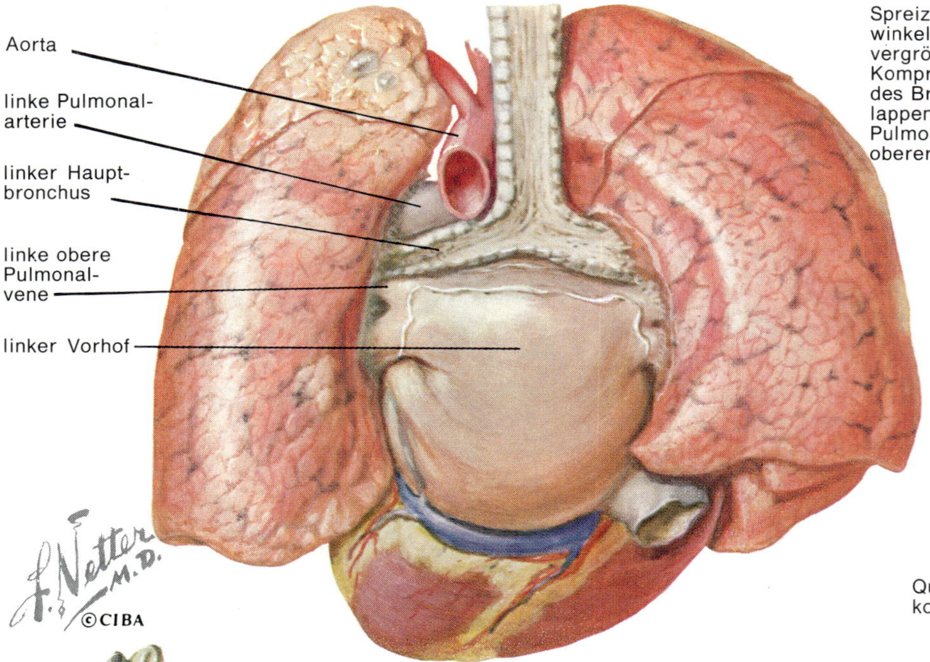

Spreizung des Gabelungswinkels der Trachea durch den vergrößerten linken Vorhof: Kompression und Obstruktion des Bronchus im linken Oberlappen zwischen linker Pulmonalarterie und linker oberer Pulmonalvene

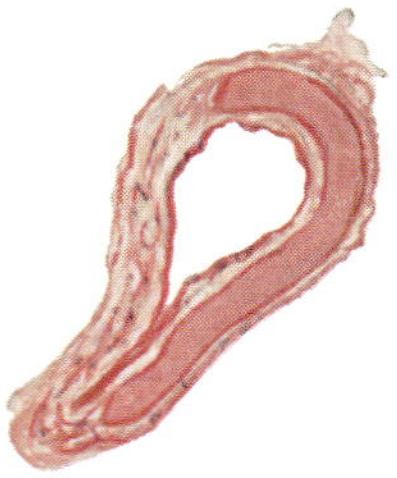

Querschnitt durch den komprimierten Bronchus

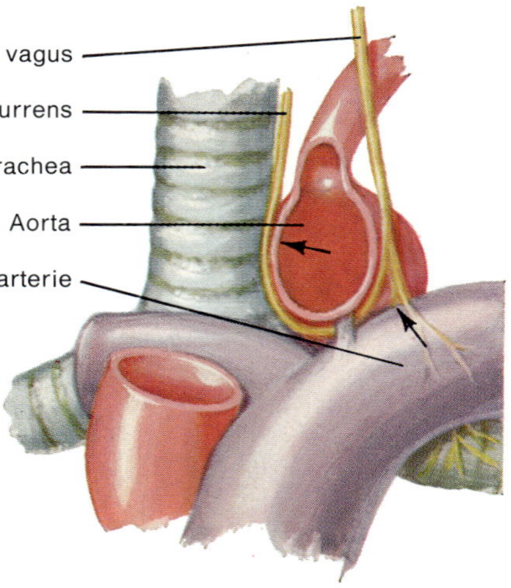

Kompression des linken N. laryngeus recurrens zwischen Trachea und Aorta, die durch die vergrößerte und prall gefüllte linke Pulmonalarterie zur Seite gedrängt wurde

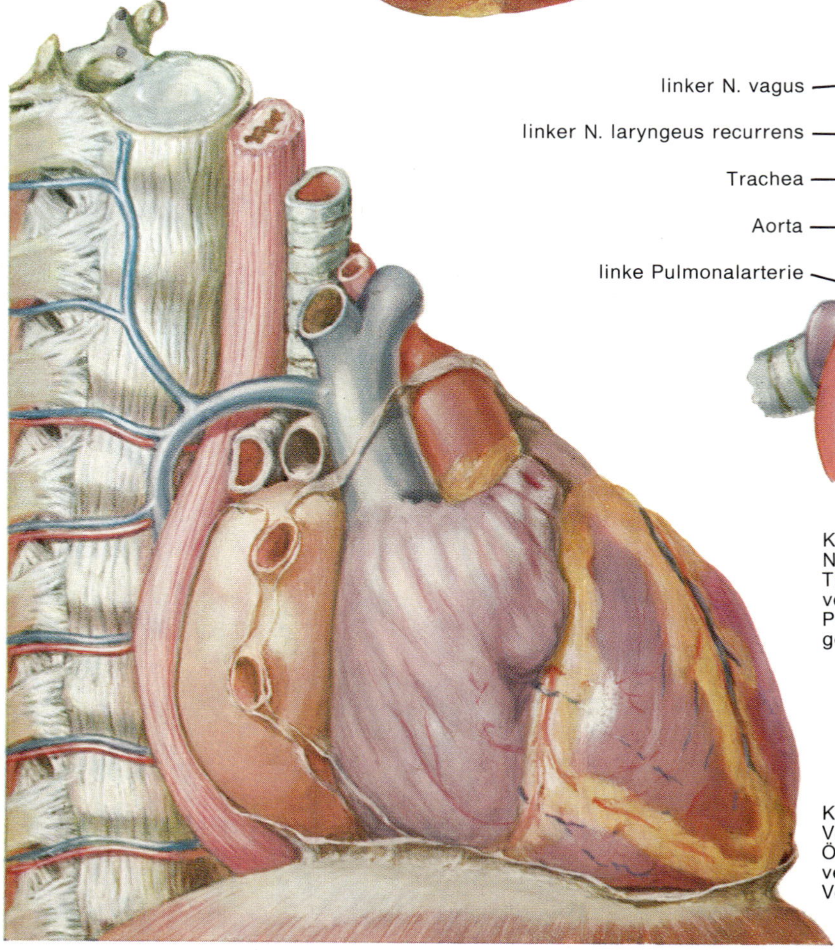

Kompression und Verdrängung des Ösophagus durch vergrößerten linken Vorhof

Mitralstenose: sekundäre anatomische Veränderungen

Die Mitralstenose wird primär funktionell in einer Strömungsbehinderung an der Klappe wirksam. Dadurch steigt der Druck im *linken Vorhof,* im gesamten Lungenstrombett und im rechten Ventrikel. Dies verursacht verschiedene sekundäre anatomische Veränderungen. An erster Stelle stehen dabei eine Hypertrophie und *Vergrößerung* des linken Vorhofs. Auch der rechte Ventrikel hypertrophiert, er bleibt jedoch meist normal groß. Ist der rechte Ventrikel vergrößert, liegt die Ursache wahrscheinlich in einer Stauungsinsuffizienz. Eine Vergrößerung des rechten Ventrikels kann zur Dilatation des Trikuspidalostiums und zur sekundären Trikuspidalinsuffizienz führen.

Als weitere bedeutsame sekundäre Veränderung findet sich eine *Dilatation* der größeren *Lungenarterien.* Sie kommt infolge der pulmonalen Hypertension zustande, die auch Ursache für die Verstärkung des 2. Herztons im Pulmonalareal und für die Arteriosklerose der Lungenarterien ist.

Der linke Vorhof liegt unterhalb der *Bifurkation der Trachea.* Sein superiorer Abschnitt ist von den inferioren Anteilen der beiden Hauptbronchi daher nur durch zwei Strukturen getrennt, nämlich den tracheobronchialen Lymphknoten und dem Perikard. Die Bifurkation der Trachea liegt im Bogen über dem linken Vorhof. Kommt es nun aus irgendeiner Ursache, z.B. infolge einer Mitralstenose, zur Dilatation des linken Vorhofs, wird der Gabelungswinkel der Trachea größer.

Ursache dafür ist in erster Linie eine Verlagerung des *linken Hauptbronchus* nach oben. Seine Verdrängung wird durch die enge anatomische Beziehung zur *linken oberen Pulmonalvene* begünstigt. Die *Vergrößerung des Gabelungswinkels* der Trachea kommt im *Röntgenbild* zur Darstellung. Sie dient als Maß für die Beurteilung der *Größenzunahme des linken Vorhofs.*

Im Gefolge einer Mitralstenose kann es auch zur *Kompression der Bronchi* kommen. Auch hiervon ist der linke Hauptbronchus stärker betroffen als der rechte. Bei extremer Kompression stellt sich der normalerweise gerundete untere Rand des linken Hauptbronchus als scharfe Kante dar. Die kompressionsbedingte Behinderung der Luftwege führt zu wiederholt auftretenden pulmonalen Infekten. Diese Begleiterscheinung der Mitralstenose ist mitverantwortlich für die Dyspnoe, einem häufig bei Kranken mit Herzklappenfehlern auftretenden *Symptom.*

Infolge der Lähmung des linken Stimmbandes kommt es bei Mitralstenosepatienten gelegentlich zu Heiserkeit. Sie ist als *Zeichen* einer infolge der mitbestehenden pulmonalen Hypertonie zustandekommenden Komplikation zu werten, da sie auch in Zusammenhang mit anderen Herzkrankheiten auftritt, bei denen eine pulmonale Hypertension besteht. Die Stimmbandlähmung links ist eigentlich Folge der Weiterstellung der arteriellen Strombahnen in der Lunge. Aortenbogen und *linke Pulmonalarterie* liegen in einem C-förmigen Raum, der in der Mitte von der linken Seite der *Trachea,* nach unten zu vom linken Hauptbronchus und nach lateral vom *Bronchus des linken Oberlappens* begrenzt wird. Wenn in diesem begrenzten Raum die linke Pulmonalarterie weiter wird, drückt sie den Aortenbogen gegen die linke Seite der Trachea. In diesem Bereich zieht der *linke N. laryngeus recurrens* um den unteren *Aortenabschnitt* herum nach kranial. Die Kompression dieses Nerven zwischen Trachea und Aortenbogen ist offenbar Ursache der Stimmbandlähmung.

Die Vergrößerung des linken Vorhofs ist ein wichtiges diagnostisches *Zeichen* für die Mitralstenose. Der linke Vorfhof kann dabei weiter nach rechts reichen als der rechte. Das ist klinisch im *Röntgenbild* an zwei Befunden zu ersehen, nämlich der *Verdrängung des Ösophagus* und der Darstellung einer den beiden Vorhöfen entsprechenden Doppelkontur. Da der linke Vorhof dem Ösophagus nahe anliegt, verdrängt er bei einer Größenzunahme den Ösophagus nach hinten, bei extremer Vergrößerung auch nach lateral, und zwar meist nach rechts.

Rheumatische Herzkrankheit VI

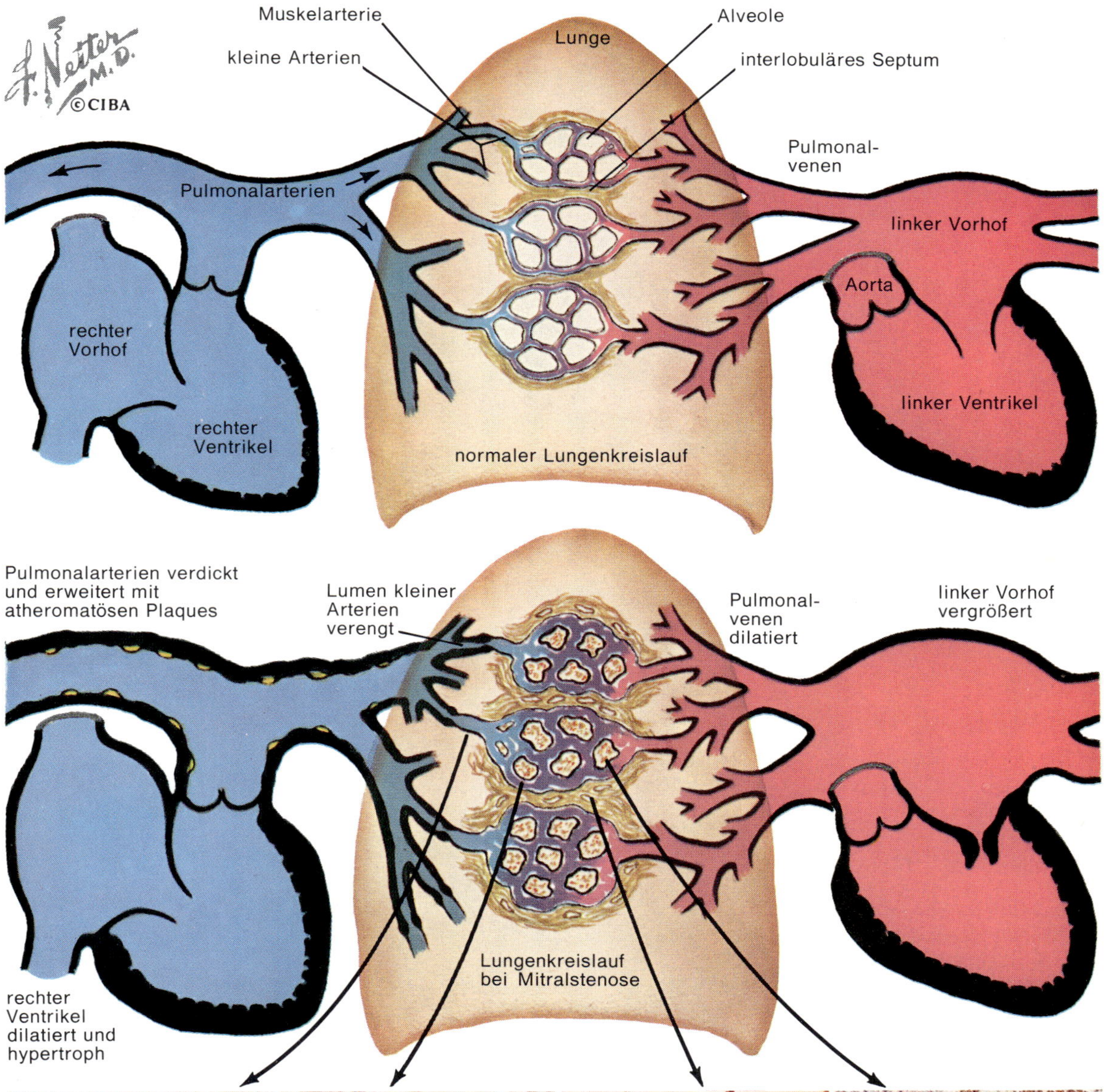

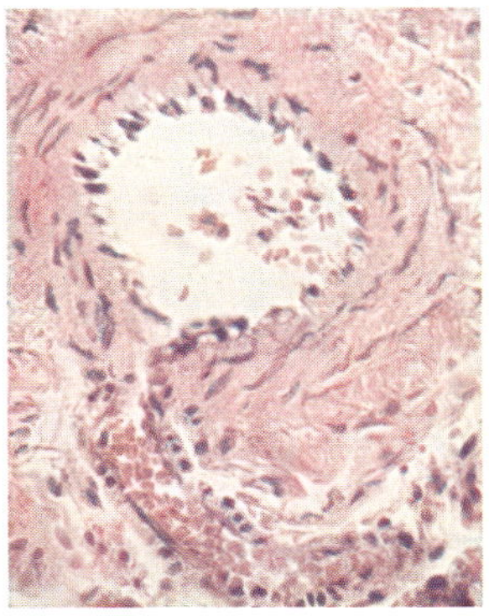
Hypertrophie der A. muscularis und Arteriole mit Sphinkter dazwischen (× 270)

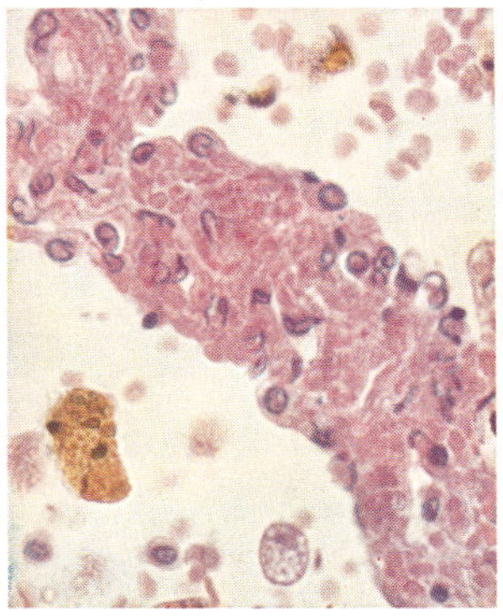
Alveolarwandung: dilatiert, Kapillarschlängelung, kubisches Epithel (× 400)

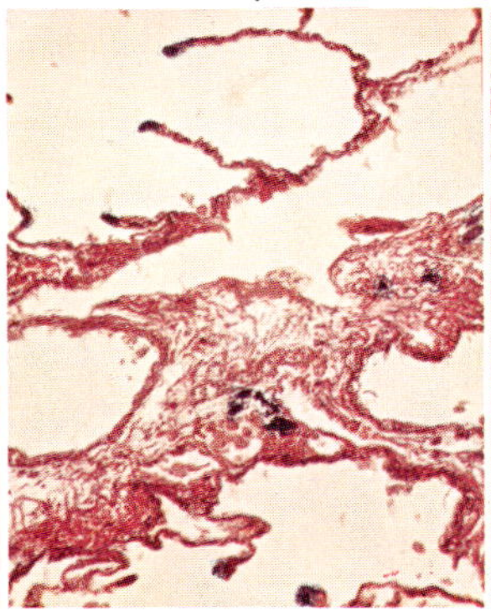
interlobuläres Septum: verdickt mit dilatierten Lymphgefäßen (× 75)

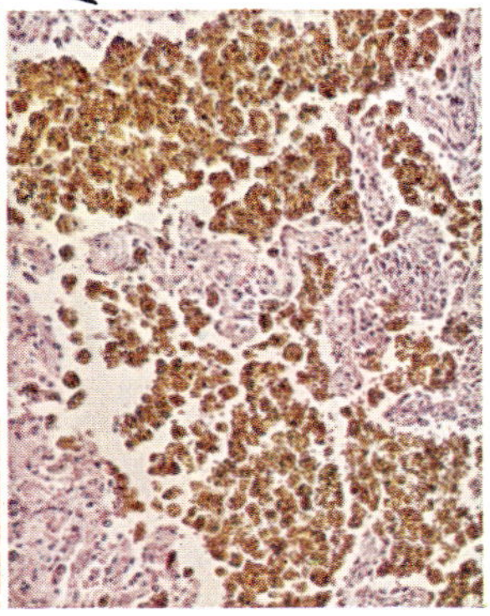
Alveolarräume mit hämosiderotischen Einlagerungen (× 90)

Mitralstenose: sekundäre Veränderungen in der Lunge

Das durch die *Stenose* gegebene Strömungshindernis an der *Mitralklappe* bewirkt einen Druckanstieg im gesamten Lungenstrombett und im *rechten Ventrikel.*

Normalerweise herrscht im Lungenstrombett ein geringer Druckabfall im Gebiet der Arteriolen. Die kleinkalibrigen und dünnwandigen *Arterien und Arteriolen der Lunge* sind nicht imstande, einen starken Gefäßtonus zu erzeugen. Bei Mitralstenose kommt es jedoch in den kleinen arteriellen Gefäßen zu einer *Mediahypertrophie,* und die Gefäße können in größerem Maße den erhöhten Druck abfangen. Dadurch stellt sich in der Lunge eine größere arteriovenöse Druckdifferenz ein.

Der Lungenkapillardruck wird durch den Widerstand bestimmt, der sich dem aus dem Lungenstrombett ausströmenden Blut entgegenstellt (stenotische Mitralklappe), und durch das in das Lungenstrombett einströmende Blutvolumen. Wird im Lungenkapillarbett ein bestimmter hydrostatischer Druck erreicht, kann es zur Ödembildung in der Lunge kommen.

Wahrscheinlich wird das in die Lunge fließende Blutvolumen durch die Weite der Arteriolen bestimmt. Eine pulmonale Vasokonstriktion bei Mitralstenose kann als Schutzmechanismus gegen die Entwicklung eines Lungenödems gewertet werden.

Welcher Mechanismus die Gefäßweite der kleinen Lungenarterien reguliert, ist nicht bekannt. Möglicherweise wird in Abhängigkeit vom Lungenkapillardruck in den kleinen Lungenarterien eine sich dauernd ändernde Gefäßverengung bewirkt.

Die Tonuserhöhung der Gefäße spielt bei einer Tachykardie eine wichtige Rolle. Die Tachykardie verkürzt die diastolische Füllungsphase und bewirkt bei Vorliegen einer Mitralstenose eine Retention von Blut im *linken Vorhof* sowie im *Lungenvenen-* und Lungenkapillarbett. Strömt weniger Blut in das Kapillarbett ein, sinkt der Kapillardruck unter jenen Wert, der sich ohne Regulation einstellen würde. Bei Vorliegen einer Tachykardie kann das Zustandekommen eines Lungenödems also einem Ausfall der Schutzfunktion der kleinen Lungenarterien zugeschrieben werden.

An Strukturveränderungen findet sich im Lungenstrombett in erster Linie eine *Mediaverdickung,* die in allen Gefäßen, auch in den größeren Arterien und Venen, auftreten kann. In den kleinen Venen, Arterien und Arteriolen kann es zu einer fibrösen Intimaverdickung kommen. Diese Veränderungen sind jedoch unspezifisch und stehen nicht mit den charakteristischen *arteriosklerotischen Veränderungen* in den großen Lungenarterien in Zusammenhang. Die fibröse Intimahypertrophie bewirkt eine unterschiedliche *Lumenverengung* der kleinen Lungenarterien. Hochgradige Veränderungen sind meist auf wenige Gefäße beschränkt. Dies erklärt, warum bei Lungengefäßveränderungen im Zusammenhang mit einer Mitralstenose ein Sinken des pulmonalarteriellen Druckes nach Behebung der Stenose nicht ausgeschlossen ist.

Bei Mitralstenosen finden sich neben der Weiterstellung der *Lungenkapillaren* auch bedeutsame Veränderungen im Lungenparenchym, z.B. *kubische Zellen* in der Epithelauskleidung der *Alveolen,* Fibrose der *Alveolenwandung,* Organisation eines fibrinösen Exsudats in den Alveolärräumen, gelegentliche Spiculae in den Alveolärräumen, Dilatation der pulmonalen *Lymphgefäße* und *Hämosiderose.*

Die Dilatation der pulmonalen Lymphgefäße zeigt sich besonders in der viszeralen Pleura und in den *interlobulären Septen.* Sie verursacht wahrscheinlich die im *Röntgenbild* von Mitralstenosekranken sichtbaren Kerley-Linien im Unterlappen. Möglicherweise ist sie Ausdruck der für die Mitralstenose postulierten Umleitung von Blut aus den Lungen in das rechte Herz über Lymphgefäße.

Die Hämosiderose ist offenbar Folge eines wiederholten Blutaustritts aus den alveolären Kapillaren. Sie entsteht durch Akkumulation von Makrophagen mit eisenhaltigem Pigment in den Alveolen. Die Makrophagenanhäufung verleiht der Lunge im *Röntgenbild* ein fleckiges Aussehen und gilt als weiteres *klinisches Zeichen* der Mitral*stenose.*

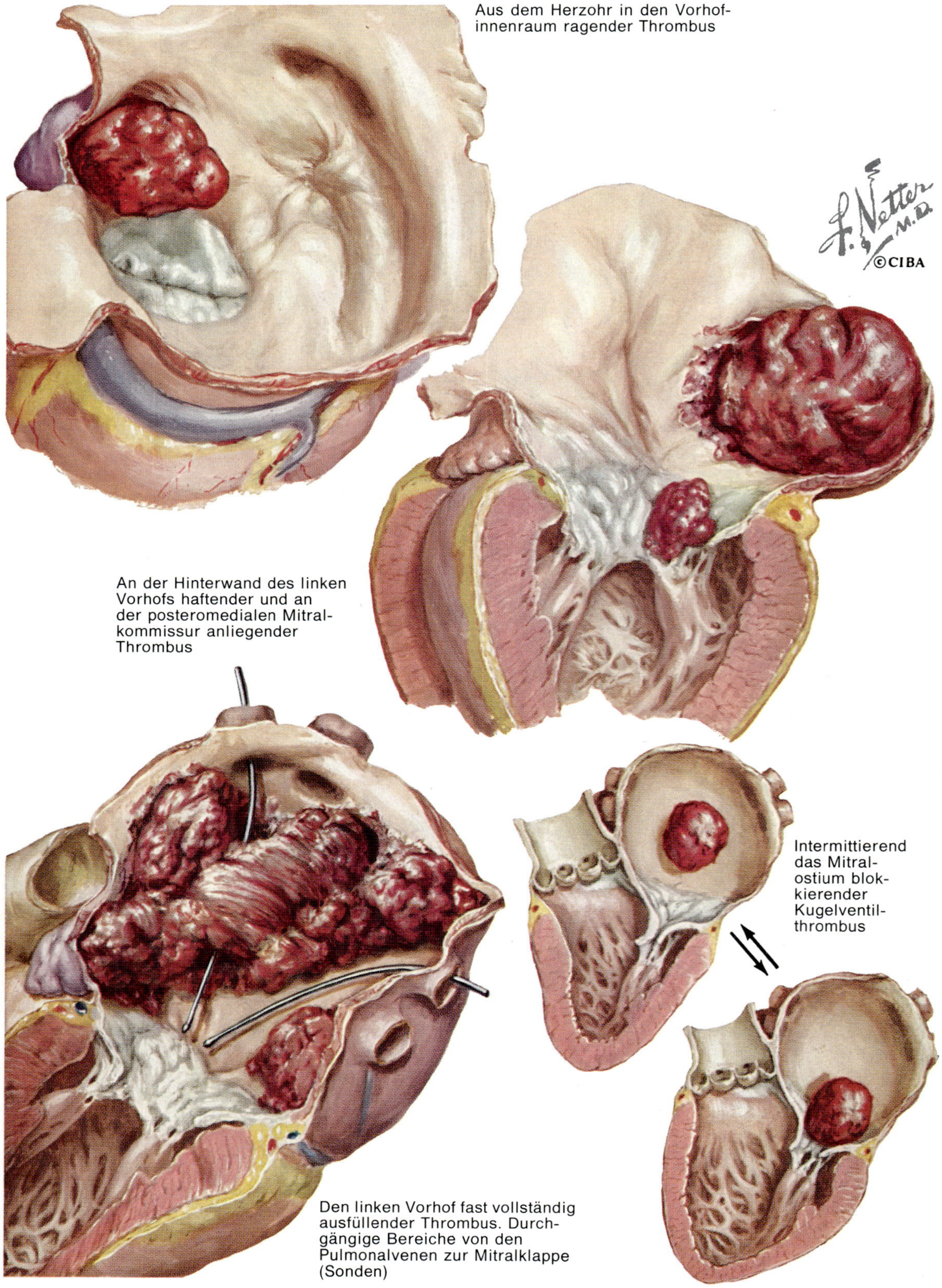

Mitralstenose: thrombembolische Komplikationen

Thrombembolische Komplikationen zählen zu den schwerwiegendsten Folgeerscheinungen einer Mitralstenose. Sie beginnen mit einer Thrombosierung im *linken Vorhof,* die häufig sekundär zur systemischen Embolie führt. Bei der Mitralstenose ist der linke Vorhof besonders anfällig gegenüber einer Thrombosierung, da er während der Herzaktion nicht vollständig entleert wird. Dies gilt besonders bei Vorhofflimmern. In diesem Fall kommt es wesentlich häufiger zur Thrombosierung und zur Embolie in den Körpergefäßen als bei Mitralstenosen mit intaktem Sinusrhythmus.

Bei Mitralstenosen bilden sich Thromben bevorzugt an zwei Stellen im *linken Vorhof,* und zwar im linken Herzohr und an der *Hinterwand* unmittelbar oberhalb des *hinteren Mitralsegels.* Bei aurikulärer Lokalisation bleibt der Thrombus entweder auf das Herzohr beschränkt oder *breitet sich* in den eigentlichen Vorhofinnenraum *aus.* In letzterem Fall kann es zur Organisation des Thrombus kommen, der sich dann an der Vorhofwand *festsetzt.* Häufiger ragt jedoch der Thrombus aus dem Herzohr in den Vorhofinnenraum vor und kann sich nicht an die Vorhofwand anheften. Dabei können leicht Teile abreißen, so daß in diesem Fall eine erhöhte Emboliegefahr besteht.

An der Hinterwand des linken Vorhofs setzen sich Thromben nicht so häufig ab wie im Herzohr. Ursache für die Bevorzugung des posterioren Wandabschnittes ist offenbar eine lokale Schädigung durch den bei mitbestehender geringgradiger Mitralinsuffizienz als Preßstrahl gegen die Vorhofwand aufprallenden Blutstrom.

Es sind Mitralstenosefälle bekannt, bei denen der linke Vorhof nahezu vollständig von Thromben ausgefüllt wird. Aber selbst bei massiver Thrombosierung bleiben Durchgänge offen, denn das thrombotische Material setzt sich an bestimmten charakteristischen Orten an. Bei erhaltenem Einstrom von den *Pulmonalvenen* in den linken Vorhof bleiben jene Wandbezirke ausgespart, entlang welchen Blut aus den Pulmonalvenen zur Mitralklappe strömt. Für eine massive Thrombosierung des linken Vorhofs sind verschiedene Faktoren maßgebend: (1) eine hochgradige Mitralstenose, (2) ein über dem Durchschnitt liegendes Alter, (3) die Wahrscheinlichkeit einer Verkalkung der Wand des linken Vorhofs und (4) das Vorliegen einer unbeeinflußbaren Stauungsinsuffizienz.

Bei hochgradigen Mitralstenosen und im fortgeschrittenen Alter können Veränderungen an der Wand des linken Vorhofs auftreten, die zu einer massiven Thrombusbildung prädisponieren. Dazu zählen fibröse Verdickung des Endokards und Wandverkalkung. Bei *röntgenologischen* Anzeichen einer Verkalkung des linken Vorhofs ist eine massive Thrombosierung zu erwarten.

Bei der häufig in Kombination mit einer massiven Thrombosierung des linken Vorhofs bestehenden unbeeinflußbaren Stauungsinsuffizienz wirken wahrscheinlich mehrere Faktoren zusammen, z.B. der Schweregrad der Mitralstenose und das fortgeschrittene Alter des Patienten. Letzteres kann insofern für das Zustandekommen einer Myokardinsuffizienz eine Rolle spielen, als die Grundkrankheit ja schon lange Zeit bestehen kann. Massive Thromben füllen einen Großteil des linken Vorhofs aus und schaffen so neben dem primären Hindernis an der stenotischen Mitralklappe ein weiteres Strömungshindernis.

Rheumatische Herzkrankheit VIII

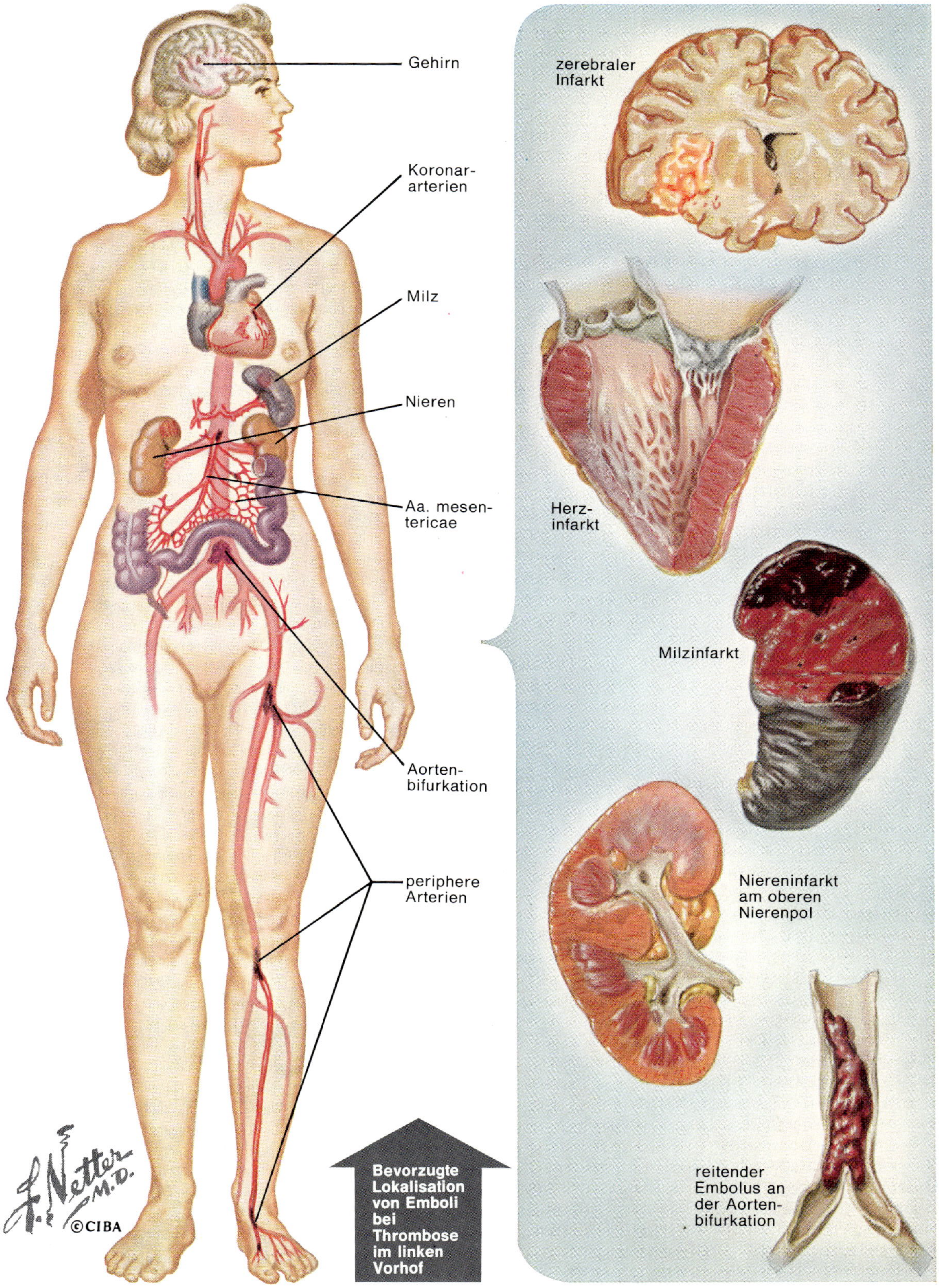

Mitralstenose: thrombembolische Komplikationen

Als weitere *thrombembolische Streuquelle* kommt die *Thrombusbildung* an der Mitralklappe in Betracht. Davon sind bei verkalkter Klappe eine oder aber auch beide *Kommissuren* betroffen (S. 174). Aus diesen Prädilektionsstellen ist zu schließen, daß bei der Thrombosierung der Mitralklappe die Absprengung von verkalktem Klappenmaterial eine Rolle spielt. Dadurch wird die veränderte, nicht endothelialisierte Klappensubstanz dem Blutstrom ausgesetzt, so daß sich daran bevorzugt ein Thrombus absetzen kann. Durch eine Thrombusbildung an der Mitralklappe wird der Schweregrad der Mitralstenose verstärkt.

Als Sonderform ist im *linken Vorhof* ein *Thrombus* bekannt, der sich von seiner Entstehungsstelle (meist dem linken Herzohr) abgelöst hat und nun frei im linken Vorhof schwebt. Dabei nimmt er mehr und mehr eine gerundete bis ovale Form an. Ein derartiger Thrombus kann in das *Mitralostium* eintreten, ist aber infolge seiner Größe nicht imstande, die stenotische Klappe zu passieren, sondern blockiert sie als Kugelventil (S. 174). Dadurch kommt es zu Bewußtseinsverlust und gelegentlich zum Tod. In der Regel wird der Thrombus jedoch durch die Lageveränderung des Patienten bei Eintritt des Bewußtseinsverlusts aus seiner Verankerung im Mitralostium gerissen. Dadurch wird die Zirkulation wieder in Gang gesetzt, und der Patient erlangt das Bewußtsein wieder. Sind bei Mitralstenosekranken *klinisch* wiederholt Ohnmachtsanfälle zu beobachten, besteht begründeter Verdacht auf das Vorhandensein eines Kugelthrombus. Ein klinisch ähnliches Bild findet sich bei einem primären Myxom des linken Vorhofs.

Bei Mitralstenosekranken können Emboli in den Klein- oder Großkreislauf verstreut werden. Die Lungenembolie tritt im allgemeinen als Komplikation bei Herzinsuffizienz auf. Als embolische Streuquelle kommen meist die Beinvenen in Betracht, obschon gleichzeitig ein Thrombus im rechten Herzohr vorliegen kann.

Eine Embolie der Körperarterien in Zusammenhang mit einer Mitralstenose tritt meist als Komplikation eines linken Vorhofthrombus auf. Selten ist die Streuquelle ein Thrombus an der stenotischen Mitralklappe. Die Embolie kann das gesamte Versorgungsgebiet des Gefäßes betreffen. Das Bild einer Embolie der Hirnarterien ist unterschiedlich und reicht von einzelständigen bis multiplen kleinen *Infarkten* in nicht dominierenden *Hirnarealen* über zerebrale Infarkte, Infarkte der Capsula interna und ihrer Anhangsgebilde (führt zum typischen Bild der Apoplexie) bis zum Infarkt eines Großteils einer Hirnhemisphäre. Bei zerebralen Infarkten kann es sekundär zu Blutungen kommen, wodurch eine Unterscheidung zwischen einer primären Hirnblutung und einem Infarkt erschwert wird.

Je nach der Größe des betroffenen Gefäßes führt ein embolischer Verschluß einer *Koronararterie* entweder plötzlich zum Tod, zu klinischen Zeichen eines typischen *Myokardinfarkts* oder zu einem stummen Infarkt mit entsprechend unspezifischen *elektrokardiographischen* Befunden.

Milzinfarkte finden sich bei Mitralstenosekranken häufig. Sie verlaufen manchmal stumm, können aber auch akute Oberbauchschmerzen und eine Leukozytose verursachen.

Häufig findet sich auch eine Embolie der *Nieren*gefäße mit *Niereninfarkt*. Wie bei den Milzinfarkten treten in manchen Fällen akute Oberbauchschmerzen auf, die gelegentlich Anlaß zur Diagnose »akutes Abdomen« geben. In derartigen Fällen ist für die *Differentialdiagnose* das häufige Auftreten von Hämaturien in Zusammenhang mit Niereninfarkten zu bedenken.

Im Magen-Darm-Trakt werden Emboli meist in die *A. mesenterica superior* getragen, wogegen die A. coeliaca und die A. mesenterica inferior nur selten in Mitleidenschaft gezogen werden. Ein Verschluß der A. mesenterica superior führt zum Infarkt des gesamten Dünndarms (mit Ausnahme des Duodenums) und des rechten Kolonabschnitts.

Beschwerden verursachende Embolien der die Extremitäten versorgenden Arterienäste sind relativ selten. Häufiger findet sich ein Verschluß der Aorta, wobei der Embolus typisch über der Aortenbifurkation reitet (»reitender Embolus«).

Rheumatische Herzkrankheit IX

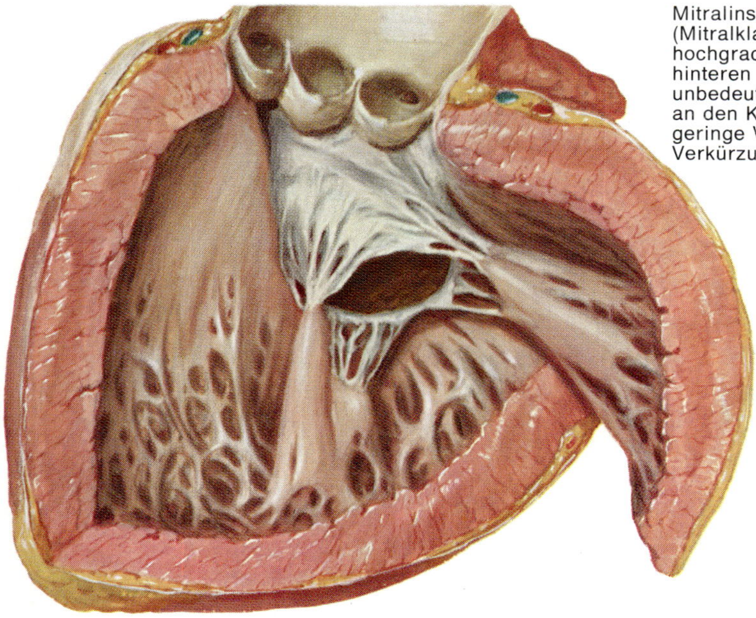

Mitralinsuffizienz (Mitralklappe von unten): hochgradige Verkürzung des hinteren Segels bei unbedeutender Verschmelzung an den Kommissuren; geringe Verklebung und Verkürzung der Sehnenfäden

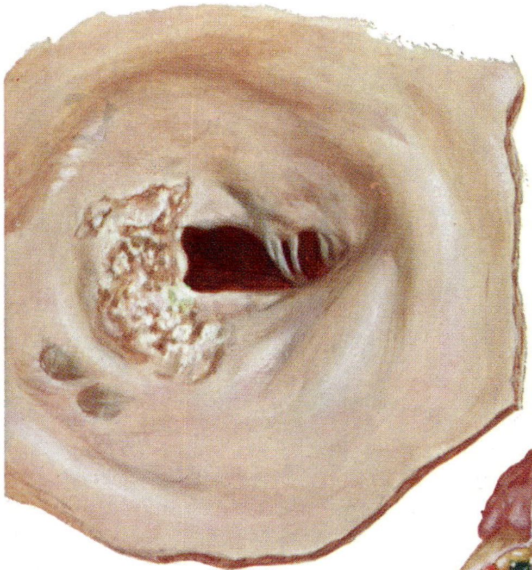

Kalkspange an anterolateraler Kommissur der Mitralklappe als Teilursache der Klappenschlußunfähigkeit

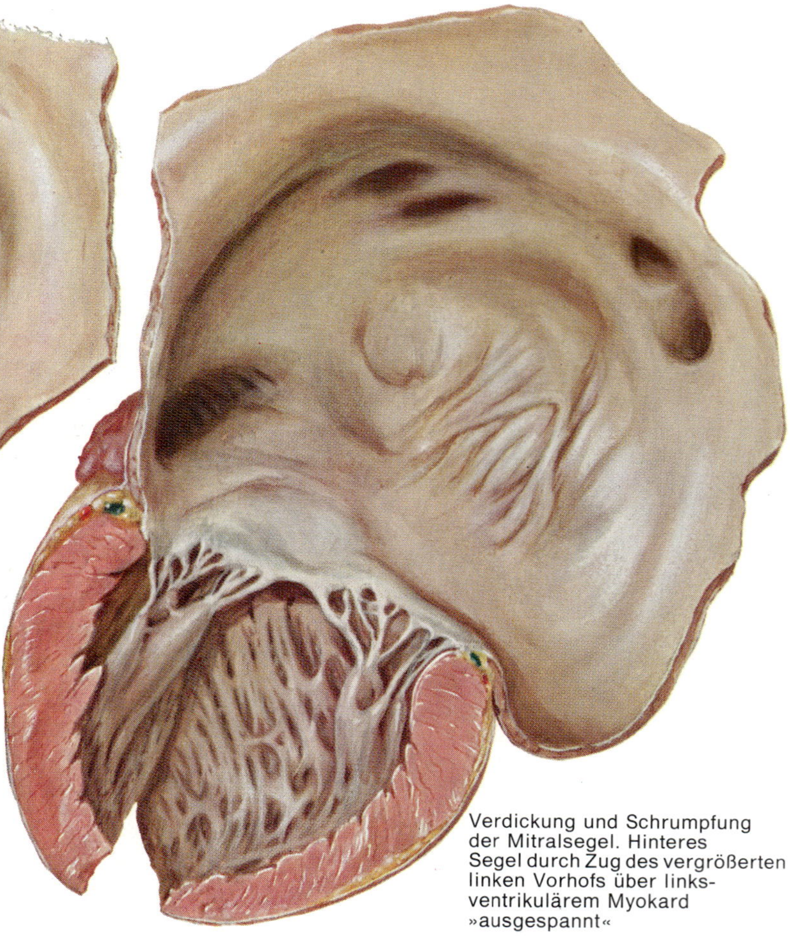

Hochgradige Vergrößerung des linken Vorhofs infolge einer Mitralinsuffizienz

Verdickung und Schrumpfung der Mitralsegel. Hinteres Segel durch Zug des vergrößerten linken Vorhofs über linksventrikulärem Myokard »ausgespannt«

F. Netter M.D.
©CIBA

Mitralinsuffizienz

Rekurrente rheumatische Endokarditiden mit Befall der Mitralklappe führen meist zur Verkürzung der Sehnenfäden und zur *Verschmelzung* der Klappensegel an den *Kommissuren.* Dadurch wird die Klappe zwar stenotisch, bleibt aber funktionstüchtig. Es gibt jedoch auch Fälle, bei denen rekurrente entzündliche Schübe zu einem Funktionsverlust der *Mitralklappe* führen. Eine Mitralinsuffizienz entsteht infolge (1) *Verkürzung der Klappensegel,* (2) *Verkalkung an den Kommissuren* und (3) *Vergrößerung des linken Vorhofs.* Bei der rheumatisch bedingten Mitralinsuffizienz sind die *Sehnenfäden* typischerweise nur wenig verändert. Sie sind zwar etwas verdickt, aber nicht erheblich *verkürzt.*

Die *Verkürzung der Mitralsegel* ist am *hinteren Segel* auffälliger als am vorderen. Ist das vordere Segel geschrumpft, geht sein freier Rand von einer konvexen Form in eine konkave über. Bei der Kontraktion eines Klappensegels wird das unmittelbar am freien Klappenrand anliegende Gewebe retrahiert, so daß der Eindruck entsteht, als ob die Sehnenfäden direkt am freien Klappenrand inserierten. Wenn die Verkürzung der Klappensegel Ursache einer Mitralinsuffizienz ist, beruht die funktionelle Störung auf einem den adäquaten Klappenverschluß nicht mehr gewährleistenden Gewebsverlust.

Bekanntlich findet sich bei manchen hämodynamisch unwirksamen Mitralstenosen (S. 171) eine Verkalkung an den Klappenkommissuren. Dabei werden die betroffenen Kommissuren durch die anderen, der Mitralstenose zugrundeliegenden Veränderungen faktisch in Schlußstellung gehalten. Bei Mitralklappenverkalkung mit hämodynamisch wirksamer Stenose werden die Kommissuren hingegen in Öffnungsstellung fixiert. Durch die die Fixierung bewirkenden Kalkspangen können die Segel entlang der Kommissuren nicht mehr miteinander in Kontakt treten. Die Verkalkung kann auf eine Kommissur beschränkt bleiben, aber auch beide Kommissuren betreffen. In letzterem Fall bleibt die Mitralklappe während der gesamten Herzaktion in Öffnungsstellung fixiert.

Die Mitralinsuffizienz bewirkt primär eine Dilatation des linken Vorhofs, die jedoch ihrerseits wieder auf die Schlußunfähigkeit der Mitralklappe rückwirken kann, und zwar dann, wenn nur eine oder keine der beiden Kommissuren *verschmolzen* ist. Eine Verschlechterung der Mitralinsuffizienz durch die Vergrößerung des linken Vorhofs tritt primär dann ein, wenn sich Vorhofwand und Mitralsegel als kontinuierliche anatomische Struktur darstellen. Erweitert sich der linke Vorhof, dehnt sich seine Hinterwand nach hinten und unten. Dadurch wird das hintere Segel nach hinten gezogen und vom vorderen weg verlagert, wodurch die Schlußunfähigkeit der Klappe verstärkt wird. Im Extremfall wird das hintere Segel so weit verlagert, daß es *über* der Basis des *linken Ventrikels* zu liegen kommt. In dieser Lage wird es nicht nur vom linken Vorhof nach hinten und unten gezogen, sondern gleichzeitig am anderen Ende von den zugehörigen Sehnenfäden festgehalten. Dadurch wird das hintere Segel über der Basis des linken Ventrikels »ausgespannt« und in dieser Lage fixiert.

Bei Mitralinsuffizienz ist der linke Ventrikel vergrößert und seine Wandung mäßig hypertroph. Der linke Vorhof ist durchweg vergrößert, meist stärker als bei der Mitralstenose. Liegt also bei einem Mitralvitium ein enorm vergrößerter linker Vorhof vor, ist daraus eher auf eine Mitralinsuffizienz als auf eine Mitralstenose zu schließen.

Im linken Vorhof siedelt sich bei Mitralinsuffizienzen wesentlich seltener ein Thrombus ab als bei der Mitralstenose. Dies hat offenbar seine Ursache darin, daß bei der Mitralinsuffizienz im linken Vorhof ständig Blut in Bewegung ist und im Gegensatz zur Mitralstenose weniger Blut zurückgehalten wird.

Die sekundären Veränderungen an Ösophagus, Bifurkation der Trachea, rechtem Ventrikel und Lungenstrombahnen entsprechen dem Bild der Mitralstenose.

Rheumatische Herzkrankheit X

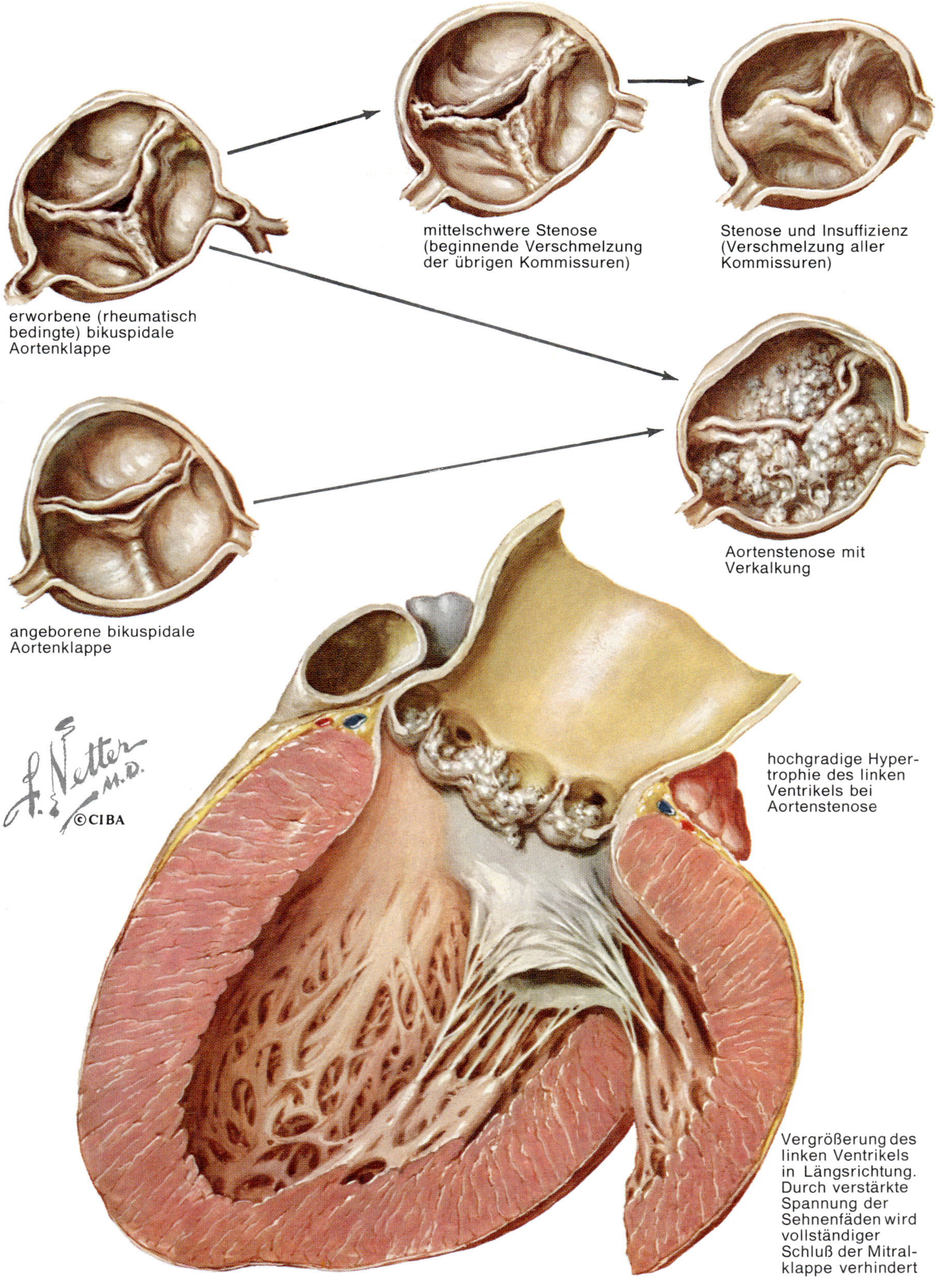

Aortenstenose

Beim Erwachsenen ist die Obstruktion der *Aortenklappe* entweder unmittelbar Folge rekurrenter rheumatisch-endokarditischer Schübe oder Ausdruck einer Verkalkung einer *bikuspidalen* Klappe.

An der Aortenklappe sind verschiedene Restzustände nach rheumatischen Endokarditiden zu beobachten, die die Klappenöffnung teilweise einengen. Als einfachste Form findet sich eine *Verschmelzung* zweier Segel an einer *Kommissur*. Dadurch entsteht das Bild einer *erworbenen bikuspidalen Aortenklappe*. In diesem Fall ist die Klappenöffnung zwar kleiner als normal, bleibt aber weit genug, so daß sich dem aus dem linken *Ventrikel* ausströmenden Blut kein nennenswertes Hindernis in den Weg stellt. Dem Schweregrad nach an nächster Stelle steht die Stenoseform, bei der die *Klappensegel an 2 Kommissuren verschmolzen* sind. Durch die durch die Verwachsungen bedingte Bewegungseinschränkung der Segel kann die Klappenöffnung so stark verkleinert werden, daß es zu einer wirksamen Aortenstenose kommt. Ein voller Verlust der Klappenöffnung tritt dann ein, wenn die Segel an *allen Kommissuren verschmelzen*. Eine derartige Veränderung am Klappenapparat geht fast durchwegs mit einer Schrumpfung der Klappensegel einher. Durch die Fixierung der Segel wird die Klappe hochgradig *stenotisch*, durch ihre Schrumpfung wird eine *Aorteninsuffizienz* bewirkt, deren Schweregrad vom Außmaß der Schrumpfung abhängt.

Der zweite Entstehungsmechanismus einer rheumatisch bedingten Aortenstenose wirkt indirekt, d.h., es wird zunächst eine bikuspidale Klappe erworben, die dann nach und nach verkalkt. Die dadurch verursachte Starre der Klappensegel führt zur Stenose.

Häufigste Form der Aortenstenose ist die *Klappenverkalkung*. Wie bereits erwähnt, kann die Verkalkung an einer erworbenen bikuspidalen Klappe auftreten. Aber auch *angeborene bikuspidale Klappen* können verkalken. Bei einer Untersuchung stenotischer Aortenklappen mit Verkalkung wird deutlich, daß derartige Klappen fast durchwegs nur 2 Klappentaschen besitzen. Ob dies ein erworbener oder angeborener Zustand ist, läßt sich jedoch angesichts der auffälligen Veränderungen an der Klappe nicht in jedem Fall feststellen. Mit zunehmender Erfahrung häufen sich die Anzeichen dafür, daß eine angeborene bikuspidale Klappe oft Ausgangspunkt für eine kalkäre Aortenstenose ist. Dies läßt sich nicht nur aus den charakteristischen Merkmalen der Klappe selbst ableiten, sondern auch aus dem Umstand, daß bei einigen verkalkten Aortenstenosen als Begleiterscheinung eine Mißbildung vorhanden ist, die bekanntermaßen häufig in Kombination mit einer angeborenen bikuspidalen Aortenklappe auftritt, nämlich die Aortenisthmusstenose.

Im Alter ist eine leichte Verkalkung der Aortensegel nichts Ungewöhnliches. Sie kann in manchen Fällen einen Grad erreichen, der zu einem Aortenstenosegeräusch Anlaß gibt. Im Gegensatz zur echten Aortenstenose fehlen jedoch in der Regel die Zeichen einer Linkshypertrophie. Derartige Zustandsbilder sind nicht als Aortenstenosen anzusprechen. Bei Aortenstenose steigt der systolische Druck im linken Ventrikel über den systolischen Aortendruck an. Dies führt zur *linksventrikulären Hypertrophie,* wobei der linke Ventrikel eine Kegelgestalt annimmt, dessen Kontur über den Rand des rechten Ventrikels hinausragt.

Die Häufigkeit von koronaren Arteriosklerosen bei Aortenstenosekranken entspricht dem Durchschnitt der Bevölkerung. Myokardinfarkte sind bei Aortenstenosen nicht selten. Sie bleiben meist auf einen kleinen Myokardbezirk beschränkt und treten mit oder ohne wirksame Koronarsklerose auf. Bei ausgedehnten Myokardinfarkten liegt meist auch eine erhebliche Obstruktion der Koronararterien vor. Sie ist in der Regel arteriosklerotischen Ursprungs. Gelegentlich kommt als Ursache für den Koronarverschluß jedoch auch ein Embolus in Betracht. Die Streuquelle ist in diesem Fall in den Kalkspangen an der Aortenklappe zu suchen.

Rheumatische Herzkrankheit XI

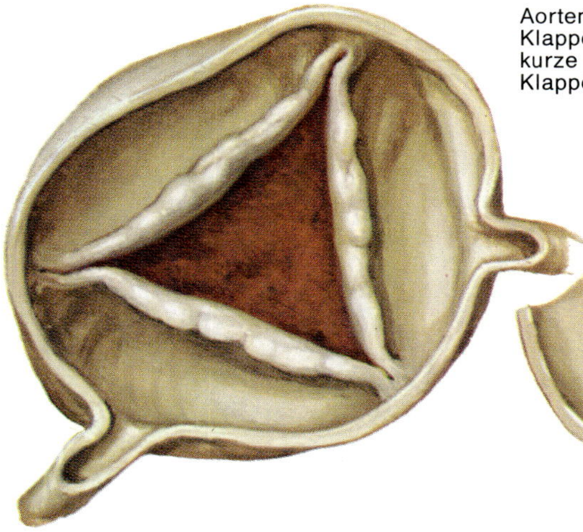

Aorteninsuffizienz (Ansicht der Klappe von oben): verdickte, kurze Segel mit dreieckiger Klappenöffnung

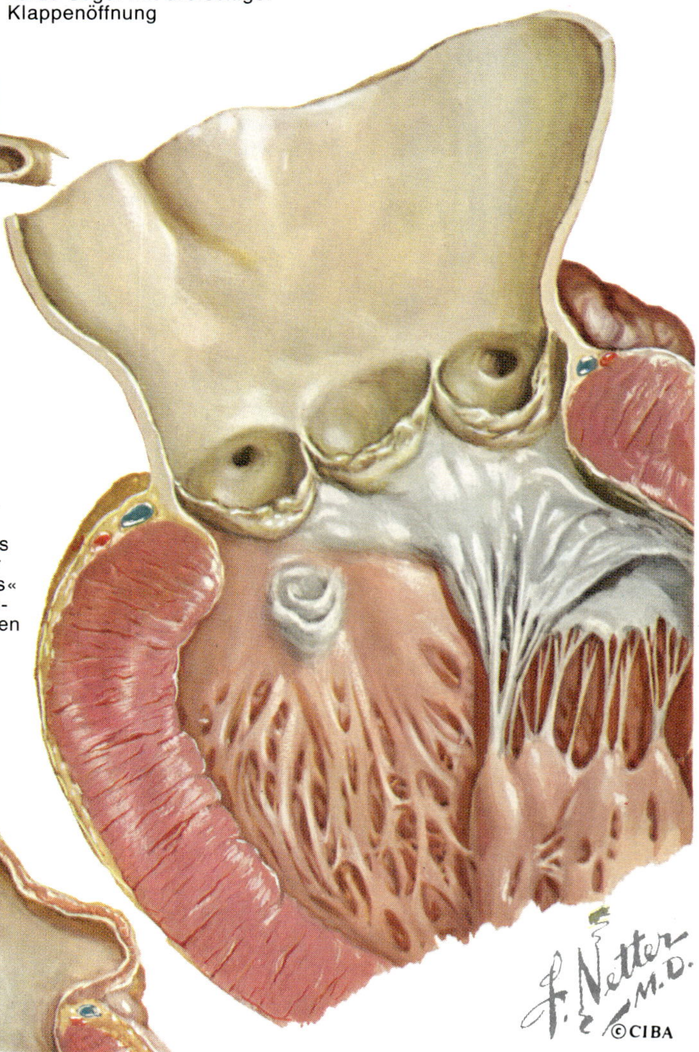

Verkürzte Aortenklappensegel mit freigelegtem Sinus und Dilatation der Aorta: »jet lesions« im septalen Wandabschnitt des linken Ventrikels

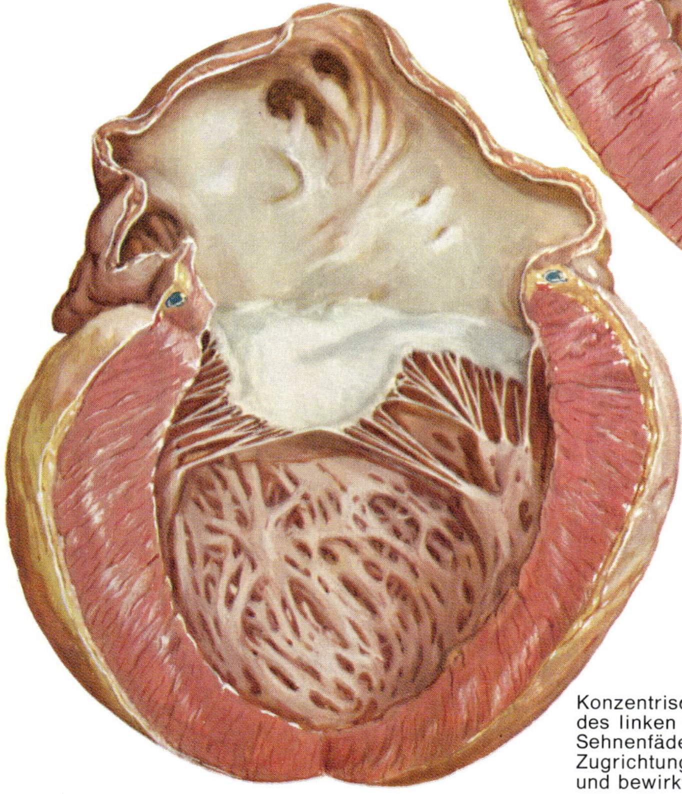

Konzentrische Hypertrophie und Dilatation des linken Ventrikels infolge Aorteninsuffizienz: Sehnenfäden gespannt. Annähernd horizontale Zugrichtung behindert den Mitralklappenschluß und bewirkt sekundäre Mitralinsuffizienz

Aorteninsuffizienz

Wenn rekurrente rheumatisch-endokarditische Schübe nur an den Aortensegeln wirksam werden, die Kommissuren jedoch aussparen, ist eine isolierte Aorteninsuffizienz die Folge. Grundlage für diese funktionelle Veränderung ist eine *Schrumpfung der narbigen Segel.* Durch die Schrumpfung geht die »Überweite« der Segel, die im normalen Herzen den *Klappenschluß* gewährleistet, teilweise verloren. Manchmal sind die Segel so stark verkürzt, daß sie die Klappenöffnung nicht mehr bedekken können. Die auf diese Weise schlußunfähig gewordene Klappe besitzt eine von den geschrumpften Segeln gesäumte *dreieckige Öffnung.*

Die Aortensegel schrumpfen nicht nur in der Breite, sondern auch in der Länge. Werden der *linke Ventrikel* und die schlußunfähige *Aortenklappe* in der herkömmlichen Weise seziert, kommt daher ein größerer Ausschnitt der *Sinus aortae* zur Ansicht als bei intakter Klappe.

An sekundären Manifestationen verursacht die Aorteninsuffizienz eine Weiterstellung bzw. *Dilatation* der *Aorta* ascendens sowie Veränderungen im linken Ventrikel. Letztere äußern sich in einer Hypertrophie und in regurgitationsbedingten »jet lesions« im subaortalen Wandbereich. Die »jet lesions« entstehen durch den Aufprall des Regurgitationsstrahls an der Ventrikelwand. Sie finden sich entweder im *septalen Wandabschnitt* der Ausflußbahn oder an der dem Ventrikel zugewandten Seite des vorderen Mitralsegels. Das Fasergewebe der »jet lesions« ist typisch in kuspidaler Form angeordnet, wobei die freien Teile dem Ausgangspunkt des Regurgitationsstrahls zugewendet sind. Das Vorhandensein von »jet lesions« im subaortalen Wandbereich ergibt einen wichtigen anatomischen Anhaltspunkt für eine Aorteninsuffizienz. Ihre Lokalisation entspricht möglicherweise dem Entstehungsort des diastolischen Aorteninsuffizienzgeräusches.

Bei einer Aorteninsuffizienz ist der linke Ventrikel meist hochgradig hypertrophiert. Bei den autoptisch untersuchten schwersten Herzen hatte häufig eine Aorteninsuffizienz bestanden. Neben der Wandhypertrophie findet sich auch eine Vergrößerung *(Dilatation)* des Ventrikels nach lateral und kaudal. Die Veränderungen im linken Ventrikel können über folgende Mechanismen sekundär zur *Mitralinsuffizienz* führen.

1. Bei Aorteninsuffizienz und -stenose weitet sich der linke Ventrikel nach kaudal. Dabei kommen auch die Papillarmuskel weiter kaudal zu liegen. Durch die so entstehende größere Spannung der Sehnenfäden werden die Mitralsegel weit ausgespannt. Damit wird eine Annäherung der Segel aneinander und daher auch ein *Klappenschluß der Mitralklappe* verhindert (S. 177). Die Folge ist eine Mitralinsuffizienz.

2. Bei der Aorteninsuffizienz werden die Papillarmuskel infolge der Vergrößerung des linksventrikulären Innenraums nach lateral verlagert. Dadurch verschiebt sich die Längsachse der Papillarmuskel und Sehnenfäden von der auf die Längsachse des linken Ventrikels bezogenen Vertikalen mehr zur *Horizontalen.* Die infolgedessen geänderte Zugrichtung der Papillarmuskel führt zum teilweisen Funktionsverlust der Sehnenfäden und somit zur Mitralinsuffizienz.

In der Linkshypertrophie der Aorteninsuffizienz und -stenose ist auch eine Füllungsbehinderung des linken Ventrikels zu sehen. Diese manifestiert sich funktionell in einem Anstieg des linksventrikulären enddiastolischen Druckes. Der Druckanstieg wiederum blockiert den venösen Lungenflow, was dem Bild der Mitralstenose gleichkommt. Im linken Vorhof, in den Lungenkapillaren und den Lungenarterien herrscht ein erhöhter Druck. Auch das Lungenparenchym zeigt qualitative Ähnlichkeiten mit dem Bild der Mitralstenose, obschon die Veränderungen bei Aortenklappenerkrankungen nicht so stark ausgeprägt sind. Die Rechtshypertrophie der Aortenstenose und -insuffizienz kann auf ähnliche Weise zustande kommen wie bei der Mitralstenose.

Rheumatische Herzkrankheit XII

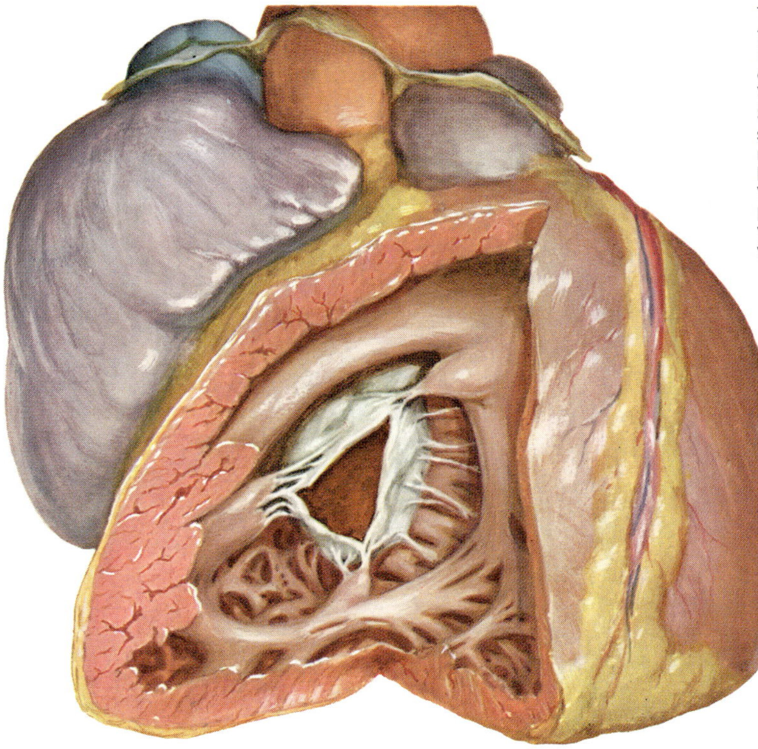

Trikuspidalklappe von unten: teilweise Verschmelzung aller Kommissuren, Schrumpfung der Klappensegel und mäßige Verdickung und Verkürzung der Sehnenfäden. Dadurch entsteht stenotische, insuffiziente Klappe mit dreieckiger Klappenöffnung. Hypertrophie des rechten Ventrikels infolge mitbestehender Mitralerkrankung, enorme Vergrößerung des rechten Vorhofs

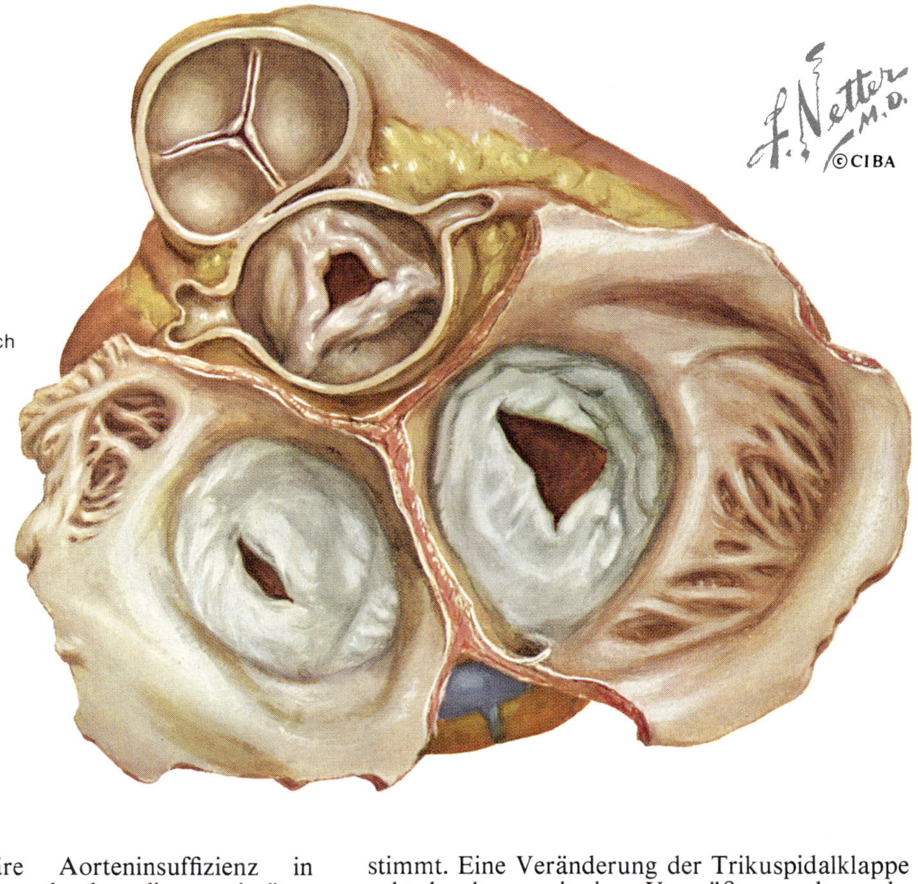

Multivalvulärer Befall (Ansicht von oben): Aortenklappe infolge Verschmelzung aller 3 Kommissuren stenotisch und insuffizient; Mitralklappe stenotisch mit schlitzförmiger Öffnung; Trikuspidalklappe mit dreieckiger, fixierter, stenotischer und schlußunfähiger Öffnung; Pulmonalklappe unverändert

Trikuspidalstenose und -insuffizienz

Charakteristisches Merkmal einer rheumatisch bedingten Verformung der *Trikuspidalklappe* sind in erster Linie die *Verschmelzung aller Kommissuren* und die *Verkürzung der Trikuspidalsegel.* Die *Sehnenfäden* sind nur geringfügig verändert. Dadurch kommt es zur Verkleinerung der Klappenöffnung und Schlußunfähigkeit der Klappe. Das normalerweise gleichzeitige Vorhandensein einer *Stenose* und *Insuffizienz* unterscheidet die rheumatisch veränderte Trikuspidalklappe von der Mitralklappe. Bei letzterer manifestiert sich die rheumatische Grundkrankheit in der Regel entweder als Stenose *oder* als Insuffizienz. Bei der rheumatischen Trikuspidalklappenerkrankung ist der *rechte Vorhof* typisch *vergrößert.* Eine chronische rheumatisch bedingte Verformung der Trikuspidalklappe tritt selten isoliert auf. Meist ist auch die *Mitralklappe* und manchmal die *Aortenklappe* in Mitleidenschaft gezogen.

Tritt eine Mitralstenose in Kombination mit einer Trikuspidalinsuffizienz auf, bleibt zu entscheiden, ob die Trikuspidalinsuffizienz unmittelbare Folge des rheumatischen Prozesses ist oder sekundär durch eine Rechtsherzinsuffizienz im Gefolge der Mitralstenose zustande kommt. Gewisse Anzeichen sprechen für die zweite Hypothese. Es besteht in der Regel eine Stauungsinsuffizienz. Als weiteres Argument läßt sich anführen, daß bei unmittelbar rheumatisch bedingten Trikuspidalklappenerkrankungen ein kombiniertes Trikuspidalvitium besteht, wogegen bei der sekundären Trikuspidalinsuffizienz die Stenose fehlt. Bei Trikuspidalinsuffizienz ohne Anzeichen einer Stenose ist daher ein sekundärer Trikuspidalprozeß zu diskutieren.

Multivalvuläre Erkrankung

Beim rheumatisch bedingten multivalvulären *Klappenbefall* sind im allgemeinen die *Mitral- und Aortenklappe* verformt, während die Trikuspidalklappe im großen und ganzen unverändert bleibt. Beim kombinierten Mitral- und Aortenvitium dominiert in der Regel die Mitralstenose und die (fibröse) Aortenstenose. Dazu kommt eine Aorteninsuffizienz unterschiedlichen Ausmaßes. Eine hochgradige primäre Aorteninsuffizienz in Kombination mit einer hochgradigen primären Mitralinsuffizienz findet sich selten, möglicherweise weil diese Kombination nicht mit dem Leben vereinbar ist.

Sind 3 Klappen betroffen, bleibt die Pulmonalklappe meist von hochgradigen Veränderungen verschont, wohingegen die Trikuspidalklappe erkrankt ist. Die Veränderungen der Aorten- und Mitralklappe zeigen in diesem Fall meist das gleiche Bild, als wenn nur die linksseitigen Klappen befallen wären. Die Trikuspidalklappe weist die charakteristischen Merkmale des unmittelbar rheumatisch bedingten Klappenbefalls auf, wie bereits dargestellt.

Bei multivalvulären Zustandsbildern werden die Rückwirkungen auf die Herzkammern vom jeweiligen Kompensationsgrad und vom dominierenden Vitium an den einzelnen Klappen bestimmt. Eine Veränderung der Trikuspidalklappe geht durchweg mit einer Vergrößerung des rechten Vorhofs einher. Folge eines Mitralvitiums ist die *Hypertrophie des rechten Ventrikels.* Bei Stauungsinsuffizienz ist unabhängig vom Zustand der Trikuspidalklappe der rechte Ventrikel vergrößert. Ist bei erkrankter Mitralklappe und intakter Trikuspidalklappe das Herz kompensiert, kann der rechte Ventrikel normal groß sein. Pulmonalishauptstamm und linker Vorhof sind bei Mitralklappenbefall vergrößert.

Bei kombiniertem Aorten- und Mitralklappenbefall ist die Wand des linken Ventrikels hypertrophiert, allerdings keineswegs im gleichen Ausmaß wie bei isolierten Aortenklappenvitien. Ursache dafür ist das geringere Herzzeitvolumen bei der Mitralklappenaffektion. Dadurch wird die Wirksamkeit des Aortenklappenfehlers, insbesondere der Aortenstenose, abgeschwächt.

Lupus erythematodes

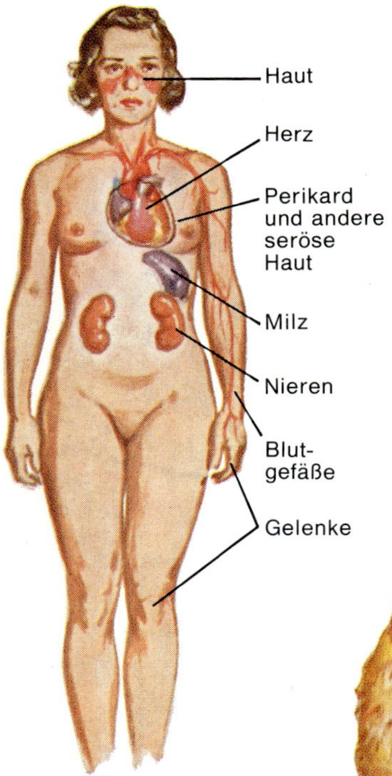

Häufigste Organbeteiligung bei Lupus erythematodes disseminatus

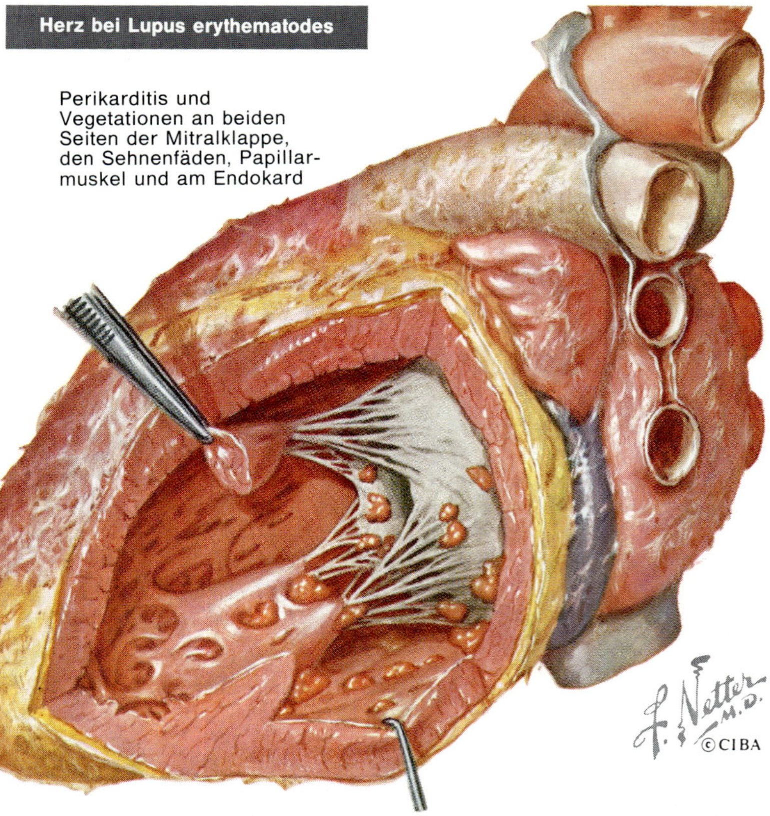

B

γ-Globulineinlagerung in nekrotische Bezirke eines Blutgefäßes; Nachweis mit Immunofluoreszenzmethode

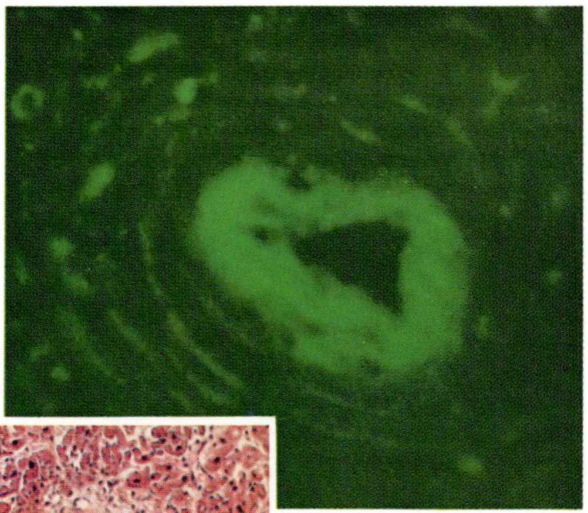

A

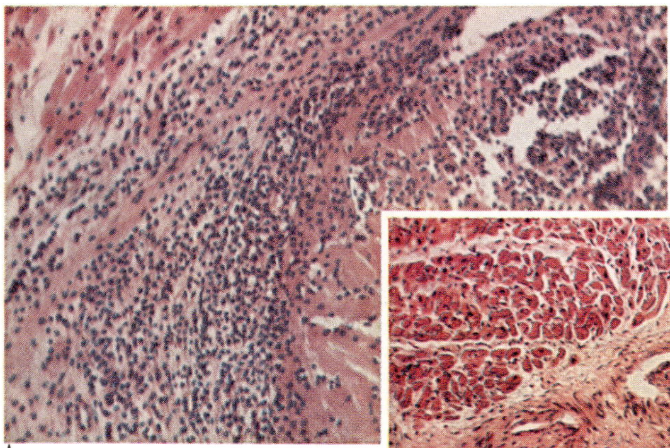

Eosinophile Nekrose und durchgehende leukozytäre Infiltration des Endokards unter den Vegetationen

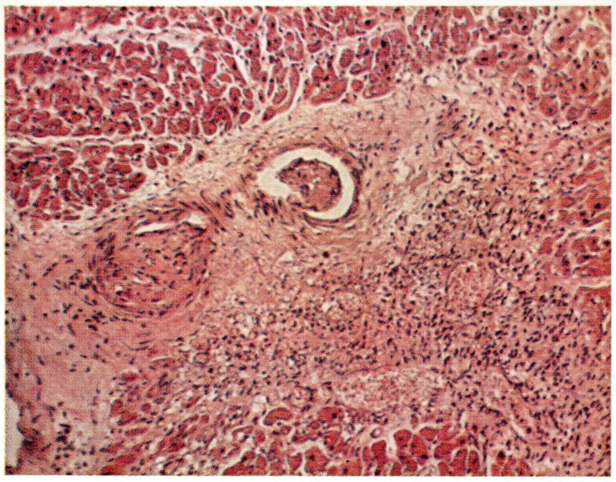

C

Ödem, Fibrose und chronisch entzündliche Veränderungen im Interstitium bei Erythematodes-Myokarditis

Der Lupus erythematodes disseminatus ist eine Krankheit, die bevorzugt am Gefäßsystem auftritt. Dementsprechend werden *klinisches* und pathologisches *Bild* auch von der Gefäßschädigung bestimmt. Am häufigsten betroffen sind die Nierenglomeruli, die gegenüber dem zirkulierenden Agens am vulnerabelsten sind. Daneben werden bei vielen Patienten jedoch auch entzündlich nektrotisierende Prozesse an den kleinen und mittleren Blutgefäßen beobachtet. Oft liegt eine *multiple Beteiligung der viszeralen Organe,* darunter vor allem des *Herzens* vor.

Am Herzen sind besonders die Klappen, das *Endokard,* die Blutgefäße und das myokardiale und perikardiale Bindegewebe betroffen. Eine Beteiligung von Herzstrukturen gehört bei der Mehrzahl der Erythematodes-Kranken zum *klinischen Bild.* Die Unterscheidung zwischen primären Krankheitszeichen als Audruck der Endo- und Myokarditis und sekundären Beschwerden im Gefolge von Fieber, Hypertonie, Anämie sowie mitbestehender Nieren- und Lungenaffektionen bereitet in der Regel Schwierigkeiten. Häufigste und eine der ersten Manifestationen des Lupus erythematodes disseminatus ist die *Perikarditis.* Daneben kann eine *Endokarditis* mit allerdings unspezifischen systolischen und diastolischen Geräuschen bestehen. Die *Vegetationen* zeigen keine Embolisierungstendenz. Besondere diagnostische Schwierigkeiten bereitet die *Myokarditis.* Sie ist meist nur geringgradig und verursacht weder eine Dilatation noch eine Dekompensation des Herzens.

Die nicht bakterielle Endokarditis Libman-Sacks fand sich früher in 50 bis 60% der Erythematodes-Kranken. Seit der Einführung der Steroidtherapie konnte jedoch die autoptisch beobachtete Häufigkeit einer Herzbeteiligung radikal gesenkt werden. Am häufigsten betroffen sind immer noch die *Mitral-* und *Trikuspidalklappe.* An ihnen finden sich solitäre oder maulbeerähnliche, 1 bis 4 Millimikron große Effloreszenzen. Sie sind unregelmäßig am Klappenschlußrand und am übrigen Klappengewebe zu *beiden Seiten* der Klappe angeordnet. *Vegetationen* finden sich auch an den *Sehnenfäden,* den Papillarmuskeln und am *wandständigen Endokard,* meist an der Ventrikelbasis. *Mikroskopisch* bestehen die Effloreszenzen oberflächlich aus teilweise hyalinisierten Plättchen- und Fibrinthromben. In den tieferen Schichten zeigt sich eine *eosinophile* Kollagendegeneration und *-nekrose* mit Infiltraten neutrophiler und einkerniger Zellen unterschiedlichen Ausmaßes (A). Ein Nachweis von Bakterien konnte nicht erbracht werden. Gelegentlich besteht eine fibröse Verdickung der Klappe, die auf vorangegangene endokarditische Schübe hinweist. Am Klappenring, der Klappenbasis und der Klappentasche imponieren oft Endothelzellen- und Myozytenproliferationen. In den entzündlich veränderten Endokardbezirken finden sich manchmal Hämatoxylinkörperchen.

Im Zusammenhang mit der Erythematodes-Myokarditis besteht eine fibrinoide Nekrose der kleinen und mittelkalibrigen Arterien. Die kleinen Gefäße zeigen eine *Wandnekrose,* ihre Lumina sind mit einem Pfropfen aus proliferierendem Endothel und granulärem Fibrin verschlossen. Während des akuten Stadiums dominieren Infiltrate von Neutrophilen. In älteren Läsionen finden sich vorzugsweise solche von mononukleären Zellen. Mit Hilfe der *Fluoreszenz*-Antikörper-Methode lassen sich in akuten Gefäßveränderungen (B) *γ-Globuline* und C'_3-Komplement nachweisen. Im Spätstadium manifestiert sich die Gefäßbeteiligung in Endothelproliferation, Verdickung und partiellem Verschluß des betroffenen Gefäßes.

Im *Myokard* imponieren *entzündliche* Herde mit *interstitiellen Ödemen* und eosinophilem Kollagenabbau (C). Lymphozyten, Plasmazellen und große Histiozyten bilden das Infiltrat. Im *entzündlich* veränderten Interstitium finden sich Hämatoxylinkörperchen. Degenerative Veränderungen der Myokardfasern fehlen in der Regel, und die Erythematodes-Myokarditis ist meist geringen Grades, obschon *fibrotische* Areale entstehen können.

Häufig tritt eine fibrinöse Perikarditis mit Organisation, jedoch ohne Urämie auf. Auch auf eine fibrinoide Nekrose des perikardialen Bindegewebes ist hingewiesen worden. Gelegentlich kommt es zu blutig-serösen Perikardergüssen. Trotz fibröser Verschwartungen bleibt eine konstriktive Perikarditis aus.

Die Klappenbeteiligung beim Lupus erythematodes disseminatus ist gegenüber den Klappenveränderungen bei rheumatischem Fieber *abzugrenzen.* Rheumatische Vegetationen treten an der dem Vorhof zugewandten Klappenseite auf und zeigen eine geringere Nekroseneigung. Beim Erythematodes fehlen die charakteristischen Aschoff-Knötchen.

Bakterielle Endokarditis I

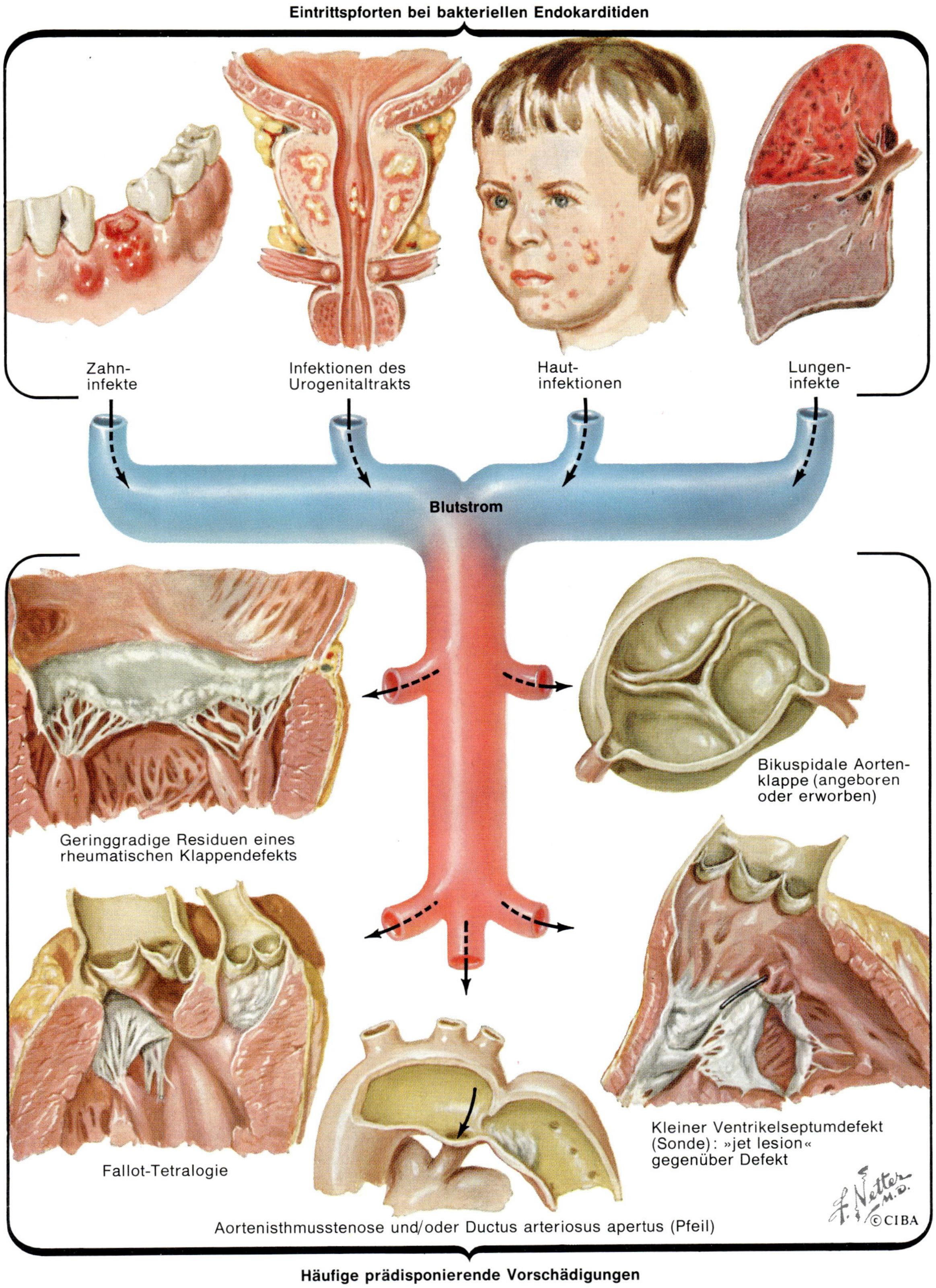

Eintrittspforten und prädisponierende Vorschädigungen

Bei der *bakteriellen Endokarditis* handelt es sich um eine bakterielle Infektion des Endokards. Davon sind in erster Linie die Herzklappen betroffen, jedoch können auch das wandständige Endokard einer Herzkammer und die Intima der großen Gefäße in Mitleidenschaft gezogen sein. Daraus ergibt sich das klassische klinische Bild der bakteriellen Endokarditis der Herzklappen.

Voraussetzung für das Zustandekommen einer bakteriellen Endokarditis ist (1) das Vorhandensein einer *Eintrittspforte,* durch die der Erreger in den *Blutstrom* gelangen kann, wo er dann eine Bakteriämie auslöst, und (2) das Vorhandensein von vorgeschädigten Stellen, an denen sich der Erreger ansiedeln kann. Bei hochvirulenten Bakterien kann eine Vorschädigung auch fehlen bzw. nicht nachweisbar sein.

Die Eintrittspforte ist nicht in jedem Fall zu erkennen. Am häufigsten kommt der Mundraum in Betracht. *Zahnfleisch- und Zahninfektionen* sind oft Primärherd, von dem ein *Streptococcus viridans* in den Blutstrom gelangen kann. *Streptococcus faecalis,* ein Erreger mit einer relativ geringen Virulenz, stammt oft aus dem männlichen Genitale und gelangt in der Regel durch Eingriffe an der Harnröhre, z.B. einer Prostatektomie, in den Blutstrom. Auch eine *Gonokokkenurethritis* kann eine Bakteriämie mit nachfolgender bakterieller Endokarditis auslösen. Über die Haut können besonders bei Kleinkindern mit ekzematösen Veränderungen hochvirulente Staphylokokken in den Kreislauf gelangen. Gelegentlich kommen Infektionen der oberen Luftwege als Streuquelle für *β-hämolytische Streptokokken* in Betracht. Oft entstehen Bakteriämien in Zusammenhang mit *Lungeninfekten.* In diesem Fall sind *Pneumokokken* die Erreger einer bakteriellen Endokarditis.

Ebenso wie die Eintrittspforte läßt sich auch nicht immer eine prädisponierende Vorschädigung nachweisen. Dies gilt in erster Linie bei fulminanten Infekten. Ist eine *prädisponierende Vorschädigung* nachweisbar, begünstigt oder verursacht sie in der Regel einen Defekt an der Klappen- oder Gefäßauskleidung. Durch fibröse Verdickung der frei beweglichen Klappensegel kommt z.B. ein Defekt am Klappengefüge zustande. Auch das im Preßstrahl mit einem großen Druckgradienten durch eine enge Öffnung strömende Blut verursacht einen Defekt an der Aufprallstelle und prädisponiert so die Gefäßauskleidung bzw. das Endokard zur Ansiedlung von infektiösen Erregern.

Bakterielle Endokarditiden entstehen bevorzugt an der *Mitral- und/oder Aortenklappe.* Prädisponierende Vorschädigungen an der *Mitralklappe* sind fast immer *rheumatischer* Genese. Im typischen Fall bleibt die rheumatische Grundkrankheit hämodynamisch unwirksam, so daß das Vorliegen einer Herzaffektion dem Patienten meist nicht bekannt ist. Die rheumatischen Veränderungen manifestieren sich in einer geringgradigen fibrösen Verdickung der Klappensegel am Klappenschlußrand. Die Sehnenfäden sind kaum betroffen, und eine etwaige Verschmelzung der Kommissuren bleibt unbedeutend. Häufig ist das vordere Mitralsegel als Zeichen einer vorangegangenen rheumatischen Karditis vaskularisiert. An einer derartigen Klappe bleibt die freie Beweglichkeit der Klappensegel zwar erhalten, an den fibrös verdickten Bezirken ist das Endothel jedoch abgetragen. Diese Bezirke sind besonders gefährdet, wenn infektiöse Erreger im Blutstrom zirkulieren.

Prädisponierend an der *Aortenklappe* ist das Vorhandensein einer *bikuspidalen Klappenform.*

Bikuspidale Klappen sind in ungefähr 50% der Fälle *angeboren.* In den restlichen 50% sind sie als Folge einer rheumatischen Endokarditis *erworben.* Gelegentlich kann auch bei hämodynamisch wirksamen Aortenstenosen eine Voraussetzung für das Zustandekommen einer bakteriellen Endokarditis gegeben sein.

In der rechten Herzhälfte treten bakterielle Endokarditiden auf, wenn (1) *hochvirulente Erreger,* z.B. *Staphylokokken, β-hämolytische Streptokokken* oder *Pneumokokken,* sich an an sich normalen Klappen ansiedeln, häufiger jedoch wenn (2) eine meist angeborene Grundkrankheit vorliegt. Bei dieser Grundkrankheit besteht in der Regel ein Defekt, der Blut im Preßstrahl durch eine enge Öffnung zwingt. Daher ist bei der *Fallot-Tetralogie* das Infundibulum des rechten Ventrikels besonders gefährdet, bei *kleinen Ventrikelseptumdefekten* die Trikuspidalklappe oder die Wand des rechten Ventrikels *(»jet lesions«).* Bei *Ductus arteriosus apertus* liegen ähnliche Gegebenheiten vor, da ein Teil der Pulmonaliswandung gegenüber dem offenen Ductus direkt von dem durch den persistierenden Durchgang strömenden Blut getroffen wird und daher einen »fruchtbaren Boden« für Infektionen abgibt.

Auch periphere Gefäße können Ansiedlungsort für infektiöse Erreger sein. Dazu zählt die *Aorta,* an der folgende Bereiche in Betracht kommen: (1) nach einer eventuellen Aortenisthmusstenose, (2) an atheromatös veränderten Stellen oder (3) im Bereich eines sackförmigen Aneurysmas, das in der Regel im abdominalen Abschnitt der Aorta auftritt. An den weit in der Peripherie liegenden Gefäßen prädisponieren arteriovenöse Fisteln zur Infektion.

Bakterielle Endokarditis II

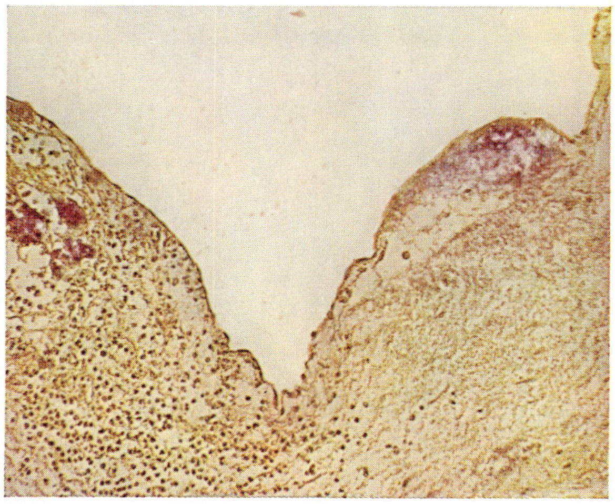

Ablagerung von Plättchen und Besiedelung mit Erregern (dunkel anfärbend), Ödem und leukozytäre Infiltration bei beginnender bakterieller Endokarditis der Aortenklappe

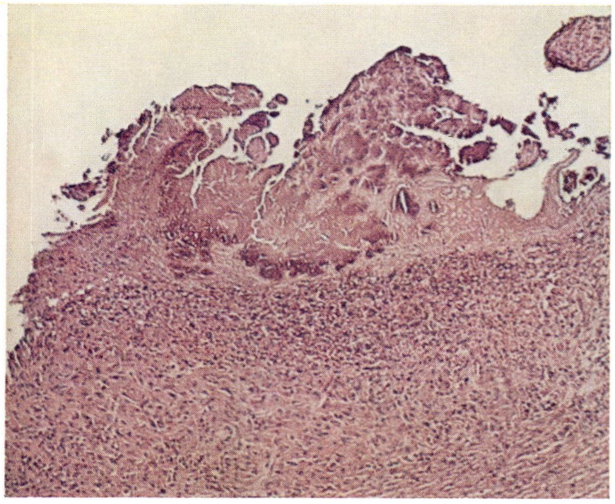

Bildung von Vegetationen mit klumpenförmigem Bakterienbesatz an der Trikuspidalklappe

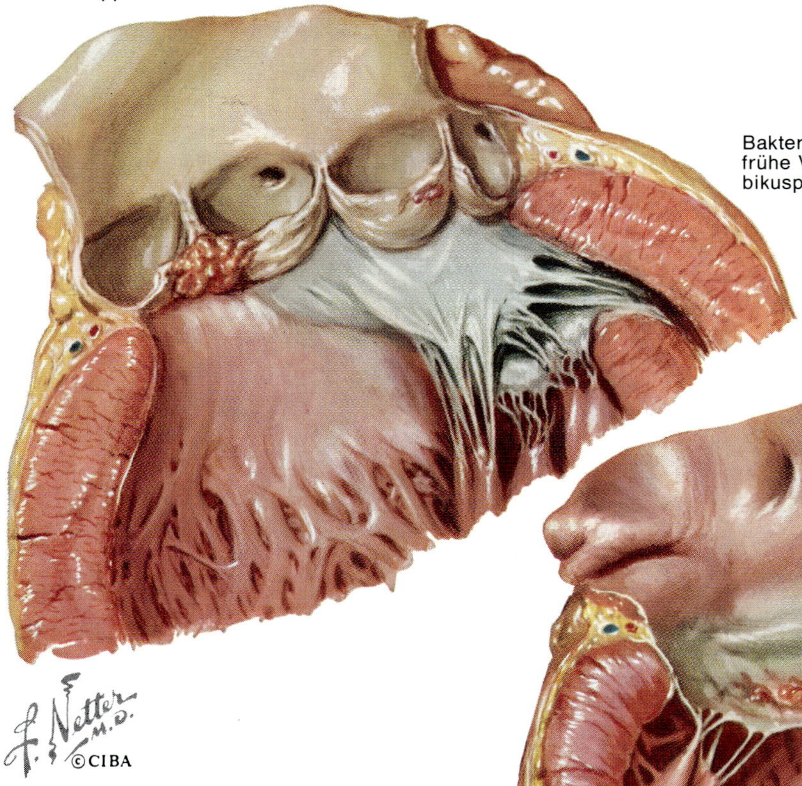

Bakterielle Endokarditis: frühe Vegetationen an bikuspidaler Aortenklappe

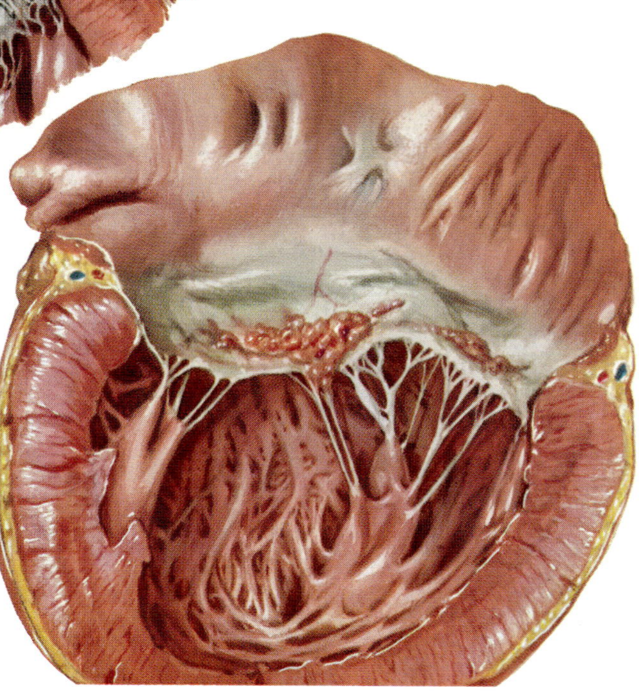

Bakterielle Endokarditis: frühe Vegetationen an Kontakträndern der Mitralklappe

Frühstadium

Aus der vorstehenden Tafel wird deutlich, daß Klappen und Gefäßbezirke, an denen sich infektiöse Erreger ansiedeln, bereits vorgeschädigt und daher gegenüber weiteren Insulten anfälliger sein können. Durch derartige Insulte kommt es zur Abtragung von Endothel und *Anlagerung von Fibrin und Plättchen* an den denudierten Stellen. Diese Ablagerungen besitzen eine besondere Affinität gegenüber zirkulierenden Bakterien und dienen den sich darin fangenden *Erregern* als Nährboden. Die sich zwischen Fibrin und Plättchen ansiedelnden Erreger vermehren sich und dringen in das darunterliegende Gewebe ein.

Die Rolle prädisponierender Vorschädigungen bei der Ansiedlung von Erregern ist bekannt. Nicht vollständig geklärt ist hingegen die Bevorzugung bestimmter Ansiedlungsorte bei Fehlen einer nachweislichen Vorschädigung. In manchen Fällen läßt sich nicht mit Bestimmtheit feststellen, ob eine Vorschädigung vorhanden war, da nicht immer entschieden werden kann, ob ein fibröser Defekt Folge einer bakteriellen Endokarditis oder Ausdruck einer Vorschädigung ist. Ob nun eine Vorschädigung vorhanden ist oder nicht, wirkt sich nicht auf das Aussehen des endokarditischen Primärherdes aus. Er zeigt durchweg die Merkmale eines Bakterienbefalls und im weiteren Verlauf parallel dazu ablaufende reaktive Heilungsprozesse.

An der Stelle des *Primärherdes* dringen die Erreger in das Gewebe ein. Gleichzeitig laufen an der Oberfläche verschiedene Reaktionen ab. Im Gewebe kommt es zur Vermehrung der Erreger, zu *Ödem,* Gewebszerfall und *leukozytärer Infiltration.* Im weiteren Verlauf bildet sich ein Granulationsgewebe, wie sich an der Proliferation von Kapillaren und Fibroblasten erkennen läßt. An der Oberfläche des infizierten Bezirks bilden sich gleichzeitig *Vegetationen.* Sie entstehen durch Anlagerung von Plättchen und Fibrin und Proliferation von Bakterien. Die Erreger können so stark wuchern, daß sie innerhalb und an der Oberfläche der Vegetationen Kolonien bilden. Von diesem Besatz werden sie ausgestreut, wodurch die Bakteriämie aufrecht erhalten wird und es sekundär im peripheren Kreislauf zu Gefäßverschlüssen kommt.

Auffälligstes *makroskopisches Merkmal* des Frühstadiums ist die Vegetation an der Stelle des Primärinfekts. Die Vegetationen sind aufgrund ihres Gefüges in der Regel gelblich-braun, können jedoch eine bläulich-rote Färbung annehmen, wenn sich im Fibrinnetz Erythrozyten verfangen. Ein weiteres wichtiges makroskopisches Kennzeichen ist ihre brüchige Konsistenz. Im übrigen variiert das makroskopische Aussehen der Vegetationen erheblich. Ihre Größe reicht von kaum sichtbaren flachen Plaques bis zu verrukösen Knötchen.

Die Vegetationen setzen sich typisch herdförmig an. Bei einem Herd im Frühstadium können sich eine oder mehrere Vegetationen bilden. Unabhängig davon sind beim klassischen Bild die Klappensegel nur teilweise mit Vegetationen bedeckt.

An der meist *bikuspidalen Aortenklappe* setzen sich die *frühen Vegetationen* sowohl bei der erworbenen als auch bei der angeborenen Form in der Regel an der verschmolzenen Kommissur an.

An der *Mitralklappe* wird zunächst die dem Vorhof zugekehrte Seite entlang dem *Klappenschlußrand* besiedelt.

Kurz nachdem sich ein Primärherd gebildet hat, finden sich oft bereits Anzeichen eines sekundären Befalls an derselben Klappe. Dieser entsteht durch Kontamination ursprünglich nicht beteiligter Klappenabschnitte, die mit dem Primärherd in Kontakt kommen. Man spricht daher von »Kontaktherden« (»kissing lesions«). Sekundär- und Primärherde sind einander ähnlich, so daß eine Unterscheidung nicht immer möglich ist.

Primärherde setzen nicht nur Sekundärherde, sondern können sich auch selbst ausbreiten. Dies zeigt sich daran, daß Vegetationen bereits früh von ihrem ursprünglichen Sitz an der dem Vorhof zugekehrten Seite der Atrioventrikularklappen auf die darunterliegenden Sehnenfäden übergreifen.

Die Vegetationen der bakteriellen Endokarditis müssen von anderen Krankheitsbildern abgegrenzt werden, bei denen ebenso Vegetationen an den Herzklappen gebildet werden. Darunter fallen die aktive rheumatische Endokarditis, die endokardialen Läsionen bei Lupus erythematodes und die marantischen Vegetationen. Die Abgrenzung gegenüber der rheumatischen Endokarditis gelingt ohne Schwierigkeiten: Die rheumatischen Vegetationen sind klein und gleichmäßig; bei der bakteriellen Endokarditis setzen sie sich herdförmig an. Bei den anderen genannten Krankheitsbildern sind die Vegetationen auch herdförmig verteilt, wodurch die Unterscheidung erschwert wird. Hier hilft das allgemeine Krankheitsbild. Der Nachweis von Erregern, die nur in den Vegetationen der bakteriellen Endokarditis vorhanden sind, ergibt die spezifische *Diagnose.*

Bakterielle Endokarditis III

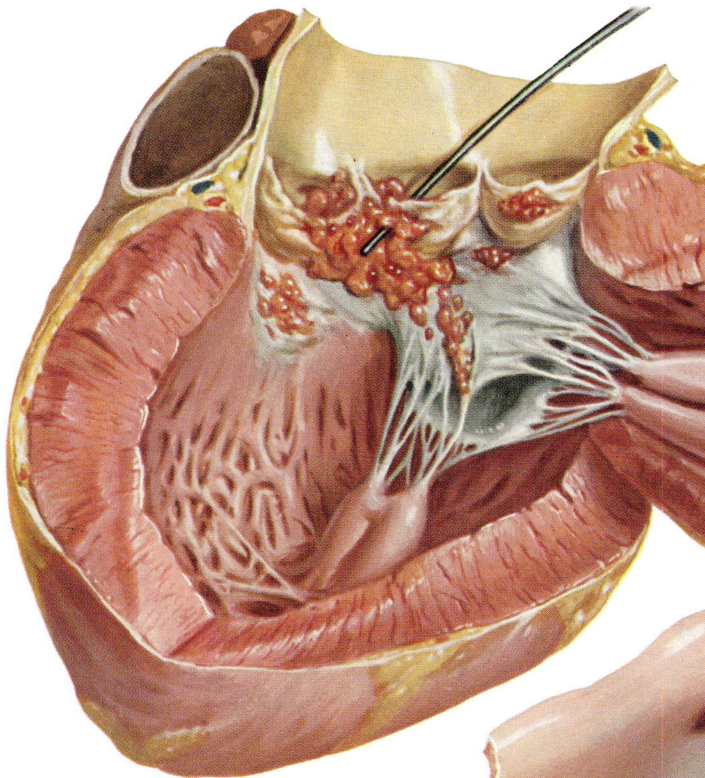

Bakterielle Endokarditis der Aortenklappe, Spätstadium: Perforationen an Klappensegel, sekundäre Besiedelung des vorderen Mitralsegels und der Sehnenfäden, »jet lesions« an Septumwand

Spätstadium

Bei Fortschreiten des Krankheitsprozesses kommt es zu generalisierten Formen, bei denen alle Körperorgane betroffen sein können. Wird das Fortschreiten des Krankheitsprozesses nicht bereits im Frühstadium unterbunden, greift das Geschehen auch im Herz an den bereits betroffenen Klappen weiter aus und dehnt sich auf die anderen Klappen aus. Das Übergreifen von einer Klappe auf die andere kann in der Richtung des Blutstroms erfolgen, also von einem Primärherd an der *Mitralklappe* zur *Aortenklappe*. Die umgekehrte Ausbreitungsrichtung im Sinne einer Regurgitationsinfektion ist jedoch auch beschrieben worden.

Eine Regurgitationsinfektion kommt erst zustande, wenn die primär erkrankte Klappe schlußunfähig geworden ist. Die Schlußunfähigkeit kann mehrere Ursachen haben. Erstens können sich der vollständigen Apposition der Klappensegel massive Vegetationen entgegenstellen. Als zweite, weit schwerwiegendere Ursache kommt eine *Zerstörung* der Klappensubstanz (bei der Mitralklappe auch der *Sehnenfäden*) in Betracht, wodurch am *Klappensegelgewebe Durchbrüche* oder Erosionsbezirke entstehen. Die Infektion kann sich auch durch einfaches Übergreifen von einer auf die andere Klappe ausbreiten.

Bei primärer Beteiligung der Aortenklappe führt deren Schlußunfähigkeit während des aktiven infektiösen Prozesses zur Ansiedlung von Erregern an jenen Stellen, auf die der Regurgitationsstrom auftrifft. Davon sind entweder Wandbezirke der Ausflußbahn des linken Ventrikels oder Abschnitte der Mitralklappe betroffen.

Das vordere Mitralsegel ist aufgrund seiner subaortalen Lage gegenüber Sekundärinfekten wesentlich gefährdeter als das hintere. Die Sekundärinfektion manifestiert sich zunächst in Vegetationen an der dem Ventrikel zugekehrten Seite des Segels. Durch den Gewebsuntergang unterhalb der Vegetationen entstehen entweder schwache Stellen (mit Aneurysmenbildung) oder Perforationen (mit oder ohne Aneurysmenbildung als Zwischenstufe). Perforationen eines Mitralsegels verursachen eine Mitralinsuffizienz, an deren Zustandekommen auch eine Sehnenfädenruptur beteiligt ist. Ist der Regurgitationsstrahl aus der schlußunfähigen Aortenklappe nach unten gerichtet, entsteht an den Sehnenfäden der Mitralklappe eine Regurgitationsinfektion. Aufgrund ihrer anatomischen Beziehung sind die am vorderen Mitralsegel inserierenden Sehnenfäden gefährdeter. Die am hinteren Segel inserierenden sind jedoch keinesfalls von einer möglichen Besiedlung ausgenommen. Infizierte Sehnenfäden reißen häufig. Dadurch verliert das betroffene Segel seinen Halt, und die Mitralklappe wird schließlich insuffizient.

F. Netter M.D.
©CIBA

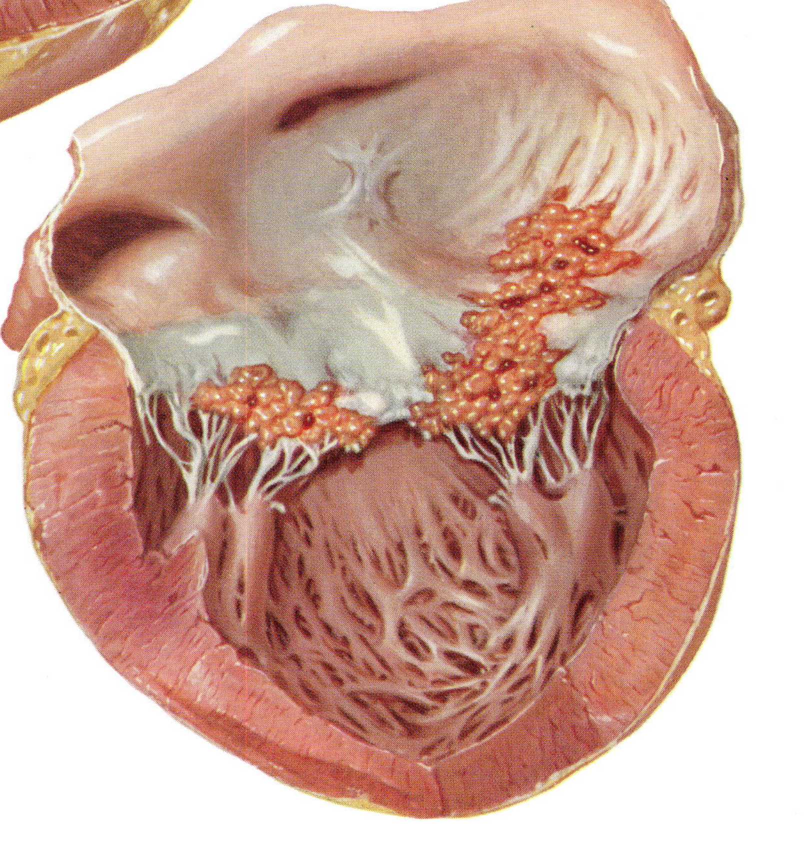

Bakterielle Endokarditis der Mitralklappe, Spätstadium: Vegetationen greifen auf Sehnenfäden über, 2 Sehnenfäden gerissen, sekundäre Besiedelung der Vorhofwand und »Kontaktherd« an gegenüberliegendem Klappensegel

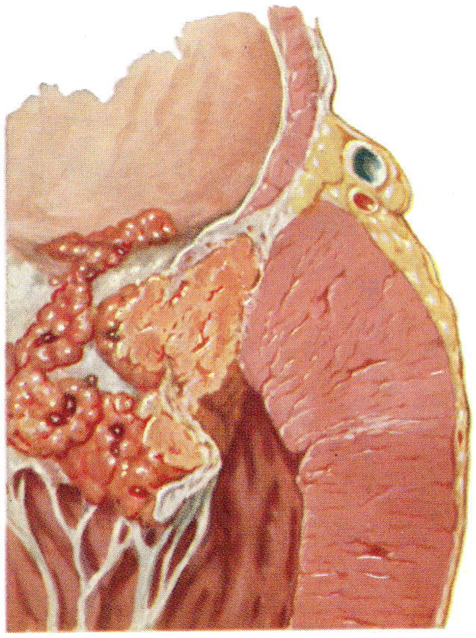

Bakterielle Endokarditis: Vegetationen an der Unterseite und an der dem Vorhof zugekehrten Seite der Mitralklappe

Von einer direkten Ausbreitung eines Primärherdes an der Aortenklappe muß nicht immer nur die Mitralklappe betroffen sein. Die Infektion vermag sich auch nach inferior entlang dem Kontaktrand des erkrankten Segels auf das Ventrikelseptum auszubreiten. Von diesem Herd aus kann am Ventrikelseptum ein Aneurysma entstehen, das entweder in den rechten Ventrikel oder den rechten Vorhof vorragt.

Von einem Aortensegel aus kann der Erreger einen Sinus aortae besiedeln, an dem auf diese Weise ein Aneurysma entstehen kann. Wenn der sekundäre Infektionsherd sich an der Aortenklappe oberhalb des Sinus ausbreitet und dort in die Aortenwand eindringt, kann als seltene Komplikation eine eitrige Perikarditis auftreten.

Sitzt der Primärherd an der Mitralklappe, verursacht das Pendelblut an jenen Bezirken der linken Vorhofwand, an denen es auftrifft, sekundäre Herde.

Im weiteren Verlauf treten auch an der Berührungsstelle zwischen hinterem Mitralsegel und angrenzendem wandbildenden Endokard des linken Ventrikels Sekundärherde auf. Der infektiöse Prozeß beginnt zwar typisch an der Kontaktfläche der Segel, breitet sich jedoch rasch im gesamten Klappengewebe aus. Am hinteren Mitralsegel entstehen daher auch an der *Unterseite* bzw. der dem Ventrikel zugekehrten Fläche Vegetationen. Von dort kann wiederum eine Besiedelung angrenzender Strukturen, z.B. der Wand des linken Ventrikels und des Epikardkeils, der zum nahen Mitralklappenring zieht, erfolgen.

Unbeschadet der unterschiedlichen Entstehungsmechanismen intrakardialer Sekundärherde verläuft der infektiös-destruktive Prozeß stets gleich. Durch Aushöhlung des Klappengewebes geht der Klappenstützapparat verloren, und das Klappengewebe prolabiert. Dazu kommt als weitere Ursache für den Verlust der Klappenfunktion die Perforation der Klappensegel und die *Ruptur* der Sehnenfäden.

Bakterielle Endokarditis IV

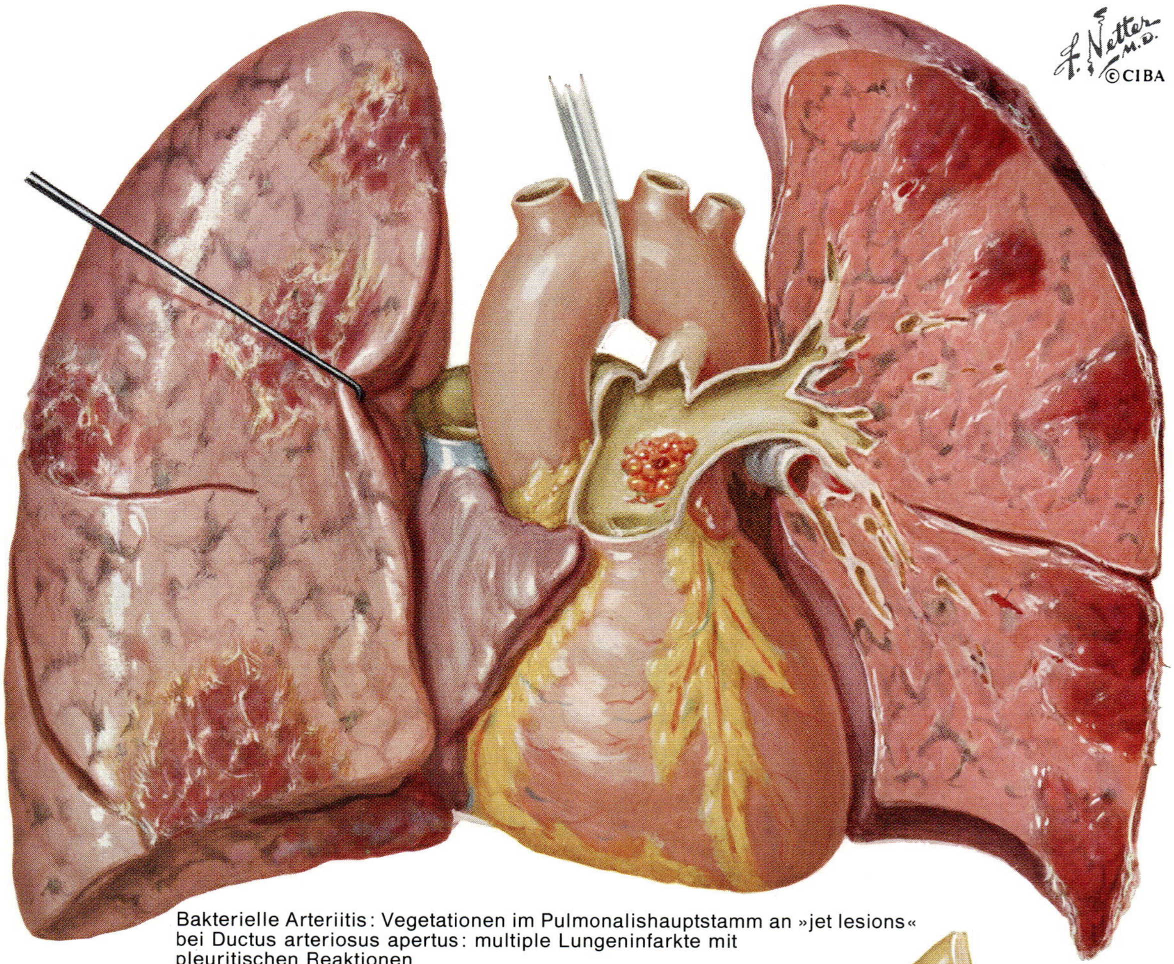

Bakterielle Arteriitis: Vegetationen im Pulmonalishauptstamm an »jet lesions« bei Ductus arteriosus apertus: multiple Lungeninfarkte mit pleuritischen Reaktionen

Beteiligung des rechten Herzens

Die rechtsseitige *bakterielle Endokarditis* unter Mitbeteiligung der Lungenarterien ist wesentlich seltener anzutreffen als der primäre Befall der linken Herzhälfte.

Am häufigsten tritt eine rechtsseitige bakterielle Endokarditis wahrscheinlich als Komplikation beim klassischen Bild des *Ductus arteriosus apertus* auf. Dabei herrschen in Aorta und Lungenarterien infolge des relativ engen Durchgangs durch den Ductus arteriosus keine gleichen Drücke. Der durch den Shunt in das arterielle Lungengefäßsystem eintretende Blutstrom trifft an der dem Ductus gegenüberliegenden Pulmonalarterienwand auf. An dieser Stelle entstehen *»jet lesions«*, die zur Ansiedelung von Erregern prädisponieren. Beim klinischen Krankheitsbild des Ductus arteriosus mit bakterieller Endokarditis ist der Ductus selbst selten primär beteiligt. Meist liegt der Primärherd im *Pulmonalishauptstamm* oder der linken Pulmonalarterie. Sekundär kann dann auch der Ductus besiedelt werden.

Auch Ventrikelseptumdefekte prädisponieren zu rechtsseitigen bakteriellen Endokarditiden. Wie beim offenen Ductus arteriosus entsteht der Infektionsherd auch hier, wenn der Körperarteriendruck nicht über den Defekt weitergeleitet werden kann. Dementsprechend sind bakterielle Endokarditiden bei ausgedehnten Ventrikelseptumdefekten, also bei Defekten mit rechtsventrikulärer und pulmonaler Hypertonie, auch selten zu finden. Bei kleinen Ventrikelseptumdefekten hingegen, bei denen der Druck im rechten Ventrikel annähernd normal ist, besteht die Gefahr einer infektiösen Komplikation.

Wie beim Ductus arteriosus apertus deckt sich der Primärherd mit der Aufprallstelle des Shunt-Stroms. Er sitzt also entweder an der Vorderwand des *rechten Ventrikels* oder am septalen Trikuspidalsegel, da diese beiden Bereiche dem Shunt unmittelbar gegenüber liegen. Gelegentlich wird auch der Defektrand besiedelt. Ist eine Struktur in der linken Herzhälfte mitbeteiligt, wurde die Infektion von der rechten Seite durch den Defekt dorthin übertragen.

Bakterielle Endokarditiden entstehen auch bei verschiedenen Formen der angeborenen Pulmonalstenose, darunter beim klassischen Bild der Fallot-Tetralogie, bei der isolierten rechtsventrikulären Infundibulumstenose und bei der Pulmonalklappenstenose. Bei allen diesen Defekten ist der Druck im rechten Ventrikel erhöht, wodurch die Trikuspidalklappe belastet wird. Dementsprechend kann bei allen diesen Defekten primär eine bakterielle Endokarditis der Trikuspidalklappe auftreten. Häufiger wird jedoch der über der

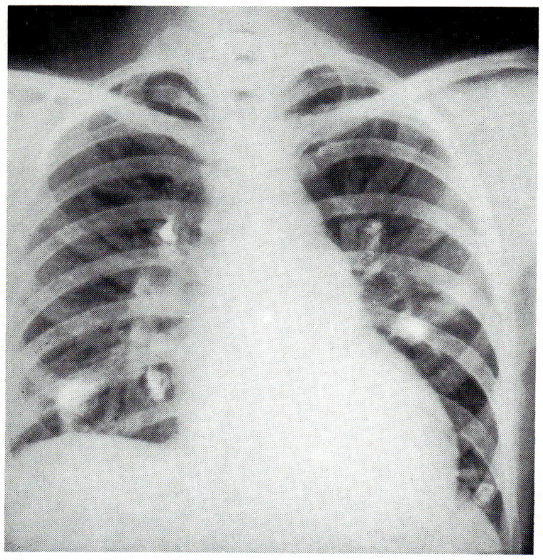
Röntgenbild: multiple Lungeninfarkte infolge einer Arteriitis der Lungengefäße bei Ductus arteriosus apertus

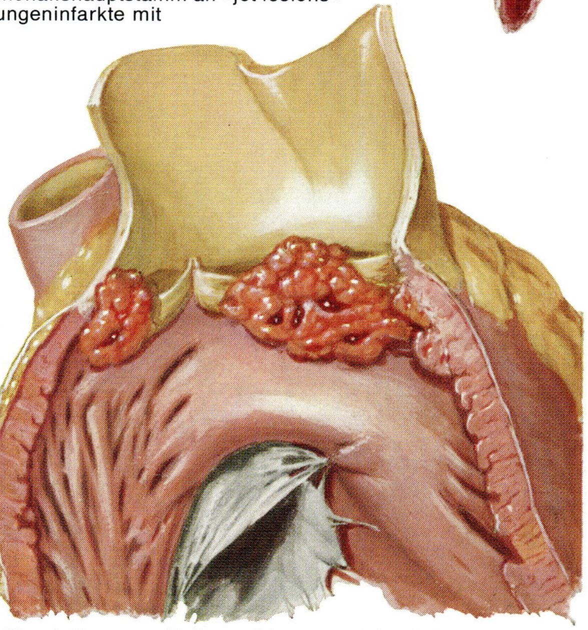
Vegetationen an Pulmonalklappe und Ausflußbahn des rechten Ventrikels

Stenose gelegene Bereich betroffen. Beim Fallot und bei der isolierten Infundibulumstenose ist also die Ausflußbahn des rechten Ventrikels besonders gefährdet, bei der Pulmonalklappenstenose die Klappe selbst und die Bifurkation des Pulmonalishauptstamms, also jener Bezirk, auf den der Blutstrom nach Passieren der stenotischen Klappe auftrifft.

Das *makroskopische Aussehen* der Herde entspricht im großen und ganzen dem Bild der linksseitigen bakteriellen Endokarditis. Die Vegetationen des Primärinfekts zeigen erhebliche Unterschiede. Es finden sich flache, kaum wahrnehmbare bis sperrige Formen. Bei Beteiligung einer größeren Pulmonalarterie kann sich ein mykotisches Aneurysma bilden. Mehr als die Hälfte der in der Literatur beschriebenen lokalisierten sackförmigen Aneurysmen größerer Pulmonalarterien ist mykotischen Ursprungs.

Ob nun die rechtsseitige bakterielle Endokarditis bei Herzgesunden oder als Komplikation bei angeborenen Herzfehlern auftritt: Ihr *klinisches Bild* unterscheidet sich in mancher Hinsicht von der linksseitigen Form. Petechiale Blutungen an Haut und Schleimhäuten fehlen ebenso wie Embolien in den vom Körperkreislauf versorgten Organen. Die Manifestationen konzentrieren sich vielmehr in der Lunge, da embolisches Material aus den Vegetationen des Primärherdes in erster Linie in die kleinen Äste der Pulmonalarterien ausgeschwemmt wird. Dies führt zum klassischen Bild multipler peripherer *Lungeninfarkte.* Über den infarzierten Arealen tritt häufig eine fibrinöse Pleurareaktion auf, die sich klinisch als Pleuritis manifestiert. Bei virulenten Erregern kommt es an den infarzierten Lungenarealen zu suppurativen Reaktionen. Klinisch und *röntgenologisch* imponieren in diesem Fall multiple *Lungeninfiltrate.*

Bei protrahierten bakteriellen Endokarditiden mit pulmonalen Komplikationen werden Erreger in großer Zahl über die Lungenvenen in die linke Herzhälfte eingeschwemmt. Dadurch siedeln sich an einer oder beiden linksseitigen Klappen Sekundärherde an.

Bakterielle Endokarditis V

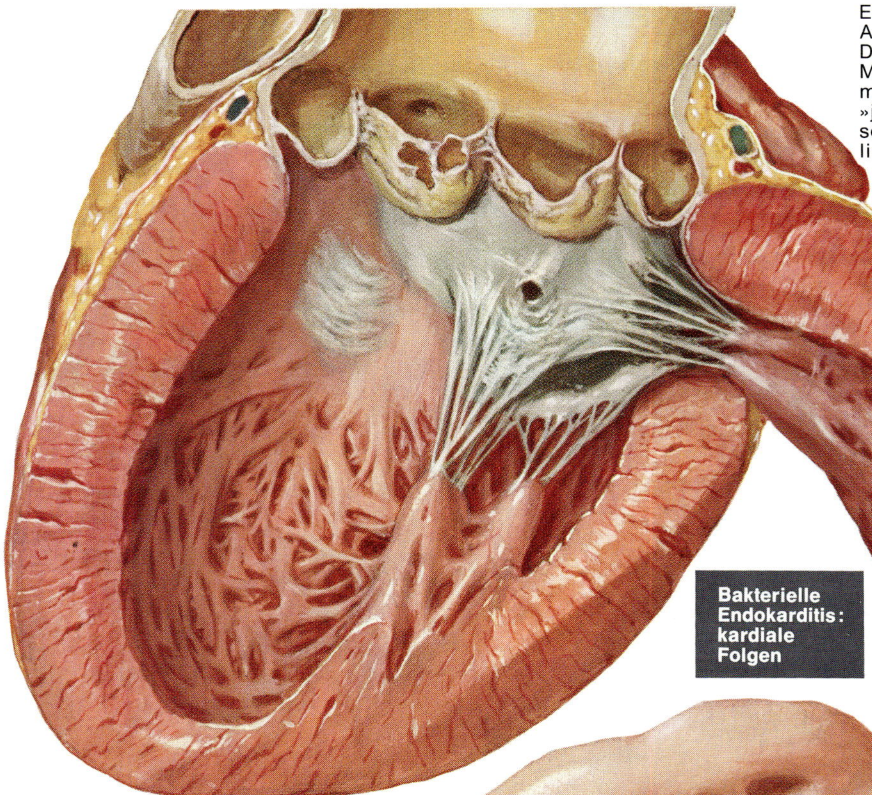

Erosion und Perforation eines Aortenklappensegels. Durchbruch des vorderen Mitralsegels (rupturiertes mykotisches Aneurysma), »jet lesions« an Ventrikelseptum, Hypertrophie des linken Ventrikels

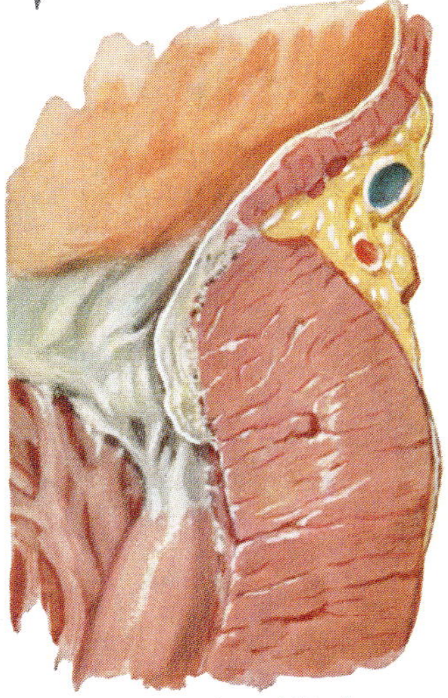

Verwachsung eines Mitralklappensegels mit der Ventrikelwand infolge von Vegetationen an der Klappenunterseite

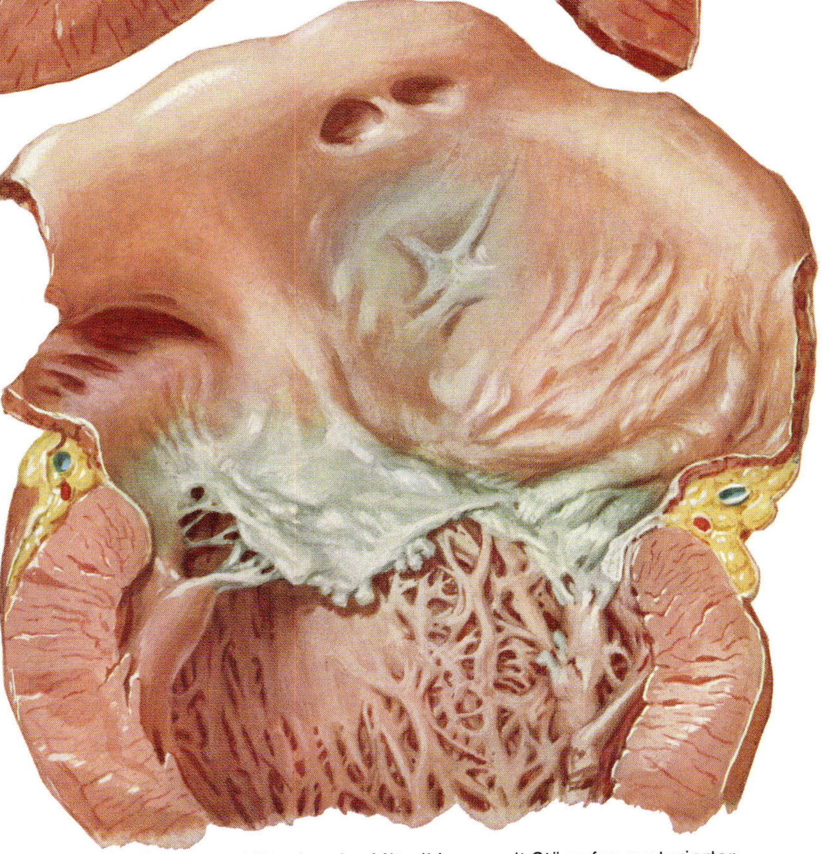

Verdickung und Erosion der Mitralklappe mit Stümpfen rupturierter Sehnenfäden: Vergrößerung des linken Vorhofs

Kardiale Folgen

Kardiale Folgen nach *bakteriellen Endokarditiden* lassen sich in zwei Gruppen unterteilen: (1) Residuen, die die Klappenfunktion nicht wesentlich beeinflussen, und (2) Residuen, die zu einer hochgradigen Veränderung des Klappengefüges und damit letztlich zur Klappeninsuffizienz führen.

Bakterielle Endokarditiden können, selbst wenn sie klinisch nicht erkannt werden, heilen. Gelegentlich heilen sie spontan ab. In manchen Fällen bringen Antibiotika bei nicht gesichert diagnostizierten Beschwerden eine gar nicht vermutete bakterielle Endokarditis zum Heilen.

Abgeheilte, funktionell kaum wirksam werdende Herde sind das Endresultat eines entzündlichen Prozesses an der Klappe, während dessen Vegetationen an der Klappenoberfläche gesetzt werden. An den von der Valvulitis betroffenen Stellen kommt es zur Vaskularisation und zu unterschiedlicher fibröser *Verdikkung*. An die Stelle der Vegetationen tritt Fasergewebe mit Verkalkungsherden. An den Kontaktflächen der Klappensegel treten als Folge der Primärvegetation und sekundärer Kontaktherde (S. 182) fokal Verdickungen zutage.

Im linken Vorhof und linken Ventrikel sind wandständige fibröse Plaques als Reste einer herdförmigen Endokarditis zu beobachten, die während der aktiven Infektion an der Wandung der beiden Herzkammern abgelaufen ist.

Funktionell wirksam werdende, abgeheilte Herde gehen in der Regel mit einem Gewebsuntergang einher. Dabei finden sich verschiedene Formen: Hämodynamisch wirksam werdende endokarditische Herde an der *Aortenklappe* werden charakterisiert durch (1) fokale *Erosion,* wodurch der Rand der erkrankten *Klappensegel* ein sägezahnähnliches Aussehen erhält, (2) *Durchbrüche der Klappensegel* und (3) Gewebsverlust an dem an der Aortenwand anliegenden Klappenabschnitt, wodurch das betroffene Segel prolabiert. Aufgrund dieser Veränderungen wird die Aortenklappe insuffizient. Gelegentlich wird auch die Mitralklappe schlußunfähig. Infolge der Aorteninsuffizienz kommt es sekundär zu Veränderungen im *linken Ventrikel,* wie sie auch bei Schlußunfähigkeit der Aortenklappe anderer Ätiologie auftreten. An erster Stelle stehen dabei eine hochgradige Dilatation und Hypertrophie. Die *Hypertrophie* bewirkt eine Vergrößerung des Herzens in einem Ausmaß, das nur bei Aorteninsuffizienzen erreicht wird.

Durch den Aufprall des Regurgitationsstroms entstehende »jet lesions« sind entweder am Endokard der linksventrikulären Ausflußbahn oder an der dem Ventrikel zugekehrten Seite des vorderen Mitralsegels vorhanden.

Für das Zustandekommen einer Mitralinsuffizienz nach einer bakteriellen Endokarditis der Aortenklappe gibt es mehrere Möglichkeiten. Wenn die Schlußunfähigkeit der Aortenklappe zu einer erheblichen Vergrößerung des linken Ventrikels führt, wird der Klappenapparat mechanisch behindert, und die Mitralklappe wird in der Folge insuffizient.

Als weitere mögliche Ursache kommt eine Zerstörung von Klappengewebe oder von Sehnenfäden an der Mitralklappe infolge der Regurgitation während des aktiven endokarditischen Prozesses an der Aortenklappe in Betracht.

An früherer Stelle (S. 183) wurde bereits dargelegt, daß eine aktive Aortenklappenendokarditis bei mitbestehender Aorteninsuffizienz einen infektiösen Prozeß am vorderen Segel oder den Sehnenfäden der Mitralklappe auslösen kann. Dieser führt zur Mitralinsuffizienz infolge (1) von Durchbrüchen des vorderen Segels oder (2) einer Ruptur der Sehnenfäden, wodurch der Stützapparat der Segel verloren geht.

Ein zur Mitralinsuffizienz führender primärer endokarditischer Prozeß an der Mitralklappe ist Folge von (1) einem Untergang von Klappengewebe, (2) einer *Ruptur der Sehnenfäden* oder (3) einer *Verwachsung* zwischen dem *hinteren Mitralsegel* und der *Wand des linken Ventrikels.* Die Verwachsung entsteht durch fibrösen Ersatz der während des aktiven endokarditischen Prozesses zwischen dem hinteren Mitralsegel und der linken Ventrikelwand (S. 183) gebildeten Vegetationen. Auf Grund dieser Verwachsung geht die freie Beweglichkeit des hinteren Mitralsegels verloren.

Bei einer endokarditisch bedingten Schlußunfähigkeit der Mitralklappe sind die normalerweise bei einer Mitralinsuffizienz zu beobachtenden Sekundärveränderungen vorhanden, und zwar eine *Vergrößerung des linken Vorhofs* und eine Hypertrophie des rechten Ventrikels. Daneben kann auch der linke Ventrikel hypertrophieren, jedoch in geringerem Ausmaß als bei einer Aorteninsuffizienz.

Bakterielle Endokarditis VI

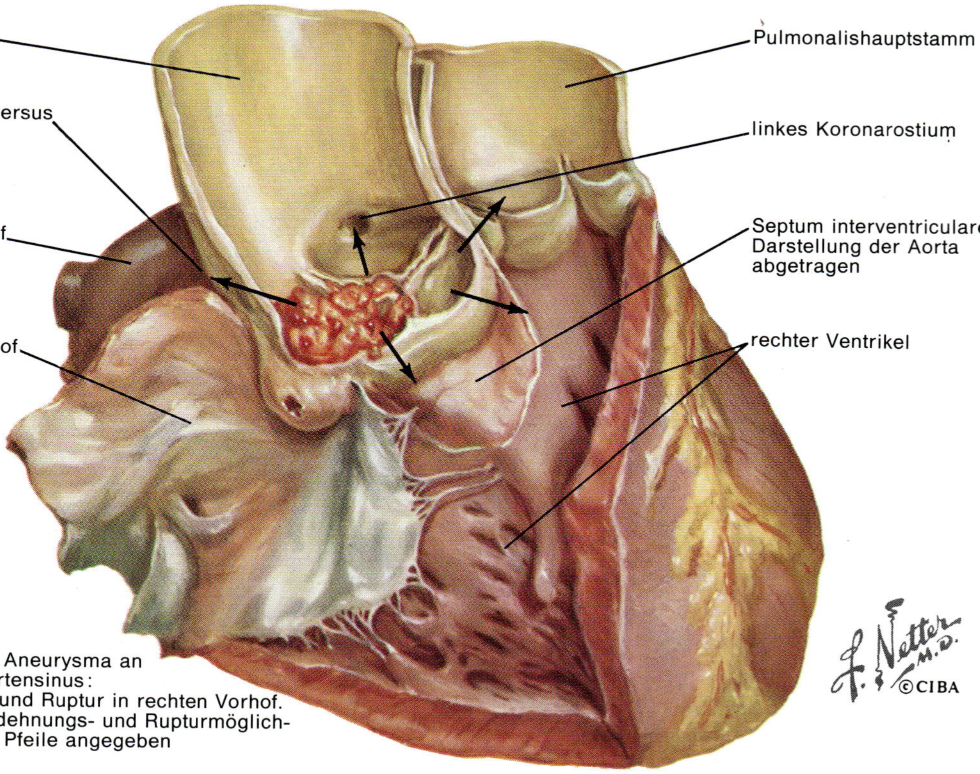

Mykotisches Aneurysma an hinterem Aortensinus: Vorwölbung und Ruptur in rechten Vorhof. Weitere Ausdehnungs- und Rupturmöglichkeiten durch Pfeile angegeben

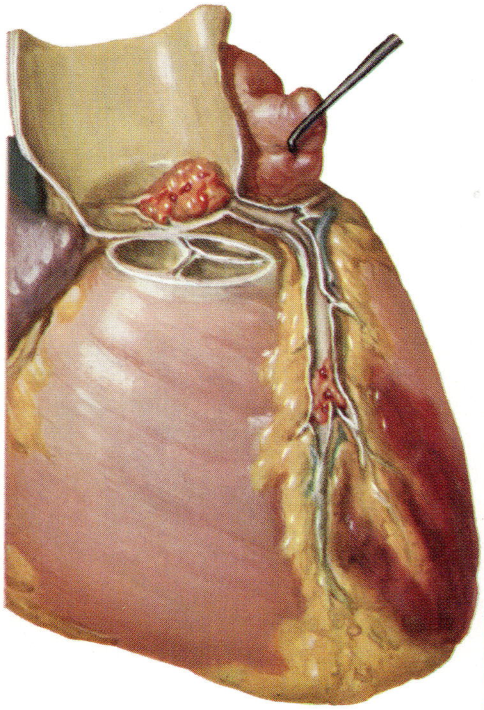

Embolus in Koronararterie mit ausgedehntem Myokardinfarkt. Streuquelle: bakteriell-endokarditische Vegetationen an Aortenklappe

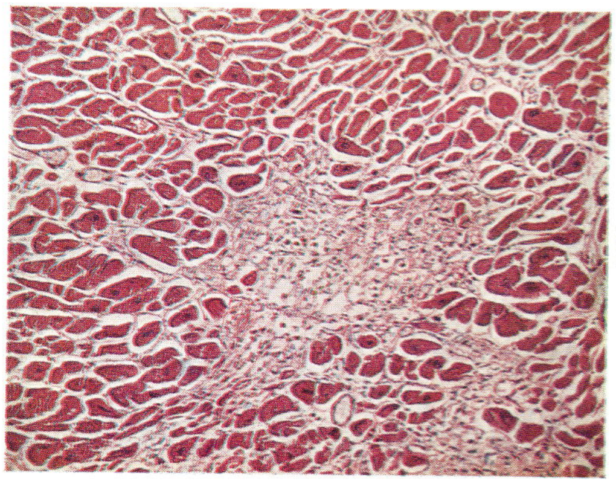

myokardialer Mikroinfarkt

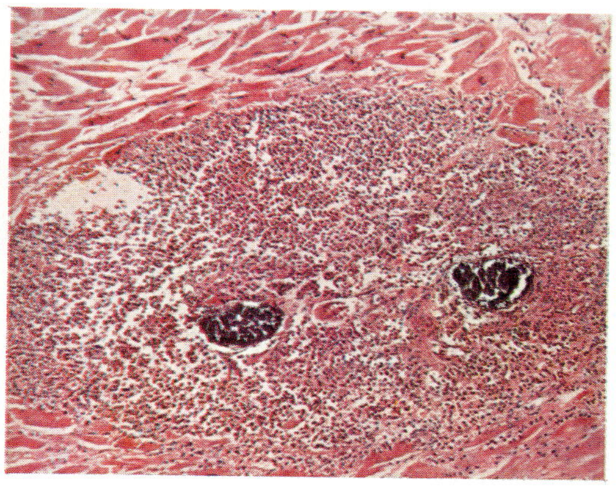

myokardialer Mikroabszeß

Mykotische Aneurysmen und Emboli

Das Erscheinungsbild der *bakteriellen Endokarditis* ist nicht auf Veränderungen an den Herzklappen beschränkt, sondern umfaßt auch Veränderungen an anderen Strukturen. Im Rahmen dieses Bildes finden sich z.B. sekundäre Veränderungen am Abgang der *Aorta* und eine Reihe embolischer Veränderungen im *Myokard*.

Eine Beteiligung des Aortenabgangs ist mitunter Folge eines Primärherdes an der Mitralklappe, häufiger jedoch an der *Aortenklappe*. In letzterem Fall sind 3 mögliche Infektionswege zu diskutieren. Erstens die direkte Ausbreitung des Primärherdes in den *Aortensinus* und die angrenzende Aortenwand. Zweitens kann während der Systole eine bakterielle Vegetation an einem Aortensegel mit der Aortenwand in Berührung kommen, wobei an letzterer Erreger haften bleiben. Als dritte Möglichkeit kommt der hämatogene Infektionsweg mit Verschleppung von Erregern durch den entlang der Aortenwand fließenden Blutstrom in Betracht.

Der infektiöse Prozeß am Aortenabgang beginnt an der Intima und schreitet in die Tiefe der Aortenwand fort. Wie an den Herzklappen wird dabei auch an der Aorta Gewebe zerstört. Die dadurch entstehende Wandschwäche der Aorta begünstigt das Zustandekommen von Aneurysmen am Infektionsherd. Derartige Aneurysmen werden in der Regel unabhängig vom jeweiligen spezifischen Erreger als *mykotische Aneurysmen* bezeichnet.

Die Folgen mykotischer Aneurysmen hängen in erster Linie davon ab, ob das Aneurysma *rupturiert*. Intakt bleibende Aneurysmen verlaufen meist stumm. Da der Aortenabgang zum Großteil intrakardial gelegen ist, sind sie *röntgenologisch* nicht darstellbar, denn sie verändern die Kontur des Herzschattens nicht. Eine Ausnahme bilden Aortenaneurysmen in unmittelbarer Nähe des *Abgangs der linken Koronararterie*. Hier liegt die Aorta dem Epikard an, so daß sich Aneurysmen in dieser Lokalisation unmittelbar über dem linken Herzohr als Verschattung darstellen können.

Bei Ruptur eines mykotischen Aneurysmas am Aortenabgang hängen die Folgen in erster Linie von der Lokalisation ab. In der oberen Abbildung der Tafel sind die vielfältigen anatomischen Beziehungen des Aortenabgangs dargestellt sowie jene Strukturen, in die ein Aneurysma unter Umständen einbrechen kann. Dabei ist jedoch zu bedenken, daß mykotische Aneurysmen Folge eines infektiös destruktiven Prozesses sind. Bei einer eventuellen Ruptur gelten zwar gewisse anatomische Grundregeln, infolge der vielfältigen Infektionswege sind jedoch Variationen möglich. Ferner können auch angeborene Aortensinusaneurysmen nach ihrer Ruptur in einer Herzkammer infiziert werden. Dabei ist autoptisch nicht immer mit Sicherheit festzustellen, ob ein Aneurysma sekundär besiedelt wurde oder primär mykotischen Ursprungs war.

Mykotische Aneurysmen des *hinteren* (nicht koronaren) *Aortensinus* rupturieren meist in den *rechten*, selten in den *linken Vorhof*. Da der rechte Aortensinus in enger anatomischer Beziehung zur Ausflußbahn des *rechten Ventrikels* steht, schaffen Aneurysmenrupturen in dieser Lokalisation in der Regel einen Durchbruch in den rechten Ventrikel, selten jedoch durch das *Ventrikelseptum* in den linken. Der linke Aortensinus wiederum steht in Beziehung zum Epikard und dem *Pulmonalishauptstamm*. Daher führen Aneurysmen in dieser Lokalisation entweder zu einer suppurativen Perikarditis oder brechen in den Pulmonalishauptstamm ein.

Bei linksseitiger bakterieller Endokarditis werden häufig *Emboli in die Koronararterien* vertragen. Meist werden dabei multiple kleine Partikel in eine Vielzahl intramyokardialer Ästchen der Koronararterien ausgeschwemmt. Die Folgen dieser hämatogenen Aussaat hängen von der Virulenz des an der Klappe wirksamen Erregers ab. Meist hat der Erreger nur eine relativ geringe Virulenz, so daß multiple kleine, scheinbar blande *Mikroinfarkte im Myokard* entstehen. Hochvirulente Erreger, wie *β-hämolytische Streptokokken* oder *Staphylokokken*, verursachen hingegen *myokardiale Mikroabszesse*.

Die *Embolusbildung* in einem epikardialen Ast einer *Koronararterie* stellt eine ernsthafte Komplikation dar, bei der nach kurzer Zeit infolge einer akuten ausgedehnten Myokardischämie der Tod eintreten kann. Wird die akute Ischämie überlebt, stellen sich Folgen an der betroffenen Arterie und ihrem myokardialen Versorgungsgebiet ein. In letzterem kommt es typisch zum *ausgedehnten Myokardinfarkt*, am Gefäß selbst bildet sich ein mykotisches Aneurysma. Als seltene Komplikation tritt eine Ruptur eines mykotischen Aneurysmas an einer Koronararterie mit nachfolgendem Hämoperikard auf.

Bakterielle Endokarditis VII

Bakterielle Endokarditis: periphere, embolisch bedingte Folgen

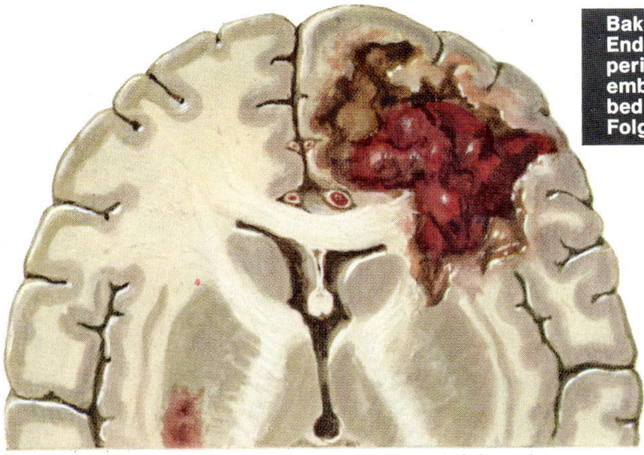

Zerebralinfarkt mit sekundärer Hirnblutung infolge einer Embolie in der rechten A. cerebri anterior; kleiner Infarkt in linken Stammganglien

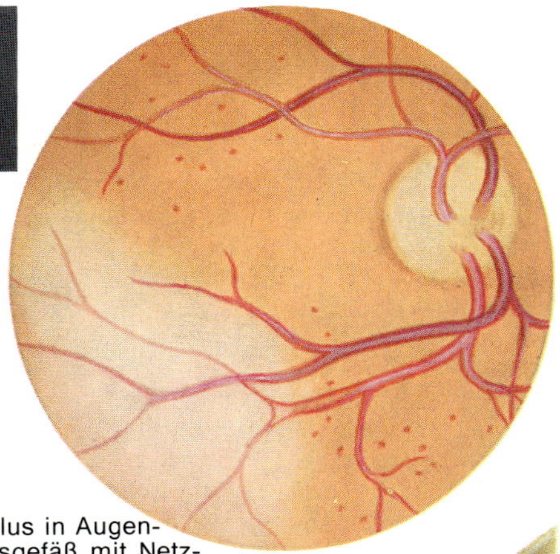

Embolus in Augenfundusgefäß mit Netzhautinfarkt, petechiale Blutungen

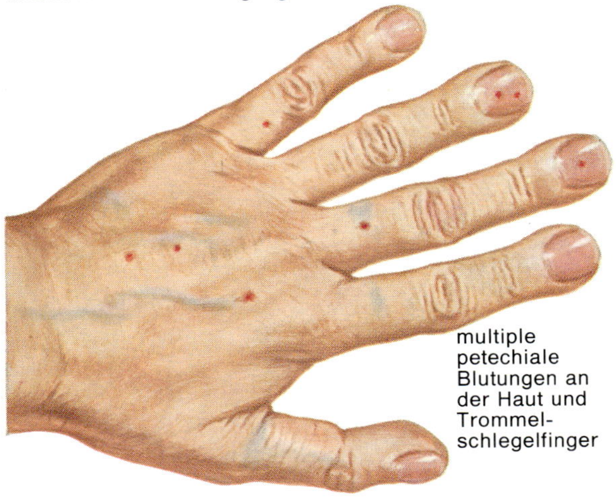

multiple petechiale Blutungen an der Haut und Trommelschlegelfinger

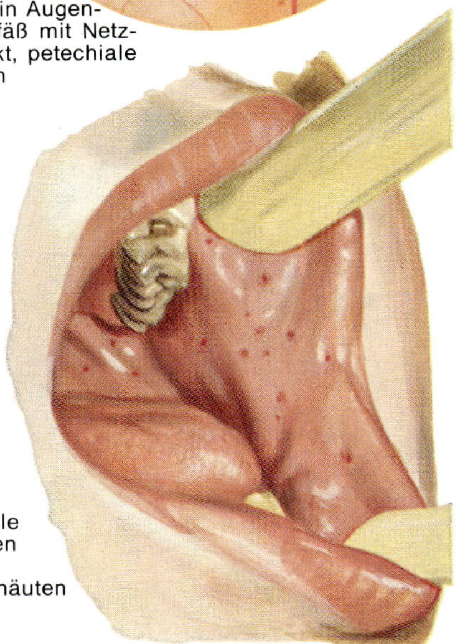

petechiale Blutungen an den Schleimhäuten

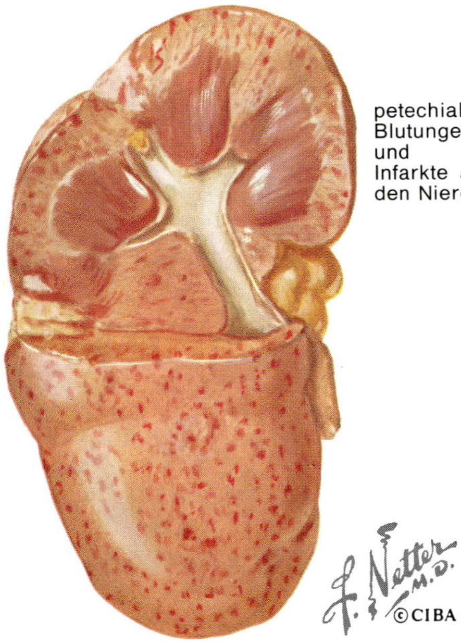

petechiale Blutungen und Infarkte an den Nieren

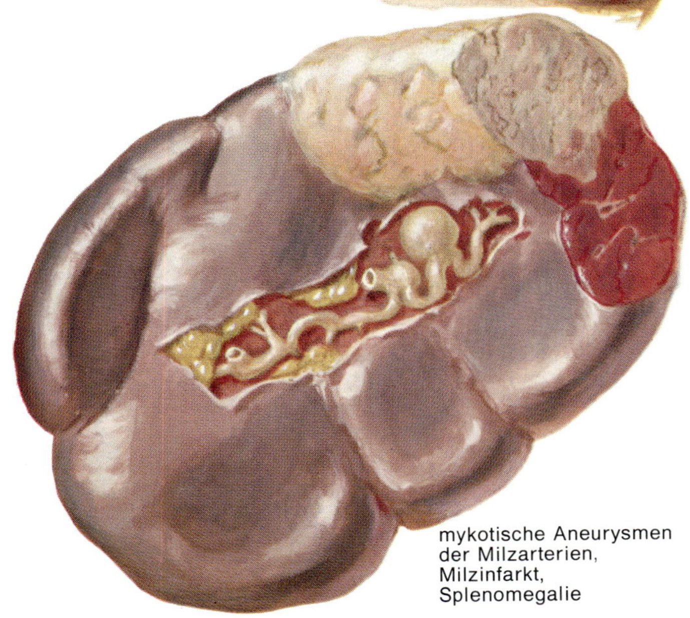

mykotische Aneurysmen der Milzarterien, Milzinfarkt, Splenomegalie

Embolisch bedingte Folgen

Auffälliges Merkmal *bakterieller Endokarditiden* ist ihre Embolisierungstendenz. Sie ist Grundlage der vielfältigen Auswirkungen dieser Krankheit. Der embolische Prozeß ist weitgehend von der Lokalisation des Primärherdes in einer der beiden Herzhälften abhängig. Bei primär rechtsseitiger bakterieller Endokarditis wird das *klinische Bild* in erster Linie von der Mitbeteiligung der Lunge bestimmt, wie bereits gezeigt wurde (S. 184). Bei primär linksseitiger bakterieller Endokarditis können generalisiert Emboli auftreten, da ja alle vom arteriellen Körperkreislauf versorgten Organe und Gewebe in Mitleidenschaft gezogen werden können. Am häufigsten und schwersten sind *Gehirn, Herzmuskel* und *Nieren* betroffen. Eine Beteiligung *anderer Körperbereiche* kann auffällige Folgeerscheinungen hervorrufen, die für die Diagnose der Grundkrankheit wichtige klinische Verdachtsmomente liefern.

Wie im Myokard manifestiert sich eine Embolusabsiedlung im Gehirn in unterschiedlicher Weise, je nach der Größe des betroffenen Gefäßes und der Virulenz des Erregers. Ist der Circulus Willisi oder einer seiner Äste verschlossen, kommt es zu dramatischen Veränderungen, die typisch zum zerebralen Infarkt führen. Der *zerebrale Infarkt* stellt sich zunächst als blasser, gefäßfreier Bezirk dar, der später *hämorrhagisch* werden kann. Ob es sich bei der Hämorrhagie um eine primäre Hirnblutung oder ein sekundäres, infarktbedingtes Ereignis handelt, kann nicht immer mit Sicherheit festgestellt werden. Primäre Hirnblutungen sind Folge einer Ruptur arterieller Gefäße, die mit Erregern aus einem Embolus besiedelt sind. Derartige Hirnblutungen betreffen entweder einen einzigen, ausgedehnten Bereich oder treten multipel in kleinen Arealen auf.

Häufiger als ausgedehnte Infarkte oder Hirnblutungen finden sich jedoch multiple Mikroinfarkte. Sie verlaufen oft stumm, können aber allerdings meist passagere Beschwerden verursachen, wie z.B. Kopfschmerzen, fokale Paresen, Aphasien, Gedächtnisverlust und Bewußtseinstrübung.

Wie in anderen Organen können hochvirulente Erreger auch im Gehirn multiple Mikroabszesse hervorrufen. Sie verursachen ähnliche zerebrale Ausfälle wie die disseminierten Mikroinfarkte.

Petechiale Blutungen können in allen vom Körperkreislauf versorgten Organen und Geweben auftreten. Ob sie durch Infektion und Ruptur kleiner arterieller Gefäße oder Mikroinfarkte mit sekundären Blutungen zustandekommen, ist umstritten. *Petechiale Blutungen* sind jedenfalls in der Mehrzahl der Fälle vorhanden und stellen ein wichtiges Warnsymptom für das eventuelle Vorliegen einer bakteriellen Endokarditis dar. Sie sind am leichtesten an der *Netzhaut,* der *Haut* und an den *Schleimhäuten* festzustellen und finden sich auch häufig *unter den Fingernägeln.*

Trommelschlegelfinger und -zehen sind besonders bei protrahiertem Verlauf der bakteriellen Endokarditis häufig.

An den *Nieren* findet sich entweder eine Schädigung der größeren Nierengefäße oder des Nierenparenchyms. Klassische Folge einer bakteriellen Endokarditis ist eine *fokale, embolisch bedingte Glomerulonephritis.* Die Niere erscheint infolge der multiplen petechialen Blutungen im Kortex *makroskopisch* getüpfelt. Histologisch finden sich fokale Glomerulusinfarkte sowie Blutungen in Glomeruli und Tubuli. Als seltene Parenchymschädigung liegt bisweilen eine diffuse Glomerulonephritis vor. Disseminierte Mikroabszesse treten in der Regel nur bei hochvirulenten Erregern auf. Häufig kommt es zum Verschluß von Nierenarterien mit Infarzierung der betreffenden Nierenbezirke und Hämaturie. Daß Verschlüsse in Schüben auftreten können, zeigt sich am Vorhandensein von *Niereninfarkten* verschiedenen Alters. Mykotische Aneurysmen einer Nierenarterie oder einer ihrer kleineren Äste sollen als Beispiel für die Beteiligung des arteriellen Versorgungssystems der Niere genannt werden.

Die *Milz* spielt bei bakteriellen Endokarditiden eine bedeutende Rolle. Dementsprechend gilt die *Splenomegalie* als wichtiges *klinisches Zeichen.* Sie ist ferner häufig Sitz *mykotischer Aneurysmen.* Wie bei der Niere kommt es auch in der Milz oft zur *Infarktbildung.* Sie manifestiert sich gelegentlich in Schmerzen im linken Oberbauch. Die Infarkte verlaufen meist blande. In Ausnahmefällen kann es jedoch zur Suppuration und Ruptur und damit zur Bildung eines subdiaphragmalen Abszesses kommen.

Auch im Gastrointestinaltrakt können bakterielle Endokarditiden Veränderungen hervorrufen. Darunter finden sich am häufigsten petechiale Blutungen. Seltener kommt es infolge einer Embolusbildung aus vegetativem Material zu Darminfarkten und mykotischen Aneurysmen an den Aa. mesentericae.

In Ausnahmsfällen wurden an den Extremitäten mykotische Aneurysmen mit oder ohne Zellulitis oder Abszessbildung beschrieben.

Abakterielle (marantische) Endokarditis

Zu den verschiedenen Formen der sog. verrukösen Endokarditis zählt die *abakterielle marantische Endokarditis.* Mit der rheumatischen Endokarditis und der Erythematodes-Endokarditis hat sie gemeinsam, daß sie abakteriellen Ursprungs ist. Die Bezeichnung »marantisch« leitet sich von Marasmus her und wurde ursprünglich auf endokardiale Veränderungen im Rahmen auszehrender Krankheiten angewendet. Dies gilt zwar auch heute noch, nur wurde die Bezeichnung in neuerer Zeit auch auf Formen ausgedehnt, die nicht mit einer auszehrenden Krankheit, sondern mit *malignen Tumoren* in Zusammenhang stehen. Auf diese weist ein klinisch bedeutsames Kennzeichen der abakteriellen marantischen Endokarditis auch hin. In manchen Fällen stellt nämlich die marantische Endokarditis im Sinne einer Embolisierung der Körperarterien das erste Anzeichen eines malignen Tumors dar, noch bevor sich spezifische Manifestationen bemerkbar machen. Dies gilt besonders bei relativ okkulten Tumoren, z.B. bei *primärem Tumorsitz in Corpus oder Cauda des Pankreas.*

Marantische Vegetationen können an allen Herzklappen aufgelagert werden. Meist sind jedoch die Klappen der linken Herzhälfte betroffen. Nicht selten finden sich Verrucae sowohl an der *Mitral-* als auch an der *Aortenklappe. Makroskopisch* stellen sich die marantischen Vegetationen als zarte, bräunlich-graue Warzen dar, die herdförmig an der Kontaktfläche der Klappensegel aufgelagert werden. Infolge ihrer herdförmigen Anordnung und unterschiedlichen Größe unterscheiden sie sich von den kleinen regelmäßigen Auflagerungen der akuten rheumatischen Endokarditis. Von den Vegetationen bei bakterieller oder Erythematodes-Endokarditis können sie zwar nicht ohne weiteres differenziert werden. Es gibt jedoch auch hier Unterscheidungsmerkmale.

Im Gegensatz zur bakteriellen Endokarditis bleiben bei der abakteriellen Form die Klappensegel und Sehnenfäden intakt. Ferner sind marantische Auflagerungen keimfrei, ein Bakterienbesatz läßt sich histologisch nicht nachweisen.

Bei der Erythematodes-Endokarditis werden Vegetationen nicht nur an den Kontaktflächen der Klappensegel aufgelagert, wie dies bei der marantischen Form der Fall ist, sondern auch am Wandendokard der Herzkammern. Sie sind in der Regel auch in dem vom hinteren Mitralsegel und der Wand des linken Ventrikels gebildeten Winkel vorhanden. Histologisch läuft die Erythematodes-Endokarditis als abakterielle Entzündung der Klappensegel mit einer massiven leukozytären Infiltration ab. Bei der marantischen Form ist unterhalb der Klappensegel meist keine leukozytäre Infiltration nachweisbar.

Ob die abakterielle marantische Endokarditis eine primäre Klappenerkrankung darstellt oder ob es sich dabei lediglich um Auflagerungen von vegetativem Material an einem intakten Segel handelt, ist umstritten. Aus der eingehenden Untersuchung von Allen geht hervor, daß der primäre Krankheitsprozeß in der Klappensubstanz abläuft. Dort kommt es nämlich zur fokalen Kollagenschwellung und sekundär zu Mikrorupturen in

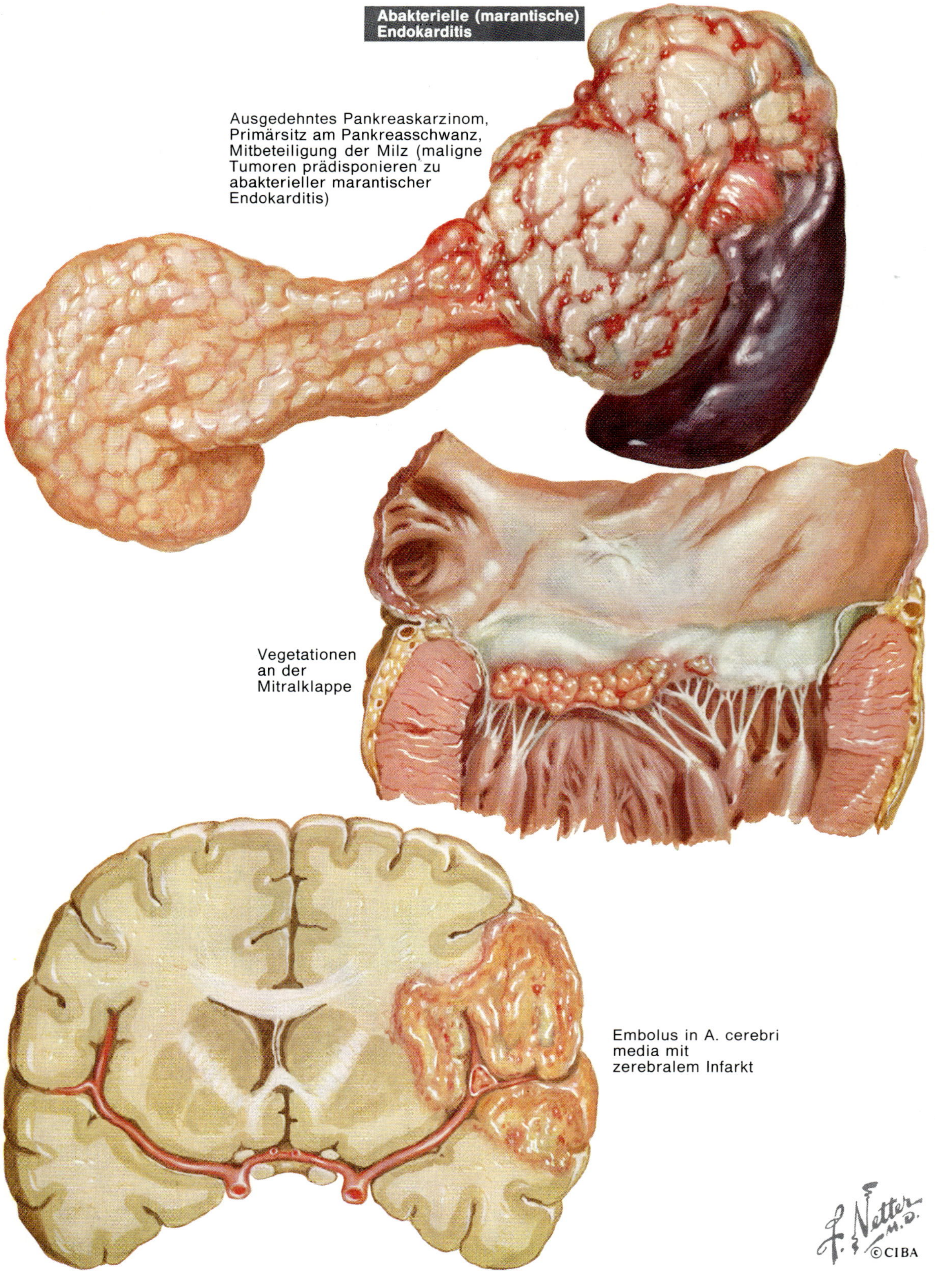

den darüberligenden Segelbezirken. An diesen Stellen werden Blutprodukte, Plättchen und Fibrin aufgelagert, wodurch die marantischen Vegetationen entstehen.

Marantische Vegetationen verursachen keine auffällige Verformung des Klappengefüges. Einzige ernstzunehmende Folge ist die Embolie. Da die Vegetationen zum Großteil auf die Klappen der linken Herzhälfte beschränkt bleiben, werden Emboli in alle Körperorgane mit Ausnahme der Lunge getragen. Je nach dem Sitz der marantischen Vegetationen kann die Aussaat von *Emboli* zur *Infarktbildung* im *Gehirn,* in den *Nieren,* der *Milz* usw. führen.

Embolien infolge marantischer Vegetationen gelten bei malignen Tumoren allgemein als Ursache von Arterienverschlüssen im Körperkreislauf. Daneben kommen jedoch auch noch andere ursächliche Momente in Betracht. Bei malignen Tumoren können in seltenen Fällen auch Metastasen in der linken Herzhälfte gesetzt werden. Diese siedeln sich entweder am Wandendokard oder an den Klappen an. In letzterer Lokalisation ist eine Differenzierung gegenüber marantischen Vegetationen nur histologisch möglich. Sind Metastasen in der linken Herzhälfte vorhanden, können durch Abspaltung von neoplastischen Knötchen oder von thrombotischem Material, das an intrakavitären sekundären Tumorherden aufgelagert wurde, Emboli in den Körperkreislauf getragen werden.

Bei malignen Tumoren tritt häufiger eine Körpervenenthrombose auf als eine marantische Endokarditis. Sie bewirkt in erster Linie eine Lungenembolie, deren klinisches und pathologisches Bild sich grundlegend von den Manifestationen marantischer Vegetationen unterscheidet. In ungewöhnlichen Fällen kann es jedoch bei Lungenembolien zu einer paradoxen Embolisierung in der linken Herzhälfte kommen (in der Regel durch eine offenes Foramen ovale). Diese paradoxe Embolie kann ihrerseits Gefäßverschlüsse im Körperkreislauf und Organinfarkte verursachen. Diesbezüglich zeigen Körpervenenthrombose und abakterielle marantische Endokarditis also gewisse Ähnlichkeiten.

Zystische Medianekrose der Aorta

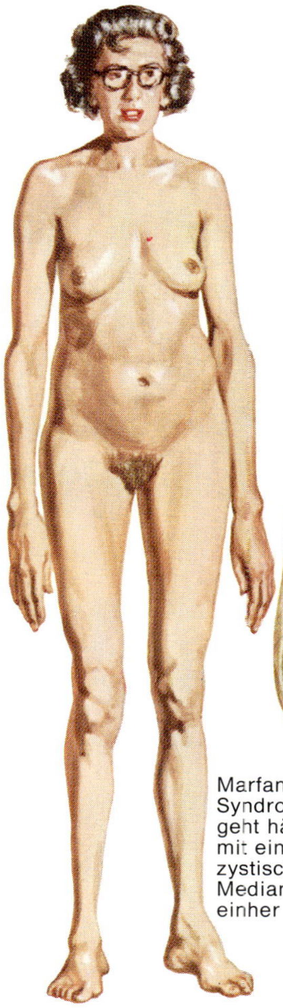

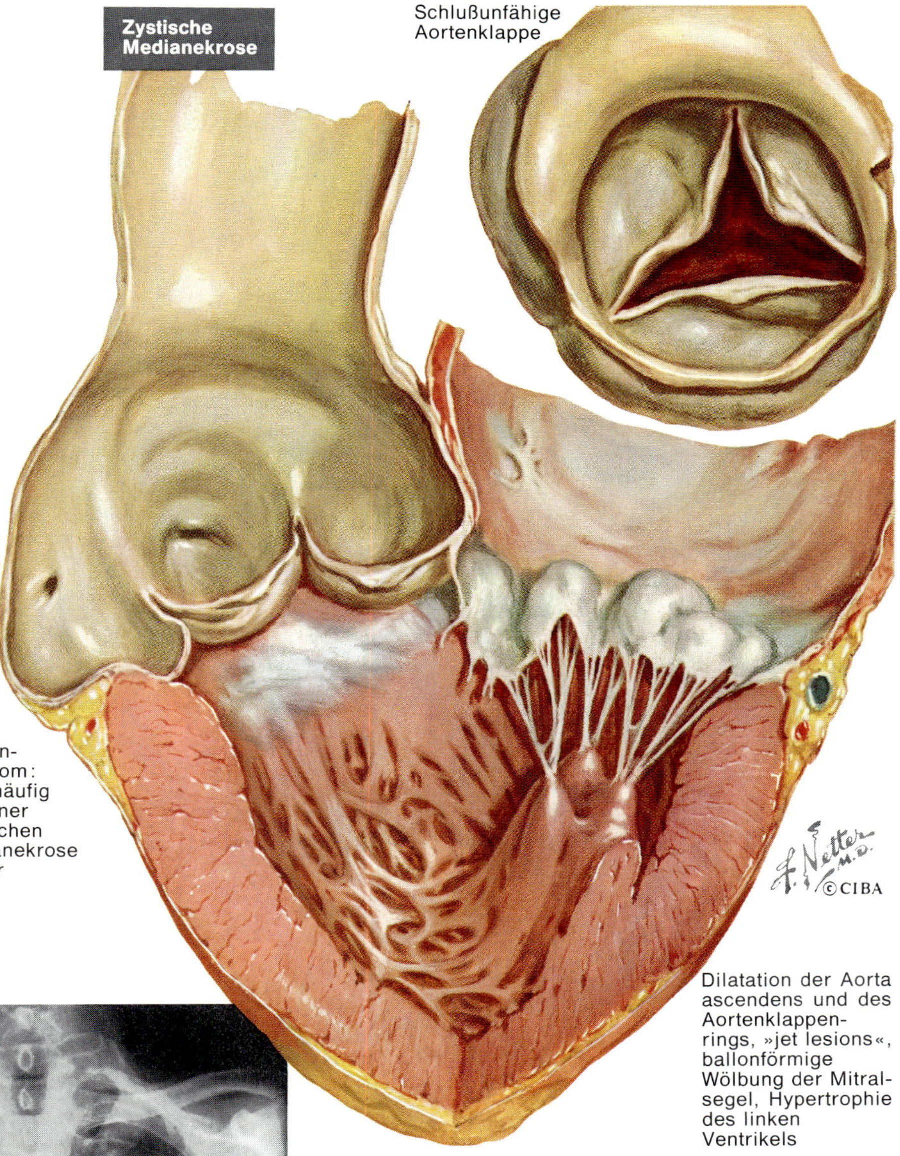

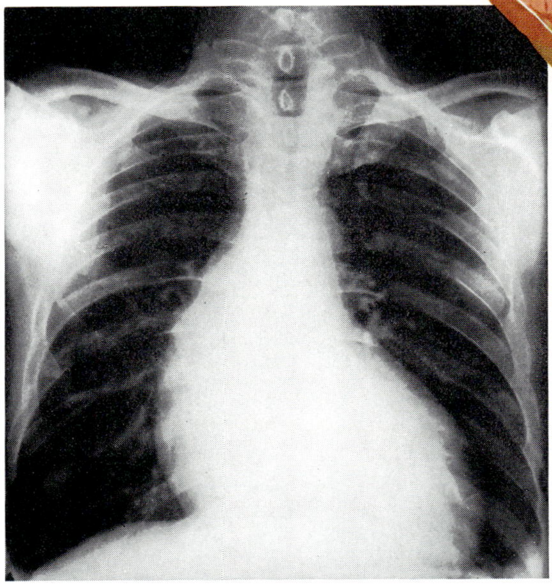
Dilatation der Aorta ascendens

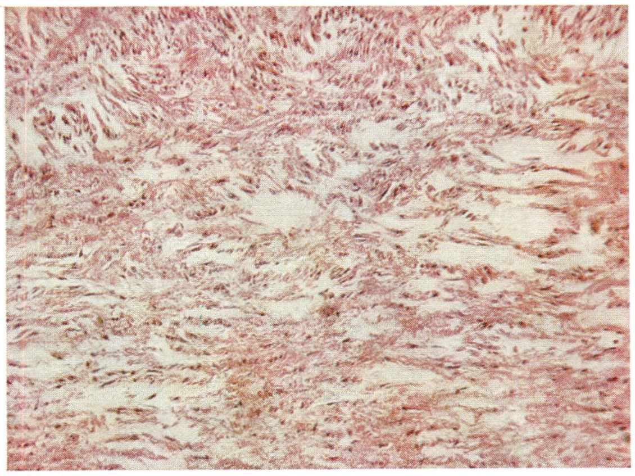
Zystische Medianekrose der Aorta

Die *zystische Medianekrose der Aorta* stellt eine weitere Ursache für die Aorteninsuffizienz dar. Nicht immer führt sie jedoch zur Schlußunfähigkeit der Aortenklappe, sie kann sich auch in einer Mitralinsuffizienz oder in einem dissezierenden Aortenaneurysma manifestieren.

Die zystische Medianekrose tritt an dehnbaren Arterien auf. Histologisch stellt sie sich als amorphe, basophile Einlagerungen in der Media dar. Diese Einlagerungen sind eigentlich Mikrozysten, was auch in der Bezeichnung dieses Krankheitsprozesses zum Ausdruck kommt. Die anfangs kleinen und einzelständigen Mikrozysten fließen im weiteren Verlauf zusammen und verdrängen in Extremfällen über weite Strecken die normale Mediastruktur. Solange die Mikrozysten klein sind, bleiben die elastischen Schichten der Media intakt. Fließen die Mikrozysten jedoch zu größeren Formationen zusammen, werden die elastischen Schichten der Media in dem betroffenen Bezirk unterbrochen, und die Fasern rollen sich ein. Histologisch ist dieser Prozeß am Fehlen von elastischen Fasern in mehreren Mediaabschnitten zu erkennen. Makroskopisch äußert er sich in einer Größenzunahme des Aortendurchmessers in den betroffenen Abschnitten.

An der Aorta zeigt sich eine zystische Medianekrose am deutlichsten distal von der Aortenwurzel entlang der gesamten Aorta ascendens und über variable Strecken des Aortenbogens.

Bei Patienten mit erheblichen zystischen Medianekrosen der Aorta sind Abweichungen vom normalen Körperbau bekannt. Ist bei einer Weiterstellung der Aorta der Körperbau normal, spricht man von einer *idiopathischen Dilatation der Aorta*. Ist hingegen der Körperbau verändert und zeigen sich zusätzlich Symptome, spricht man von Arachnodaktylie oder *Marfan-Syndrom*. Patienten mit einem Marfan-Syndrom sind ungewöhnlich groß, sie haben entsprechend lange Arm-, Bein-, Hand- und Fußknochen. Die Spannweite der Arme übersteigt meist die Körpergröße. An sonstigen Zeichen finden sich eine hohe Gaumenplatte, eine Linsenektopie sowie eine erhöhte Emphysemneigung. Hohe Hydroxyprolinkonzentrationen im Harn weisen auf eine biochemische Störung hin.

Bei hochgradiger zystischer Medianekrose der Aorta mit oder ohne Arachnodaktylie sind kardiovaskuläre Affektionen die Regel. Ein Zusammenhang mit gewissen angeborenen Herzfehlern ist zwar diskutiert worden, konnte jedoch nur mit wenigen Beispielen belegt werden. Veränderungen an der Aorta, der *Aortenklappe*, den Atrioventrikularklappen und dem Pulmonalishauptstamm scheinen jedoch in direkter Beziehung zu einer zystischen Medianekrose zu stehen.

Am häufigsten ist die Aortenklappe beteiligt. Die Folge ist eine Aorteninsuffizienz. Sie kann auf unterschiedliche Weise zustande kommen. Als einfachste Möglichkeit kommt eine *starke Dilatation der Aortenwurzel* und der Sinus in Betracht. Diese kann allein eine Schlußunfähigkeit der Aortenklappe bewirken. In manchen Fällen *prolabieren* bei extremer Lumenvergrößerung die Aortenklappensegel, wodurch der zur *Aorteninsuffizienz* führende Dilatationseffekt noch potenziert wird.

Bei erheblichen zystischen Medianekrosen an der Aorta besteht eine deutliche Neigung zu Aortenrupturen, die verschieden erfolgen können. Erstens kann es sich um eine einfache Hämorrhagie mit Blutaustritt oder Herztamponade infolge Hämoperikard handeln. Zweitens kann ein klassisches dissezierendes Aneurysma mit den entsprechenden Komplikationen entstehen. Drittens kann ein nicht dissezierendes Aneurysma auftreten, wenn die Ruptur nicht alle Wandschichten der Aorta umfaßt. Bestehen derartige lokale Aneurysmen an der Aorta ascendens, können sie durch mechanische Behinderung der Aortenklappe eine Aorteninsuffizienz auslösen oder eine bereits bestehende verschlimmern.

Eine infolge einer zystischen Medianekrose *dilatierte Aorta ascendens* kann zwar an sich die Kontur des Herzschattens im *Thoraxröntgenbild* verändern. Da der Aortenabgang jedoch innerhalb des Herzschattens liegt, kann selbst eine erhebliche Aortendilatation unbemerkt bleiben. An den Atrioventrikularklappen kann es bei einer zystischen Medianekrose der Aorta zu einer Bindegewebsschwäche kommen. Ein typischer Befund ist die gegen den Vorhof gerichtete ballonförmige Wölbung der Klappenfläche zwischen den Insertionsstellen der Sehnenfäden. Die Sehnenfäden selbst können verlängert sein. Dadurch kann es zur Insuffizienz der Atrioventrikularklappen kommen, wovon die *Mitralklappe* häufiger betroffen ist als die Trikuspidalklappe. In den Lungenarterien manifestiert sich die zystische Medianekrose in einer Dilatation der beteiligten Gefäße. Manches spricht auch dafür, daß die idiopathische Dilatation des Pulmonalishauptstamms Folge einer zystischen Medianekrose sein könnte.

Syphilitische Herzkrankheit

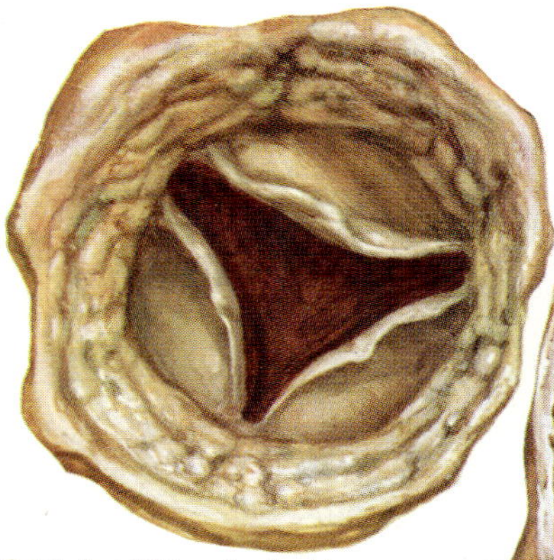

Schlußunfähige Aortenklappe mit gespannten, nicht mehr miteinander in Berührung kommenden Segeln (Ansicht von oben)

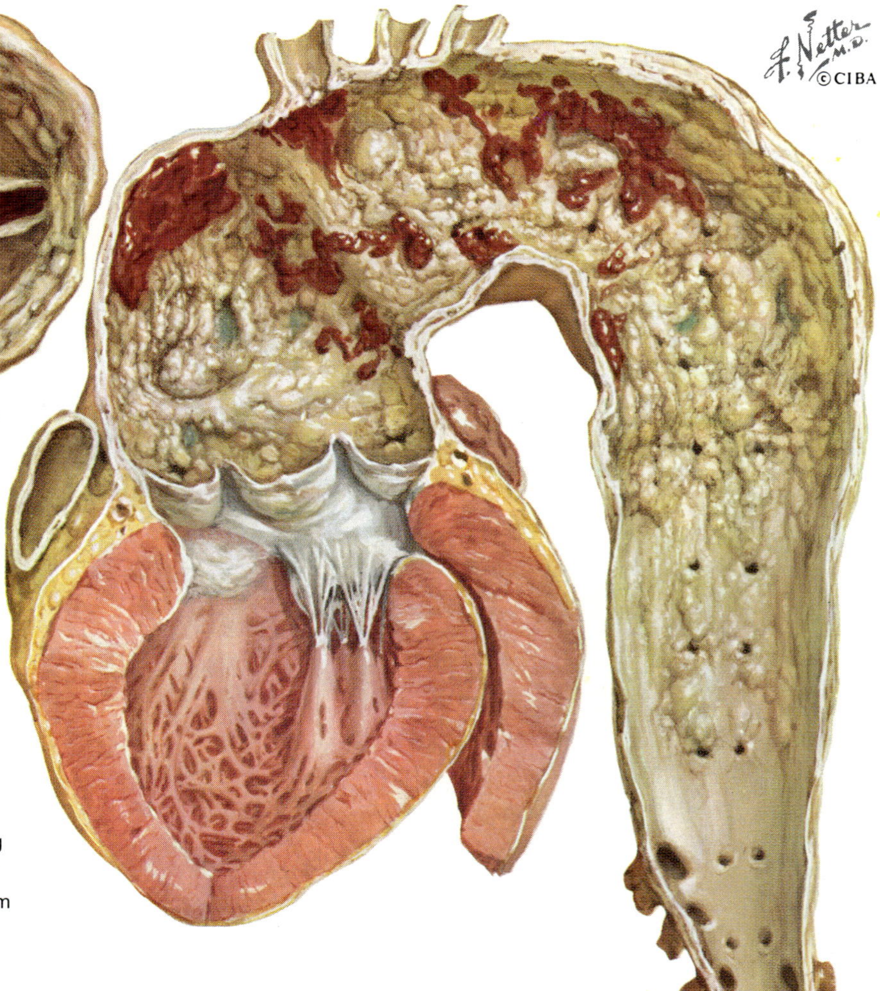

Syphilitische Herzkrankheit

Dilatierte und hochgradig sklerotische thorakale Aorta mit weitem Aortenklappenring und verengten Koronarostien. Hypertrophie des linken Ventrikels mit »jet lesions« am Ventrikelseptum

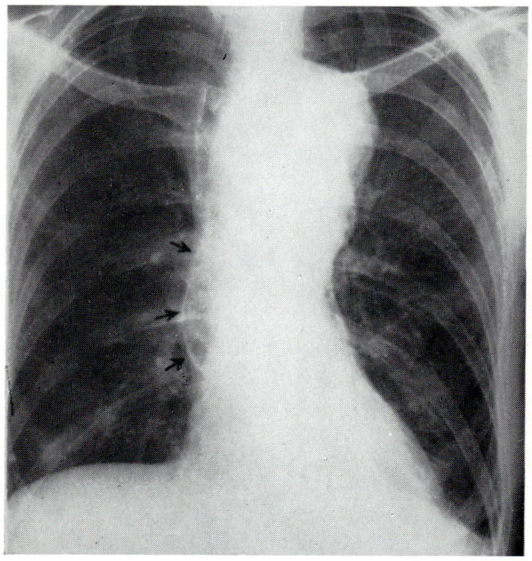

Verkalkung der aszendierenden Aorta und Dilatation der thorakalen Aorta

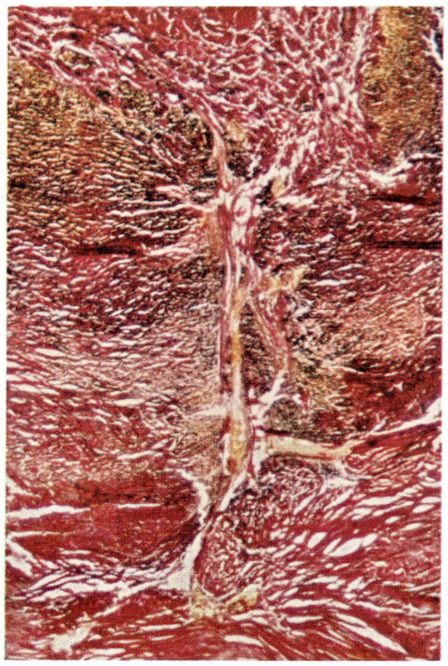

Sternförmige Vernarbung an der aortalen Media

Die Aortensyphilis ist eine der klassischen Ursachen der Aortenklappeninsuffizienz. Bei der rheumatischen Herzkrankheit oder der bakteriellen Endokarditis sind für die Klappenschlußunfähigkeit in erster Linie Veränderungen an den Klappensegeln verantwortlich. Bei der Syphilis ist die Aorteninsuffizienz primär auf Veränderungen an der Aortenwand zurückzuführen. Überdies hat die syphilitische Herzkrankheit auch noch andere Folgen, und zwar eine Obstruktion der Koronararterien. Neben sekundären Veränderungen innerhalb des Herzens verursacht die Aortensyphilis auch direkte Schäden an der Aorta, z.B. Arteriosklerose, Aneurysmen und Rupturen.

Primärer Angriffspunkt ist die *Media der thorakalen Aorta.* Sie zeigt mikroskopisch einen herdförmigen Gewebsverlust mit feingliedriger, *sternförmiger Vernarbung.* In den Narben finden sich häufig Lymphozyten und Plasmazellen. Auch in der Adventitia und Intima treten Veränderungen auf. Die Adventitia erscheint fibrös verdickt mit Lymphozyten- und Plasmazellinfiltraten. An der Intima der Vasa vasorum ist eine unspezifische fibröse Proliferation mit entsprechender Lumeneinengung feststellbar. Aufgrund dieses Befundes wird diskutiert, ob die syphilitischen Mediaveränderungen auf einen primär an der Media ablaufenden infektiösen Prozeß zurückzuführen sind oder Folge einer sekundär durch die Veränderungen an den Vasa vasorum entstehenden Mangelernährung sein können.

Die Aorta als Endorgan der syphilitischen Erkrankung zeigt gewisse *makroskopische Merkmale.* Ihr *klinischer Nachweis* ist für das Vorliegen einer syphilitischen Grundkrankheit bei Patienten mit Aorteninsuffizienz beweisend.

Aus der Kombination zweier Merkmale, nämlich (1) der Weiterstellung des beteiligten Aortenabschnitts und (2) der Begrenzung des Geschehens auf die thorakale Aorta erhält die syphilitisch veränderte Aorta ihr charakteristisches Aussehen. Von der *Aortenwurzel* an ist die Aorta im *thorakalen Abschnitt* über eine variable Strecke *erweitert.* Beim klassischen Bild der Aortensyphilis reicht die Dilatation bis zum Zwerchfell, auf dessen Höhe die deszendierende Aorta trichterförmig in die nicht erweiterte Bauchaorta übergeht.

Makroskopisch zeigt sich ferner eine deutliche Neigung zur *diffusen Arteriosklerose* des betroffenen Aortenabschnitts. Dabei können fokal Verkalkungen und Ulzerationen auftreten. Die *Kalkeinlagerungen* in den sekundären arteriosklerotischen Veränderungen an der *aszendierenden Aorta* lassen sich *röntgenologisch* darstellen. Dieser Befund sowie die Dilatation der Aorta ascendens sind zwar nicht absolut spezifisch, sprechen aber unbedingt für eine luische Aortitis.

Die als Komplikation auftretende Arteriosklerose kann ihrem klassischen Bild entsprechend zu einer *Verengung* der *Koronarostien* führen. An der Aorta kommt es infolge des arteriosklerotischen Prozesses zur Lumeneinengung der vom Aortenbogen abgehenden Äste.

Neben den sekundären arteriosklerotischen Veränderungen und der gleichförmigen Aortendilatation kann die Aortensyphilis auch noch andere Mediaveränderungen hervorrufen. Zum Beispiel kann sie zur Bildung sackförmiger Aneurysmen entlang dem gesamten thorakalen Aortenabschnitt führen. Ausgenommen sind lediglich die Sinus Valsalvae, die offenbar überhaupt verschont bleiben. Sowohl bei sackförmigen Aneurysmen als auch bei simpler Dilatation kann es als Komplikation zur Ruptur der thorakalen Aorta in einen serösen Raum oder in ein angrenzendes Gefäß, z.B. die obere Hohlvene oder die Pulmonalarterie, kommen.

Betrifft die Dilatation die aszendierende Aorta, kann sie eine Aorteninsuffizienz auslösen. Mit zunehmender Lumenweitung werden die *Aortenklappensegel* nämlich an den Kommissuren immer weiter auseinander gezogen, bis schließlich das klassische Bild der *Kommissurenspreizung* entsteht. Bedeutsamer ist für die Aorteninsuffizienz jedoch, daß mit der Weiterstellung der Aorta auf die einzelnen Klappensegel ein starker *Zug* ausgeübt wird. Dadurch stehen sie unter größerer Spannung und schlagen um, so daß ihre Länge in bezug auf die Größe des Aortenostiums kürzer wird. So entsteht an der Aortenklappe eine dreieckige Öffnung, die zur Schlußunfähigkeit führt. Ist die Klappe einmal insuffizient, treten an den freien Klappenrändern fibrotische Veränderungen auf. Die Schlußunfähigkeit der Aortenklappe verursacht eine *Hypertrophie des linken Ventrikels.* An der Aufprallstelle des Regurgitationsstroms bilden sich in der Ausflußbahn des linken Ventrikels *»jet lesions«.*

Operative Behandlung erworbener Herzkrankheiten (Klappenersatz)

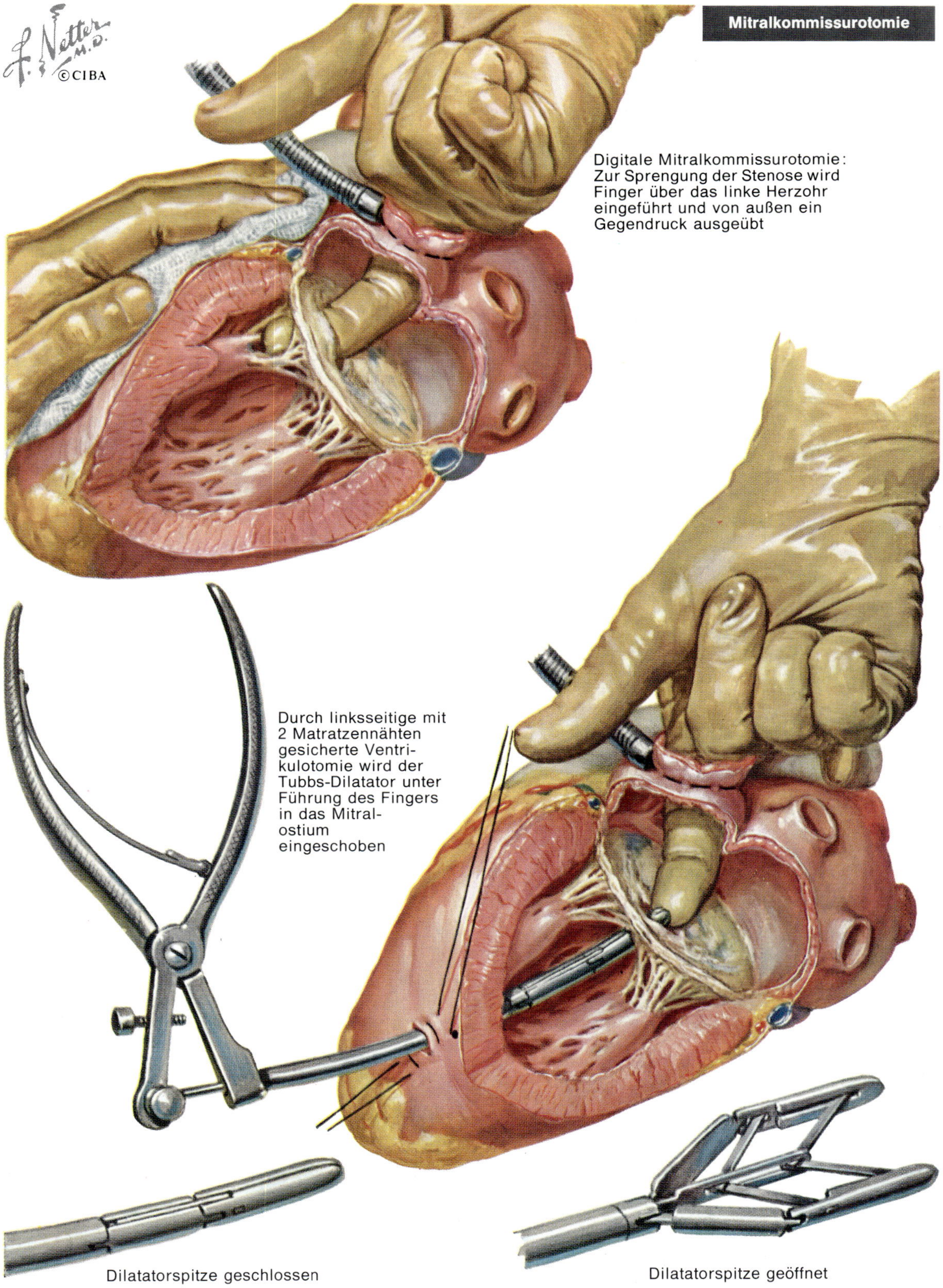

Der Beginn der erfolgreichen Herzchirurgie bei erworbenen Herzkrankheiten ist wahrscheinlich mit dem Jahr 1897 anzusetzen, als REHN zum ersten Mal erfolgreich eine Wunde am Herzen schließen konnte. Für die operative Korrektur erworbener Klappenfehler leistete CUTLER (1920) bahnbrechende Arbeit, als es ihm gelang, eine Mitralstenose mit Hilfe eines transventrikulär eingeführten Valvulotoms durch künstliche Schaffung einer Mitralinsuffizienz zu beheben. Auf SOUTTAR (1925) geht die erste erfolgreiche *Mitralkommissurotomie* durch den Vorhof hindurch zurück. BAILEY und HARKEN trugen entscheidend zur Technik der geschlossenen Mitralkommissurotomie und damit zum meteorhaften Aufstieg der Herzchirurgie in den letzten Jahrzehnten bei. Die mit der geschlossenen Kommissurotomie an der Mitralklappe erzielten Erfolge konnten jedoch an der Aortenklappe nicht wiederholt werden. Damit wurden die Grenzen der geschlossenen Klappenrekonstruktion deutlich, die sich ja schon abzuzeichnen begannen, als TUFFIER versuchte, eine Aortenstenose durch Invagination der Aortenwand zu beheben, und damit nur einen Teilerfolg erringen konnte.

Ein echter Durchbruch bahnte sich erst mit der Einführung der Herz-Lungen-Maschine (S. 193) im Jahre 1954 an. Damit wurde zum ersten Mal ein direktes operatives Eingehen in alle Herzklappen möglich. Die Vorteile liegen auf der Hand, so daß Eingriffe am offenen Herzen in der Mehrzahl der Fälle bei jeglichen Klappenfehlern vorzuziehen sind, obschon die geschlossene Mitralkommissurotomie in manchen Fällen noch immer ihren berechtigten Platz haben mag.

Unter Ausnützung der Vorteile der direkten Sicht hoffte man, die Klappenfunktion ohne Zuhilfenahme von künstlichem Klappenmaterial wiederherstellen zu können. Daher war es naheliegend, bei verkalkten Aorten- und Mitralstenosen eine Abtragung der Kalkspangen und eine Mobilisierung der fixierten Klappensegel zu versuchen. Leider blieb der Erfolg begrenzt und war nicht von Dauer. Erfolgversprechender waren die Ergebnisse, die mit der Plikatur eines dilatierten und insuffizienten Klappenringes bei manchen Mitral- und Trikuspidalinsuffizienzen erzielt werden konnten. Auch die Plikatur von Klappensegeln zur Behebung von Sehnenfädenrupturen hat sich funktionell als gangbar erwiesen. Kurz- und Langzeitergebnisse bei der operativen Korrektur erworbener Klappenfehler konnten dann mit der Einführung und allgemeinen Verfügbarkeit von Kunstklappen zum totalen Klappenersatz entscheidend verbessert werden. Will man realistisch sein, muß man allerdings zugeben, daß keine der gegenwärtig in Verwendung stehenden Kunstklappen physiologisch und mechanisch voll und ganz der normalen menschlichen Herzklappe entspricht. Daher wird es in der nächsten Zeit vordringliche Aufgabe sein, eine verbesserte Klappenkonstruktion zu finden, die entsprechende Strömungscharakteristika aufweist, deren Material von Weichteilen und Blutbestandteilen besser vertragen wird und deren mechanisches Funktionieren auf lange Sicht erhalten bleibt.

Zur Illustration der Klappenersatztechnik wurde in den Aorten-, Mitral- und Trikuspidalklappe wurde in den Abbildungen eine Kugelventilklappe (Starr-Edwards-Prothese) verwendet.

Mitralklappe

Erworbene Mitralstenose: Die erworbene Mitralstenose mit Verkalkung ist der häufigste infolge eines rheumatischen Fiebers auftretende Klappenfehler. In zirka $^{2}/_{3}$ der Mitralklappenfehler liegt eine isolierte Mitralstenose vor. Frauen erkranken viermal so oft wie Männer. Ein rheumatisches Fieber ist in 50% der Fälle anamnestisch nachzuweisen.

Eine klinisch manifeste Verengung der Klappenöffnung (auf weniger als 1 cm²) tritt spätestens 2 Jahre nach einem akuten rheumatischen Schub auf. Dadurch steigt der Druck im linken Vorhof, und der Druck in der Pulmonalarterie wird passiv zur Erhaltung einer Druckdifferenz in den Lungenarterien und -venen mit erhöht. Dieser Druckanstieg bedeutet für den *rechten Ventrikel* eine Mehrarbeit, die ihrerseits in fortgeschrittenen Fällen zur Rechtsinsuffizienz und sekundär zur Trikuspidalinsuffizienz führen kann. Als häufige Komplikation der Mitralstenose finden sich Vorhofflimmern, Hämoptoe, bakterielle Endokarditis und Embolisierung von einem im linken Vorhof abgelagerten Thrombus.

Operationsindikation: Für die operative Behebung von Mitralstenosen kommen Fälle im Stadium II und III (Einteilung der New York Heart Association) in

(Fortsetzung auf Seite 192)

Operative Behandlung erworbener Herzkrankheiten (Klappenersatz)

(Fortsetzung von Seite 191)

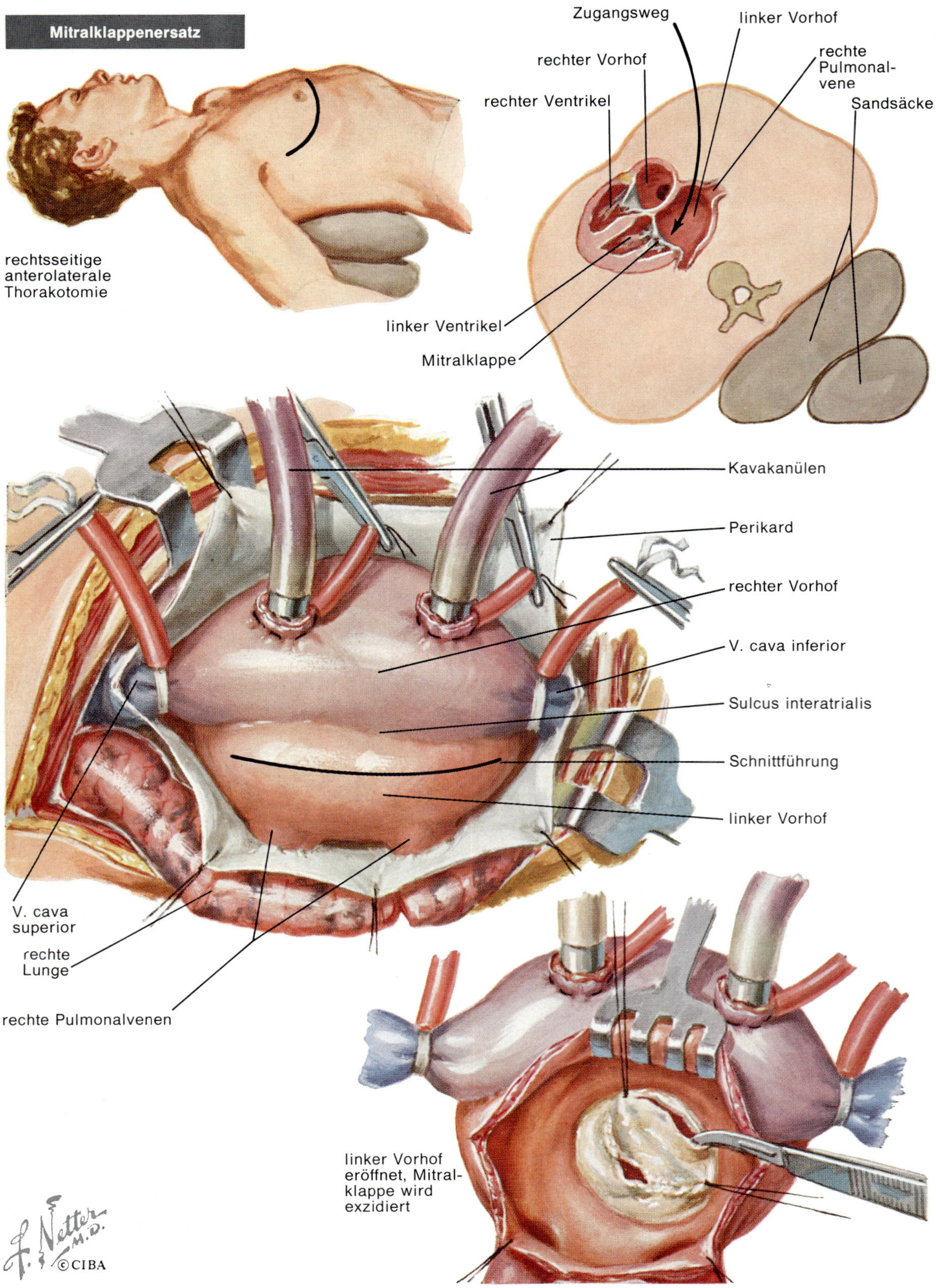

Betracht. Auch im Stadium IV sind Mitralstenosen operabel, der Eingriff ist jedoch mit einem größeren Risiko behaftet. Bei isolierten Mitralstenosen, bei denen auf dem Leuchtschirm keine oder nur eine minimale Verkalkung festzustellen ist, ist nach wie vor eine geschlossene Mitralkommissurotomie in Erwägung zu ziehen. Vorbereitend muß eine mitbestehende Herzinsuffizienz medikamentös behandelt werden. Ziel der medikamentösen Vorbereitung ist möglichst die volle Rekompensation. Bei hochgradiger Rechtsinsuffizienz, akutem Lungenödem oder schwerer Hämoptoe bleibt die medikamentöse Vorbehandlung jedoch oft erfolglos. In diesem Fall muß eine Valvulotomie als Notmaßnahme durchgeführt werden. Ein aktiver rheumatischer Prozeß sowie eine bakterielle Endokarditis stellen eine relative, wenn auch zeitlich begrenzte Kontraindikation dar. In keinem Fall ist jedoch durch Schwangerschaften oder durch ein hohes Alter eine absolute Kontraindikation gegeben.

Geschlossene Mitralkommissurotomie: Der Patient wird in die linksseitige *anterolaterale Thorakotomie*lage gebracht. In den Brustraum wird durch das Bett der resezierten 5. Rippe eigegangen. Das *Perikard* wird posterior und parallel zum linken N. phrenicus eröffnet, wobei der Schnitt von der linken Pulmonalarterie zur Spitze des *linken Ventrikels* geführt wird. An der Basis des *linken Herzohrs* wird mit einem dicken, nicht resorbierbaren Nahtmaterial eine Tabaksbeutelnaht angelegt, deren nicht verknüpfte Enden durch eine Rumel-Manschette gezogen werden. Vor dem Abklemmen der Herzohrbasis unmittelbar distal von der Tabaksbeutelnaht wird das Herzohr palpiert. Wenn kein Thrombus tastbar ist, wird die Klemme angelegt, das Herzohr inzidiert, sorgfältig gespült und zur Auffindung evtl. zurückgebliebener Thromben exakt exploriert. Durch Durchtrennen der Trabeculae wird Raum für den rechten *Zeigefinger* des Operateurs geschaffen. Dann wird die Klemme gelöst. Die Blutstillung erfolgt nun nur mehr über die über den Finger des Operateurs gestülpte Rumel-Manschette.

Durch exakte Exploration der *Mitralklappe* werden Lage und Ausmaß der Verschmelzung an den Klappensegeln, Größe der *Klappenöffnung* sowie Insuffizienzgrad und Verkalkung beurteilt. Zur *Sprengung* der vorderen Kommissur *mit dem Finger* muß von *außen* über dem *Sulcus interatrialis* unter *Schonung* des linken R. circumflexus der Kranzarterie ein *Gegendruck* ausgeübt werden. An der anterolateralen Kommissur soll stets eine möglichst große Öffnung geschaffen werden. An der posteromedialen Kommissur ist die Fingersprengung nicht immer befriedigend. Kann digital keine ausreichende Öffnung erzielt werden, muß die Dilatation instrumentell mit Hilfe eines Metall*dilatators* (Logan-Tubbs) durchgeführt werden. Eine *scharfe* Trennung mit dem *Valvulotom* ist nur *selten* erforderlich. Zum Einführen des Dilatators wird ein gefäßarmer Bezirk an der Vorderfläche des linken Ventrikels im spitzennahen Bereich gewählt und mit zwei nicht resorbierbaren Matratzennähten gesichert. Durch einen kleinen Einstich kann das Instrument dann in den *linken Ventrikel* eingebracht werden. Es wird *unter Führung des* in der Mitralklappe steckenden *Fingers* bis in das *Mitralostium* vorgeschoben. Dabei ist mit großer Vorsicht vorzugehen, um eine Beschädigung bzw. Ruptur von Sehnenfäden oder Papillarmuskeln zu vermeiden. Nach exakter Positionierung wird der Dilatator langsam auf eine vorgegebene Weite geöffnet, wodurch die Klappenränder an der Verschmelzungsstelle auseinandergezogen werden. Dabei ist stets zu bedenken, daß nicht bei jeder Klappe eine Dilatation bis zur vollen Öffnungsweite des Dilatators möglich ist. Es muß in jedem Fall auf die anatomischen Gegebenheiten Rücksicht genommen werden. Bei hochgradiger Verkalkung kann die Klappe manchmal nicht gleichmäßig gesprengt werden. Wird in derartigen Fällen der Dilatator zu weit geöffnet, kann der Klappenring reißen, wodurch die Mitralklappe schlußunfähig wird. Überdies besteht bei Verkalkungen eine erhöhte *Embolisierungsneigung,* da während der Klappensprengung leicht Kalkspangen abgelöst und verschleppt werden können.

Sobald eine möglichst große Klappenöffnung geschaffen wurde, wird das Instrument entfernt und die *Ventrikulotomie* durch Verknüpfen der anfangs angelegten Matratzennähte sorgfältig verschlossen. Der Verschluß der Vorhofbasis erfolgt mit einer Tabaksbeutelnaht. Überflüssiges Gewebe wird exzidiert, und die Schnittränder werden mit nicht resorbierbarem Ma-

(Fortsetzung auf Seite 193)

Operative Behandlung erworbener Herzkrankheiten (Klappenersatz)

(Fortsetzung von Seite 192)

Mitralklappenersatz, Fortsetzung

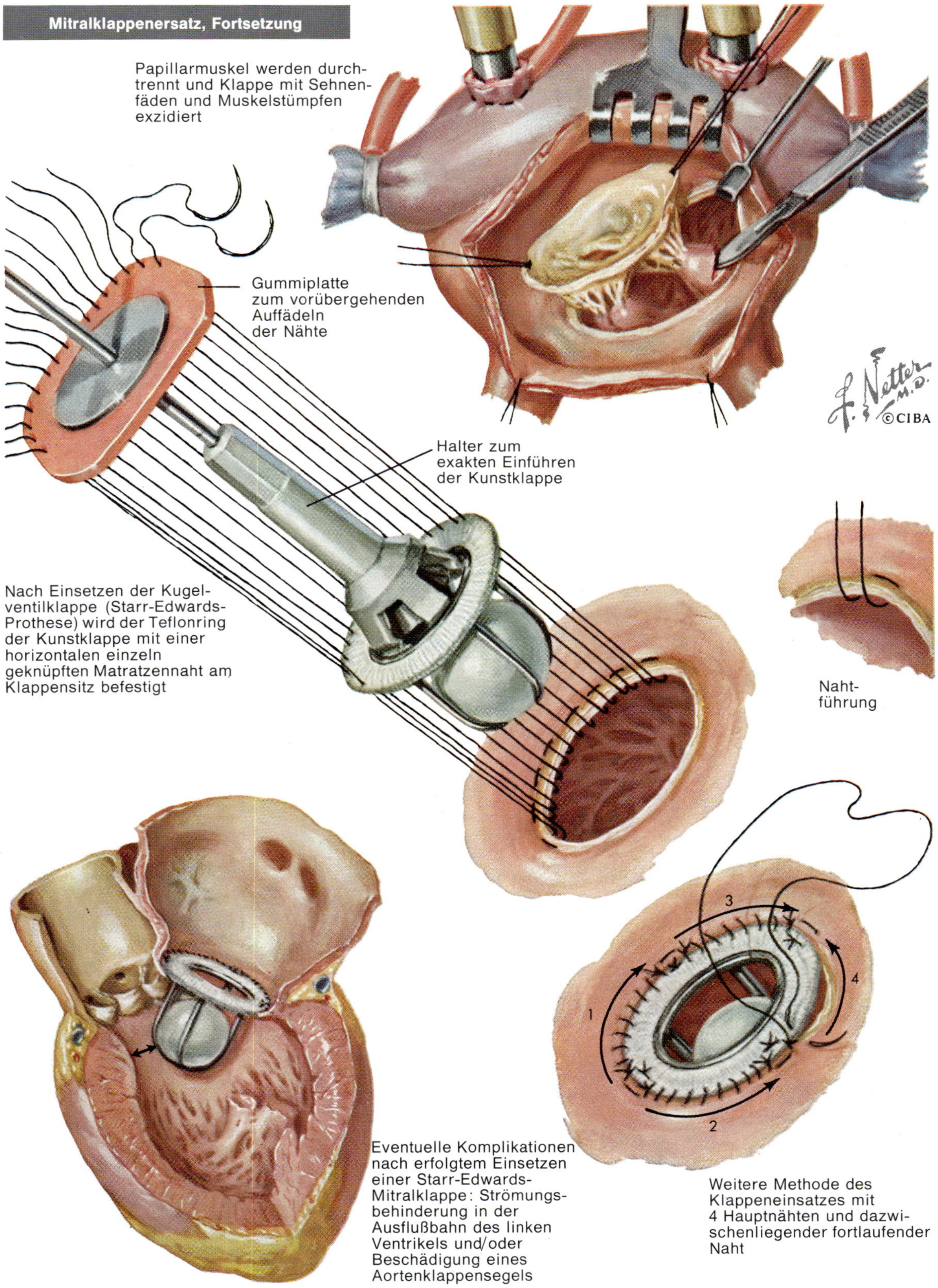

terial übernäht. Der Perikardsack wird mit Einzelknopfnähten verschlossen, wobei die Stiche so zu legen sind, daß dazwischen eine Drainage der sich evtl. ansammelnden Flüssigkeit möglich bleibt.

Wird bei der Mitralkommissurotomie ein bisher unbemerkt gebliebener Thrombus oder Vorhoftumor vorgefunden, muß der Eingriff unter Zuhilfenahme eines Pumpenoxygenators am offenen Herzen fortgesetzt werden. Steht kein Pumpenoxygenator zur Verfügung, sollte die Operation beendet werden, sofern dies der Zustand des Patienten erlaubt. Meist ist dem Patienten besser gedient, wenn eine günstigere Gelegenheit abgewartet wird, d.h. wenn gewartet wird, bis das erforderliche Gerät zur Verfügung steht. Ist es zur Hand, wird zunächst eine Kanüle ifi die linke A. femoralis communis eingeführt. Darauf wird ein großlumiger Katheter entweder in den *rechten Vorhof* oder die Ausflußbahn des rechten Ventrikels eingelegt. Nun kann ohne Gefahr eine partielle extrakorporale Zirkulation eingeleitet werden. Dadurch wird das rechte Herz entlastet, so daß die Pulmonalarterie kreuzweise abgeklemmt werden kann. Damit ist ein totaler kardiopulmonaler Bypass erreicht. Nun wird das Herz elektrisch zum Flimmern gebracht und erst dann der *linke Vorhof* so weit eröffnet, daß im Innenraum und an der Mitralklappe ungehindert hantiert werden kann.

Mitralklappenoperationen unter direkter Sicht. Bei erheblicher Mitralinsuffizienz mit oder ohne Mitralstenose, bei der die Indikation zur operativen Korrektur gegeben ist, ist ein Eingriff unter direkter Sicht die Methode der Wahl. Auch bei hochgradiger Verkalkung der Mitralklappe oder bei gleichzeitig bestehenden Aorten- oder Trikuspidalklappenaffektionen wird am besten am blutleeren Herzen operiert. Die Bypass-Technik ist ferner in allen jenen Fällen primär indiziert, in denen sich anamnestisch eine periphere Embolisierung nachweisen läßt. In Frage kommen daher gewisse Fälle im Stadium II sowie nahezu alle Fälle im Stadium III und IV (New York Heart Association). Im Stadium II und III besteht naturgemäß ein geringeres Operationsrisiko. Vor dem Eingriff ist eine möglichst volle kardiale Rekompensation durch entsprechend lange medikamentöse Vorbereitung mit Digitalis und nötigenfalls Diuretika herbeizuführen. Bei der medizinischen Vorbereitung ist auch darauf zu achten, daß kein Kaliummangel besteht. In Einzelfällen ist im Stadium IV der Klappenersatz manchmal die letzte Chance für den Patienten, so daß man sich zur Operation entschließen muß, selbst wenn sich die Dekompensation präoperativ nicht beseitigen läßt.

Der Mitralklappenersatz ist bei nahezu allen Mitralstenosen mit hochgradiger Verkalkung unumgänglich. Dies gilt auch für die Mehrzahl der erworbenen Mitralinsuffizienzen. In Ausnahmsfällen kann eine Papillarmuskel- oder Sehnenfädenruptur mit relativ gutem Erfolg durch Approximation der Klappensegel mittels Naht behandelt werden. Kann ein endokarditisch bedingter Durchbruch eines Klappensegels mit einem Perikardpatch verschlossen werden, ist der Klappenersatz überflüssig. Die Plikatur des Klappenringes zur Verkleinerung der Klappenöffnung und besseren Approximation der Klappensegel wurde von den Autoren faktisch aufgegeben, da die Langzeitergebnisse nicht befriedigen konnten.

Technik des totalen kardiopulmonalen Bypass. Die Autoren verwenden gegenwärtig eine Rollenpumpenkonsole und einen Einweg-Blasenoxygenator mit eingebautem Wärmeaustauscher (DeWall-Bentley). Als Anlaufflüssigkeit dienen 5% Dextrose in Wasser (16 ml/kg Körpergewicht) und 100 bis 400 ml 25%iges Mannitol. Diese Lösung wird mit heparinisiertem (70 mg/500 ml) Frischblut auf ein Gesamtanlaufvolumen von zirka 20 ml/kg Körpergewicht aufgefüllt. Vor Anschluß des Oxygenators erhält der Patient 2 mg/kg Körpergewicht Heparin i.v. Während des Pumpenbetriebes schwankt die Strömungsgeschwindigkeit zwischen 40 und 100 ml/Minute/kg Körpergewicht. Sie wird durch den jeweils herrschenden venösen Rückstrom und die Körpertemperatur des Patienten bestimmt. Letztere wird bei vielen Fällen im Sinne einer mäßigen Hypothermie auf 30 bis 33 °C gesenkt.

Mitralklappenersatz. Für einen elektiven Ersatz der Mitralklappe wird das Herz am besten durch eine *rechtsseitige anterolaterale Thorakotomie* mit subperiostaler Resektion der 5. Rippe dargestellt (S. 192). In die *obere und untere Hohlvene* werden nach Eröffnung des rechten Vorhofs Kanülen eingeführt und mit einer Tabaksbeutelnaht gesichert. Für den arteriellen Rückstrom wird ein weiterer Katheter in die A. femoralis

(Fortsetzung auf Seite 194)

Operative Behandlung erworbener Herzkrankheiten (Klappenersatz)

(Fortsetzung von Seite 193)

Aortenklappenersatz

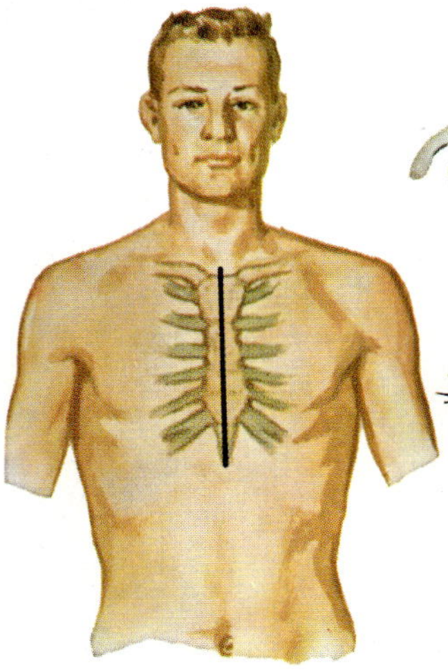

mediane Sternotomie

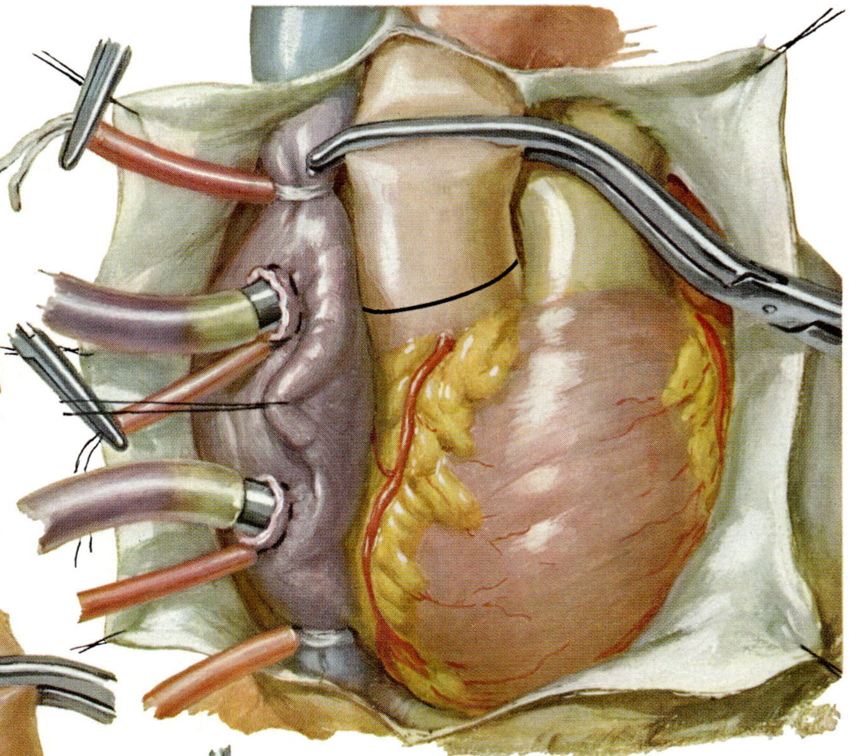

Perikard geöffnet, Hohlvenen kanüliert; totaler kardiopulmonaler Bypass mit Hypothermie; Aorta abgeklemmt (beachte Schnittführung für transversale Aortotomie)

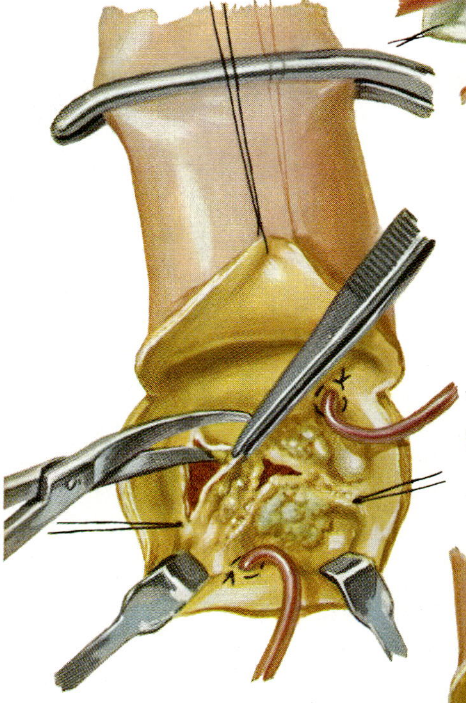

Koronararterien kanüliert und mit kaltem Blut perfundiert; verkalkte stenotische bzw. schlußunfähige Aortenklappe wird exzidiert

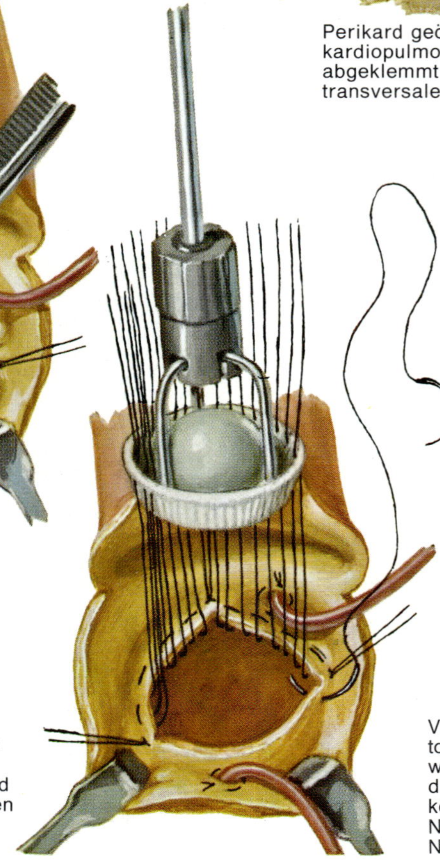

Kunstklappe wird mit Hilfe eines Klappenhalters eingesetzt und mit einzeln geknüpften Matratzennähten verankert

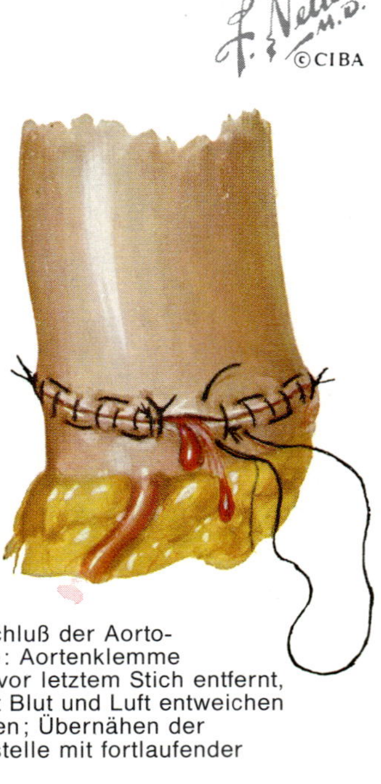

Verschluß der Aortotomie: Aortenklemme wird vor letztem Stich entfernt, damit Blut und Luft entweichen können; Übernähen der Nahtstelle mit fortlaufender Naht

eingebracht. Zur Vermeidung einer Luftembolie werden vor Eröffnung des *linken Vorhofs* die Kammern elektrisch zum Flimmern gebracht.

Ein (vertikal angelegter) Längsschnitt durch die Vorhofwand bringt den Innenraum des linken Vorhofs und den Mitralklappenbereich besonders nach Retraktion des *rechten Vorhofs* gut zur Darstellung. Muß eine prothetische Klappe eingesetzt werden, wird die *Mitralklappe mit den Sehnenfäden und Papillarmuskeln üblicherweise exzidiert.* Danach wird eine *einzeln geknüpfte Matratzennaht* mit 2/0 Tefdek exakt am Klappenrand gelegt, wobei die freien Fadenenden durch den *Teflonring der Kugelventilprothese* gefädelt werden. Um zu vermeiden, daß sich die Fäden verwickeln, und zu gewährleisten, daß zwischen den Stichen ein entsprechender Zwischenraum besteht, werden die Enden überdies durch eine am Prothesenhalter befestigte *Gummiplatte* gezogen.

Bei manchen Mitralinsuffizienzen und/oder -stenosen erweist sich auch eine weniger umständliche *Methode* als brauchbar. Es können *4 Hauptnähte* in der 12-, 3-, 6- und 9-Uhr-Stellung angelegt werden. Nach Verknüpfen des ersten Stiches wird der Teflonring mit fortlaufender Naht im Uhrzeigersinn am Klappensitz befestigt. Die fortlaufende Naht wird dabei nur an den vorgegebenen Stellen unterbrochen und die Prothese dergestalt fest in den Klappensitz eingenäht. Während der linke Vorhof verschlossen wird, wird das Herz wieder erwärmt. Wenn die spontane Defibrillation ausbleibt, muß mit einem Gleichstromdefibrillator nachgeholfen werden.

Aortenklappe

Eine rheumatische Endokarditis ist in zirka $^{2}/_{3}$ der Fälle Ursache einer Aortenstenose und/oder -insuffizienz. Wird die Aortenstenose *klinisch* manifest, sind die Klappensegel meist bereits verschmolzen, verdickt und verzogen und zeigen hochgradige Kalkeinlagerungen. Dadurch wird das Herz bei jedem Herzschlag überlastet. Die Folge ist eine zur Linksinsuffizienz führende Hypertrophie des linken Ventrikels mit Rhythmusstörungen. In der Regel ist der Innenraum des linken Ventrikels klein und seine Dehnbarkeit gering. Bei einem Reflux durch die Aortenklappe wird jedoch der linke Ventrikel während der Diastole infolge des Pendelblutvolumens vermehrt gefüllt. Dadurch wird er vergrößert und dilatiert. Eine Linksinsuffizienz stellt sich zwar erst nach und nach ein, ist aber bei massiver Regurgitation unvermeidbar.

Der prothetische *Ersatz der Aortenklappe* hat zur Behandlung von Aortenstenose- oder -insuffizienzkranken, deren Leistungsvermögen infolge der klinischen Symptomatik (kardiale Dekompensation, synkopale Anfälle und/oder anginöse Beschwerden) ständig herabgemindert ist, zunehmend an Bedeutung gewonnen. Dies ist auch durchaus verständlich, da Patienten mit hämodynamisch wirksamen Aortenstenosen und -insuffizienzen (besonders bei erheblich erhöhtem enddiastolischem Druck im linken Ventrikel) auf lange Sicht kaum mit anderen Methoden geholfen werden kann. Bei allen für einen Aortenklappenersatz in Frage kommenden Fällen fordern die Autoren unbedingt eine präoperative *Herzkatheterisierung* (und zwar des rechten und des linken Herzens) sowie eine *Angiokardiographie,* da nur so die Strömungsverhältnisse exakt abgeklärt werden können. Überdies ist eine sinnvolle Beurteilung der postoperativen Leistung ohne präoperativ erhobene Katheterbefunde nicht möglich.

Aortenklappenersatz. Die Aorta wird durch eine *mediane Sternotomie* dargestellt. Das *Perikard* wird mit einem *Längsschnitt eröffnet; Hohlvenen* (durch den rechten Vorhof) und A. femoralis werden in der üblichen Weise mit *Kanülen* versorgt. Nach Anschließen des *totalen kardiopulmonalen Bypass* wird die Ösophagustemperatur durch *hypotherme Perfusion* auf 33 °C gesenkt. Proximal vom Truncus brachiocephalicus wird die Aorta dann kreuzweise abgeklemmt. Nach einer tief angesetzten *transversalen Aortotomie* kommt die Aortenklappe gut zur Darstellung. *Linke und rechte Koronararterie* werden *kanüliert* und, während die Kunstklappe eingesetzt wird, über getrennte Pumpen *perfundiert.* Der Koronarperfusionsdruck soll dabei 80 mm Hg nicht übersteigen. Nun können die *erkrankten Klappensegel* exzidiert werden. Kalkspangen am Klappenring und selbst an der Ausflußbahn des linken Ventrikels werden abgetragen, an der Wand jedoch ein kleiner Klappenrest übrig gelassen. In diesen Klappenrest werden *umgekehrte und einzeln geknüpfte Matratzennähte* mit 2/0 Tefdek gelegt.

(Fortsetzung auf Seite 195)

Operative Behandlung erworbener Herzkrankheiten (Klappenersatz)

(Fortsetzung von Seite 194)

Exzision eines Aortenaneurysmas und Ersatz der Aortenklappe bei zystischer Medianekrose

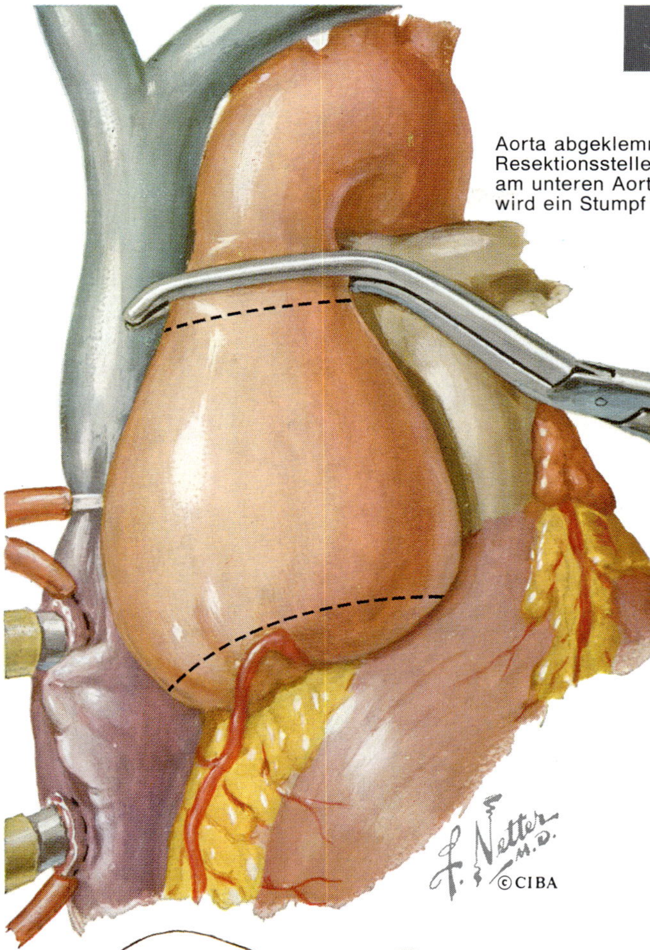

Aorta abgeklemmt; Resektionsstellen gestrichelt; am unteren Aortenende wird ein Stumpf belassen

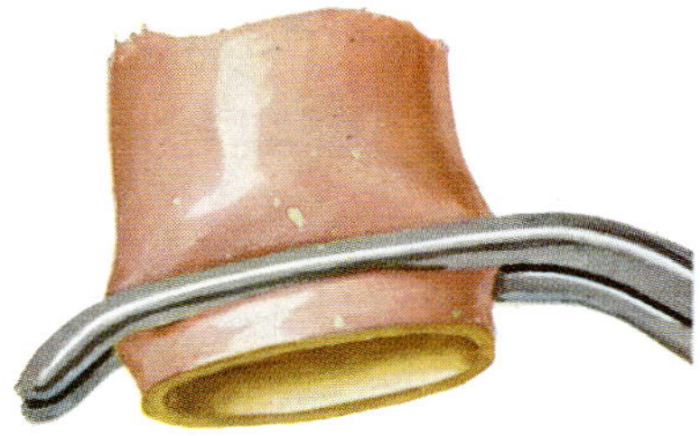

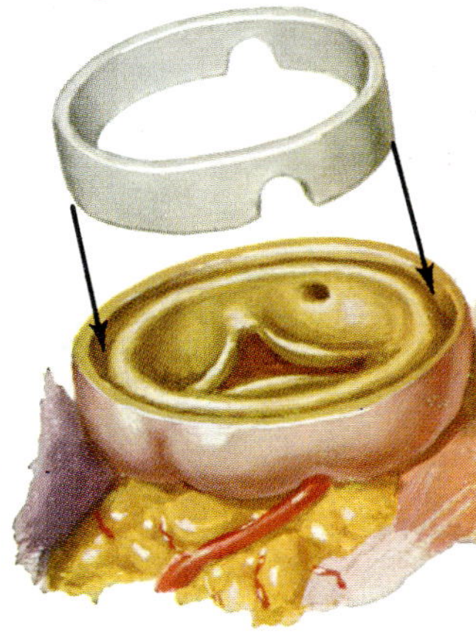

In den aortalen Stumpf wird nach Trennung der Schichten ein Dacron-Ring eingelegt

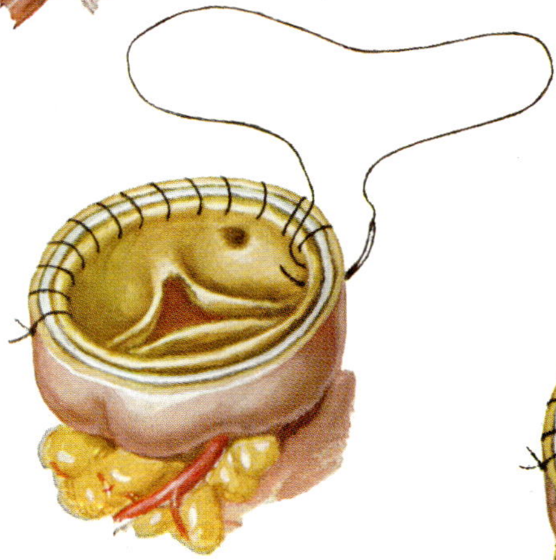

Zur Befestigung des Dacron-Rings werden Aortenwand, Dacron-Ring und äußere Stumpfschicht fortlaufend übernäht. Dadurch wird die proximale Aortennahtstelle gefestigt

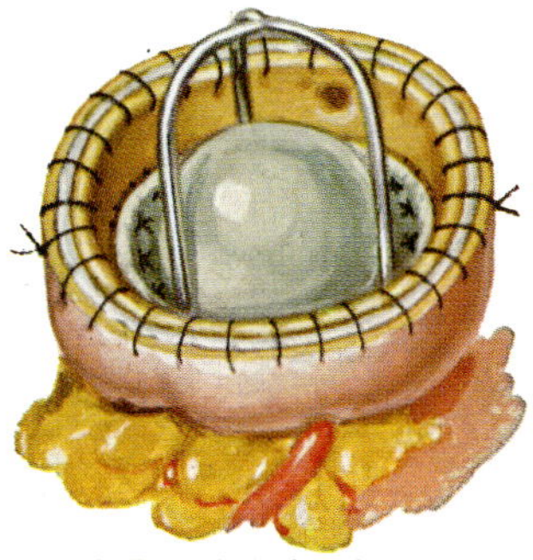

Nach Exzision der Aortenklappe wird die Kunstklappe unterhalb der Koronarostien festgenäht

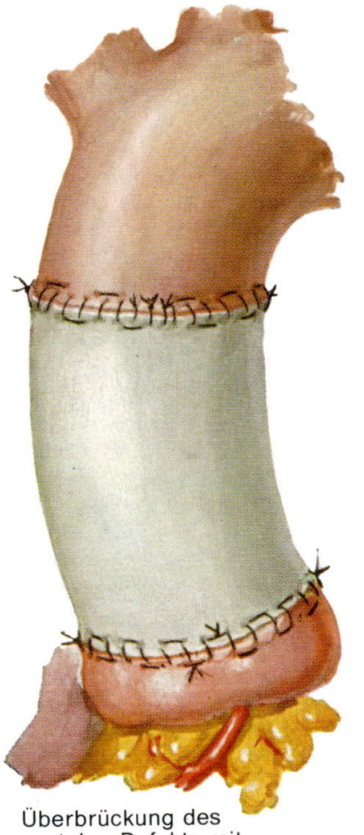

Überbrückung des aortalen Defekts mit Dacron-Transplantat

Vor Fixieren der *Aortenklappenprothese* werden die Fadenenden durch den Teflonring der Kunstklappe gefädelt. Beim Festnähen der Kunstklappe ist besonders darauf zu achten, daß ihr *Oberrand* ein gutes Stück *unterhalb der Koronarostien* zu liegen kommt. Dies läßt sich durch entsprechendes Ansetzen der einzelnen Nähte ohne weiteres *gewährleisten.* Das Herz wird bei diesem Eingriff nicht künstlich zum Flimmern gebracht. Die Herztätigkeit setzt zwar bei geringer kardialer Temperatur manchmal aus. Nach Wiedererwärmen kommt es jedoch meist spontan zur Defibrillation.

Die *Aortotomie* läßt sich mit einer *fortlaufenden horizontalen Matratzennaht,* die zur *Festigung* nachher mit einer *kontinuierlichen Naht* übernäht wird, sicher schließen. Vor dem letzten Stich wird die *Aortenklemme entfernt,* damit die evtl. *in der Aorta befindliche Luft entweichen* kann. Dann erst wird die Naht fest verknüpft. Die Kanülen werden erst entfernt, bis das Herz imstande ist, den ganzen Körper hämodynamisch zu versorgen. Zur Erleichterung des Übergangs bewährt sich kurzfristig der partielle Bypass.

Aorteninsuffizienz. Sie kann nicht nur Folge einer eigenständigen Aortenklappenaffektion, sondern auch einer Läsion der aszendierenden Aorta sein. In Betracht kommen dabei luische Aortitis, dissezierende Aneurysmen, Mediaschwäche beim Marfan-Syndrom, idiopathische Dilatation der Aorta, senile Dilatation der Aorta sowie traumatische und unspezifische entzündliche Prozesse an der Aorta. Im Gefolge aller dieser Läsionen kommt es durch Dehnung des Aortenklappenrings und/oder infolge einer Strukturschwäche des Klappenstützgewebes zur Aorteninsuffizienz.

Die Aorteninsuffizienz in Zusammenhang mit einer idiopathischen *zystischen Medianekrose der Aorta,* die zur *aneurysmatischen Dilatation* im aszendierenden Abschnitt führt, tritt häufig genug auf, so daß ihre Behandlung hier gerechtfertigt erscheint. Bei diesem Krankheitsbild ist die *Aortenklappe* in der Regel trikuspidal und nicht verkalkt. Sie wird infolge der Dehnung des Klappenrings und der daraus resultierenden größeren Klappenöffnungsfläche schlußunfähig. Die Klappensegel werden dünn und rollen sich manchmal an den freien Rändern ein. Die aszendierende Aorta selbst ist dilatiert und dünnwandig und zeigt mikroskopisch basophile Areale in der Media, die überwiegend aus sauren Mukopolysacchariden bestehen. Die elastischen Fasern sind ungeordnet und zum Teil gerissen. Gelegentlich sind kleine dissezierende Aneurysmen mit lokal begrenzten Extravasaten in der Media feststellbar.

Klinisch findet sich in diesen Fällen die klassische *Symptomatik* der Aorteninsuffizienz mit Herzleistungsminderung im Stadium III und IV. *Röntgenologisch* zeigt sich im a.-p.- und Seitenbild eine erhebliche Dilatation der Aorta ascendens. Linksherz*katheterisierung* und *Angiokardiogramm* bestätigen die *Diagnose* massive Aorteninsuffizienz mit hochgradiger Dilatation der Aorta ascendens.

Operationstechnik. Die nach eingehender klinisch-röntgenologischer Untersuchung und Abklärung der Strömungsverhältnisse durchzuführende operative Korrektur besteht (1) im Klappenersatz, (2) in der Resektion des Aneurysmas an der aszendierenden Aorta und (3) im Ersatz des resezierten Aortenabschnitts mit einer Kunststoffplastik. Nach *medianer Sternotomie* werden ein *totaler kardiopulmonaler Bypass* und eine geringe systemische *Hypothermie* herbeigeführt. Die *Aorta* wird distal von der dilatierten Stelle — sie liegt in der Regel unmittelbar proximal vom Abgang des Truncus brachiocephalicus — *abgeklemmt.* An der proximalen Seite wird sie zirka 1 cm oberhalb der Abgänge der Koronararterien reseziert. Das *Aneurysma* wird *in toto exzidiert,* die *Koronararterien werden kanüliert* und während des gesamten Eingriffs *perfundiert.* Nicht selten ist am *proximalen Aortenstumpf* eine durch Hämatombildung entstehende Dissektion festzustellen. Zur Überbrückung dieses Defekts und zur Stärkung der schwachen und dünnen Aortenwand, die das Transplantat aufnehmen soll, wird ein *Dacron-Ring* zurechtgeschnitten und in den dissezierten Aortenwurzelstumpf *eingelegt.* Mit einer *fortlaufenden Naht,* wobei *nacheinander die innere Aortenwand, der Dacron-Ring und die äußere Aortenwand durchstochen* werden, wird der Stützzylinder dann *festgenäht.* Dadurch wird die proximale Aorta gefestigt. Nun kann die *Aortenklappe reseziert* und durch eine *Kunstklappe ersetzt* werden. Wir sind von der Notwendigkeit eines Klappenersatzes überzeugt, da wir meinen, daß sich eine Korrektur von sekundär verformten Aortenklappen auf Dauer nicht bewährt. *(Fortsetzung auf Seite 196)*

Operative Behandlung erworbener Herzkrankheiten (Klappenersatz)

(Fortsetzung von Seite 195)

Multipler Klappenersatz

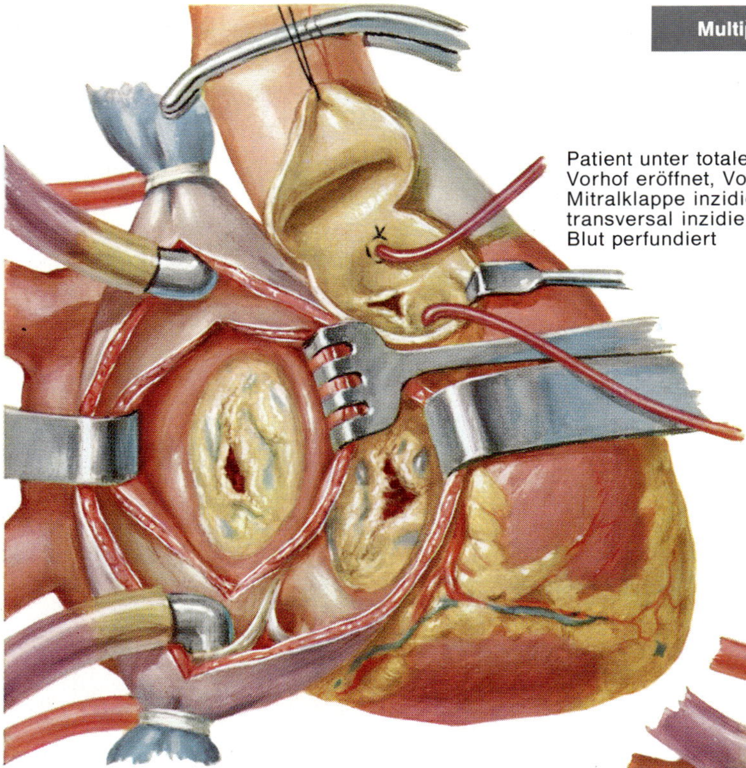

Patient unter totalem Bypass und Hypothermie: rechter Vorhof eröffnet, Vorhofseptum zur Darstellung der Mitralklappe inzidiert, Aorta abgeklemmt und transversal inzidiert, Koronararterien mit kaltem Blut perfundiert

F. Netter M.D. ©CIBA

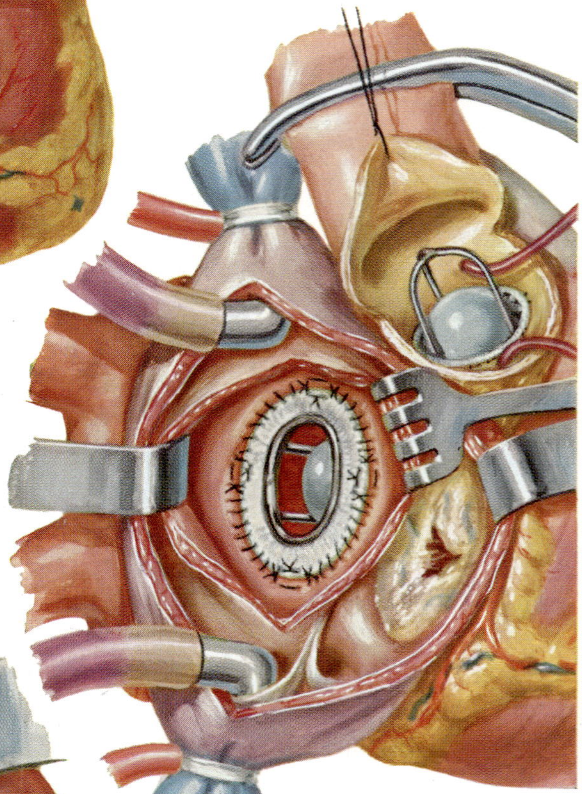

Mitral- und Aortenklappe exzidiert und durch Klappenprothese ersetzt

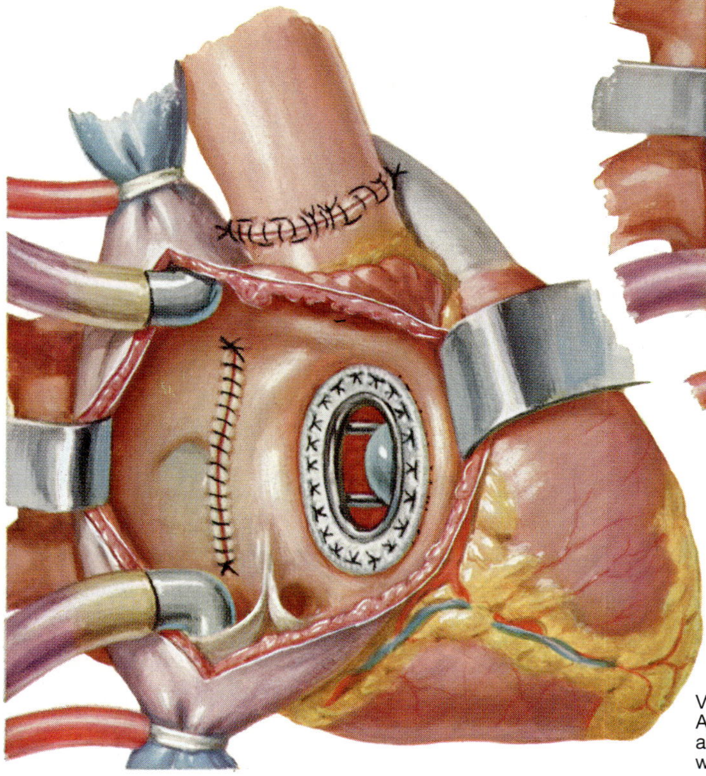

Vorhofseptum verschlossen: Aorta reanastomosiert, Klemme abgenommen. Trikuspidalklappe wird während der Wiedererwärmzeit ersetzt

Im Anschluß daran wird der *Aortendefekt* mit einer *Dacron-Prothese überbrückt*. Diese wird zuerst proximal an der Hinterseite befestigt. Dann wird die distale Naht gelegt. Und erst danach wird die proximale Anastomose zu Ende geführt. Kurz zuvor werden die Kanülen aus den Koronarostien entfernt. Nach Abschluß des Eingriffs ist in der Regel eine Gleichstromdefibrillation erforderlich, und die Patienten bleiben bis zur Wiederherstellung einer ausreichenden Herzfunktion an einen partiellen Bypass angeschlossen.

Multipler Klappenersatz. Eine erhebliche Beteiligung mehrerer Herzklappen ist quantitativ schwerer zu beurteilen und chirurgisch schwerer anzugehen. Der Häufigkeit nach stehen kombinierte Aorten- und Mitralvitien an erster Stelle. Diese Kombination erfordert auch die sorgfältigste Abklärung. In komplizierten Fällen wird tunlichst erst nach eingehender physikalischer Untersuchung, einer Links- und Rechtsherz*katheterisierung* und einer detaillierten Analyse der *angiokardiographischen Befunde* entschieden. Diese Untersuchungsmethoden erlauben eine verläßliche qualitative und quantitative Beurteilung des Klappenstatus.

Die Indikation zum Klappenersatz bei Trikuspidalklappendefekten läßt sich nicht so exakt aufgrund der erhebbaren Befunde stellen. Im allgemeinen ist bei einer erheblichen organischen Schädigung der Trikuspidalklappe ein Klappenersatz erforderlich. Eine funktionelle Trikuspidalinsuffizienz (sie tritt am häufigsten im Zusammenhang mit einer Mitralstenose auf) bessert sich hingegen meist, sobald die Grundkrankheit behoben ist. Die Entscheidung für oder gegen den Klappenersatz stellt daher für den Chirurgen ein heikles Problem dar, bei dessen Lösung ihm selbst eine reiche Erfahrung nur wenig hilft. Wenn sich bei multivalvulären Krankheitsbildern mit Herzinsuffizienz die Symptomatik der Trikuspidalaffektion trotz langer Bettruhe und intensiver konservativer Behandlung nicht oder kaum bessert, wird in der Regel ein Klappenersatz notwendig sein. Dies gilt auch für jene Fälle, bei denen bei normalem oder fast normalem Pulmonalarteriendruck (Katheterisierung) eine erhebliche Trikuspidalinsuffizienz vorliegt. Schließlich besteht intraoperativ immer noch die Möglichkeit zur Beurteilung der Trikuspidalklappenfunktion, und zwar digital am schlagenden Herzen durch Einführen eines Fingers in den rechten Vorhof und durch direkte Inspektion vom Vorhof aus bei Anwendung eines kardiopulmonalen Bypass. In jenen Fällen, in denen die Trikuspidalis organisch verändert erschien, hat es sich im allgemeinen als vernünftiger erwiesen, sie durch eine Kunstklappe zu ersetzen.

Operationstechnik. Zum *multiplen Klappenersatz* unter Einschluß der Aortenklappe wird *median* über eine *Sternotomie* in den Brustraum eingegangen. Wie bereits erwähnt, wird der Eingriff unter *totalem kardiopulmonalem Bypass* und *leichter systemischer Hypothermie* durchgeführt. Zunächst wird die *Aorta ascendens abgeklemmt*. Nach tief angesetzter *transversaler Aortotomie* werden dann die *Koronararterien mit Kanülen* versorgt und das Myokard ständig *perfundiert*. Nun wird die *Aortenklappe reseziert*. Wenn nur die Aorten- und Mitralklappe ersetzt werden sollen, wird das Herz zu diesem Zeitpunkt durch Elektroschock zum Stillstand gebracht und der linke Vorhof anterior der rechten Lungenvenen eröffnet. Soll jedoch auch die Trikuspidalklappe ersetzt werden, wird zunächst der *rechte Vorhof* eröffnet und in den linken darauf durch das *Vorhofseptum* eingegangen. Damit läßt sich die *Mitralklappe* außer bei massiven Verwachsungen zwischen Perikard und Epikard gut darstellen. Nach Exzision der Mitralklappe wird die Kunstklappe mit Hilfe einer der beiden im Vorstehenden beschriebenen Methoden eingesetzt. Danach wird die Aortenklappe ersetzt. Im Anschluß daran werden *Vorhofseptum* und *Aortotomie fachgerecht verschlossen*, wobei dafür Sorge zu tragen ist, daß im linken Herzen keine Luft verbleibt.

Nach Abnehmen der Aortenklemme ist die Hypothermie nicht mehr notwendig. *Während der zum Wiedererwärmen erforderlichen Zeit kann die Trikuspidalklappe reseziert und durch eine Kunstklappe ersetzt* werden. Das Einsetzen und Verankern der Trikuspidalprothese erfolgt mit einer der beiden für die Mitralklappe angegebenen Techniken. Da die Trikuspidalklappe leicht zugänglich ist und nur selten verkalkt, bietet ihr Ersatz kaum Schwierigkeiten. Nach Verschluß des rechten Vorhofs wird das Herz mit dem Gleichstromdefibrillator defibrilliert. Der partielle Bypass bleibt bis zur Wiederaufnahme einer ausreichenden Herztätigkeit aufrecht.

Aortenklappenersatz mit einer trikuspidalen Klappenprothese

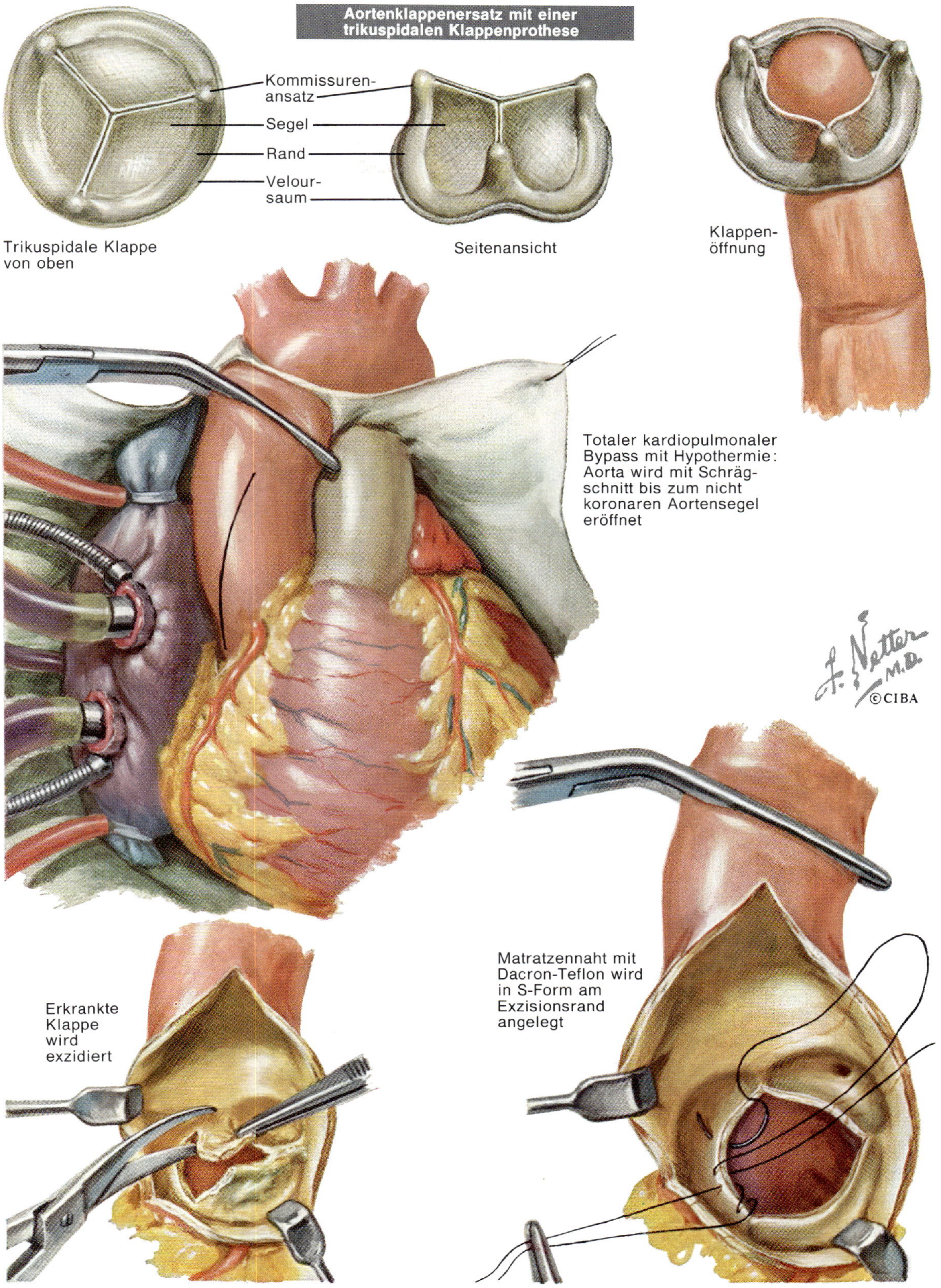

Ein künstlicher Klappenapparat, der sich im menschlichen Körper auf Dauer ohne Ausfall bewähren würde, wurde zum ersten Mal im Jahre 1952 vorgestellt. Seither wurde die ursprünglich als Kugelventil konzipierte Klappenkonstruktion vielfach modifiziert. 1962 wurde z.B. zum ersten Mal eine Scheibenklappe klinisch erprobt. Obschon mit den verschiedenen Änderungen die Ergebnisse nach und nach verbessert werden konnten, blieb doch ein allen Klappenkonstruktionen gemeinsames Problem ungelöst: Der zentrale Raum wird bei allen konventionellen Klappenkonstruktionen vom Verschlußmechanismus ausgefüllt. Dadurch entsteht (1) eine Umleitung des Blutstroms, (2) ein durch die Kugel oder Scheibe gegebener Widerstand in jenem Bereich, durch den der Blutstrom unter hohem Druck und mit großer Geschwindigkeit fließt, und (3) eine Abhängigkeit von jenem begrenzten Raum, den der Verschlußmechanismus am Rande freiläßt.

Bei der hier dargestellten Aortenklappenprothese handelt es sich um eine neue Konstruktionsform, die dem normalen Klappenmechanismus analoge Strömungsverhältnisse aufweist. Sie wird als *trikuspidale Klappenprothese* bezeichnet. Das entscheidend Neue an dieser Konstruktion sind die frei hängenden biegsamen Segel. Darüber hinaus besitzt die trikuspidale Klappenprothese verschiedene andere neuartige Eigenschaften. Als Material für die Segel wurde mit Silikonkautschuk beschichtetes Polypropylen gewählt. Polypropylen besitzt ausgezeichnete Biegefestigkeitseigenschaften, die von keinem anderen heute bekannten Werkstoff übertroffen werden. Die drei Segel sind an der Basis befestigt und liegen frei in den Sinus Valsalvae. Sie stehen weder mit der Aortenwand noch miteinander an den Kommissuren in Verbindung. Damit kann die Schlußfähigkeit auch bei der von Fall zu Fall und in Abhängigkeit von den physiologischen Gegebenheiten verschiedenen Größe und Konfiguration des Aortenlumens gewährleistet werden. Die Segel sind geschmeidig; für die Klappenöffnung genügt ein extrem niedriger Druck.

Die proximale Klappenöffnung entspricht der Größe der Ausflußbahn des linken Ventrikels. Aufgrund der geringen *Profil*höhe kann der ganze Klappenapparat innerhalb der Sinus Valsalvae untergebracht werden. Die Klappenbasis ist dem normalen Aortensegelansatz an der Aortenwurzel nachgebildet. Aufgrund dieser Form entsteht ein neues Lager, das den Einsatz eines Rings überflüssig macht. Ein schmaler Dacron-Velour-Saum am Rand erlaubt das Einwachsen von Gewebe entlang der Naht. Alle übrigen Basisteile bestehen aus Hepacone, einem antikoagulierend wirkenden Material. Damit ist zum ersten Mal eine Klappenkonstruktion geschaffen worden, die lediglich fest am *Aortenklappenring* verankert werden muß. Sobald dies geschehen ist, sind *Klappenöffnung* und Klappenschluß gesichert. Zur *Fixierung* der Klappe sind *9 bis 12 Nähte* erforderlich. Das ge-

(Fortsetzung auf Seite 198)

Klappenersatz mit einer trikuspidalen Kunstklappe

(Fortsetzung von Seite 197)

Aortenklappenersatz mit einer trikuspidalen Klappenprothese, Fortsetzung

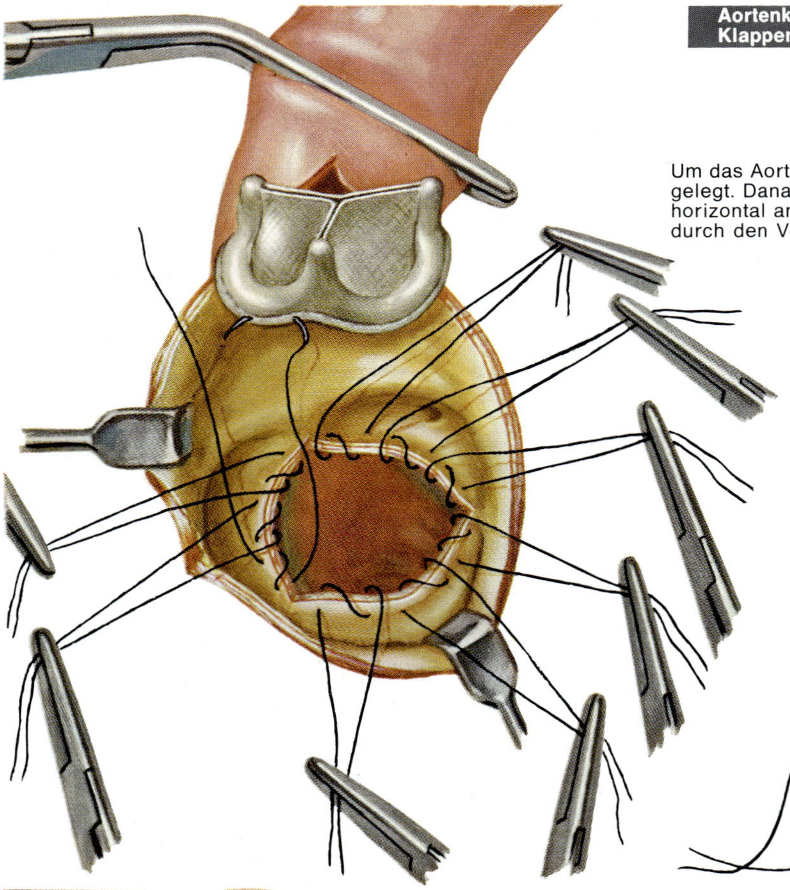

Um das Aortenostium werden 9 bis 12 Nähte gelegt. Danach wird ein Fadenende horizontal an der entsprechenden Stelle durch den Veloursaum der Klappe gezogen

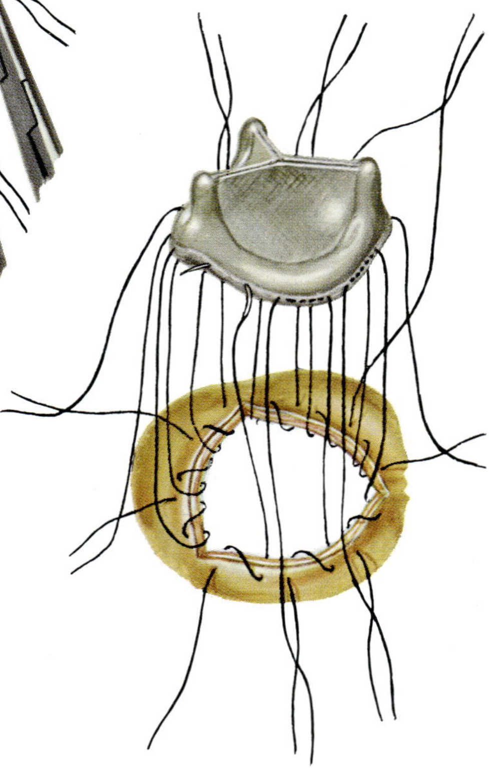

Die Einzelnähte werden alle in gleicher Weise gelegt und müssen richtig ausgerichtet sein. An den Kommissuren ist manchmal zusätzlich eine einfache Matratzennaht erforderlich

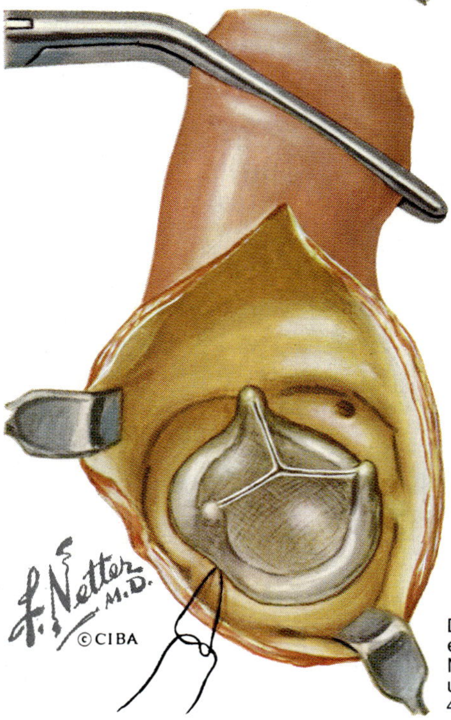

Die Klappe wird in die richtige Stellung gebracht und exakt eingepaßt. Die dargestellte Nahtmethode ergibt eine versenkte Naht. Die Nahtenden werden mit Doppelknoten verknüpft und müssen, da das Dacron-Teflon-Material leicht gleitet, 4- oder 5mal nachgeknotet werden

ringe Klappengewicht und der geringe Strömungswiderstand ermöglichen eine technisch einfache Fixierung. Bei allen konventionellen Klappenprothesen besteht die Gefahr einer Thrombosierung und späteren Embolisierung. Um diese Gefahr möglichst auszuschalten, wurden verschiedene Techniken zur *Versenkung der Naht* zwischen der Klappe und der Aortenwand entwickelt. Die Autoren gehen dabei gegenwärtig folgendermaßen vor:

An *jedem* der 3 Abschnitte des Aortenklappenringes sind 3 Nähte erforderlich. Man beginnt an jener Stelle, die dem oberen Teil der *Kommissur* entspricht, und zwar dort, wo die Segel auseinanderzuweichen beginnen. An dieser Stelle wird die Nadel von unten nach oben durch den Aortenklappenring geführt und 5 bis 6 mm weiter mit demselben Faden noch einmal der Aortenring von unten nach oben durchstochen. Die zweite in gleicher Weise durchgeführte Naht liegt im unteren zentralen Abschnitt eines Segels, und die dritte Naht entspricht im aufsteigenden Teil des Segels der ersten Naht. Sind alle 9 Nähte gelegt, vergewissert man sich, daß sie nahe beieinander liegen und daß keine Spalten dazwischen bestehen. Stehen die Segelinsertionspunkte weit auseinander, ist manchmal *zusätzlich* an den den Kommissuren entsprechenden Stellen eine *einfache* Matratzennaht unmittelbar über der ersten Naht erforderlich. Sind alle Nähte *fachgerecht gelegt,* wird jeweils einer der beiden *Nahtfäden* durch den *Veloursaum an der entsprechenden Stelle der Kunstklappenbasis geführt.* Damit wird erreicht, daß die Nähte mit dem Blutstrom nicht in Berührung kommen, sondern zwischen der Klappenbasis und der Aortenwand versenkt bleiben. Nun werden die einzelnden Nähte nacheinander durch die ihnen entsprechenden Stellen der Prothese gelegt. Ist dies geschehen, wird die Klappe mit dem Daumen und 3 Fingern der rechten Hand *vorsichtig* in den Aortenklappenring *eingepaßt.* Durch *Festziehen* der Nähte werden Klappenring und Basis dann *exakt zur Apposition gebracht.* Zur Inspektion des Ventrikels werden die 3 Segel sachte zur Seite gedrängt. Wichtig ist, daß keine losen Nahtschlingen sichtbar sind. Nun können die Fäden nacheinander geknüpft werden, wobei jeweils ein *Doppelknoten* und ein chirurgischer Knoten gemacht werden. Darauf wird das Nahtmaterial knapp nach dem Knoten abgeschnitten und dieser vorsichtig in die Rille zwischen Klappe und Klappenring versenkt, wo er völlig verschwindet.

Die zu wählende Klappengröße richtet sich nach der Größe der Aortenwurzel. In Anbetracht der weiten Klappenöffnung und des geringen Strömungswiderstandes soll keine zu große Klappe gewählt werden. Selbst kleinere trikuspidale Klappenprothesen bieten ja bereits eine annähernd der Norm entsprechende Klappenöffnungsfläche. Die Wahl der richtigen Klappengröße spielt verständlicherweise eine wichtige Rolle und erleichtert das Einsetzen der Prothese.

Scheibenklappenprothesen für den Mitral- und Trikuspidalklappenersatz

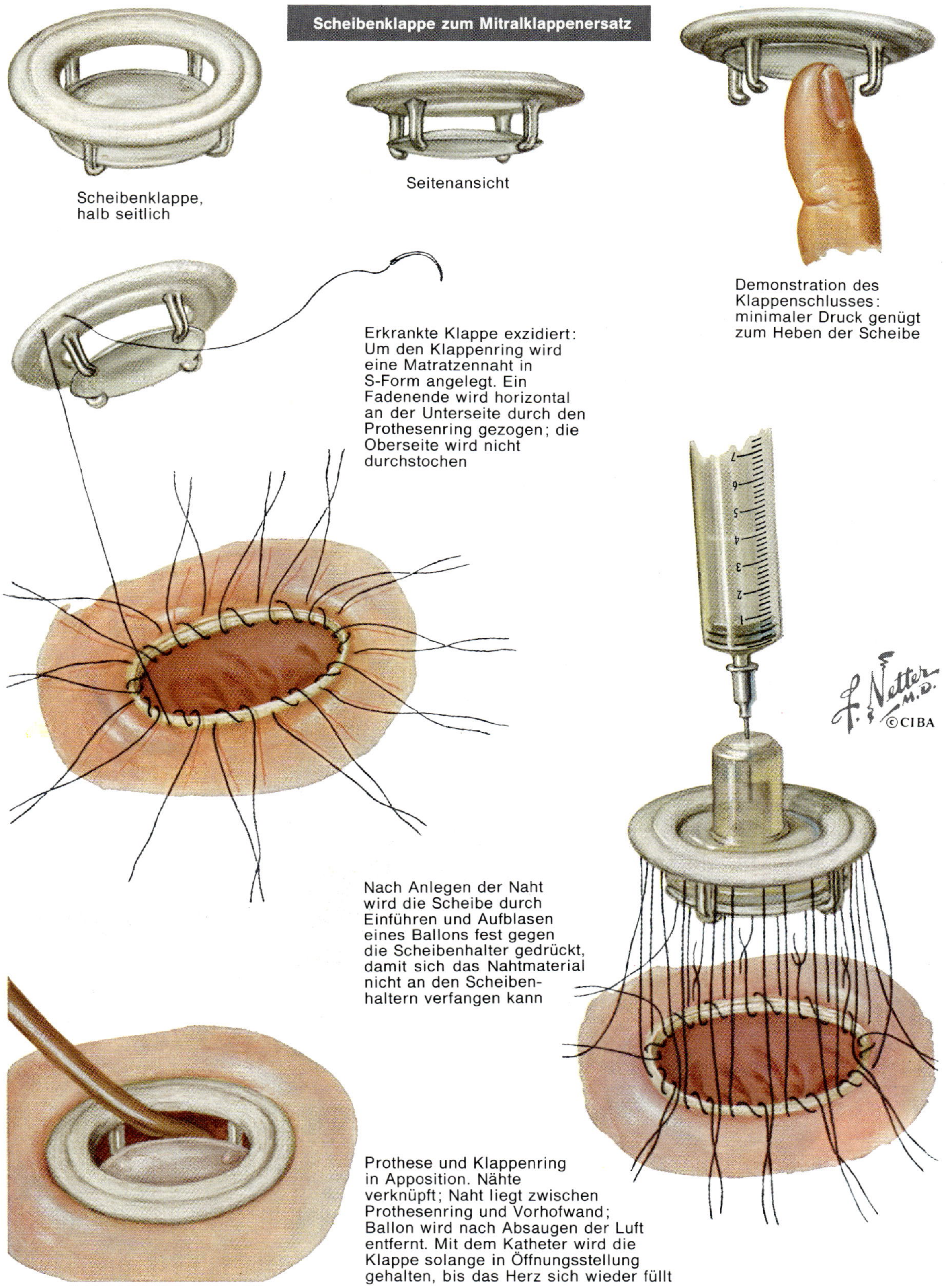

Der Ersatz der Mitral- und Trikuspidalklappe bereitet aus folgenden Gründen besondere Schwierigkeiten: (1) Geringer Druck im Vorhof, wodurch die Gefahr der Thrombusbildung und Embolusaussaat in den Körperkreislauf besteht. (2) Überwachsen der Metall- und Kunststoffteile mit Gewebe. Als Folge kommt es zur Klappendysfunktion, Gewebsnekrose und Embolisierung. (3) Trägheit des Klappenmechanismus. (4) Teilweiser Verschluß des Klappenapparates mit Regurgitation vor dem vollständigen Klappenschluß und Ausreißen der Naht infolge der großen auf die Nahtfläche auftreffenden Masse. (5) Unvollständige Ventrikelfüllung infolge der Größe des verschließenden Teils des Klappenmechanismus, wodurch die Verwendung einer Klappe mit kleiner Öffnungsfläche erforderlich wird. (6) Obstruktion der Ausflußbahn des linken Ventrikels infolge der bei jedem Mechanismus mit langem Weg erforderlichen Winkelung.

Die *Scheibenklappe* wurde in den Jahren 1960 bis 1962 in erster Linie für den Ersatz der Atrioventrikularklappen entwickelt. Sie wurde seither mehrmals verbessert. In den in letzter Zeit operierten Fällen konnten mit ihr annähernd normale Strömungsverhältnisse und ausgezeichnete klinische Resultate ohne Embolisierung erzielt werden. Die Klappe ist ganz aus Polypropylen und besteht aus einer in einem offenen Korb frei beweglichen Scheibe. Sie liegt nicht am Ventrikelseptum und behindert auch nicht die Ausflußbahn des linken Ventrikels. Infolge ihres äußerst geringen Gewichts spricht die Scheibe sofort auf geringste *Druck*änderungen an. Bei Eintritt der Systole schließt die Klappe vollständig. Der Nahtrand besteht aus einem Hepacone-Kern (S. 198), Klappensitz und Klappenbasis sind vollständig mit Dacron-Velour überzogen. Die gesamte Klappenbasis ist somit mit einem Material kontrollierter Dicke beschichtet, das das Einwachsen von Gewebe erlaubt.

Da die Klappenbasis vollständig überwachsen wird, kann die Klappenfunktion nicht durch eine Pannus- und Thrombusbildung beeinträchtigt werden. In keinem Fall ist bei einer Beobachtungszeit von 8 Monaten nach Ersatz der Mitral- und Trikuspidalklappe eine Embolie aufgetreten. Auch Klappendysfunktion und Ausreißen der Klappenbasis fanden sich nicht.

Der Klappenapparat wird mit einer versenkten Naht implantiert, so daß kein Nahtmaterial in das Vorhoflumen ragen kann. Zur Fixierung wurden 2 Nahtmethoden entwickelt. Bei der einfacheren Methode sind 14 *Einzelnähte* erforderlich. Der *Klappenring* kommt auf der Vorhofseite zu liegen. Die Nähte werden so geknüpft, daß sie unterhalb des Klappenrings verschwinden. Nach Abschneiden der Fadenenden ist von der Vorhofseite her keine Nahtstelle zu sehen. Der *Ballon* wird durch *Absaugen* der darin befindlichen *Luft* entfernt. Bei der Variante mit geschlossenem Korb ist kein Ballon erforderlich, da sich das Nahtmaterial ja nicht verfangen kann.

Bei der *zweiten Methode* wird die Prothese an der Ventrikelseite angebracht. Dazu wird durch den Klappenring von oben nach unten eine *Matratzennaht* gelegt. Dann werden ein oder beide Fadenenden an der Oberseite des Prothesenrings durchgezogen. Dadurch wird die Prothese von unten, also von der Ventrikelseite an den Klappenrest und den Klappenring herangebracht. Nach dem Verknüpfen liegt die Naht zwischen dem Klappenrest und dem Ring der Prothese.

Obzwar sich beide Methoden gut bewährt haben, eignet sich letztere insbesondere bei stark dilatiertem Klappenring. Wenn der Prothesenring in derartigen Fällen unterhalb des Mitralklappenrings liegt, wird er gegen das anuläre Gewebe gepreßt, wodurch eine Insuffizienz an der Klappenbasis verhindert werden kann.

Die Vorteile der Scheibenklappe lassen sich folgendermaßen zusammenfassen: (1) Vollständiges Überwachsen der Klappenbasis. (2) Solange die Basis nicht mit Gewebe bedeckt ist, verhindert der Hepacone-Kern eine übermäßige Thrombosierung. (3) Äußerst geringe *Profil*höhe. (4) Kurzer Weg des Verschlußmechanismus. (5) Äußerst geringes Gesamtgewicht. (6) Durch lange Haltbarkeit der Scheibe keine Abnützungserscheinungen. (7) Keine Behinderung der Ausflußbahn. (8) Scheibe reagiert rasch und empfindlich auf Druckänderungen. (9) Minimale Belastung der Nahtstelle durch die geringe Masse und den kurzen Weg des beweglichen Klappenteils. (10) Geringer Raumbedarf im Ventrikelinnenraum.

Aortenklappen-homotransplantate

Aortenklappenhomotransplantat

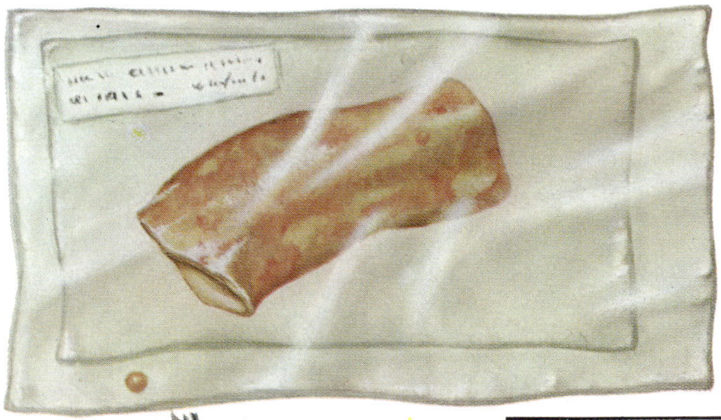

A: Homotransplantate werden durch Bestrahlung sterilisiert und in versiegelten doppelwandigen Kunststoffhüllen in tiefgefrorenem Zustand nach der Größe geordnet gelagert

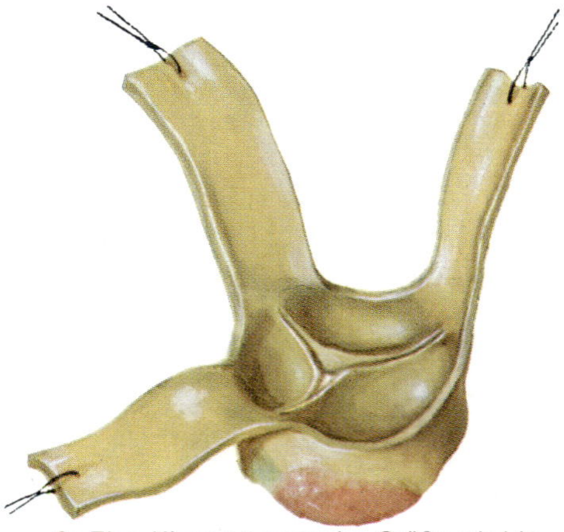

C: Eine Klappe passender Größe wird in warmer Kochsalzlösung in Form gebracht, von überschüssigem Gewebe befreit und zugeschnitten

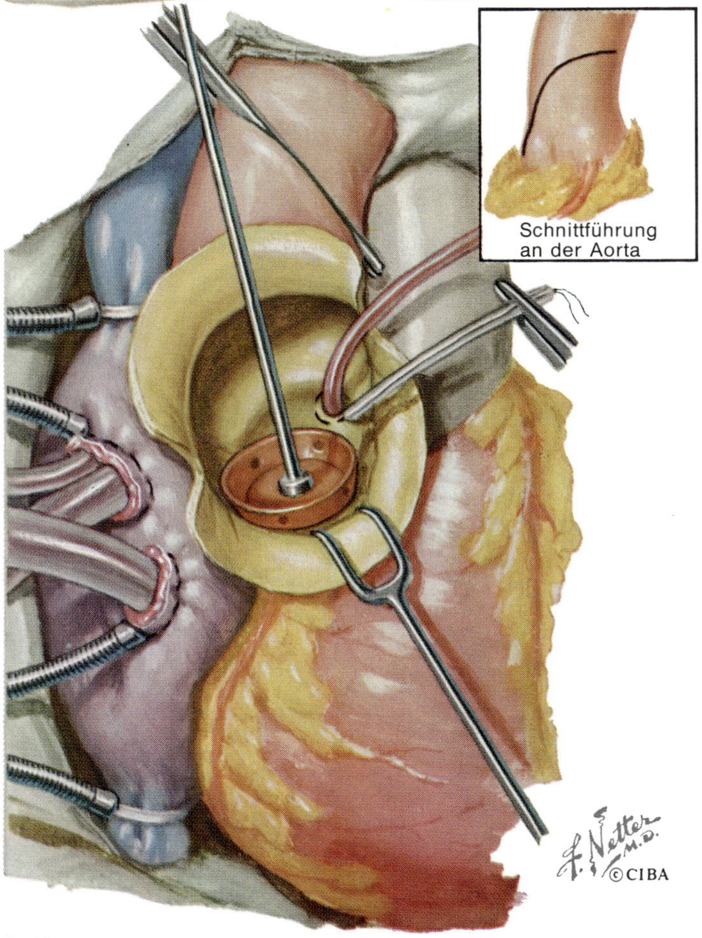

B: Unter totalem kardiopulmonalem Bypass mit Hypothermie wird die Aorta bis in das nicht koronare Segel mit einem Bogenschnitt eröffnet, die erkrankte Klappe wird exzidiert und die Größe der Klappenöffnung mit einem geeichten Meßinstrument bestimmt

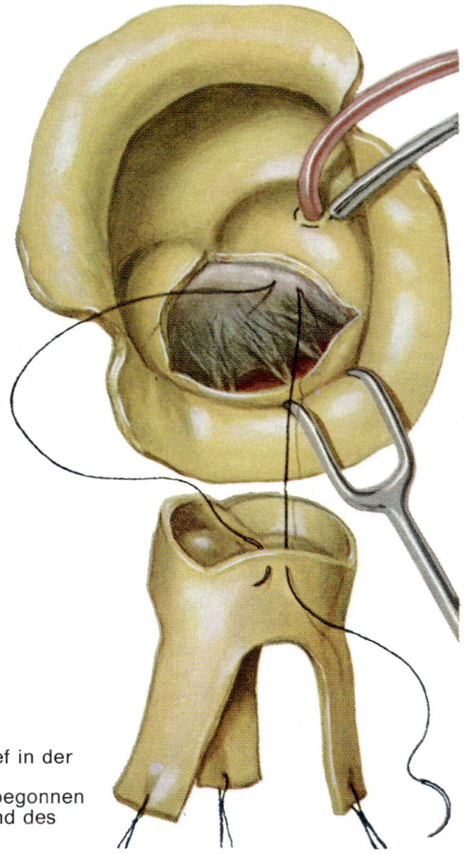

D: Die erste Naht wird mit einem tief in der Aortenwurzel unterhalb des linken Koronarostiums angesetzten Stich begonnen und nach außen durch den Unterrand des Transplantats gelegt

Der *Aortenklappen*ersatz durch *Homo-* oder Hetero*transplantate* wurde in den letzten 4 Jahren klinisch erprobt. Kadavertransplantate bieten den Vorteil, daß eine Spätembolisierung in den peripheren arteriellen Gefäßen nicht zu erwarten ist und eine postoperative Langzeittherapie mit Antikoagulantien überflüssig wird.

Gewinnung, Aufbereitung, Sterilisierung und Lagerung beeinflussen entscheidend die Struktur und Funktion von Homotransplantaten. Laboratoriumsversuche haben erwiesen, daß die morphologische Struktur und Zugfestigkeit von Aortenhomotransplantaten bei der *Sterilisierung* und *Lagerung* am wenigsten Schaden nehmen, wenn die Kadaverpräparate in *tiefgefrorenem* Zustand mit einer bakteriziden Strahlungsdosis von 2 bis 2,2 Megarad und einer Bestrahlungsdauer von 5 bis 6 Sekunden sterilisiert werden.

Abbildung A zeigt die *verpackte,* sterilisierte Klappe, wie sie aus der Gewebsbank bezogen werden kann. Das verfärbte *Quarzkügelchen* gibt Strahlungsintensität und Dauer der Sterilisierung an. Die Kadaverklappen werden spätestens 12 Stunden nach Todeseintritt unsteril entnommen und von Fettgewebe *befreit.* Auch das Herzmuskelgewebe wird abgetragen, damit es bei der Implantation nicht zwischen dem Klappentransplantat und dem Wirtsgewebe zu liegen kommt. Die Aortenwurzel muß zur Erhaltung der Sinus Valsalvae vorsichtig abpräpariert werden. Nach Messung des Innendurchmessers der Klappe wird das Transplantat verpackt und auf −50 °C tiefgefroren.

Zur Implantation wird nach *Abtragen der erkrankten Aortenklappe* ein in der Größe dem Innendurchmesser der *Aortenwurzel* des Empfängers entsprechendes Transplantat ausgewählt (B). Die 2 bis 3 mm dicke Wand des Transplantats gewährleistet, daß die Ersatzklappe einen etwas größeren Durchmesser aufweist als die Implantationsstelle an der Aortenwurzel. Die gewählte Klappe wird in *warmer Kochsalzlösung* steril *rekonstituiert* (C). Überschüssiges Muskel- und Mitralklappengewebe werden abgetragen, so daß unterhalb der Sinus Valsalvae ein 2 mm breiter Saum bestehen bleibt. An der Aortenwand des Homotransplantats werden für die Aufnahme der Koronararterien des Empfängers Ostien ausgeschnitten. Die verbleibenden Aortenwandstreifen dienen später als zusätzliche Stütze für die Kommissuren.

Die Aortenwurzel wird durch eine *schräge Inzision der Aortenwand, die bis zum nicht koronaren Segel* geführt wird, dargestellt. Während des totalen *kardiopulmonalen Bypass* werden beide Koronararterien perfundiert. Während die Klappe präpariert wird, wird bereits die *untere Naht* für die Implantation des Homotransplantats angelegt (D). In die Ausflußbahn des linken Ventrikels werden *Einzelknopfnähte* gelegt (E). Sie sollen entsprechend tief in der Aortenwurzel angesetzt werden, damit auch das Mitralsegel und der Übergang des Ventrikelseptums in die Aortenwurzel mit durchstochen werden können. Beim Einpassen des Transplantats ist darauf zu achten, daß der Mitralklappenrest unterhalb des linken Koronarostiums zu liegen kommt. Dadurch wird

(Fortsetzung auf Seite 201)

Aortenklappenhomotransplantate

(Fortsetzung von Seite 200)

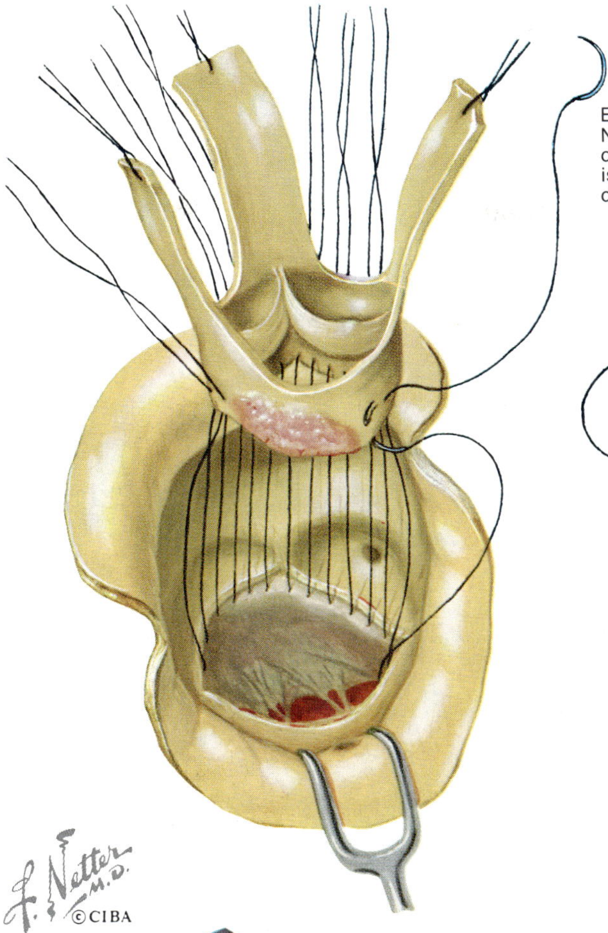

E: Untere Anastomose wird mit einzeln geknüpfter Naht um das Transplantat geschlossen. Sobald das Homotransplantat in der richtigen Lage sitzt, ist die Naht zwischen dem Implantat und der Aortenwand versenkt

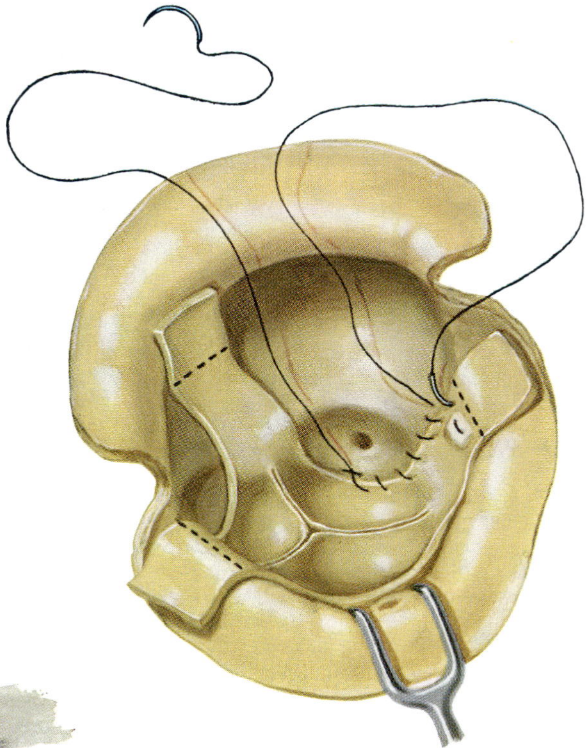

F: Oberrand des Transplantats und Aortenwandstreifen werden mit 2 Nadeln in fortlaufender Naht an der Aortenwand des Empfängers befestigt. Aortenwandstreifen werden mit Kürschner-Stichen an der mit kleinen Teflonauflagen an der Innen- und Außenseite gefestigten Aortenwand des Empfängers gesichert. Überschüssige Aortenwandstreifen werden (an der gestrichelten Linie) reseziert, die Fadenenden der fortlaufenden Naht durch die Aortenwand geführt und mit den Enden der Matratzennaht verknüpft

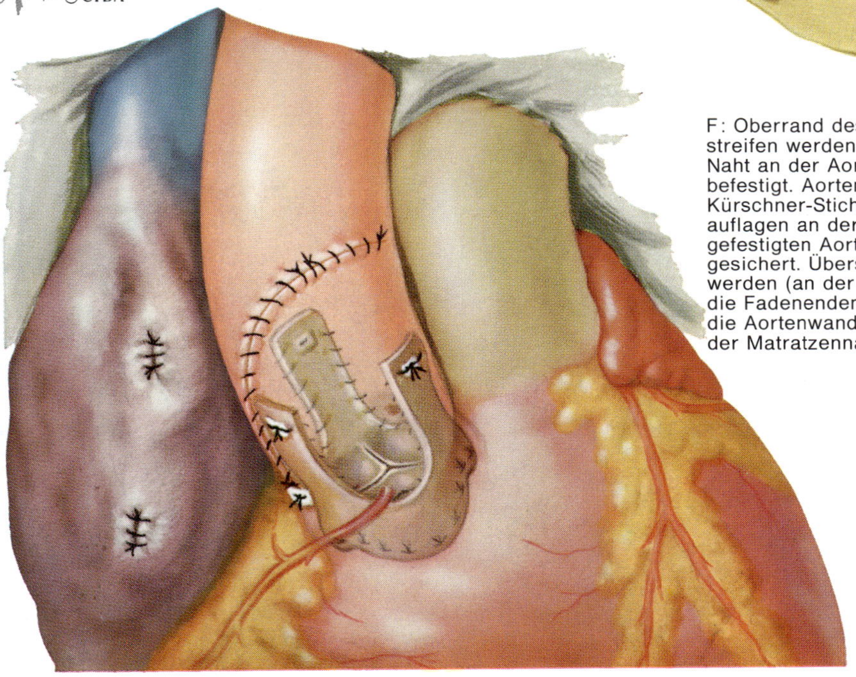

G: Phantombild eines Homotransplantats

die Schichtdicke verringert und das *Lumen der Koronararterie nicht behindert*. Dann wird an der Klappenbasis von innen nach außen eine Naht gelegt, so daß das Nahtmaterial *zwischen der Aorta* des Empfängers und dem *Homotransplantat* zu liegen kommt. Mit einer zweiten Naht werden die *Aortenwandstreifen des Transplantats* an der Aorta des Empfängers befestigt. Die Nähte können einzeln geknüpft oder fortlaufend geführt werden. Zum Abschluß wird das *obere Ende* der Kommissuren mit einem Kürschner-Stich durch die Aortenwand des Empfängers gesichert (F).

Die Implantation einer Kadaverklappe erfordert eine exaktere Technik und mehr Zeit als das Einsetzen einer Kunstklappe. Fachgerechtes Einpassen und Anastomosieren des Transplantats entscheiden über die postoperative Klappenfunktion. Beim Vergleich der Operationsmortalität und der klinischen Ergebnisse schneiden die Aortenklappenhomotransplantate gegenüber den Kugelventilprothesen aber gut ab. Für die Verwendung von Homotransplantaten spricht zweifellos, daß eine Spätembolisierung in den peripheren arteriellen Gefäßen ausbleibt und eine postoperative Antikoagulationstherapie nicht notwendig ist. Postoperativ soll allerdings häufig ein diastolisches Aortengeräusch auftreten. In unserem Krankengut fand es sich bei 20%. Eine hämodynamische Bedeutung konnte jedoch nur in einem einzigen Fall nachgewiesen werden. Durch das Anlegen von zwei Nähten können Nahtdehiszenz und Nahtinsuffizienz faktisch ausgeschlossen werden.

Für den Erfolg ist ein richtiges Größenverhältnis zwischen der Aortenwurzel des Empfängers und dem Homotransplantat Voraussetzung. Das Transplantat muß einen genügend großen Durchmesser aufweisen, damit es auch dann noch funktionstüchtig bleibt, wenn der Aortenklappenring durch den Systemdruck gedehnt wird. Wir haben dieser Möglichkeit insofern Rechnung getragen (B), als wir alle Homotransplantate nach ihrem Innendurchmesser geeicht haben und sie nach dem Innendurchmesser der Aortenwurzel des Empfängers wählen. Durch die Wanddicke des Transplantats ist daher ein 2 bis 3 mm großer Spielraum gegeben, mit dem eine eventuelle Dilatation der Aortenwurzel aufgefangen werden kann. Ein Raffen der Aortenwurzel erwies sich in unserem Krankengut nicht als nötig, bewährt sich aber, wenn ein großer Aortendurchmesser für die Aufnahme des Transplantats verkleinert werden muß. Nach einer Nachbeobachtungszeit von nunmehr 2 Jahren funktionieren die Aortenklappenhomotransplantate zufriedenstellend. Anzeichen für ein Versagen der Klappe oder eine Restenosierung sind nicht vorhanden. Eine Spätembolisierung in den peripheren Arterien konnte nicht beobachtet werden, eine postoperative Antikoagulationstherapie erwies sich als überflüssig. Es ist zwar zu erwarten, daß sich die thrombembolischen Komplikationen bei Kunstklappen eines Tages durch eine verbesserte Klappenkonstruktion vermeiden lassen werden. Bis dahin bleibt jedenfalls das Aortenklappenhomotransplantat gerade in dieser Hinsicht der Kunstklappe überlegen.

Amyloidose

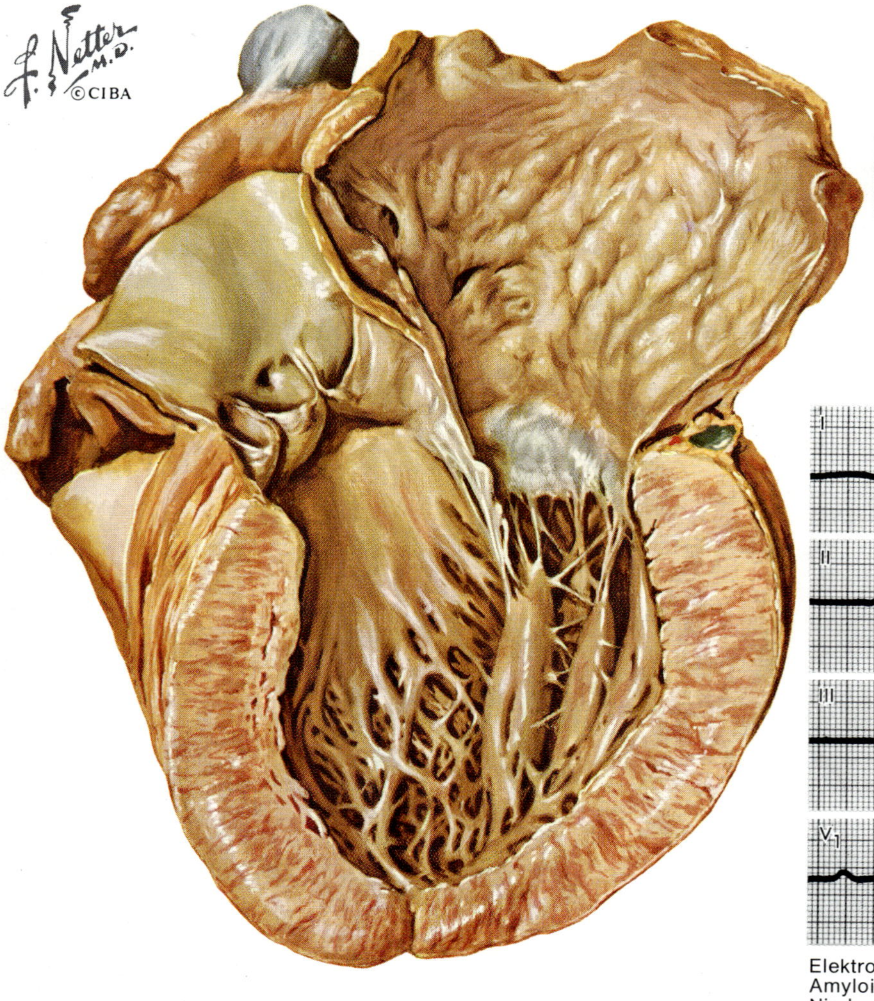

Hochgradige primäre Amyloidose des Herzens

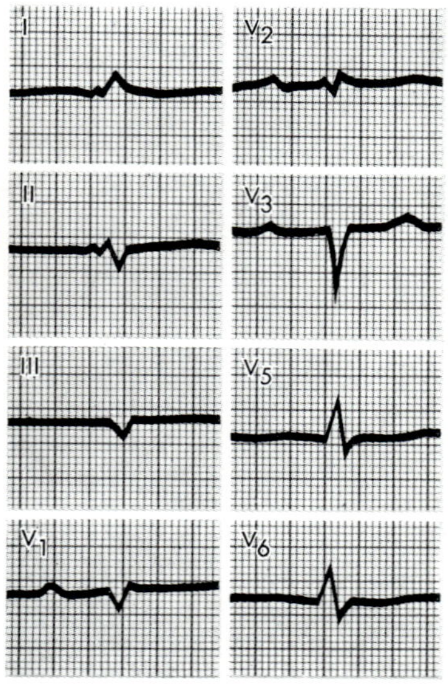

Elektrokardiogramm bei primärer Amyloidose des Herzens zeigt Niederspannungspotentiale

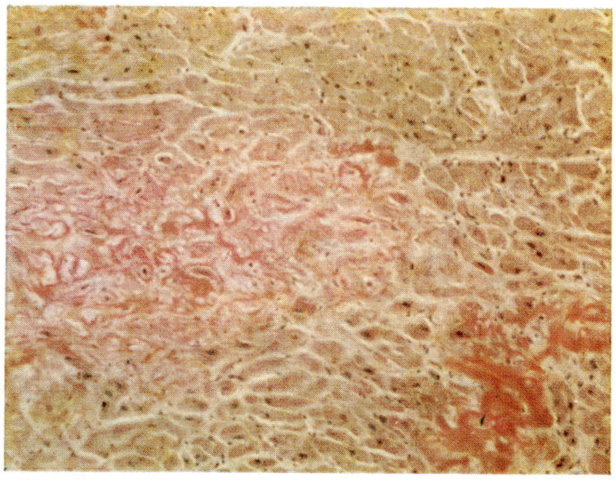

Herdförmige Amyloidablagerung um Herzmuskelzellen mit untergegangenen Myokardfasern

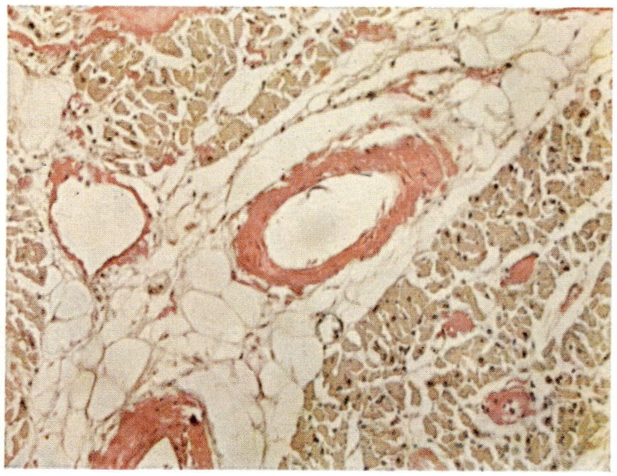

Perivaskuläre Amyloidablagerung im Myokard (×40)

Unter den durch Paraproteinosen zustande kommenden Kardiomyopathien steht die Amyloidose an erster Stelle. Amyloid wird im Herzen unter folgenden Voraussetzungen abgelagert: (1) im Rahmen einer primären generalisierten Amyloidose, (2) im Rahmen einer bei multiplen Myelomen als Komplikation auftretenden Amyloidose, (3) als Teilbild einer sekundären generalisierten Amyloidose und (4) in lokalisierter Form im Alter. Bei der seltenen *primären generalisierten Amyloidose,* auch als atypische Amyloidose oder Paramyloidose bezeichnet, ist manchmal nur das Herz beteiligt, manchmal wird Amyloid auch in den Lungen, der Haut, der Schilddrüse, dem Magen-Darm-Trakt und den Arterienwänden im gesamten arteriellen Kreislauf abgelagert. Leber, Milz und Nieren bleiben in der Regel, jedoch keineswegs immer verschont. Bei 99 primären Amyloidosen war das Herz 92mal hochgradig verändert. Die Ätiologie der primären generalisierten Amyloidose mit Herzbeteiligung ist nicht bekannt.

Die klinische Diagnose Amyloidose mit Herzbeteiligung ist immer dann zu vermuten, wenn nach dem 50. Lebensjahr eine chronische, nicht beeinflußbare Herzinsuffizienz besteht, deren Ursache sich trotz der üblichen Symptomatik nicht klären läßt. In nahezu allen Fällen ist das Herz vergrößert, eine Hypertonie fehlt jedoch. Die Herzwandexkursionen sind träge, und es sind unspezifische Geräusche zu hören. Typische Klappengeräusche sind nur dann feststellbar, wenn Amyloid an den Klappen abgelagert wird. *Elektrokardiographisch* finden sich *Niederspannungspotentiale.* Durch Amyloidablagerungen im His-Bündel und den Tawara-Schenkeln können Leitungsstörungen auftreten. Bei der Amyloidose mit Herzbeteiligung fällt die Kongorot-Probe selten positiv aus. Haut-, Darmschleimhaut- und Herzmuskelbiopsien führen jedoch meist zur richtigen Diagnose.

Makroskopisch finden sich besonders im Endokard des linken Vorhofs Amyloidplaques, häufiger winzige, grau-gelbliche Amyloidknötchen. Das Myokard weist eine erheblich gröbere Konsistenz und an den Schnittflächen eine eigenartige fahl-gelbe, wächserne Farbe auf. Auch im epikardialen Fettgewebe lagern sich manchmal graue, gelatineartige Amyloidperlchen ab. Das Herzgewicht liegt meist um oder über 500 g.

Im *mikroskopischen Bild* stellen sich die Amyloidablagerungen als homogene, durchscheinende und stark lichtbrechende Zonen dar. Mit Kongorot angefärbte Myokardschnitte zeigen ein Netz homogener Stränge um und zwischen den Myokardfaserbündeln. Die Myokardfasern erscheinen atrophisch und zu ganz flachen Gebilden mit stecknadelkopfgroßen Kernen komprimiert. Die Interstitien sind diffus verbreitert, Entzündungszellen fehlen jedoch. Diese myokardiale Pseudohypertrophie ist Grundlage für die Insuffizienz beider Kammern. Selten kommt es im Gefolge eines Koronararterienverschlusses durch noduläre Amyloidablagerungen zu Infarkten oder ausgedehnten Myokardnekrosen. Bei der als Komplikation bei multiplen Myelomen auftretenden Amyloidose (20% der Fälle) verteilen sich die Amyloidablagerungen in ähnlicher Weise wie bei der primären generalisierten Form. Eine Beteiligung des Herzens ist die Regel.

Zur sekundären typischen bzw. generalisierten Amyloidose kommt es bei chronisch suppurativen Prozessen und hochgradiger Gewebsnekrose. Häufigste Ursache ist die chronische Tuberkulose der Lunge und anderer Organe. Als Grundkrankheit kommen ferner Bronchiektasen, Pleuraempyeme, chronische Osteomyelitis, Tumore sowie Lepra, Syphilis oder Echinokokkosen in Betracht. Durch die Antibiotikatherapie ist die sekundäre Amyloidose in den letzten 20 Jahren stark zurückgegangen. Sie manifestiert sich in erster Linie an der Leber, der Milz und den Nieren; in einem Drittel der Fälle ist jedoch auch das Herz beteiligt. Bei der sekundären Form wird Amyloid in geringerem Umfang und in anderer Verteilung abgelagert als bei der primären generalisierten Amyloidose. Es findet sich meist in der Media von Arterien und Venen sowie in den Kapillaren zwischen Endothelzellen und Grundmembran. Kapillare sowie arterielle und venöse Gefäße bleiben durchgängig, so daß keine so schweren Folgen auftreten wie bei der primären generalisierten Amyloidose mit Herzbeteiligung.

Im Alter kann auch ohne prädisponierende Grundkrankheit *Amyloid* in den Blutgefäßen und im *Herzmuskel* um die Myokardfasern *abgelagert* werden. Präsenile oder senile Amyloidosen (bei denen auch das Gehirn beteiligt ist) treten vor dem 60. Lebensjahr nicht sehr häufig auf. Bei Amyloidosekranken über 80 Jahren liegt jedoch in 25% eine Herzbeteiligung vor.

Unter dem *Elektronenmikroskop* stellt sich das homogene Amyloid in Form zarter Fasern dar, die offenbar für die Doppelbrechung verantwortlich sind.

Septische Myokarditis

Septische Myokarditis

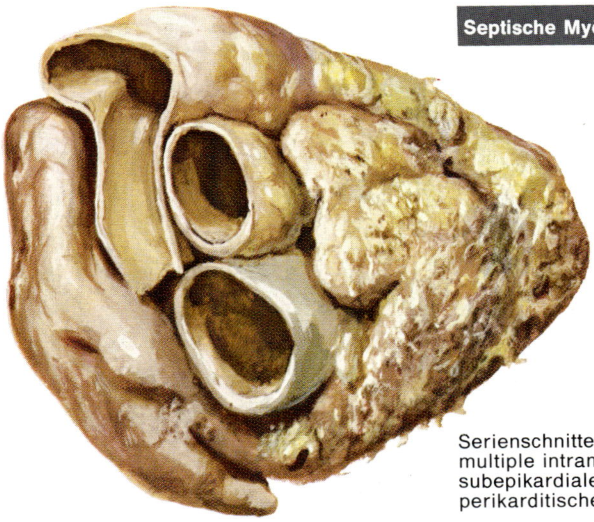

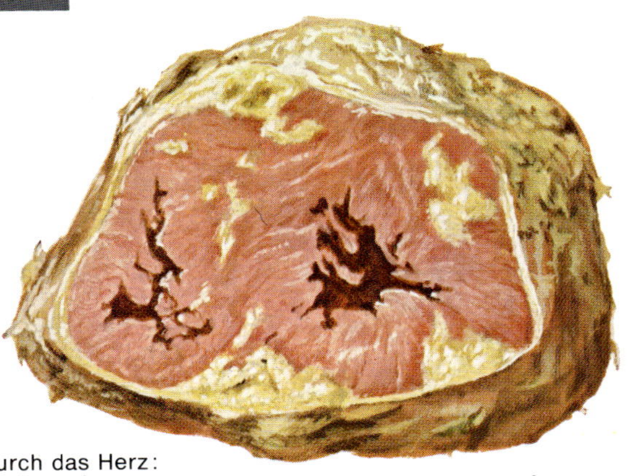

Serienschnitte durch das Herz: multiple intramurale und subepikardiale Abszesse mit perikarditischen Herden

F. Netter M.D. ©CIBA

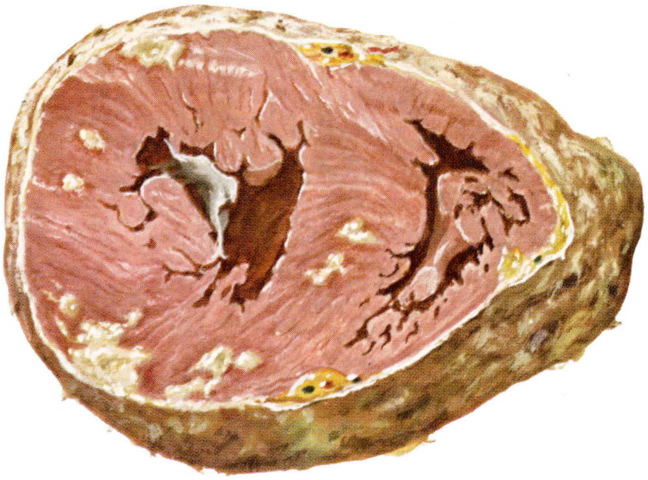

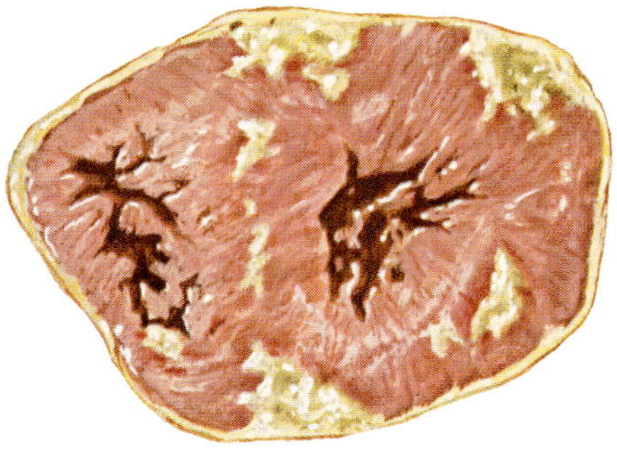

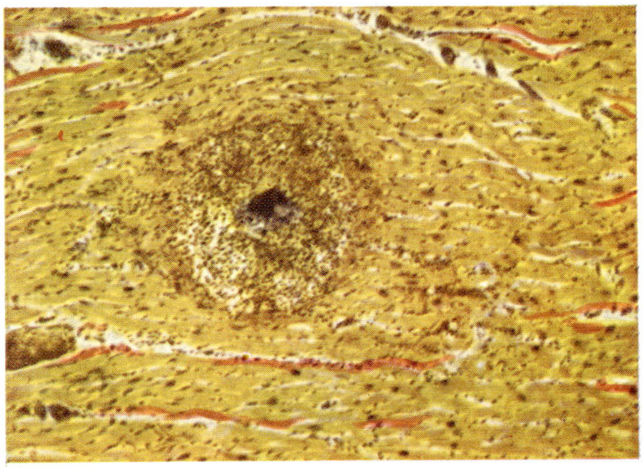

Herzmuskelabszeß: Leukozyten, untergegangenes Muskelgewebe und dilatierte Blutgefäße um zentralen Bakterienherd

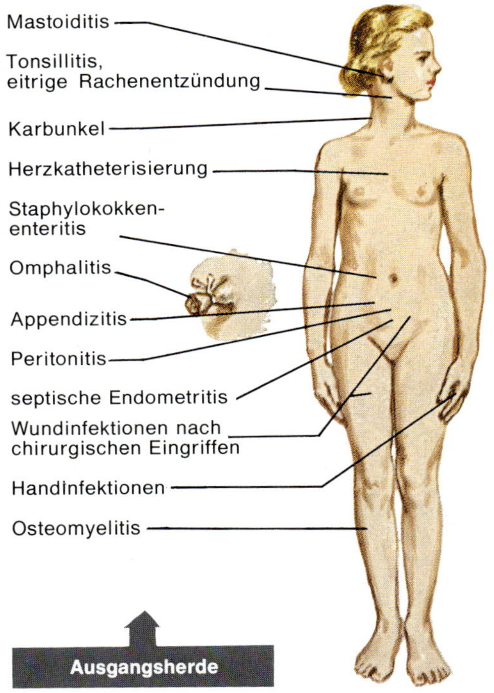

Septische bzw. eitrige Myokarditiden, die im Myokard zur Abszeßbildung und zu anderen Komplikationen führen können, sind seit der Einführung der Antibiotika selten geworden, aber keineswegs ganz verschwunden, da manche Bakterienstämme eine Antibiotikaresistenz erworben haben. Mit der Verwendung neuer diagnostischer und therapeutischer Methoden, z.B. der intravaskulären Verweilkatheter, sind die möglichen Herde, von denen über die stets vorangehende Septikämie eine eitrige Myokarditis ausgehen kann, zahlreicher geworden.

Zu den häufigsten Erregern gehören bestimmte Stämme von Staphylokokken, Pseudomonas, Proteus, Aerobakter-Klebsiella und (selten) Pneumokokken. Besonders gefährdet sind Neugeborene, Stillende und Patienten mit vorangegangenen Virusinfektionen. Prädisponierend wirken ferner Diabetes und schwere Verbrennungen. Manchmal besteht ein Zusammenhang mit einer bakteriellen Endokarditis, manchmal sind die Herzklappen nicht beteiligt.

Auf das Vorhandensein myokarditischer Herde bei einer Sepsis weisen zunächst nur *unspezifische Zeichen,* wie Fieber, Leukozytose und Schock, hin. Das *Elektrokardiogramm* kann infolge umschriebener nekrotischer Bezirke im Myokard verändert erscheinen. Herzgeräusche sind nur bei Endo- oder Perikarditis zu hören.

Bei akuten *eitrigen Prozessen* ist das Herz makroskopisch häufig unverändert, da der rasche Verlauf der Septikämie eine Gewebsreaktion auf die eindringenden Erreger nicht zustande kommen läßt. *Klinisch* dominieren die Zeichen der Sepsis.

Spezifische *Diagnose* und *Therapie* der eitrigen Myokarditis stützen sich auf den Erregernachweis aus einem myokardialen Kulturpräparat. Als erstes Zeichen finden sich *mikroskopisch* in Schnittpräparaten dicht besiedelte Bakterienkolonien in den *dilatierten Kapillaren und Venen* des Myokards. An ihre Stelle treten im weiteren Verlauf *kleine Abszesse,* in deren *zentralem Raum* in einer ringförmigen Umrandung aus zahlreichen *polymorphkernigen Leukozyten* reichlich Bakterien vorhanden sind. An den umliegenden Myokardfasern imponiert ein homogenes Zytoplasma mit nicht färbenden oder pyknotischen Kernen. Den Rand des Herdes säumt eine hämorrhagische Zone.

Myokardabszesse stellen sich oft als kleine, 1 bis 2 mm große gelbliche Punkte oder Streifen unterhalb des dünnen Endokards im rechten Ventrikel dar. Ihre unregelmäßige, bizarre Form entspricht in der Regel dem anatomischen Verlauf der Muskelbündel. Subendokardial gelegene Abszesse können in das Ventrikellumen rupturieren und eine bakterielle Endokarditis verursachen. Subepikardiale Abszesse können auf das Perikard übergreifen. Meist lassen sich die Herde leicht auffinden, z.B. nach einer Ruptur in den Perikardsack. In einigen wenigen Fällen ist der Herd jedoch nicht feststellbar. Daher kann eine primäre hämatogene Aussaat nicht immer mit Sicherheit ausgeschlossen werden.

Diphtherie- und Virusmyokarditis

Mikroorganismen (Viren, Rickettsien, Bakterien und Protozoen) sowie deren Toxine sind imstande, myokarditische Veränderungen hervorzurufen. Aufgrund des morphologischen Befundes allein kann die Ätiologie einer Myokarditis nicht geklärt werden. Auch das klinische Bild ist nicht immer beweisend, da sowohl herdförmige als auch diffuse Myokarditiden klinisch stumm verlaufen können. Also kann die *Diagnose* Myokarditis erst gesichert werden, wenn die klinischen Daten durch bakteriologische und virologische Befunde ergänzt werden.

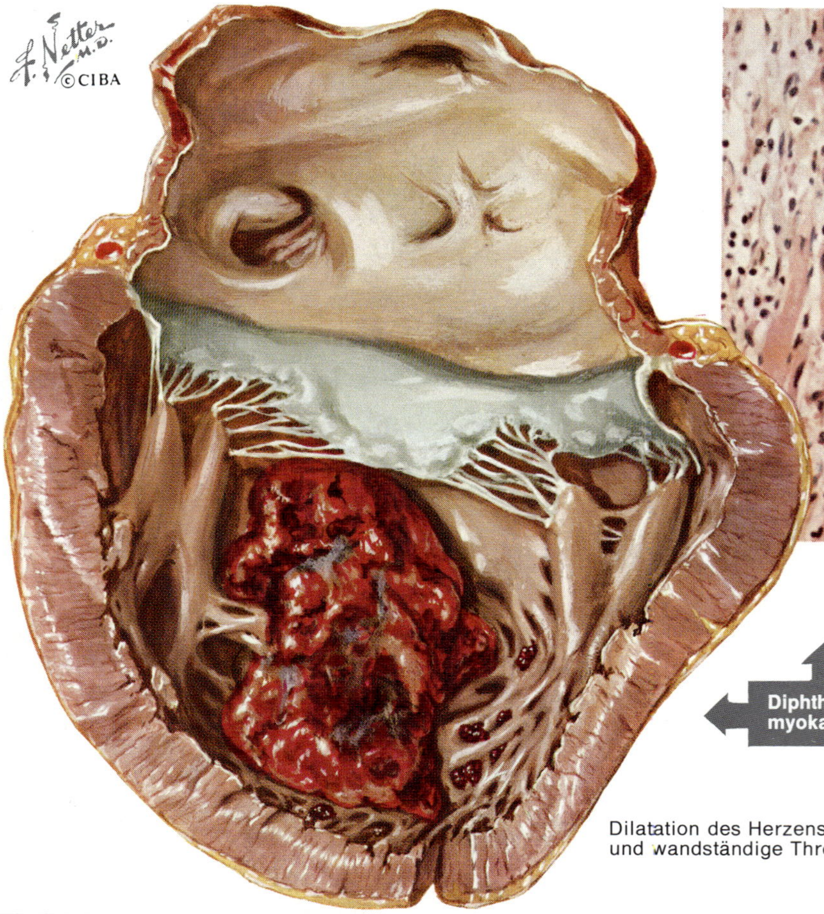

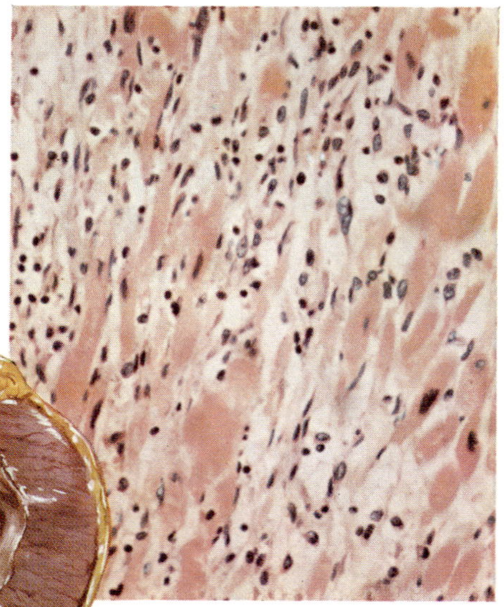

Toxisch bedingter Muskelzelluntergang mit sekundären Reaktionen (× 100)

Diphtherie-myokarditis

Dilatation des Herzens und wandständige Thromben

Virusmyokarditis

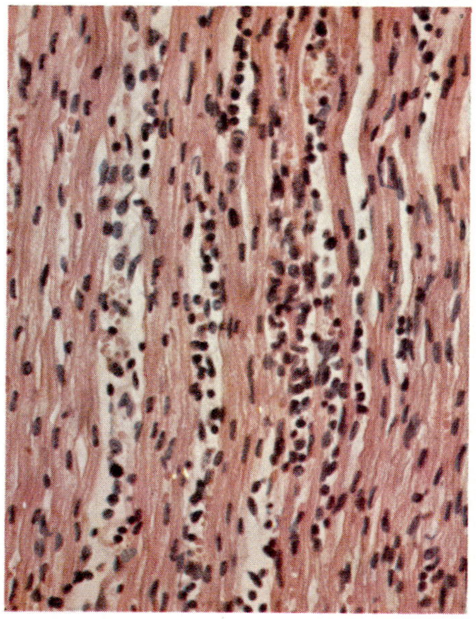

Coxsackie-B-Virusinfektion: diffus-fleckige interstitielle Ödeme, Zellinfiltration mit nur mäßigem Muskelfaserzerfall (× 100)

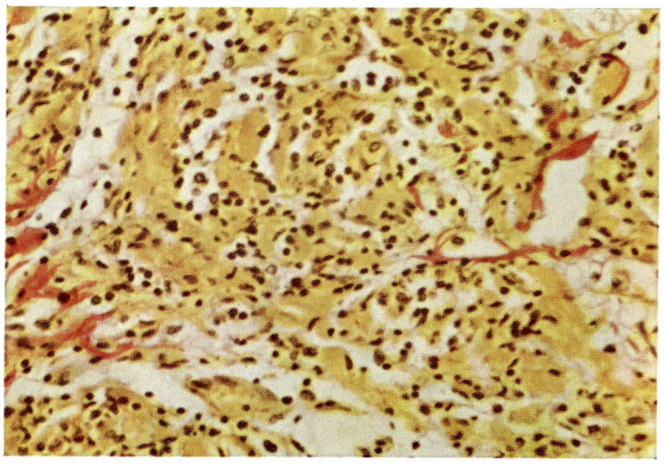

Diffuse Zellinfiltration im His-Bündel und rechten und linken Leitungsschenkel (× 100)

Diphtheriemyokarditis

Bei einer Diphtherie der oberen Luftwege oder infolge einer Wunddiphtherie wird die Myokarditis durch die hochtoxischen Exotoxine des Corynebacterium diphtheriae (Klebs-Löffler) verursacht. Derartige toxische Myokarditiden sind vor der Einführung der aktiven Immunisierung sehr häufig aufgetreten; aber auch heute kommen gelegentlich noch kleine Epidemien vor.

Während des akuten Diphtheriestadiums ist das Herz weich und schlaff, die Herzmuskelfasern erscheinen glasig (wie gekocht). Die Ventrikel sind *dilatiert*, und zwischen den Trabekeln finden sich *wandständige Thromben*. Im spitzennahen Bereich des linken Ventrikels liegt manchmal ein großer Kugelthrombus. Blutdruckabfall, Arrhythmien und kompletter Herzblock sind die Regel, bevor das Herz akut dekompensiert.

Mikroskopisch erscheinen die Myokardfasern bei akuten Diphtheriemyokarditiden gequollen und fettig degeneriert. Das Interstitium ist ödematös. In subakuten Fällen besteht eine granuläre oder hyaline Nekrose der Herzmuskelfasern. Im interstitiellen Bindegewebe liegen polymorphkernige Leukozyten und mobilisierte Histiozyten verstreut.

Sekundäre entzündliche Reaktionen sind meist herdförmig umschrieben, können jedoch auch diffus auftreten. Im Umkreis *toxisch-nekrotischer Areale* ist die Zirkulation gestört, wodurch es zu weiteren Nekrosen kommt. Der *lang anhaltende Schock* wirkt schließlich auf die Koronardurchblutung, so daß zusätzlich disseminierte *hypoxämische Nekrosen* auftreten. Nach einigen Wochen kommt es zur Organisation und zum Ersatz der nekrotischen Myokardfasern durch eine feine, retikuläre Fibrose. Das Ausmaß einer derartigen diffusen Fibrose läßt sich meist nur quantitativ durch Messen der Bindegewebs- und Myokardfaseranteile bestimmen. Fibrose und selbst Vernarbungen erreichen bisweilen Ausmaße, die zum Tod durch chronische Herzinsuffizienz führen.

Virusmyokarditis

Virusmyokarditiden sind in den letzten Jahren häufiger geworden. Als Erreger der Virusmyokarditis beim Menschen sind die *Coxsackie-B-Viren,* bestimmte kardiotrope Poliovirusstämme und bestimmte Influenzavirusstämme bekannt. Das Krankheitsbild läßt sich ätiologisch nur abklären, wenn die virologischen Untersuchungen positive Befunde ergeben. Epidemiologische Untersuchungen können bei der Auffindung des Erregers kaum mehr als einen Anhaltspunkt liefern. Neugeborene, Säuglinge, Kinder und Jugendliche sind besonders gefährdet.

Der Myokarditis geht oft eine Meningitis, Enzephalitis, Pleuritis und Perikarditis sowie eine Magen-Darm-Symptomatik voran. Nach 3 bis 10 Tagen stellen sich Fieber, Tachykardie, Zyanose und Zeichen der Dekompensation ein. Die ausgeprägten *elektrokardiographischen* Veränderungen weisen auf einen *Myokardschaden* oder eine *Störung des Leitungssystems hin.* Im *Röntgenbild* ist das Herz vergrößert.

Im Herzmuskel fehlen außer den Zeichen der Ventrikeldilatation *makroskopische* Veränderungen. Für die *mikroskopische* Untersuchung empfiehlt sich eine Biopsie an mehreren Stellen, da die Virusmyokarditis herdförmig auftritt und große Myokardareale verschont bleiben. Das histologische Bild variiert erheblich, je nach dem Stadium des entzündlichen Prozesses. Das erste Stadium, also das Eindringen des Virus in die Myokardfaser, ist nur experimentell faßbar. Im darauffolgenden Stadium (Störung des Zellstoffwechsels) werden einige *Myokardfasern nekrotisch.* Im dritten Stadium dominieren Lymphozyten-, Plasmazell- und Histiozytenansammlungen im *Interstitium.* Derartige im dritten Stadium auftretende Veränderungen stellen den häufigsten Autopsiebefund dar. Die diffuse interstitielle Fibrose des vierten Stadiums gleicht der Fibrose bei toxischen Myokarditiden. Infolge der ausgedehnten Vernarbungen kann es zur chronischen Stauungsinsuffizienz kommen.

Myokarditis bei Sarkoidose und Sklerodermie

Sarkoidose

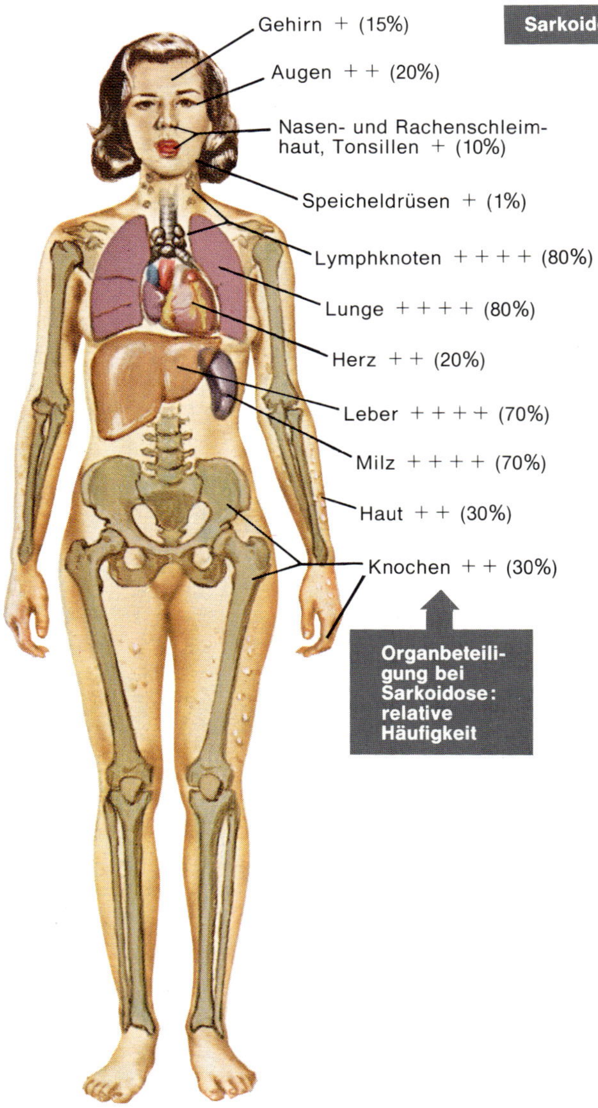

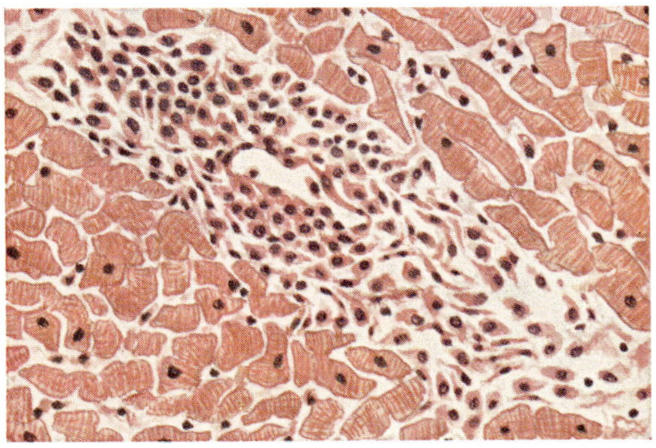

Perivaskuläre Infiltration (meist Histiozyten) im kardialen Interstitium

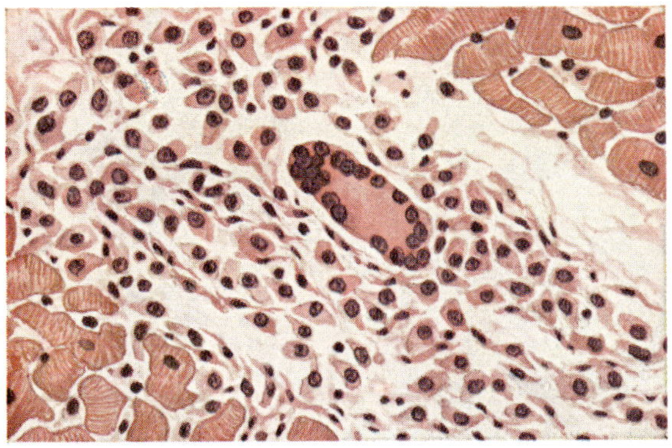

Granulome mit Riesenzellen in der Herzwand

F. Netter M.D. ©CIBA

Sklerodermie

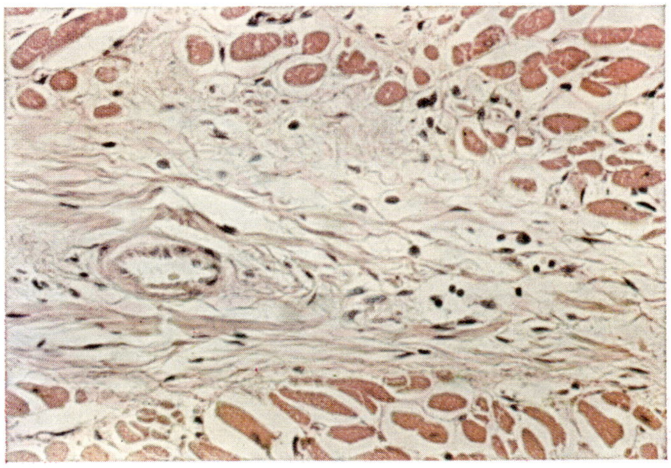

Ausgedehnte Fibrose zwischen und um Herzmuskelfasern und in Arterienwänden mit nur mäßiger Lymphozyten- und Histiozyteninfiltration

Sarkoidose

Die Sarkoidose (Morbus Besnier-Boeck-Schaumann) ist nach dem rheumatischen Fieber die zweithäufigste Ursache einer interstitiellen Myokarditis. *Lunge, Leber, Milz* und *Lymphknoten* sind häufiger und weit schwerer betroffen als das *Herz*. Eine Herzbeteiligung findet sich jedoch in 20% der Fälle. In 6% ist die Myokarditis die Todesursache. Die Lungensarkoidose verursacht eine pulmonale Hypertonie und führt infolgedessen zu Rechtsinsuffizienz und Cor pulmonale, ohne myokarditische Veränderungen hervorzurufen.

Die miliaren *Granulome* der Myokardsarkoidose bilden sich vorwiegend in der *Wand des linken Ventrikels,* können aber auch in anderen Herzstrukturen vorhanden sein. Sie erreichen in manchen Fällen einen Durchmesser von 4 mm und sind makroskopisch erkennbar. Granulome im rechten Vorhof verursachen meist Arrhythmien und eine Sinustachykardie. Bei Beteiligung des His-Bündels treten Störungen der AV-Überleitung bis zum kompletten AV-Block auf. Diese können unter dem Bild von Morgagni-Stokes-Adams-Anfällen zum Tod führen.

Zu Beginn bestehen die myokarditischen Herde aus *perivaskulären Histiozytenansammlungen.* Später bilden sich Granulome mit Langhans-*Riesenzellen.* Schließlich kommt es zur Hyalinisierung und Vernarbung. Infolge des rezidivierenden Verlaufs der Sarkoidose wird das Myokard diffus fibrotisch. Die granulomatösen Veränderungen sind allerdings nicht sarkoidose-spezifisch. Sie finden sich auch bei Tuberkulose, Brucellose und Tularämie. Die *histologischen* Befunde sind daher nur im Rahmen des Gesamtbildes beurteilbar.

Die *Ätiologie* der Sarkoidose ist ungewiß. Sie wird einerseits einem einzigen spezifischen Agens, z. B. einem Virus, Pilz oder noch nicht identifizierten säurefesten Erreger zugeschrieben. Andererseits hält man sie für eine polyätiologische Reaktion auf Fichtenpollen und Mycobacterium tuberculosis. Neger sind besonders prädisponiert. Warum eine familiäre Häufung und gleichartige Entwicklung bei Geschwistern auftritt, ist nicht bekannt.

Sklerodermie

Zu einer *interstitiellen Myokarditis* kann es auch bei der *Sklerodermie* kommen. Dabei bestehen die herdförmigen myokardialen Veränderungen in der Hauptsache aus *Lymphozyten* und *Histiozyten.* Im weiteren Verlauf tritt eine interstitielle Fibrosierung mit ausgedehnter *diffuser Vernarbung* im Myokard auf. Bei Lupus erythematodes disseminatus und Dermatomyositis sind ähnliche Veränderungen bekannt. Die *Diagnose* kann daher nur aufgrund der klinischen Befunde gestellt werden.

Die *Ätiologie* der Sklerodermie ist unbekannt. Zu Beginn stehen Ödem- und Erythembildung an der Haut im Vordergrund. Darauf folgt eine Verhärtung und Atrophie der betroffenen Hautbezirke. Neben dem Herz sind häufig auch andere innere Organe, z. B. Lunge, Nieren und schließlich auch der Magen-Darm-Trakt, beteiligt.

Idiopathische Myokarditis

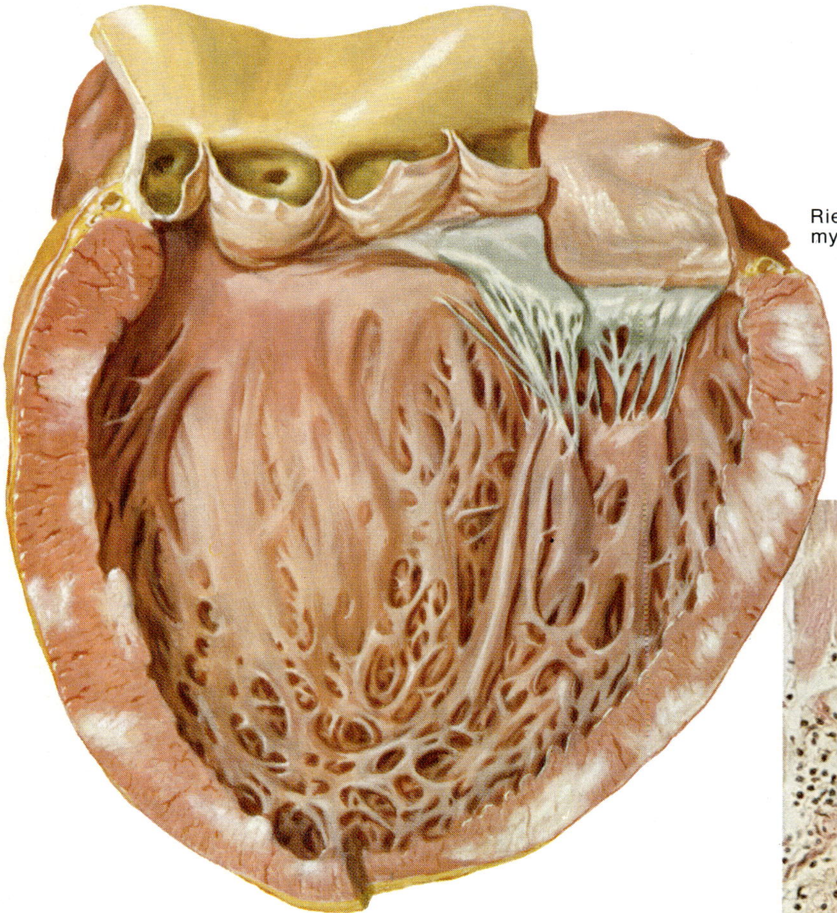

F. Netter M.D. ©CIBA

Riesenzell-
myokarditis

B

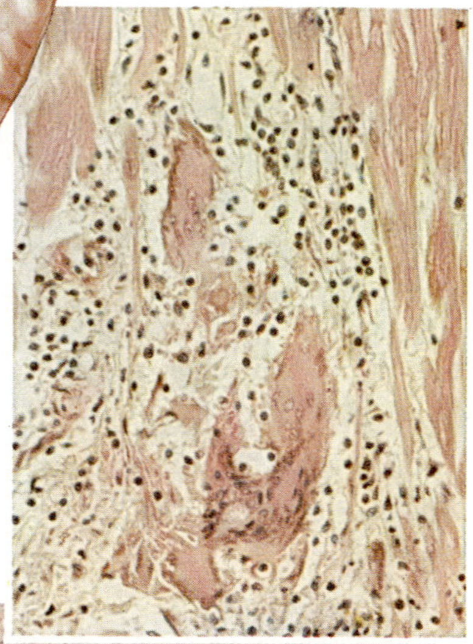

C

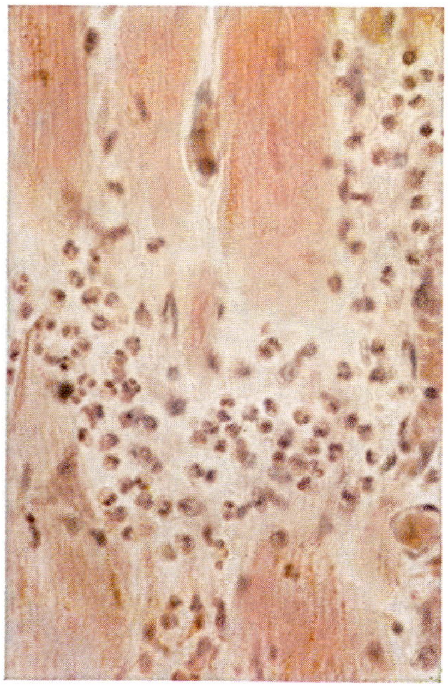

A

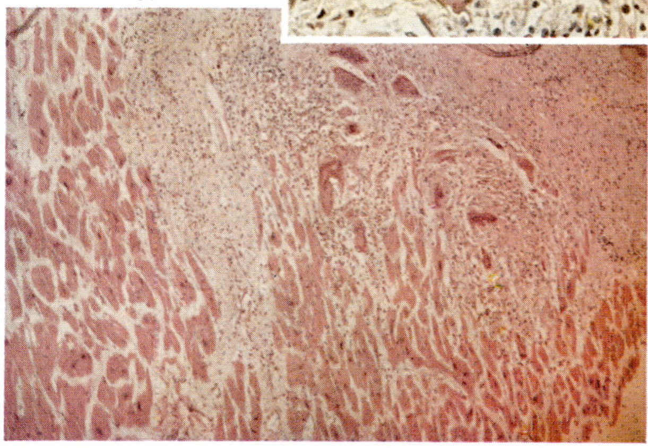

Riesenzellmyokarditis: Schnittpräparat eines Herdes bei 25facher Vergrößerung (A), bei 100facher Vergrößerung (B)

Fiedler-Myokarditis: Eosinophile Infiltration im myokardialen Interstitium mit weiten Blutgefäßen, jedoch nur geringem Muskelfaserzerfall

Riesenzellmyokarditis

In der Gruppe der isoliert bestehenden Myokarditiden ungeklärter Ätiologie (sog. *primärer idiopathischer Myokarditiden*) ist die *Riesenzellmoykarditis mit Granulombildung* gesondert zu betrachten.

Sie geht mit einer Vergrößerung des Herzens im Sinne einer Dilatation der Ventrikel und Vorhöfe einher. Das Herzgewicht liegt um oder über 500 g. Der Herzmuskel zeigt an der Schnittfläche ein fleckiges, fahlgraues Aussehen. An den herdförmigen Veränderungen fehlt der hämorrhagische Saum. Die Koronararterien sind zart. Die Diagnose wird meist durch die typischen makroskopischen Befunde erleichtert.

Mikroskopisch bestehen die herdförmigen granulomatösen Veränderungen aus dichten Infiltraten mit Lymphozyten, Plasmazellen, Histiozyten und Langhans-Riesenzellen. Riesenzellen mit zahlreichen Kernen finden sich auch als Reste myokardialer Fasern. Daneben zeigen sich im Myokard fibrotische Bezirke.

Da bei manchen *Riesenzellmyokarditiden* auch eine Granulombildung in anderen Organen zu beobachten ist, wurde ein Zusammenhang mit der Sarkoidose diskutiert. Solange allerdings die Ätiologie der Riesenzellmyokarditis mit Granulombildung nicht geklärt ist, ist eine endgültige Zuordnung nicht möglich.

Riesenzellmyokarditiden werden oft erst autoptisch *diagnostiziert*. Im *klinischen Bild* imponiert eine Vergrößerung des Herzens mit einer passiven Stauung der Lunge und der Bauchorgane. Die Körpertemperatur bleibt in der Regel normal, steigt jedoch gelegentlich bis auf die bei einer Sepsis zu beobachtenden Werte. *Elektrokardiographisch* finden sich die Zeichen eines *Myokardschadens* oder einer Leitungsstörung. Die Diagnose Riesenzellmoykarditis ist nur dann berechtigt, wenn andere Insuffizienzursachen (rheumatische Herzkrankheit, idiopathische Hypertrophie des Herzens, Amyloidose usw.) ausgeschlossen werden können.

Fiedler-Myokarditis

Bei der isolierten *eosinophilen Myokarditis (Fiedler)* bestehen Myokardfasernekrosen mit dichten *interstitiellen Infiltraten aus eosinophilen Leukozyten* und spärlich Lymphozyten sowie Plasmazellen. An unmittelbar subendokardial gelegenen Herden bilden sich wandständige Thromben. Die Thrombosierung erreicht gelegentlich die gleichen Ausmaße wie bei der parietalen fibroplastischen Endokarditis (Löffler) (S. 208). Manchmal liegt wie bei Perikarditiden eine Gefäßbeteiligung vor.

Die idiopathische Myokarditis nimmt in der Regel einen rasch zum Tod führenden Verlauf und wird daher auch als perniziöse Myokarditis bezeichnet.

Als Ursache sind Viren diskutiert worden. Andererseits sprechen gewisse morphologische Merkmale für eine allergische Genese. Trotz dieser Anhaltspunkte konnten Ätiologie und Pathogenese bisher nicht eindeutig geklärt werden.

Endomyokardfibrose

Die *Endomyokardfibrose* tritt zwar meist in tropischen Ländern auf, typische Fälle sind jedoch auch in gemäßigten Klimazonen beobachtet worden. Als pathologisches Kennzeichen findet sich ein narbiger Ersatz des Endokards und subendokardialen Myokards. Die Veränderung ist durchwegs auf die Einflußbahn der Ventrikel beschränkt. Am *Übergang von der Einfluß- in die Ausflußbahn* besteht eine starre, *harte Leiste,* die besonders im *linken Ventrikel* zu sehen ist. Vom narbigen Ersatz ausgesparte Endokardbezirke erscheinen infolge einer elastischen Muskelfibrose mitunter glanzlos trüb. Die herdförmig angeordneten Vernarbungen in der Einflußbahn bevorzugen den spitzennahen Bereich und den Wandbezirk unmittelbar hinter dem *hinteren Segel* der AV-Klappe, wobei das hintere Segel *mit dem Wandendokard verwächst.* In schwereren Fällen geht das hintere Segel vollends in einer fibrösen Gewebsmasse unter, die vom Vorhof zur Spitze reicht, einen Teil der Septum- und Vorderwand bedeckt, die Papillarmuskel mit einschließt und die AV-Klappen vollständig schlußunfähig macht. An den AV-Klappen selbst zeigen sich keine spezifischen Veränderungen; die Semilunarklappen bleiben verschont.

An der rechten Seite wird der Ventrikelinnenraum von einem massiven Thrombus und organisiertem *Bindegewebe obliteriert.* Dies ist von *außen* an einer deutlichen *Einschnürung an der Herzspitze rechts,* mitunter auch etwas höher zu erkennen. Der freibleibende Innenraum hat letztlich die Form einer flachen Schale, an deren Wand bindegewebige Formationen weit hinauf bis zur Pulmonalklappe reichen. Das unmittelbar unterhalb der Pulmonalklappe liegende Endokard bleibt jedoch weitgehend frei oder ist bestenfalls von einer elastischen Muskelfibrose betroffen. Der *rechte Vorhof* erscheint *ballonförmig aufgetrieben.*

Am Endokard beider Ventrikel bilden sich *Thromben.* Sie lösen sich nur selten ab, so daß eine massive Embolisierung meist ausbleibt. Das Endokard haftet in der Regel fest am Herzmuskel; eine Infarktbildung ist daher äußerst selten. Unterhalb des verdickten Endokards sammelt sich venöses Blut in dilatierten Thebesius-Gefäßen. Von diesen ebenso wie vom endokardialen Narbengewebe reichen bindegewebige Ausläufer in das Myokard. Sie dringen jedoch höchstens bis zur Hälfte des Moykardmantels vor, erfassen aber nie alle Muskelschichten. Die großen Koronargefäße bleiben unverändert. Auch die kleinen Gefäße bleiben bis auf verstreute kleine entzündliche Zellherde frei. Erst im Spätstadium kommt es bei hochgradiger Fibrose zu einer Arteriitis obliterans. An den Klappen und am Wandendokard können sich ausgedehnte *Kalkspangen* anlagern. Sie gelten als wichtiges *radiologisches** Zeichen, weisen sie doch darauf hin, daß nicht das Perikard, sondern das Endokard Ausgangspunkt der Raumbeengung ist, obschon ausgedehnte Perikardergüsse vorkommen. Die extrakardialen Veränderungen variieren. Stauungszeichen sind jedoch durchweg vorhanden. Das Herz hat meist ein geringeres, nur selten ein größeres Gewicht als normal. Trotz der aufgeblähten Vorhöfe sind die Ventrikel in der Regel klein und geschrumpft.

Die Ätiologie der Endomyokardfibrose ist unbekannt. Sie konnte im Frühstadium bisher nie beobachtet werden, da die meisten Fälle erst bekannt werden, wenn die Endokardvernarbung bereits weit fortgeschritten ist. Eine Beteiligung beider Ventrikel ist möglich. Dabei schwankt die *klinische Symptomatik* je nach dem stärker belasteten Ventrikel. Bei der ausschließlich linksventrikulären Form nimmt die Endomyokardfibrose einen rasch progredienten Verlauf und führt zu einer hochgradigen pulmonalen Hypertonie. Ist nur die rechte Seite betroffen, schreitet die Krankheit wesentlich langsamer fort. Der zentralvenöse Druck ist erhöht, oft besteht ein Exophthalmus. Periphere Ödeme fehlen, dafür kommt es zu einem hochgradigen prallen Aszites mit hohem Eiweißgehalt. Die Leber ist ungewöhnlich groß. Offenbar wird die Funktionsunfähigkeit des rechten Ventrikels durch den hohen Venendruck kompensiert.

Die *differentialdiagnostische Abgrenzung* gegenüber einer Pericarditis constrictiva bereitet oft große Schwierigkeiten. Die Diagnose der Endomyokardfibrose wurde jedoch durch die *Angiokardiographie* wesentlich erleichtert.

Unabhängig davon, welcher Ventrikel betroffen ist, besteht durchweg eine hochgradige Schädigung der hinteren AV-Klappensegel mit Mitral- und Trikuspidalinsuffizienz, selten auch mit Stenose. Manches spricht dafür, daß die Endomyokardfibrose über eine febrile Karditis zustande kommt, auf die nach kurzem Intervall Zeichen einer progredienten Herzschädigung folgen.

Wenn auch die Ätiologie noch ungewiß ist, pathogenetisch handelt es sich jedenfalls um einen destruktiven Prozeß im Endokard und subendokardialen Myokard der ventrikulären Einflußbahnen, der zur Bildung von narbigem Gewebe führt. In den betroffenen Bezirken geht das elastische Gewebe fast vollständig unter. Eine Elastose findet sich lediglich an den Rändern des Narbengewebes. Diagnostisch bedeutsame Blutveränderungen konnten nicht nachgewiesen werden.

* Das Röntgenbild wurde mit freundlicher Genehmigung von Dr. P. Hutton, Makerere College, Kampala, Uganda, und dem Wellcome Museum of Medical Science reproduziert.

Endomyokardfibrose

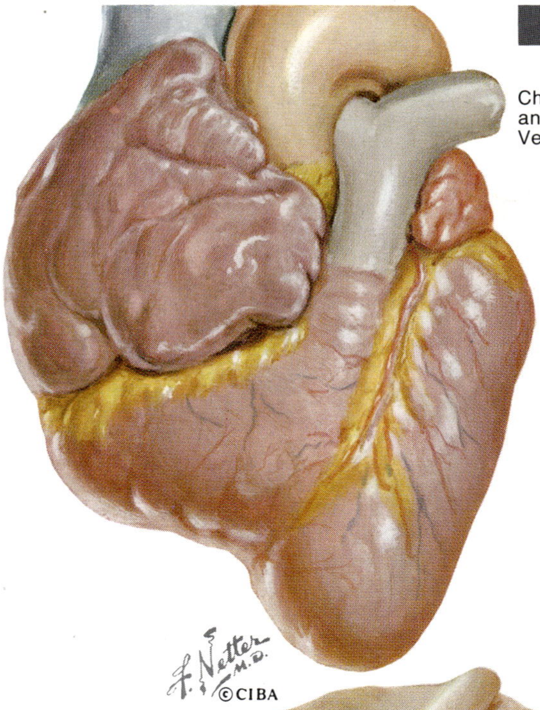

Charakteristische Einschnürung an der Herzspitze rechts: Vergrößerung des rechten Vorhofs

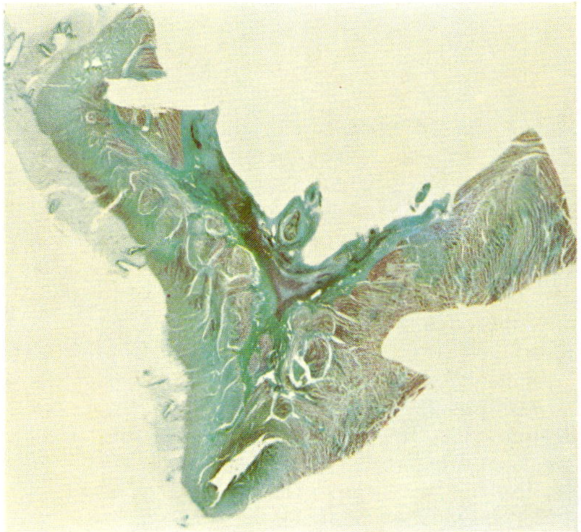

Querschnitt durch den rechten Ventrikel: Bindegewebige Obliteration im spitzennahen Bereich verursacht Einschnürung an der Außenwand

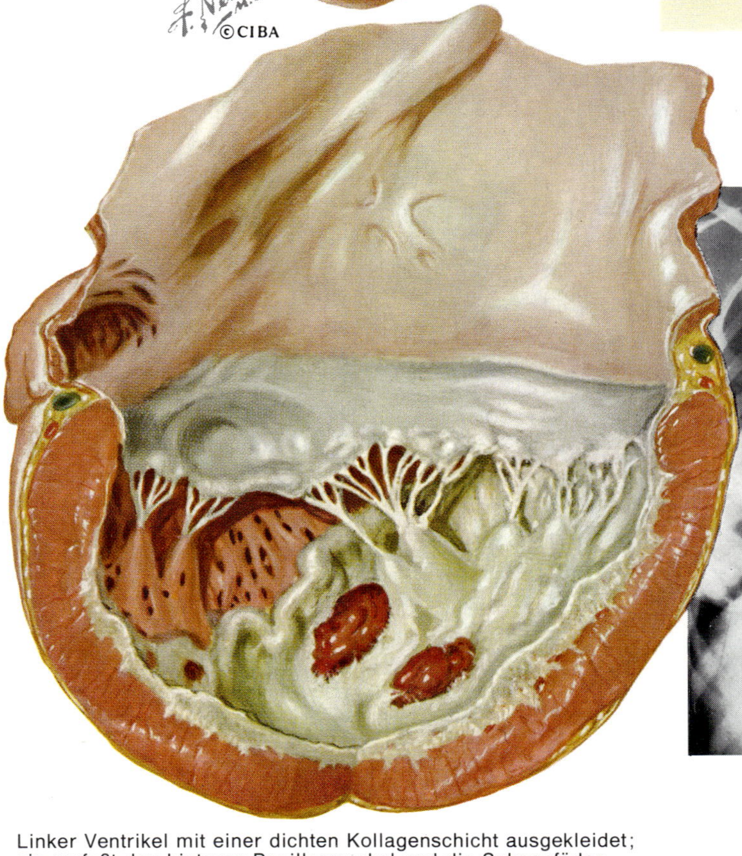

Linker Ventrikel mit einer dichten Kollagenschicht ausgekleidet; sie umfaßt den hinteren Papillarmuskel und die Sehnenfäden, endet in einer scharfen Leiste und läßt die Ausflußbahn frei. Hinteres Mitralsegel mit Ventrikelwand verwachsen; wandständige Thromben

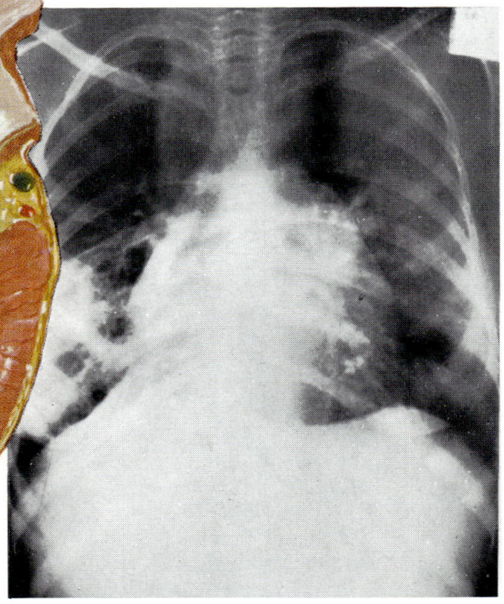

Verkalkung von fibrotischem Gewebe

Endocarditis parietalis fibroplastica (Löffler)

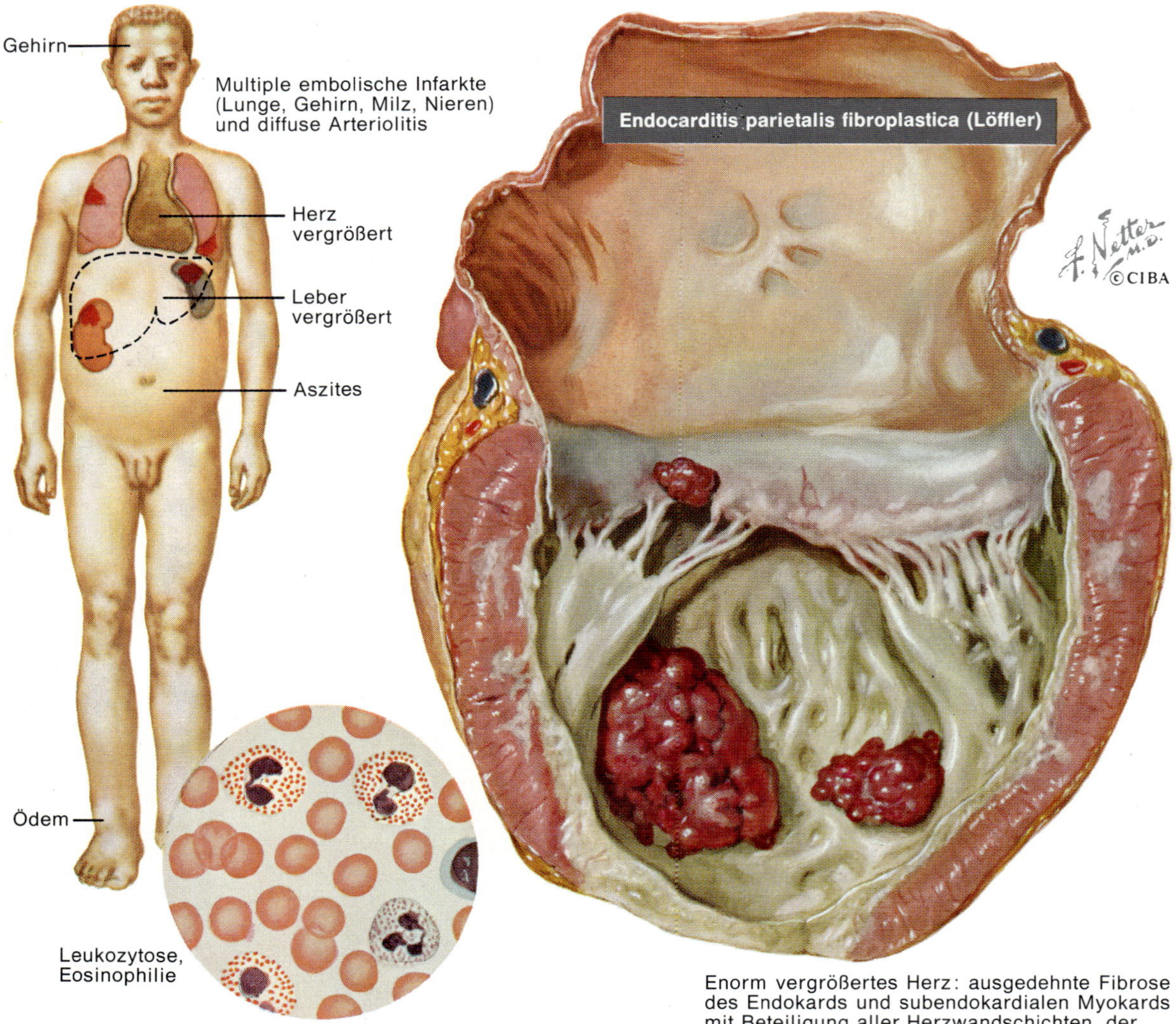

Enorm vergrößertes Herz: ausgedehnte Fibrose des Endokards und subendokardialen Myokards mit Beteiligung aller Herzwandschichten, der Papillarmuskel, Sehnenfäden und Klappensegel; wandständige Thromben

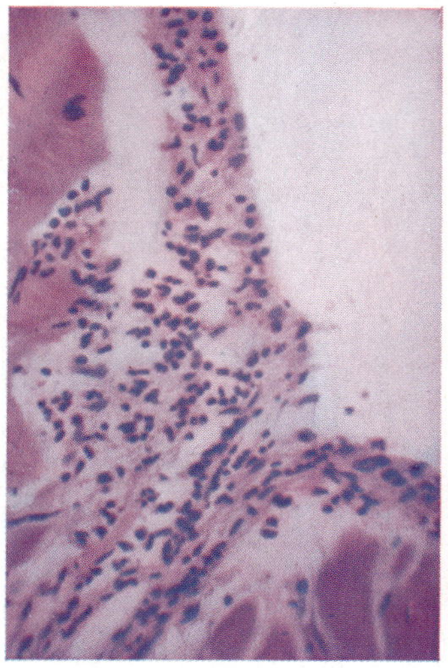

Akute subendokardiale eosinophile und neutrophile Infiltration

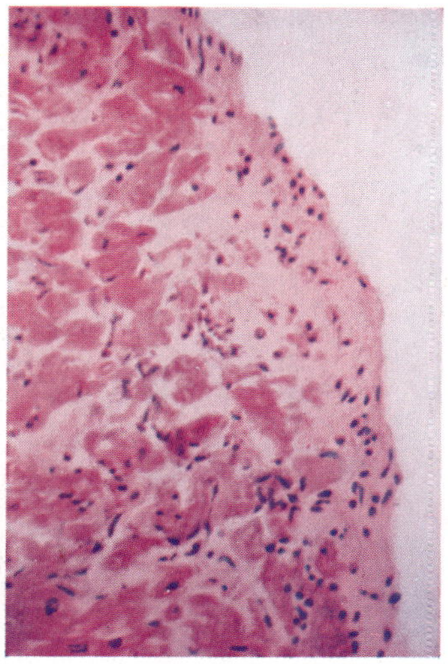

Eosinophile Infiltration mit früher Myokardschädigung

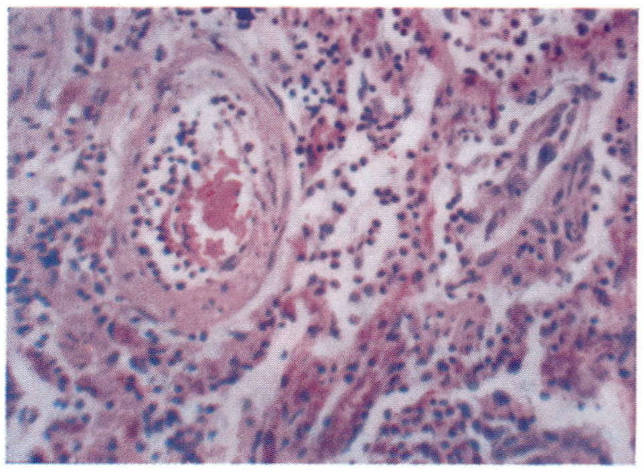

Akute eosinophile Endarteriitis in der Lunge. Ähnliche Veränderungen sind auch in kleinen Gefäßen in Gehirn, Nieren und anderen Organen vorhanden

Die von LÖFFLER beschriebene *Endocarditis parietalis fibroplastica* ist zwar ein seltenes, jedoch eigenständiges Krankheitsbild, das sich vorwiegend am Herzen als *eosinophile Arteriitis* wahrscheinlich allergischer Genese manifestiert. In den bisher erfaßten Kollektiven dominiert das männliche Geschlecht. Die Krankheit tritt zwischen dem 7. und 65. Lebensjahr auf.

Autoptisch sind die Zeichen einer Stauungsinsuffizienz vorhanden. Meist bestehen massive Ergüsse in seröse Körperhöhlen. Im *Gehirn,* den *Nieren* und anderen Organen finden sich frische und ältere *Infarkte.* Das *Herz* ist nur selten normal groß. In der Regel ist es global oder nur nach einer Seite, meist links, *vergrößert.* In akuten Fällen sind makroskopisch außer einem blaß erscheinenden *Endokard* und *subendokardialen Myokard* kaum Veränderungen festzustellen. Mikroskopisch finden sich jedoch Schwellung und Nekrose der Endothelzellen, *eosinophile Infiltration* des Endokards und der Thebesius-Venen, herdförmige Nekrose der Myokardfasern mit eosinophilen Infiltraten und eine eosinophile Arteriitis der kleinen Koronargefäße mit spärlichen fibrinoid-nekrotischen Herden. Eine ähnliche eosinophile Arteriitis besteht auch in den kleinen Arterien im *Gehirn, den Nieren, der Lunge und der quergestreiften Muskulatur.* Die großen Koronararterien bleiben verschont.

In fortgeschritteneren Fällen ist das *Endokard narbig verdickt* und von grauweißlicher Färbung. In den Vorhöfen und Ventrikeln liegen zahlreiche *wandständige Thromben* unterschiedlichen Organisationsgrades, die mehr oder minder fest an der Wand haften. Narbiges Gewebe bedeckt meist auch die *Papillarmuskel* und verkürzt und verdickt die *Sehnenfäden,* so daß die AV-Klappe verzogen ist. An der Klappe selbst tritt meist eine Valvulitis mit Vegetationen auf. Derartige Veränderungen finden sich manchmal auch an den *Semilunarklappen.* Im Myokard sind nekrotische, mitunter nekrotisch hämorrhagische Bezirke mit Organisation und Vernarbung feststellbar, die häufig die gesamte Dicke des ventrikulären Myokardmantels umfassen. Zwischen Myokard und verdicktem Endokard staut sich mitunter venöses Blut in dilatierten Thebesius-Gefäßen. In den nekrotischen und fibrosierenden Myokardbezirken dominieren ausgedehnte eosinophile Infiltrate. Auch im verdickten Endokard sind reichlich Zellen vorhanden. Das weitgehend zerstörte Endokardgewebe wird durch narbiges Gewebe mit vermehrten elastischen Fasern ersetzt. Bei chronischen Fällen wird die Gewebseosinophilie geringer oder verschwindet überhaupt. Es besteht dann nur noch eine Arteriitis obliterans und eine hochgradige endomyokardiale Vernarbung, die an der Herzspitze am stärksten ausgeprägt ist und sich von dort über das Endokard der Ein- und Ausflußbahn ausbreitet.

Infolge der arteriitischen Grundkrankheit kommt es zunächst entweder zu zerebralen, abdominellen und renalen Manifestationen oder zu Gelenks- und Muskelschmerzen und mitunter polyneuritischen Beschwerden. Sowohl ein akuter Krankheitsbeginn mit fulminantem Verlauf als auch ein langsam progredientes Bild sind beschrieben worden. Als eigene Verlaufsform ist ein Krankheitsbild bekannt, das nach jahrelangen schubweise auftretenden respiratorischen Beschwerden mit Bronchospasmen zustande kommt. In der Regel dekompensiert das Herz. Eine Embolisierung ist häufig zu beobachten. Meist ist die Temperatur erhöht. *Röntgenologisch* ist das Herz vergrößert. Das *Elektrokardiogramm* weist auf eine besonders das subendokardiale Myokard betreffende Nekrotisierung hin. Die Mitralklappe kann insuffizient werden. Als verläßliches *diagnostisches* Zeichen gilt die absolut erhöhte *Eosinophilenzahl* im Blutbild. Werte bis zu 130000/mm^3 sind nicht ungewöhnlich. Eine Eosinophilie dieses Ausmaßes ist nicht immer von Anfang an vorhanden. Oft fehlt sie zunächst ganz und verschwindet auch wieder im terminalen Stadium sowie bei chronisch Kranken, bei denen die Symptomatik einer Pericarditis constrictiva ähnelt.

Die spezifische Ursache der Endocarditis parietalis fibroplastica (Löffler) ist ungewiß. Eine Bevorzugung bestimmter geographischer Bereiche konnte nicht nachgewiesen werden. Kennzeichen des Krankheitsbildes sind die Blut- und Gewebseosinophilie (insbesondere im Endokard und Myokard), eine eosinophile Arteriitis, eine Vernarbung des Endokards in der Einfluß- und Ausflußbahn der Ventrikel, Valvulitis sowie eine Beteiligung aller Schichten des ventrikulären Myokardmantels.

Die mikroskopischen Bilder wurden freundlicherweise von Horst W. WEBER, M.D., Professor für Pathologie, Universität Stellenbosch, Südafrika, zur Verfügung gestellt.

Morbus Becker

Morbus Becker

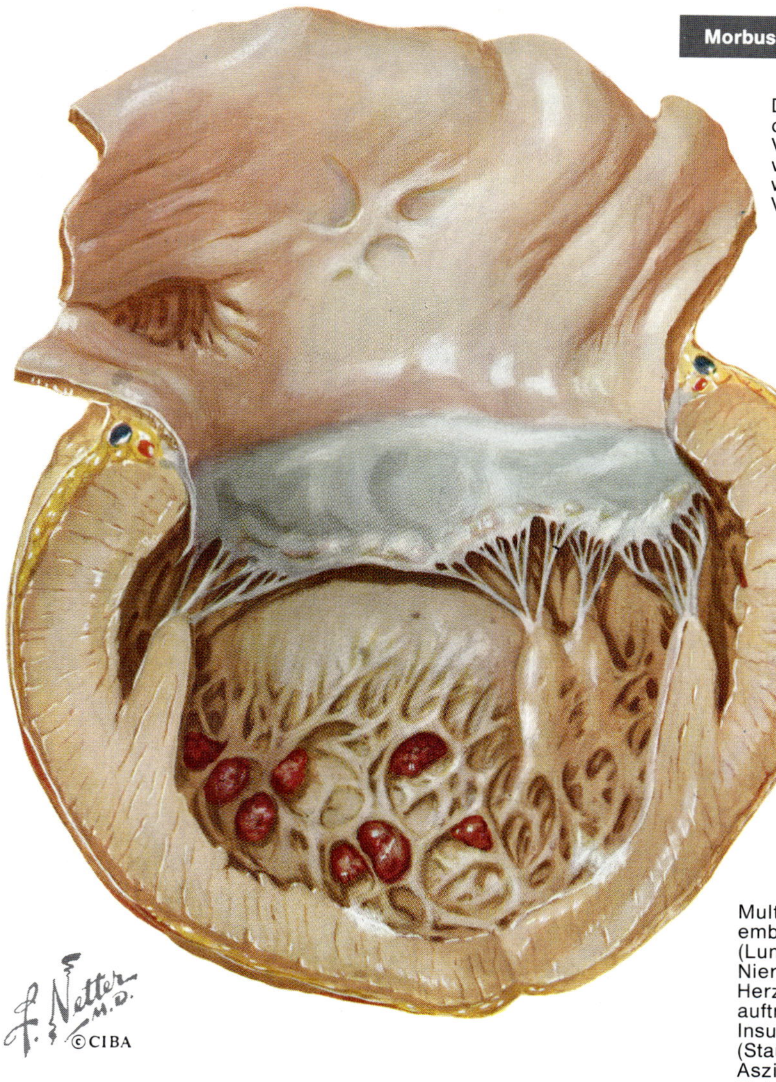

Dilatation und Hypertrophie des Herzens, eigenartige gelbliche Verfärbung des Myokards, wandständige Thrombosierung und winzige polypoid-hämorrhagische Veränderungen am Endokard

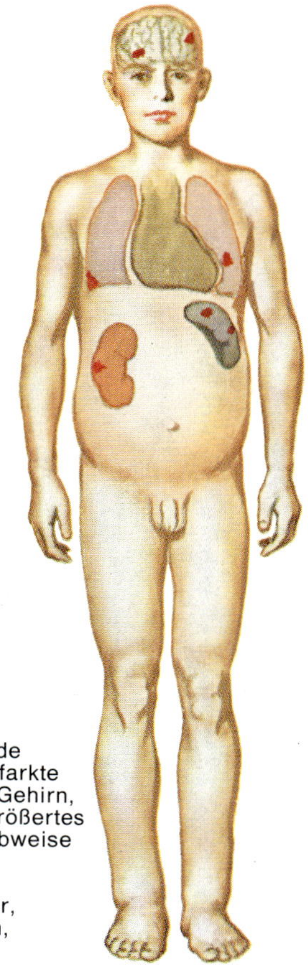

Multiple, blande embolische Infarkte (Lunge, Milz, Gehirn, Nieren), vergrößertes Herz mit schubweise auftretenden Insuffizienzen (Stauungsleber, Aszites, Ödem, Fieberanfälle)

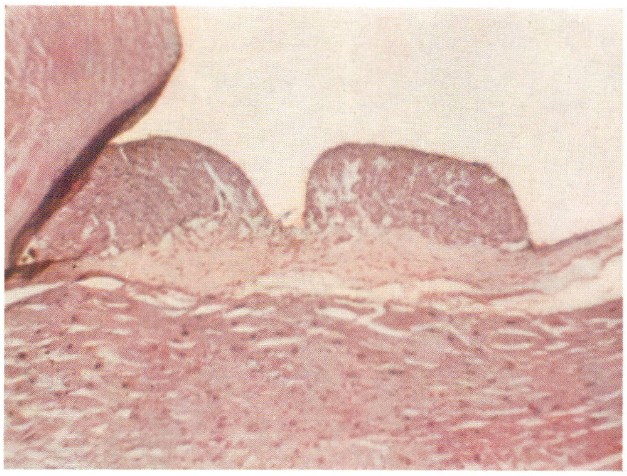

Verruköse Läsionen am verdickten, ödematösen Endokard

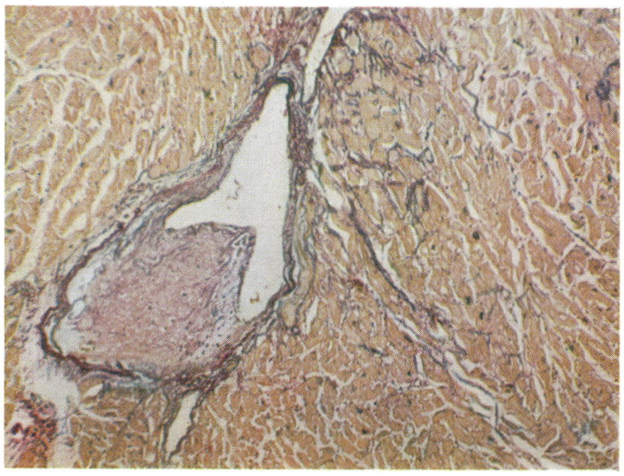

Hyalinisierte polypoide Formation ragt in das Lumen eines subendokardialen Gefäßes vor

Bei dem bei allen Rassen in Südafrika, aber auch in anderen Gebieten auftretenden *Morbus Becker* handelt es sich offenbar um eine spezifische Herzkrankheit, bei der eine *verruköse Angiitis* der *subendokardialen* Blutgefäße im Vordergrund steht. Aus autoptischen Befunden kann auf ein akutes und ein chronisches Stadium geschlossen werden. In beiden bestehen hochgradige Veränderungen im Sinne einer *Stauungsinsuffizienz* mit *Ergüssen* in seröse Räume und *multiple Infarkte.* Letztere sind in allen Fällen in der *Lunge* nachzuweisen, manchmal auch in *Gehirn, Milz, Nieren* und anderen Organen. *Herzgröße* und -gewicht liegen weit *über der Norm.* In beiden *Ventrikeln* finden sich manchmal kleine, manchmal 2 Drittel des Wandendokards bedekkende *wandständige Thromben,* die die AV-Klappenfunktion mechanisch behindern.

Spezifische Veränderungen an den Herzklappen fehlen, und die großen Koronararterien sind normal. In akuten Fällen erscheinen die thrombenfreien Endokardbezirke weder verdickt noch glanzlos trüb, obschon sich an der Oberfläche eine dünne Fibrinschicht auflagern kann. Die an der *Endokardoberfläche* festzustellenden kleinen dunklen Punkte entsprechen *hämorrhagischen Polypen.* Unter den wandständigen Thromben ist das Myokard im akuten Stadium weißlich verfärbt. Im weiteren Verlauf finden sich im inneren Drittel des Myokards kleine Areale mit Granulationsgewebe und bindegewebigen Strängen.

In den chronisch verlaufenden Fällen steht in der Ein- und Ausflußbahn, besonders im spitzennahen Bereich, eine unregelmäßige, fleckige fibroelastotische Endokardverdickung im Vordergrund. Das Herz fühlt sich wie harter Gummi an und hat eine eigenartige *bräunlich-gelbe* Farbe.

Mikroskopisch sind progrediente Veränderungen erkennbar. Im akuten Stadium zeigt das verdickte Endokard ein seröses und mukoides Ödem mit oder ohne Zellinfiltration. Die Infiltrate bestehen entweder ausschließlich aus polymorphkernigen Zellen oder sind Mischinfiltrationen. An der Endokardoberfläche ist diffus oder herdförmig Fibrin aufgelagert. An Stellen mit hochgradigen Veränderungen bilden sich Thromben. Aus den herdförmigen Fibrinauflagerungen können Polypen entstehen. Hämorrhagien in diesen polypoden Formationen lassen die bereits erwähnten dunklen Punkte in Erscheinung treten. Durch Organisation der Fibrinauflagerungen und Proliferation von elastischem Gewebe kommt es in den späteren Stadien zur Bildung der fibroelastotischen Plaques. Die verruköse Angiitis der subendokardialen Gefäße beginnt mit ektatischer Dilatation und Fibrinauflagerung an den Gefäßwänden. Aus den Fibrinauflagerungen entstehen schmalstielige Polypen, die sich ablösen und Mikroemboli verursachen können. Oft bilden sie jedoch durch Organisation ein kapillarreiches fibrinofibröses Polster, das sich an einer Seite der Gewäßwand ansetzt oder das Gefäßlumen verschließt. Analoge Veränderungen treten auch an den Lungengefäßen auf.

Im akuten Stadium bleiben die Muskelfasern bis auf den offenbar anoxischen Verlust der Querstreifung, die Kernhyperchromie und -fragmentation mehr oder minder unverändert. Die Interstitien sind ödematös gequollen. Die Veränderungen bleiben jedoch auf das innere Drittel des Myokards beschränkt. Im chronischen Stadium tritt eine geringe interstitielle Fibrose auf. Mitunter sind perivaskulär kleine entzündliche Zellinfiltrate vorhanden. Im großen und ganzen bleibt das Myokard aber von Entzündungszellen frei.

Die Ätiologie ist unbekannt. Die Krankheit kann akut mit hochgradiger Stauungsinsuffizienz einsetzen, wobei die serösen Ergüsse nicht dem Insuffizienzgrad entsprechen. Infolge der *Stauungsleber* wird in der Regel über starke Bauchschmerzen geklagt. Fieber mit einer neutrophilen polymorphkernigen Leukozytose ohne Eosinophilie sowie Tachykardie und Kardiomegalie bestimmen den klinischen Verlauf. *Röntgenologisch* läßt sich als einziger Befund ein *vergrößertes, schlaffes Herz* erheben. Das *Elektrokardiogramm* weist meist Niederspannungspotentiale auf, ist jedoch unspezifisch. Häufig findet sich eine geringgradige bis massive *Embolisierung.* Die Krankheit ist therapierefraktär und führt oft unter dem Bild der Herzinsuffizienz zum Tod. Eine Remission ist möglich. Nach unterschiedlich langen Remissionsphasen kommt es jedoch zum Rezidiv mit meist letalem Ausgang. Werden Rezidive überlebt, treten zunehmend länger anhaltende Insuffizienzen in immer kürzer werdenden Abständen auf. Eine Therapie ist in allen Stadien enttäuschend. Schließlich tritt oft plötzlich während einer Insuffizienzphase der Tod ein.

Pathologisch kennzeichnet sich die Herzbeteiligung durch Vergrößerung und Starre des Herzens, fibroelastotische Plaques und die auffällige verruköse Angiitis der subendokardialen Blutgefäße.

Beriberi

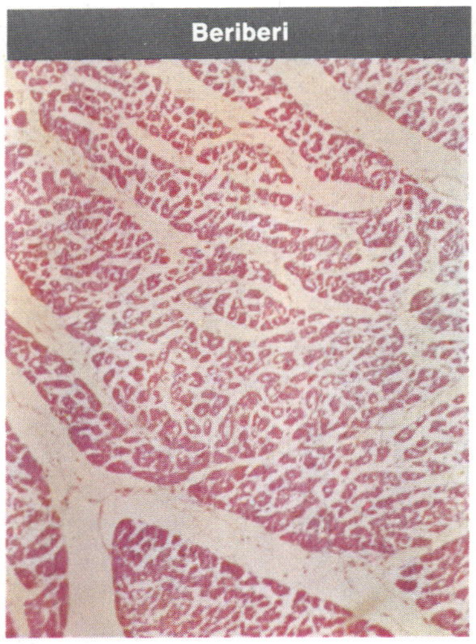

Vakuolenbildung im Herzmuskel mit interstitiellen Ödemen (vorwiegend rechts)

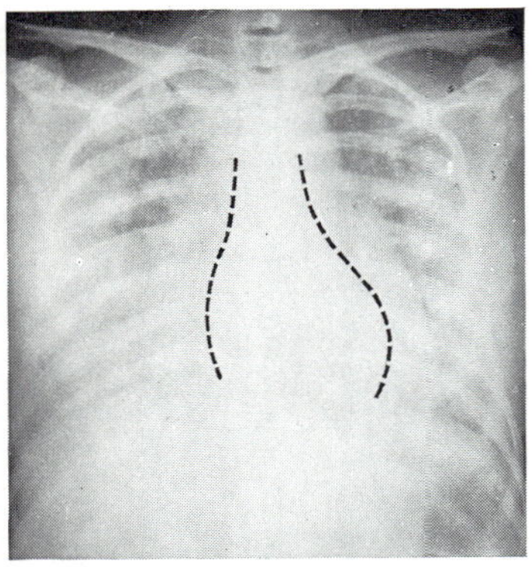
Erhebliche Vergrößerung des Herzens (Rückkehr zur normalen Herzgröße nach Thiamingabe gestrichelt)

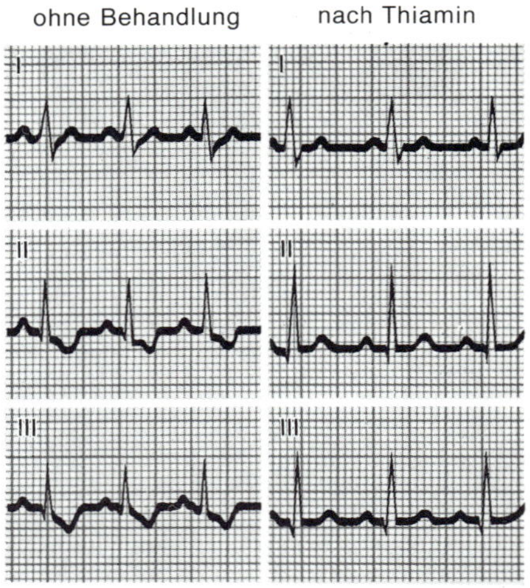

Tachykardie, Niederspannung, abnormes ST und T. Normalisierung nach Thiamin

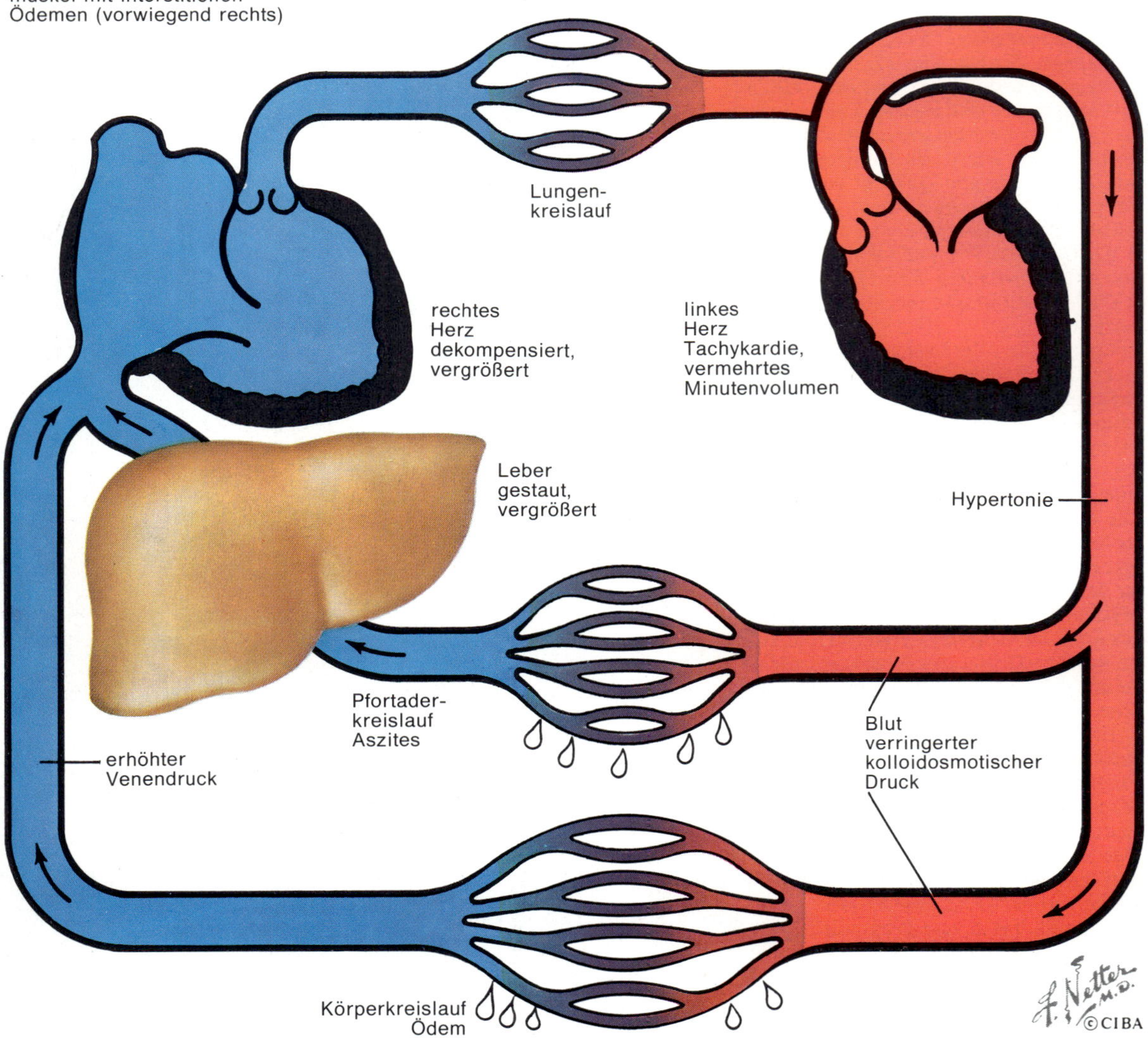

Die Bezeichnung Beriberi gilt ausschließlich für ein Krankheitsbild, das durch einen Vitamin-B_1-(Thiamin)-Mangel zustande kommt. Unter Beriberi-Herz versteht man ein fulminant verlaufendes Krankheitsbild bei an der Brust gestillten Säuglingen, deren Mütter an hochgradigem Thiaminmangel leiden. Wie die Erwachsenenform tritt das Beriberi-Herz bei Säuglingen jahreszeitlich auf und ist auf Gegenden beschränkt, in denen als Hauptnahrungsmittel polierter Reis gegessen wird. Auch in Gefängnissen, Lagern und auf Fischkuttern sind kleine Epidemien vorgekommen. Ein akutes Beriberi-Herz findet sich gelegentlich bei Alkoholikern, die sich mangelhaft ernähren. Kardinales Zeichen aller dieser Formen ist ihr unerhört rasches *Ansprechen auf eine ausreichende Thiaminzufuhr.* Damit ist außer in schwersten terminalen Fällen eine rasche und dramatische Reaktion zu erzielen.

Beim Beriberi-Herz steht klinisch eine extrem *rasche* Zirkulation mit Pulsus celer et altus und *erhöhtem Blutdruck* im Vordergrund. An den Extremitäten sind »Pistolenschußgeräusche« wahrnehmbar. Hände und Füße bleiben trotz der rasch einsetzenden peripheren Ödeme warm. Zusätzlich bestehen *Aszites* und evtl. polyneuritische Beschwerden.

Infolge der hyperkinetischen Zirkulation muß das Herz vermehrte Arbeit leisten, und der rasche Rückstrom von Blut in das Herz bewirkt eine unverhältnismäßig starke *Rechtshypertrophie* und *-dilatation.* Ursache der Hyperzirkulation ist wahrscheinlich eine enorme Weiterstellung der arteriovenösen Anastomosen im peripheren Kreislauf, insbesondere in der quergestreiften Muskulatur. Der Ansatzpunkt der Thiaminwirkung ist offenbar in der peripheren Zirkulation zu suchen. Thiamingaben senken sofort die Arbeitsbelastung des Herzens, Herzgröße und Zirkulationsgeschwindigkeit kehren rasch in den normalen Bereich zurück. Diese Reaktion tritt so prompt ein, daß Thiamingaben beim Beriberi-Herz als *therapeutischer Test* verwendet werden können. In den wenigen Todesfällen ist das Herz nicht mehr imstande, das erforderliche *hohe Minutenvolumen* zu fördern. Die terminale Insuffizienz tritt meist unvermutet mit hochgradigem *Lungenödem* ein.

Spezifische durch Thiaminmangel verursachte kardiale Veränderungen konnten beim Beriberi-Herz beim Menschen nicht nachgewiesen werden. Die rechte Herzhälfte ist durchweg *vergrößert* und *hypertrophiert.* Mikroskopisch findet sich jedoch lediglich eine Muskelfaserhypertrophie mit vergrößerten und hyperchromen, länglichen oder gerundeten Kernen. Häufig sind wäßrige *Vakuolenbildung* in den *Muskelfasern* und interstitielle Ödeme sowie Fettinfiltration und Myokardfibrose unterschiedlichen Ausmaßes beobachtet worden. Diese Veränderungen sind offenbar eher Folge des allgemeinen Ernährungszustandes als spezifische Manifestationen des Thiaminmangels. Eine Ähnlichkeit mit den an Versuchstieren experimentell durch Thiaminmangel erzeugten Läsionen besteht nicht. Im Tierversuch tritt plötzlich der Tod ein. Die Muskelzellen zeigen eine herdförmig-fleckige Nekrose mit entzündlichen Infiltraten. Derartige histologische Veränderungen sind beim Menschen nicht bekannt. Sie ähneln dem histologischen Bild bei extremem Kaliummangel, können jedoch durch Kombination von Thiamin- und Kaliummangel experimentell nicht reproduziert werden.

In den Ländern der westlichen Welt tritt bei Alkoholikern mitunter eine Kardiopathie mit hohem Minutenvolumen auf, die nach Thiamingaben völlig verschwindet. Gelegentlich kommt nach Thiamingaben jedoch anstelle der Plusdekompensation eine Minusdekompensation zustande. Dabei handelt es sich aller Wahrscheinlichkeit nach um eine alkoholische Kardiomyopathie.

Mangelernährungszustände beim Menschen treten nur selten als Folge des Fehlens einer einzigen Substanz auf. So kann zwar eine Avitaminose-B_1 isoliert bestehen, meist liegt aber gleichzeitig ein Eiweiß- und Lipidmangel bei kohlehydratreicher Nahrung vor. Das Bild wird also meist von einem multiplen Mangelsyndrom geprägt. Da sich Thiamin beim Beriberi-Herz so ausgezeichnet bewährt, soll es so rasch wie möglich in entsprechender Dosierung und in optimaler Darbietungsform verabreicht werden. Wenn damit keine Besserung erzielt werden kann oder sich die kardiovaskulären Veränderungen nur zum Teil beeinflussen lassen, ist an die Möglichkeit anderer gleichzeitig bestehender Avitaminosen zu denken. Nach dem gegenwärtigen Stand des Wissens über Stoffwechselstörungen bei Thiaminmangel erscheint die Annahme einer chronischen Beriberi-Krankheit nicht fundiert.

Möglicherweise stoffwechselbedingte Kardiomyopathien

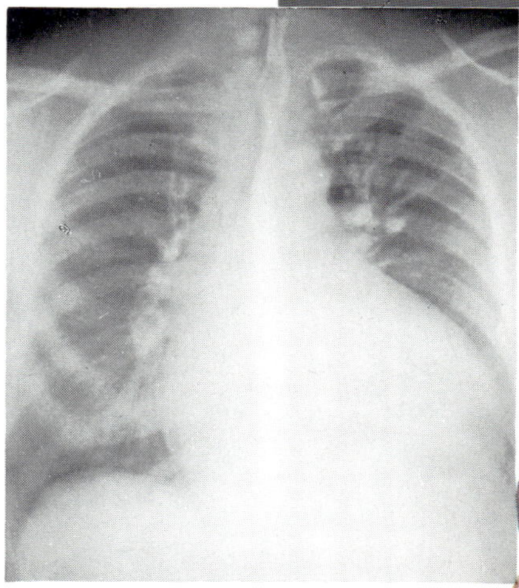

stark vergrößertes Herz

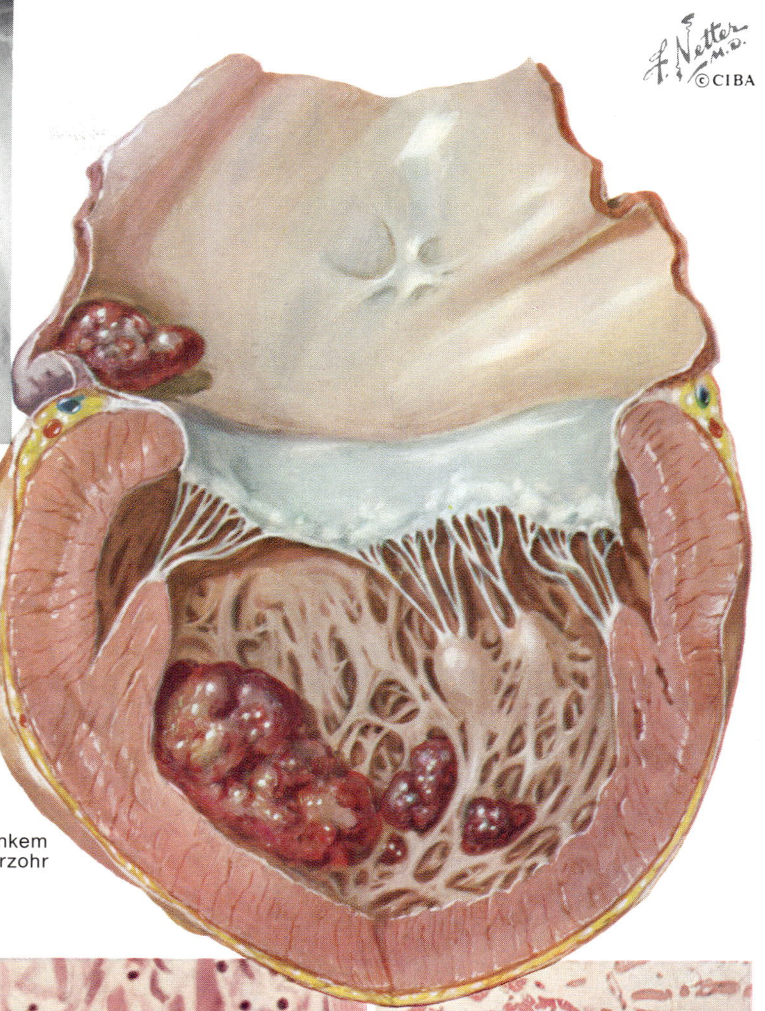

stark vergrößertes und mäßig hypertrophes Herz: unbedeutende bis fehlende Endokardfibrose, wandständige Thromben in linkem Ventrikel und linkem Herzohr

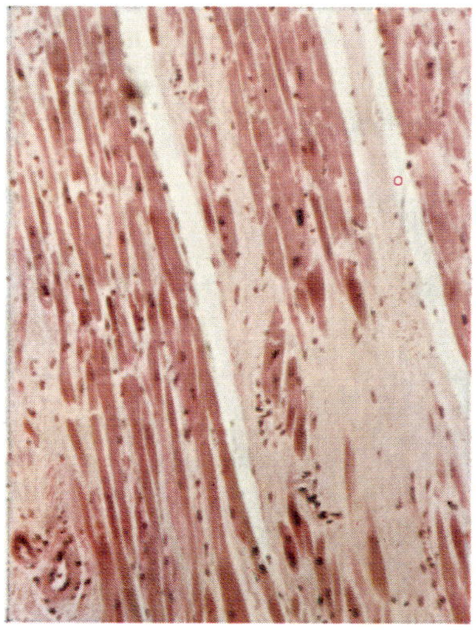

Ersatz der Herzmuskelfasern durch diffuse herdförmige bis unregelmäßige Fibrose

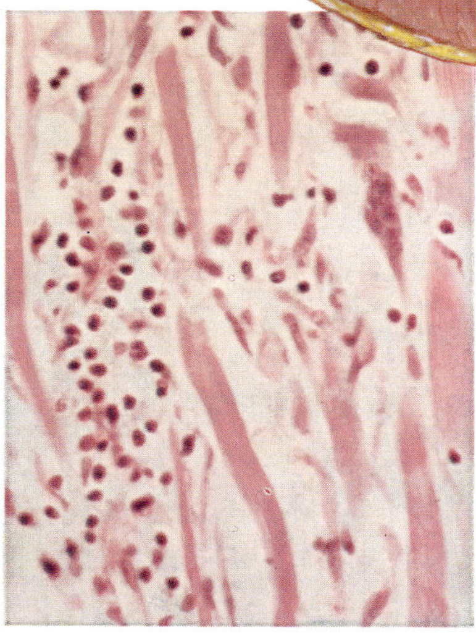

Lymphozyten- und Monozyteninfiltration des Herzmuskels, Ödeme und eingestreute Riesenzellen

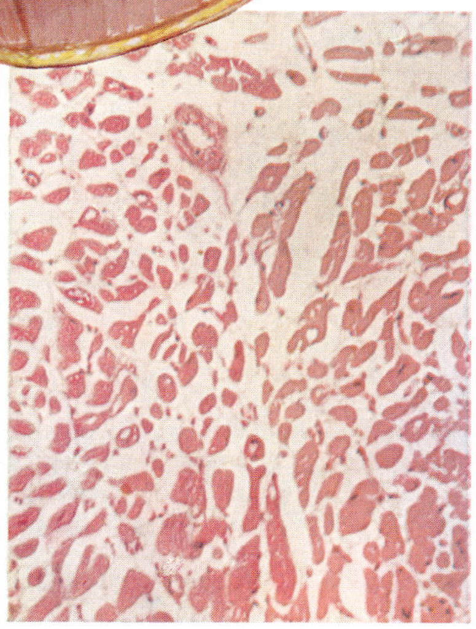

Beriberi-Herz-ähnliche Vakuolenbildung an Herzmuskelfasern und interstitielle Ödeme

An jeder Herzklinik bekommt man gelegentlich einen Patienten mit Anzeichen einer Herzkrankheit und fast immer *enorm vergrößertem Herzen* zu sehen, bei dem sich weder ein Klappenfehler, noch eine Koronarerkrankung noch auch eine Hypertonie feststellen lassen. Mitunter gibt die Familienanamnese Aufschluß über Ursache und Art der Erkrankung. Mitunter kann aufgrund früherer Infektionen, mitbestehender endokriner Störungen, einer generalisierten Vaskulitis oder irgendeiner systemischen Erkrankung auf die Ursache geschlossen werden. Nach Ausschluß von Hämochromatose, Amyloidose, Glykogenose und zentralnervösen Störungen sowie von persistierenden oder abgeschlossenen bakteriell, viral oder protozoenbedingten Zustandsbildern bleibt schließlich eine Gruppe übrig, bei der sich die Ursache der Kardiomegalie nicht klären läßt. Diese Gruppe von Patienten mit »idiopathischer Kardiomegalie« ist in den meisten Teilen der Welt recht groß und umfaßt u.a. Frauen in den letzten Schwangerschaftsmonaten und post partum. Häufig besteht Verdacht auf Mangelernährung und evtl. Alkoholismus (letzteres läßt sich anamnestisch oft schwer sichern), so daß Anlaß zu der Vermutung besteht, es handle sich um einen Thiaminmangel. Thiamingaben bleiben jedoch wirkungslos. Manchmal klingt die Kardiomegalie spontan und vollständig ab. Ein späteres Rezidiv ist jedoch nicht ausgeschlossen. Manchmal schreitet sie jedoch rasch und unaufhaltsam fort oder verschlechtert sich allmählich. In allen derartigen Fällen ist an epidemisch auftretende Kardiomyopathien zu denken, die auch mehrfach besonders bei Biertrinkern beschrieben wurden. Vieles spricht dafür, daß Alkohol eine besondere Rolle spielt. Dies mag für einzelne Gruppen (z.B. Palmweintrinker) seine Richtigkeit haben. Allerdings tritt ein ähnliches Zustandsbild auch bei Nichttrinkern auf.

Die *röntgenologische Untersuchung* gibt außer dem Nachweis des sich progredient vergrößernden Herzens keinen Aufschluß. *Elektrokardiographisch* findet sich nur die relative Schwäche der Herztätigkeit bestätigt. Mehr als eine symptomatische Erleichterung ist nicht zu erzielen. Und dem Kliniker bleibt letzten Endes nur die – oft enttäuschte – Hoffnung, daß die Ursache der Kardiomegalie bei der Autopsie geklärt wird.

Stauungsinsuffizienz ist die Folge des vergrößerten Herzens, das durch *Hypertrophie und Dilatation* unterschiedlichen Ausmaßes zusätzlich belastet wird. Mitunter sind die Koronargefäße arteriosklerotisch verändert, besonders dann, wenn Koronarsklerosen in der Umgebung des Patienten gehäuft auftreten. Ein ursächlicher Zusammenhang ist jedoch auszuschließen, zumal die Koronargefäße in den allermeisten Fällen normal bis weit sind. Das Myokard hat oft eine weiche, schlaffe Konsistenz, ist gelegentlich aber auch fester als normal, von weißlicher Farbe und weist eine geringgradige *Fibrose* auf. Das *Endokard* ist entweder unverändert, teilweise von *muralen Thromben* bedeckt oder fleckig verdickt und glanzlos trüb.

Ebenso wenig aufschlußreich ist das histologische Bild. Mitunter beschränken sich die histologischen Veränderungen auf eine Hypertrophie der Herzmuskelfasern mit vergrößerten, hyperchromen, gerundeten oder länglichen Kernen. An den *Muskelfasern* bilden sich gelegentlich wäßrige Vakuolen, manchmal Fetttröpfchen. Dazwischen finden sich *interstitielle Ödeme*. Mitunter kommt es zur *diffusen Fibrosierung* oder *herdförmigen Vernarbung*. Die Zellinfiltrationen sind von unterschiedlicher Intensität und Zusammensetzung. Meist finden sich *Lymphozyten* und *Monozyten, gelegentlich eine Riesenzelle.* Histochemisch sind die oxydativen Enzyme stark vermindert.

Aus der eingehenden Untersuchung der Endokardveränderungen insbesondere an verdickten Endokardbezirken lassen sich Schlüsse auf die Pathogenese ableiten. Die erhebliche Hypertrophie von glatten Muskelzellen im Endokard weist z.B. darauf hin, daß sich das Herz in einem früheren Stadium akut erweitert hat. Von der Analyse sorgfältig ausgewählter Gewebsblöcke und der Registrierung der exakten Lokalisation der Veränderungen sowie von deren Korrelation mit extrakardialen Symptomen ist ein besseres Verständnis und schließlich auch eine Klärung der Ätiologie dieser wahrscheinlich stoffwechselbedingten Kardiomyopathien zu erwarten. Nichts ist in diesen Fällen jedoch wichtiger als eine bis ins kleinste Detail gehende klinische Anamnese, die sorgfältige Durchleuchtung der Umgebung und Lebensumstände des Patienten sowie der Umstände zu Krankheitsbeginn.

Aufbau der Koronararterien

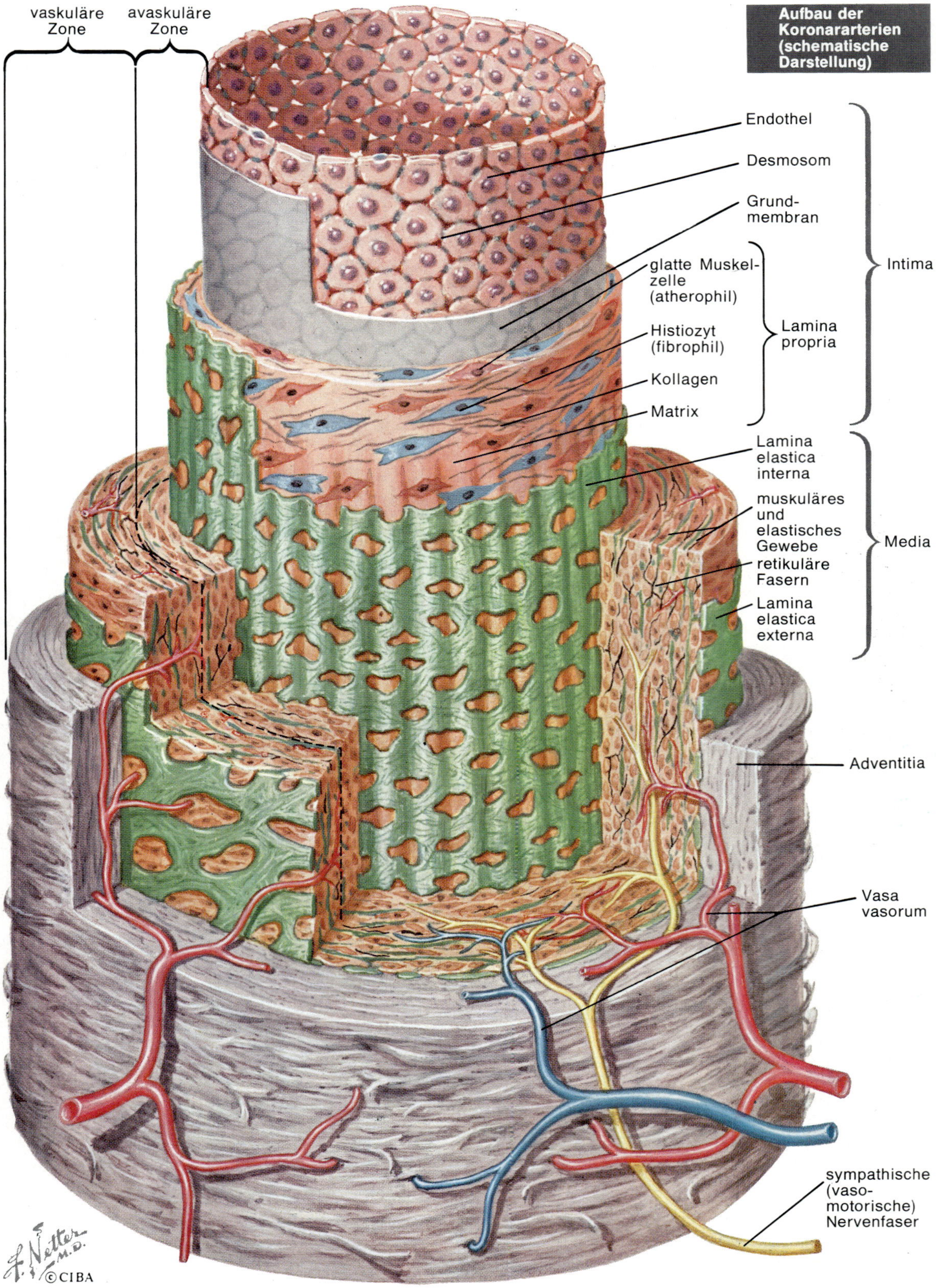

Aufbau der Koronararterien (schematische Darstellung)

Die *Koronararterien* sind beim Menschen gegenüber einer Atherosklerose und ihren Komplikationen, in erster Linie intravaskuläre Thrombosen mit nachfolgendem Myokardinfarkt, besonders anfällig. Bei der Atheromatose handelt es sich um eine Form der Arteriosklerose, bei der zunächst die innere Schicht der Gefäßwand bzw. Intima betroffen ist. Dadurch unterscheidet sie sich von anderen arteriosklerotischen Zustandsbildern, z.B. der Mönckeberg-Mediasklerose oder Periarteriitis nodosa, bei denen primär die Media oder Adventitia in Mitleidenschaft gezogen werden.

In neueren histochemischen und elektronenmikroskopischen Untersuchungen sowie in Organkulturen konnten entscheidende neue Erkenntnisse über den komplexen Aufbau der Arterienwand gewonnen werden. Wie in der Tafel dargestellt ist, besteht eine Muskelarterie mittleren Kalibers, also auch ein größeres Kranzgefäß, aus drei ineinander steckenden konzentrischen Rohren oder übereinander liegenden koaxialen Schichten mit verschiedenen zellulären und extrazellulären Bestandteilen: der Tunica intima oder *Intima,* der Tunica *media* oder *muscularis* und der Tunica *adventitia.* In der Intima besteht die innerste, mit dem Blutstrom in Berührung kommende Zellschicht aus einer Lage polygonaler *Endothelzellen,* die außer um den Zellkern dünner sind als 1 μm und eine zur Gefäßachse parallele, längliche Form aufweisen. Viele dieser Endothelzellen besitzen im Zytoplasma pinozytotische Bläschen, reichlich Mitochondrien, gut entwickeltes granuläres endoplasmatisches *Retikulum* und Golgi-Komplexe. Die Kontaktflächen zwischen den Endothelzellen zeigen elektronenmikroskopisch unterschiedliche Formen vom einfachen Aneinanderliegen der Zellmembranen bis zu komplexen interzellulären Brücken oder *Desmosomen,* die den früher in lichtoptischen Untersuchungen beobachteten interzellulären Zementlinien entsprechen. Eine deutlich ausgebildete *Grundmembran* trennt die Endothelzellen vom subendothelialen Raum, dessen Größe nicht nur vom Kaliber des Gefäßes, sondern auch vom Alter abhängt. Beim Fetus und unmittelbar nach der Geburt *liegt* das Endothel der Koronararterien der *Lamina elastica interna unmittelbar an* und wird erst am Ende des ersten Lebensjahrzehnts von dieser durch den *subendothelialen Raum* getrennt. Beim Erwachsenen besteht die Intima aus einer Matrix aus Grundsubstanz, die wenig saure Mukopolysaccharide und elastische sowie *kollagene* Fasern enthält, zwischen denen die *Intimazellen* verstreut liegen.

Da Intimazellen morphologisch und zytochemisch schwer einzureihen sind, wurde versucht, sie mit Hilfe des In-vitro-Einbaus von Serumlipiden zu differenzieren. Die *atherophilen* Intimazellen bauen Lipide rasch ein und besitzen in etwas abgewandelter Form die ultrastrukturellen Merkmale der glatten Muskelzellen mit typischen in Bündeln angeordneten Myofilamenten im Zytoplasma, pinozytotischen Bläschen und einer als Grenzmembran teilweise an der Zelloberfläche liegenden Grundmembran. Die *fibrophilen* Intimazellen sind hingegen spindelförmig, weisen Zytoplasmafortsätze auf, besitzen keine Grundmembran und nur wenige pinozytotische Bläschen. Gelegentlich finden sich große, ovale, einkernige Zellen. Sie enthalten Zytoplasmaeinschlüsse mit auf saure Phosphatase positiv reagierenden Granula oder Lysosomen und ähneln Makrophagen. Die *Lamina propria* und die darunterliegenden *glatten Muskelzellen* der Media werden in der Regel durch die gut ausgebildete *Lamina elastica interna* voneinander geschieden. Letztere besteht aus einer zähen Matrix, die Fibrillen mit einem Durchmesser von zirka 500 Å und reichlich Fenster enthält. Die Lamina elastica interna erscheint im Querschnitt meist wellig und besitzt an der Oberfläche zahlreiche ovale oder rundliche Öffnungen, Fenster.

Darunter liegt die Tunica media. Sie besteht aus konzentrischen Lagen glatter Muskelzellen mit einer Länge von 10 bis 25μm, die zur Gefäßachse quer angeordnet sind.

Die einzelnen glatten Muskelzellen sind von einem Netz aus kollagenen und elastischen Fasern umgeben, die sich übergangslos in der Lamina elastica interna und externa fortsetzen. Die *Lamina elastica externa* grenzt die Media von der Adventitia ab. Sie setzt sich aus locker geschichteten kollagenen und elastischen Fasern zusammen. In ihr finden sich auch kleine Blutgefäße, *Vasa vasorum,* und *sympathische* sowie *parasympathische Nervenfasern* des autonomen Nervensystems.

Diese morphologischen und funktionellen Merkmale der Koronararterien gehen bei Vorhandensein der für die *Atherosklerose* typischen Veränderungen schon früh verloren (S. 213).

Bedeutendster *klinischer Unterschied* zwischen einer Arteriosklerose der Koronararterien und der Aorta ist die große Häufigkeit von akuten Thrombosen in den Kranzgefäßen, die über eine Infarktbildung zur irreversiblen Schädigung des betroffenen Myokardbezirkes führen.

Pathogenese der Arteriosklerose

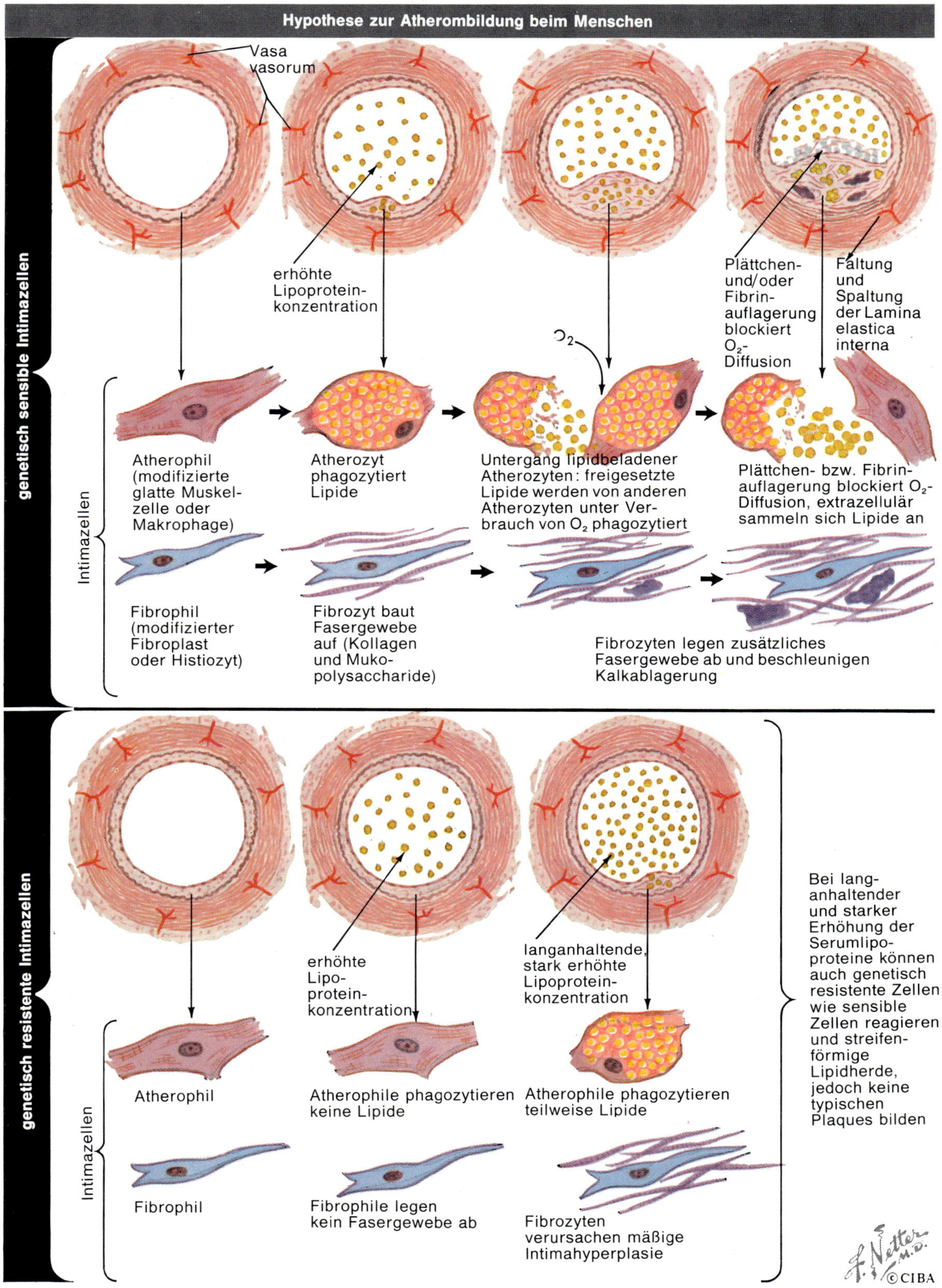

Die histologischen und funktionellen Merkmale der Intimaauskleidung von Arterien, insbesondere das Vorhandensein von verschiedenen Zelltypen in einer Grundsubstanzmatrix und das Fehlen einer direkten Blutzufuhr (S. 212) tragen zum Verständnis der histogenetischen Prozesse bei, die beim Menschen oft schon kurz nach der Geburt zur spontanen Atherombildung führen.

Die voll ausgebildeten arteriosklerotischen Herde (Plaques) sind komplexe Gebilde, die durch das Zusammenwirken entzündlicher und reparativer Prozesse entstehen und *extrazellulär abgelagerte Kaliumsalze,* Blutbestandteile, Cholesterinkristalle und saure *Mukopolysaccharide* enthalten. Ihren Ausgang nehmen sie aber offenbar auf zellulärer Ebene. Elektronenmikroskopisch konnte nämlich eine gestörte Speicherung von *Lipiden,* in erster Linie von Cholesterinestern, Fettsäuren und *Lipoproteinkomplexen,* in der Zelle nachgewiesen werden. Dies erhärtet die Hypothese, daß eine Infiltration von Lipiden aus dem Blutstrom beim Zustandekommen von atheromatösen Plaques eine Rolle spielen könnte. Da Lipide zytochemisch darstellbar sind, werden sie darüber hinaus unabhängig von ihrer Rolle bei der Bildung von Atheromen als wertvolle Indikatoren für ein abnormes Zellverhalten verwendet.

Angesichts des Schweregrades und der Häufigkeit der Arteriosklerose wurde versucht, *Intimazellen* aus arteriellem Gewebe des Menschen mit Hilfe von Kurzzeit-Organkulturen zu isolieren und sensible Zellpopulationen aufgrund ihres In-vitro-Einbaus von homologen Serumlipiden aufzufinden. Dabei hat sich gezeigt, daß Intimazellen von Arterien mit und ohne histologische Zeichen einer Arteriosklerose sich in zwei Zelltypen unterteilen lassen, nämlich in *genetisch sensible atherophile Zellen* mit einer *ausgeprägten Neigung zur Ansammlung von Lipiden* und in *genetisch resistente Zellen.*

Aufgrund dieser Ergebnisse ist folgende Hypothese zu diskutieren: Bei einer erhöhten Perfusionsrate von Plasmalipoproteinen infolge lokaler hämodynamischer Störungen, Hypertonie, erhöhtem Serumlipidspiegel oder Änderung der Permeabilität der Endotheloberfläche (Trauma, *Fibrinauflagerung, Aggregation von Plättchen*) werden sensible Atherophile in lipidbeladene Atherozyten umgewandelt. Aus diesen werden intrazelluläre Lipide sekundär freigesetzt und den umliegenden Atherophilen zum Einbau angeboten. So kommt es zu einem sich selbst perpetuierenden Prozeß mit zytologischen Veränderungen, die den Stoffwechselbedarf, darunter auch den *Sauerstoffverbrauch,* steigern, der wiederum, falls er nicht gedeckt werden kann, die Permeabilität der Zellmembran gegenüber Lipiden erhöht.

Damit schließt sich ein Circulus vitiosus, der die weitere Ausbreitung der arteriosklerotischen Veränderungen begünstigt. Die *Fibrophilen* lagern Kollagenfasern ab und werden in *Fibrozyten* umgewandelt, um die sich saure Mukopolysaccharide ansammeln. Schließlich kommt es zu der typischen Intimahyperplasie mit einer Veränderung der Grundsubstanz. Im Verlaufe dieser sich selbst perpetuierenden histologischen Vorgänge werden die Intimazellen durch zellfreie Areale ersetzt, wodurch eine Beteiligung weiterer Gefäßwandflächen begünstigt wird, an denen Ablagerungen, entzündliche Reaktionen und reparative Prozesse ablaufen, die schließlich zur Bildung der *typischen* arteriosklerotischen *Plaques* führen.

Die genetisch resistenten Atherophilen reagieren hingegen selbst bei *erhöhten Serumlipidkonzentrationen* nicht oder jedenfalls nur wenig auf eine vermehrte Plasmalipidperfusion. Selbst wenn Atherozyten gebildet werden, bleiben sie zahlenmäßig beschränkt, *streifenförmige Fettherde* sammeln sich lediglich an der Oberfläche an. Dies führt zu einer nur minimalen Verdickung der Intima mit spärlichen Fibrophilen und fehlender Plaquebildung. Bei einer derartigen Zellreaktion ist offenbar auch die Gefahr von klinischen Komplikationen der Arteriosklerose (besonders Thrombosen und Ruptur) infolge des begrenzten Gefäßwandbefalls geringer.

Legt man der Pathogenese der Arteriosklerose beim Menschen diese Hypothese zugrunde, wird klar, daß dem möglichst frühzeitigen Erkennen einer Atheromgefährdung der Arterien besondere klinische Bedeutung beikommt, da nur so die für die Intimazellen der Arterien schädlichen Umweltfaktoren geändert bzw. ausgeschaltet werden können, die das Zustandekommen von Arteriosklerosen fördern und beschleunigen. Ferner unterstreicht diese Hypothese die Bedeutung von lokalen Faktoren für die Lokalisation der Herde und weist damit den Weg für das therapeutische Vorgehen zur Unterbindung bzw. Hemmung des Prozesses.

Pathologische Veränderungen bei Koronarerkrankungen

Arteriosklerotische Lumeneinengung und Okklusion der Koronararterien nach Formen und Schweregrad

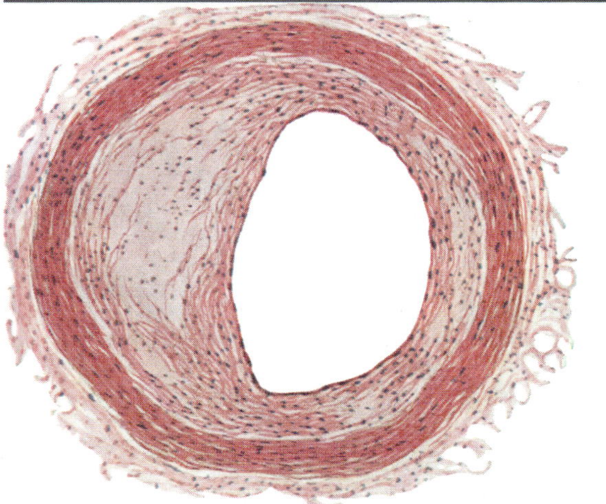

Mäßige arteriosklerotisch bedingte Lumeneinengung

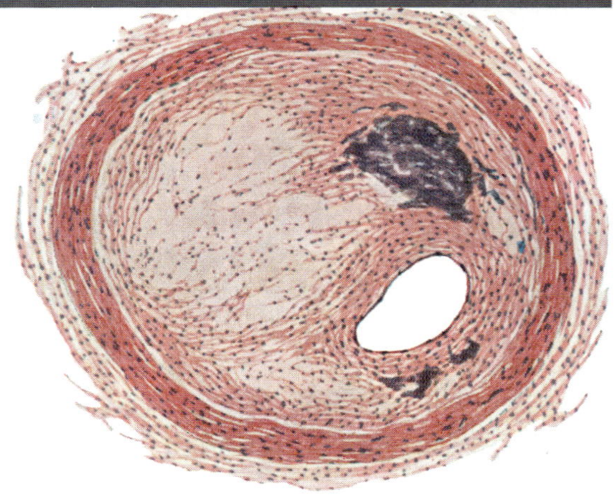

Nahezu vollständiger Verschluß bei Intima-Arteriosklerose mit Kalkeinlagerung

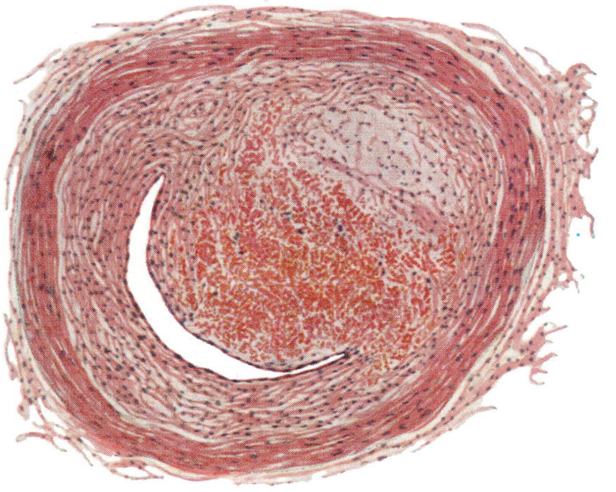

Durch Blutung in ein Atherom zu einem schmalen Schlitz verengtes Koronarlumen

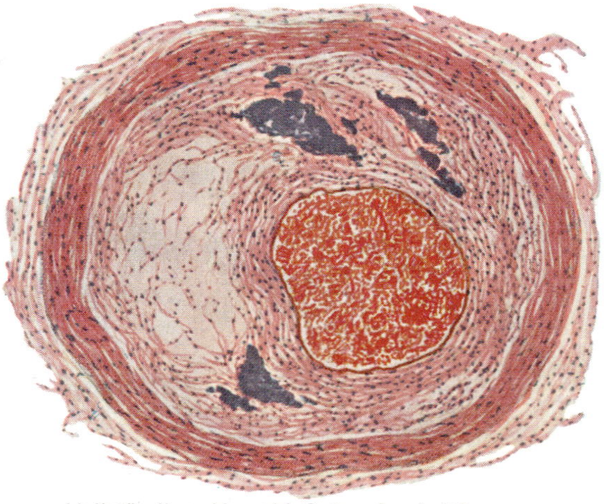

Vollständiger Verschluß des durch Atherombildung eingeengten Koronarlumens infolge Thrombusbildung

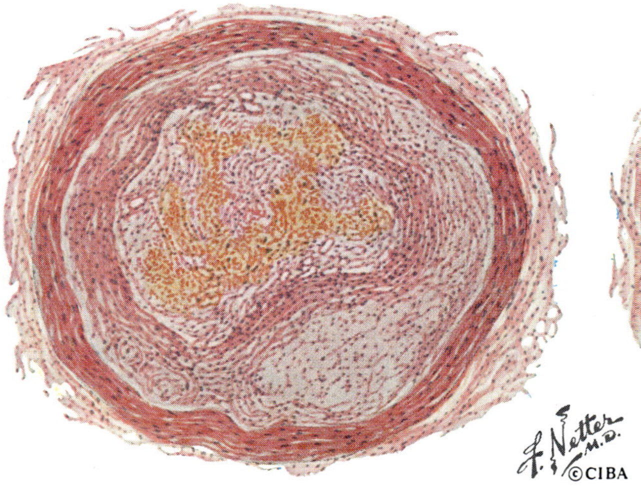

Organisation eines Thrombus

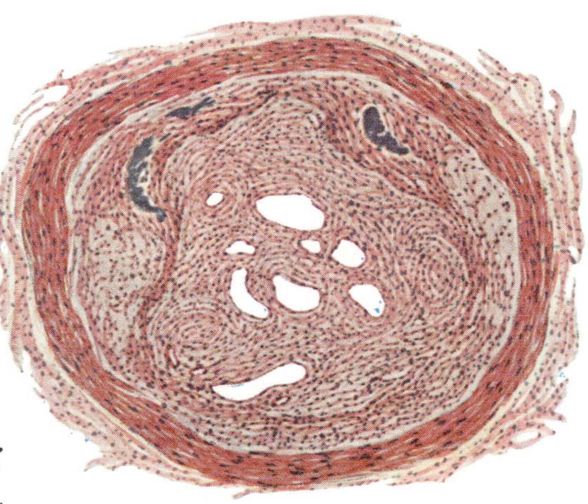

Organisationsgewebe wird gelegentlich rekanalisiert

Läßt man die verschiedenen Hypothesen zur Ätiologie und Pathogenese der *Arteriosklerose* (und der damit in direktem Zusammenhang stehenden *Koronarkrankheit*) beiseite und wendet sich den pathologischen Veränderungen zu, die diese in der heutigen Zeit größte Geißel der westlichen Welt verursacht, steht man beeindruckt vor einer unerhörten Vielfalt von strukturellen Veränderungen, die den Versuch einer geordneten und übersichtlichen Darstellung zum Scheitern bringen muß. Daher wurden über die an der Koronararterie abzulesenden Stadien auch so viele verschiedene Vermutungen angestellt. Als früheste erkennbare atheromatöse Veränderung findet sich offenbar eine Ansammlung von fettbeladenen Makrophagen in der Intima (S. 213). Sie entspricht in ihrem Aussehen den experimentellen Gefäßveränderungen. Ferner kommt es anscheinend früh zu einer schwer einzuordnenden und möglicherweise mit der Lipidanhäufung nicht in Zusammenhang stehenden Ablagerung von Kollagen im Subintimabereich. Dieses kollagene Gewebe ist meist wenig differenziert und daher reich an sauren Mukopolysacchariden. Derartige Veränderungen kündigen eine Arteriosklerose in jeglicher Lokalisation an. Wie bereits ausgeführt wurde, können auch periphere Arterien betroffen sein. Ein Zusammenhang mit den bei den orientalischen Rassen beobachteten Gefäßveränderungen ist nicht gesichert, allerdings ist auch bei dieser Rasse die Krankheit anzutreffen. Im Innern oder an der Oberflächenschicht der Herde wird überdies Fibrin angelagert. Daher wird in vielen Hypothesen zur Ätiologie und Pathogenese eine Thrombose als zusätzlicher Faktor angeschuldigt. Eine Einordnung dieser Kollagenose in den arteriosklerotischen Prozeß bereitet jedoch Schwierigkeiten.

Mit zunehmender Ansammlung von Lipiden bildet sich ein aus vielen Bestandteilen bestehender atheromatöser Herd (Plaque). Er bleibt entweder auf einen Teilabschnitt der Arterie beschränkt oder breitet sich über die ganze Zirkumferenz aus. (Die im Französischen übliche Beschreibung »bouillie« erscheint uns für die breiige Herdmasse besonders glücklich gewählt.) Beim Untergang der Makrophagen werden Lipide freigesetzt und wirken als Reizstoffe. Es sammeln sich Fibrin und andere Blutbestandteile an, und schließlich werden *Verkalkung* und Fibroblastenproliferation ausgelöst. Wie diese Veränderungen an Höhe gewinnen, ist umstritten, jedenfalls lagert sich an vielen stenosierenden Herden offenbar thrombotisches Material an der Oberfläche an. Daß sich derartige Herde selbst bei großer Ausdehnung zurückbilden können, zeigt sich bei Leberzirrhosen und beim Hungertod.

Die unterhalb eines *atheromatösen Herdes* liegende Gefäßwand atrophiert bereits bei geringer Ausdehnung der Plaques. Bei konzentrischen Herden kommt es zu einer ausgedehnten Zerstörung der Lamina elastica interna und der angrenzenden Mediaabschnitte. Derartige Veränderungen treten offenbar sekundär als Folge der beeinträchtigten Ernährung der Intima auf. Eine eingehende Analyse der verschiedenen Stadien der Atherombildung legt den Schluß nahe, daß atheromatöse Herde immer dann entstehen, wenn die Fähigkeit, in die Media eingeschwemmte Blutbestandteile abzubauen, verloren geht. Daß es sich dabei um einen dynamischen Vorgang handelt, läßt sich leicht nachweisen, wenn man isolierte Arteriensegmente lebender Kaninchen perfundiert und die jeweils in den Vasa vasorum der Adventitia befindliche Lipidmenge verfolgt.

Es ist schwer vorstellbar, daß diese dynamischen Vorgänge auch noch bei Atheromen wirksam sind, die bereits das im Vorstehenden beschriebene Stadium erreicht haben, und daß sich die atheromatösen Herde auch dann noch in mancherlei Hinsicht verändern können. Sie können z.B. in toto aus ihrer Verankerung gerissen und als Embolus ausgestreut werden oder teilweise abbröckeln und eine Embolisierung verursachen. *Hämorrhagien* in derartige Herde sind beschrieben worden. Es ist jedoch unklar, ob Blut von der Gefäßoberfläche in die Plaques disseziert oder aus den Vasa vasorum austritt. Wahrscheinlich wirkt beides zusammen. Wie zu erwarten, bildet sich eine Thrombose, die das *Gefäßlumen vollständig verschließen kann.* Wird ein derartiger Gefäßverschluß überlebt, kommt es zur fortschreitenden *Organisation* der Fibringerinnsel und zur *Rekanalisation* des Organisationsgewebes durch Neubildung kleiner Blutgefäße. Allerdings ist zu bezweifeln, ob über diese kleinen neugebildeten Gefäße eine größere Blutmenge die Verschlußstelle passieren kann. Dieser Eindruck bestätigt sich anhand des arteriographischen Befundes. Die Möglichkeit einer vollständigen Rückbildung eines Thrombus ist nicht auszuschließen.

Neben einem atheromatösen und thrombotischen Verschluß der Kranzarterien sind auch in an sich normalen Koronargefäßen verschiedene Emboli beobachtet worden. Sie bestehen aus thrombotischem Material, aus abgesprengten Kalkspangen an Herzklappen, aus Tumorgewebe und gelegentlich aus kleinen Fremdkörpern. Mitunter sind die Gefäße im Sinne einer entzündlichen Aortitis verändert. Ein Verschluß der Koronarostien kann z.B. bei einer Aortensyphilis auftreten oder iatrogen bei chirurgischen Eingriffen verursacht werden. Alle diese Ereignisse führen zu einer hochgradigen Myokardschädigung.

Das Atherom ist jedoch stets vorrangig. Allerdings wäre seine Bedeutung wahrscheinlich bei anderer Verteilung geringer. An den Koronararterien läßt sich zu dem Zeitpunkt, zu dem eine anatomische Untersuchung durchgeführt wird, meist bereits eine diffuse Beteiligung feststellen. Offenbar werden die epikardialen Abschnitte vor dem Abgang der in den Herzmuskel einstrahlenden Äste bevorzugt. Am häufigsten finden sich arteriosklerotische Herde in unmittelbarer Nähe der Aorta. Diese gelten auch als besonders alarmierend, ist doch bei dieser Lokalisation aus naheliegenden Gründen eine Beeinträchtigung der Herzmuskelversorgung am wahrscheinlichsten.

Arteriosklerose-gefährdete Körperregionen

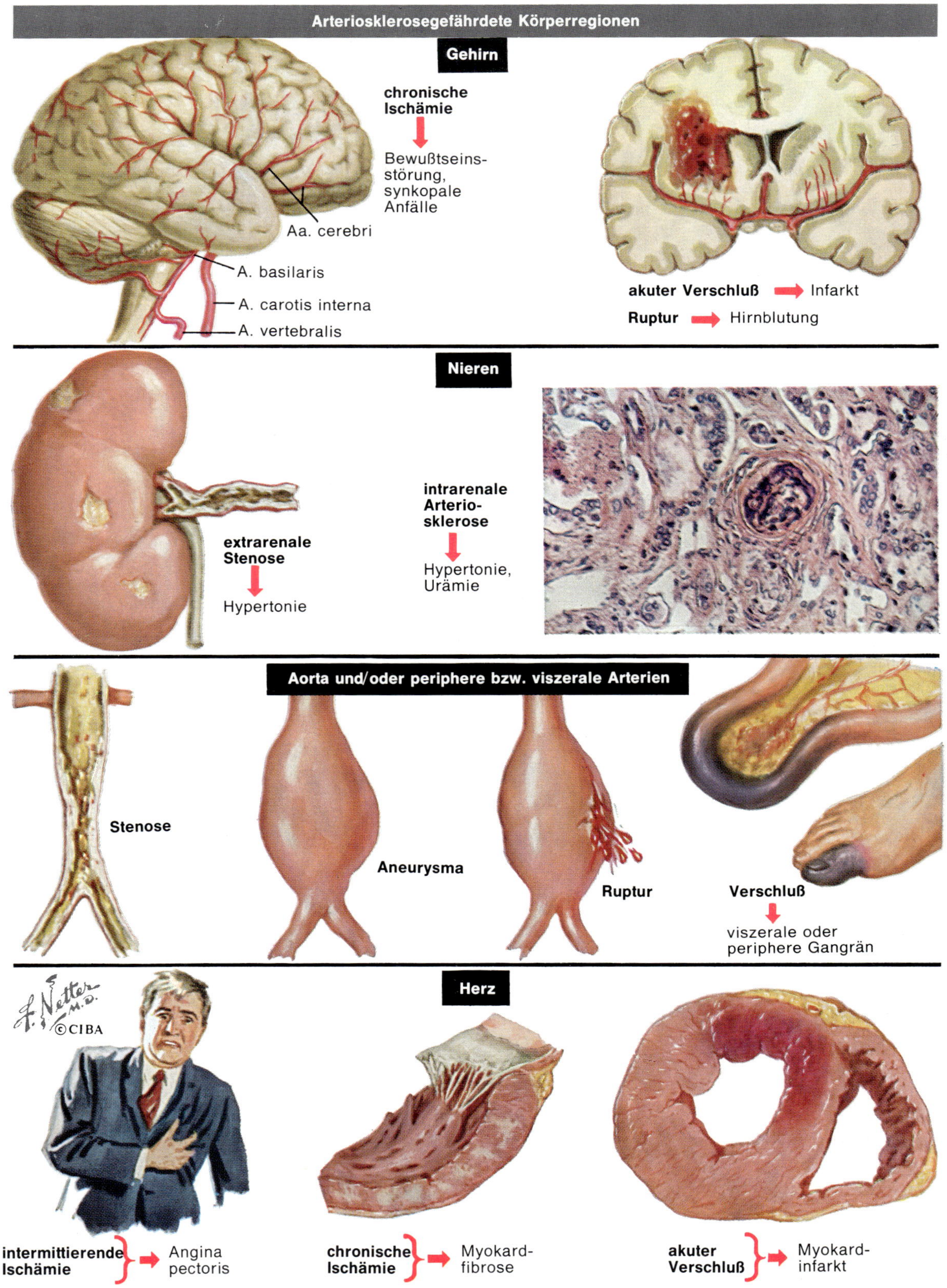

Gefäßkrankheiten im allgemeinen und hypertensive Vaskulopathien im besonderen sind eigentlich ohne fundierte Begründung auf verschiedene medizinische Disziplinen aufgeteilt. Aufgrund dieses Umstandes wird nicht immer erkannt, daß es sich dabei im Grunde genommen stets um ein und dasselbe *Krankheitsgeschehen* handelt. Dies kommt u.a. in einem in den Vereinigten Staaten verabschiedeten Gesetz zur Erfassung von Herzkrankheiten, Krebs *und* Schlaganfällen zum Ausdruck, wird doch bereits aus der Wortwahl deutlich, daß der Gesetzgeber Schlaganfälle nicht mit Herzkrankheiten in Verbindung bringt und die gemeinsame Ursache beider Krankheitsbilder, nämlich ein vaskuläres Geschehen, unberücksichtigt läßt. Diese willkürliche Unterscheidung hat dazu geführt, daß *Schlaganfälle* ausschließlich von Neurologen, *Herzanfälle* ausschließlich von Kardiologen und Durchblutungsstörungen der *Nieren* ausschließlich von Nephrologen behandelt werden. Schließlich muß aber doch eine Disziplin da sein, in der die gesamte Kreislaufproblematik überblickt wird.

Der *Hirnkreislauf* ist bei Hypertonikern besonders gefährdet. Schlaganfälle sind häufigste Todesursache. Bei den hypertensiven Gefäßkrankheiten handelt es sich in der Regel um eine Kombination von spezifischen durch die *Hypertonie* verursachten Veränderungen in den kleinen Arterien und *arteriosklerotischen Prozessen.* Letztere werden offenbar durch einen erhöhten Blutdruck beschleunigt. Diese Kombination führt häufiger zu *zerebralen Infarkten* als zu *Hirnblutungen,* die in erster Linie durch eine Ruptur von Mikroaneurysmen in kleinen Arterien zustande kommen.

An nächster Stelle stehen die Koronararterien. *Angina pectoris* und *Myokardinfarkt* sind häufigste Folge eines beschleunigt ablaufenden arteriosklerotischen Prozesses. Dieser Umstand unterstreicht die Notwendigkeit einer *gleichzeitigen Behandlung* der Hypertonie und des arteriosklerotischen Prozesses. Wie oft kommt es vor, daß sich der Blutdruck normalisieren läßt, die unbehandelt gebliebene Arteriosklerose jedoch letztlich zum Tod führt.

Die Konsequenzen eines beschleunigt ablaufenden arteriosklerotischen Prozesses manifestieren sich nicht nur an den Koronararterien, sondern auch an den *großen Körperarterien.* So kommt es an der *Aorta* und den *Nierenarterien* zu dissezierenden und schließlich rupturierenden Aneurysmen. Eine Senkung des Blutdrucks wirkt sich offenbar auf diese Veränderungen günstig aus.

Es soll nochmals betont werden, daß die Atherombildung zumindest zur Hälfte am Entstehen einer arteriellen Hypertonie beteiligt ist. Daher muß beides behandelt werden. Bei der Arteriosklerosebehandlung müßte die Prävention gegenüber den korrigierenden Maßnahmen größeres Gewicht erhalten.

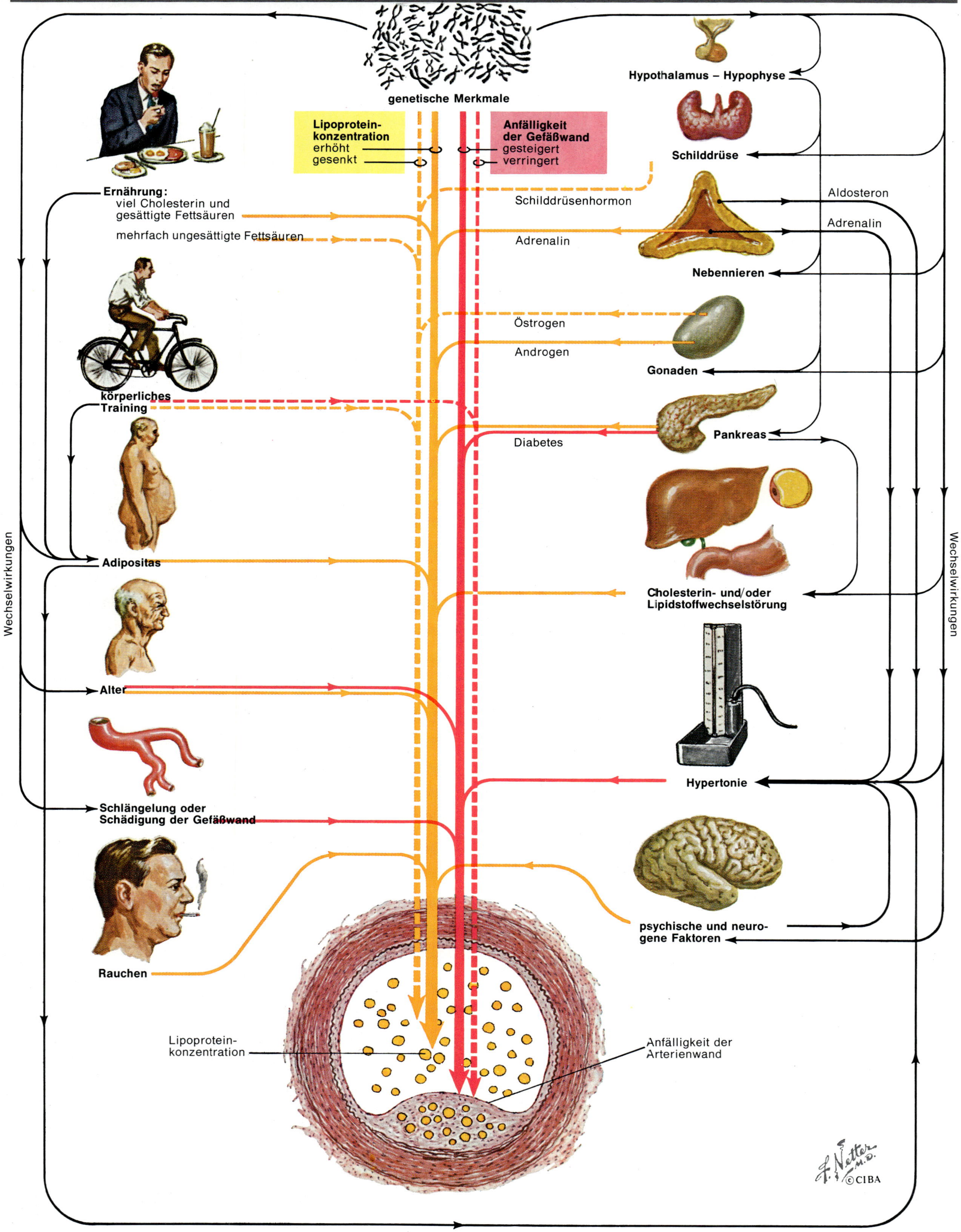
genetische Merkmale
Lipoprotein-
konzentration
erhöht
gesenkt
Anfälligkeit
der Gefäßwand
gesteigert
verringert
Hypothalamus – Hypophyse
Schilddrüse
Schilddrüsenhormon
Aldosteron
Adrenalin
Adrenalin
Nebennieren
Ernährung:
viel Cholesterin und
gesättigte Fettsäuren
mehrfach ungesättigte Fettsäuren
Östrogen
Androgen
Gonaden
körperliches
Training
Pankreas
Diabetes
Adipositas
Cholesterin- und/oder
Lipidstoffwechselstörung
Alter
Hypertonie
Schlängelung oder
Schädigung der Gefäßwand
Rauchen
psychische und neuro-
gene Faktoren
Lipoprotein-
konzentration
Anfälligkeit der
Arterienwand
Wechselwirkungen
Wechselwirkungen
F. Netter M.D.
©CIBA

Ätiologische Faktoren der Arteriosklerose

Die *Arteriosklerose* der kardialen und zerebralen Blutgefäße ist heute in den höher entwickelten Ländern häufigste Todesursache. In den letzten zwei Jahrzehnten wurde immer deutlicher erkannt, daß arteriosklerotische Prozesse mehr als eine Ursache haben müssen (s. auch dieses Werk: Endokrines System). Daher sprach PAGE schon vor Jahren von einer »multifaceted disease« und einer »disease of regulation«. Offenbar stellt die Arteriosklerose den Kulminationspunkt vieler *Faktoren* dar, die im Laufe des Lebens zur Auswirkung kommen. Klinisch manifest wird sie meist erst, wenn Komplikationen, wie Thrombosen oder Aneurysmen, auftreten.

Es herrscht allgemein Einhelligkeit darüber, daß an der Ätiologie der Arteriosklerose eine starke *hereditäre* Komponente beteiligt ist. Diese zu beeinflussen, ist noch nicht möglich geworden. Auch die Umwelt spielt offenbar eine wichtige Role, allerdings konnten spezifische Umweltfaktoren bisher nicht nachgewiesen werden. Manche Autoren haben die Härte des Wassers angeschuldigt. Diese Hypothese hat sich jedoch nicht durchsetzen können.

In neuerer Zeit wurde das *Zigarettenrauchen* mit der Arteriosklerose der Herzkranzgefäße in Verbindung gebracht und infolgedessen – wenn auch nicht allzu erfolgreich – untersagt. Mangelnde *körperliche Betätigung* gilt als weitere mögliche Ursache von Myokardinfarkten und Koronarsklerosen. Die körperliche Betätigung soll den Kollateralkreislauf stärken und die Sauerstoffversorgung des Myokards erhöhen. Sie wird daher bei Myokardinfarkten heute dringend empfohlen.

Ferner wurde eine an *gesättigten Fetten reiche Ernährung* angeschuldigt. In Ländern, in denen bis zu 40% des Kalorienbedarfs aus Fetten gedeckt wird, sind arteriosklerotische Herzkrankheiten ungewöhnlich häufig vorzufinden. Die schädliche Wirkung einer fettreichen Nahrung soll durch Erhöhung der Lipidkonzentration im Blut zustandekommen. Manche Autoren halten *Cholesterin* für ausschlaggebend, andere die *Triglyzeride.* Wahrscheinlich spielen sowohl Cholesterin als auch Triglyzeride über *Lipoproteine,* dem primären Transportmechanismus für Lipide im Blut, eine Rolle. Bestimmte Lipoproteine lassen sich klinisch anhand der Cholesterinwerte bestimmen. Vieles spricht dafür, daß *ungesättigte Fettsäuren* mit zwei oder mehr Doppelbindungen den Cholesterinspiegel im Blut senken, wenn ihre Konzentration gegenüber gesättigten Fettsäuren erhöht ist. Auf diesen Überlegungen beruhen die Versuche einer diätetischen Beeinflussung der Arteriosklerose.

Über die Pathogenese der Arteriosklerose stehen einander gegenwärtig zwei Hypothesen gegenüber: 1. wird angenommen, daß Lipide aus dem Blutstrom in das Blutgefäß infiltrieren und 2. wird behauptet, daß Fibrin- und/oder Thrombozytenagglutinate am Oberflächenendothel abgelegt und endothelialisiert werden, wodurch ein atheromatöser Herd (Plaque) entsteht. Die Lipidinfiltration tritt nach dieser Hypothese erst sekundär auf. An beiden Hypothesen ist zweifellos manches richtig, aber bei beiden wird allzu sehr vereinfacht. Die erstgenannte Hypothese hat eine Welle von Untersuchungen über den Stoffwechsel von Cholesterin und anderen Lipiden ausgelöst, die mit arteriosklerotischen Herden in Verbindung gebracht worden sind. Darüber hinaus wurde eifrig nach Substanzen gesucht, die den Serumlipidspiegel zu senken imstande sind, wurde doch wiederholt eine enge Beziehung zwischen Cholesterinspiegel und Herzanfällen nachgewiesen. Gegenwärtig ist man intensiv um die Aufklärung der Wirksamkeit von d-Thyroxin, Nikotinsäure, Atromid-S und *Östrogen* bemüht. Auf Östrogene ist man gestoßen, weil sich herausgestellt hat, daß die Infarktanfälligkeit von Frauen vor dem Klimakterium 75% geringer ist als bei Männern.

Auch die zweite Hypothese hat ihre Verfechter. Sie behaupten, daß die »Klebrigkeit« von Thrombozyten für ihre Agglutination ebenso wie für die Schädigung des gefäßauskleidenden Endothels verantwortlich sei. Auch die Umwandlung von Fibrinogen in nicht lösliches Fibrin soll bei der Oberflächenthrombosierung eine Rolle spielen. Blutungen aus Kapillaren der Gefäßwand werden in der Regel als sekundäres Ereignis gewertet. Wenn sie zu einer Lumeneinengung einer Koronararterie führen, sind sie in jedem Fall potentiell gefährlich.

Auch die endokrinen Drüsen wirken in vielerlei Hinsicht an der Pathogenese der Koronarsklerose mit. Die *Hypophyse* scheint die Entstehung der Arteriosklerose indirekt über die anderen endokrinen Drüsen zu beeinflussen. *Hypothyreosen* sollen den arteriosklerotischen Prozeß beschleunigen. Die *Nebennierenrinde* ist anscheinend nicht direkt beteiligt, die *Katecholamine* wurden jedoch immer wieder angeschuldigt. Einerseits wird angenommen, sie beeinflußten in erster Linie die Sauerstoffversorgung des Herzmuskels, andererseits sollen sie die Wirkung von emotionellen Belastungen und Tabak übertragen. In welcher Weise Katecholamine wirklich wirksam werden, konnte bisher nicht eindeutig geklärt werden. Der Einfluß der »Weiblichkeit« und der Östrogene wurde bereits erwähnt. Ob auch der »Männlichkeit« und den *Androgenen* eine pathogenetische Bedeutung zukommt, ist weit weniger gesichert. Der *Pankreas* käme aufgrund seiner Rolle beim Kohlehydratstoffwechsel und beim *Diabetes* in Betracht, um so mehr, als eine Arteriosklerose nachweislich als Komplikation bei Zuckerkranken auftritt. Sie beginnt im Vergleich zu Gesunden früher und erreicht einen höheren Schweregrad.

Adipositas muß nicht immer mit einer endokrinen Störung in Zusammenhang stehen. Ein gewisser Zusammenhang besteht jedoch mit der Arteriosklerose, obschon die pathogenetische Bedeutung wahrscheinlich geringer ist, als man früher angenommen hat.

Die klinischen Manifestationen der Arteriosklerose werden meist durch sekundäre Faktoren bestimmt. Darunter spielt die *Anatomie der Organdurchblutung,* insbesondere der *Verlauf der Koronargefäße,* eine wesentliche Rolle. Ein einziger arteriosklerotischer Herd in einer kritischen Lokalisation kann viel mehr Schaden anrichten als eine ausgedehnte diffuse Arteriosklerose. Häufig ist die Thrombusbildung entweder an der Oberfläche eines Herdes oder durch Ruptur eines atheromatösen Geschwürs erstes klinisches Zeichen eines arteriosklerotischen Prozesses. Letzteres manifestiert sich mitunter sogar im Auftreten von Cholesterinkristallen in den Fundusgefäßen.

In der letzten Zeit war man bemüht, den sog. »Koronarrisikotypus« zu definieren. Es handelt sich dabei um Menschen, die eine besondere Anfälligkeit gegenüber Koronarsklerosen und Myokardinfarkten besitzen. Der »Koronarrisikotypus« ist männlichen Geschlechtes, klein, untersetzt und kräftig, sehr aggressiv, ein starker Raucher, übergewichtig, untrainiert, *psychisch belastet* und hat einen erhöhten Cholesterin- und Triglyzeridspiegel, oft auch eine pathologische Glukosetoleranz. FRIEDMANN und BYERS legen mehr Gewicht auf die psychologische »Risikopersönlichkeit«. Der »Risikotypus« ist als Verallgemeinerung zwar klinisch ganz brauchbar, erlaubt jedoch keine exakten Voraussagen.

Zusammenfassend ist festzuhalten, daß die Arteriosklerose einer Schädigung von Intima- und Mediazellen zugeschrieben werden kann, die durch die Wechselwirkung von genetisch determinierten Zelleigenschaften und von exogenen sowie endogenen Umweltfaktoren über längere Zeiträume zustande kommt. In diesem Sinne ist sie eine »multifaceted disease of regulation« (PAGE).

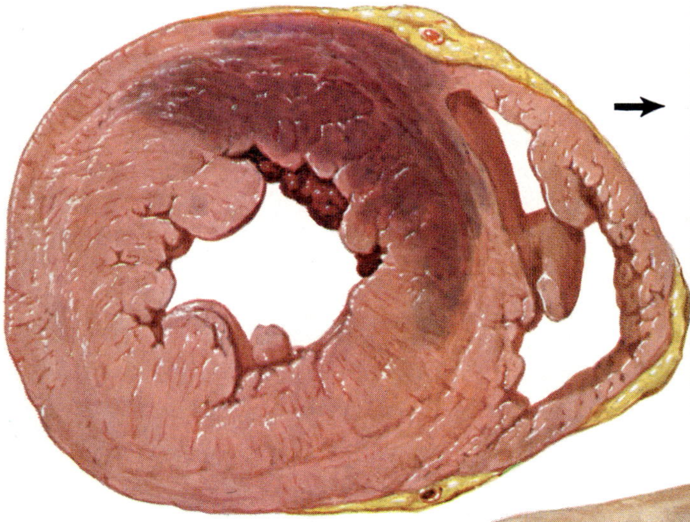

Akuter anteroseptaler, transmuraler Infarkt mit Rechtsschenkelblock

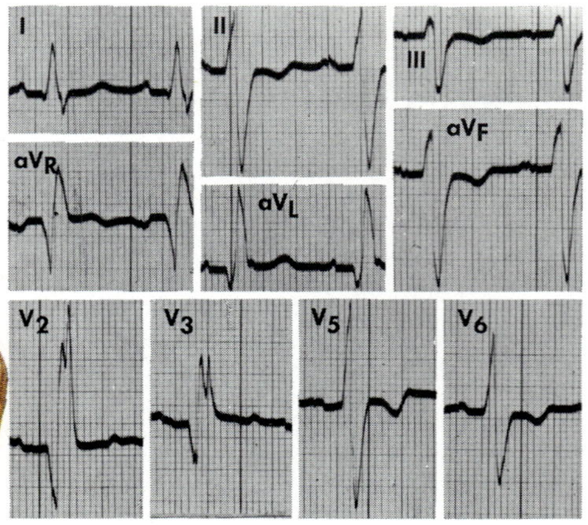

Akuter anteroseptaler Infarkt mit Rechtsschenkelblock

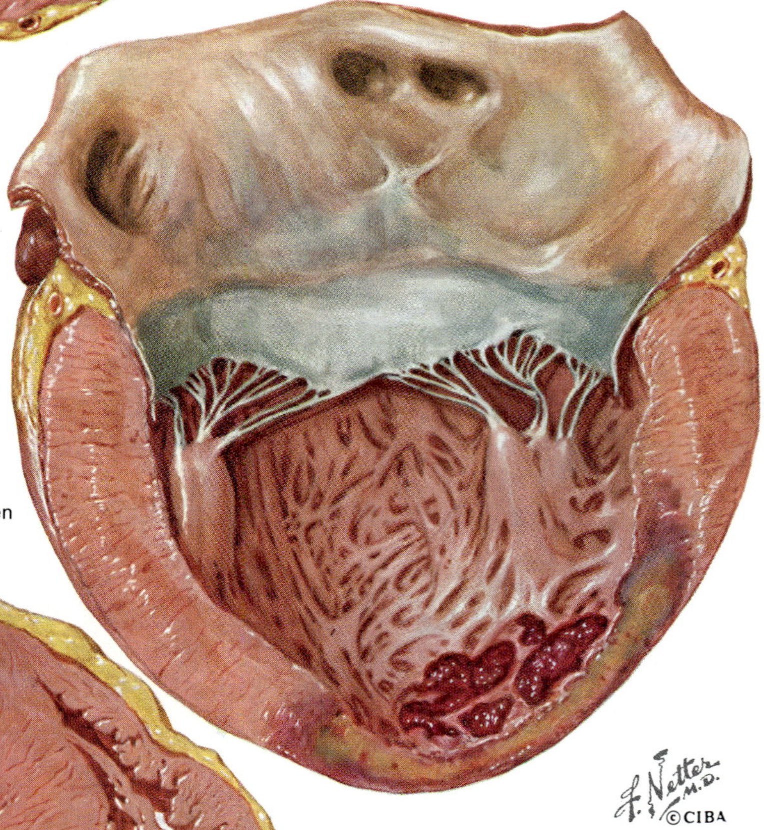

Subakuter apikaler Infarkt mit Muskelresorption und wandständigen Thromben

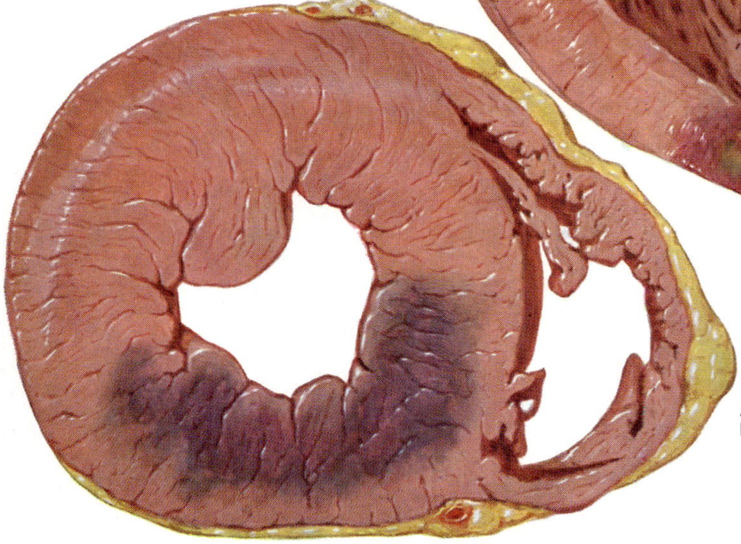

Akuter intramuraler Hinterwandinfarkt

Myokardinfarkte sind bei Koronarkrankheiten sozusagen die Kehrseite der Medaille. Auch sie bieten ein vielfältiges Bild. Der Herzmuskel kann entweder in einem bestimmten Abschnitt untergehen oder an diffus über den ganzen Muskel verstreuten Herden. Eine diffuse Infarzierung mit vielen kleinen nekrotischen Herden gleichen Alters findet sich mitunter nach suboptimaler Perfusion mit einem Pumpenoxygenator. Meist haben multiple kleine Infarktherde jedoch ein unterschiedliches Alter. Im akuten Stadium lassen sich derartige Mikroinfarkte oft sehr schwer festellen. Sie sind in der Regel nur mikroskopisch als Myokardbezirke mit unterschiedlichem Myofibrillenzerfall und -ersatz durch kollagene Fasern erkennbar. Im chronischen Stadium stellen sich Mikroinfarkte als kleine im Myokard verstreut liegende weißliche Flecken dar.

Bei größeren Infarkten bietet sich ein vielfältigeres Bild, das u.a. von der Überlebensdauer nach dem akuten Infarktereignis bestimmt wird. Zunächst sind Lähmung der Gefäßwände, Stauung der Kapillaren und Einwanderung von polymorphkernigen Leukozyten festzustellen. Darauf folgen autolytische Veränderungen, die untergegangenen Muskelfasern erkennt man am Verlust der Querstreifung, an verstärkter Eosinophilie, Fragmentation und allmählichem Verschwinden der Zellkerne. Der nekrotische Muskel wirkt während dieses Stadiums als Gewebereiz; um ihn sammelt sich eine große Anzahl polymorphkerniger Leukozyten an. Schließlich kommt es während des reparativen Stadiums zur Infiltration von Makrophagen und zum fibrotischen Gewebsersatz. Bei kleinen *Infarkten* laufen diese Prozesse relativ rasch ab, bei ausgedehnten Infarkten finden sich oft noch Jahre später nekrotische Muskelreste.

(Fortsetzung auf Seite 219)

(Fortsetzung von Seite 218)

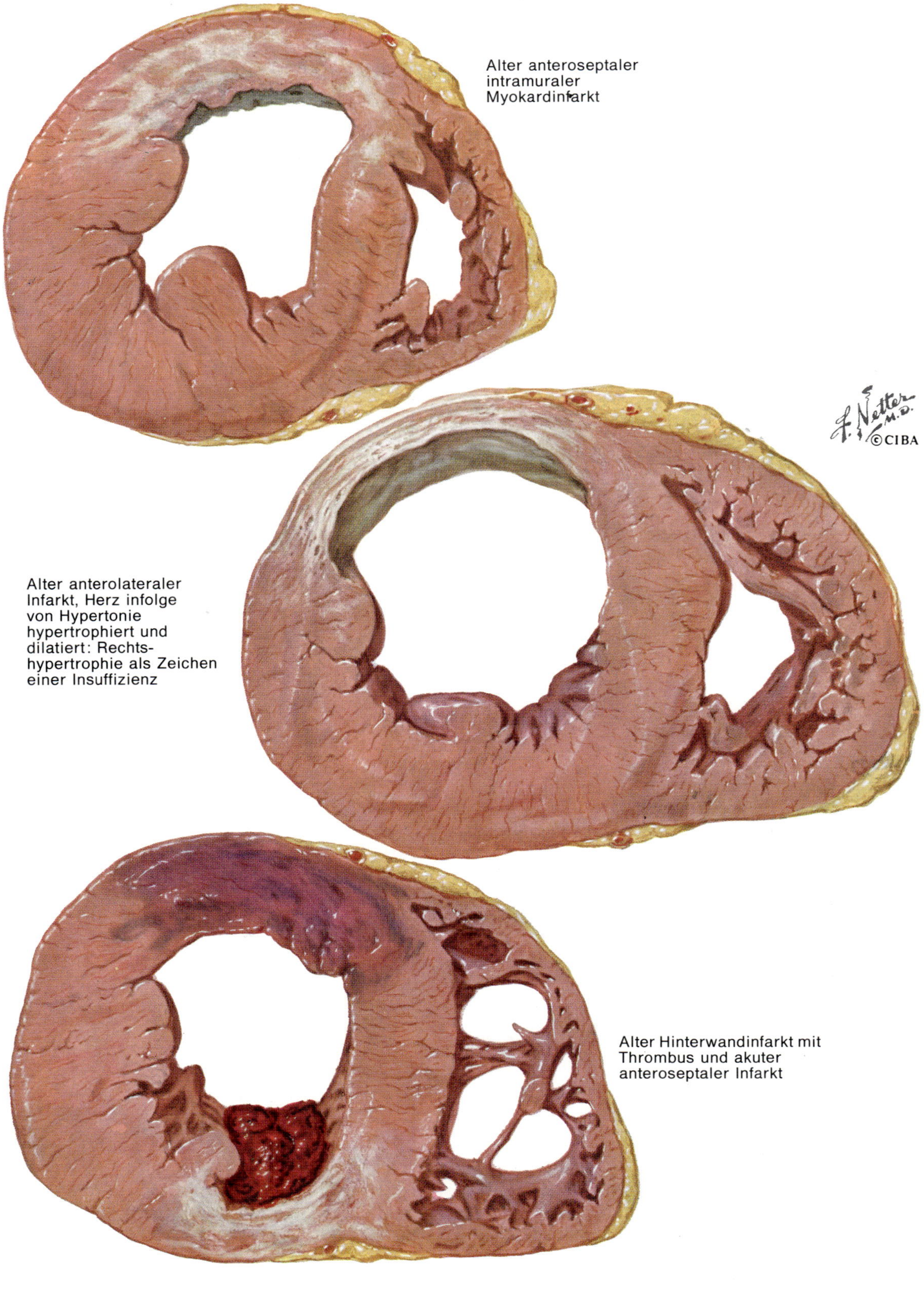

Ein derartiges nekrotisches Gewebe wird offenbar erfolgreich vom physiologischen Geschehen abgeschirmt.

Infarkte werden nach der betroffenen Herzregion eingeteilt.

Bei den meisten Hinterwandinfarkten wird auch das Septum miteinbezogen, und bei vielen Vorderwandinfarkten sind die anterioren Abschnitte der Septumwand beteiligt. Daher die Bezeichnung *anteroseptaler* und *posteroseptaler Infarkt.* Mitunter liegt auch ein *lateraler Infarkt* vor. Im Verlaufe der im Vorstehenden beschriebenen Ereignisse – Gewebstod, autolytische und reparative Phase – kann der Herzmuskel an Dicke verlieren.

Myokardinfarkte können auch nach dem Ausmaß der Ventrikelwandbeteiligung eingeteilt werden. Sind alle Schichten der Ventrikelwand betroffen, spricht man von *transmuralen* Infarkten. Sie werden in der überwiegenden Mehrzahl der Fälle von einem vollständigen Verschluß einer Koronararterie hervorgerufen, der in 90% nachweisbar ist.

Ein vollständiger Gefäßverschluß liegt dem als *subendokardialen* Infarkt bezeichneten Bild weit weniger häufig zugrunde. Bei diesem Infarktbild bleibt ein schmaler Muskelstreifen zwischen Endokard und Infarktzone ausgespart. Der Infarkt bleibt also offenbar auf das tiefe Bulbospiralbündel beschränkt. Daß sich wandständige Thromben häufiger bei transmuralen Infarkten bilden, ist zu erwarten. Eine Endokardsklerose mit massiver Ablagerung elastischer Fasern während des chronischen Stadiums findet sich jedoch bei beiden Formen.

Zu den vielen Rätseln der koronaren Herzkrankheit zählt, daß bei Autopsien Koronarsklerose und Myokardinfarkt in vieler Hinsicht nicht korrelieren. Obzwar beim akuten Herztod meist

(Fortsetzung auf Seite 220)

(Fortsetzung von Seite 219)

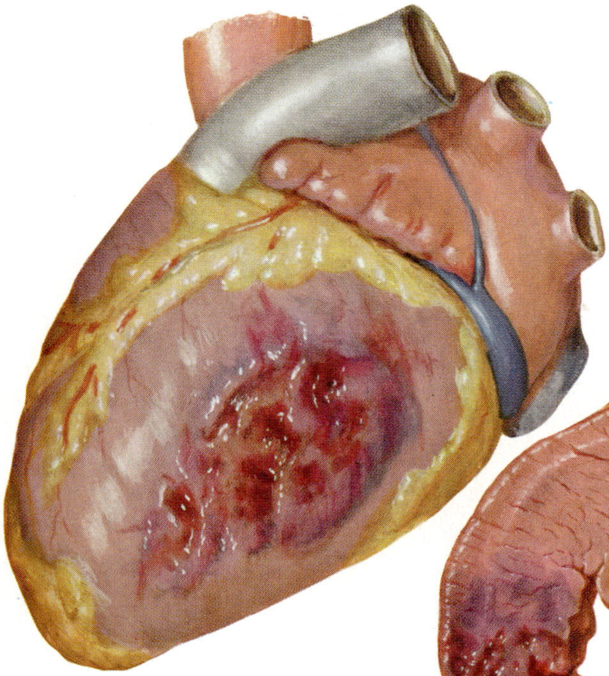

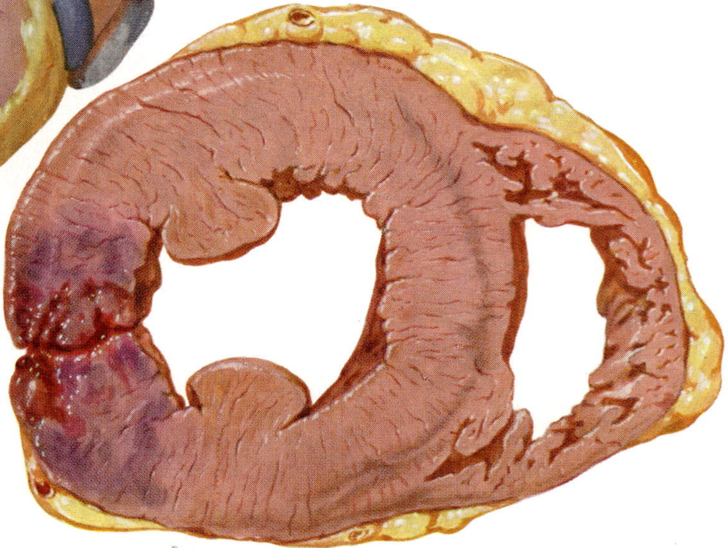

Akuter transmuraler Myokardinfarkt mit Ruptur des linken Ventrikels

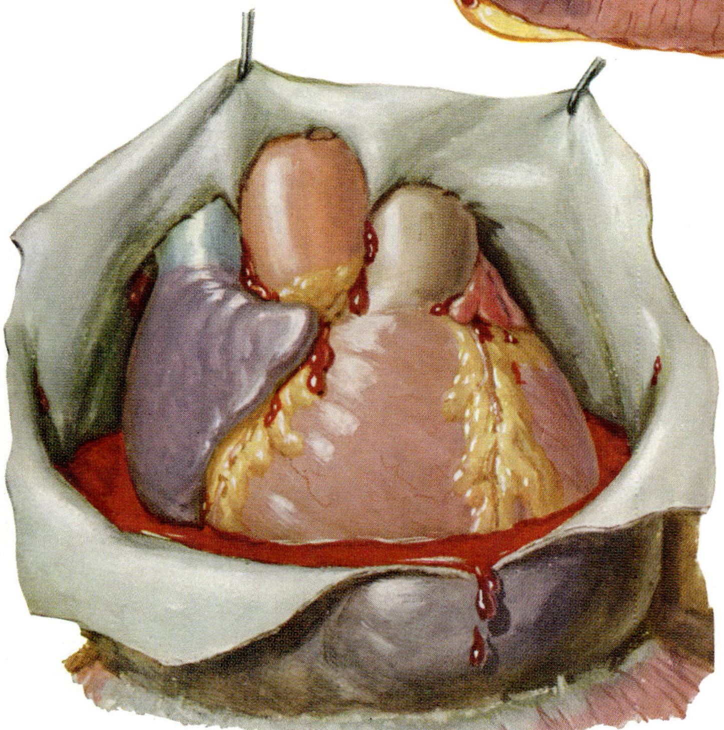

Herzruptur mit massivem Hämoperikard und Herztamponade

eine Läsion im R. interventricularis anterior oder dem Stamm der linken Koronararterie – oft als einzige Veränderung – festzustellen ist, wissen wir nichts über den Zustand des von ihr versorgten Herzmuskels, da ein Myokardinfarkt morphologisch nicht nachweisbar ist. Bei zirka 25% der autoptisch diagnostizierten Myokardinfarkte läßt sich in akuten, aber besonders in chronischen Fällen anamnestisch nicht nachweisen, wann der Infarkt eingetreten ist. Bei akuten Myokardinfarkten findet sich lediglich in ungefähr 50% ein vollständiger Koronarverschluß, obschon in allen Fällen eine erhebliche bis hochgradige Lumeneinengung besteht. Und schließlich kann in vielen Fällen, bei denen als unmittelbare Todesursache eine Koronarkrankheit angenommen wurde, ein frischer, akuter Myokardinfarkt nicht nachgewiesen werden.

Körperliche Betätigung erweist sich als äußerst wertvoll. Neuere Untersuchungen zeigten, daß damit zwar nicht die Häufigkeit von Myokardinfarkten gesenkt werden kann, ihr Schweregrad jedoch bei gutem Kreislaufzustand geringer bleibt.

Eine akute Schädigung des Erregungsleitungssystems durch Hämorrhagien oder Infarkte läßt sich nur in wenigen letal ausgehenden Fällen nachweisen. Dafür treten häufig andere Komplikationen auf. Die geänderte Kreislaufsituation und die modifizierten Blutbestandteile können offenbar verschiedene thrombotische Prozesse in Gang setzen. Sie führen zur Fibrinablagerung an verschiedenen Stellen, u.a. auch in den Koronararterien, wodurch der Myokardinfarkt weiter um sich greift.

Am Endokard, in den Herzohren (häufiger links als rechts) und evtl. an allen atheromatös veränderten Stellen bilden sich wandständige Thromben. Dementsprechend kann es nicht nur

(Fortsetzung auf Seite 221)

(Fortsetzung von Seite 220)

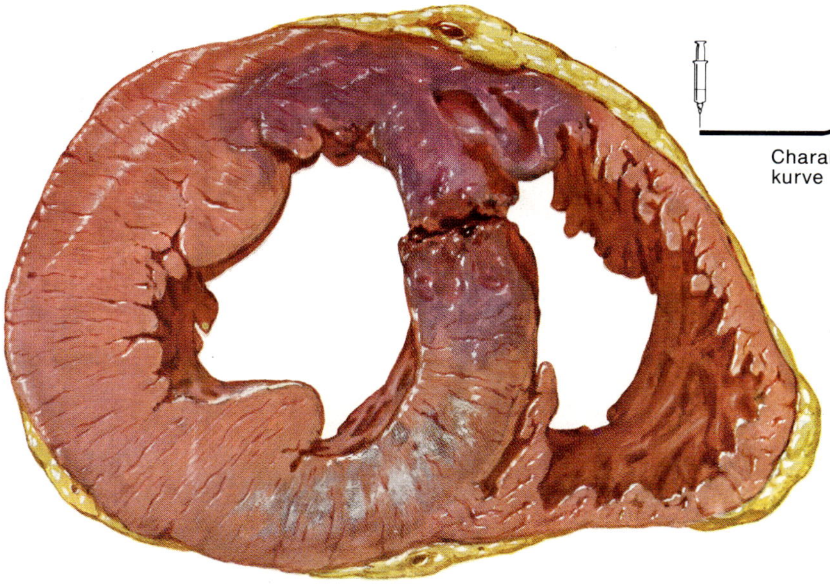

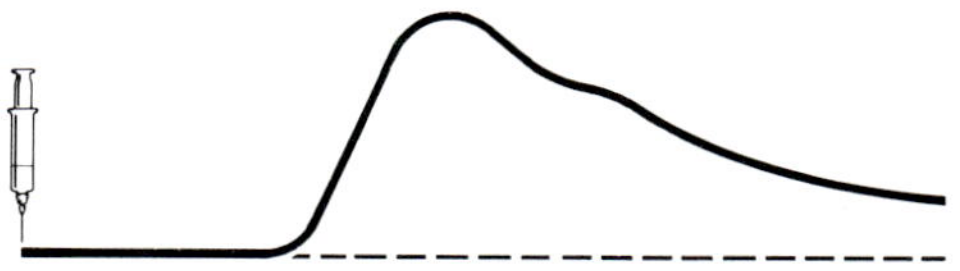

Charakteristische Farbstoffverdünnungskurve bei Links-rechts-Shunt

Ventrikelseptumruptur nach akutem Myokardinfarkt; daneben besteht alter Hinterwandinfarkt

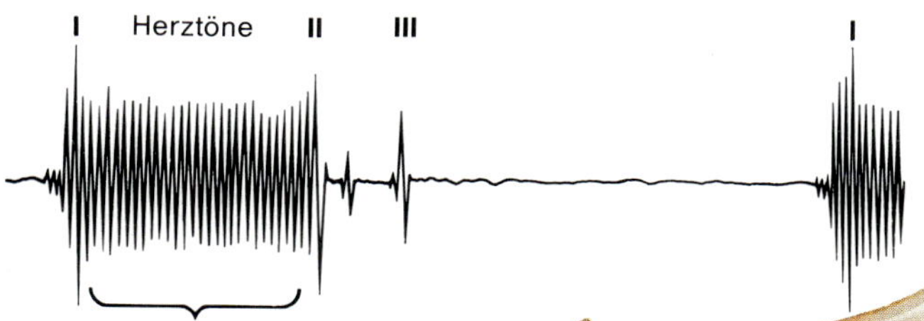

Phonokardiogramm: plötzliches Auftreten eines für Septum- und Papillarmuskelruptur typischen holosystolischen Geräusches

F. Netter M.D. ©CIBA

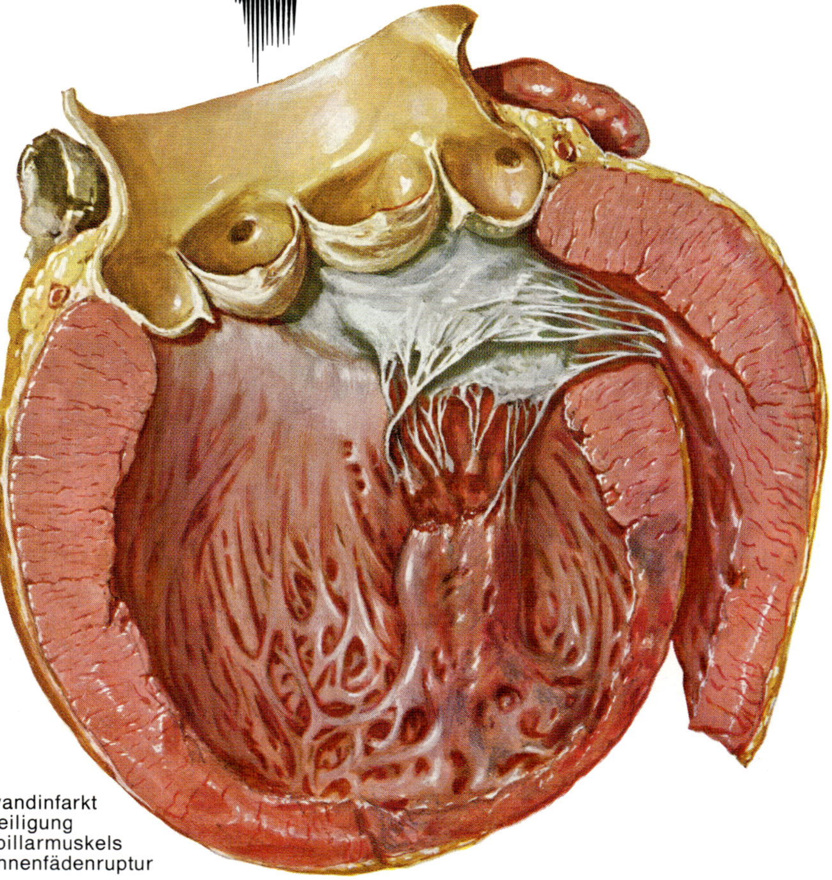

Hinterwandinfarkt mit Beteiligung des Papillarmuskels und Sehnenfädenruptur

infolge der verlangsamten Zirkulation, sondern auch infolge der schon während der Frühstadien hinzutretenden Thrombosierung zur zerebralen Anoxie kommen. Auch in den Körpervenen ist häufig eine Thrombose zu beobachten.

Leider führt die Thrombose in logischer Folge zur Embolie. In vielen Fällen mit Thrombenbildung im linken Herzen treten denn auch Embolien im Körperkreislauf auf. Den größten Schaden richtet eine zerebrale Embolie an, aber auch ein auf der Aortenbifurkation reitender Embolus ebenso wie eine Embolie in einer Extremität sind äußerst gefährlich. Kleinere Emboli verursachen herdförmige Milz- und Niereninfarkte. Im Mesenterium ist eine Embolisierung ein zwar seltenes, allerdings katastrophales Ereignis. Leider persistieren wandständige Thromben über lange Zeit, so daß eine Embolisierung auch noch auftreten kann, nachdem der akute Infarkt bereits ausgeheilt ist. In vielen Fällen kommt es auch zur Lungenembolie.

Ebenso wie das dekompensierte Herz bei Hypertonikern kann auch das hypoxische Herz dilatieren. Es kommt dann zur Klappeninsuffizienz und Regurgitation. Beim chronisch dekompensierten Herzen der Hypertoniker entstehen am Endokard oft »jet lesions«, die bei einer Dekompensation infolge einer Koronarsklerose relativ selten anzutreffen sind. Zur Erhaltung des aus kollagenen Fasern bestehenden Klappenringes ist offenbar Sauerstoff nötig. Wird kein Sauerstoff angeboten, dehnen sich die Fasern und machen die Klappe schlußunfähig.

Erhebliche Unterschiede zeigen auch die autoptisch beobachteten *Herzrupturen.* Ihre Häufigkeit schwankt zwischen 1% und 10% des Sektionsgutes nach akuten Myokardinfarkten. Ein Zusammenhang mit dem Ausmaß der körperlichen Betä-

(Fortsetzung auf Seite 222)

(Fortsetzung von Seite 221)

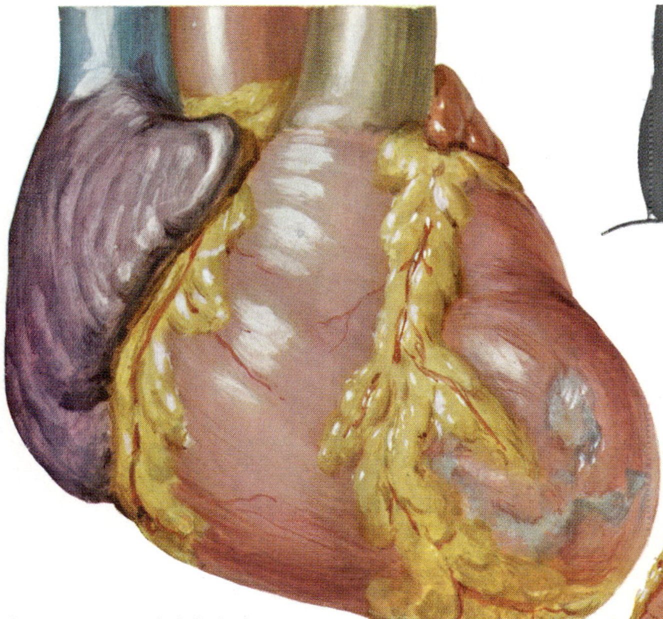

Aneurysma nach Infarkt im anteroapikalen Abschnitt des linken Ventrikels

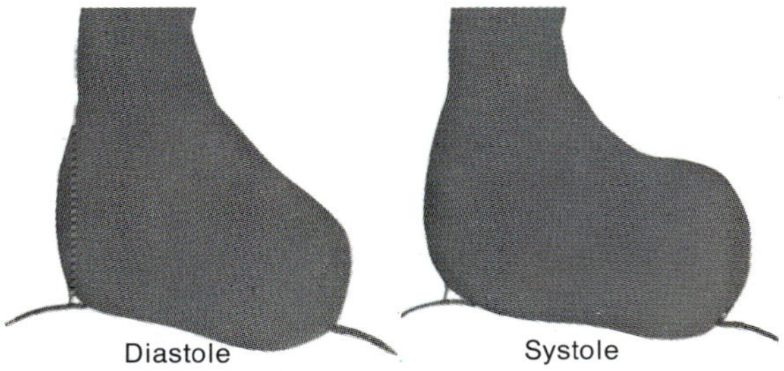

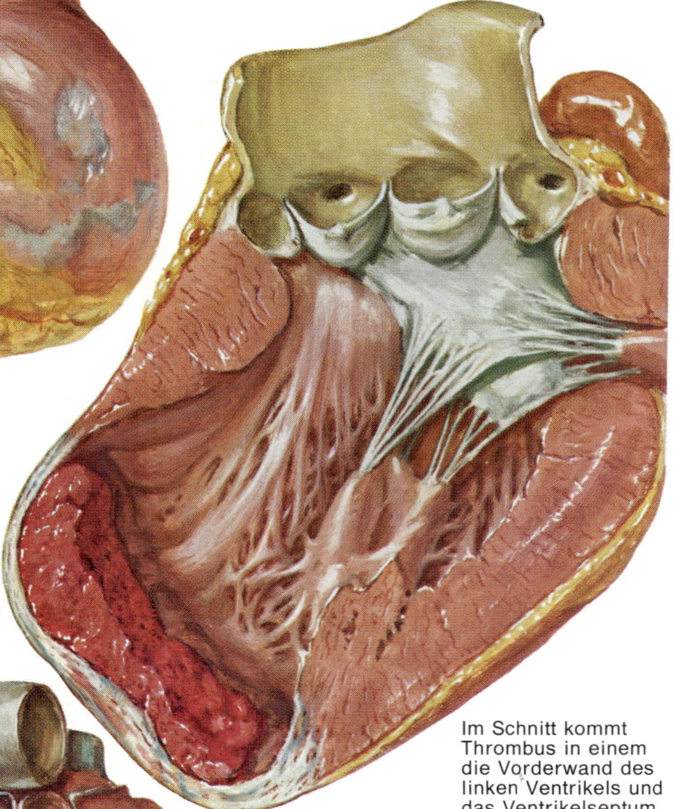

Im Schnitt kommt Thrombus in einem die Vorderwand des linken Ventrikels und das Ventrikelseptum erfassenden Aneurysma zur Ansicht

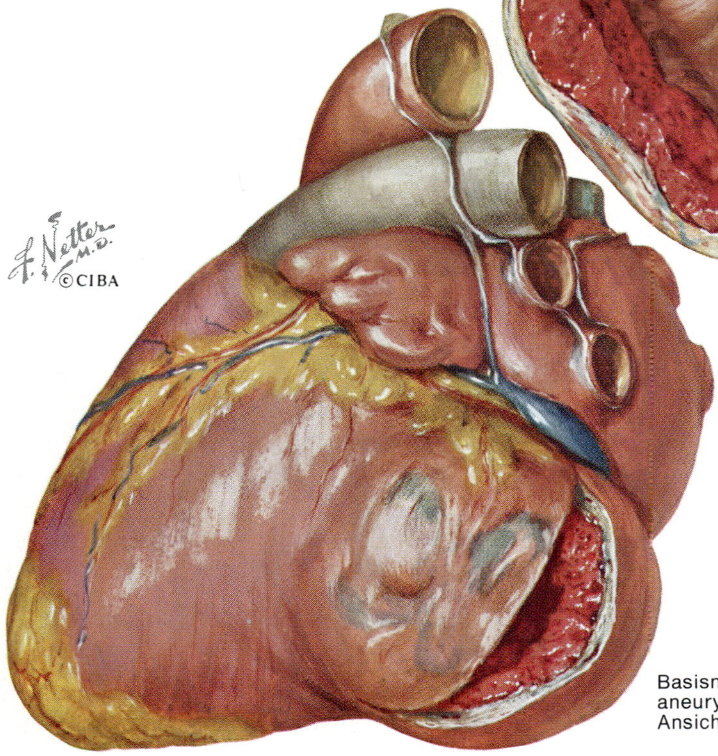

Basisnahes Hinterwand-aneurysma eröffnet, Ansicht von links

tigung im Frühstadium des Myokardinfarkts ist nicht von der Hand zu weisen. Warum im rupturierten Bereich schon wesentlich früher als gewöhnlich (Herzrupturen treten meist in der ersten Woche auf) morphologische Zeichen einer erheblichen polymorphkernigen Leukozytose zu finden sind, ist nicht geklärt. Eine Erhöhung der für die Myokardiolyse erforderlichen proteolytischen Enzyme wurde als mögliche Ursache einer Herzruptur angeschuldigt.

Neben der freien Ruptur des Herzens in den Perikardraum mit *Herztamponade* findet sich mitunter auch eine *Ruptur des Ventrikelseptums. Papillarmuskel* rupturieren selten. Warum der *hintere* mehr zur Ruptur neigt als der vordere, ist nicht bekannt.

Auf *Aneurysmen an der Vorderwand und an der Herzspitze* als chronische klinische Komplikation wurde bereits hingewiesen. Sie bieten jedoch auch aus pathologischer Sicht einige interessante Aspekte. In den Aneurysmen liegen häufig wandständige Thromben, so daß dauernd eine Emboliegefahr besteht. Warum die Papillarmuskel von einer Aneurysmenbildung verschont bleiben, läßt sich schwer begründen. Offenbar ist dies jedoch die Regel.

Schließlich muß zur koronaren Herzkrankheit noch festgestellt werden, daß sie leider nie zu Ende geht. Neben den bereits genannten Komplikationen, also Embolisierung, Aneurysmenbildung, akuter Herztod und Herzruptur, besteht stets die Gefahr der Reinfarzierung. In einer erheblichen Anzahl der Fälle sind nicht nur alte, sondern auch frische Infarkte festzustellen. Frische Infarkte entstehen entweder unmittelbar neben dem alten Infarkt oder betreffen einen ganz anderen Myokardabschnitt, der von einer anderen Koronararterie versorgt wird. So kann in Extremfällen neben einem *alten* Hinterwand- ein *alter* Vorderwandinfarkt und ein *frischer* lateraler Infarkt bestehen.

Angina pectoris

Die Angina pectoris, eigentlich »Brustenge«, gilt seit der Erstbeschreibung durch WILLIAM HEBERDEN im Jahre 1768 als ernstes Symptom. HEBERDENS Beschreibung ist bis heute unübertroffen geblieben, obwohl er den Zusammenhang mit einer Koronarerkrankung nicht erkannte. Auf diesen wurde erst später von JENNER hingewiesen. Eine weitere eminent wichtige Entdeckung im Zusammenhang mit der Koronarerkrankung wurde 1912 von HERRICK gemacht, der als erster das klinische Beschwerdebild der akuten Koronarthrombose beschrieb, dessen Schmerzsymptomatik der Angina pectoris ähnelt, obwohl der Schmerz meist mehrere Stunden anhält, intensiver ist, in der Regel nicht durch physische oder psychische Belastung ausgelöst wird und *nicht* auf Nitroglyzerin anspricht. Bei Angina pectoris dauert der Schmerz meist nur wenige Minuten und vergeht fast immer 1 bis 2 Minuten nach Nitroglyzerineinnahme.

Die Schmerz*symptomatik* der Angina pectoris variiert zwar von Fall zu Fall, läßt sich jedoch allgemein als beklemmendes Gefühl einer drückenden Last unterhalb des Brustbeins darstellen, wobei der *Schmerz* einige Zentimeter parasternal und mitunter in die *Arme* (besonders *links*) ausstrahlt. Selten wird er auch im Rücken, im Hals und den Kiefern gespürt. Die Schmerzqualität ähnelt dem Muskelschmerz nach Anlegen einer engen Blutdruckmanschette. Ausgelöst wird der Schmerz in der Regel durch *physische* oder psychische Belastung, durch *Kälte,* Hast oder Aufregungen und insbesondere *nach Mahlzeiten* und durch *Rauchen.* Er dauert selten länger als 2 bis 3 Minuten und *verschwindet rasch,* wenn man eine Nitroglyzerintablette unter der Zunge zergehen läßt. (Dadurch kann der Schmerz auch von vorn herein verhindert werden.) Der anginöse Schmerz muß gegenüber anderen Schmerzsymptomen abgegrenzt werden, die insbesondere bei Ösophagus- und Kardiaspasmen auftreten können. Hier fehlt die Belastung als auslösendes Moment. Auszuschließen sind ferner Schmerzen bei Gallenblasenleiden, Arthritis oder Bursitis in der linken Schulter, Neuritis und Herzschmerzen bei nervösen Erschöpfungszuständen und neurozirkulatorischer Asthenie.

Als *Schmerzursache* bei der Angina pectoris gilt die Myokardischämie. Sie wird durch die verminderte Koronardurchblutung infolge des »Rostens« der Auskleidung der Koronararterien (Arteriosklerose) verursacht.

Zwischen Angina pectoris und dem Schmerz der Koronarthrombose besteht ein gesicherter Zusammenhang. Beide Beschwerdebilder beruhen ja auf demselben Krankheitsgeschehen. Der beim Gerinnen von Blut in den Arterien, also bei der Koronarthrombose, länger andauernde Schmerz ist auf die längere Unterbrechung der Durchblutung zurückzuführen. Während dieses Zeitraums kann ein Teil des Herzmuskelgewebes untergehen und narbig ersetzt werden. Das heißt, es kommt zum *Myokardinfarkt,* der erst nach einigen Wochen abheilt.

Die *Prognose* der Angina pectoris schwankt erheblich. Bei vernünftiger Lebensführung, Beachtung diätetischer Maßnahmen, Vermeidung von Gewichtszunahme und unnötiger Belastung bleibt die normale Leistungsfähigkeit erhalten. Im Laufe von Monaten bis Jahren bildet sich ein adäquater Kollateralkreislauf aus, und die Angina pectoris verschwindet nach und nach. Treten die Beschwerden mit großer Häufigkeit auch nachts im Schlaf auf (Angina decubitus), ist der Patient viel stärker gefährdet und braucht mehr Ruhe. Während des Schlafes auftretende Angina-pectoris-Anfälle sind stets lebensbedrohend, obwohl sie hunderte Male überlebt werden. Der Tod tritt wahrscheinlich durch Kammerflimmern ein. Mit Hilfe der Elektroschocktherapie kann jedoch das Flimmern unter Kontrolle gebracht und der normale Herzschlag wiederhergestellt werden. Bei intensiver Überwachung und ständiger Einsatzbereitschaft entsprechender Geräte konnten auf diese Weise bereits viele Patienten gerettet werden.

Die Angina pectoris wird in erster Linie *konservativ* (S. 103) *behandelt,* obzwar zur Erhöhung des Sauerstoffangebots an den Herzmuskel (S. 236) oder zur Desobliteration der Koronararterien auch *chirurgische* Maßnahmen vorgeschlagen und erprobt worden sind. Unerläßlich sind Ruhe und die Vermeidung unnötiger psychischer und physischer Belastungen, sowie ein dosiertes körperliches Training (Spazierengehen). Pharmaka, z.B. Nitrite, werden routinemäßig zur Erweiterung der Blutgefäße und Entlastung des Herzens sowie zur besseren Durchblutung des Herzmuskels gegeben.

Bei drohender oder bereits manifester Koronarthrombose ist mehr Ruhe erforderlich. In derartigen Fällen hat es sich auch eingebürgert, zumindest einige Monate lang Antikoagulantien zu verschreiben.

Am wichtigsten sind jedoch *Präventivmaßnahmen,* die der Grundkrankheit Einhalt gebieten. Derartige Maßnahmen werden gegenwärtig intensiv erforscht und bestehen, soweit man dies heute schon sagen kann, insbesondere für die aufgrund der Familienanamnese und eines hohen Serumcholesterinspiegels Gefährdeten im Vermeiden einer Übergewichtigkeit, in einer vernünftigen an tierischen Fetten armen Ernährung, intensiver körperlicher Betätigung, sofern keine Herzkrankheit vorliegt, und Rauchverbot. Derartige Präventivmaßnahmen stehen in jedem Therapieprogramm an vorrangiger Stelle und müssen bereits in früher Jugend einsetzen.

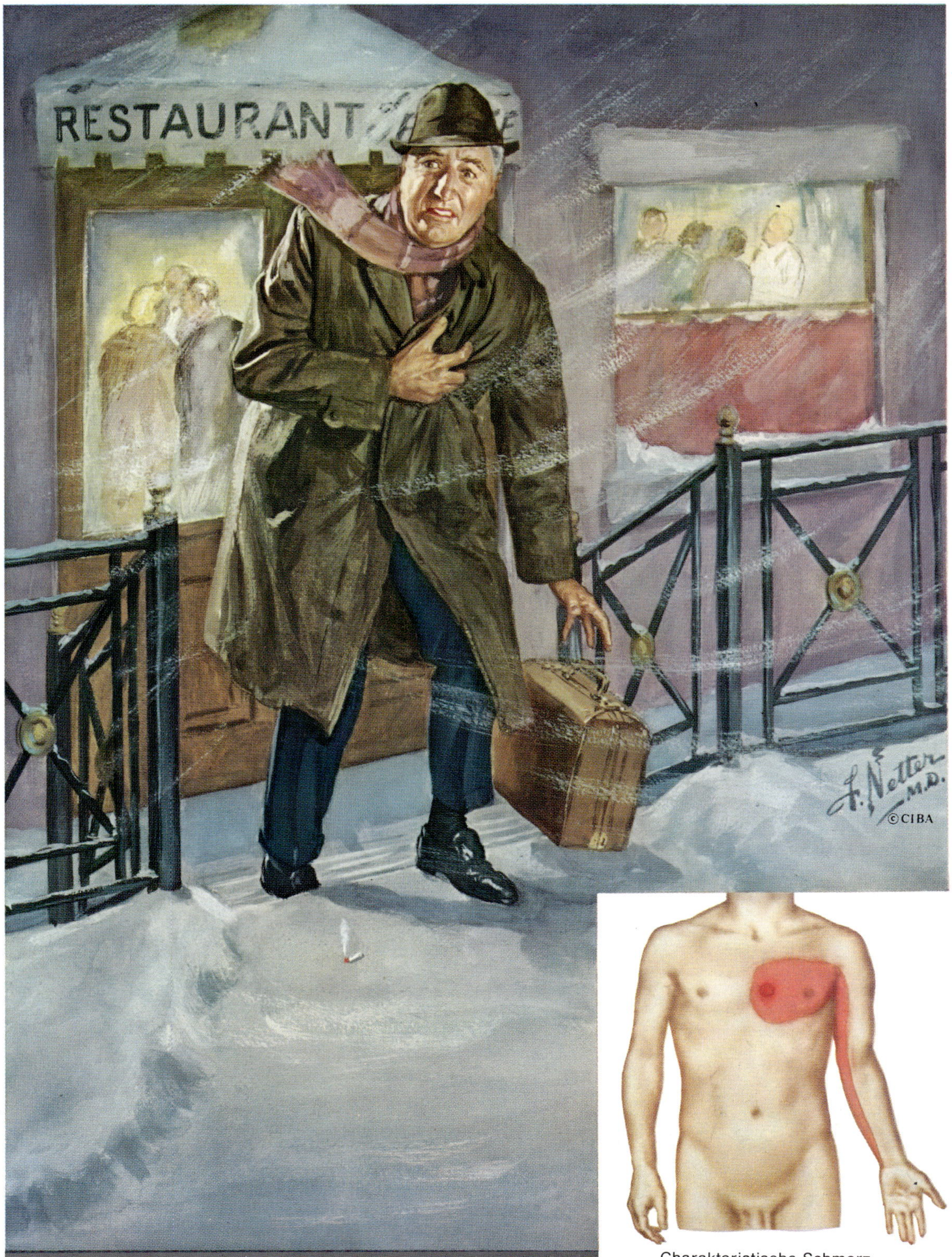

Häufige auslösende Ursachen der Angina pectoris: schweres Essen, Erschöpfung, Kälte, Rauchen

Charakteristische Schmerzausstrahlung bei Angina pectoris

Interdependente Faktoren bei der Blutdruckregulation

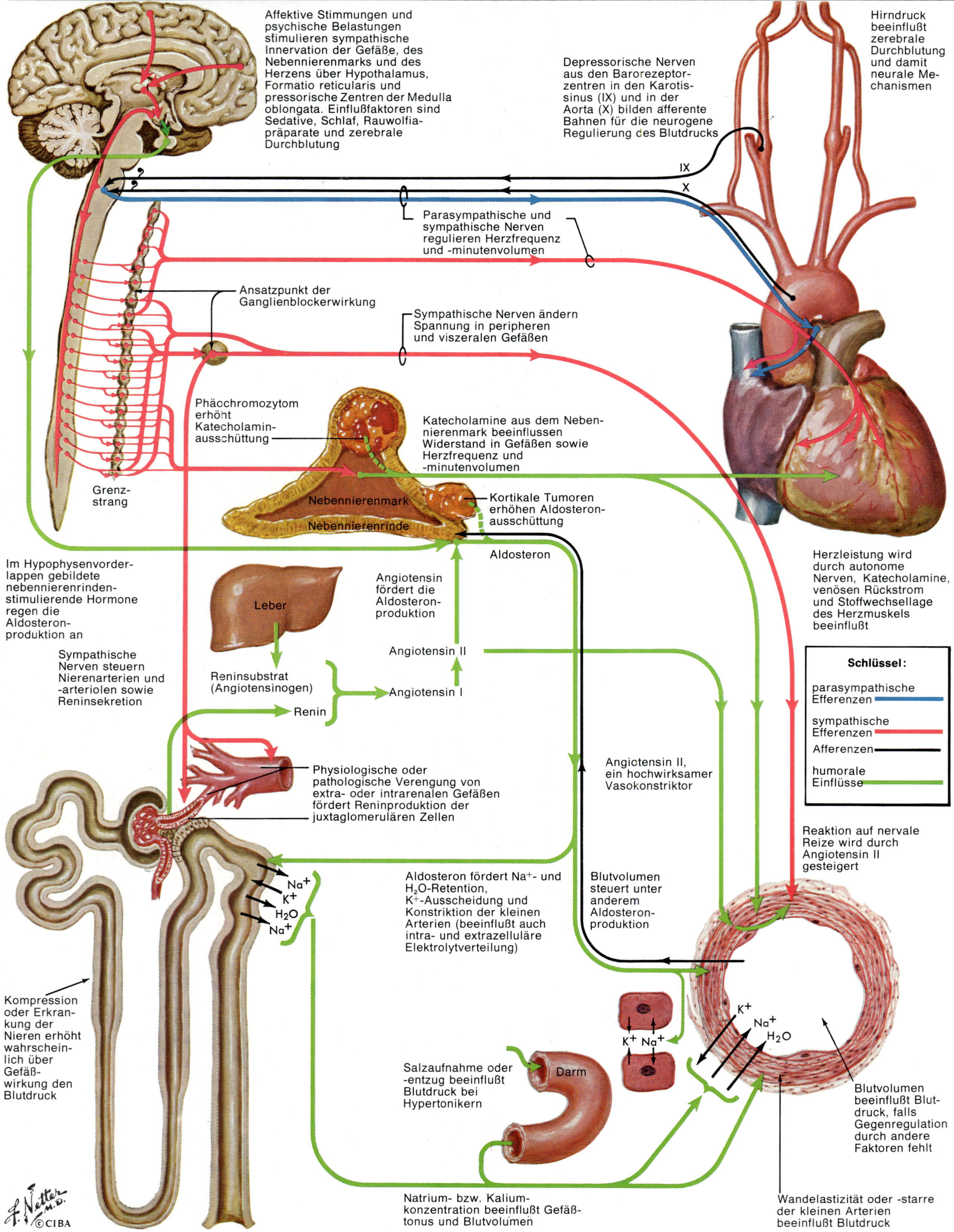

Hypertonie – eine Regulationsstörung

Der *arterielle Blutdruck* ist einer von vielen Faktoren, die die Perfusion der Gewebe gewährleisten. Da die Organe nicht zur gleichen Zeit gleich viel Blut brauchen, muß Blut aus einer Körperregion abgezogen und in entsprechender Menge zur rechten Zeit in kritische Bereiche gebracht werden. Dies ist ein höchst komplexer hämodynamischer Vorgang, der nur mit Hilfe einer Reihe aufeinander abgestimmter Regelmechanismen bewältigt werden kann. Auf dem Gleichgewichtszustand dieser einander beeinflussenden Mechanismen baut die sog. »Mosaiktheorie« der Hypertonie auf.

Für das Verständnis der vielen den arteriellen Blutdruck regelnden Faktoren ist die Kenntnis der physiologischen und biochemischen Grundlagen Voraussetzung. Dabei geht es nicht um eine bloß akademische Frage, sondern vielmehr um die Grundlagen der Diagnose, Therapie und Prognose. Die vielfältigen Einflußfaktoren dieser Regelmechanismen lassen sich in vier Gruppen teilen, nämlich in (1) renale, (2) endokrine, (3) neurogene und (4) kardiovaskuläre Faktoren.

Diese Einteilung ist jedoch ganz und gar willkürlich, da die Faktoren in Wirklichkeit voneinander abhängen und einander im Gleichgewicht halten. Manche der Regelmechanismen arbeiten nach dem Feedback-Prinzip, d.h., es gibt Mechanismen, die einen Blutbedarf erkennen, und Mechanismen, die für die Blutzufuhr verantwortlich sind. All dies läuft in geordneten Bahnen ab, um zu vermeiden, daß ein weniger wichtiges Gewebe auf Kosten eines kritischen, z.B. des Gehirns, vorrangig durchblutet wird.

Chemische Mechanismen

Renale Faktoren. Die juxtaglomerulären Zellen enthalten ein Enzym, *Renin,* dessen Sekretion vom *mittleren Arteriolendruck,* vom *Natrium*gehalt der tubulären Flüssigkeit und der *neuralen Innervation* der juxtaglomerulären Zellen beeinflußt wird. Renin wird in den Blutstrom freigesetzt und spaltet das *Reninsubstrat (Angiotensinogen)* unter Bildung von Angiotensin I, welches wiederum enzymatisch in *Angiotensin II* aufgespalten wird. Angiotensin II ist ein Polypeptid mit 8 Aminosäuren. Es besitzt die stärkste vasopressorische Wirkung aller bisher bekannten Substanzen, beeinflußt nachhaltig die *Aldosteronsekretion* und ist aktiv am Zustandekommen der renovaskulären Hypertonie beteiligt.

In dem bei der Ätiologie der renalen Hypertonie angeschuldigten Mechanismus spielt das Angiotensin eine zentrale Rolle. Es herrscht die Auffassung, daß eine obliterierende Läsion der Nierenarterien durch Freisetzung großer Reninmengen und Bildung von Angiotensin eine Hypertonie verursacht. Schon allein aus diesem Grund wurden in neuerer Zeit verschiedene Methoden zur klinischen Bestimmung des Angiotensin- und Reninspiegels im Blut angegeben. Bisher erwies sich jedoch keine als praktikabel.

Angiotensin besitzt eine komplexe pharmakologische Wirkungsweise. Ob es auch in den im normalen Blut vorhandenen kleinen, gerade noch meßbaren Mengen eine signifikante Wirkung entfaltet, ist ungewiß. In diesen Konzentrationen wird ihm heute vielfach eine Bedeutung für die *Salzausscheidung in der Niere* zugeschrieben. Steigt die Konzentration auf leicht meßbare Werte, kommt es offenbar zur manifesten arteriellen *Hypertonie.* Angiotensin besitzt eine Reihe von Wirkungen, die zwar noch nicht vollständig geklärt werden konnten, aber anscheinend im Verein mit anderen humoralen Substanzen die Gewebeperfusion steuern. Zum Beispiel bewirkt eine geringe in das Nebennierenperfundat injizierte Angiotensinmenge eine unverhältnismäßig starke Katecholaminausschüttung. Der Blutdruck steigt nicht, wie bei einer derart niedrigen Angiotensinkonzentration zu erwarten, unerheblich an, sondern schnellt geradezu in die Höhe. Versuche, analog zur Noradrenalinblockierung einen Angiotensinantagonisten zu finden, blieben bisher erfolglos.

Angiotensin ist nicht der einzige Mechanismus, über den die Niere zur Regulierung des Blutdrucks verfügt. Auch der Regelung des *Salz- und Wasserhaushalts* kommt eine bedeutende Rolle zu. Es ist seit langem bekannt, daß eine salzarme Kost den Blutdruck zu senken vermag. Darauf beruht u.a. die Verwendung von Diuretika in der Behandlung der Hypertonie. Salz bewirkt eine *Wasserretention.* Dadurch wird das *Blutvolumen* vermehrt, und der *Blutdruck steigt.* Dieses Phänomen tritt besonders deutlich zutage, wenn vor einer Nierentransplantation beide Nieren entfernt werden. Durch Salz und Wasserretention steigt das Blutvolumen und damit der arterielle Druck. Wird Salz abdialysiert, normalisiert sich der Druck in der Regel. Daß Salz auch noch über andere Mechanismen eine Hypertonie auslösen kann, zeigt sich bei Ratten, die eigens auf Salzempfindlichkeit gezüchtet wurden.

In der letzten Zeit haben sich die Anzeichen dafür gemehrt, daß in der Niere auch phospholipidartige Substanzen vorhanden sind, die die Wirkung des Enzyms Renin beeinflussen. Eine Beteiligung dieser Substanzen an der Pathogenese der Hypertonie ist jedoch nicht gesichert.

Zum Studium der renalen Hypertonie wurden verschiedene experimentelle Modelle entwickelt. Darunter fanden die verstellbare Nierenarterienklemme und die durch Applikation von Zellophan auf das Nierenparenchym entstehende fibröse Kapsel weiteste Verbreitung. Mit Hilfe dieser experimentellen Systeme konnten umfassende Kenntnisse über den Auslösemechanismus der Hypertonie beim Menschen gewonnen werden.

Die renale Hypertonie hat viele Ursachen, die teilweise operativ oder medikamentös behoben werden können. Durch die renale Angiographie ist die operative Korrektur von obliterierenden Veränderungen an den Nierenarterien erleichtert und damit die Heilungsquote erhöht worden. Auch durch adäquate Therapie einer Pyelonephritis kann der Blutdruck gesenkt werden, vorausgesetzt, daß das Nierenparenchym keine allzu ausgedehnte Vernarbung ausweist.

Endokrine Faktoren. Tumoren des *Nebennierenmarks* verursachen paroxysmale Hypertonieanfälle. Bei kortikaler Tumorlokalisation steigt der Blutdruck weniger stark, bleibt aber erhöht. Als Beispiele seien Phäochromozytom und primärer Hyperaldosteronismus genannt. Da *Angiotensin* die *Aldosteronsekretion beeinflußt* und Aldosteron eine Salzretention bewirkt, ist der Salz- und Wasserretention eine hypertensive Wirkung zugeschrieben worden. Die Stimulierung der Katecholaminausschüttung aus dem Nebennierenmark durch Angiotensin wäre eine weitere Möglichkeit.

In neuerer Zeit wurde vielfach der primäre Hyperaldosteronismus bei normalen Kaliumwerten als Ursache einer essentiellen Hypertonie diskutiert. Typisches Merkmal dabei soll die verminderte Kohlehydrattoleranz sein. Auch das Vorkommen von *Nebennierenrindenadenomen* wurde zur Stützung dieser Hypothese angeführt. Die meisten Autoren halten diese Hypothese jedoch für unbegründet, da das Syndrom an sich selten vorzufinden und ein Zusammenhang mit einer gesicherten essentiellen Hypertonie kaum jemals nachzuweisen ist.

Aldosteronantagonisten haben in der Therapie der suprarenalen ebenso wie der essentiellen Hypertonie im Frühstadium begrenzte Anwendung gefunden. Sie bewähren sich insbesondere dann, wenn im Rahmen eines sekundären Hyperaldosteronismus eine erhebliche Hypokaliämie besteht.

Sonstige Mechanismen

Neurale Faktoren. Der Blutdruck wird von einem höchst komplexen Nervennetz geregelt. Bei der Pathogenese der Hypertonie spielen offenbar auch *psychische Komponenten,* meist *depressive Stimmungslagen,* eine Rolle. Die Gefäßregulation erfolgt größtenteils über das *sympathische Nervensystem,* aber auch der Parasympathikus ist daran beteiligt. Als wahrscheinlich wirksamster *Regler* steht das *Barorezeptorzentrum im Karotissinus* zur Verfügung. Die vasomotorischen Regelzentren liegen im Gehirn, insbesondere im Mittelhirn und der Medulla oblongata. Von dort führen efferente Bahnen zu den Blutgefäßen, dem Herz, dem Nebennierenmark und den juxtaglomerulären Zellen.

Die neurale Blutdruckregelung erfolgt nach dem Prinzip des negativen Feedback und der Sollwertverstellung der Barorezeptoren. Steigt der arterielle Druck im Karotissinus, wird die vasomotorische Aktivität insbesondere in der Medulla oblongata gehemmt und der periphere Widerstand sinkt, und umgekehrt. So wird ein normaler Blutdruck aufrecht erhalten. Bleibt der arterielle Druck jedoch konstant erhöht, wird der Barorezeptor nachgestellt, und der Blutdruck pendelt sich mit Hilfe des Reglers im Karotissinus auf den höheren Wert ein. Mit anderen Worten, die Hemmung tritt erst ein, wenn der Druck auf einen Wert gestiegen ist, der über dem an sich schon erhöhten, nunmehr jedoch »normalen« Niveau liegt. Daraus wird verständlich, warum der Blutdruck konstant mit Hilfe von Medikamenten auf einen niedrigen Wert eingestellt werden muß, wenn eine Therapie maximal wirksam sein soll. Ein ähnliches »Nachstellphänomen« ist offenbar auch in der Niere bei der Reninausschüttung vorhanden.

Kardiovaskuläre Faktoren. Arterien und Arteriolen reagieren aufgrund ihres *Eigentonus* im Sinne einer Selbstregelung auf den sich ändernden Perfusionsbedarf der Gewebe. Darüber hinaus sind die Blutgefäße anatomisch auf den Perfusionsbedarf eines Organs abgestimmt und regeln damit die Organdurchblutung. Und schließlich reagieren die Blutgefäße nicht immer gleich auf die verschiedenen Reize. Zum Beispiel kann sich ein Gefäß bei ein und demselben Reiz unter bestimmten Umständen zehnmal stärker kontrahieren. Dieses Phänomen ist als »kardiovaskuläre Reaktivität« bezeichnet worden. Durch die Hypertonie wird u.a. eine Arteriosklerose beschleunigt.

Blutgefäße unterliegen im wahrsten Sinn des Wortes einer Selbststeuerung, sie vermögen nämlich ihr Kaliber dem Perfusionsbedarf der Gewebe bei geändertem Blutdruck anzupassen. Daher tritt bei sinkendem arteriellem Druck nicht unbedingt eine Nierenischämie ein. Wie diese Autoregulation funktioniert, ist nicht bekannt, obzwar gerade auf diesem Gebiet eingehende Untersuchungen durchgeführt worden sind. Es handelt sich offenbar um eine der glatten Muskulatur von Blutgefäßen eigene starke Regelkraft. Damit ist allerdings das Phänomen zugegebenermaßen nicht erschöpfend erklärt.

Chirurgisch beeinflußbare Ursachen der sekundären Hypertonie

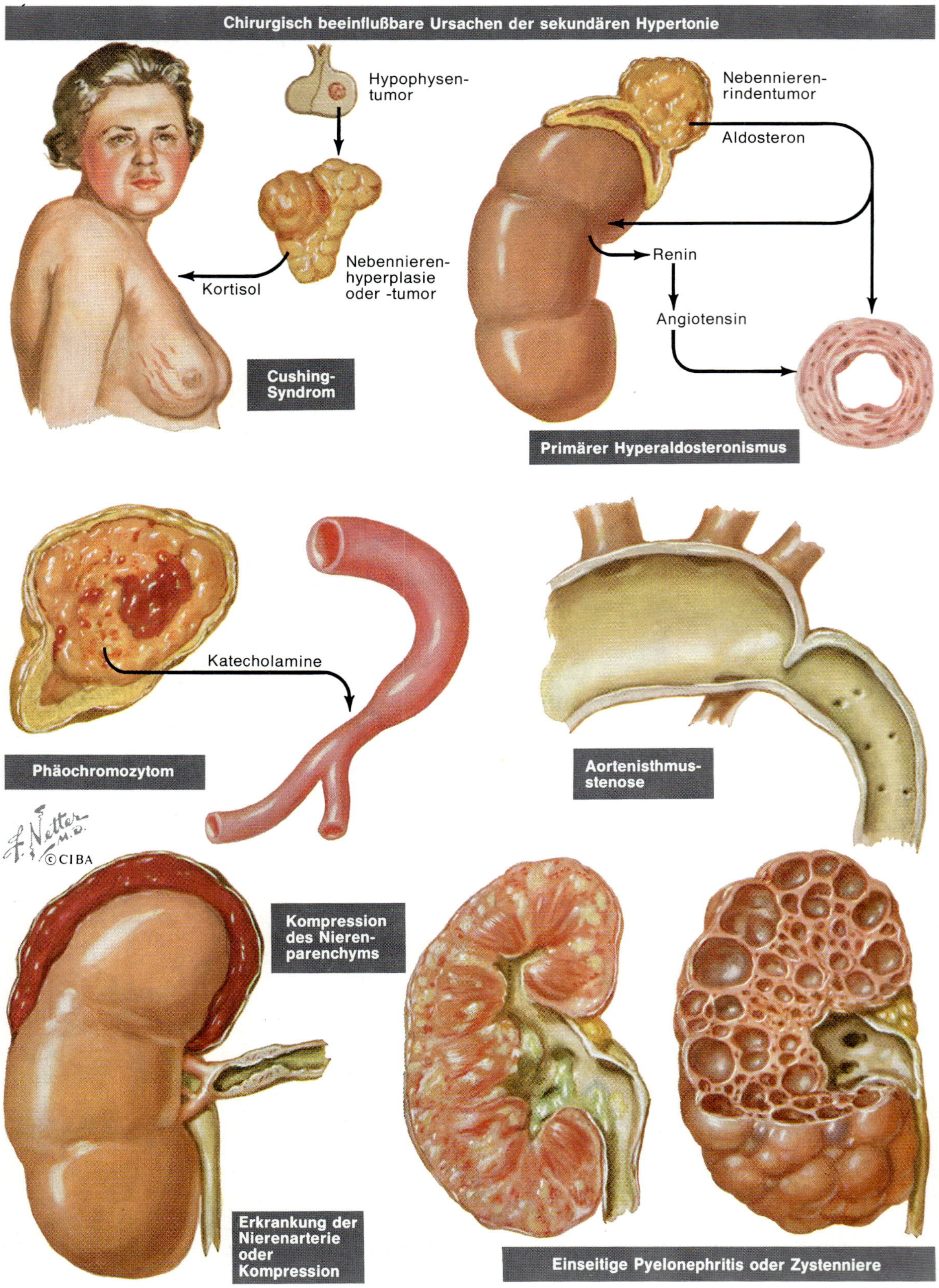

Die *Behinderung der Nierendurchblutung* ist zweifellos häufigste chirurgisch beeinflußbare Ursache einer *sekundären arteriellen Hypertonie.* Sie wird in der Regel durch angiographische Darstellung der großen und kleinen Nierengefäße als renovaskuläre Hypertonieform erkannt. Ursache des Strömungshindernisses ist meist eine Arteriosklerose. Zur Hypertonie kommt es jedoch erst, wenn der mittlere Druck in den *Nierenarterien* erheblich ansteigt. Arteriosklerotisch bedingte Stenosen sind mit gutem Erfolg operativ korrigiert worden, wodurch sich der Blutdruck normalisieren ließ. Weit weniger häufig liegt der sekundären Hypertonie eine *Kompression des Nierenparenchyms* durch eine bindegewebige Schale oder durch Thrombose innerhalb der Nierenkapsel zugrunde. Dabei kann es zur malignen Hypertonie kommen. Durch operative Korrektur der Kompressionsursache ist jedoch eine Heilung möglich. Daher ist stets an eine (allerdings seltene) Kompression als Hypertonieursache zu denken.

Der *primäre Hyperaldosteronismus* gilt heute allgemein als eine Ursache einer (meist geringgradigen) arteriellen Hypertonie. Der Hochdruck verschwindet in derartigen Fällen, sobald der ***Tumor an der Nebennierenrinde*** operativ entfernt wird. Da die *Aldosteronsekretion* weitgehend von dem in der Niere gebildeten *Angiotensin* abhängt, ist bei primär renalen Hypertonien die Aldosteronausschüttung oft erhöht. Dies mag der Grund dafür sein, daß mit salzarmer Kost und Aldosteronantagonisten in der Therapie der renovaskulären Hypertonie häufig so gute Erfolge erzielt werden können.

Auch *Pyelonephritiden,* besonders in fortgeschrittenen Stadien, kommen relativ häufig als Ursache einer arteriellen Hypertonie in Betracht. Sie bleiben manchmal auf eine Niere beschränkt, so daß die Hypertonie chirurgisch durch eine Nephrektomie behoben werden kann. Meist sind jedoch beide Nieren beteiligt. In diesem Fall ist eine Nephrektomie nur dann zu erwägen, wenn sie aus anderen Gründen als einer Hypertonie geboten erscheint. Der Hypertonie liegt mitunter auch eine *Zystenniere* (polyzystische Degeneration der Niere) zugrunde, insbesondere, wenn das Nierenparenchym durch ausgedehnte Vernarbungen druckbelastet ist. Von einer Drainage der Zysten ist in derartigen Fällen nur selten ein Erfolg zu erwarten.

Phäochromozytome treten zwar selten auf, verursachen jedoch eine ausgeprägte klinische Symptomatik. Zum Nachweis dieser Tumoren des Nebennierenmarks steht eine Reihe diagnostischer Provokationstests zur Verfügung. Der Blutdruck kann meist, jedoch keinesfalls immer durch operative Entfernung des Tumors normalisiert werden. Mitunter bleibt er hoch, da weitere kleine Tumoren nicht erkannt und entfernt worden sind oder die Hypertonie auf andere Ursachen zurückzuführen ist.

Mit der operativen Korrektur einer *Aortenisthmusstenose* kann die Hypertonie sowohl proximal als auch distal der Stenosestelle in der Regel erfolgreich behoben werden. Die Korrekturoperation für Aortenisthmusstenosen war eigentlich der erste der heute so zahlreich gewordenen herzchirurgischen Eingriffe.

Als seltene Form findet sich eine Hypertonie beim *Cushing-Syndrom.* Sie soll primär mit den Nebennieren in Zusammenhang stehen, obschon CUSHING selbst sie auf eine *hypophysäre* Ursache zurückgeführt hat. Angeblich kann sie durch Resektion des *Hypophysentumors* beeinflußt werden, was allerdings nicht gesichert ist.

Der Augenhintergrund bei Hypertonie

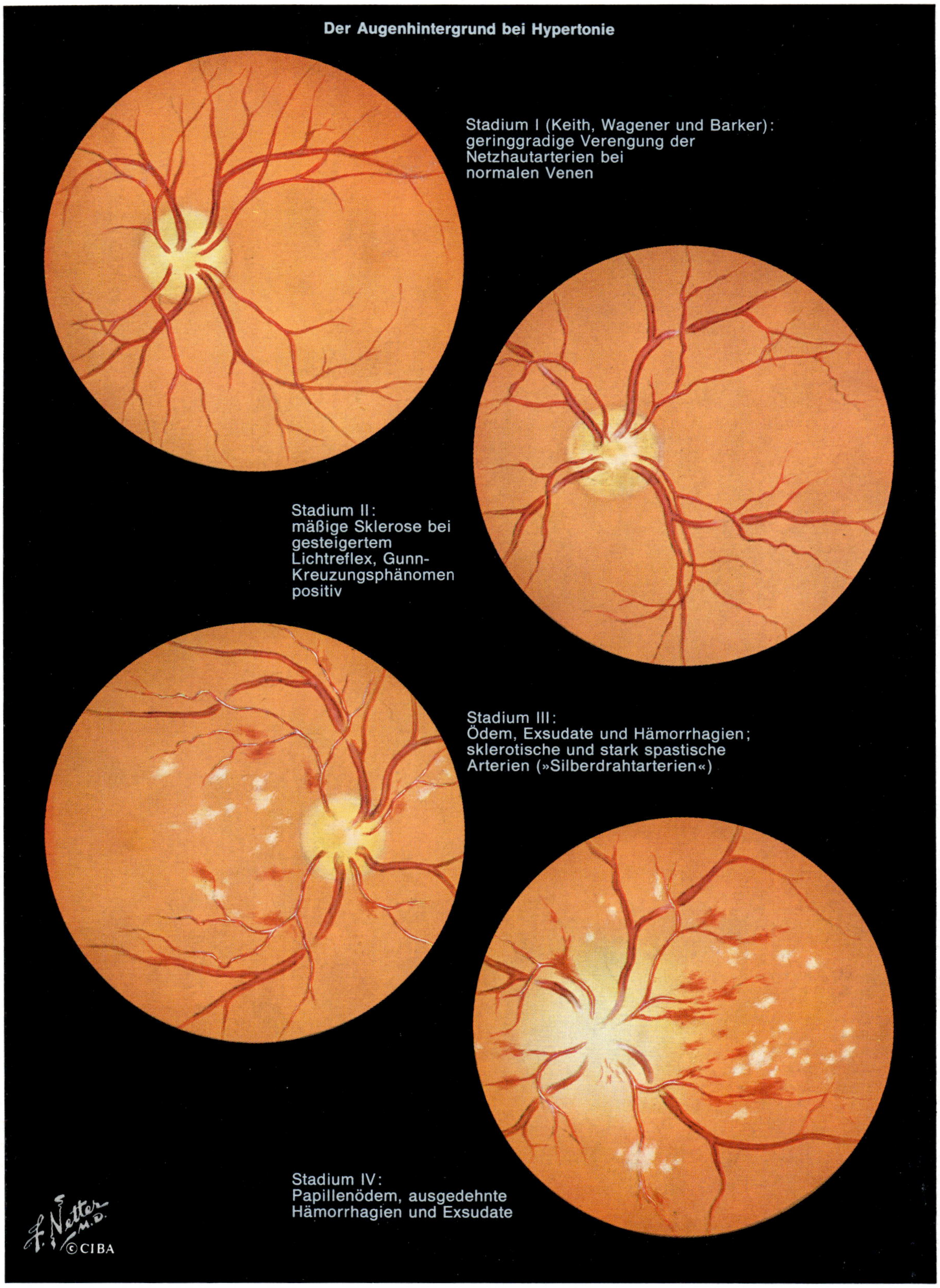

Die direkte Beurteilung des *Augenhintergrundes* ergibt wichtige Hinweise auf das Stadium der Hochdruckkrankheit. Nirgends sonst im Körper können nämlich die *Arteriolen* optisch dargestellt werden, und gerade sie setzen dem Blutstrom den größten Widerstand entgegen.

Zur *Beurteilung der Augenhintergrundbefunde* sind verschiedene Einteilungen herangezogen worden. Darunter hat zweifellos die *Stadieneinteilung* nach KEITH, WAGENER und BARKER weiteste Verbreitung gefunden:

Stadium I: Geringgradige Verengung und *Sklerose der Netzhautarteriolen.* Stadium I beeinträchtigt oft auf Jahre hinaus nicht die Gesundheit. Der Blutdruck ist nicht übermäßig erhöht und sinkt bei Ruhe.

Stadium II: Netzhautveränderungen wie in Stadium I, jedoch *stärker ausgeprägt,* keine Retinitis. Im Stadium II nimmt die Hochdruckkrankheit bereits einen rascher progredienten Verlauf, der Blutdruck ist höher und kehrt auch bei Ruhe nicht auf den Normalwert zurück. Allgemeiner Gesundheitszustand, Herz- und Nierenfunktion sind jedoch immer noch zufriedenstellend.

Stadium III: Retinitis angiospastica bei eindeutig *sklerotischen* Arteriolen, jedoch kein Papillenödem. Der Blutdruck ist konstant hoch. Herz- und Nierenfunktion sind zwar häufig noch unverändert, mitunter finden sich jedoch bereits Belastungsdyspnoe, elektrokardiographische Veränderungen und Nykturie. Oft wird über Nervosität, Kopfschmerzen, Schwindelanfälle und Sehstörungen geklagt. Proteinurie und Hämaturie sind häufige Begleitsymptome.

Stadium IV: Als auffälligste Netzhautveränderung besteht nun ein *Papillenödem* neben *erheblich* spastisch oder organisch bedingter *Arteriolenverengung* bei *diffuser Retinitis.* Als charakteristische Beschwerden werden Nervosität, Schwäche, Gewichtsverlust, Kopfschmerzen, Sehstörungen, Belastungsdyspnoe und Nykturie angegeben. Im Harn finden sich Eiweiß, Zylinder und Erythrozyten. Die Prognose ist schlecht.

Mit dem Bild der Netzhautarteriolen *während der einzelnen Hypertoniestadien* muß jeder Arzt vertraut sein. Daher wird er gut daran tun, Fundusuntersuchungen wiederholt selbst durchzuführen und sich nicht auf den Befund des beigezogenen Augenarztes zu verlassen. Oft ist das linke Auge stärker verändert als das rechte. Die normale Konfiguration des Optikuseintritts ist genau festzuhalten, damit ein *Papillenödem* nicht übersehen werden kann. Papillenödeme können auch bei normalem oder leicht erhöhtem Liquordruck auftreten. Bei *Netzhautblutungen* ist ein Diabetes auszuschließen. Exsudative Veränderungen können entweder auf frische oder alte *Exsudate* zurückzuführen sein.

Bei *entsprechender Behandlung* sind selbst die hochgradigen Veränderungen im malignen Hypertoniestadium *reversibel.*

Obliterierende Angiopathien der Nierenarterien

Der Gedanke, daß beim Menschen eine renovaskuläre Hypertonieform vorkommt, die dem von GOLDBLATT experimentell durch Konstriktion der A. renalis provozierten Zustandsbild entspricht, hat sich im letzten Jahrzehnt immer mehr durchgesetzt. Eine Stenose im arteriellen Nierenstrombett wird schon deshalb gern als Ursache einer Hypertonie in Erwägung gezogen, da dabei in den meisten Fällen chirurgisch wieder eine Normotonie hergestellt werden kann. Zweifellos hat die Fehldeutung einer Nierenischämie als Pyelonephritis dazu geführt, daß die Existenz einer *renovaskulär bedingten Hypertonie* lange Zeit negiert wurde. Trotz mancher für das Gegenteil sprechender Anzeichen konnte sich diese Meinung bis in die späten dreißiger Jahre halten.

Die frühen Arbeiten von HOWARD und POUTASSE gaben den Anstoß zu einer intensiven Suche nach einer anatomischen Grundlage der Hypertonie. Mit der Einführung der *Aortographie* und später der selektiven *Nierenangiographie* ist für die Diagnostik der Gefäßverschlüsse im Nierenstrombett Entscheidendes geleistet worden. Damit ist nicht nur der allgemeine Nachweis einer Obliteration der Nierenarterien möglich geworden. Die Verfeinerung der Methode hat schließlich in vielen Fällen sogar eine Differenzierung zwar gleich aussehender, jedoch klinisch, anatomisch und symptomatisch verschiedener Veränderungen erlaubt.

Arteriosklerose

Die *Arteriosklerose* ist häufigste Ursache obliterierender Arteriopathien. Auch bei Stenosierungen im arteriellen Nierenstrombett steht sie ursächlich an erster Stelle. Sie bevorzugt meist Männer im höheren Alter, tritt jedoch auch bei Frauen auf. Der arteriosklerotische Prozeß bleibt in der Regel auf den Abgang und Anfangsteil der Nierenarterie beschränkt, mitunter finden sich aber auch distal in einem *Renalisast* arteriosklerotische Herde.

Arteriographisch stellen sich die Herde als exzentrische *Plaques* an einem Teilabschnitt der Arterienwand dar. Meist ist vorwiegend die Intima beteiligt. Aus diesen Gründen bietet sich als Therapie eine Endarteriektomie an, da damit die Höhe des betroffenen Wandabschnittes der übrigen Arterienwand angeglichen werden kann. (Dies ist bei anderen renalen Arteriopathien nicht möglich.) Mitunter sind die Herde *konzentrisch* und bedecken die ganze Zirkumferenz des Gefäßes. In diesem Fall sind sowohl die *Intima* als auch die *Media* beteiligt.

Neben Hypertonie und Nierenschädigung treten zwei weitere Komplikationen auf. Wie bei jeder Arteriosklerose kann es zur *Thrombosierung* an der Herdstelle kommen. Ferner findet sich mitunter eine morphologisch recht ungewöhnliche Komplikation in Form eines *dissezierenden Aneurysmas.* Wenn Blut in ungewöhnlicher Weise auf die Endothelauskleidung eines Gefäßes trifft, was ja distal von den arteriosklerotischen Herden der Fall ist, entstehen in der Intima Risse, und es kommt zur Dissektion in die Arterienwand. Meist reicht die Dissektion nur über kurze Strecken, so daß man eigentlich richtiger von einem intramuralen Hämatom sprechen müßte. Mitunter ist jedoch eine größere Strecke entlang der

Obliterierende Angiopathien der Nierenarterien als mögliche Hypertonieursache

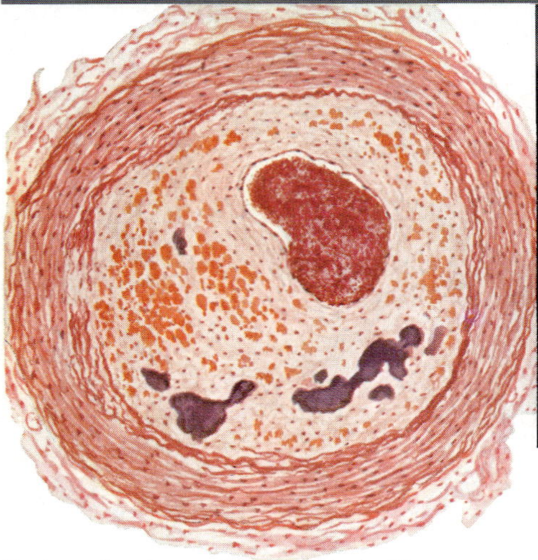

Hochgradige konzentrische Arteriosklerose der A. renalis mit Lipid- und Kalkablagerung und Thrombose (Photomontage, ×12)

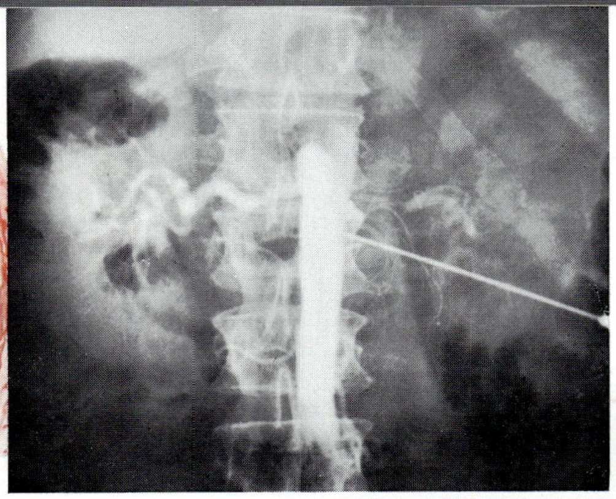

Translumbale Aortographie und renale Arteriographie: arteriosklerotisch und thrombotisch bedingter Verschluß der rechten A. renalis

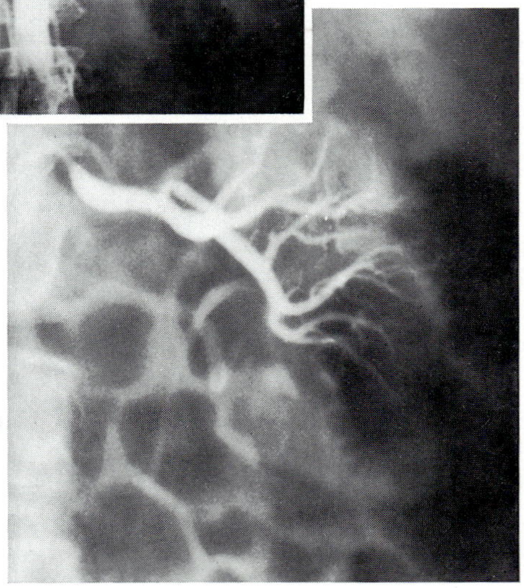

Selektive Arteriographie: asymmetrische Verengung der proximalen linken A. renalis durch arteriosklerotischen Herd

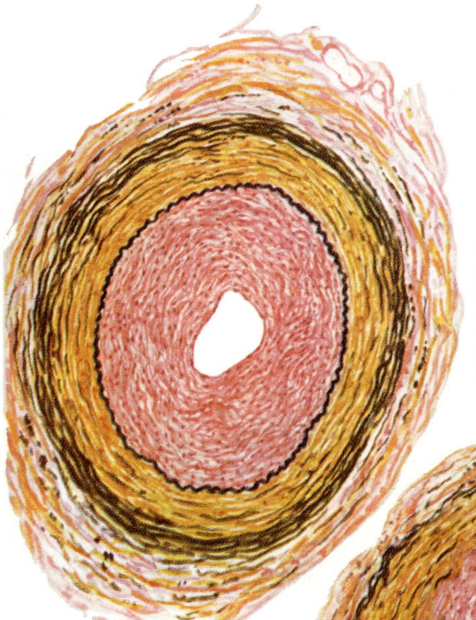

Intimafibroplasie einer Nierenarterie im Anfangsteil bei einem Säugling (Verhoeff-van Gieson-Färbung, ×55)

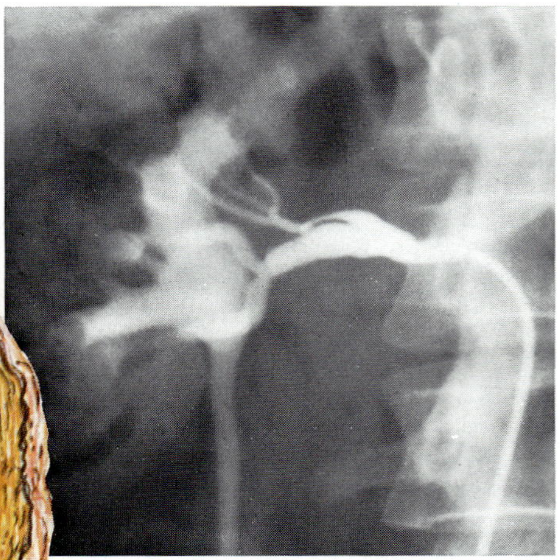

Aneurysmatische Veränderung der rechten A. renalis

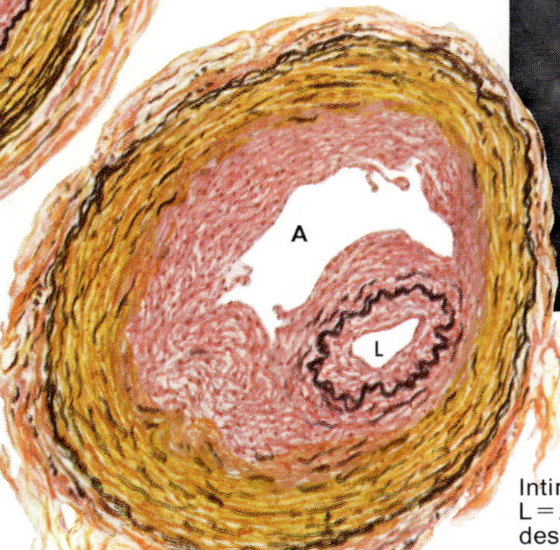

Intimafibroplasie in Renalisast: L = Arterienlumen, A = Hohlraum des dissezierenden Aneurysmas (Verhoeff-van Gieson-Färbung, ×18)

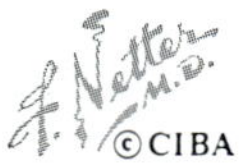

Nierenarterie betroffen. Der Druck distal des Herdes ist jedoch offenbar um vieles geringer, so daß eine Dissektion in die Aorta ausbleibt. Sobald das Blut die Verschlußstelle passiert hat, scheint distal der Druck zu sinken, und es kommt zu keiner Dissektion mehr.

Fibrotische Veränderungen

Als zweite große Gruppe imponieren fibrotische (nicht atheromatöse) Veränderungen der Nierenarterien. Manche fibromuskulären Hyperplasien lassen sich unter einem gemeinsamen Oberbegriff zusammenfassen. Es gibt jedoch eine Vielzahl klinisch und pathologisch verschiedener Läsionen, für die mangels einer gesicherten Ätiologie deskriptive Bezeichnungen gewählt wurden, die sich in erster Linie auf die Lokalisation der Arterienschädigung beziehen.

Intimafibroplasie. Die Intimafibroplasie findet sich sowohl an der A. renalis als auch an ihren Ästen und tritt häufig bei jungen Männern auf. Eine ausgesprochene Geschlechts- und Altersprädilektion besteht allerdings nicht. Ohne Dissektion führt sie zu einer fadenförmigen Verengung der Nierenarterie. Intimafibroplasien wurden nicht nur an arteriellen Nierengefäßen, sondern auch in anderen Lokalisationen beschrieben. Sie ähneln morphologisch dem Bild der Endarteriitis obliterans kleiner Arterien, aber selbst bei Kindern sind auch andere größere Gefäße beteiligt. *Mikroskopisch* findet sich in der Regel eine diffuse, konzentrische Verdickung der Media. Mitunter liegt eine dünne Kollagenschicht auf einer stark faltigen *Elastica interna.* Bei Kindern und Jugendlichen zeigen die befallenen Arterien zusätzlich erhebliche Veränderungen der Lamina elastica interna (meist im Sinne einer Faltung).

Mediafibroplasie mit Aneurysmen. Die aneurysmatische Mediafibroplasie der Nierenarterien wurde ursprünglich aufgrund der Röntgenbefunde als fibromuskuläre Hyperplasie gedeutet. *Röntgenologisch* findet sich stets eine *»perlschnurartige« Konfiguration* mit unregelmäßigen Ausbauchungen des Gefäßes. An den ausgebauchten Stellen erscheint der Gefäß-

(Fortsetzung auf Seite 229)

Obliterierende Angiopathien der Nierenarterien

(Fortsetzung von Seite 228)

Obliterierende Angiopathien der Nierenarterien als mögliche Hypertonieursache (Fortsetzung)

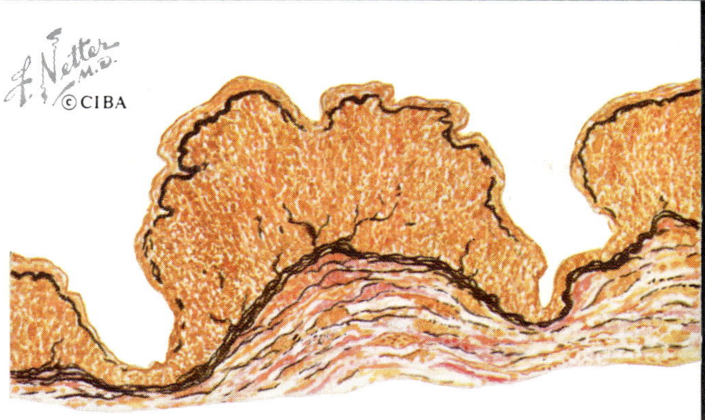

Längsschnitt durch Nierenarterie mit Mediafibroplasie: stark unterschiedliche Dicke der Gefäßwand, vornehmlich der Media, mit aneurysmatischen Ausstülpungen (Verhoeff-van Gieson-Färbung, ×20)

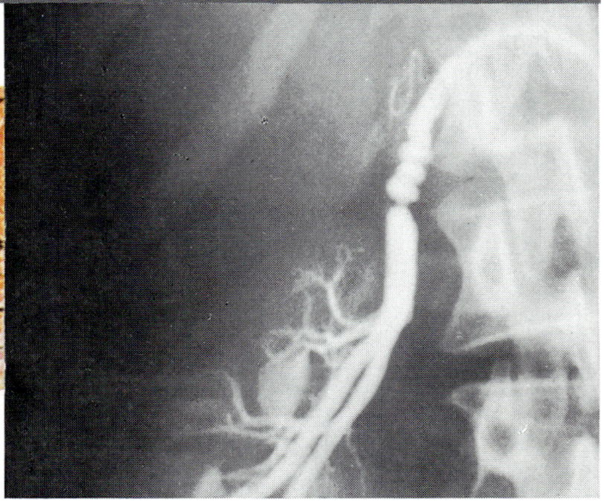

Renales Arteriogramm: charakteristische »Perlschnurkonfiguration« durch abwechselnde Stenosen und aneurysmatische Ausbuchtungen

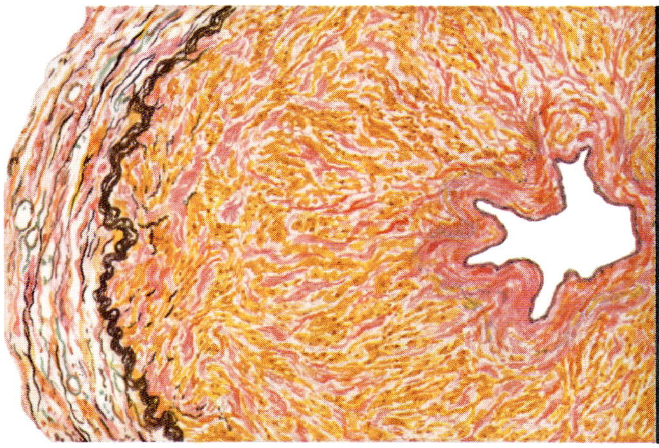

Fibromuskuläre Hyperplasie: Mediaverdickung durch fibröse und muskuläre Gewebsauflagerung. Lamina elastica interna fehlt (Verhoeff-van Gieson-Färbung, ×100)

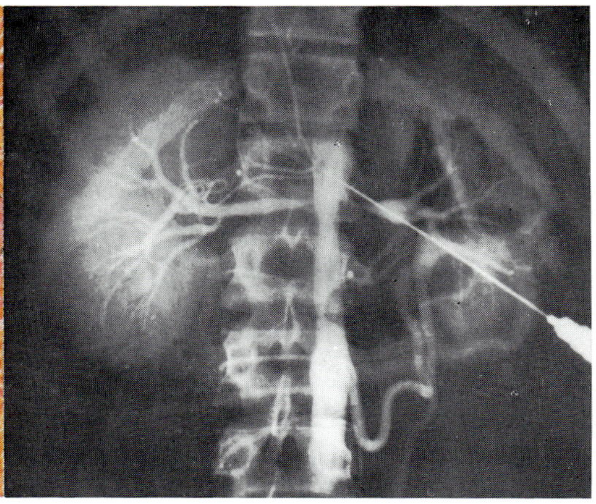

Arteriogramm: Stenose am Abgang beider Nierenarterien mit poststenotischer Dilatation links

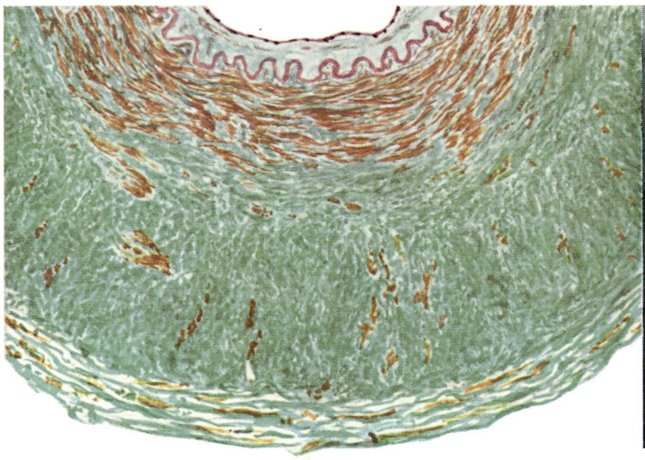

Subadventitielle Fibroplasie: Zwischen Media und Adventitia liegt dichter konzentrischer Kollagenring (Masson-Trichrome-Färbung, ×80)

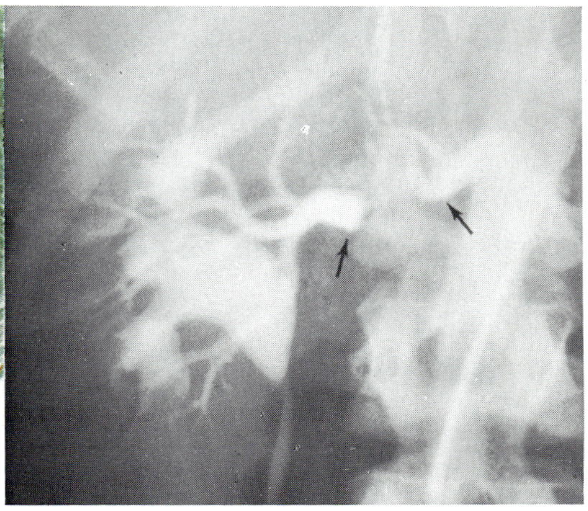

Ausgedehnte unregelmäßige Stenose der rechten A. renalis bei subadventitieller Fibroplasie; Arteriogramm

durchmesser größer als am Abgang der Nierenarterie, der in der Regel verschont bleibt. Die aneurysmatische Mediafibroplasie tritt primär bei Frauen auf und ist leider meist doppelseitig. Sie ist nicht auf die Nierengefäße beschränkt, sondern wurde auch in anderen Lokalisationen beschrieben.

Morphologisch bietet sich ein höchst ungewöhnliches Bild. Wird die betroffene Arterie der Länge nach gespalten, zeigt sie ein der Divertikulose (im Kleinformat) ähnliches Aussehen. An der Arterienwand finden sich zahlreiche kleine taschenartige Ausstülpungen. Auch das *mikroskopische Bild* ist recht bizarr. Die *Gefäßwand weist an verschiedenen Stellen eine unterschiedliche Dicke auf.* Einerseits finden sich an einer intakten Lamina elastica interna fibröse Auflagerungen, andererseits ist an manchen Stellen nur die Lamina elastica externa erhalten. An der noch verbleibenden, erkennbaren Media ist an vielen Stellen Muskelgewebe verlorengegangen und das kollagene Gewebe vermehrt. Das vermehrte Kollagen soll das Gefäß angeblich segmental an die Lamina elastica externa binden und so eine längsverlaufende Dissektion verhindern.

Subadventitielle Fibroplasie. Sie kommt in der Regel bei jungen Frauen vor und ist mitunter doppelseitig. Eine Doppelseitigkeit fand sich in 25% des einzigen in der Literatur angegebenen Kollektivs.

Wie bei den bereits erwähnten Formen ist häufig die rechte A. renalis nach ihrem Abgang über variable Strecken betroffen. Selten sind jedoch die Renalisäste primär oder durch Ausbreitung beteiligt. *Mikroskopisch* zeigt sich als Besonderheit an der Nierenarterie ein *dichter konzentrischer Kollagenring,* der stellenweise auf der *Media* aufsitzt oder die Media ganz oder zum Teil ersetzt. Das elastische Gewebe der *Adventitia* bleibt weitgehend erhalten, ebenso die elastischen Lamellen der Lamina elastica externa, daher die Bezeichnung *subadventitielle Fibroplasie.* Das Kollagen erscheint sehr dicht und bei spezieller Färbung im Gegensatz zur Intimafibroplasie gut differenziert. Dieser Unterschied läßt sich am besten mit den Methoden zum Nachweis von sauren Mukopolysacchariden darstellen. Im Längsschnitt weist die Kollagenschicht eine unterschiedliche Dicke auf. Daher ist bei der *Nierenarteriographie* auch eine unregelmäßige Konfiguration des Gefäßlumens zu sehen. Im Gegensatz zur aneurysmatischen Mediafibroplasie ist der Gefäßdurchmesser an der betroffenen Stelle geringer als am freibleibenden proximalen Renalisabschnitt. Dissezierende Hämatome treten auch hier nicht auf, sekundäre Thrombosen nur äußerst selten.

Fibromuskuläre Hyperplasie. Im engeren Sinn handelt es sich auch bei der fibromuskulären Hyperplasie zumindest teilweise um eine fibrotische, stenosierende Veränderung an der A. renalis. Sie tritt im Vergleich zu allen anderen fibrotischen Arteriopathien der Nierengefäße am seltensten auf und ist daher schwer statistisch zu beurteilen. Auch hier sehen die Läsionen offenbar bei Kindern und bei Erwachsenen anders aus. In der Jugend bestehen sie vorwiegend aus *Muskelgewebe,* obschon konzentrisch obliterierende Formen ein homogenes Gewebegemisch aufweisen können. Ein doppelseitiges Auftreten ist selten. Bei Erwachsenen wird das männliche Geschlecht bevorzugt, und es kommt als Komplikation zu distalen dissezierenden Hämatomen. *Arteriographisch* entspricht das Bild bei Kindern einer Intimafibroplasie mit einer glatten, regelmäßigen *Stenose.* Bei älteren Männern wird eine eventuelle Verengung durch die Kontrastmittelfüllung der *aneurysmatischen* Ausbuchtungen verdeckt. Bei Kindern besteht offenbar dazu eine Aortenanomalie mit unregelmäßiger Stenosierung der Aorta. Sie reicht vom Abgang der Nierenarterien nahezu bis zur Aortengabelung.

Sonstige Veränderungen

Neben den bereits beschriebenen charakteristischen Läsionen haben im arteriellen Gefäßbett der Niere noch andere Läsionen pathogenetische Bedeutung für die Hypertonie. Infolge *primärer dissezierender Aneurysmen* kann es zum partiellen bis totalen Verschluß der A. renalis und zur Hypertonie kommen. Wie derartige Aneurysmen entstehen, ist ungewiß, offenbar kann aber durch einen Kontinuitätsverlust der Lamina elastica interna Blut in die Gefäßwand dissezieren. Solche Veränderungen sind selbst bei Kindern aufgetreten. Ein Zusammenhang mit dem sog. Aneurysma der A. renalis ist nicht gesichert, es könnte sich jedoch in beiden Fällen ursächlich um eine Unterbrechung der Kontinuität des elastischen Gewebes handeln. Ob eine Dissektion eintritt oder nicht, wird jeweils davon abhängen, ob die Kräfte in der Längsrichtung durch das Gefäß verlaufen können oder ob ihnen durch eine Tasche Grenzen gesetzt sind, so daß sie zur Bildung eines Aneurysmas führen müssen. Als Teilbild einer *retroperitonealen Fibrose* ist eine *periarterielle Fibroplasie* bekannt, die zur Hypertonie führen kann. Auch *perirenale Hämatome* vermögen offenbar die großen, evtl. auch die kleinen Nierenarterien zu beeinträchtigen und eine Art kompensatorischen Blutdruckanstieg zu verursachen.

Nierenveränderungen bei Hypertonie

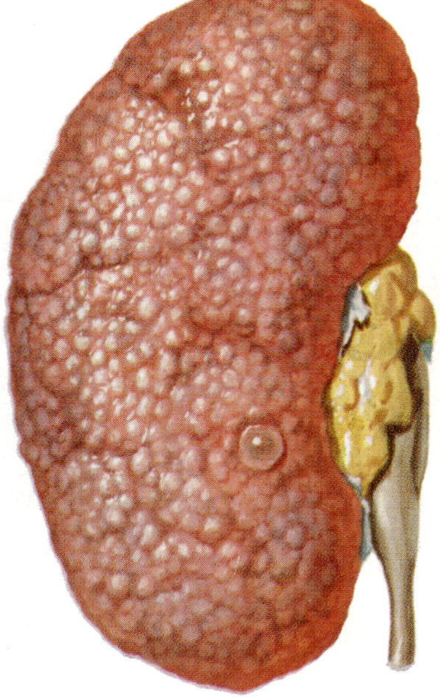

Typische, granulär arteriosklerotische Niere bei essentieller Hypertonie

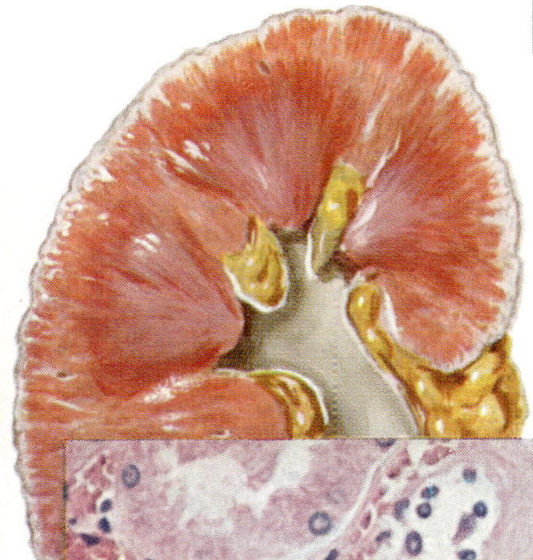

Schnittfläche einer arteriosklerotischen Niere

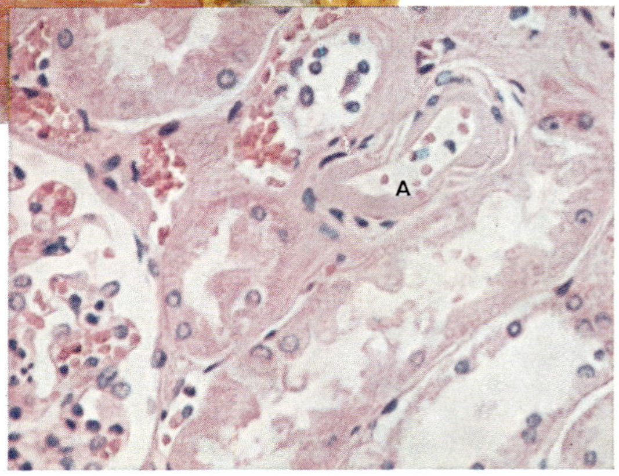

Hyalinisierung einer afferenten Arteriole (A). Arteriosklerose bei essentieller Hypertonie

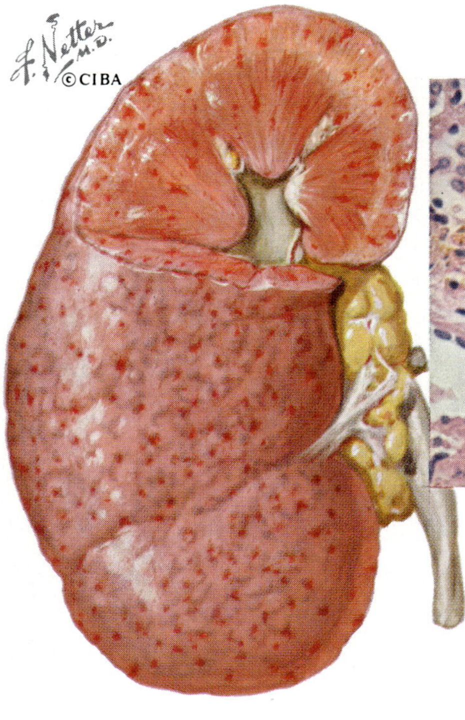

Malignes Stadium der essentiellen Hypertonie: Niere mit zahlreichen, unterschiedlichen Hämorrhagien

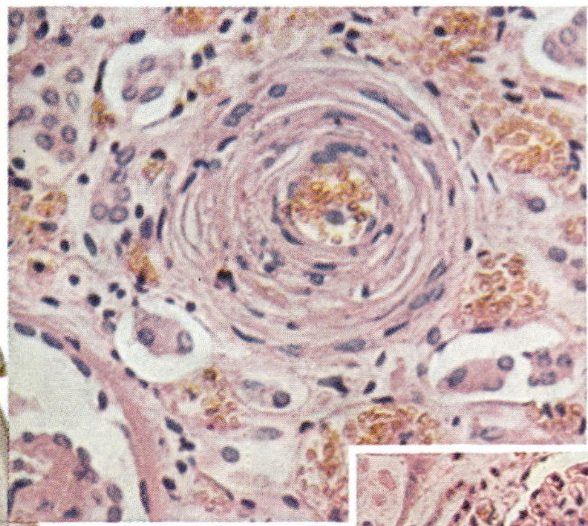

Degeneration einer Nierenarteriole im malignen Stadium der essentiellen Hypertonie: charakteristisches »zwiebelschalenähnliches« Aussehen

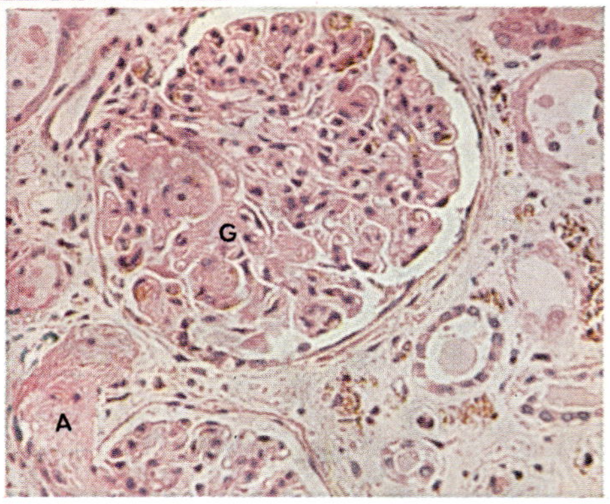

Maligne Hypertonie: Nekrose eines Glomerulus (G) und einer afferenten Arteriole (A)

Nicht alle Läsionen, sei es der großen oder kleinen Nierengefäße, müssen unbedingt zu einer Hypertonie Anlaß geben. Ebensowenig brauchen alle Veränderungen an den Nieren selbst einen Hochdruck zu verursachen. Zwischen Nephropathien und Hypertonie besteht zwar unleugbar ein Zusammenhang, es muß aber auch noch andere pathogenetische Mechanismen geben. Bei der Angiographie zum Nachweis eines Aortendefekts ist z.B. mitunter ein renovaskuläres Krankheitsgeschehen festzustellen, ohne daß dabei eine Hypertonie bestünde. Man wird also stets daran denken müssen, daß Angiopathien, Nephropathien und erhöhter Blutdruck nicht unbedingt in Zusammenhang stehen müssen.

Bei der Beurteilung von Nierenveränderungen und ihren Beziehungen zu einer Hypertonie sind stets gewisse Faktoren zu berücksichtigen. Die morphologischen Alterationen in der Niere werden weitgehend davon bestimmt, ob die Niere vor einem Hochdruck »geschützt« wird. Die »geschützte« Niere (also eine Niere, die teilweise oder vollständig durch Veränderungen der Nierendurchblutung gegen den Körperkreislauf abgeschirmt wird) zeigt oft keinerlei morphologische Veränderungen, weist jedoch im Vergleich zur normalen Niere gewisse durch die Minderdurchblutung bedingte Unterschiede auf. Untersucht man eine »geschützte« Niere nur auf ihren Gehalt an alkalischer Phosphatase, wird man beobachten können, daß die morphologische Struktur zwar offenbar intakt geblieben, das Enzym aber vermindert ist. Voll »geschützte« Nieren zeigen jedoch bereits eine erhebliche Atrophie der Nierenkanälchen; spezifische Zelltypen sind nicht mehr nachzuweisen. Die tubuläre Auskleidung besteht aus einem dünnen, nicht differenzierten Epithel mit zytoplasmaarmen Zellen. Infolge dieses Parenchymverlusts erscheinen die Glomeruli dicht gedrängt, ihre morphologische Struktur ist jedoch unverändert. Da dieses Bild selbst bei totalen Verschlüssen der A. renalis vorliegt, muß wohl ein Kollateralkreislauf über kapsuläre Äste, die weit in das Nierenparenchym einstrahlen, dafür sorgen, daß es nicht zur Infarzierung kommt. Die wenigen alten Infarkte stehen in der Regel mit Läsionen an den Ästen der A. renalis in Zusammenhang. Morphologische Gefäßveränderungen sind bei derartigen Nieren ungewöhnlich.

Anders sieht das Bild bei einer Arteriosklerose aus. Hier treten Veränderungen auf, derer man sich bewußt sein muß, will man nicht Gefahr laufen, bioptische Nierenbefunde fehlzudeuten. Man muß sich stets vor Augen halten, daß die Arterio-

(Fortsetzung auf Seite 231)

Nierenveränderungen bei Hypertonie

(Fortsetzung von Seite 230)

sklerose ein dynamischer Krankheitsprozeß ist und daß sich in einer der größeren Nierenarterien nach Eintritt einer Gefäßveränderung ein obliterierender Herd bilden kann.

Derartige vorbestehende Veränderungen schließen nicht die Möglichkeit aus, daß der Blutdruck durch Entfernen des arteriosklerotischen Herdes normalisiert wird. In einer Niere, die teilweise oder vollständig vom Hauptblutstrom ausgeschlossen worden ist, finden sich erhebliche Veränderungen in den Parenchymgefäßen. Die kleineren Arterien und Arteriolen zeigen eine *Arteriosklerose,* die mittel- und großkalibrigen Gefäße obliterierende fibrotische und arteriosklerotische Veränderungen. Keine dieser Veränderungen hat jedoch besondere Bedeutung.

Die Veränderungen in der dem ungemilderten Einfluß der Hypertonie ausgesetzten Niere (bei der *essentiellen Hypertonie* sind beide Nieren beteiligt) hängen z.T. von der Dauer der Hochdruckkrankheit ab. Bei vielen z.B. anläßlich einer Sympathektomie entnommenen Nierenbiopsien bestanden keine signifikanten morphologischen Nierengefäßveränderungen. Als erste Läsion zeigt sich meist eine Verdickung der Muskelschicht kleiner Arteriolen. Wie diese zu deuten ist, ist ungewiß. Bei der chronischen Hochdruckkrankheit ist häufig eine *hyaline Arteriosklerose* zu beobachten, wobei zunächst nur vereinzelt hyaline Bezirke an der Arteriolenwand auftreten, im weiteren Verlauf und in schweren Fällen die arteriosklerotischen Herde aber an Höhe und Ausdehnung gewinnen. Das eigenartig wächserne Material setzt sich aus verschiedenartigen Bestandteilen zusammen, und man kann sich des Eindrucks nicht erwehren, daß es sich dabei lediglich um Konglomerate aus Blutbestandteilen handelt, die fokal durch die Gefäßwand eingesickert sind. Ob diese Läsionen die Strömungsverhältnisse in der Niere erheblich zu beeinflussen vermögen, ist nicht geklärt.

Den häufig in den größeren arteriellen Strombahnen der Niere anzutreffenden Veränderungen ist mehr Bedeutung zuzuschreiben. Für sie ist noch keine gültige Bezeichnung gefunden worden, möglicherweise reicht aber der alte Begriff »Endarteriitis obliterans« aus. Kennzeichen dieser Veränderungen ist eine erhebliche Intimaverdickung der Arteriae arcuatae, interlobares und interlobulares. Sie besteht überwiegend aus Kollagen mit spärlichen atheromatösen Anteilen. Derartige Veränderungen kommen nicht nur in der Niere vor, sondern sind mitunter auch an anderen kleinkalibrigen arteriellen Gefäßen zu beobachten. In der Niere sind sie von Bedeutung, weil sie offenbar einen Parenchymverlust bewirken, zeigt eine genaue Analyse doch, daß diese Veränderungen wesentlichen Anteil an den *granulären* Vernarbungen und den größeren keilförmigen Narben haben, die die Niere bei der Hochdruckkrankheit oft auszeichnen. Aufgrund dieser Gefäßveränderungen kann sich ein physiologischer »circulus vitiosus« entwickeln. Wenn man von der Annahme ausgeht, daß die Hypertonie Ursache der Intimaverdickung ist, muß man weiter folgern, daß diese Intimaverdickung eine Mangeldurchblutung der Niere bewirkt. Diese wiederum löst einen vasopressorischen Mechanismus aus, über den Substanzen freigesetzt werden, die den Blutdruck entweder auf gleicher Höhe halten oder weiter in die Höhe treiben. Unter diesen Umständen ist es durchaus denkbar, daß diese fibrotischen Veränderungen in den mittel- und kleinkalibrigen Arterien bei der Umstellung der physiologischen Abläufe in der Niere des Hypertonikers eine besondere Rolle spielen. Sie sind zwar bei der essentiellen Hypertonie über weite Abschnitte der Nieren verstreut, lassen aber genug funktionstüchtiges Nierenparenchym ausgespart. Daher tritt bei der essentiellen Hypertonie der Tod meist nicht infolge einer Niereninsuffizienz ein.

Bei der *malignen Hypertonie* sind die renalen Veränderungen hingegen so ausgedehnt, daß die Niereninsuffizienz in unbehandelten Fällen zu den häufigen Todesursachen zählt. Sie finden sich im gesamten Nierenstromgebiet, besonders an den Arteriolen. Die Arteriolenwand wird nekrotisch, auf den nekrotischen Arealen wird Fibrin aufgelagert und bildet kleinste Thromben. Dieses Bild ist als »Nekrose« oder »Thrombonekrose« bezeichnet worden. Daneben findet sich eine eigenartige *lamelläre* Hyperplasie, die offenbar durch abwechselnd aufeinandergeschichtetes Kollagen und elastisches Gewebe zustande kommt. Sie verursacht das für die Nephrosklerose charakteristische »zwiebelschalenähnliche« Aussehen der Arteriolenwand und darf nicht mit den Veränderungen im Subintimabereich der mittel- bis kleinkalibrigen Arterien bei der Hypertonie verwechselt werden.

Die lamelläre Hyperplasie kann sowohl bei der Nephrosklerose als auch bei der Hypertonie eine partielle bis komplette *Glomerulonekrose* verursachen. Bei dieser besteht stets die Gefahr einer *Hämorrhagie* in den Glomerulus oder die Arterienwand. Daher finden sich häufig im Harn verschiedenste Zellelemente.

Neben den Arteriolenveränderungen können auch erhebliche Veränderungen an den Arterien vorkommen. Durch den extrem hohen Druck werden Blutbestandteile in die Arterienwand eingeschwemmt und bilden dort große aus fibrotischem und nekrotischem Muskelmaterial bestehende Herde. Auf diese kann sich eine Thrombose aufpfropfen und den Blutstrom behindern. Dabei kann es zu kleinen infarzierten Bezirken kommen, die schließlich atrophieren. Das Einschwemmen von Blutbestandteilen in die Arterien- und Arteriolenwände zeigt sich auch an den Lipidansammlungen (Mikroatheromen) im Wandgefüge. Damit ist ein weiterer Beweis dafür erbracht, daß es sich bei der Arteriosklerose pathogenetisch um das Eindringen von Bestandteilen in die Gefäßwand handeln muß. An den Arterien zeigt sich auch die bei der essentiellen Hypertonie beobachtete Intimafibroplasie. In manchen Fällen hat die Zeit für das Zustandekommen einer Intimafibroplasie nicht gereicht, in anderen, besonders in jenen, wo die Progredienz durch massive antihypertensive Therapie gemildert werden konnte, finden sich ausgedehnte obliterierende Veränderungen. Sie erreichen oft derartige Ausmaße, daß Hypertonie und Niereninsuffizienz mitunter rezidivieren. In solchen Fällen findet sich autoptisch lediglich eine Atrophie der Niere. Offenbar haben die Intimaveränderungen in den mittel- und kleinkalibrigen Arterien also eine »Schutzwirkung« ausgeübt.

Veränderungen des Herzens bei Hypertonie

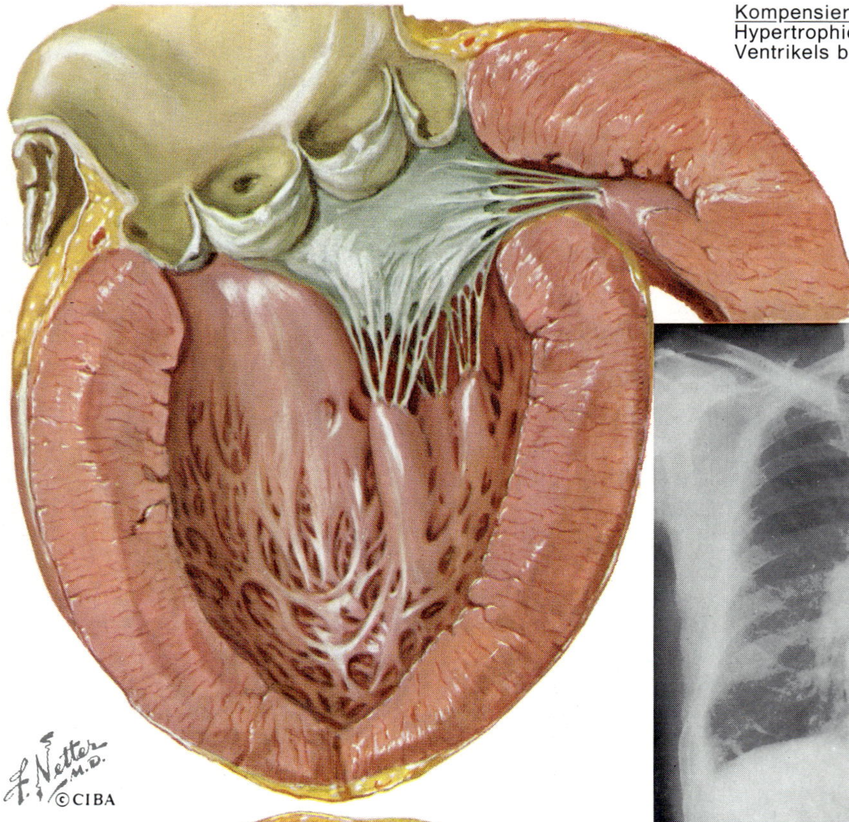

Kompensierte konzentrische Hypertrophie des linken Ventrikels bei Hypertonie

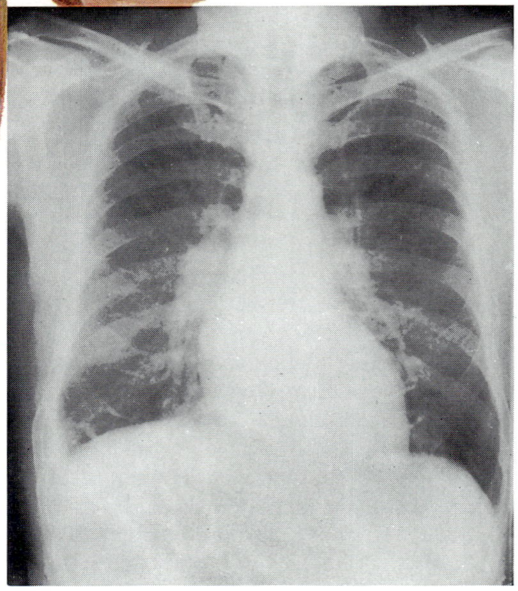

Herzhypertrophie bei chronischem Hochdruck (röntgenologische Zeichen mitunter minimal)

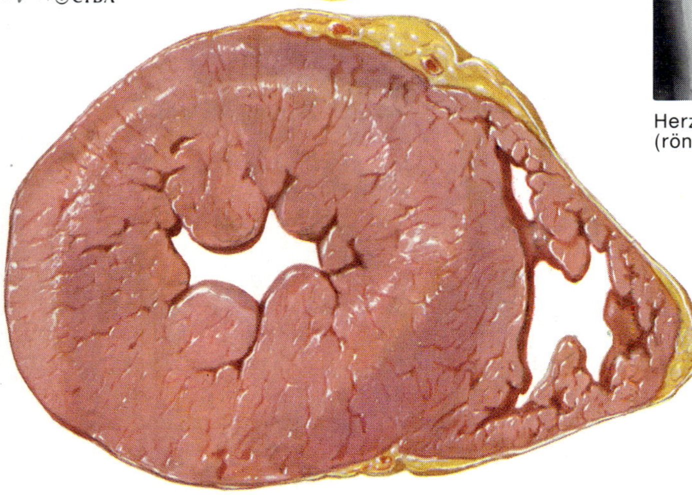

Querschnitt durch Herz mit stark hypertrophiertem linken Ventrikel und relativ normalem rechten Ventrikel bei unkomplizierter hypertensiver Kardiopathie

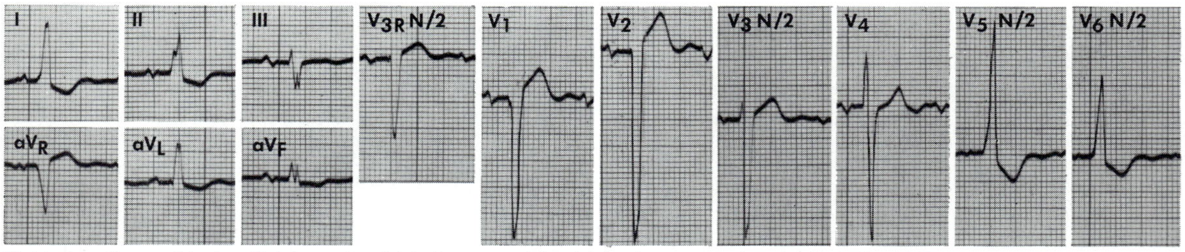

Elektrokardiographische Zeichen der Linkshypertrophie (nicht immer vorhanden): hohe R-Zacken in V_4, V_5 und V_6: tiefe S-Zacken in V_{3R}, V_1, V_2, III und aV_R ; ST-Senkung und T-Negativierung in V_5, V_6, I, II, av_L und AV_F

Bei den verschiedenen Hochdruckkrankheiten bleibt das Herz zwar meist nicht verschont, die am Herzen nachweisbaren Veränderungen korrelieren jedoch nicht immer mit dem Schweregrad und der Dauer der Hypertonie. 60 bis 75% der Hypertoniker sterben an einer kardialen Komplikation; Beginn, Häufigkeit und Schweregrad der Kardiopathie schwanken allerdings erheblich.

Zahlreiche Forscher konnten nachweisen, daß die Blutdruckerhöhung bei Hypertonikern auf einen bei erhaltenem Schlag- und Minutenvolumen gesteigerten peripheren Gefäßwiderstand zurückzuführen ist. Daraus läßt sich die einleuchtende Hypothese ableiten, daß durch die vermehrte Herzarbeit eine *konzentrische Hypertrophie des Herzmuskels im linken Ventrikel* verursacht wird. Nach einiger Zeit kommt es zur kompensatorischen Verdickung der Herzwand, wodurch ein normales Herzzeitvolumen gefördert werden kann, obwohl der periphere Gefäßwiderstand infolge einer aus verschiedenen Ursachen (sie hängen von der Ätiologie der Hypertonie ab, s. S. 224) zustandekommenden Konstriktion der Arteriolen erhöht ist.

Während des Stadiums der konzentrischen Linkshypertrophie besteht klinisch der Verdacht auf eine *hypertensive Kardiopathie* bei einem hebenden Spitzenstoß links präkordial und bei Betonung der Aortenkomponente des 2. Herztones sowie deutlicherer Pulsation der großen Gefäße am Halsansatz.

Mitunter sind *röntgenologische* Zeichen einer Vergrößerung des linken Ventrikels vorhanden, besonders in der linken vorderen schrägen Projektion, in der der gerundete Hinterrand des linken Ventrikels über dem Vorderrand der Wirbelsäule zu liegen kommt.

Den *frühesten* und verläßlichsten *Hinweis* auf eine Linkshypertrophie gibt in diesem Stadium die *Elektrokardiographie,* die einen Linkstyp, eine *Amplitudenerhöhung der R-Zacke* in I, V_5 und V_6 sowie der S-Zacke in III, V_2 und V_3 zeigt. (Die dargestellten elektrokardiographischen Veränderungen sprechen für ein *fortgeschrittenes Hypertrophiestadium.*) In letzter Zeit konnte nachgewiesen werden, daß elektrokardiographisch bereits Zeichen einer Vergrößerung des linken Vorhofs bestehen, bevor der linke Ventrikeldurchmesser meßbar vergrößert ist. Sie korrelieren häufig mit einem 4. Herzton oder Vorhofgalopp. Wenn der systemische Blutdruck wirksam gesenkt werden kann, verschwinden sie in der Regel.

Während dieses Stadiums der kompensierten hypertensiven Kardiopathie bestehen außer einer leichten Ermüdbarkeit und einem besonders bei Aufregungen und körperlicher Belastung stärker empfundenen Herzschlag keine besonderen kardialen *Beschwerden.* Unabhängig von der Meßmethode (Farbstoffverdünnung oder Katheterisierung) sind Zirkulationszeit, Blutvolumen und Venendruck meist normal.

Bei hypertensiven Kardiopathien treten Koronarsklerosen etwas häufiger auf als im Bevölkerungsdurchschnitt, daher kommt es auch häufiger zu Angina pectoris, Koronarinsuffizienz und Myokardinfarkt. Die theoretische Grundlage für diese Häufung ist darin zu sehen, daß das Myokard des linken Ventrikels infolge seiner Vergrößerung nicht mehr ausreichend mit Blut versorgt werden kann, da die Myokarddurchblutung durch die offenbar schädigende Wirkung des Hochdrucks auf die Koronararterienwände beeinträchtigt ist. *(Fortsetzung auf Seite 233)*

Veränderungen des Herzens bei Hypertonie

(Fortsetzung von Seite 232)

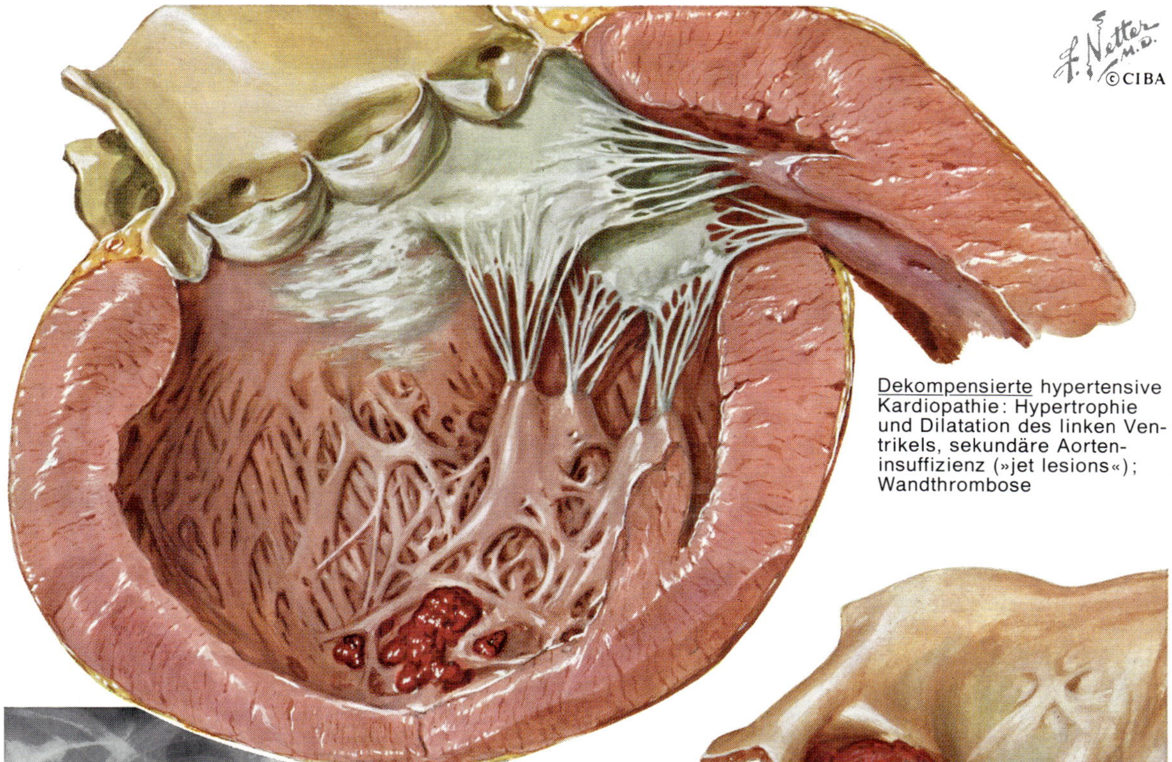

Dekompensierte hypertensive Kardiopathie: Hypertrophie und Dilatation des linken Ventrikels, sekundäre Aorteninsuffizienz (»jet lesions«); Wandthrombose

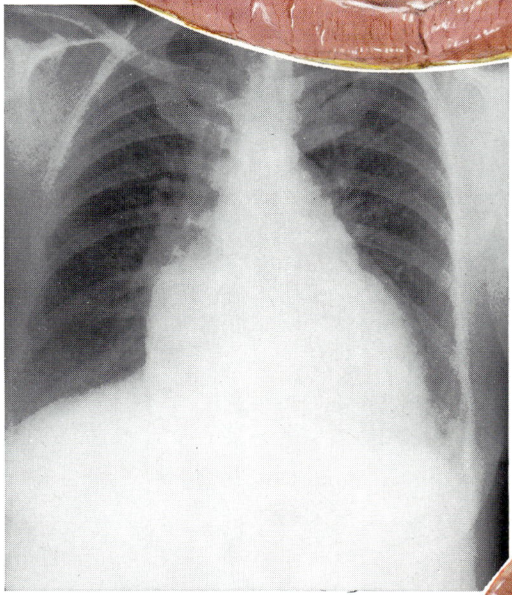

Röntgenbild: Herzvergrößerung und Pleuraerguß rechts

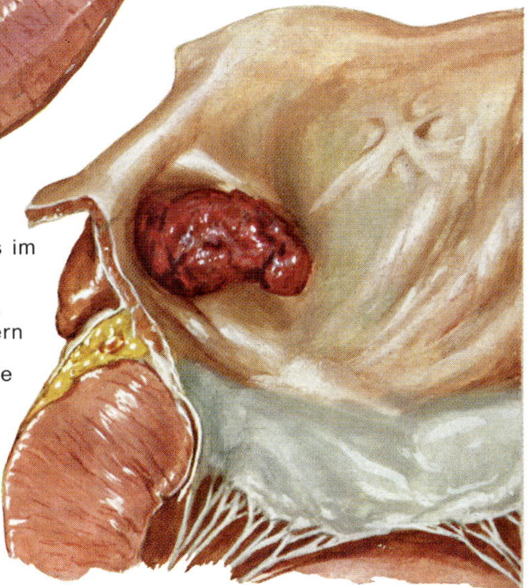

Thrombus im linken Herzohr nach Vorhofflimmern bei Hypertonie

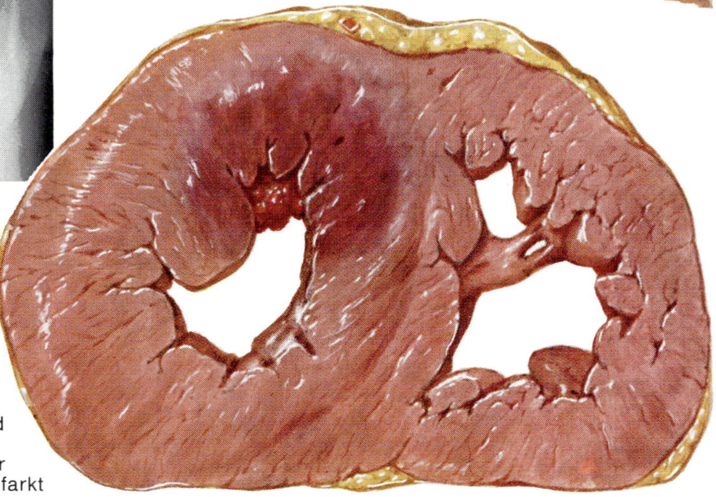

Hypertrophie des rechten und linken Ventrikels bei Linksinsuffizienz infolge einer Hypertonie; anteroseptaler Infarkt

Während des progredienten Verlaufes einer hypertensiven Kardiopathie versagt zu einem bestimmten Zeitpunkt, der sich weder aufgrund des Schweregrades noch aufgrund der Dauer der Hochdruckkrankheit genau vorhersagen läßt, der Kompensationsmechanismus des konzentrisch hypertrophierten Myokards. Es treten Zeichen einer Dekompensation und *Stauungsinsuffizienz* auf. Meist beginnt dieses Stadium jedoch mit Koronarsklerose, maligner Hypertonie oder Natrium- und Wasserretention infolge der in der Regel mitbestehenden Nierenfunktionsstörung.

Als erstes Zeichen einer beginnenden Stauungsinsuffizienz steigt der enddiastolische Druck im *linken Ventrikel,* der neben der ohnehin bereits bestehenden Hypertrophie nun auch noch einer *Dilatation* unterliegt. Das *Herz* wird immer *größer,* und durch Dehnung des Mitralklappenringes kann es an der Mitralis zu einer funktionellen Insuffizienz mit einem charakteristischen blasenden holosystolischen Geräusch an der Herzspitze kommen. Bei der physikalischen Untersuchung finden sich ferner ein Galopprhythmus, ein Pulsus alternans oder ein betonter Pulmonalanteil des 2. Herztons. Bei zirka 25% tritt je nach Dauer und Schweregrad der Koronarsklerose *Vorhofflimmern* auf. In diesem Stadium besteht bereits die eindeutige Symptomatik der Lungenstauung mit Belastungsdyspnoe, Orthopnoe und ohne erkennbare Ursache nachts auftretender paroxysmaler Dyspnoe. Mitunter kommt es zum Vollbild des Lungenödems, wobei als Notmaßnahmen Sauerstoffbeatmung, rasche Digitalisierung, massive Diuretikatherapie und wirksame Senkung des systemischen Hochdrucks erforderlich werden.

Der weitere Verlauf der Hochdruckkrankheit hängt weigehend von Auftreten und Schweregrad einer Koronarsklerose, von der Güte der Blutdruckeinstellung und vom Auftreten von Niereninsuffizienz ab. Bei entsprechend langer Überlebensdauer steigt der Pulmonalisdruck infolge von Lungengefäßveränderungen, wie sie sich auch bei der rheumatisch bedingten Mitralstenose finden. Mitunter *hypertrophiert der rechte Ventrikel* und dekompensiert in der Folge, wobei die Ödeme an den abhängigen Körperpartien und die Leberstauung mehr Beschwerden verursachen als die Linksinsuffizienz.

Zu weiteren Komplikationen kommt es besonders bei Myokardinfarkten und chronischem Vorhofflimmern infolge einer peripheren *Embolisierung.* Treten Niereninsuffizienz und Azotämie auf, sind mitunter eine fibrinöse Perikarditis (mit den charakteristischen präkordialen Reibegeräuschen) sowie elektrokardiographische Veränderungen zu beobachten. Wenn sich in derartigen Fällen der Elektrolythaushalt nicht einstellen läßt, müssen Diuretika oder Hypotensiva ebenso wie Digitalispräparate mit Vorsicht gegeben werden.

Die *Therapie* der hypertensiven Kardiopathien insbesondere im sog. dekompensierten Stadium konnte in den letzten Jahren eindeutig verbessert werden, da heute wirksamere Hypotensiva und empfindlichere Diuretika zur Verfügung stehen. Zum Therapieplan bei hypertensiven Kardiopathien gehören neben der medikamentösen Therapie eine ständige Gewichtskontrolle, die Behandlung komplizierender Zustandsbilder, wie Diabetes mellitus, eine adäquate Ernährung und körperliche Betätigung zum Ausgleich. Die Prognose bleibt relativ günstig, es sei denn, die Grundkrankheit wird durch Myokardinfarkt, zerebrovaskuläre Veränderungen, maligne Hypertonie oder Niereninsuffizienz kompliziert.

Akutes Cor pulmonale

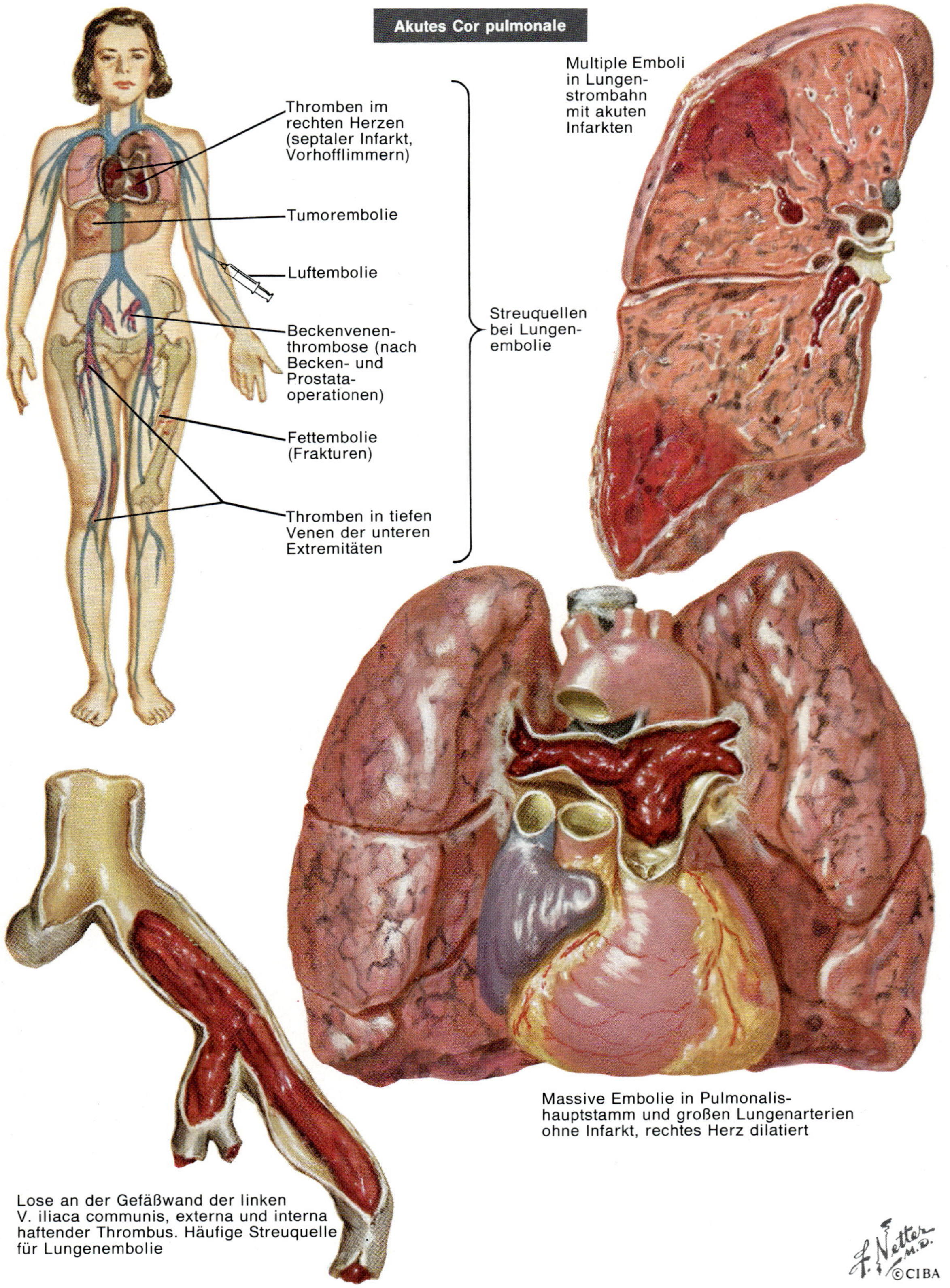

Massive Embolie in Pulmonalishauptstamm und großen Lungenarterien ohne Infarkt, rechtes Herz dilatiert

Lose an der Gefäßwand der linken V. iliaca communis, externa und interna haftender Thrombus. Häufige Streuquelle für Lungenembolie

In dem weiten Gebiet der kardiovaskulären Krankheiten zeigt sich die Funktionseinheit von Herz und Lunge nirgends so deutlich wie bei einem *Cor pulmonale* – einer Kardiopathie infolge einer pulmonalen Hypertonie, die ihrerseits von einer pulmonalen Strömungsbehinderung und somit einer Mangeldurchblutung der Lunge vom rechten Ventrikel verursacht wird.

Ein akutes Cor pulmonale ist meist Folge einer *Lungenembolie,* die durch Ablösen eines Thrombus in einer venösen Strombahn oder durch einen wandständigen Thrombus in der rechten Herzhälfte zustandekommt. Tritt der Embolus im Zusammenhang mit einer manifesten Thrombophlebitis auf, sind meist schon vorher Warnzeichen vorhanden. Häufiger ist jedoch eine stumme venöse Thrombose der großen *Bein- oder Beckenvenen* für die Lungenembolie verantwortlich, wobei das klinische Syndrom in erster Linie von der Größe und Anzahl der obliterierten Lungenarterien bestimmt wird.

Ein Zusammenhang zwischen Lungenembolie und anderen Kardiopathien besteht insofern, als durch das Strömungshindernis in der Lunge eine vorbestehende Stauungsinsuffizienz ausgelöst oder verschlechtert und ein dem akuten Myokardinfarkt ähnliches klinisches Bild hervorgerufen werden kann. Bettlägerigkeit bei Herzinsuffizienz, malignen Erkrankungen oder Polyzythämie, Adipositas oder fortgeschrittenem Alter, besonders bei Vorliegen von Krampfadern, und nach Operationen im *Becken oder an der Prostata* prädisponieren zur Lungenembolie. Als Entstehungsort der Lungenembolie kommt gelegentlich auch eine Wandthrombose in der rechten Herzhälfte auf dem Boden eines *transseptalen Infarkts* in Betracht. Weitere prädisponierende Faktoren sind protrahierte Rechtsinsuffizienz und *Vorhofflimmern.*

Lungenemboli bestehen manchmal auch aus *Tumormaterial,* das von einem in die großen Bauchvenen invasiv einwachsenden Karzinom abgesprengt wurde; bisweilen stammen sie von einer *Fettembolie* infolge einer Weichteilverletzung. Eine Verlegung der *Lungenarterien* oder des rechten Ventrikels kann auch nach Geburten durch Fruchtwasseremboli oder nach gewissen *operativen Eingriffen* durch Eindringen von *Luftbläschen* in die Venen entstehen.

Obzwar der pulmonale arterielle Druck bei Ruhe bekanntlich durch eine 50prozentige Reduktion des Gesamtquerschnitts der Lungenstrombahn (z.B. nach Pneumonektomien) nicht gesteigert wird, tritt nach einer Lungenembolie oft eine erhebliche pulmonale Hypertonie auf. Dabei zeigt sich später häufig, daß lediglich ein geringer Anteil des pulmonalen Arteriennetzes obliteriert war. Aufgrund dieser (tierexperimentell und klinisch gestützten) Beobachtung wurde lange Zeit diskutiert, ob und welchen relativen Anteil die reflektorische Verengung und die mechanische Verlegung der Lungenstrombahnen am Zustandekommen des erhöhten Druckes in den Pulmonalarterien haben könnten. In neueren Untersuchungen am Menschen konnte nachgewiesen werden, daß die Gabe von 100% Sauerstoff oder von Azetylcholin bei akuter Lungenembolie den Lungenarteriendruck signifikant senkt, woraus sich das Vorhandensein eines wirksamen, reflektorisch bedingten vasokonstriktorischen Mechanismus ableiten läßt.

Allgemeine Einigkeit besteht darüber, daß bei der Lungenembolie infolge der pulmonalen Widerstandserhöhung das Herzzeitvolumen und damit der Systemdruck erheblich vermindert sind. Gleichzeitig steigt der Lungenarteriendruck, was auf die Funktion des rechten Ventrikels rückwirkt.

Das *klinische Beschwerdebild* einer massiven Lungenembolie resultiert u.a. aus einer Myokardischämie infolge der koronaren Minderdurchblutung, die durch eine reflektorisch über den Parasympathikus ausgelöste koronare Vasokonstriktion noch verstärkt wird. Bei erheblichem Druckanstieg im rechten Ventrikel wäre zumindest theoretisch dazu eine beeinträchtigte venöse Drainage über die Thebesius-Gefäße zu diskutieren.

Klinisch finden sich die Manifestationen eines Bronchospasmus, der möglicherweise durch eine

(Fortsetzung auf Seite 235

Akutes Cor pulmonale

(Fortsetzung von Seite 234)

Serotoninfreisetzung aus den Thrombozyten im oder um den Thrombus hervorgerufen wird. Tierexperimentell und klinisch gesichert sind Hyperventilation, Tachypnoe, verminderte Compliance, gesteigerte Resistance, verminderter arterieller Sauerstoffgehalt durch Beimischung von Venenblut und eine verminderte alveoloarterielle pCO_2-Differenz möglicherweise infolge einer Minderdurchblutung von Lungensegmenten bei noch erhaltener Ventilation.

Die subjektiven Beschwerden bei *massiver Lungenembolie* sind charakterisiert durch plötzlich einsetzende Dyspnoe, Tachykardie, substernale Schmerzen, schwerste Todesangst und systemische Hypotonie. Meist sind sehr bald klinische Zeichen einer Überlastung und Dekompensation des rechten Ventrikels vorhanden. An eine Ventrikelüberlastung und -dekompensation ist stets zu denken, wenn der Pulmonalanteil des 2. Herztons im Phonokardiogramm betont erscheint, rechts sternal ein Kammergalopp festzustellen ist und die Halsvenen erweitert sind. Die Unbeeinflußbarkeit dieser Symptomatik mit vasopressorischen Substanzen, Sauerstoff und Digitalis deutet auf eine ungünstige Prognose hin.

In diesem Stadium liefert die *Elektrokardiographie* als einfaches diagnostisches Verfahren meist die brauchbarsten Hinweise. Sie zeigt typisch eine prominente S-Zacke mit ST-Senkung in Ableitung I, evtl. auch in II, sowie ein tiefes Q und eine terminale T-Negativierung in Ableitung III. In der Regel finden sich auch prominente P-Wellen, eine Verschiebung des R/S-Umschlags nach links und eine unterschiedliche Inversion der T-Welle in den Präkordialableitungen. Bei fulminanten Lungenembolien muß mitunter akut entschieden werden, ob eine pulmonale Embolektomie indiziert oder eine spontane Besserung zu erwarten ist. Die Operationsindikation muß ohne Laborkontrollen gestellt werden und wird sich in kritischen Fällen nach der Einsatzbereitschaft eines kardiopulmonalen Bypass, eines erfahrenen Chirurgen und der Möglichkeit einer selektiven pulmonalen Angiographie richten müssen; Berichte über erfolgreiche pulmonale Embolektomien sind in der Literatur spärlich. Weniger fulminante Lungenembolien treten mit Dyspnoe, Hyperventilation, Zyanose, gesteigerter Unruhe, pleuritischen Brustschmerzen und (gelegentlich) synkopalen Anfällen auf. Wie erwähnt, finden sich bisweilen Zeichen einer Überlastung des rechten Ventrikels, auf die im weiteren Verlauf Hämoptoe, Fieber, eine röntgenologisch feststellbare Konsolidation in der Lunge, ein pleurales Reibegeräusch und Ikterus folgen.

In diesen Fällen bleibt meist Zeit für Laboruntersuchungen. Eine erhöhte Laktatdehydrogenase bei normaler GOT und später steigendem Bilirubin im Serum bestätigen die klinische Diagnose.

Bei vor der Lungenembolie normaler Herz- und Lungenfunktion werden Emboli meist vollständig reabsorbiert, so daß sich selbst mit einer Pulmonalisangiographie und durch Lungenfunktionsprüfungen keine abnormen Druckverhältnisse im rechten Herzen mehr nachweisen lassen. In derartigen Fällen ist eine Prophylaxe neuerlicher thromboembolischer Schübe unbedingt angezeigt. Dazu sind meist eine Plikatur der V. cava inferior und eine Antikoagulation erforderlich.

Während des akuten Stadiums der Lungenembolie empfiehlt sich Heparin sowohl zur Antikoagulation als auch als Antiserotoninfaktor zur Milderung der Bronchospasmen und der dadurch entstehenden respiratorichen Beschwerden. Bei Anzeichen für eine Rechtsinsuffizienz ist eine rasche Digitalisierung erforderlich. Zur symptomatischen Behandlung sind Meperidinhydrochlorid und Atropin, Papaverin sowie pressorisch wirksame Substanzen je nach den Gegebenheiten in Erwägung zu ziehen.

Rezidivierende kleine Lungenembolien laufen oft unbemerkt ab. Bei Fieber ungeklärter Ursache, passager erhöhter Puls- und Atemfrequenz, chronischer Müdigkeit und (insbesondere) bei rechtsventrikulärer Hypertrophie ungeklärter Ursache ohne Zeichen eines pulmonalen Krankheitsgeschehens (S. 237) ist jedoch stets an die Möglichkeit einer Lungenembolie zu denken. Das klinische Syndrom der Lungenembolie läßt sich weitgehend durch frühzeitige postoperative Mobilisierung, Wickelung der Beine bei Bettlägerigen und Erkennen der Emboliegefährdung bei malignen Krankheiten, Stauungsinsuffizienz, Polyzythämie, Varizen der unteren Extremitäten, rezenten Beckentraumen oder Splenektomie verhüten.

Chronisches Cor pulmonale

Obzwar die chronische pulmonale Hypertonie bei Erkrankungen des linken Herzabschnittes auftritt, z.B. bei Linksinsuffizienz und Mitralstenose oder bei Links-rechts-Shunts im Zusammenhang mit angeborenen Herzfehlern, spricht man von *Cor pulmonale* nur bei einer Kardiopathie, die primär durch Erkrankungen zustande kommt, welche auf die Struktur und Durchblutung der Lunge einwirken.

Kennzeichen eines normalen Lungenkreislaufs sind Niederdruck, ein geringer Gefäßwiderstand und ein aufnahmefähiges, dehnbares Gefäßbett. Diese Kennzeichen ändern sich bei einer Reihe von Lungenkrankheiten, bei denen entweder eine anatomisch bedingte restriktive Veränderung des Lungenparenchyms oder der Gefäßstrukturen oder eine funktionell bedingte konstriktive Veränderung des Gefäßbetts besteht. Bei den verschiedenen, eine pulmonale Hypertonie auslösenden Krankheitsbildern zeigen Lungenfunktionsprüfungen entweder eine Ventilationsstörung (wie bei chronisch obstruktiven Lungenkrankheiten) oder primär ein gestörtes Ventilations-Perfusions-Verhältnis oder eine Reduktion der Diffusionskapazität (wie z.B. bei alveolokapillaren Blockbildern). Gemeinsam ist allen diesen Funktionsstörungen eine Hypoxie des Lungenkapillar- und Venenbluts oder des alveolären Gasgemisches. Diese Hypoxie vermag eine vasokonstriktorische Wirkung auf die Lungenstrombahn auszuüben und trägt damit zur Erhöhung des Lungengefäßwiderstandes bei, wie mehrfach nachgewiesen werden konnte.

Die ein Cor pulmonale auslösenden Lungenkrankheiten lassen sich klinisch in 4 Hauptgruppen zusammenfassen:

1. *Chronisch obstruktive Lungenkrankheiten* verursachen 85 bis 90% der Cor-pulmonale-Fälle in der heute fast auf der ganzen Welt zu beobachtenden Form. In diese Gruppe fällt das Asthma bronchiale, bei dem eine generalisierte intermittierende Verengung der Luftwege besteht, sowie *Emphyseme* mit Obstruktion der Luftwege, bei denen es zu Elastizitätsverlust, Erhöhung des Residualvolumens, verminderter Lungencompliance und insbesondere zur Reduktion des Alveolarkapillarbetts kommt. Meist ist auch eine chronische Bronchitis unterschiedlichen Ausmaßes vorhanden. Dies kommt in der in Großbritannien üblichen Bezeichnung »chronic bronchitis-emphysema« zum Ausdruck. Die Lungenfunktion ist in mancherlei Hinsicht beeinträchtigt. Primär besteht jedoch eine ventilatorische Insuffizienz mit Dyspnoe.

2. *Lungenfibrosen,* gelegentlich sekundär bei Emphysem, stellen die zweite Hauptgruppe von Lungenkrankheiten dar, die häufig zu pulmonaler Hypertonie und Cor pulmonale führen. *Tuberkulose,* Bronchiektasen und andere Lungeninfekte waren in der letzten Zeit wahrscheinlich Dank der verbreiteten Anwendung von Antibiotika und chemotherapeutischen Maßnahmen weniger oft Ursache eines Cor pulmonale. Staublungenerkrankungen nach Inhalation von *Silikon* (!), Bauxit, Kieselgur und Beryllium spielen offenbar nur bei einer Hypersensibilität auf die betreffenden Substanzen eine ursächliche Rolle. Auch Sarkoidose, Sklerodermie und diffuse interstitielle Fibrosen (Hamman-Rich-Syndrom) führen zu einer hochgradigen Reduktion des Gesamtquerschnitts der Lungenstrombahn mit Alteration der alveolären Kapillarmembran, verminderter Sauerstoffdiffusion und Compliance und Verschiebung des Ventilations-Perfusions-Verhältnisses. In dieser Gruppe steht die Hypoxie mit Hyperventilation und Zyanose im Vordergrund, die Dyspnoe hingegen ist klinisch weniger bedeutsam.

3. Eine Einschränkung der Beweglichkeit des Thorax durch *Veränderungen am Stützapparat oder mechanische Behinderung,* z.B. bei *Kyphoskoliose,* Thorakoplastik, Poliomyelitis und Muskeldystrophie, kann mitunter die Lungenfunktion so weit beeinträchtigen, daß ein Cor pulmonale zustandekommt. Grundlage des pulmonalen Hochdrucks ist in diesen Fällen eine ungleichmäßige Verteilung des Verhältnisses von alveolärer Ventilation zu Perfusion der Lunge mit regionalem Emphysem und fibrotischen Lungenarealen. Es kommt zur regionalen alveolären Hypoventilation mit Rechts-links-Shunt von nicht belüftetem Blut, woraus sowohl eine hypoxisch bedingte Konstriktion der Lungengefäße als auch eine anatomisch bedingte Restriktion des Kapillarbetts resultieren. In seltenen Fällen bewirkt eine alveoläre Hypoventilation infolge einer hochgradigen Adipositas oder mitunter auch infolge einer Hyposensibilität der respiratorischen Zentren gegenüber Kohlendioxyd eine hypoxisch bedingte pulmonale

(Fortsetzung auf Seite 236)

Chronisches Cor pulmonale

(Fortsetzung von Seite 235)

Pulmonale Hypertonie und chronisches Cor pulmonale: pathogenetische Veränderungen

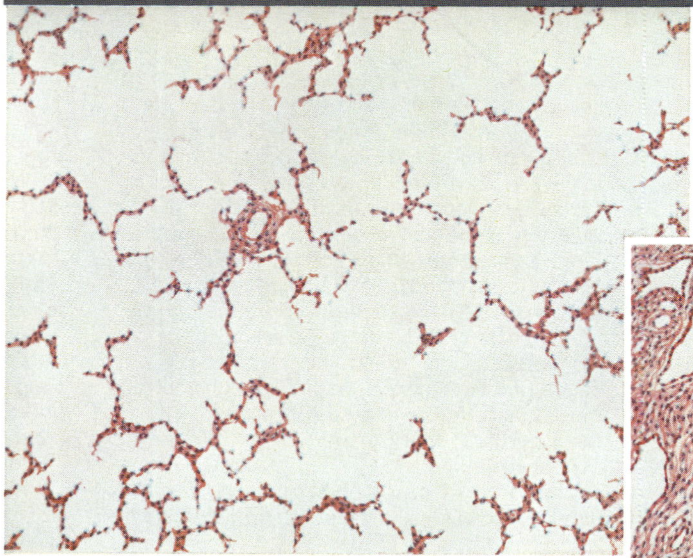

Emphysem, häufigste Ursache bei Cor pulmonale

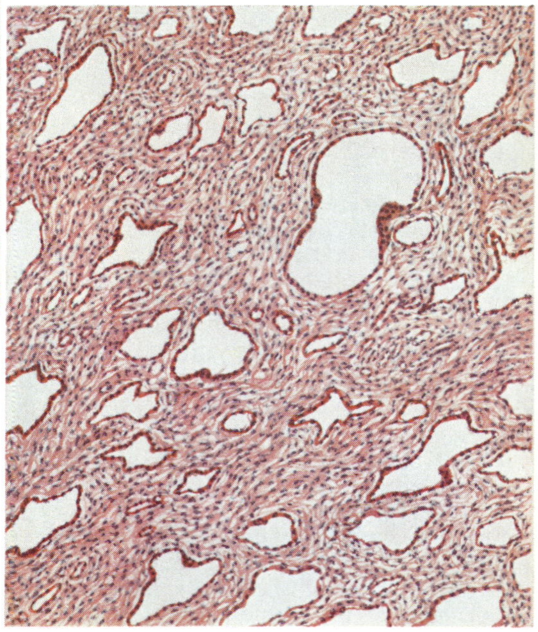

Lungenfibrose: meist sekundär bei Silikose, Asbestose, Hämosiderose, Tuberkulose, Blastomykose, zystischer Pankreasfibrose, Bilharziose, nach Röntgenbestrahlung der Mamma, evtl. auch als primärer Prozeß

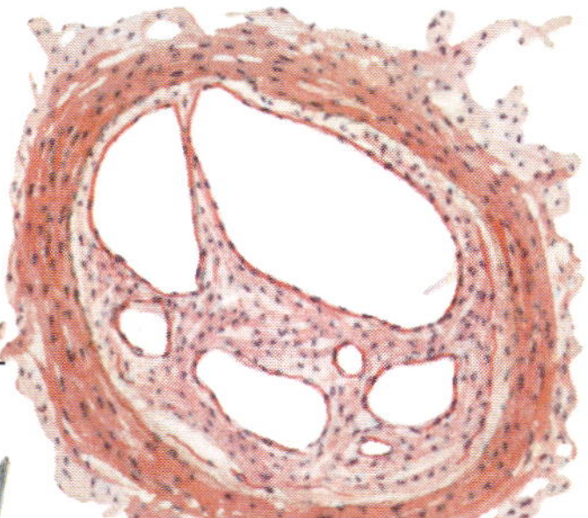

Organisierter Thrombus in kleinem Pulmonalgefäß mit Rekanalisation

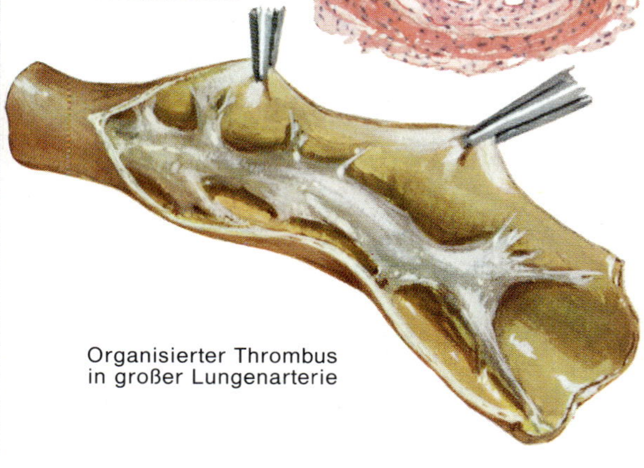

Organisierter Thrombus in großer Lungenarterie

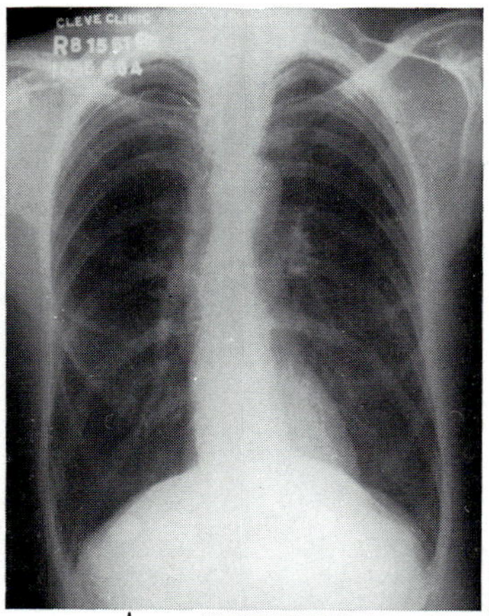

p.-a. Strahlengang

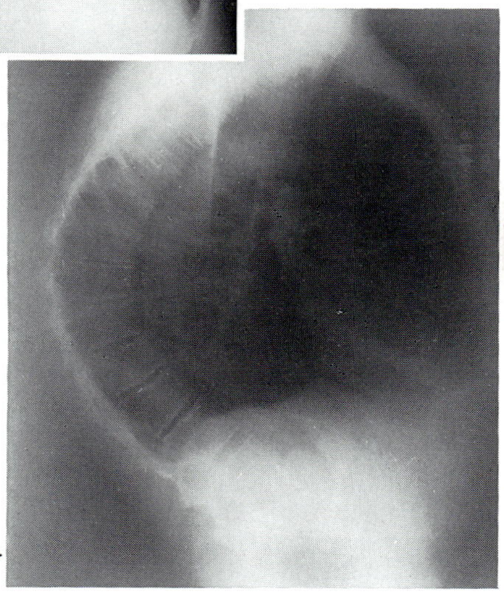

Kyphoskoliose

Seitenbild

Gefäßkonstriktion und damit ein funktionelles Cor pulmonale, das bei Erkennen und entsprechender Behandlung der Grundkrankheit vollständig reversibel ist.

4. *Primäre Erkrankungen des Lungengefäßsystems* bilden die 4. Hauptgruppe. Kommen derartige Erkrankungen ursächlich für ein Cor pulmonale chronicum in Betracht, fehlen spezifische Lungenerkrankungen und andere ätiologische Faktoren. Mitunter können bei der Obduktion ohne katamnestischen Hinweis auf eine Lungenembolie organisierte *Emboli* und *Thromben* unterschiedlichen Alters in der Lunge gefunden werden. Die Veränderungen im Arteriolen- und Kapillarbett sind oft nicht von der sog. primären pulmonalen Hypertonie, bei der kein Verdacht auf multiple Emboli besteht, zu unterscheiden. In beiden Fällen liegen Intimahyperplasie, Gefäßverschlüsse und Rekanalisation mit einer Mediahypertrophie der Muskelarterien und *Arteriosklerose* der größeren Gefäße vor. Diese mikroskopischen Veränderungen können sowohl Ursache als auch Folge der pulmonalen Hypertonie sein. Der entsprechende pathogenetische Mechanismus ist ungeklärt. Mitunter tritt dieses Zustandsbild offenbar in familiärer Häufung und öfter bei Frauen als bei Männern auf. Die Möglichkeit einer Fruchtwasserembolisierung nach komplizierten Schwangerschaften wurde diskutiert.

Verdachtsmomente für die klinische Diagnose Cor pulmonale ergeben sich stets bei chronischen Lungenerkrankungen, bei denen eine pulmonale Widerstandserhöhung in Betracht gezogen werden muß. Das Beschwerdebild entspricht zunächst der Grundkrankheit. Dementsprechend stehen Husten und Dyspnoe im Vordergrund, noch bevor eine Herzbeteiligung nachgewiesen werden kann. Auf eine Herzbeteiligung weist eine Betonung des Pulmonalanteils des 2. Herztons mit Zyanose, Trommelschlegelfingern, erhöhtem Jugularvenendruck oder verstärkt hebender Pulsation über der linken parasternalen Thoraxpartie hin. Vielfach fehlt diese jedoch bei obstruktiven Lungenerkrankungen, bei denen der anteroposteriore Thoraxdurchmesser vergrößert ist. In diesem Fall tritt eine vermehrte Pulsation im Epigastrium in Erscheinung. Neben Vorhof- und Kammergaloppрhythmen sind Trikuspidal- und Pulmonalinsuffizienzgeräusche zu hören, die im Gegensatz zu ähnlichen physikalischen Zeichen der Linksinsuffizienz ateminkonstant erscheinen.

Mit fortschreitender Dekompensation vervollständigen Ödeme an abhängigen Körperpartien, Aszites, Zyanose und Hepatomegalie das klinische Bild. Die Lebervergrößerung muß mit Vorsicht beurteilt werden, liegt doch häufig ein rechtsseitiger Zwerchfelltiefstand vor.

Die *Röntgenuntersuchung* ist oft unergiebig und zeigt meist eine unveränderte Herzsilhouette oder die der primären Lungenerkrankung entsprechenden Veränderungen. Mitunter kann man eine *Dilatation der Pulmonalarterie und ihrer Äste* sehen, die Vergrößerung des rechten Ventrikels ist jedoch besonders bei Zwerchfelltiefstand oder faßförmigem Thorax schwer zu erkennen. Im rechten vorderen schrägen Strahlengang erscheint die Ausflußbahn des rechten Ventrikels manchmal prominent bzw. stärker konvex. Kommt eine Stauungsinsuffizienz dazu, gewinnt bisweilen der untere rechte Herzrand an Prominenz, und der transversale Durchmesser erscheint im posteroanterioren Strahlengang vergrößert.

Das *elektrokardiographische Bild* beim chronischen Cor pulmonale weicht meist erst von der Norm ab, wenn der mittlere Pulmonalisdruck konstant über dem zweifachen Ausgangswert liegt. Bei chronischen Lungenkrankheiten besteht oft ein Steiltyp mit Drehung im Uhrzeigersinn. Diese elektrokardiographischen Veränderungen werden z.T. einer *rechtsventrikulären Hypertrophie* zugeschrieben.

(Fortsetzung auf Seite 237)

Chronisches Cor pulmonale

(Fortsetzung von Seite 236)

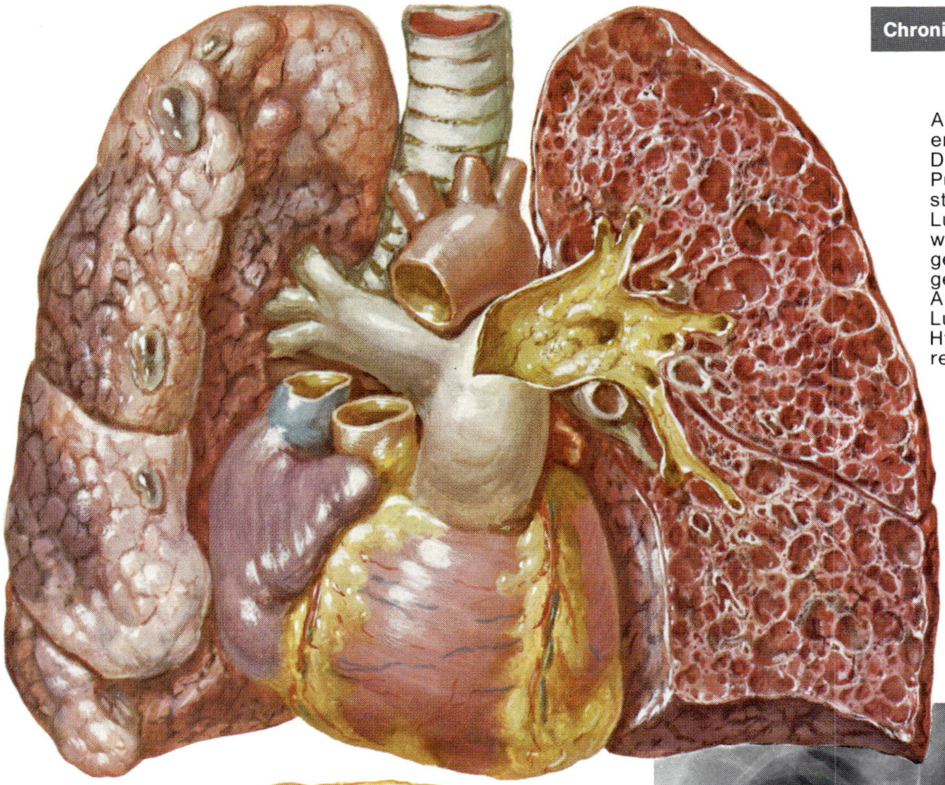

Ausgedehntes Lungenemphysem mit starker Dilatation des Pulmonalishauptstamms und der großen Lungenarterien, wodurch die Aorta gegen die Trachea gedrängt wird. Arteriosklerose der Lunge und Hypertrophie des rechten Ventrikels

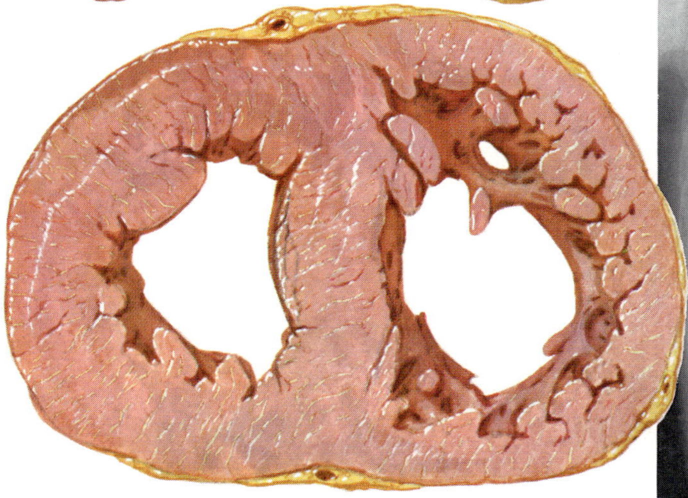

Hypertrophie und Dilatation des rechten Ventrikels

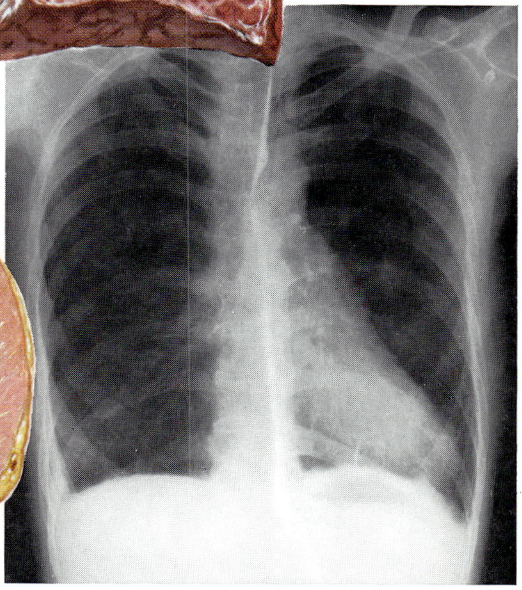

Röntgenbild: chronisch obstruktives Emphysem mit Cor pulmonale

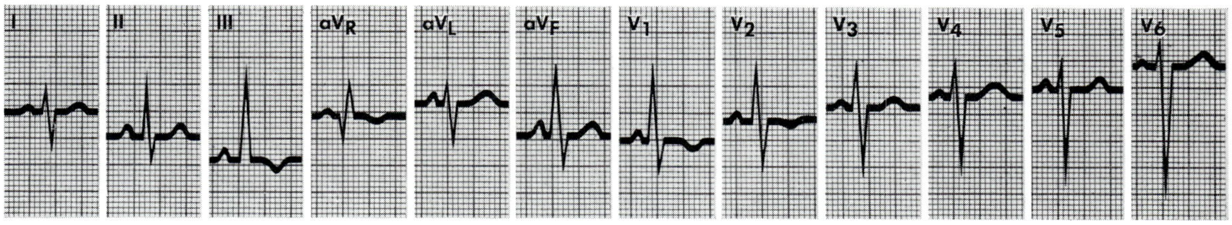

R-Zacken in Ableitung V_1 und V_2 sowie S-Zacken in I, V_4, V_5 und V_6 sprechen für Hypertrophie des rechten Ventrikels. Prominente P-Wellen in II, III, aV_F, V_1 und V_2 weisen auf Vergrößerung des rechten Vorhofs hin

Als verläßliches Frühzeichen bei Cor pulmonale finden sich entsprechend der *Vergrößerung des rechten Vorhofs hohe* spitze *P-Wellen* in Ableitung II und III und eine relative Verstärkung im Anfangsteil von P in den rechten Brustwandableitungen. Mit der Hypertrophie des rechten Ventrikels kommt es zur Rechtsdrehung der elektrischen Herzachse in der frontalen Ebene, zu einer Amplitudenerhöhung der *R-Zacke* in den rechtspräkordialen Ableitungen und zu tiefen S-Zacken links, so daß das Verhältnis R-S über dem rechten Ventrikel größer wird als 1. Die Übergangszone verschiebt sich nach links. In den rechten Ventrikelkomplexen tritt eine Verspätung der Negativitätsbewegung um 0,035 Sekunden und darüber ein, mitunter findet sich der typische rSR-Komplex des partiellen oder kompletten Rechtsschenkelblocks. Bei fortgeschrittener Rechtshypertrophie kann die T-Welle in II, III und aV_F sowie in den rechten Brustwandableitungen negativieren. Es ist jedoch stets daran zu denken, daß im Frühstadium des Cor pulmonale ein normales elektrokardiographisches Bild eine pulmonale Hypertonie nicht unbedingt ausschließen muß. Die Rechtsherzkatheterisierung ist die verläßlichste Methode zur Abklärung der Druckverhältnisse in Pulmonalis und rechtem Ventrikel, in denen gelegentlich Systemdruck herrschen kann. Bei Rechtsinsuffizienz ist der enddiastolische Druck im rechten Ventrikel erhöht, das Herzzeitvolumen liegt unter der Norm, ist jedoch weniger stark vermindert als bei anderen Insuffizienzformen. Mit der Herzkatheterisierung konnte auch nachgewiesen werden, daß die pulmonale Hypertonie reversibel ist. Dabei spielt bis zu einem gewissen Grad natürlich auch die jeweilige Grundkrankheit eine Rolle. Jedenfalls erscheint unter diesen Umständen eine konsequente Therapie des Cor pulmonale berechtigt. Damit hat sich auch die früher so ungünstige Prognose gebessert.

Die *Behandlung* des chronischen Cor pulmonale hängt in erster Linie von der Beeinflußbarkeit der Grundkrankheit ab. Die meisten bronchopulmonalen Krankheitsbilder mit pulmonaler Obstruktion verlangen eine Therapie zur Bekämpfung der Infektion sowie eine Bronchodilatation. Mitunter sind Kortikosteroide angezeigt. Ihre Anwendung im Rahmen einer intermittierenden Überdruckbeatmung hat die therapeutischen Möglichkeiten entscheidend erweitert. Die intermittierende Überdruckbeatmung erlaubt auch eine relativ risikolose Sauerstofftherapie, da damit gleichzeitig die Ventilation verbessert und die paradoxe Atemdepression mit Kohlendioxydretention bei Emphysemen verhütet werden kann.

Zur Verbesserung der alveolären Ventilation erweist sich eine Tracheotomie, mitunter als Dauermaßnahme, besonders bei hochgradiger Hyperkapnie als günstig. Sie ist als Notmaßnahme auch dann angezeigt, wenn bei der ersten Untersuchung Koma oder hochgradige Azidose bestehen.

Die Behandlung des Herzens bei dekompensiertem Cor pulmonale erfolgt durch Digitalisierung, womit das Herzzeitvolumen gesteigert werden kann, obschon mitunter der Pulmonalisdruck infolge der Erhöhung des Schlagvolumens initial ansteigt. Verminderte Natriumzufuhr und diuretische Maßnahmen sind bei Cor pulmonale ebenso indiziert wie bei anderen Stauungsinsuffizienzen. Häufig empfehlen sich wiederholte kleine Aderlasse, wenn der Hämatokritwert über 55% liegt. Damit kann dem vermehrten Blutvolumen, der erhöhten Blutviskosität und der zusätzlichen Thromboemboliegefährdung entgegengewirkt werden. An allgemeinen Maßnahmen sind wie bei allen Insuffizienzen Ruhe und die Vermeidung von übermäßiger körperlicher Belastung anzuraten. Damit ist eine befriedigende Besserung des Beschwerdebildes zu erzielen.

Chirurgische Behandlungsmöglichkeiten bei Koronarerkrankungen

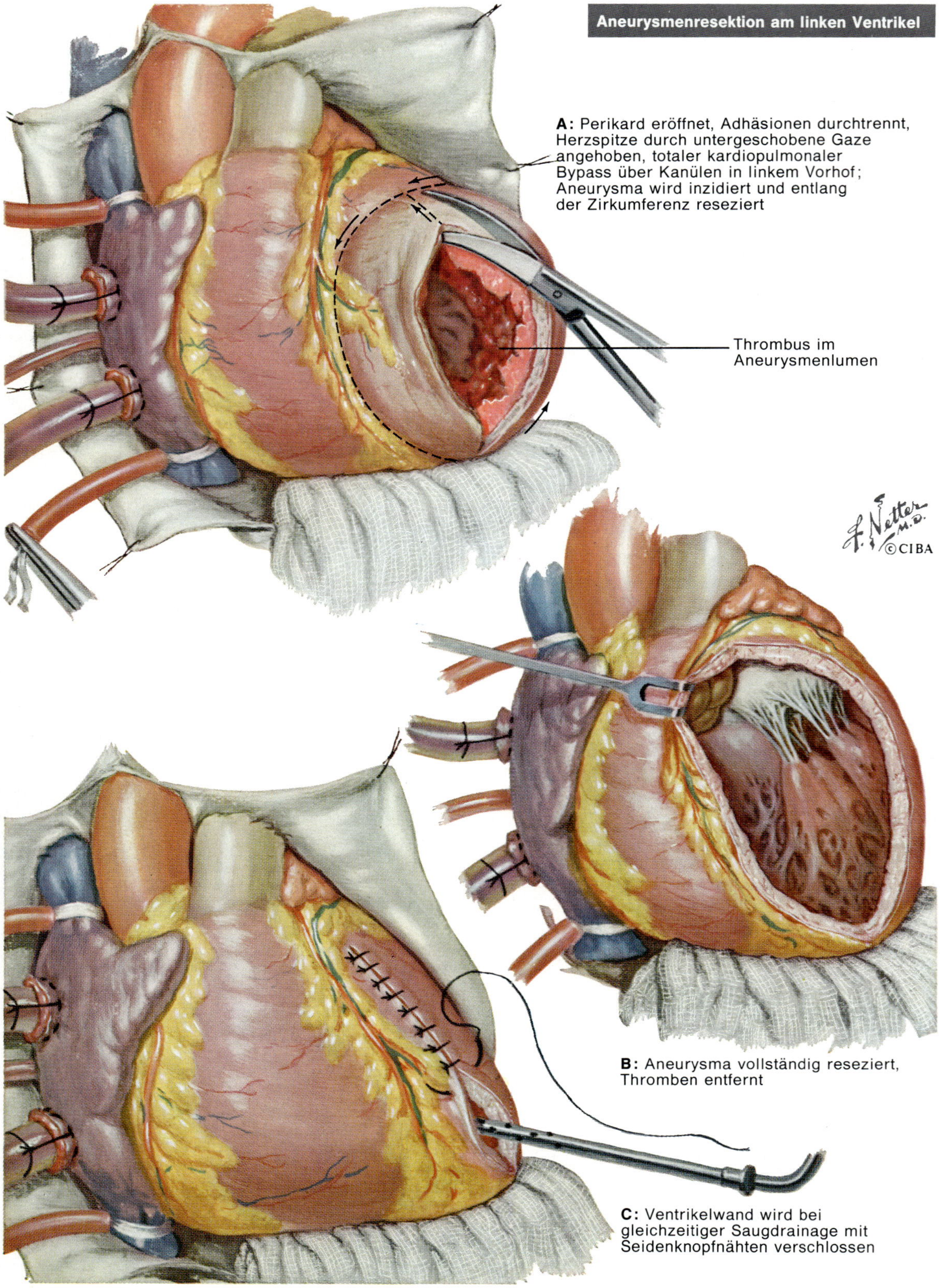

Vor mehr als 15 Jahren begann in der Chirurgie der Koronarerkrankungen eine neue Ära, als SONES im Jahre 1958 eine Methode zur selektiven Koronarographie vorstellte. Diese revolutionierende Methode erlaubte zum ersten Mal eine realistische Beurteilung des Koronarstatus bei Verdacht auf eine Koronarerkrankung. Bei fachgerechter Ausführung kann mit Hilfe der Koronarographie eine Koronarerkrankung nachgewiesen oder ausgeschlossen, eine Mangeldurchblutung des Herzmuskels lokalisiert und der Funktionszustand des linksventrikulären Myokards beurteilt werden. Postoperativ ermöglicht die selektive Koronarographie nicht nur die Beurteilung einer eventuellen Progredienz der Grundkrankheit, sondern auch eine Aussage über Erfolg oder Mißerfolg des chirurgischen Eingriffs.

Seit 1958 wurde in der Herzstation der Cleveland Clinic an mehr als 10000 Patienten eine selektive Koronarographie durchgeführt; zirka 1500 davon unterzogen sich einer Operation zur Beseitigung der Myokardischämie. Es mag von Interesse sein, daß die grundlegenden, heute angewendeten Operationstechniken in Cleveland bereits zum Einsatz kamen, bevor die Koronarographie existierte. Mit der Koronarographie und der dadurch geschaffenen Möglichkeit einer exakten Diagnose von Koronarerkrankungen und Abklärung des Koronarstatus hat die chirurgische Behandlung jedoch neue Dimensionen gewonnen.

Zur operativen Behandlung von Koronarerkrankungen werden im Cleveland Clinic Hospital 4 Methoden mit verschiedenen Modifikationen verwendet, und zwar (1) die Rekonstruktion des geschädigten linken Ventrikels *(Aneurysmenresektion),* (2) die direkte Desobliteration *(Koronararteriotomie),* (3) die Revaskularisation des Myokards *(Implantation der A. thoracica interna)* und (4) die *segmentale Koronarplastik und die Umgehungsplastik* (Bypass). Die Operationsmethode richtet sich nach den jeweiligen Gegebenheiten eines Falles. Eine allgemein gültige und anwendbare Methode gibt es angesichts der vielen verschiedenen Verlaufsformen der Koronararterien nicht. In den letzten Jahren hat sich jedoch die Bypass-Operation als häufigste Operationsmethode weitgehend durchgesetzt (S. 243). Dennoch kann die individuelle Beurteilung des Allgemeinzustandes und des Herzstatus nicht hoch genug eingeschätzt werden.

Aneurysmenresektion am linken Ventrikel

Ventrikuläre Aneurysmen bilden sich bei massiver Infarzierung des Myokards. Als seltene Ausnahmefälle sind Aneurysmen bei Jugendlichen bekannt, bei denen eine ungewöhnliche Myopathie besteht. Postmyokardinfarkt-Aneurysmen sind in der Regel an der Vorderwand und an der Spitze des linken Ventrikels lokalisiert. Dieser Abschnitt wird bei Koronargesunden vom R. interventricularis anterior der linken Koronararterie versorgt. An der Hinterwand des linken Ventrikels kommt es selten zur Aneurysmenbildung, obwohl gerade in diesem Bereich häufig eine massive Infarzierung vorliegt. Die Hinterwand des linken Ventrikels trägt die Papillarmuskeln und Sehnenfäden

(Fortsetzung auf Seite 239)

Chirurgische Behandlungsmöglichkeiten bei Koronarerkrankungen

(Fortsetzung von Seite 238)

Koronararteriotomie

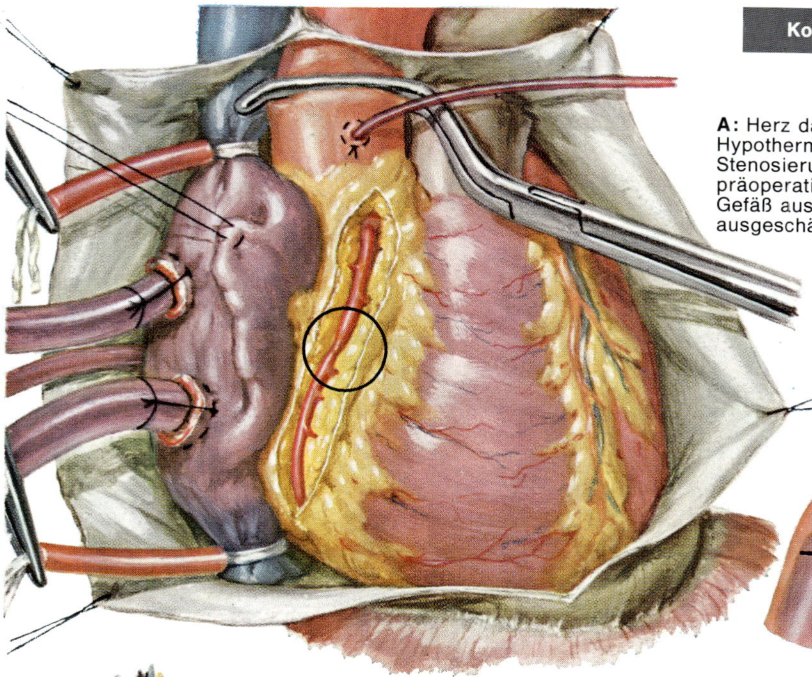

A: Herz dargestellt, totaler Bypass mit Hypothermie und Herzstillstand; Stenosierung der rechten Koronararterie präoperativ durch Koronarographie lokalisiert, Gefäß aus subepikardialem Fettgewebe ausgeschält

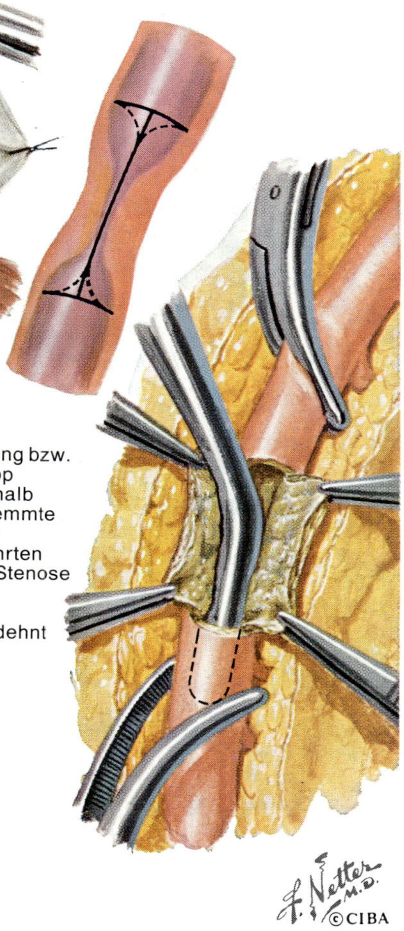

B: Unter Lupenvergrößerung bzw. unter Operationsmikroskop wird das ober- und unterhalb der Stenosestelle abgeklemmte Gefäß mit einem über die Stenosestelle hinausgeführten I-Schnitt eröffnet und die Stenose nach beiden Seiten nach Lockerung der jeweiligen Klemme instrumentell gedehnt

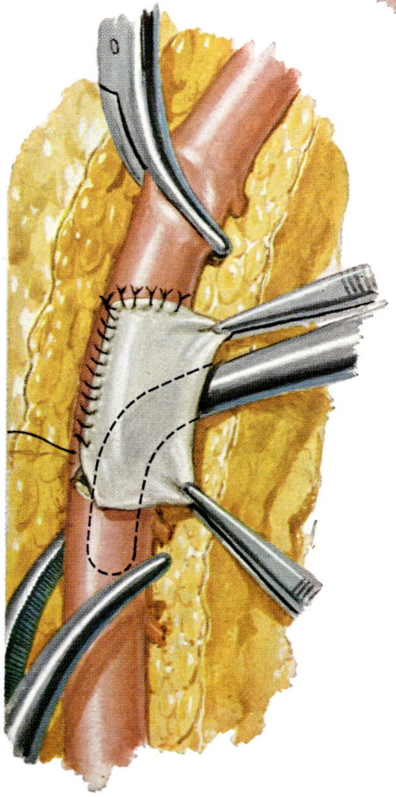

C: Dilatator bleibt im Gefäßlumen, während Perikardpatch aufgelegt und proximal und distal von der Stenosestelle mit einzeln geknüpften Seidennähten, lateral mit kontinuierlicher Naht aufgesteppt wird

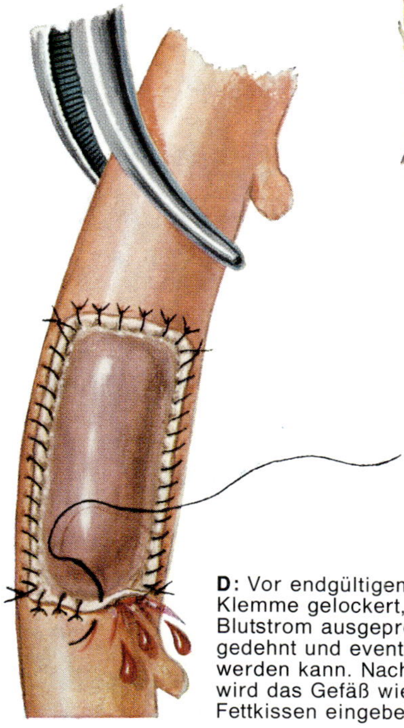

D: Vor endgültigem Verschluß wird die obere Klemme gelockert, damit Luft durch den Blutstrom ausgepreßt, das Transplantat gedehnt und eventuelle Leckage festgestellt werden kann. Nach Abheben der 2. Klemme wird das Gefäß wieder in das subepikardiale Fettkissen eingebettet

der Mitralklappe. Tritt an ihr ein Infarkt auf, der infolge seiner Größe zur Bildung eines Aneurysmas Anlaß geben könnte, wird das ohnehin schon aktiv geschädigte Herz durch die zusätzliche Mitralinsuffizienz überfordert.

Verdacht auf ein Ventrikelaneurysma ist immer dann gegeben, wenn bei einem massiven Myokardinfarkt das Herz konstant vergrößert bleibt und eine Neigung zu ventrikulärer Arrhythmie oder Stauungsinsuffizienz besteht. Eine Angina pectoris, die das Beschwerdebild vor der Infarzierung kennzeichnet, ist meist nicht mehr erhebbar, da die Schmerzrezeptoren an der Vorderwand zusammen mit dem Myokard untergehen. Mitunter kann die Diagnose allein anhand des Röntgenbefundes gestellt werden, in der Mehrzahl der Fälle ist jedoch erst eine gleichzeitig mit der Koronarographie durchzuführende Ventrikulographie beweisend.

Die *Aneurysmenresektion* wird in der Regel elektiv und erst 4 bis 6 Monate nach dem akuten Infarktereignis durchgeführt. Ein verfrühter Eingriff erhöht das Operationsrisiko. Außerdem kann die Grenze zwischen dem untergegangenen Gewebsbezirk und dem gesunden Myokard erst mit Sicherheit gezogen werden, wenn die Fibrosierung abgeschlossen ist.

Die Aneurysmenresektion stellt technisch ein einfaches Verfahren dar. Die Operation wird unter *totalem kardiopulmonalem Bypass* durchgeführt, regionale Hypothermie und elektiv provozierter Herzstillstand sind jedoch meist überflüssig. In der Regel *haftet das Perikard* an der Aneurysmenwand und muß *scharf abpräpariert* werden.

Das Herz wird durch *Unterschieben von Gaze angehoben.* Dadurch wird der Zugang zum linken Ventrikel erleichtert und die *Gefahr einer Luftembolie vermindert.* Das *Aneurysma wird im mittleren Abschnitt inzidiert* und nach oben und unten zu bis an den Ansatz gespalten (Tafel 69 A). Es enthält meist einen aus mehreren Schichten bestehenden *Thrombus.* Thrombotisches Material muß vorsichtig geborgen werden, damit es nicht in die Ventrikellichtung fallen kann. Danach kann das *Aneurysma unter direkter Sicht mit dem Thrombus* reseziert werden. Die Grenze zwischen dem fibrösen Aneurysma und dem intakten Myokard ist klar ersichtlich (gestrichelte Linie in Tafel 69 A).

Nach Abtragung des Aneurysmas kann der linke Ventrikel ohne weiteres durch den bei der Resektion geschaffenen Defekt exploriert werden (Tafel 69 B). Auch die intakte Aortenklappe und die Unterseite der Mitralklappe können dabei eingesehen werden. Zur *Rekonstruktion des Ventrikels* wird in *gerader Linie exakt* eine Nahtreihe aus *nicht resorbierbarem Material* gelegt, wobei die *ganze Muskeldicke durchstochen* wird. Dabei wird der Ventrikel durch *sterile Aspiration* von Blut und retinierter Luft *entlastet* (Tafel 69 C).

Koronararteriotomie

Die direkte Desobliteration einer Koronararterie bleibt jenen Fällen vorbehalten, bei denen in einem größeren Koronargefäß ein segmentaler Verschluß besteht. *Lokalisierte,* einer direkten Desobliteration zugängliche *Verschlüsse* entstehen in einer dominierenden *rechten Koronararterie,*

(Fortsetzung auf Seite 240)

Chirurgische Behandlungsmöglichkeiten bei Koronarerkrankungen

(Fortsetzung von Seite 239)

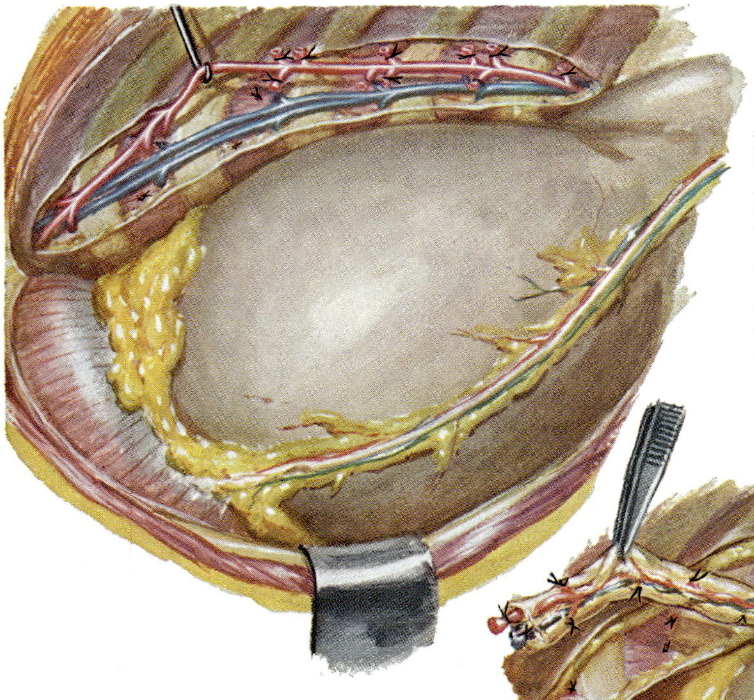

A: Für Vineberg-Operation wird Thorax durch posterolaterale Thorakotomie im 6. linken ICR eröffnet. Die linke A. thoracica interna wird vom Rippenknorpel der 1. Rippe bis zum 6. ICR abpräpariert, und ihre in den 2., 3. und 4. ICR eintretenden Äste werden nach Ligatur durchtrennt. Die in den 5. und 6. ICR ziehenden Äste bleiben zunächst erhalten und dienen bei der Implantation als Abflußkanäle

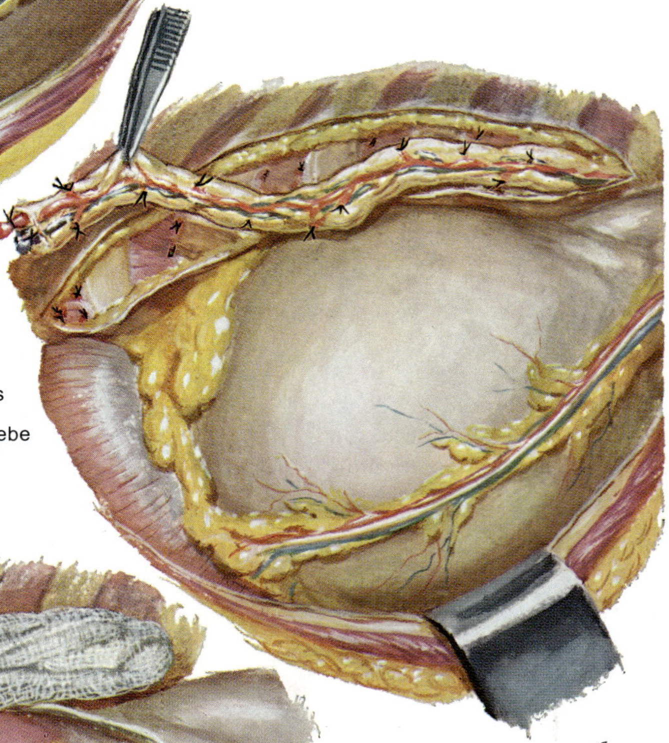

B: Beim Sewell-Verfahren wird ein aus der linken A. und V. thoracica interna und aus Lymph- und umliegendem Gewebe bestehendes Stielimplantat mobilisiert

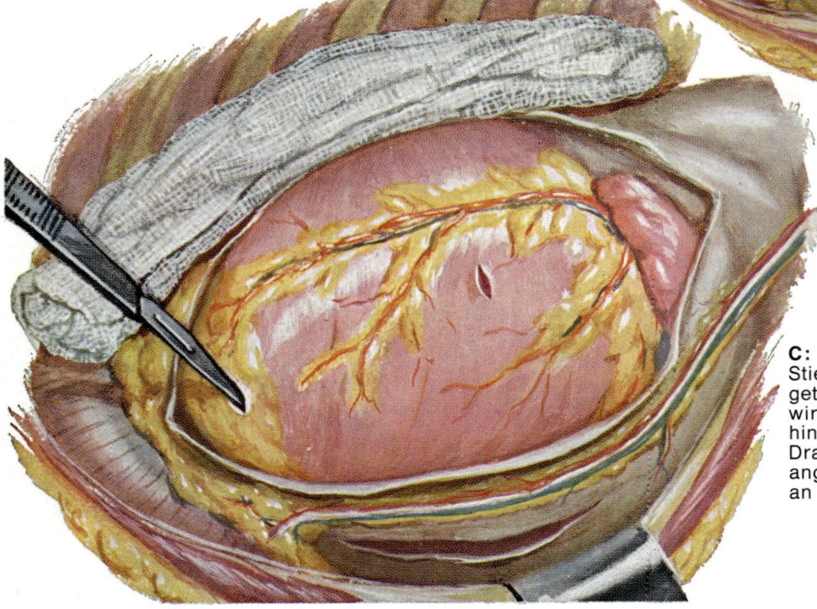

C: Nach der Freipräparation wird das Stielimplantat mit in Papaverin getränkter Gaze umhüllt. Das Perikard wird der Länge nach eröffnet und hinter dem linken N. phrenicus zur Drainage eine Gegeninzision angelegt. Der linke Ventrikel wird an Vorderwand und Spitze inzidiert

die die Hinterseite des linken Ventrikels und das Septum versorgt. Daß segmentale Verschlüsse präoperativ nur durch eine *exakte Koronarographie nachgewiesen* werden können, braucht nicht erst betont zu werden.

Die *Desobliteration* mit Plastik wird unter *kardiopulmonalem Bypass* durchgeführt. Ein elektiver Herzstillstand erweist sich mitunter von Vorteil. Das Gefäß muß bis weit proximal und distal der präoperativ lokalisierten Verschlußstelle freipräpariert werden. Operateur und 1. Assistent arbeiten mit einem *binokularen Operationsmikroskop mit geringer Vergrößerung*. Die Begrenzung des eigentlichen Operationsfeldes ist im Bild (Tafel 70 A) durch einen *Kreis* dargestellt. Nach Freipräparieren des Gefäßes und Aufsuchen der Verschlußstelle wird die Gefäßwand durch eine lineare Inzision eröffnet. In Tafel 70 B ist der *»I-Schnitt«* schematisch dargestellt: Parallel zur Längsachse des Gefäßes wird ein Längsschnitt angelegt, an dessen proximalem und distalem Ende die Gefäßwand über eine kurze Strecke transversal eingeschnitten wird. Damit wird ein maximales Gefäßkaliber geschaffen.

Eine vollständige Endarteriektomie soll besser nicht versucht werden, da dabei die Gefahr einer distalen Dissektion besteht. Als erster Schritt wird dann eine *vorsichtige Instrumentendilatation* der Kranzarterie durchgeführt, die vor dem endgültigen Aufsteppen des Transplantats wiederholt wird (Tafel 70 B und C).

Diskussion: Die Auswertung der ersten im Cleveland Clinic Hospital mit Desobliteration und Erweiterungsplastik behandelten 150 Fälle ergibt, daß die Methode überwiegend bei Dominieren der rechten Koronararterie angewendet wurde. Direkte Eingriffe an der linken Koronararterie sind mit einem wesentlich größeren Risiko behaftet, da sich die linke Koronararterie ja in den R. interventricularis anterior und den R. circumflexus teilt und die Gabelung technische Schwierigkeiten nicht nur bei der Freilegung des Gefäßes, sondern auch bei der Applikation der Erweiterungsplastik bereitet.

Implantation der A. thoracica interna

Durch Implantation einer Körperarterie in das Kammermyokard kann bei lokalisierter Myokardischämie eine *Revaskularisation des Herzmuskels* erreicht werden. Diese erstmals 1945 von VINEBERG aufgestellte Hypothese hat sich durch objektive Befunde bestätigen lassen, als SONES 1961 zwei Überlebende postoperativ katheterisierte und dabei in beiden Fällen ein durchgängiges, funktionstüchtiges Implantat nachweisen konnte. Seither ist bei mehr als 1200 Patienten in Cleveland eine Revaskularisation durch Implantation der A. thoracica interna durchgeführt worden.

Vineberg-Methode. Bei der ursprünglichen Implantationstechnik nach Vineberg wurde durch den linken *Pleuraraum* eingegangen. Zur Revaskularisation wurde ausschließlich die *A. thoracica interna* (A. mammaria interna) verwendet. Damit konnte lediglich die Vorderwand des linken Ventrikels und das Ventrikelseptum revaskularisiert werden. Wie die Erfahrung in Cleveland gezeigt hat, sind Mißerfolge dieser Me-

(Fortsetzung auf Seite 241)

Chirurgische Behandlungsmöglichkeiten bei Koronarerkrankungen

(Fortsetzung von Seite 240)

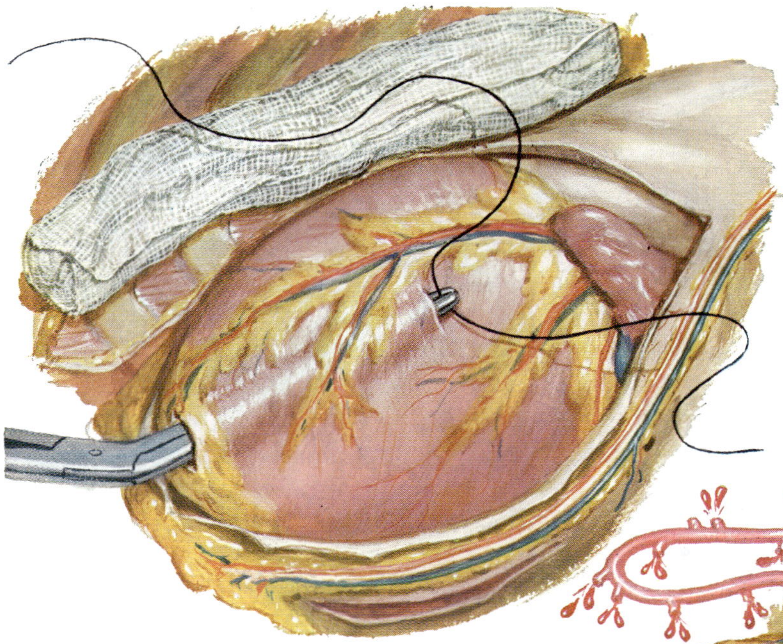

D: Von distaler zu proximaler Inzision wird instrumentell durch das Myokard ein Tunnel geschaffen, der unter dem diagonalen Ast des R. interventricularis anterior verläuft. Durch den Tunnel wird ein doppelendiger Faden gezogen

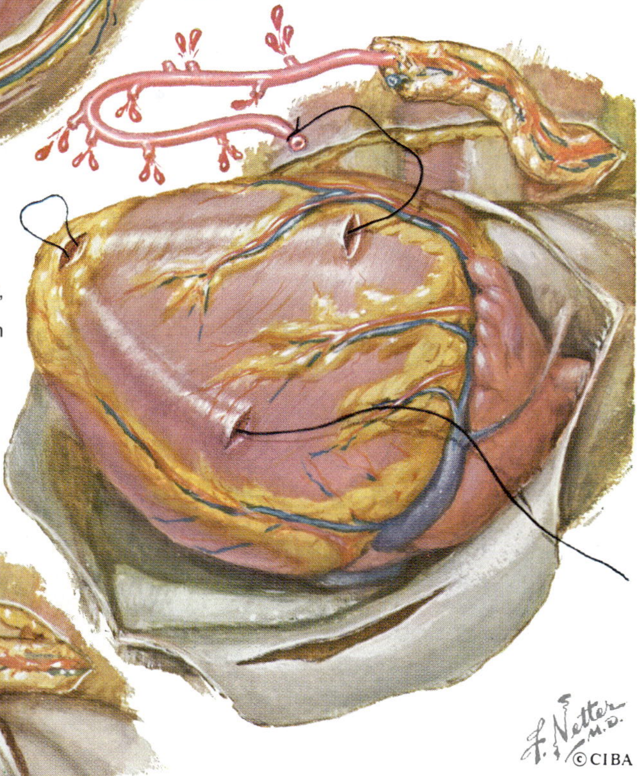

E: Zur Revaskularisierung des posterioren Myokards wird an der Hinterwand des linken Ventrikels eine dritte Inzision gemacht, bis zu der der Tunnel weitergeführt wird. Er zieht in diesem Fall unter den terminalen Abschnitten der Seitenäste des R. circumflexus der linken Koronararterie. Zur Implantation wird die A. thoracica interna über eine entsprechende Strecke von den Begleitstrukturen ohne Ligatur ihrer Äste freipräpariert

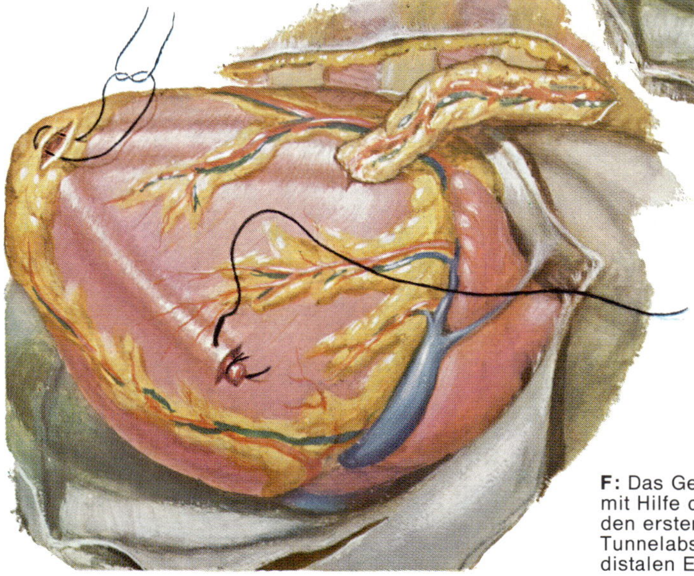

F: Das Gefäßimplantat wird vorsichtig mit Hilfe des Führungsfadens zuerst durch den ersten, dann durch den zweiten Tunnelabschnitt gezogen und jeweils am distalen Ende durch Naht verankert

thode meist auf technische Fehler zurückzuführen, durch die das empfindliche Gefäß geschädigt wurde.

Sewell-Methode. Mit dem gestielten, aus *Arterie, Vene, Muskel und Stützgewebe* bestehenden Implantat nach Sewell konnte zwar die Zahl der durchgängig bleibenden Implantate erhöht werden. Gleichzeitig stieg aber auch die Operationsmortalität, wahrscheinlich, weil bei dieser Methode zur Aufnahme des voluminösen, gestielten Implantats ein ziemlich großer Tunnel erforderlich ist. In der Tafel sind die Implantation der A. thoracica interna nach Vineberg (Tafel 71 A) und die Stielimplantattechnik nach Sewell (Tafel 71 B) dargestellt. Ein- und Austrittsstelle des Tunnels werden durch zwei, mehrere Millimeter tiefe *Schlitze* in der *Vorderwand des linken Ventrikels* geschaffen (Tafel 71 C). Über den *Tunnel*verlauf entscheiden präoperative arteriographische Befunde sowie die Lokalisation jenes Myokardabschnitts, der das größte Perfusionsdefizit, bezogen auf seine Funktion, aufweist.

Kombinierte Vineberg-Sewell-Methode. Im Bestreben, das geringere Operationsrisiko der Vineberg-Methode mit der größeren Ausbeute durchgängig bleibender Implantate der Sewell-Technik zu vereinen, wurde ein kombiniertes Verfahren entwickelt, das auch im Cleveland Clinic Hospital angewendet wird (Tafel 72 E).

Wie von SEWELL angegeben, wird das Gefäß mit den Begleitstrukturen von der Thoraxwand abpräpariert. Entlang des zu implantierenden Gefäßstückes werden jedoch dann wie bei der Vineberg-Methode die Begleitstrukturen abgetragen. Damit können die Vorzüge beider Techniken (Vineberg und Sewell) voll zur Geltung kommen.

Das nach VINEBERG präparierte Gefäß retrahiert, sobald es von der vorderen Thoraxwand abgelöst wird. Beim gestielten Implantat nach SEWELL bleibt hingegen die volle Gefäßlänge erhalten, so daß ein längeres Gefäßstück zur Verfügung steht als für die Revaskularisation der Vorderwand gebraucht wird. Daher hat es sich eingebürgert, an der diaphragmalen Fläche des linken Ventrikels einen zweiten *Tunnel* anzulegen. Auf diese Weise wird eine *enge Lagebeziehung* zwischen dem Gefäßimplantat und *den Seitenästen sowie* dem *R. interventricularis posterior der linken und rechten Koronararterie* geschaffen.

Postoperative Kontrollarteriographien der A. thoracica interna haben erwiesen, daß sich nach anteroposteriorer Revaskularisation mit dem kombinierten Vineberg-Sewell-Verfahren zwischen dem Implantat und dem R. interventricularis anterior und dem *R. circumflexus der linken Koronararterie* sowie dem R. interventricularis posterior bei Dominieren der rechten Kranzarterie Kollateralen ausbilden können. Ein derartiger Kollateralkreislauf konnte nach einfacher Revaskularisation der Vorderwand mit dem Vineberg-Verfahren nicht beobachtet werden.

In Tafel 72 E und F sind die Tunnel an der Vorder- und Hinterwand dargestellt.

Sie werden zwar getrennt angelegt, schaffen jedoch eine enge Lagebeziehung zwischen einer intakten Körperarterie und allen den linken Ventrikel versorgenden Koronarästen.

Implantation beider Aa. thoracicae internae. Mit zunehmender Kenntnis der Revaskularisie-

(Fortsetzung auf Seite 242)

Chirurgische Behandlungsmöglichkeiten bei Koronarerkrankungen

(Fortsetzung von Seite 241)

Revaskularisation des Myokards durch Implantation beider Aa. thoracicae internae

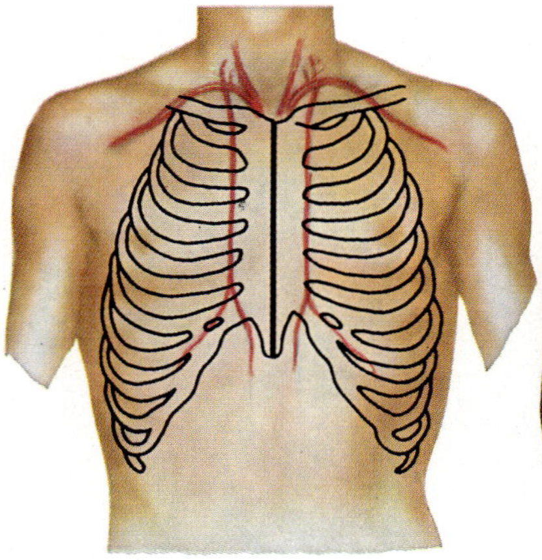

A: Mediane Sternotomie

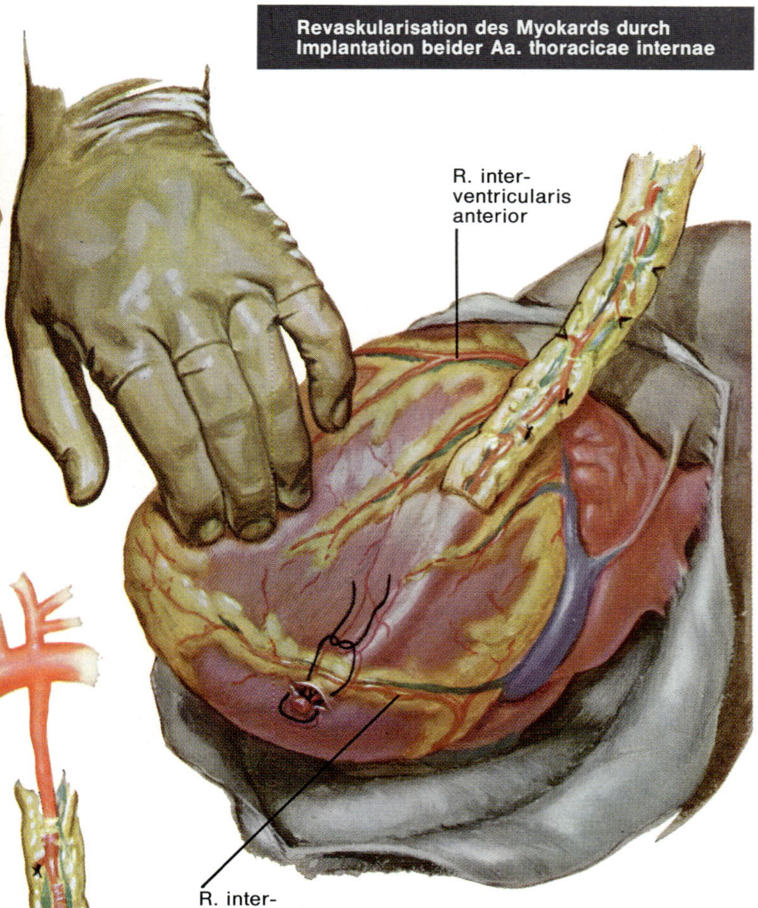

B: Implantation der linken A. thoracica interna in die Hinterwand des linken Ventrikels. Das Implantat liegt tief unter dem R. interventricularis posterior

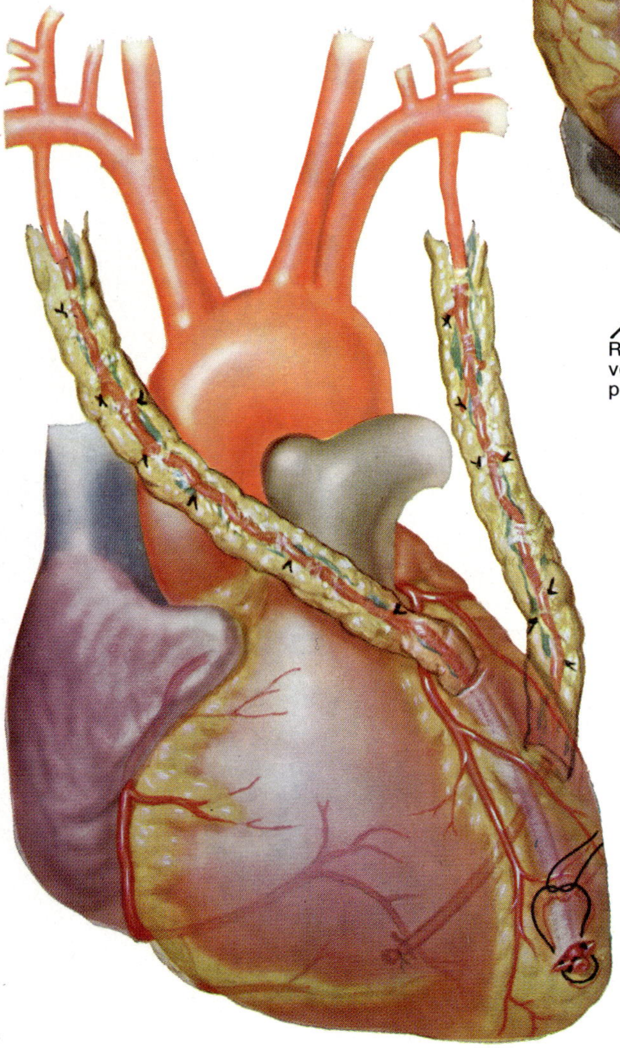

C: Implantation der rechten A. thoracica interna in die Vorderwand des linken Ventrikels. Das Implantat liegt unter dem diagonalen Ast des R. interventricularis anterior. Linkes Thoracica-interna-Implantat als Phantom dargestellt

rungsmöglichkeiten durch Implantation der *A. thoracica interna* ist eine Methode entwickelt worden, bei der beide Aa. thoracicae internae herangezogen werden. Dazu werden über eine *mediane Sternotomie* sowohl die rechte als auch die linke A. thoracica interna wie beim Sewell-Verfahren mit den Begleitstrukturen mobilisiert. Die Schaffung eines langen *Tunnels* an der lateralen und diaphragmalen Fläche des *linken Ventrikels* bereitet keinerlei Schwierigkeiten. Zur Darstellung des mangeldurchbluteten Areals an der Hinterwand wird das schlagende Herz angehoben und gedreht. So wird jeglicher Myokardabschnitt des linken Ventrikels der Implantation einer A. thoracica interna zugänglich. Das Stielimplantat der linken Thoracica interna versorgt die laterale und diaphragmale Fläche des linken Ventrikels, wo es Kollaterale zu den *Rr. interventriculares* der linken und der dominierenden rechten Koronararterie bildet. Die *Vorderwand des linken Ventrikels* wird über die *rechte A. thoracica interna* durchblutet, die unmittelbar über oder *unter dem R. interventricularis anterior* der linken Koronararterie implantiert wird.

Die Implantation beider Aa. thoracicae internae ist für jene Fälle gedacht, in denen der linke Ventrikel sowohl im Bereich der Vorderwand als auch im diaphragmalen Wandabschnitt durch diffuse Koronarsklerose zu wenig durchblutet wird.

Postoperative Kontrollangiographien haben den Beweis für die Durchführbarkeit einer derartigen Revaskularisationstechnik erbracht.

Somit kann eine Myokardischämie des linken Ventrikels in jeglicher Lokalisation durch Implantation einer A. thoracica interna beseitigt werden, sofern das ischämische Myokard revaskularisationswürdig erscheint.

Ersatzplastik mit einem V. saphena-Transplantat

Die nunmehr mehrjährige Erfahrung mit der Erweiterungsplastik durch einen Perikardpatch hat gezeigt, daß diese Methode bei Koronarerkrankungen in selektiven Fällen ihre Vorzüge besitzt. Ihrer Anwendbarkeit sind jedoch durch das Ausmaß und in gewissem Maße auch durch die Art der Grundkrankheit Grenzen gesetzt. Häufig erweist sich ein segmentaler Verschluß intraoperativ als ausgedehnter als aufgrund der präoperativen Koronarographie angenommen werden mußte. Mitunter weist die Grundkrankheit eine entzündliche Komponente auf, und es besteht die Gefahr, daß durch einen chirurgischen Eingriff ein degenerativer Verschluß an der Transplantatstelle oder in ihrer unmittelbaren Umgebung beschleunigt wird.

Anfangs erfolgreich erscheinende Erweiterungsplastiken haben sich bei längerer Beobachtungszeit öfter als enttäuschend erwiesen, so daß nach anderen direkten Verfahren gesucht wurde.

Ersatzplastik der rechten Koronararterie. Die Ersatzplastik mit einem *V. saphena-Transplantat* wurde im Cleveland Clinic Hospital von R.G. Favaloro, M.D., Institut für Thorax-, Herz- und Gefäßchirurgie, Cleveland Clinic Foundation, entwickelt und im September 1967 zum ersten Mal praktisch erprobt. In den darauf-

(Fortsetzung auf Seite 243)

Ersatzplastik der rechten Koronararterie

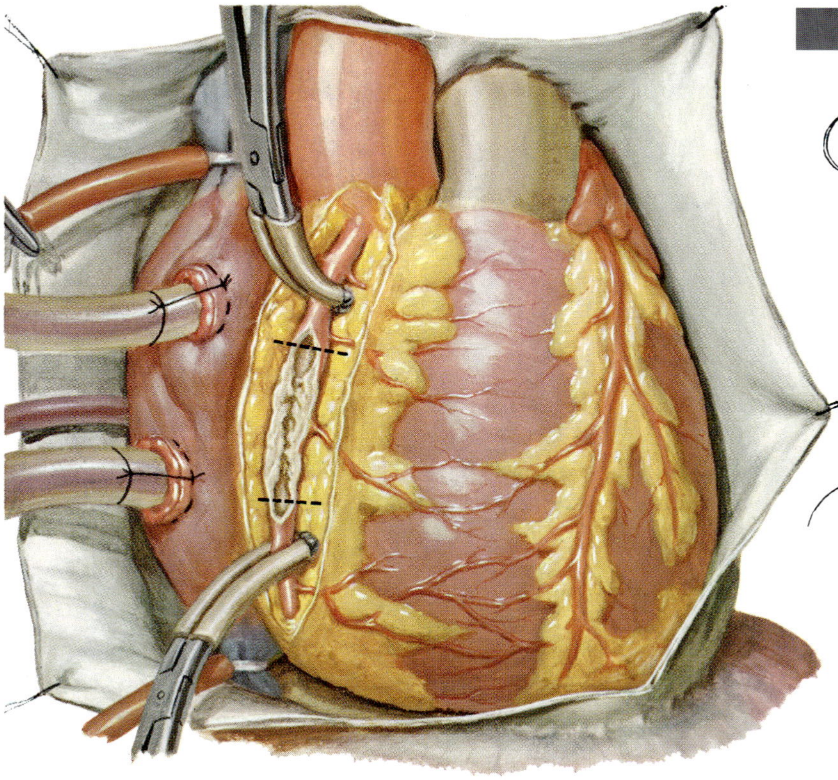

A: Obliteriertes Segment der rechten Koronararterie dargestellt, abgeklemmt und inzidiert. Resektionsgrenze gestrichelt

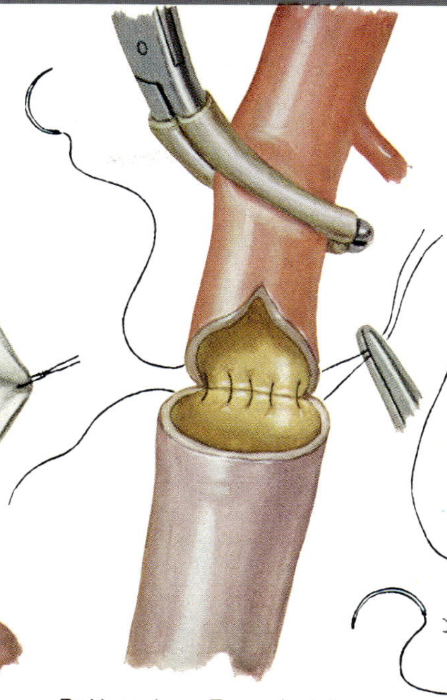

B: V.-saphena-Transplantat wird proximal mit Koronararterie anastomosiert

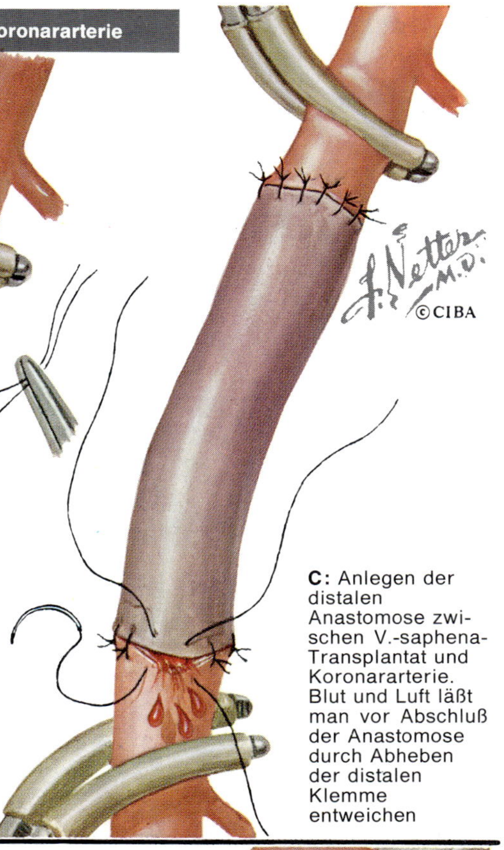

C: Anlegen der distalen Anastomose zwischen V.-saphena-Transplantat und Koronararterie. Blut und Luft läßt man vor Abschluß der Anastomose durch Abheben der distalen Klemme entweichen

Umgehungsplastik (Bypass) der rechten Koronararterie

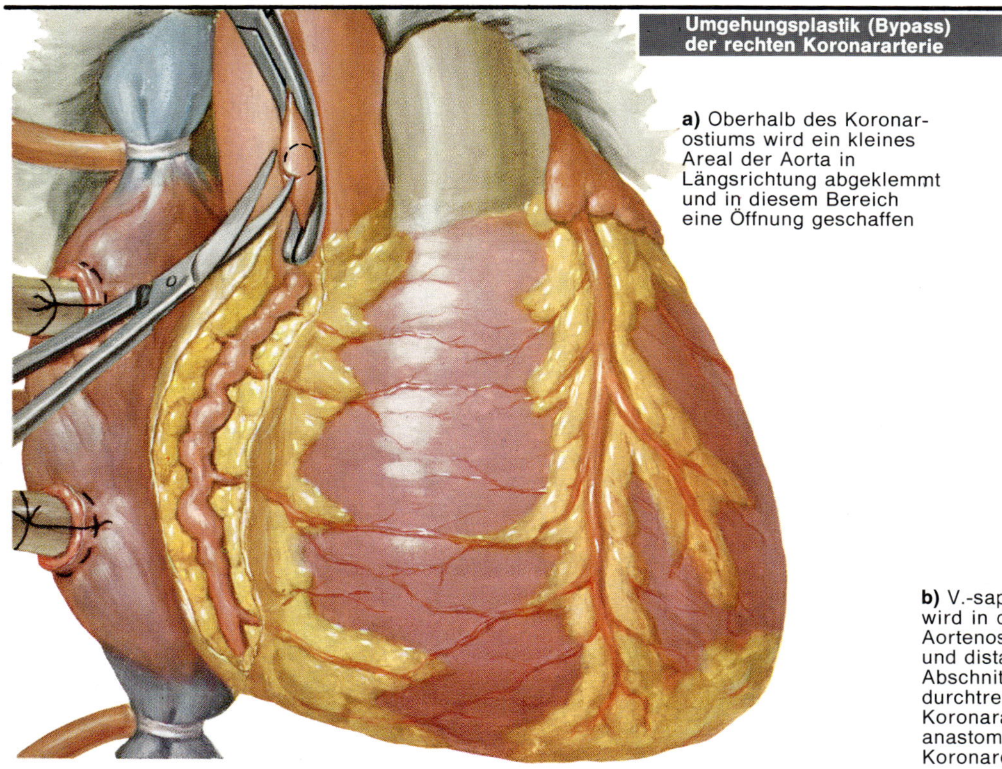

a) Oberhalb des Koronarostiums wird ein kleines Areal der Aorta in Längsrichtung abgeklemmt und in diesem Bereich eine Öffnung geschaffen

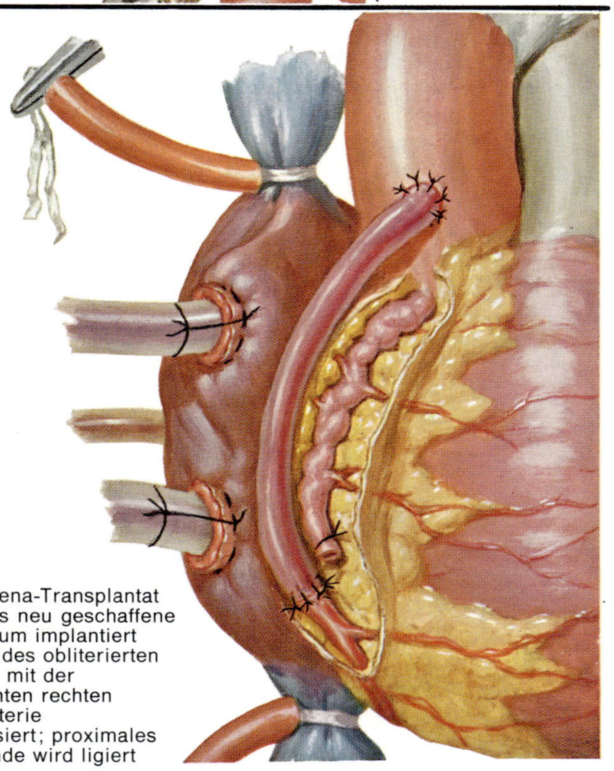

b) V.-saphena-Transplantat wird in das neu geschaffene Aortenostium implantiert und distal des obliterierten Abschnitts mit der durchtrennten rechten Koronararterie anastomosiert; proximales Koronarende wird ligiert

Chirurgische Behandlungsmöglichkeiten bei Koronarerkrankungen

(Fortsetzung von Seite 242)

folgenden 5 Monaten wurden mehr als 50 Ersatzplastiken durchgeführt, nur 2 endeten letal.

Das Verfahren weist gegenüber der Erweiterungsplastik entscheidende Unterschiede auf. An der *erkrankten Arterie* wird ein weit über die Stenosestelle hinaus reichendes *Segment exzidiert* und die Gefäßkontinuität durch Transplantation von körpereigenem Venengewebe wiederhergestellt. An der dominierenden *rechten Koronararterie* konnten mit diesem Verfahren die Möglichkeiten der direkten Koronarchirurgie entscheidend erweitert werden. So können nicht nur ausgedehnte Stenosen beseitigt, sondern ggf. auch ein neues *Aortenostium* geschaffen werden. Die Kontinuität des Gefäßes wird im Gegensatz zur Patch-Plastik mit ihrer unregelmäßigen Oberfläche mit einem glatten, endothelialisierten Venentransplantat wiederhergestellt. Darüber hinaus hat die Erfahrung gezeigt, daß die technischen Schwierigkeiten bei der Ersatzplastik mit einem V. saphena-Transplantat wesentlich geringer sind als bei den meisten Erweiterungsplastiken mit einem Patch-Transplantat.

Der Eingriff wird am blutleeren Herzen unter totalem kardiopulmonalem Bypass ausgeführt. (Elektiv induzierter Herzstillstand und regionale Hypothermie, die sich in den Anfängen der Erweiterungsplastik meist als erforderlich erwiesen, sind überflüssig.) Die dominierende rechte Koronararterie kann im Bedarfsfall über eine Strecke von mehr als zwei Drittel ihrer Gesamtlänge zwischen dem Aortenostium und dem Abgang des R. interventricularis posterior, der die Facies diaphragmatica des linken Ventrikels versorgt, präpariert werden. Sie wird an der präoperativ lokalisierten Verschlußstelle mit einem *Längsschnitt* so weit gespalten, bis distal und proximal des obliterierten Segments ein adäquates Lumen angetroffen wird (Tafel 74 A). Danach wird das *obliterierte Segment* distal

(Fortsetzung auf Seite 244)

Chirurgische Behandlungsmöglichkeiten bei Koronarerkrankungen

(Fortsetzung von Seite 243)

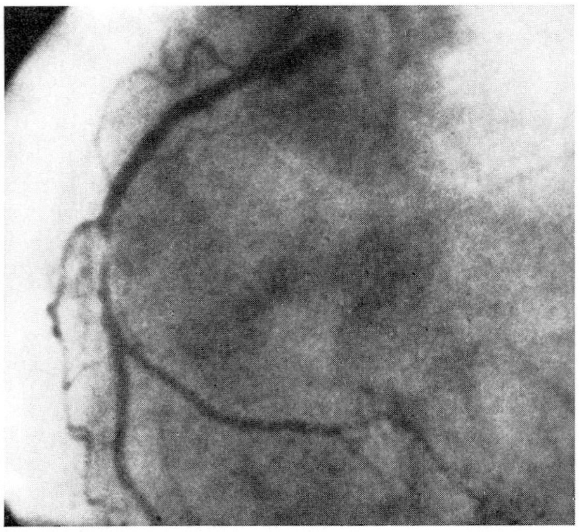

1. Koronarogramm rechts; linker vorderer schräger Strahlengang: hochgradige Stenosierung im mittleren Drittel der rechten A. coronaria

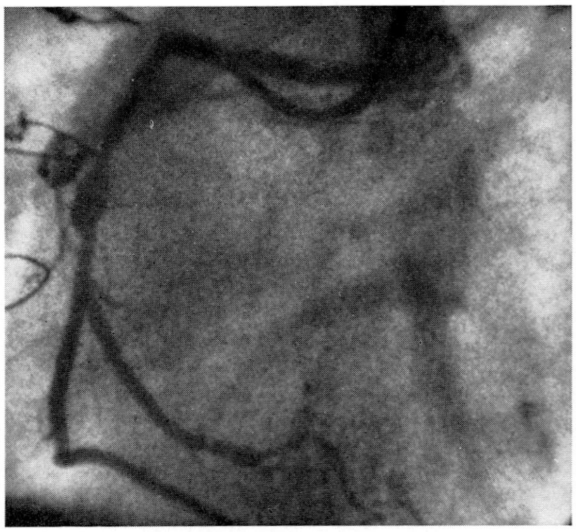

2. Patient wie in 1., 9 Monate nach Endarteriotomie mit Erweiterungsplastik; Stenose erweitert

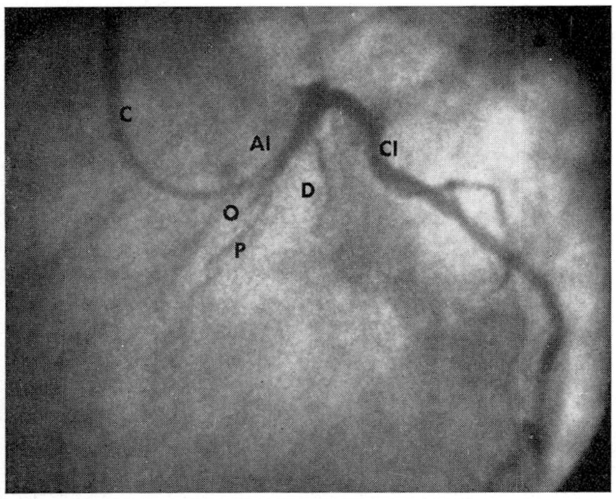

3. Koronarogramm links; linker vorderer schräger Strahlengang: totaler Verschluß (O) des R. interventricularis anterior (AI) der linken Koronararterie. D = diagonaler Ast, P = perforierender Ast, C = Katheter, CI = R. circumflexus

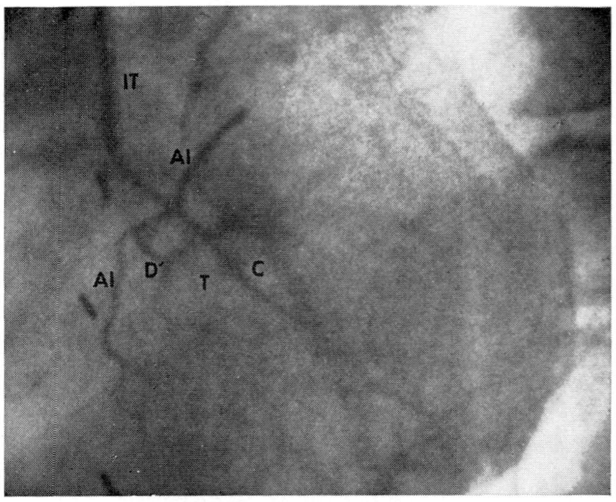

4. Thoracica-interna-Arteriogramm links; Patient wie in 3., 10 Monate nach Implantation der A. thoracica interna (IT). Diese hat bei »C« Verbindung gewonnen mit einem tertiären Ast (T) des R. interventricularis anterior (AI). Über diese Kollateralbahn ist ein Kontrastmittelübertritt in einen distalen diagonalen Ast (D′) sowie in den R. interventricularis anterior nach der Verschlußstelle festzustellen

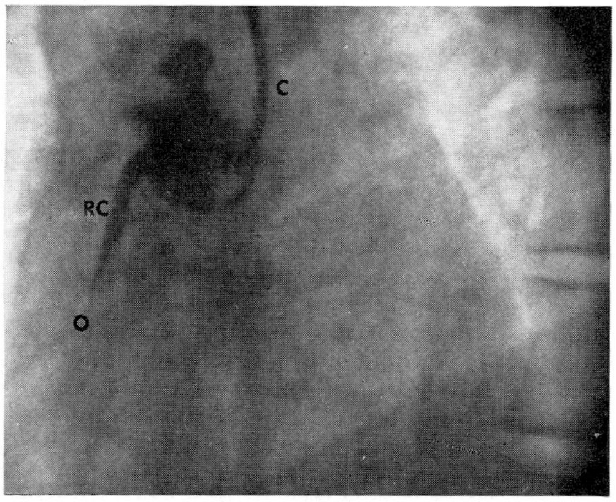

5. Koronarogramm rechts; linker vorderer schräger Strahlengang: totaler Verschluß (O) der rechten Koronararterie (RC) zirka 2 cm nach ihrem Abgang. C = Katheter

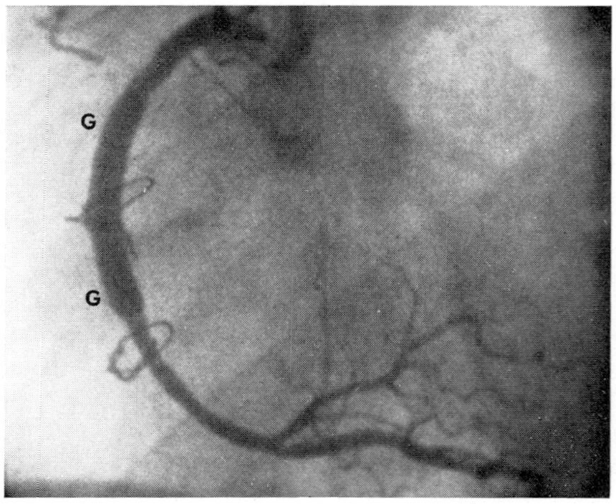

6. Patient wie in 5.: Nach Ersatz des obliterierten Segments der rechten Koronararterie mit einem V.-saphena-Transplantat (G) ist die Durchgängigkeit des Gefäßes wieder hergestellt

und proximal *reseziert*. Während die A. femoralis mit einer Kanüle versorgt wird, wird von der *V. saphena* ein Transplantat exzidiert und durch einzelne Arteriennähte mit feinem Material mit dem proximalen Ende der Koronararterie anastomosiert (Tafel 74 B). (Für die *proximale Anastomose* muß das in situ *kephalad* liegende Venenstück verwendet werden; wird das Transplantat versehentlich *umgekehrt* implantiert, können die Venenklappen eine Restenosierung verursachen!)

Die *distale* Anastomose erfolgt analog der proximalen (Tafel 74 C). Das Venentransplantat darf nicht zu lang werden, da es sonst zu Knikkung und Verwerfung kommen kann, die zu einem Verschluß prädisponieren.

Umgehungsplastik der rechten Koronararterie (Bypass der rechten Koronararterie). Als neues *direktes Verfahren* ist die *Bypassplastik* des proximalen Drittels der obliterierten Koronararterie mit einem V.-saphena-Transplantat entwickelt worden. Sie eignet sich besonders in jenen Fällen, in denen das Ostium der *rechten Koronararterie* nicht von dem sklerotischen Primärprozeß verschont geblieben ist, und kann auch dann indiziert sein, wenn das nur partiell obliterierte Gefäß als Kollateralstrombahn für einen komplett obliterierten R. interventricularis anterior der linken Koronararterie eingesprungen ist.

Das *neue Ostium* (Tafel 74a) wird zirka 2 cm **über dem Abgang der rechten Koronararterie** angelegt. Der Durchmesser der kreisförmigen Öffnung in der Aortenwand entspricht dem Lumendurchmesser der proximalen *V. saphena*. Wie in Tafel 74b dargestellt, wird das proximale Segment der obliterierten rechten Koronararterie *in situ* belassen, damit ein evtl. noch vorhandener residualer Kollateralstrom nicht verloren geht. Distal wird das Gefäß ligiert und durchtrennt und das *untere Ende des Saphena-Transplantats* mit dem *distalen Segment der rechten Koronararterie anastomosiert*.

Kontrolluntersuchungen. Mehrere Wochen oder Monate nach der Ersatz- oder Bypassplastik durchgeführte Kontrollangiographien ergaben, daß diese neueren Verfahren ein breiteres Anwendungsgebiet finden können als die ursprüngliche Erweiterungsplastik mit einem Perikardpatch. Jedenfalls ist mit diesen Verfahren ein wesentlich größerer Spielraum gegeben, da damit auch längere obliterierte Gefäßabschnitte repariert oder umgangen werden können. Inzwischen haben sich die Bypassoperationen sowohl zur rechten als auch zur linken Koronararterie bzw. deren größeren Ästen als Standardmethode etabliert.

Das Herz bei Hyperthyreose

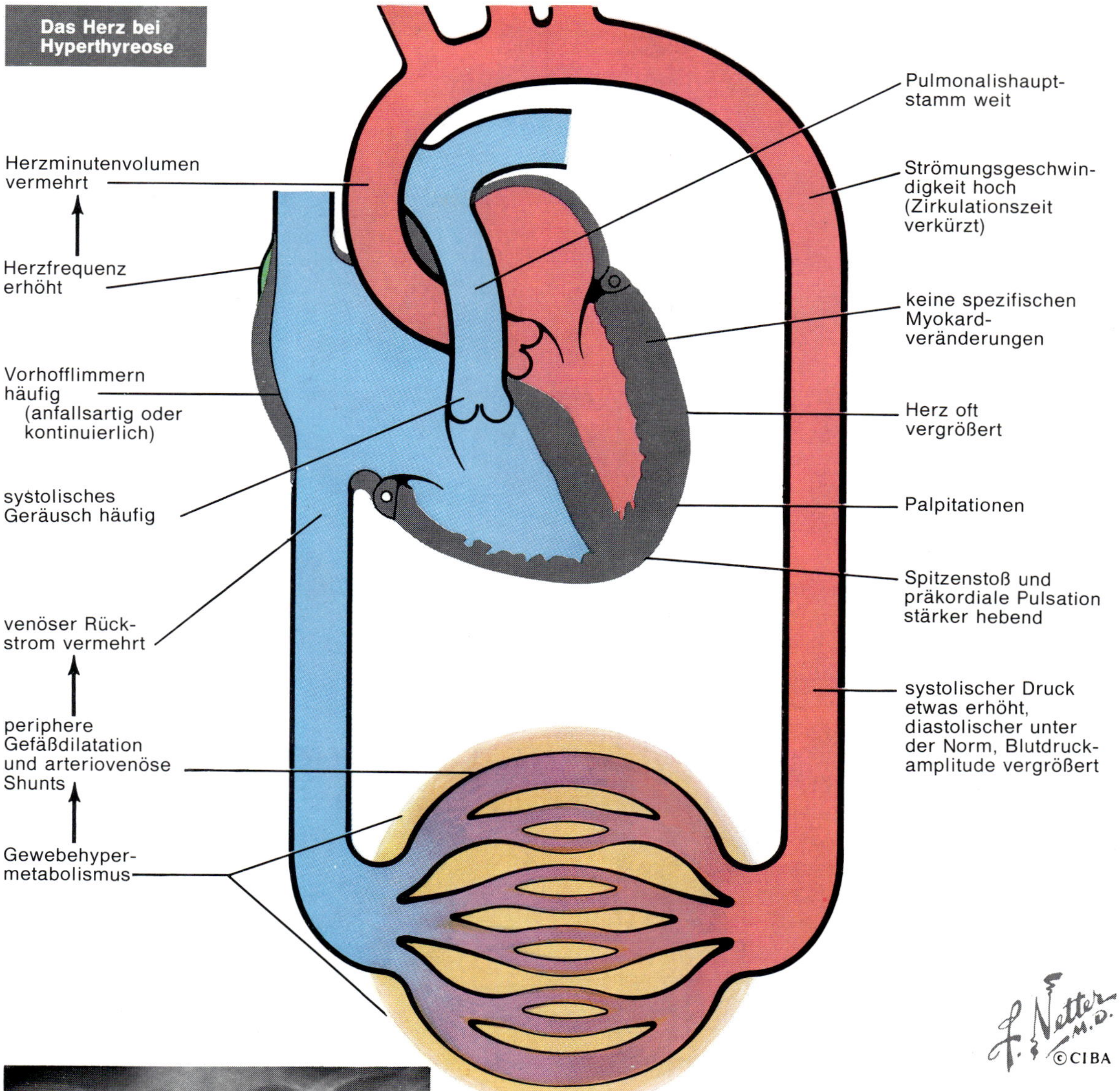

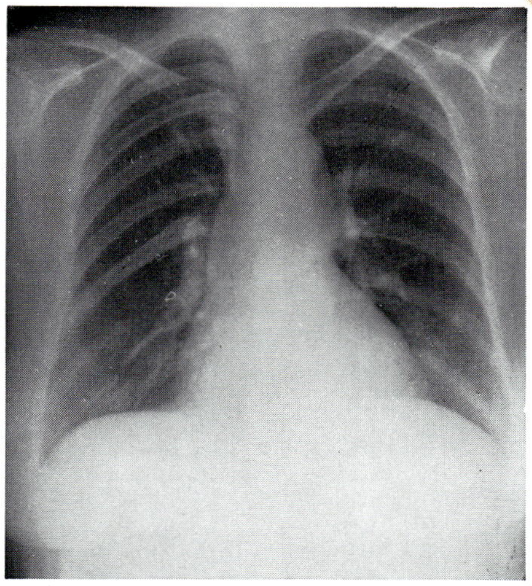

Röntgenbild: Herz etwas vergrößert, Pulmonalarterie prominent

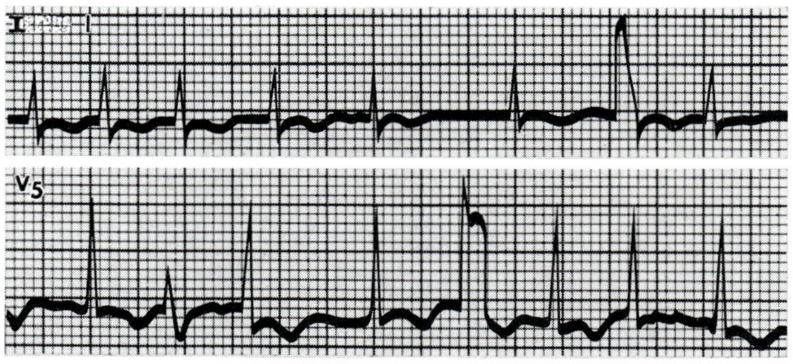

EKG: Vorhofflimmern

Bereits 1786 stellte PARRY einen auffälligen Zusammenhang zwischen Thyreotoxikosen und Kreislaufbefunden fest, als er von einer »Vergrößerung der Schilddrüse mit Vergrößerung oder Palpitieren des Herzens« berichtete. Der *Kreislauf* reagiert auf den *Hypermetabolismus* der Hyperthyreose mit einer gesteigerten *Kreislaufdynamik*. Die Haut ist infolge der *Weiterstellung* der Gefäße feucht-warm und gerötet. Oft *steigt* der *systolische Blutdruck* bei *sinkenden diastolischen* Blutdruckwerten, und die *Blutdruckamplitude ist erhöht*. Der Puls ist *celer* und altus, gelegentlich unregelmäßig, der Spitzenstoß verstärkt und mitunter nach links verlagert. Die Herztöne erscheinen betont, die *Blutströmungsgeschwindigkeit gesteigert*. Häufig hört man *systolische Strömungsgeräusche*. An den unteren Extremitäten bestehen meist Ödeme. Dyspnoe, Tachykardie, Arrhythmie, Geräuschsymptomatik und Ödeme sprechen zwar an sich für eine Dekompensation, sind jedoch auch regelmäßig bei der Hyperthyreose vorhanden. *Elektrokardiographisch finden sich Sinustachykardie, Vorhofflimmern,* Verlängerung der PQ-Zeit, generalisierte ST-T-Veränderungen und Verkürzung der Q-Tc-Zeit. Die meist *paroxysmal* auftretenden *Flimmerarrhythmien* finden sich in der Regel erst nach dem 40. Lebensjahr. Im *Thoraxröntgenbild* ist das *Herz etwas vergrößert*, die *Pulmonalarterie* wird prominent dargestellt. Die hämodynamischen Veränderungen bei der Hyperthyreose werden einerseits einer allgemeinen Beschleunigung des Stoffwechselgeschehens und einer verstärkten Empfindlichkeit gegenüber Katecholaminen, andererseits einem direkten kardialen Effekt der Schilddrüsenhormone zugeschrieben. Verkürzung der Muskelfasern und Spannungsentwicklung laufen rascher ab, die aktive bzw. kontraktile Phase des Herzmuskels ist verkürzt.

Bereits im Frühstadium *steigt* bei noch voll kompensiertem Herzen das *Herzminutenvolumen,* und zwar stärker als der Sauerstoffverbrauch des Organismus. Die arteriovenöse Sauerstoffdifferenz ist meist vermindert. Infolge der beschleunigten Herzfrequenz und in geringerem Ausmaß auch infolge des vermehrten Schlagvolumens wird der Herzindex größer. Unter Belastung nehmen Herzfrequenz und -minutenvolumen weiter zu. Bei nur unbedeutender Abweichung der Drücke in rechtem Vorhof und Pulmonalis ändern sich die Strömungsverhältnisse. In erster Linie kommt es zur *Neuverteilung* des erhöhten Herzzeitvolumens. Haut und Muskel werden stärker durchblutet, während der Flow im Gehirn und Splanchnikusbett unverändert bleibt. Die vermehrte Nierendurchblutung entspricht dem allgemein gesteigerten Sauerstoffverbrauch. Der Koronarflow ist zwar absolut erhöht, bleibt aber, bezogen auf das vermehrte Herzzeitvolumen, innerhalb der Norm.

Bei Vorschädigung der Koronararterien kann die Kreislaufbelastung durch die Hyperthyreose Angina-pectoris-Anfälle auslösen. Liegen rheumatische Klappendefekte vor, dekompensiert das Hyperthyreoseherz in der Regel. Daraus ergibt sich die interessante Frage, ob ein nicht vorgeschädigtes Herz bei anhaltender Mehrbelastung durch die Hyperthyreose im Laufe der Zeit dekompensieren kann. Bei pathologischen Untersuchungen konnte zwar keine spezifische Veränderung nachgewiesen werden, es ist jedoch bekannt, daß sowohl im Tierversuch als auch beim Menschen das Herz bei protrahiertem Verlauf der Hyperthyreose hypertrophiert.

Wenn das Hyperthyreoseherz dekompensiert, kommt es zwar nicht zu einer absoluten, aber zu einer auf den Sauerstoffverbrauch des Organismus bezogenen relativen Verringerung des Herzzeitvolumens. Das Schlagvolumen sinkt und reagiert kaum auf einen Belastungsversuch, die Drücke im rechten Vorhof und in der Pulmonalarterie steigen.

Das Hyperthyreoseherz spricht rasch und gut auf die *Therapie* an. Die Strömungsgeschwindigkeit sinkt prompt, der periphere Gefäßwiderstand steigt. Mit der Senkung der Herzfrequenz sinkt auch das Herzzeitvolumen. Die Arbeit des rechten und linken Ventrikels wird geringer, und der Sauerstoffverbrauch des Herzmuskels normalisiert sich. Besonders auffällig ist der Therapieerfolg, wenn bereits Angina pectoris und Stauungsinsuffizienz bestanden haben. Die Stauungsinsuffizienz kann jedoch trotz der Euthyreose selbst ohne Anzeichen einer Herzkrankheit bestehen bleiben oder wieder auftreten. Das gilt auch für die Flimmerarrhythmie. Meist stellt sich zwar nach Normalisierung der Schilddrüsenfunktion entweder spontan oder nach antiarrhythmischer Therapie der Sinusrhythmus wieder ein; in einer nicht unbedeutenden Zahl von Fällen bleibt jedoch besonders bei Stauungsinsuffizienzen das Vorhofflimmern bestehen.

Das Herz bei Myxödem

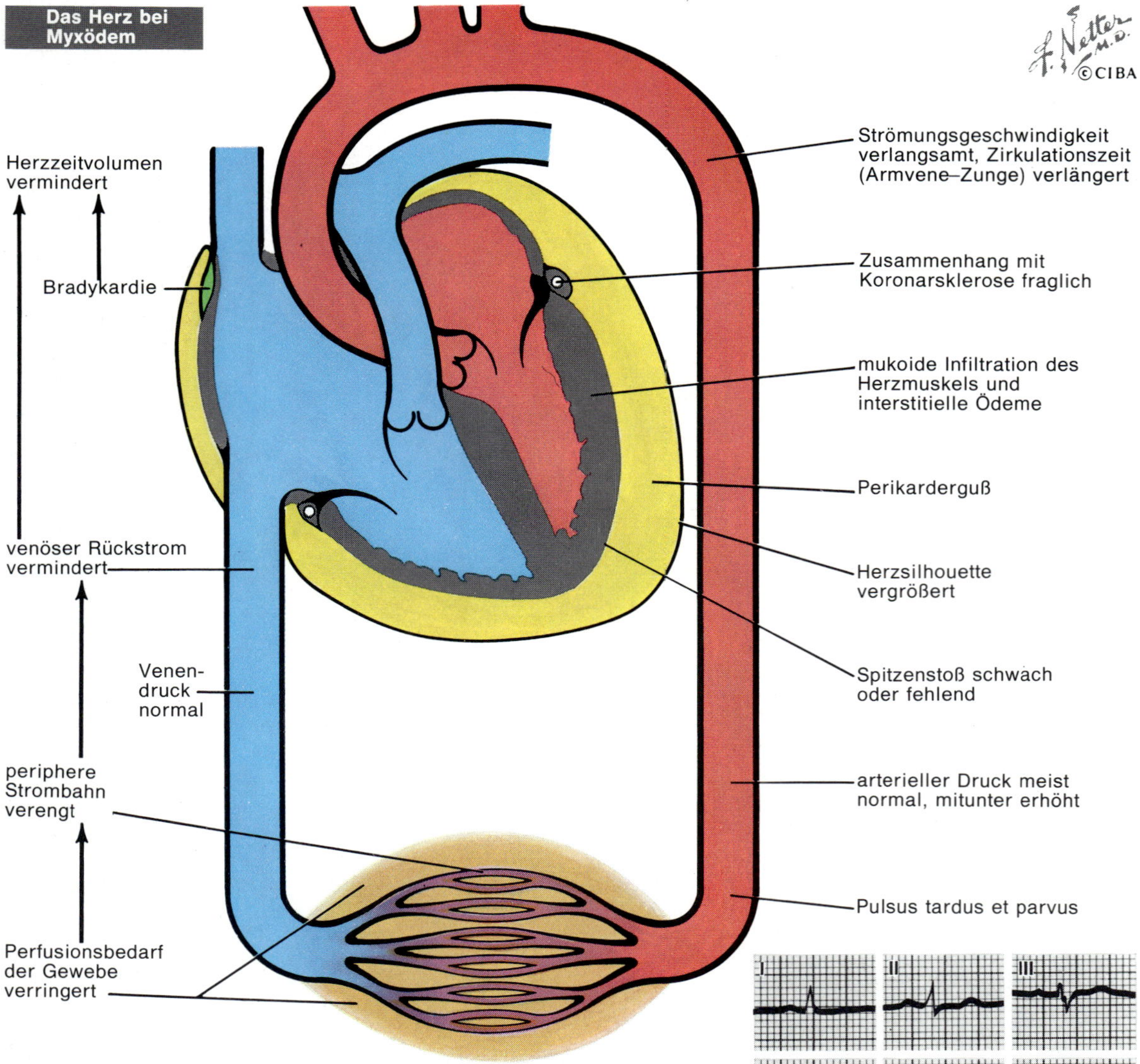

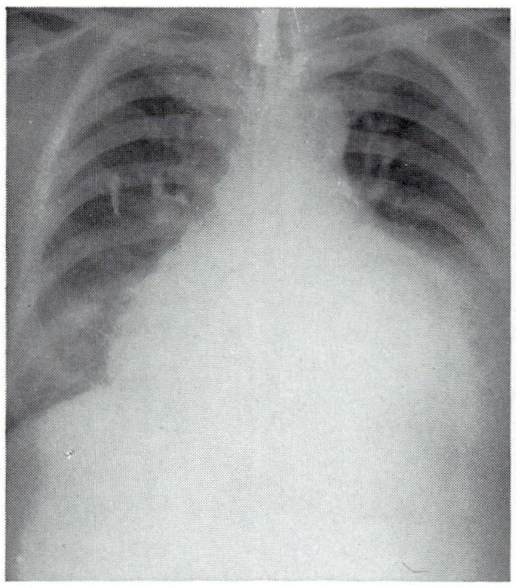

Röntgenbild vor Behandlung: stark vergrößerter Herzschatten infolge Perikarderguß

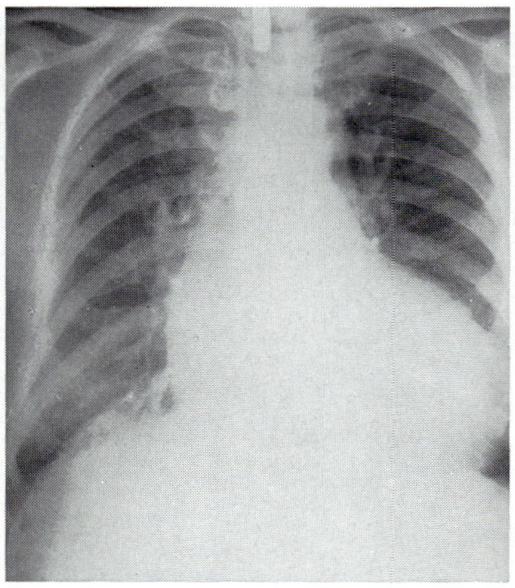

Nach Substitutionstherapie: Erguß resorbiert, Herz infolge mitbestehender Hypertonie vergrößert

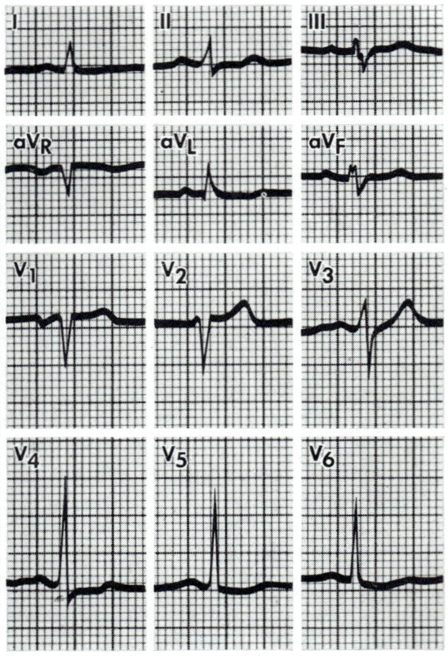

EKG bei Hypothyreose: Niederspannung und Senkung der ST-Strecke

Bei *Hypothyreosen* besteht zwar an sich eine *Hypozirkulation,* der Kreislauf wird jedoch dem gleichzeitig verminderten Durchblutungsbedarf und Sauerstoffverbrauch des Organismus gerecht. Die Haut fühlt sich als Zeichen von Alterationen in der Hautbeschaffenheit, aber auch infolge der *peripheren* Vasokonstriktion und der *verlangsamten Strömungsgeschwindigkeit* kühl und teigig an. Die Halsvenen erscheinen normal weit. Der *Spitzenstoß* ist *träge* und schwach, die *Pulsfrequenz niedrig,* die Herztöne sind gedämpft. Der *Blutdruck bleibt in der Regel innerhalb der Norm,* kann aber auch erhöht sein. *Elektrokardiographisch* finden sich oft charakteristische, allerdings nicht diagnostisch beweisende Veränderungen im Sinne einer *Niederspannung,* Abflachung oder *Negativierung der T-Wellen* und Verlängerung der PQ-Zeit. Auf dem Röntgenbild ist die *Herzsilhouette vergrößert.* Ursache dafür ist meist ein Perikarderguß. Zieht man diesen ab, ist das Herz meist von normaler Größe.

Die Schilddrüsenfunktion beeinflußt nachhaltig den Kontraktionszustand des Herzmuskels. Im Tierversuch erscheint bei hypothyreoten Tieren die Anspannungszeit verlängert, was jedoch durch eine längere Kontraktionsperiode kompensiert wird.

Das *Herzzeitvolumen sinkt* nicht nur infolge der verlangsamten Herzfrequenz, sondern auch aufgrund des geringeren Schlagvolumens. Andererseits bleibt das Verhältnis Herzzeitvolumen zu Gesamtsauerstoffverbrauch normal. Auch die Drücke im rechten Vorhof und in der Pulmonalarterie liegen innerhalb der Norm. Herzzeitvolumen, Frequenz und Schlagvolumen sind bei Belastung steigerungsfähig.

Das geringe Auswurfvolumen des Myxödemherzens ist vom verminderten Herzzeitvolumen bei Herzinsuffizienzen zu unterscheiden. Bei Insuffizienz kann es den Sauerstoffbedarf des Organismus nicht mehr decken, der Druck im rechten Vorhof steigt. Ferner ist das Herzzeitvolumen bei Belastung nur wenig und unter weiterer Erhöhung des Vorhofdruckes steigerungsfähig.

Über das Myxödemherz bei unbehandelter Hypothyreose liegen nur spärliche pathologische Angaben vor. Das Herz wird meist als weich, blaß und dilatiert beschrieben. Bindegewebiger Ersatz und Infiltration sind erwähnt worden. *Mikroskopisch* finden sich Schwellung der Muskelzellen, Degeneration der Muskelfasern, *fettige Infiltration* und *interstitielle Ödeme* mit Ansammlung *muzinöser,* eiweiß- und stickstoffreicher Flüssigkeit. Eine Beurteilung dieser Veränderungen ist insofern schwierig, als sie auch im Alter auftreten. Auf eine Häufung *arteriosklerotischer Prozesse* infolge der Hypercholesterinämie bei Hypothyreosen ist immer wieder hingewiesen worden. Eine kritische Beurteilung der Angaben läßt allerdings viele Fragen offen, so daß ein Zusammenhang zwischen Serumcholesterin, Hypothyreose und Arteriosklerose erst zu klären sein wird.

Die *Kreislaufveränderungen* der Hypothyreose sind durch *Substitution von Schilddrüsenhormonen* ohne weiteres reversibel. Das Herz wird kleiner, das Herzzeitvolumen steigt, das EKG normalisiert sich, die Strömungsgeschwindigkeit wird beschleunigt, die periphere Durchblutung bessert sich, und ein evtl. erhöhter Blutdruck sinkt. Da die erworbene primäre Hypothyreose erst im späteren Alter auftritt, wo bereits eine Koronarerkrankung vorliegen kann, ist bei der Substitutionstherapie Vorsicht geboten, sonst werden u.U. Angina pectoris oder gar ein Herzinfarkt ausgelöst.

Trichinose

Die *Trichinose* wird durch die Nematodenart *Trichinella spiralis* verursacht. Der Lebenszyklus der Trichinen verläuft wie folgt: Wenn *rohes* oder nicht gargekochtes *Schweinefleisch* oder ein *Schweinefleischprodukt* gegessen wird, das lebende Jungtrichinen enthält, gelangen die eingekapselten Jungtrichinen in den Darm, die *Kapseln* werden verdaut, und die Jungtrichinen *schlüpfen*. Die *mikroskopisch kleinen geschlüpften Jungtrichinen reifen* im *Dünndarm des Wirts* innerhalb von 2 Tagen zu (1 bis 3 mm langen) *Männchen* und (2 bis 4 mm langen) *Weibchen* und *kopulieren.* Ab dem 5. Tag nach der Aufnahme von trichinösem Fleisch gebiert das *begattete Weibchen,* das teilweise in die *Dünndarmschleimhaut* einwandert, die 2. *Jungtrichinengeneration.* Die (80 bis 120 × 6 µm großen) Jungtrichinen wandern dann in die *Lymphkanälchen der Darmzotten,* den Innenraum des rechten Ventrikels, die Lungenkapillaren und die *Körperstrombahnen* ein. Es können zwar auch andere Organe besiedelt werden, Prädilektionsstelle sind jedoch die *Skelettmuskelfasern.* In diesen beginnen die Jungtrichinen zu wachsen, bewirken dabei eine Degeneration der Muskelfasern und lösen eine durch Ödem, Hyperämie und granulomatöse oder *eosinophile* Entzündung gekennzeichnete Reaktion aus. Ungefähr 30 Tage nach der Einwanderung in die Muskelfaser erreichen die Trichinen, die sich inzwischen spiralig eingerollt haben, ihre maximale Größe und werden *eingekapselt.* Währenddessen gebären die begatteten Weibchen weiter, so daß immer mehr Muskelfasern von Jungtrichinen besetzt werden. Der Lebenszyklus des Parasiten schließt sich, wenn ein fleischfressendes Säugetier trichinöses Fleisch ißt und sich damit infiziert.

Das *Inkubationsstadium* dauert in der Regel 7 bis 10 Tage. Inkubationszeiten von nur einem bis zu 28 Tagen sind jedoch schon vorgekommen. Als erste *Symptome* treten meist *Darmbeschwerden* auf, da die Dünndarmschleimhaut durch die partielle Einwanderung der während der Verdauung *geschlüpften* und nun reifenden *Jungtrichinen* aus dem *trichinösen Fleisch* irritiert wird. Sie manifestieren sich als Übelkeit, Erbrechen, Bauchkrämpfe und Durchfall oder Obstipation und bleiben meist eine Woche lang bestehen. Die Symptomatik des *Einwanderungsstadiums* beginnt zirka 1 Woche nach der Infektion. Als erstes wird während dieses Stadiums in der Regel die *Schwellung der Augenlider* bemerkt. Später kommen Schmerzen, Druckempfindlichkeit und *Schwellung des Gesichts* sowie *Muskelschmerzen bei Willkürbewegungen* hinzu. Intensität und Dauer dieses Stadiums hängen davon ab, wieviele Trichinen der zweiten Generation in das Wirtsgewebe einwandern. Bei schweren bis mittelschweren Infektionen dauert das Einwanderungsstadium im allgemeinen 4 bis 8 Wochen und geht mit *Fieber* (bis zu 40 Grad) und Schwäche einher. Durch Besiedlung anderer Organe kann es zu *Bronchitis* oder *Bronchopneumonie, Enzephalitis oder Meningismus, Hautausschlägen,* einem Kribbeln unter der Haut, so als ob Insekten oder Würmer unter der Haut kriechen würden, zu *Myokarditis* oder *arteriellen Thrombosen* kommen. Bei den stationär behandelten Trichinosefällen liegt die Mortalität zirka bei 5%. Die Rekonvaleszenz ist in der Regel kurz.

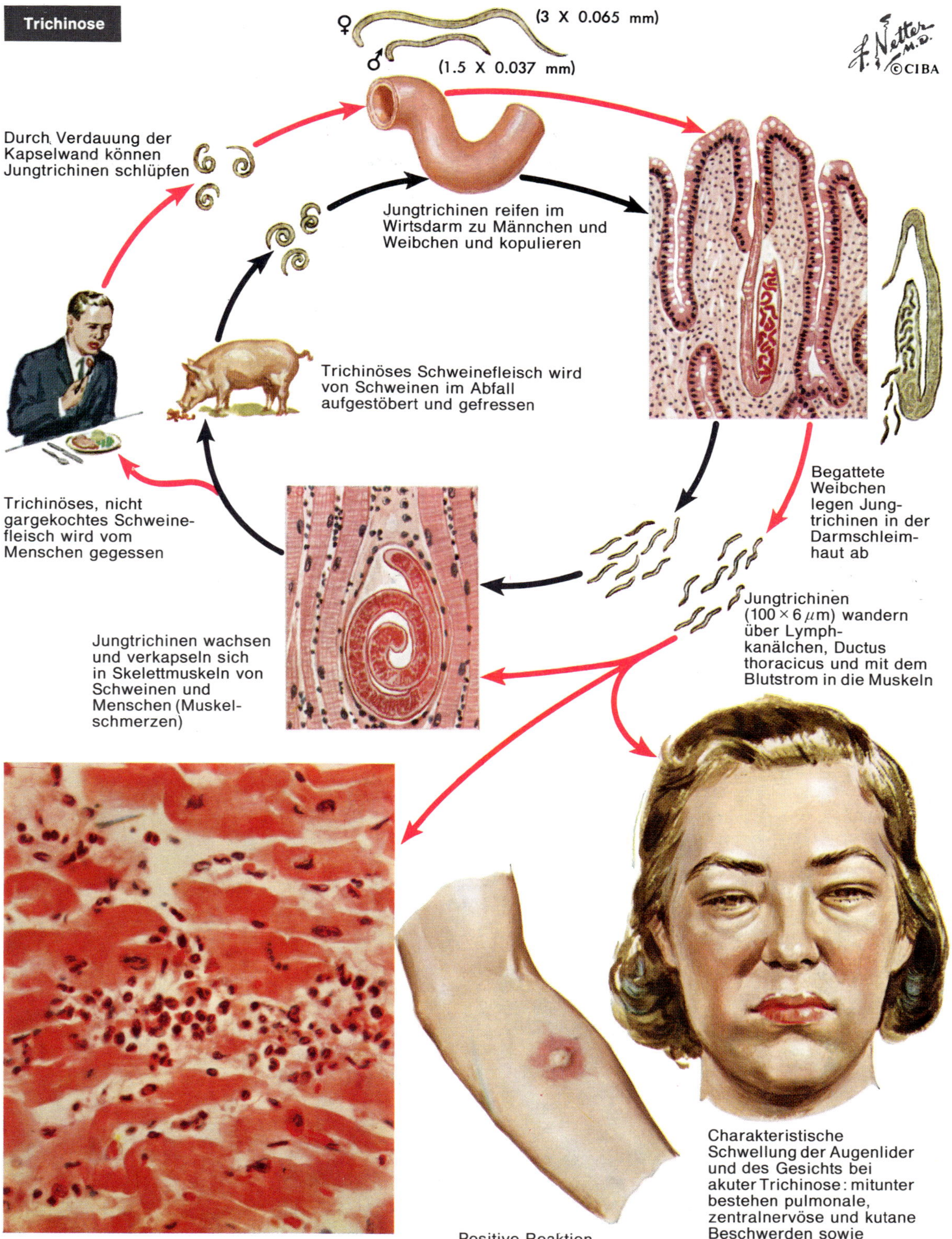

Jungtrichinen wandern in das Herz, verkapseln sich jedoch nie im Myokard; können hochgradige Myokarditis verursachen

Positive Reaktion 20 Minuten nach intradermaler Antigengabe

Charakteristische Schwellung der Augenlider und des Gesichts bei akuter Trichinose: mitunter bestehen pulmonale, zentralnervöse und kutane Beschwerden sowie Fieber; Eosinophilie ist immer vorhanden

Als häufigste ernsthafte Komplikation tritt bei Trichinosen eine granulomatöse *Myokarditis* entweder mit Stauungsinsuffizienz oder plötzlichem, unerwartetem Tod 6 bis 8 Wochen nach der Infektion auf. Eine Herzbeteiligung ist die Regel, wobei die Jungtrichinen in das Myokard einwandern. Eine *Verkapselung* der Jungtrichinen im Myokard *unterbleibt* jedoch stets. In der Regel zeigt das *Elektrokardiogramm* 2 Monate nach der Infektion beginnende Veränderungen. Mitunter thrombosieren die großen Hirn- oder Extremitätenarterien. Ursache dafür ist offenbar die Hyperkoagulabilität des Blutes. Nach der Myokarditis ist eine Heilung möglich.

Die *Eosinophilie* beginnt ungefähr 10 Tage nach der Infektion, erreicht während der dritten Woche ihren Höhepunkt und verschwindet in der Regel nach 6 Monaten. Bei mittelschweren Infektionen sind oft Werte über 35%, nicht selten sogar bis zu 70%, zu beobachten; diese korrelieren jedoch nicht mit dem Schweregrad der Infektion. Ein plötzlicher Abfall von hohen Werten auf 1 oder 0 gilt als bedenklich. Die *Diagnosestellung* erfolgt durch *intradermale Injektion eines Antigens,* das aus einem Extrakt zerriebener Jungtrichinen gewonnen wird. Eine *positive Sofortreaktion* tritt ab dem 17. Tag nach der Infektion innerhalb von *15 bis 20 Minuten* in Form einer weichen Quaddel mit einem Durchmesser von 7 bis 10 mm auf. Sie ist ringförmig von einem hellroten Erythem umgeben und verschwindet innerhalb einer Stunde. Zur Diagnose stehen ferner Präzipitin- und Flockungsreaktionen, Hämagglutinations-, Komplementbindungs- und Fluoreszenz-Antikörpertests zur Verfügung, bei denen positive Reaktionen ab dem 17. bis 30. Tag nach der Infektion zu erwarten sind. Biopsien sind beweisend, wenn verkapselte Jungtrichinen und die charakteristische Myositis vorliegen. Die Behandlung ist symptomatisch mit Bettruhe und Steroiden.

Der mikroskopische Befund wurde freundlicherweise von John G. Batsakis, M.D., zur Verfügung gestellt.

Chagas-Krankheit

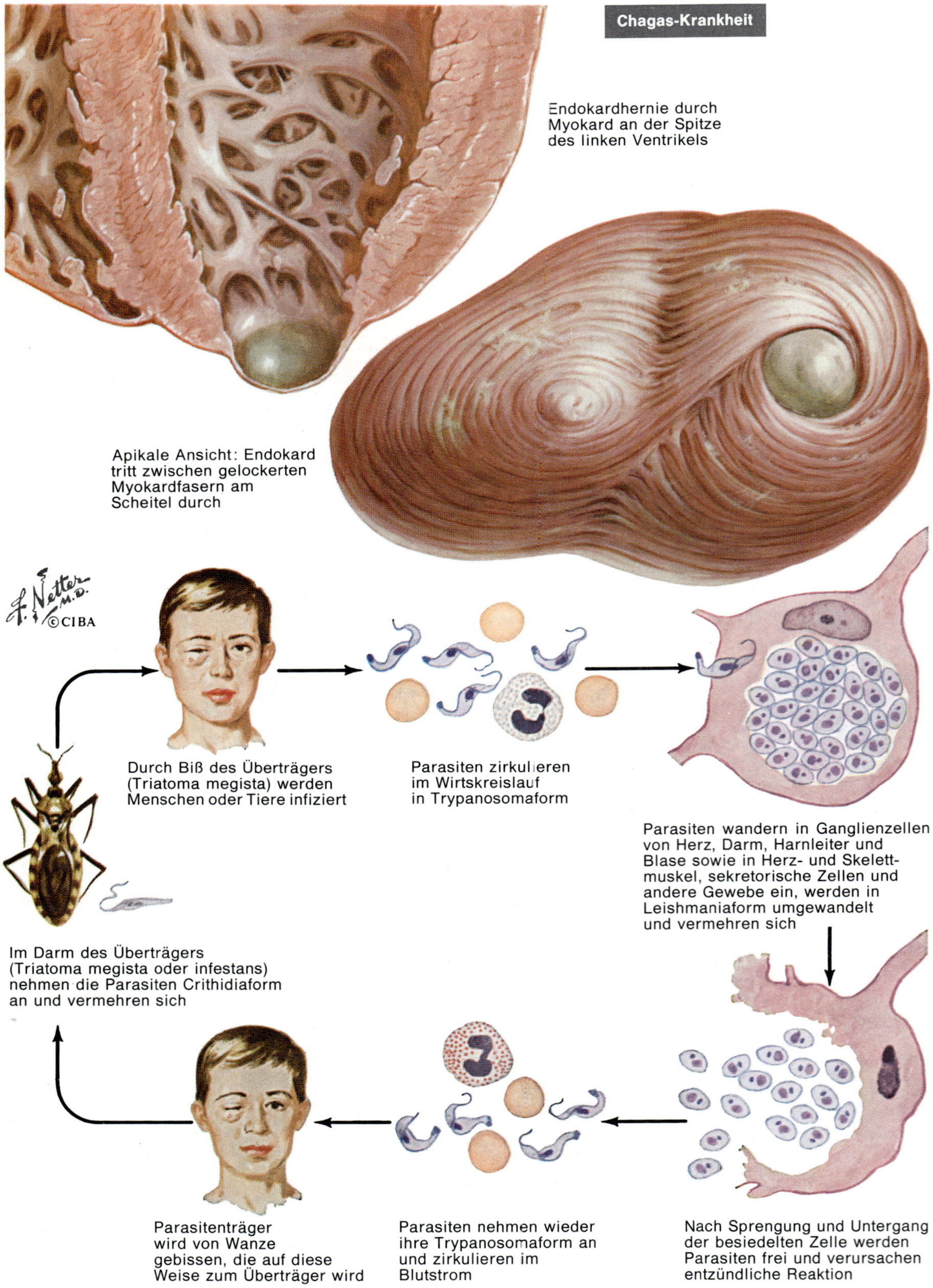

Von der *Chagas-Krankheit* sind Millionen Menschen in Süd- und Mittelamerika bedroht. Sie wird durch einen *Parasiten,* Trypanosoma Cruzi, verursacht, der meist durch einen *Wanzenbiß* oder durch Transfusion oder Inokulation kontaminierten Blutes übertragen wird. Im *Blutstrom* tritt der Parasit nur in seiner *Trypanosomaform* auf. *Nach Einwanderung in eine Zelle verwandelt* er sich in eine *Leishmaniaform* und *vermehrt* sich unter Bildung einer Kapsel, die die besiedelte Zelle *sprengt.* In diesem Stadium werden die Parasiten aus der Zelle frei, nehmen wieder Trypanosomaform an, zirkulieren mit dem Blutstrom und wandern in weitere Zellen ein. Damit ist der Zyklus geschlossen. In der Mehrzahl der Fälle wird der *Herzmuskel* bevorzugt besiedelt. Manche in bestimmten Gegenden beheimateten Stämme zeigen aber eine ebenso große oder noch größere Vorliebe für periphere *Ganglienzellen,* die sie besetzen und zerstören. In den selteneren akuten Fällen sind alle Gewebe und Zellen betroffen. Meist werden jedoch in erster Linie Herzmuskel- und periphere Ganglienzellen angegriffen.

Im *Myokard* kommt es zu einer parasitären Myokarditis. Der Erregernachweis gelingt allerdings meist erst nach längerer Suche. Der Herzmuskel weist eine herdförmige Zellnekrose mit Entzündungszellinfiltraten auf; im Frühstadium finden sich zahlreiche Eosinophile. Die Faserruptur kann wahrscheinlich z.T. ausgeglichen werden. Meist kommt es jedoch zum Gewebsuntergang und bindegewebigem Ersatz.

Die Einwanderung der Parasiten wird wahrscheinlich eingeschränkt, wenn sich im Wirtsgewebe eine Immunität entwikkelt, was sich u.a. an der *diagnostisch* so bedeutsamen Komplementbindungsreaktion zeigt. Eine positive Komplementbindungsreaktion gilt allgemein als Nachweis lebender Parasiten im Organismus. Da die Serumreaktion meist das ganze Leben lang positiv bleibt, ist anzunehmen, daß die Körperzellschädigung dauernd vor sich geht. Das Herz nimmt bei schwacher Leistung enorm an Größe und Gewicht zu. Bei Dekompensation und Stauung kann jederzeit der Tod eintreten. Die Chagas-Krankheit ist deshalb auch besonders gefürchtet, weil es selbst bei offenbar Gesunden, die sich einer Infektion nicht bewußt sind, unerwartet zum Tod kommen kann. Meist sind davon junge Männer betroffen. Mitunter, jedoch keineswegs immer, liegt eine körperliche Belastung als auslösendes Moment vor. Die genaue Ursache ist unbekannt.

In manchen Gegenden verläuft die Chagas-Krankheit primär als parasitäre Myokarditis variabler Progredienz. In anderen treten eine Reihe von Begleitveränderungen in anderen Organen auf, die offenbar auf die Besiedlung und Zerstörung peripherer Ganglienzellen zurückzuführen sind. Sie manifestieren sich an Hohlorganen als röhrenförmige Dilatation. So finden sich z.B. Megaösophagus, Megakolon oder ähnliche Veränderungen im Magen-Darm-Trakt, u.a. auch in der Gallenblase oder im Gallengang. Auch *Harnblase* und *Harnleiter* sind mitunter betroffen. Zur Ganglienzellbeteiligung kommt es weitgehend schon im Frühstadium der Parasitenbesiedlung. Die Erweiterung der Hohlorgane folgt darauf in unterschiedlichen Intervallen.

Wie Untersuchungen erwiesen haben, können auch die Ganglienzellen des Herzens besiedelt werden. Ihr Zugrundegehen bewirkt einen Verlust an parasympathischen Impulsen, dessen Auswirkungen noch ungewiß sind. Nachgewiesen werden konnte bisher eine Lockerung und Schlaffheit der Muskelbündel im Herzmuskel, wodurch der Pulmonalkonus erweitert wird und die den Ventrikel versorgenden Gefäße an der Herzspitze weiter auseinandertreten. Infolgedessen kann das *Endokard* durch eine *Hernie* brechen und dem Epikard anliegen. Derartige *apikale Hernien* finden sich an einem oder beiden Ventrikeln und variieren von einer tiefen, schmalen Spalte bis zu einer glatten, kuppelförmigen Vorwölbung mit einem Durchmesser von 2 bis 3 cm, in der häufig ein Thrombus liegt. Paradoxerweise rupturieren derartige Aneurysmen nur selten, wahrscheinlich weil der Herzmuskel während der Systole an Spannung gewinnt und die Aneurysmen gegen den, wenn auch schwachen Druck während der Austreibungsphase schützt.

Vieles bleibt an der Chagas-Krankheit umstritten und noch zu klären. Unbestreitbar ist allerdings, daß sie die häufigste parasitäre Myokarditisform darstellt. Ein anamnestisch erhobener Hinweis auf eine Infektion, der Wohnsitz in einem Siedlungsgebiet des Parasiten, Kardiomegalie und eine positive Komplementbindungsreaktion liefern wichtige Anhaltspunkte für die *klinische Diagnose.* Bei chronischer Myokarditis, erhöhtem Herzgewicht, vergrößertem Herzen und unterschiedlicher Fibrose muß der Parasitennachweis versucht werden. Apikale Aneurysmen treten bei keinem anderen Krankheitsbild auf. Bei Organvergrößerung und möglicher vorangegangener Infektion ist stets auch an die Möglichkeit einer Herzbeteiligung zu denken.

Amöbenperikarditis

Das Herz bei Amöbeninfektionen

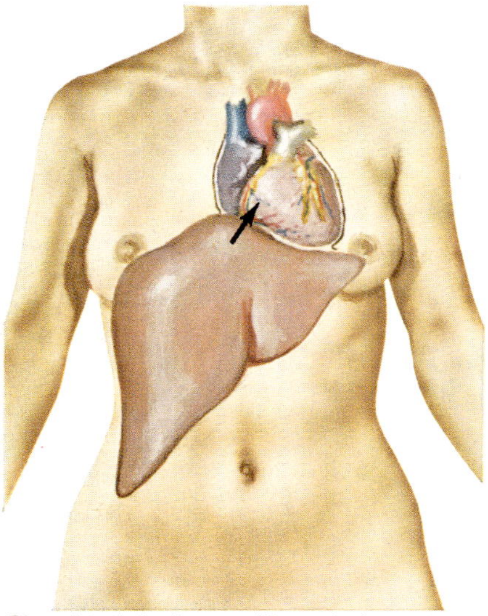

Charakteristisch vergrößerte Leber mit glattem Rand und zungenförmiger Konfiguration des rechten Leberlappens; die mediane Vorwölbung nach kranial drückt gegen das Herz

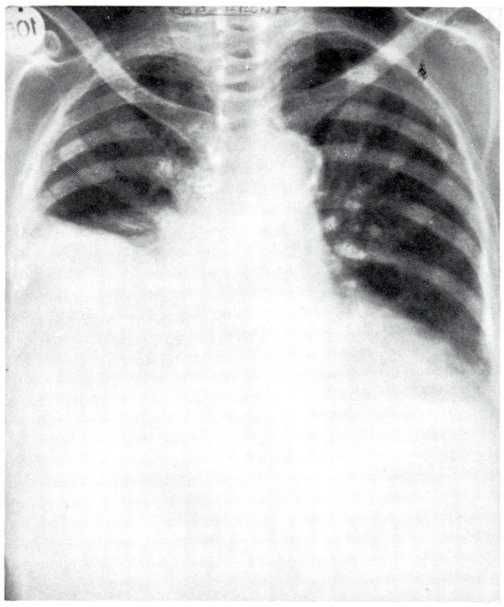

Massiver Pleuraerguß infolge eines Leberabszesses bei Amöbiasis mit Zwerchfelldurchbruch

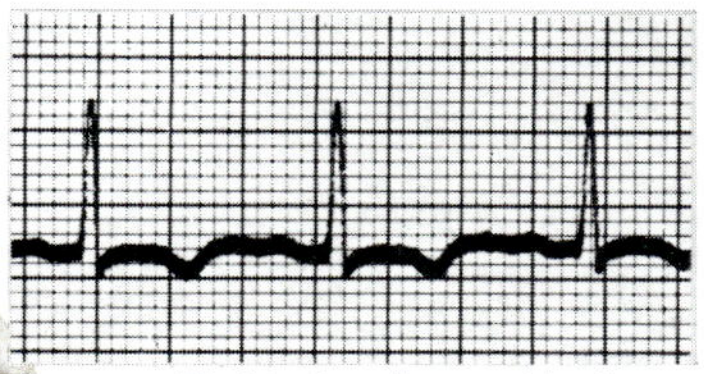

Elektrokardiographische Veränderungen nach Emetintherapie (V_5)

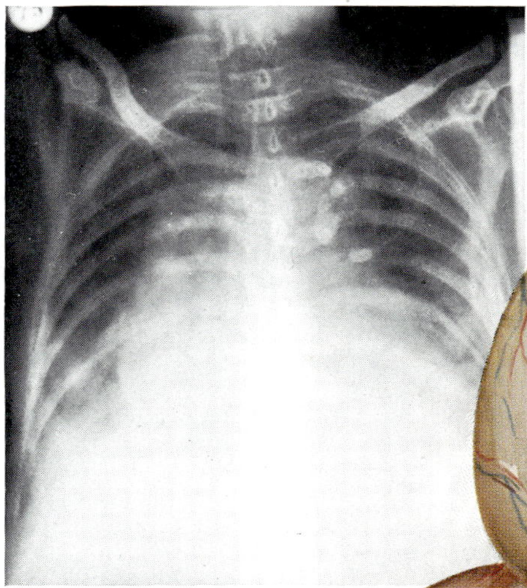

Nach Absaugen des Pleuraergusses zeigt sich ausgedehnter Perikarderguß; Luftsichel unter dem hochstehenden Zwerchfell

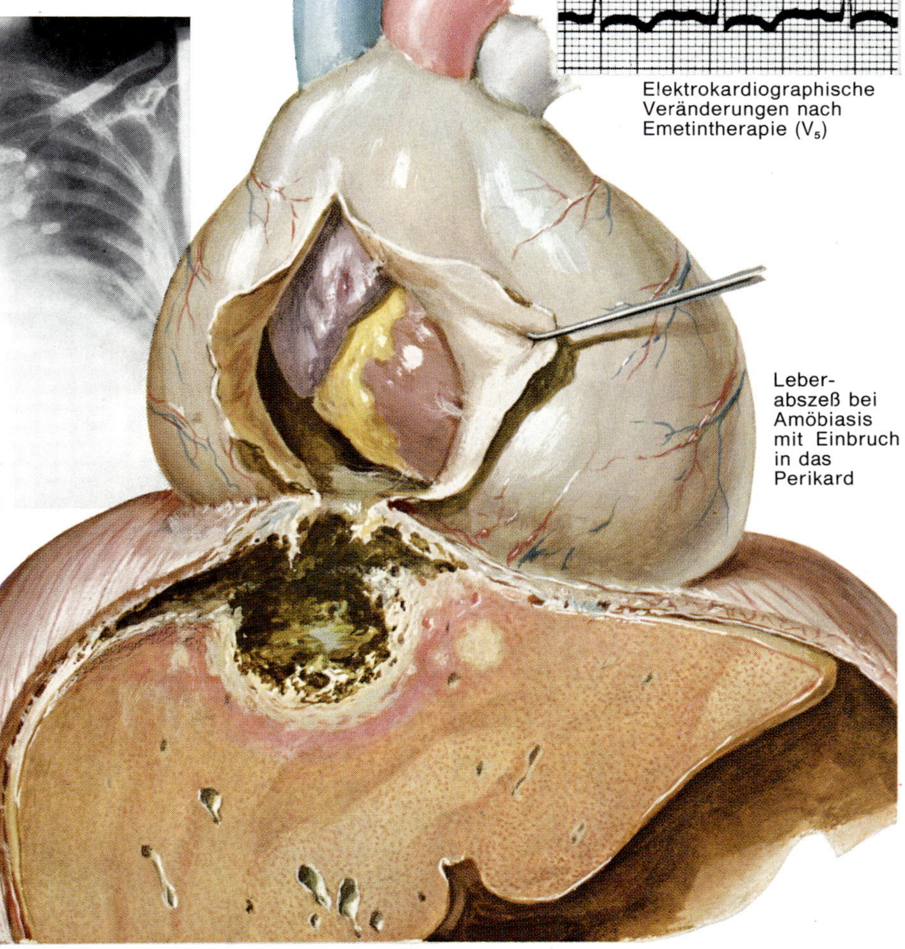

Leberabszeß bei Amöbiasis mit Einbruch in das Perikard

F. Netter M.D. ©CIBA

Die von der Protozoenart *Entamoeba histolytica* übertragene Amöbiasis (Amöbendysenterie) ist zwar primär und vorwiegend als Darmkrankheit zu verstehen, manifestiert sich jedoch auch in einer ganzen Reihe von Fällen an der Leber.

Die infektionstüchtige Dauerform des Parasiten (Zyste) wird ohne Zwischenwirt von Mensch zu Mensch durch Wasser, Nahrungsmittel usw., die mit menschlichen Fäkalien verunreinigt wurden, übertragen und gelangt über den Mund in den Gastrointestinaltrakt, passiert den Magen und wirft im Dünndarm die Zystenhülle ab (s. dieses Werk: Verdauungssystem, Teil II und Teil III). Im Darmlumen setzt die (im Durchmesser 5 bis 20 µm große) *Zyste,* die inzwischen reif geworden ist, 1 bis 4 *Trophozoiten* (vegetative Magnaform) frei, die im Gegensatz zur Zyste zwar mobil sind, aber außerhalb des Wirtsorganismus zugrunde gehen. Die Amöben setzen sich an der Kolonwand fest, wandern in die Krypten und dringen in die Epithel- und Muskelschicht ein. Von der Submukosa aus besiedeln sie andere Organe, in erster Linie die Leber, wo sie entweder eine chronische nicht suppurative Amöbenhepatitis oder einen Leberabszeß verursachen. Ein Teil der Trophozoiten wird in Zystenform ausgeschieden, so daß der Lebenszyklus des Parasiten nicht unterbrochen wird.

Diese Vorgänge laufen meist mit nur geringen (oft nicht auf den Darm bezüglichen) *Beschwerden* ab und entsprechen dem »Trägerstadium«. Eine sorgfältige Untersuchung des Stuhls weist 10% der Bevölkerung in endemischen Gebieten der Vereinigten Staaten als Amöbenträger aus. Durch eine Störung des Wirt-Parasiten-Verhältnisses wird die nicht infektionstüchtige Amöbenform aktiviert, und es kommt zum *klinischen Beschwerdebild* der Kolitis, Dysenterie oder zu Leberabszessen.

Als äußerst seltene Erscheinungsform der Amöbiasis gilt die *Amöbenperikarditis.* Bis 1964 fanden sich in der gesamten medizinischen Literatur lediglich 65 Fälle. Seither sind 25 weitere in Südafrika dazugekommen. Zur Beteiligung des Perikards kommt es fast durchwegs durch direkte Ausbreitung eines Amöbenabszesses im linken *Leber*lappen. In Ausnahmefällen kommen ein Lungenabszeß oder ein Abszeß im rechten Leberlappen in Betracht.

Oberbauchschmerzen, eine palpierbare Masse im Epigastrium oder linken Hypochondrium, Druckschmerzempfindlichkeit der Leber, Dyspnoe, perikarditisches Reiben und hohes Fieber *kennzeichnen* die Amöbenperikarditis. *Röntgenologisch* finden sich in der Regel ein *Zwerchfellhochstand* links und eine Vergrößerung des Herzschattens. Meist bestehen leichte Anämie und polymorphkernige Leukozytose. *Diagnostisch aufschlußreich* ist das Elektrokardiogramm. Es zeigt das übliche Perikarditisbild mit generalisierter Hebung der ST-Strecke, Negativierung der T-Welle oder Niederspannung.

Emetin und Chloroquin sind die *Therapie* der Wahl. Allerdings ist in der Regel eine mehrmals zu wiederholende Aspiration von Ergußflüssigkeit aus dem Perikard erforderlich. Die Amöbenperikarditis führt in 50% der Fälle zum Tod. Bei den Überlebenden besteht stets die Gefahr einer Pericarditis constrictiva, die eine Perikardiektomie notwendig macht.

Ein weiterer *Zusammenhang* besteht zumindest in *diagnostischer* Hinsicht zwischen Amöbiasis und dem Herzen insofern, als in chronischen Fällen oft ein stechender Brustschmerz auftritt, der häufig auf eine Kardiopathie bezogen wird. Dabei zeigt sich im *Röntgenbild* eine *charakteristische Konfiguration der Leber.* Der *rechte Leberlappen* ist nach kaudal *zungenförmig vergrößert,* der Oberrand mitunter angehoben und/oder gegen den Herzschatten *vorgewölbt.* Diese Vorwölbung ist wahrscheinlich Ursache der *fälschlich* auf das Herz bezogenen Beschwerden, die eigentlich durch den Zwerchfellhochstand infolge der bei der Amöbiasis sehr häufigen Lebervergrößerung zustande kommen.

Schließlich wird das Herz bei Amöbeninfektionen auch noch durch die kardiotoxische Wirkung von *Emetin* in Mitleidenschaft gezogen. Unter Emetin*therapie* treten in vielen Fällen verschiedene EKG-Veränderungen, wie Abflachung und Negativierung der P- und T-Welle, auf, die nahezu immer reversibel sind und keinen Grund zur Beunruhigung darstellen. Eine Kontraindikation für Emetin besteht lediglich bei hochgradigen Herzkrankheiten.

Echinokokkose

Kardiale Echinokokkose

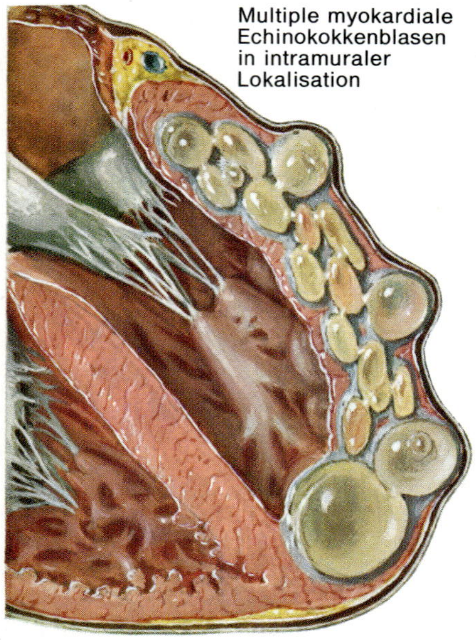

Multiple myokardiale Echinokokkenblasen in intramuraler Lokalisation

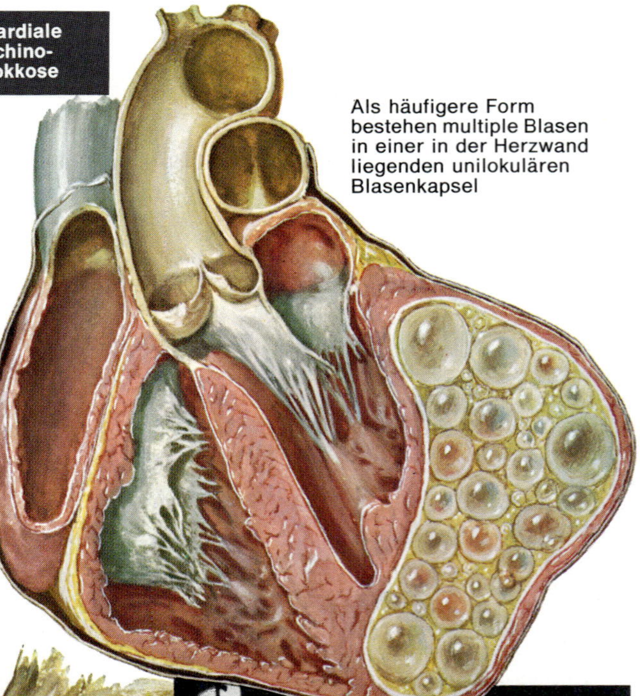

Als häufigere Form bestehen multiple Blasen in einer in der Herzwand liegenden unilokulären Blasenkapsel

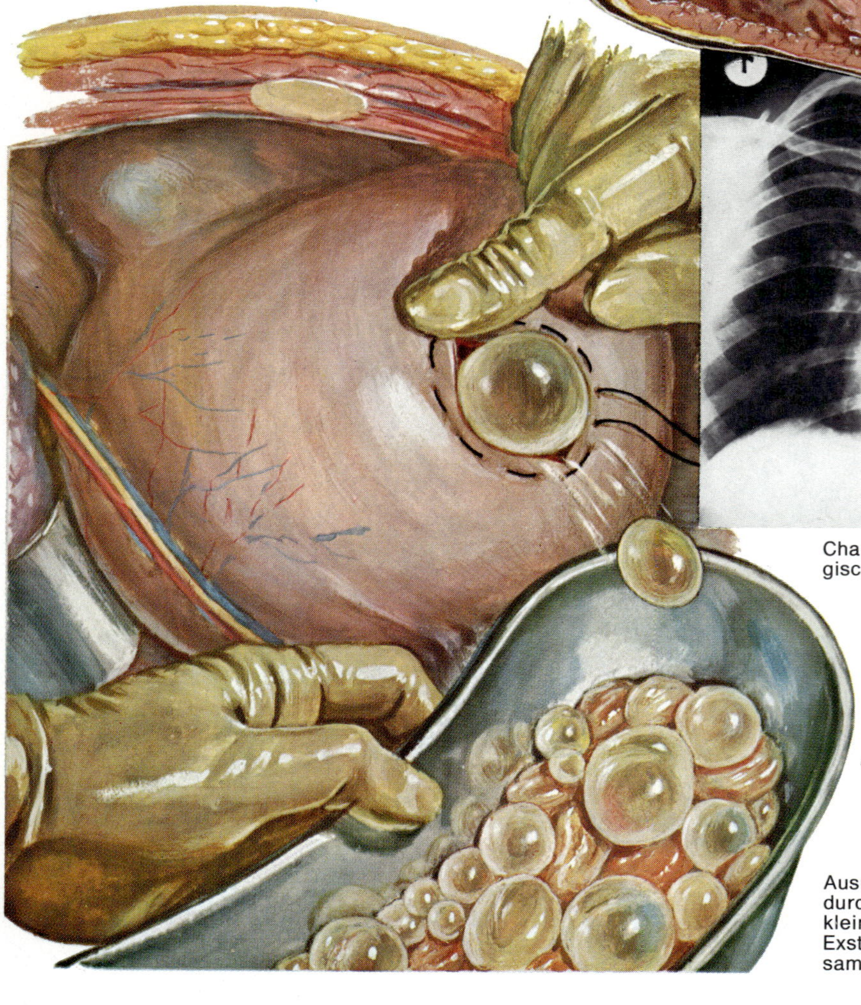

Ausräumung der Blasen durch gut gesicherte kleine Öffnung vor Exstirpation der gemeinsamen Blasenkapsel

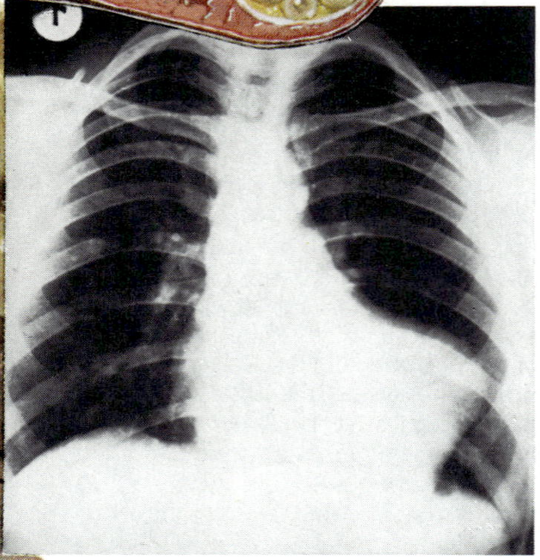

Charakteristische röntgenologische Konfiguration der Blase

Die Pathogenese der *Echinokokkose,* der Lebenszyklus des pathogenen Parasiten (Echinococcus granulosus, einer Hundebandwurmart, Taenia echinococcus), die Ansteckung des Menschen durch infizierte Hunde und die Verteilung der endemischen Gebiete wurden in diesem Werk, Verdauungssystem, Teil III, beschrieben.

Selbst in endemischen Gebieten ist bei Echinokokkosen das Herz nur selten beteiligt. Die primäre Myokardbeteiligung liegt bei Echinokokken beim Menschen unter 2%. Der mit 6 Haken versehene Parasitenembryo bohrt sich durch die Magen- und Darmschleimhaut, gelangt in den Pfortaderkreislauf, zieht durch das Kapillarbett der Leber und Lunge in den Koronarkreislauf und erreicht so das Myokard. Er kann sich an jeder Stelle des *Herzmuskels* festsetzen und eine Echinokokkuszyste bilden. Meist bevorzugt er jedoch die *Wandung der Ventrikel.* Der linke Ventrikel wird aufgrund seines Gefäßreichtums häufiger besiedelt. Im Myokard bildet sich eine Echinokokkusblase, die von einer Faser*kapsel,* Adventitia, umgeben ist. Mit zunehmender Größe ragt die Blase in eine Herzkammer und/oder den Perikardraum. Der größere und prominentere Blasenteil ist in der Regel gegen das Perikard gerichtet.

Bei der primär-kardialen Echinokokkose besteht meist eine solitäre, langsam wachsende Echinokokkusblase. Mitunter bilden sich jedoch mehrere Blasen, und in Ausnahmsfällen liegt eine *multiple* Blasenverteilung vor. Solitäre Blasen enthalten in der Regel Bruchstücke der rupturierten Mutterblase, eine Vielzahl – oft Hunderte – von intakten und rupturierten Tochterblasen unterschiedlicher Größe sowie Hydatidenwasser.

Die Rupturierung der Echinokokkusblasen wird durch die ständige Belastung bei der Herztätigkeit erheblich gefördert. Rupturierte Blasen zerfallen, ihr Inhalt wird käsig verdickt. In der Blasenwand lagert sich mitunter Kalk ein.

Während des progredienten Wachstums der Blase können verheerende Komplikationen auftreten. Zum Beispiel können Echinokokkusblasen in eine Herzkammer oder in den Perikardraum einbrechen. Dabei tritt oft plötzlich infolge eines anaphylaktischen Schocks oder der Aussaat von Echinokokkusemboli in das Gehirn (seltener auch in die Lunge) der Tod ein. Wird die Ruptur überlebt, kommt es zur hämatogenen Aussaat (meist im Zentralnervensystem) von Echinokokken und schließlich zur Bildung von multiplen metastatischen bzw. sekundären Echinokokkusblasen im Gehirn, die meist tödlich endet. Die Ruptur einer Echinokokkusblase in den Perikardraum verursacht eine akute Echinokokkenperikarditis. Durch die Implantation von Brutkapseln und Finnen im Perikard wird eine chronische Echinokokkenperikarditis mit Bindegewebsreaktion und sekundärer Blasenbildung bewirkt.

Klinisch verlaufen unkomplizierte solitäre Zysten kleiner Größe ohne lebende Finnen meist stumm. Mit zunehmender Größe tritt eine atypische, meist sogar unbestimmte *Symptomatik* in Erscheinung, die jedoch keinen Anhaltspunkt für die *Diagnose* liefert. Das Röntgenbild zeigt eine exzentrische Verformung des Herzschattens, die als kreisförmige bis ovale, gut abgegrenzte homogene Verschattung an der Herzsilhouette herausragt. Eine eventuelle Verkalkung tritt bei der *Tomographie* besser zutage. Auf dem *Leuchtschirm* sind an der Verschattung mitgeteilte Randpulsationen zu sehen. Die *Elektrokardiographie* gibt brauchbare Hinweise für die Diagnose und die exaktere Lokalisierung der Echinokokkusblase. Sie zeigt öfter eine Myokardischämie sowie Leitungsstörungen an. Die *Angiokardiographie* erweist sich als ergänzende radiologische Untersuchungsmethode als recht brauchbar, die *Herzkatheterisierung* ist hingegen unergiebig. Eine wesentliche Hilfe für die Diagnose bieten die Casoni-Hautprobe und die Weinberg-Ghedini-Reaktion. Die Diagnose kardiale Echinokokkose ergibt sich aufgrund übereinstimmender radiologischer, angiokardiographischer und elektrokardiographischer Befunde, positiver biologischer Reaktionen und Eosinophilie bei in endemischen Gebieten Wohnenden.

Therapeutisch ist die *Entfernung der Blase* anzustreben. In bestimmten Fällen erfolgt die operative Entfernung unter kardiopulmonalem Bypass. Wenn keine Ruptur in eine Herzkammer besteht, ist mit einer Heilung zu rechnen.

Herztumoren

Myxom mit charakteristischem Primärsitz am Vorhofseptum füllt den linken Vorhof nahezu vollständig aus; rechter Ventrikel hypertrophiert

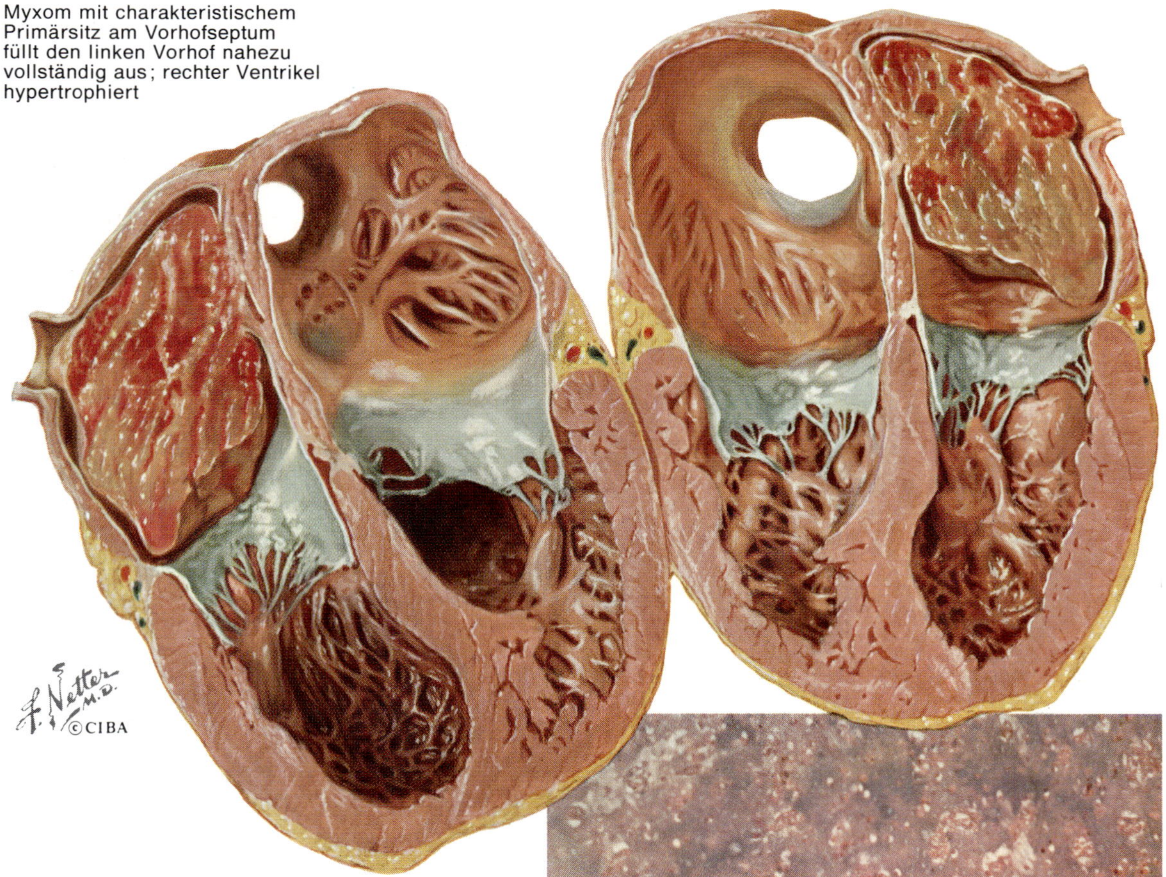

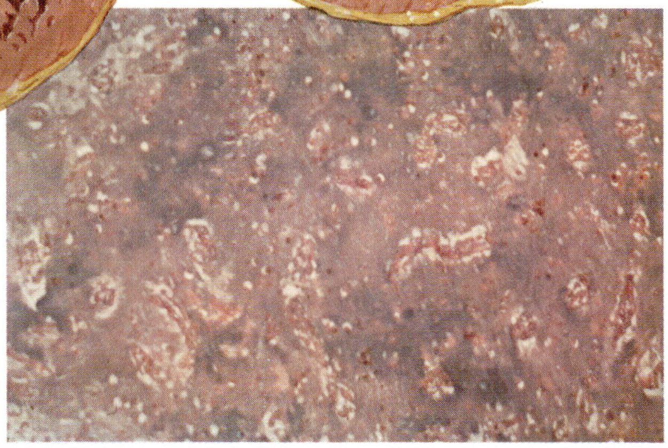

Myxom (× 40)

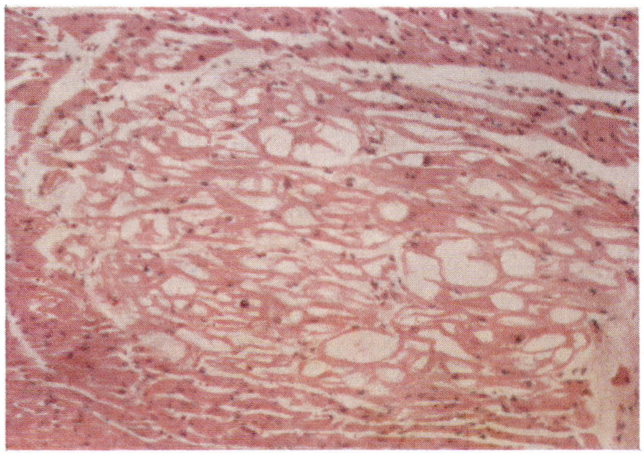

Rhabdomyom (× 40)

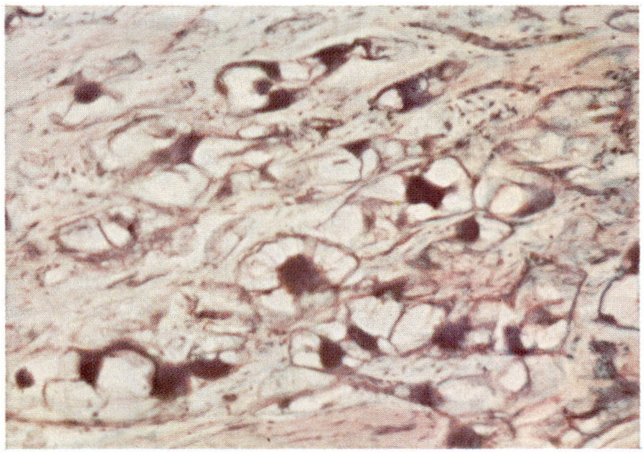

Rhabdomyosarkom (× 40)

Myxome

Primäre, im Herzen selbst entstehende Tumoren sind selten. Sie können als Fibrome, Lipome, Angiome und Sarkome vorliegen, in mehr als 50% der beobachteten Fälle handelt es sich jedoch um *Myxome,* die im Endokard des linken (selten des rechten) *Vorhofs* entstehen. Sie treten meist zwischen dem 30. und 60. Lebensjahr und häufiger bei Frauen auf. Meist nehmen sie in der Gegend der Fossa ovalis ihren Ausgang und sind gestielt. Die Myxome werden mitunter nicht größer als eine Bohne, können aber auch zu einem großen, glatten kugelförmigen oder villösen Gebilde wachsen, das die *Vorhöfe vollständig* ausfüllt, das übrige Endo- und Myokard aber verschont. An der Schnittfläche erscheinen Myxome gallertig und zeigen oft fleckig-hämorrhagische Anteile.

Mikroskopisch finden sich bei Vorhofmyxomen große sternförmige Zellen, die in einer myxomatösen, der Wharton-Sulze nicht unähnlichen Grundsubstanz eingebettet sind. Daneben bestehen kollagene und elastische Faseranteile und zahlreiche kleine Blutgefäße. Daher lassen sich die Myxome in Myxofibrome, Elastomyxome oder Fibroangiomyxome unterteilen. Aus den zarten Tumorgefäßen kommt es leicht zu Blutungen, die sich anhand der Eisenablagerungen darstellen lassen. Sekundär entstehen mitunter Wandthrombosen, die organisiert und mit dem umliegenden Endokard verschmolzen sein können. Bei Vorliegen derartiger thrombosierter und organisierter Gebilde ist der Primärtumor meist schwer beurteilbar.

Bei Lokalisation im linken Vorhof stehen *klinisch* Ohnmachtsanfälle bei abruptem Aufstehen im Vordergrund. Sie werden durch Obliteration der Mitralklappe durch den Tumor verursacht. Mitunter fallen periphere Gefäßstörungen auf, die mit trophischen Veränderungen an Nägeln und Haut einhergehen. Tumoren im *linken* Vorhof können wie die Mitralstenose eine chronische passive Lungenstauung auslösen. Bei Lokalisation des Tumors im *rechten* Vorhof kommt es frühzeitig zur Stauung der Bauchorgane. Der Tod kann entweder plötzlich oder als Folge einer chronischen Stauungsinsuffizienz eintreten.

Der *angiokardiographische Befund* erlaubt meist eine Differenzierung zwischen Mitralstenose und Myxomen im linken Vorhof. Da derartige Myxome operabel sind, ist ihre operative Exstirpation am offenen Herzen unter Anwendung eines kardiopulmonalen Bypass indiziert.

Rhabdomyome

Bei *Rhabdomyomen* handelt es sich um eine angeborene, knotige, glykogene Degeneration von Myokardfasern. Sie treten als solitäre oder multiple Knötchen auf und finden sich besonders in den Herzen von Säuglingen und Kindern. Rhabdomyome werden häufig in Zusammenhang mit einer tuberösen Sklerose oder anderen Mißbildungen des Herzens, der Blutgefäße und der Nieren beobachtet. Die Knötchen können mitunter infolge ihrer geringen Größe nur *mikroskopisch* nachgewiesen werden. Gelegentlich erreichen sie jedoch Kastaniengröße.

Rhabdomyome sind umschrieben und vom intakten Myokard gut abgegrenzt. Bisweilen sind sie von einer Kapsel umgeben. Die Rhabdomyomzellen sind unregelmäßig angeordnet und haben annähernd gleich große Kerne. Im Zytoplasma findet sich reichlich *Glykogen.*

Die bösartige Variante des Rhabdomyoms, das Rhabdomyosarkom, wächst invasiv. Es kann in das Lumen der Herzhöhlen eindringen und metastasieren. Im Gegensatz zu den Rhabdomyomen variiert die Zellkerngröße der Rhabdomyosarkome erheblich. Riesenkerne mit großen Nucleoli finden sich neben sog. »spider cells« mit vermindertem, fadenförmigem Zytoplasma. Die freien Zellräume werden von Glykogen ausgefüllt.

Rhabdomyosarkome gelten als Gewebemißbildung infolge einer lokalisierten Störung des Glykogenstoffwechsels. Letzterer liegt ein Enzymdefekt zugrunde. Die *klinische Erscheinungsform* hängt von der Größe und Lokalisation der Tumorknoten ab.

Sekundäre Herztumoren

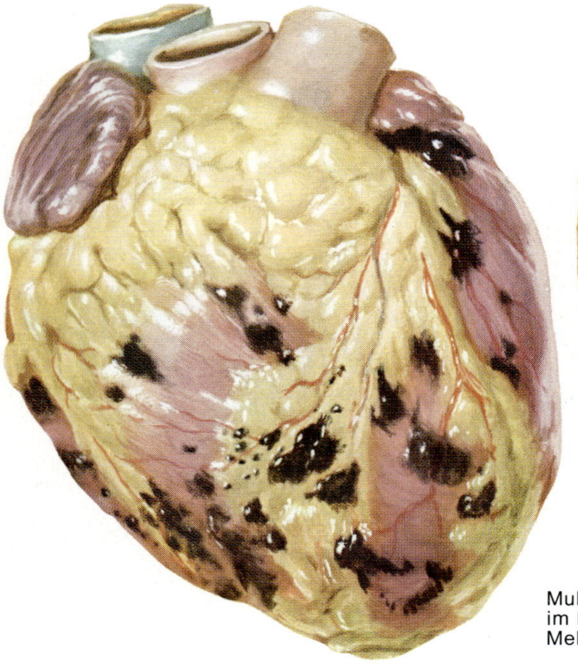

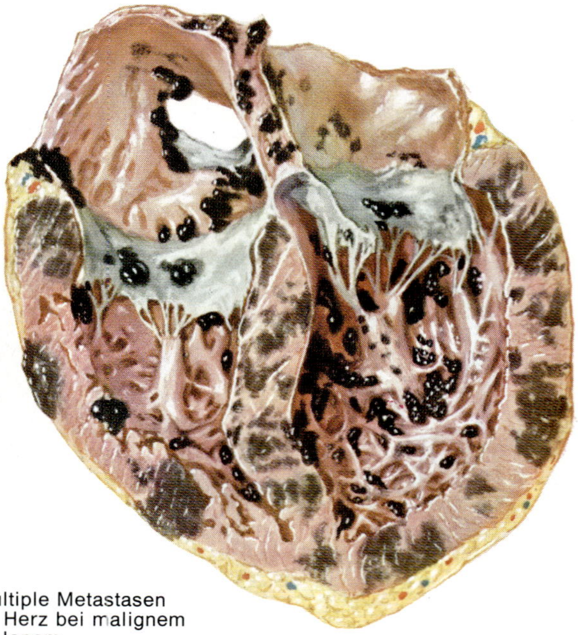

Multiple Metastasen im Herz bei malignem Melanom

Sekundäre Herztumoren

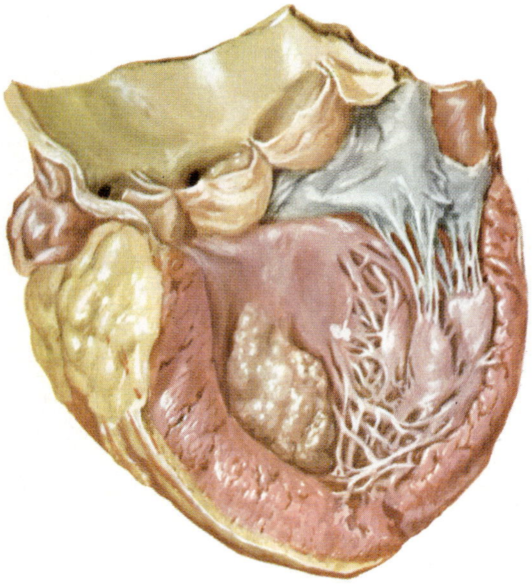

Metastasierung der Herzwand bei Bronchialkarzinom

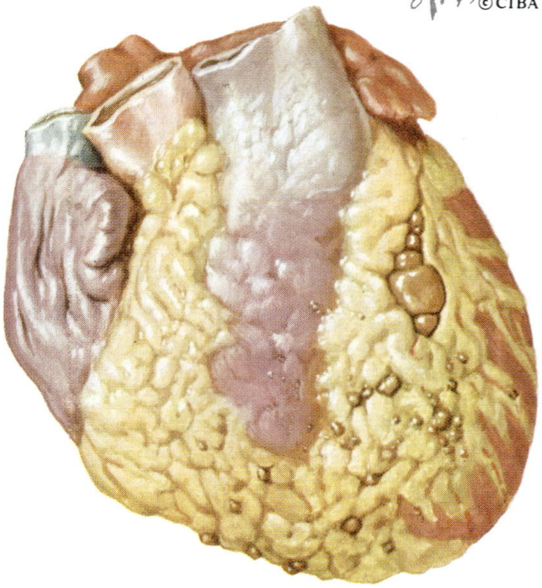

Lymphogene Aussaat eines metastasierenden Bronchialkarzinoms

Sekundäre Herztumoren finden sich in 6% des Obduktionsgutes nach malignen Neoplasmen. Metastasen im Herzen werden am häufigsten von *bronchiogenen Karzinomen* gesetzt.

Die Metastasen sind mitunter nur *mikroskopisch* feststellbar, erreichen bisweilen aber eine derartige Ausdehnung, daß die *gesamte Wand* einer Herzkammer oder das gesamte Septum betroffen sind. Die Aussaat von Lungenkarzinomen kann hämatogen oder lymphogen erfolgen. Auch eine direkte Ausbreitung des Tumorgewebes ist möglich. Metastasen werden meist im Perikard und Myokard gesetzt. Eine Beteiligung des Endokards ist selten zu beobachten.

Neben bronchiogenen Karzinomen kommen auch Mammakarzinome sowie Schilddrüsenkarzinome als Primärtumoren in Betracht. Eine metastatische Besiedlung des Herzens kann jedoch auch bei allen anderen Karzinomarten erfolgen.

Maligne Melanome setzen z.B. in 44% Metastasen im Herzen und im Perikard. Die pigmentierten Melanommetastasen durchziehen mitunter Epikard, Myokard und Endokard.

Selbst bei ausgedehnter Myokardbeteiligung fehlt oft eine *klinische Symptomatik*. Bei der retrospektiven Aufarbeitung klinischer und autoptischer Befunde korrelieren klinische Zeichen und anatomische Veränderungen lediglich in 10%.

Das Herz dekompensiert infolge von Metastasen nur selten. Befallen die sekundären Tumorknoten das Erregungsleitungssystem, kommt es zu *elektrokardiographisch* nachweisbaren AV-Leitungsstörungen. Bei Beteiligung des Perikards tritt eine Einflußstauung entweder infolge eines (mitunter hämorrhagischen) Perikardergusses oder weniger häufig infolge der Ummauerung des Herzens durch den Tumor auf.

Wachsen Metastasen in das Ventrikel- oder Vorhofendokard ein, können sie wandständige Thromben verursachen. Im embolischen Material derartiger Thromben finden sich bisweilen Tumorzellen.

Penetrierende Herztraumen

Einteilung und Beurteilung

Penetrierende Herzverletzungen lassen sich in 3 Gruppen einteilen:

1. Großflächige Einrisse oder Einschüsse mit großkalibrigen Waffen. Bei derartigen Traumen tritt fast immer sofort der Tod infolge der raschen und massiven Blutung ein.

2. Kleine Verletzungen, die mit Eispikkeln, Messern oder sonstigen kleinen Gegenständen (Länge mehrere Millimeter bis 2,5 cm) zugefügt wurden. Bei derartigen Traumen wird infolge der Herztamponade der Transport ins Krankenhaus überlebt.

Die Herztamponade kommt durch das Vorhandensein des festen, nicht dehnbaren, fibrösen Herzbeutels zustande, der das Herz und die Abgänge der großen Gefäße umschließt, und ist an sich eine tödliche Komplikation. Gäbe es diesen Beutel allerdings nicht, wäre die Situation bei faktisch allen Herzverletzungen von vornherein hoffnungslos, da es wie bei Verletzungen der extraperikardialen großen Gefäße zu einer massiven Hämorrhagie käme. Durch die Herztamponade wird auf die blutende Herzwand Druck ausgeübt, durch den die Blutung weitgehend in Schranken gehalten wird.

3. Herztraumen mit schweren Begleitverletzungen an Thorax und/oder anderen Körperregionen, die auch ohne Beteiligung des Herzens zum Tod führen können.

Daß penetrierende Herzverletzungen zu den schwersten Traumen zählen, zeigt sich aus einer Studie des Harlem Hospital Center und des gerichtsmedizinischen Instituts der Stadt New York. Daraus geht hervor, daß weniger als 40% der Verletzten mit penetrierenden Herztraumen den Transport ins Krankenhaus überleben. Wenn sie jedoch rechtzeitig ins Krankenhaus gebracht und sofort fachgerecht versorgt werden können, sind die Überlebenschancen mit 80 bis 95% sehr gut.

Bei Herztraumen ist stets daran zu denken, daß der Schweregrad der Verletzung nicht nach dem Zustand des Verletzten bei der Einlieferung ins Krankenhaus beurteilt werden kann. Moribund, ohne *meßbaren Blutdruck* und ohne *fühlbaren Puls* Eingelieferte überleben oft die Operation und werden wieder völlig gesund. Andererseits kommt es immer wieder vor, daß Verletzte in relativ gutem Zustand mit einem Blutdruck über 80 mm Hg und mit mäßigem bis gutem Puls eingeliefert werden und sterben, noch bevor sie in den Operationssaal gebracht werden können. Bei Schwerverletzten muß also die Situation nicht unbedingt hoffnungslos sein; andererseits darf ein klinisch scheinbar stabilisiertes Zustandsbild nicht ohne weiteres als günstiges Zeichen gewertet werden.

Das Herz wird in der überwiegenden Mehrzahl der Fälle durch Stich- oder Schußverletzungen oder durch sonstige penetrierende Gewalteinwirkung betroffen. Stichverletzungen werden meist mit Springmessern mit einer zirka 15 cm langen Klinge zugefügt.

Über die »Gefahrenzonen« am Thorax und die *ungefähre relative Verteilung penetrierender Herztraumen* gibt die Tafel 85 (S. 254) Aufschluß. Die Art der Verletzungen variiert und reicht von einfachen Einrissen der Herzwand über (intramurale) Penetrationen ohne Eröffnung der Herzkammer, (intraluminale) Penetrationen mit Eröffnung der Herzkammer bis zur Perforation einer oder mehrerer Herzkammern. In der Mehrzahl der Fälle wird durch die Stich- oder Schußverletzung eine Herzkammer eröffnet. Isolierte Perikardverletzungen ohne Herzbeteiligung finden sich nur selten.

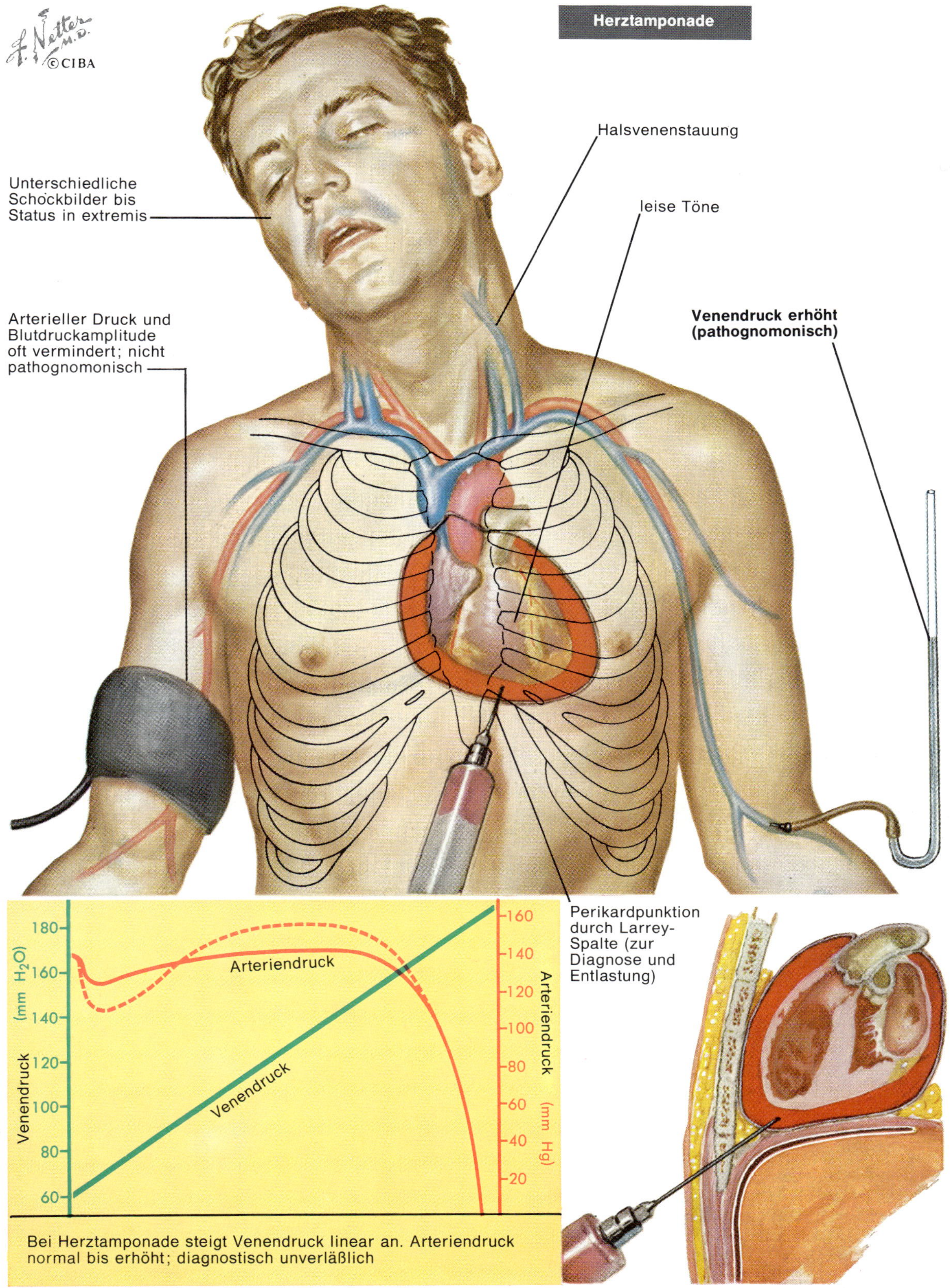

Bei Herztamponade steigt Venendruck linear an. Arteriendruck normal bis erhöht; diagnostisch unverläßlich

Todesursachen

Tritt der Tod sofort ein, kommen als Ursachen Verbluten, Herzbeuteltamponade oder Schädigung des Erregungsleitungssystems in Betracht.

Zu den Spätursachen zählen Sepsis, massive Hirnembolie mit Infarkt infolge eines Wandthrombus im linken Ventrikel, Herzdekompensation bei Klappen- oder Ventrikelseptumverletzungen und Pericarditis constrictiva.

Herztamponade. Sowohl bei penetrierenden als auch bei nichtpenetrierenden Herzverletzungen ist ein akutes Hämoperikard mit Tamponade primäre pathologische Folge. Die Tamponade ist ein zweischneidiges Schwert, ist sie doch zugleich tödlich und lebensrettend. Bis zu einem gewissen Punkt hemmt oder stoppt sie zweifellos eine Blutung aus einer Herzwunde, darüber hinaus führt sie jedoch bei längerem Bestehen unweigerlich zu *schweren Schockbildern, die tödlich verlaufen,* wenn sie nicht prompt behandelt werden.

Die akute Herztamponade greift in dreifacher Hinsicht in das physiologische Geschehen ein:

1. Auf der *venösen Seite* wird der venöse Rückstrom während der Diastole durch den erhöhten intraperikardialen Druck eingeschränkt. Dadurch steigt der enddiastolische Druck im rechten Ventrikel, was auf den rechten Vorhof im Sinne eines *erhöhten zentralen Venendrucks* rückwirkt.

2. Auf der *arteriellen Seite* wird durch die Herzkompression die Auswurfleistung vermindert. Dadurch *sinkt* der *Blutdruck,* und die Koronarfüllung

(Fortsetzung auf Seite 254)

Penetrierende Herztraumen

(Fortsetzung von Seite 253)

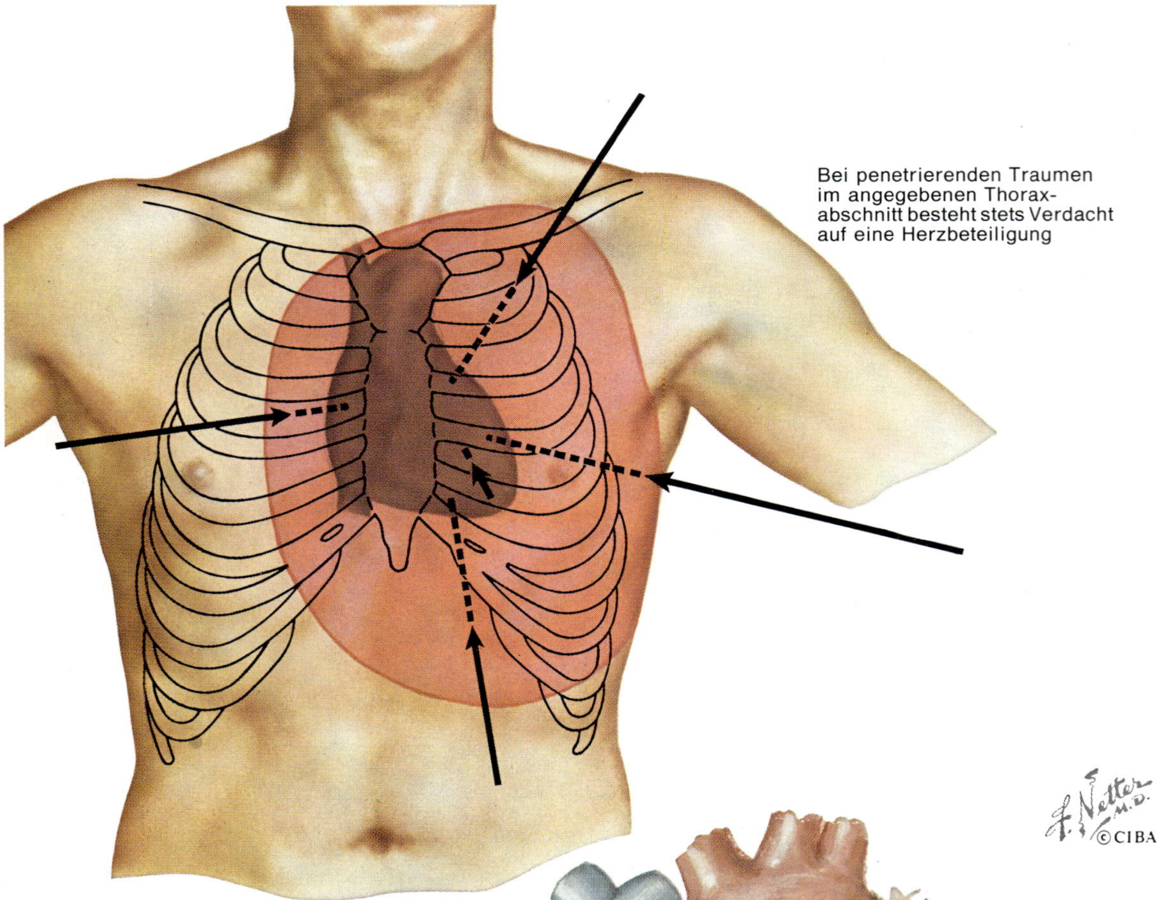

ist vermindert, was zu Myokardhypoxie und Dekompensation prädisponiert.

3. Im *Körperkreislauf* bewirkt das verminderte Herzzeitvolumen eine generalisierte Vasokonstriktion, wodurch der periphere Gefäßwiderstand steigt. Dadurch bleibt während des Frühstadiums trotz kontinuierlich sinkender Herzleistung und trotz *progredient steigendem Venendruck* (S. 253) der *Blutdruck* mitunter *annähernd normal oder steigt.*

Klinischer Verlauf der Herztamponade. Ein geringes Blutvolumen im Herzbeutel bleibt klinisch unwirksam; wenn es jedoch auf 150 bis 200 ml ansteigt, kommt es meist abrupt zum hochgradigen Schock, da das *Perikard* nicht dehnbar ist. In dieser kritischen Phase entscheiden 10 bis 20 ml oft über Leben und Tod. Manchmal kommt infolge des geringen Blutvolumens im Perikardraum keine nachweisbare Tamponade zustande; in diesem Fall heilen Herz- und Perikardverletzung spontan ab.

Der klinische Verlauf wird letztlich von 3 wichtigen Variablen bestimmt, nämlich Herzverletzung, Perikardverletzung und Hämoperikard.

Diagnostik

Sofern bei jedem Thoraxtrauma an die Möglichkeit einer Herzverletzung gedacht wird, bereitet die *Diagnose* im allgemeinen keine Schwierigkeiten. Eine Herzbeteiligung ist auch bei Verletzungen in der Oberbauch- und Axillarregion, an der dorsalen Thoraxwand und am Halsansatz in Erwägung zu ziehen. Am leichtesten übersehen werden Herzverletzungen durch Eispickel oder sonstige kleine Gegenstände.

Mitunter kann man einen progredienten Blutdruckanstieg auf mehr als 160 mm Hg über mehrere Stunden beobachten. Im eigenen Krankengut war dies bei 3 Patienten der Fall, bei denen intraoperativ nicht nur eine blutende Herzwunde, sondern auch ein erhebliches Hämoperikard und eine intraperikardiale Thrombosierung festzustellen waren.

Schockbilder, deren Schweregrad sich mit dem Ausmaß der Verletzung und der Hämorrhagie nicht hinlänglich erklären lassen, weisen unbedingt auf ein Herztrauma hin. Mitunter ist ein Minuten bis Stunden dauerndes asymptomatisches Stadium zu beobachten, wonach die Verletzten in tiefen Schock fallen. Dabei läßt sich nicht immer mit Sicherheit feststellen, ob der Schock auf eine Herztamponade oder eine Hämorrhagie zurückzuführen ist.

Der Verdacht auf Tamponade ergibt sich ohne weiteres aus dem Unfallhergang und aufgrund der physikalischen Untersuchung. Als klassische *klinische Zeichen* gelten dumpfe leise Töne, sinkender oder fehlender arterieller Druck und erhöhter Venendruck. Der Kreislaufkollaps steht meist in keinem Verhältnis zum Blutverlust. Bei persistierender Tamponade erscheinen die *Halsvenen,* besonders die Vv. jugulares externae, *prall gestaut.*

Die *positive Perikardpunktion* ist für die *Diagnose* Hämoperikard beweisend (S. 253).

Meist liegt eine seufzende, tiefe Atmung bei unregelmäßigen Atemexkursionen vor. Dyspnoe, Lufthunger und gesteigertes Durstgefühl sind häufige Beschwerden.

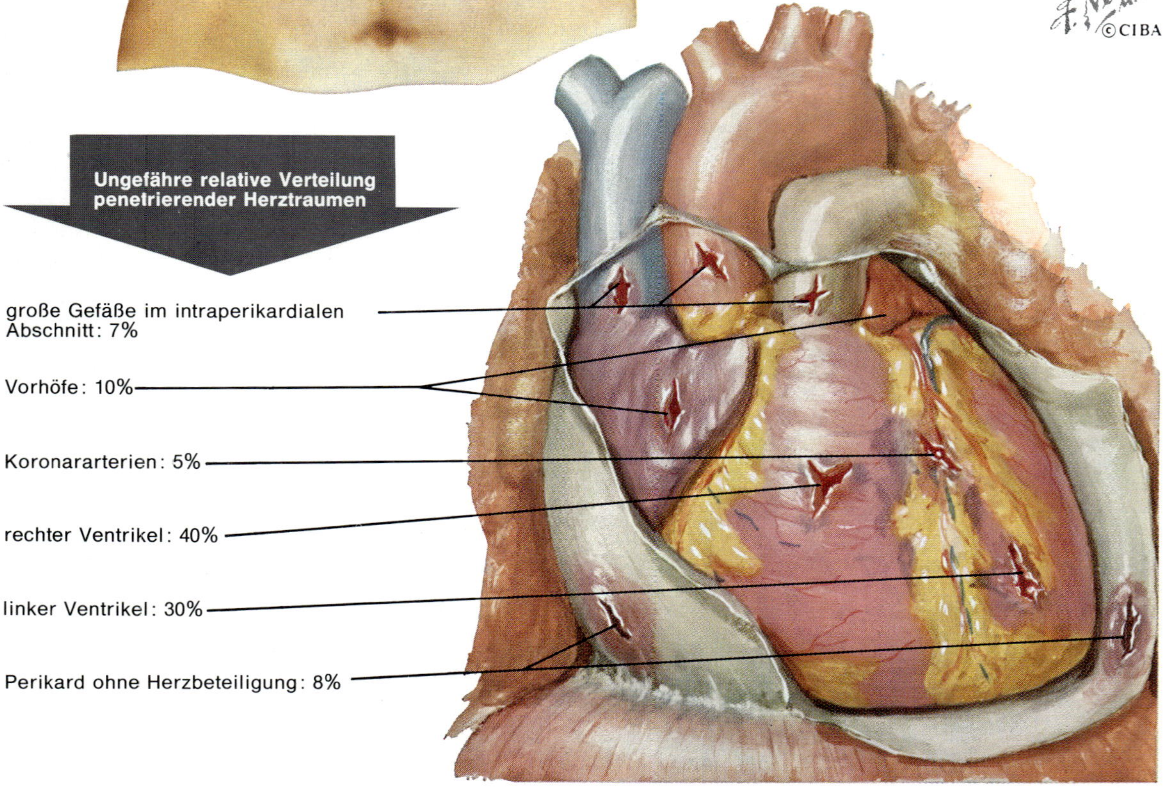

Röntgenaufnahmen, Durchleuchtung und Venendruckmessungen ergeben zwar wertvolle Hinweise, sind aber nicht unbedingt beweisend. Auf dem *Röntgenbild* zeigt sich meist eine Verbreiterung des Herzschattens, auf dem *Leuchtschirm* erscheinen die Randpulsationen vermindert. Die Röntgenuntersuchung ist allerdings nicht immer zielführend, da ein Hämoperikard auch tödlich verlaufen kann, wenn infolge des geringen Blutvolumens Randpulsationen sowie Größe und Konfiguration des Herzschattens unverändert bleiben. Sie wird durch die Unruhe des Verletzten erschwert, ergibt aber wichtige differentialdiagnostische Hinweise für den Ausschluß eines Hämo- oder Pneumothorax.

Ein erhöhter Venendruck gilt als *pathognomonisch* (S. 253). Bei mäßigen bis hochgradigen intrathorakalen Blutungen kann er allerdings auch innerhalb, ja sogar unter der Norm liegen. Venendruckmessungen sind differentialdiagnostisch zur Unterscheidung zwischen Herztamponade und Hämorrhagie als Schockursache von großer Bedeutung. Ein Körpervenendruck über 12 cm H_2O spricht für eine Tamponade. Bei Druckwerten unter 5 cm liegt dem Schock eine hochgradige Hämorrhagie zugrunde.

Die *Elektrokardiographie* ist unergiebig, da das elektrokardiographische Bild mitunter noch Stunden nach der Verletzung kaum von der Norm abweicht.

Therapie – Sofortmaßnahmen

Bei Herztraumen ist eine sofort einsetzende, definitive Versorgung des Verletzten entscheidend. An Sofortmaßnahmen sind (1) Schocktherapie, (2) Perikardpunktion und (3) Thorakotomie mit Perikardiotomie und Verschluß der Herzwunde durchzuführen.

Schocktherapie. Bei Trendelenburg-Lagerung wird sofort Sauerstoff gegeben und rasch physiolo-

(Fortsetzung auf Seite 255)

Penetrierende Herztraumen

(Fortsetzung von Seite 254)

Verlaufsformen penetrierender Herztraumen

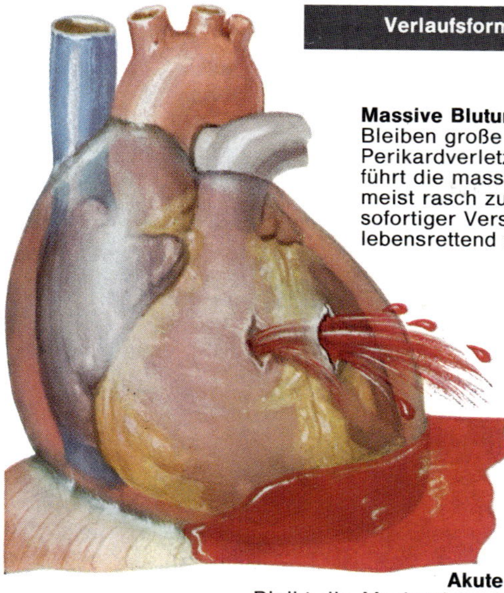

Massive Blutung:
Bleiben große Myokard- und Perikardverletzungen offen, führt die massive Hämorrhagie meist rasch zum Tod. Ein sofortiger Verschluß kann lebensrettend sein

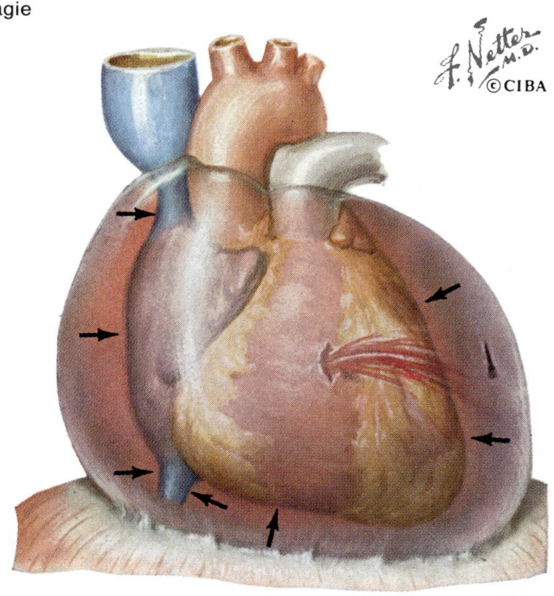

Akute Tamponade:
Bleibt die Myokardwunde offen, während sich die Perikardwunde schließt, kommt es zur Herztamponade, die akut tödlich verläuft, wenn sie nicht rasch durch eine Perikardpunktion beseitigt wird. Die Perikardpunktion kann auch als endgültige Maßnahme wirksam sein, ein Direktverschluß ist jedoch vorzuziehen

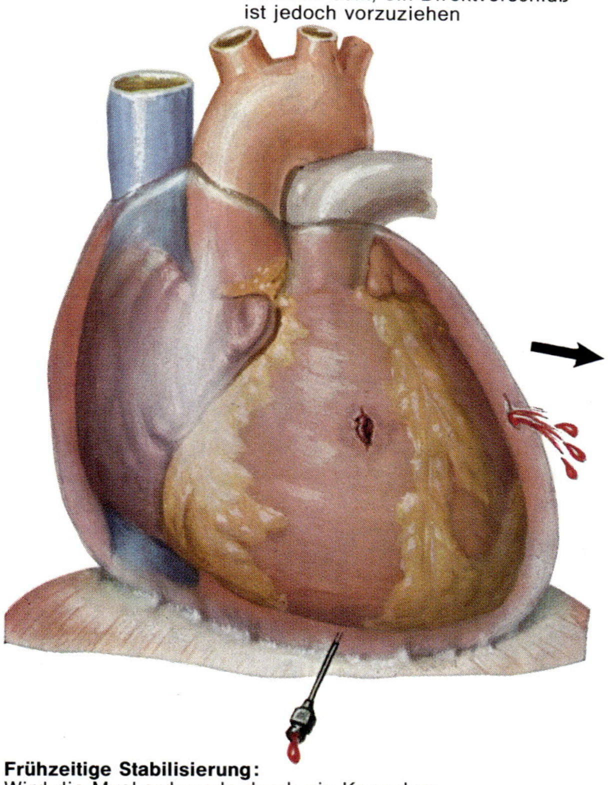

Frühzeitige Stabilisierung:
Wird die Myokardwunde durch ein Koagulum verschlossen, entsteht ein Hämoperikard unterschiedlichen Ausmaßes, das abpunktiert oder resorbiert werden kann. Dadurch bleibt die Herztätigkeit erhalten, und der Verletzte überlebt

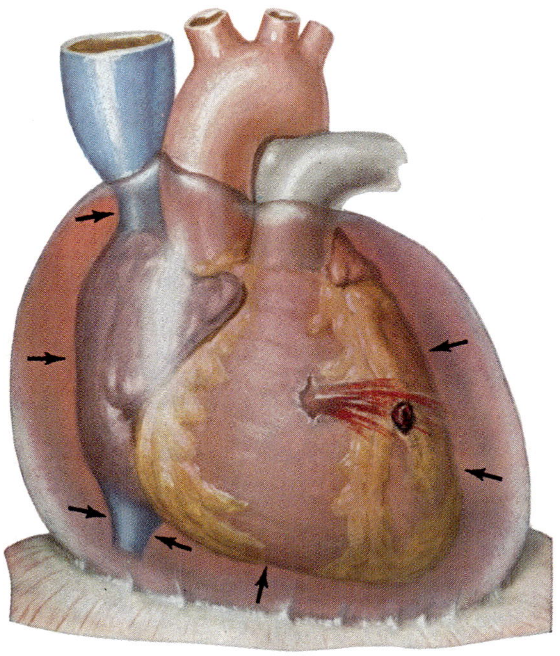

Spättamponade:
Nach Stunden, Tagen oder Wochen kann sich das Koagulum losreißen, und es kommt zu einer tödlichen Tamponade. Dieses Ereignis macht verständlich, warum ein sofortiger Direktverschluß anzustreben ist

gische Kochsalzlösung und/oder Plasma infundiert. Sobald Blut verfügbar ist, wird mit einer Bluttransfusion fortgesetzt.

Wenn sich Blutgruppenbestimmung und Kreuzprobe verzögern, nimmt man eine Blutkonserve der Blutgruppe 0 negativ. Mitunter erweist sich eine Autotransfusion als lebensrettend. Sie ist in bestimmten Fällen indiziert, während mit Fremdblut die Kreuzprobe gemacht wird. Bei evtl. notwendiger Sedierung sind Narkotika mit Vorsicht zu geben, da die Unruhe des Verletzten in der Regel auf eine zerebrale Hypoxie zurückzuführen ist und eine zusätzliche Dämpfung der kardiorespiratorischen Zentren tödlich sein kann.

Perikardpunktion. Bei Tamponaden ist eine sofortige Beseitigung des Hämoperikards obligat und erweist sich oft als lebensrettend. Die Perikardpunktion wird vielfach als einzige Behandlungsmethode empfohlen und der Direktverschluß der Ruptur nur dann durchgeführt, wenn (1) die Tamponade selbst durch wiederholte Punktion nicht beseitigt werden kann, (2) nach der Punktion rasch wieder eine Tamponade auftritt und (3) die Hämorrhagie persistiert.

Thorakotomie mit Perikardiotomie und operativem Verschluß der Herzruptur. Wenn bei einem Herztrauma eine persistierende massive Blutung besteht, wird von allen Autoren als obligate Maßnahme eine sofortige Thorakotomie mit Perikardiotomie und direktem Verschluß der Herzwunde angegeben.

Auch Begleittraumen der Lunge sowie der Aa. thoracicae internae, der Interkostalgefäße und der großen Gefäße, die zu Pneumothorax, Hämothorax oder Hämopneumothorax Anlaß geben können, müssen ebenso wie lebensbedrohende Verletzungen herzferner Strukturen mit entsprechenden Sofortmaßnahmen versorgt werden.

Die Wahl des Anästhetikums und der Operationstechnik wird von Fall zu Fall verschieden ausfallen. Bei Koma erübrigt sich zunächst ein Anästhetikum. Bei hochgradiger Hypotonie ist einer regionalen Anästhesie (0,5 bis 1% Procainhydrochlorid) mit Sauerstofftherapie der Vorzug zu geben. Bei stabilem Kreislauf wird in Vollnarkose vorgegangen. Als häufigstes Anästhetikum wird Zyklopropan oder Halothan verwendet.

Am besten bewährt sich die Intubationsnarkose mit assistierter Atmung. Sie wird allerdings sehr oft erst eingeleitet, wenn das Perikard bereits eröffnet und die Herzruptur verschlossen ist. Das hat seinen guten Grund: Ein Überdruck in den Luftwegen erhöht den intrathorakalen Druck und verstärkt die Herz- und Hohlvenentamponade. Dadurch kann die ohnehin bereits stark verminderte Herzleistung ganz ausfallen.

Operative Maßnahmen

Thorakotomie. Unabhängig von der Lokalisation einer Herzverletzung geht man am besten durch eine linke transpleurale Thorakotomie zur ausgiebigen Freilegung der intrathorakalen Strukturen in den Thorax ein. Wenn die Zufallsverletzung in der rechten Thoraxhälfte liegt, muß mitunter von der rechten Seite vorgegangen werden.

Trotz des Zeitmangels muß die Operation systematisch nach einer exakt festgelegten Routine rasch, jedoch nicht überstürzt und unter strenger Beachtung operationstechnischer Grundsätze durchgeführt werden.

Wenn bei der Thorakotomie nicht darauf geachtet wird, daß die Schnitte durch *Haut, Muskel, Interkostalräume und Rippenknorpel* gegeneinander verschoben angelegt werden, und wenn die Thoraxwand nicht exakt verschlossen wird, kommt es unweigerlich zu Wundkomplikationen, -infekten und zur Bildung von Fistelgängen an der Thoraxwand.

Die kritischste Phase der Operation wird mit der Dekompression eingeleitet. Gerade in jenem Augenblick, in dem der Herzbeutel eröffnet wird, quillt einem meist unkontrolliert frisches und koaguliertes Blut aus der Herzwunde entgegen und spritzt in allen Richtungen oft bis zur Decke. Daher muß man vor Eröffnen des Perikards stets folgendes bedenken:

1. Eine adäquate Freilegung der intraperikardialen Strukturen durch den *begrenzten* Thorakotomieschnitt ist faktisch unmöglich. Eine Rippenspaltung zur besseren Darstellung des Operationsfeldes kann sich bei einem Eingriff, bei dem es auf Sekunden ankommt, als Katastrophe erweisen.

2. Die Operation muß unbedingt nach einem genau festgelegten Plan ausgeführt werden. Aufgabe des Operateurs muß es sein, dafür Sorge zu tragen, daß das erforderliche Instrumentarium (insbesondere *Haken, Kocher-Klemmen, Asepto-Spritzen mit Kochsalzlösung* und geeignetes, bereits vorgefädeltes Nahtmaterial) bereit liegt. Darüber hinaus muß jedes Mitglied des Operationsteams wissen, welche Handgriffe zu welchem Zeitpunkt erforderlich sind.

3. Vollblut und Blutersatzpräparate müssen in ausreichender Menge vorhanden sein. Nur dann besteht die Chance, beim Verbluten lebensrettend einzugreifen.

(Fortsetzung auf Seite 256)

Penetrierende Herztraumen

(Fortsetzung von Seite 255)

Thorakotomie und Herznaht bei penetrierenden Herztraumen

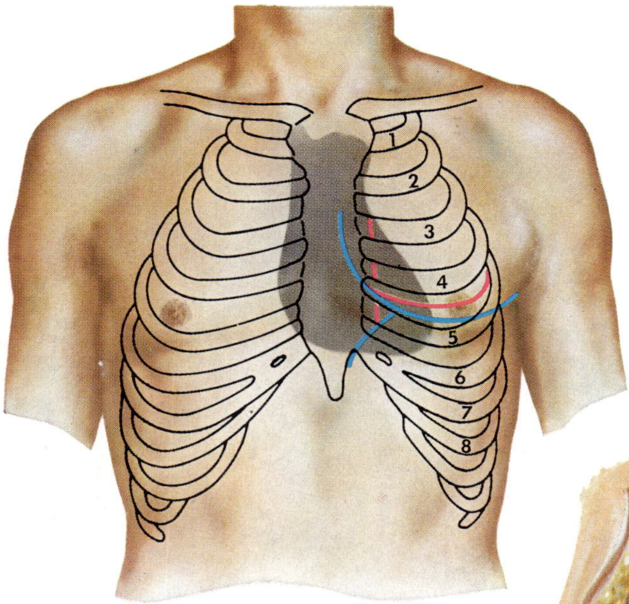

A: Y-Schnitt durch Haut und M. pectoralis major (blau), Schnittführung zur Spaltung von M. intercostalis, M. pectoralis minor und Rippenknorpel (rot)

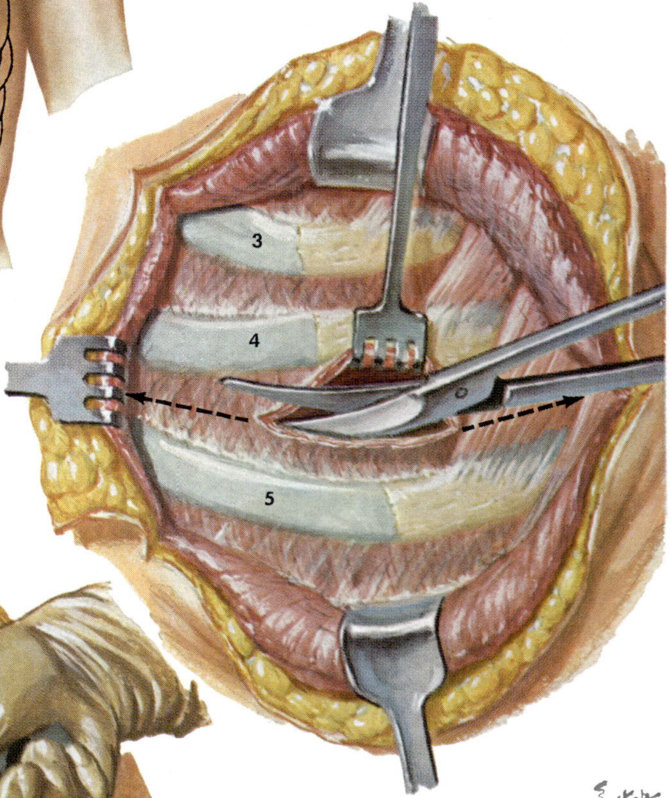

B: Haut und M. pectoralis major inzidiert und umgeschlagen. M. intercostalis und M. pectoralis minor werden im 4. ICR durchtrennt

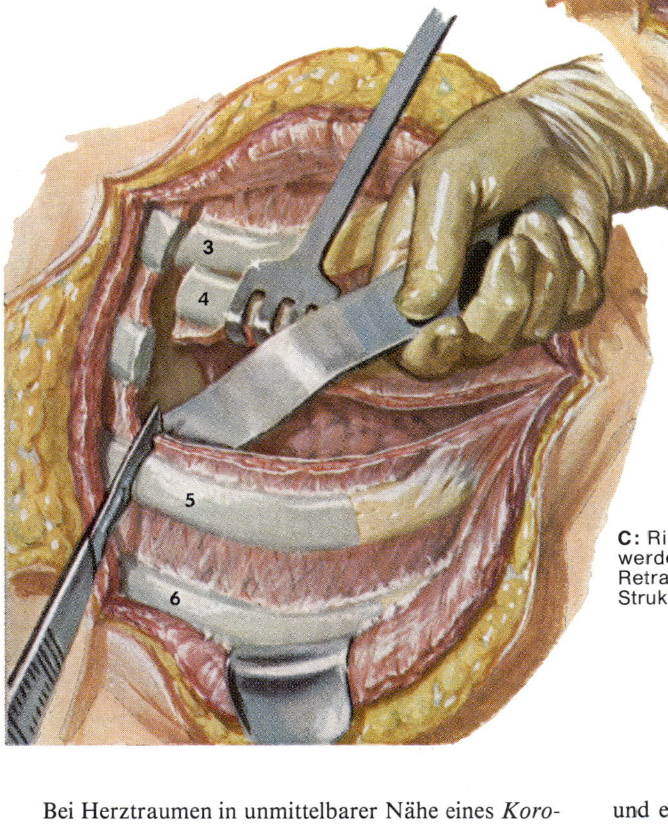

C: Rippenknorpel der 3., 4. und 5. Rippe werden bei untergeschobenem flachem Retraktor zur Schonung der subkostalen Strukturen durchtrennt

F. Netter M.D. ©CIBA

Bei Beachten dieser Grundsätze erscheint das operative Vorgehen selbst bei komplizierten und potentiell tödlichen Situationen einfach und logisch.

Die folgenden 3 Handgriffe entscheiden über Leben und Tod:

1. Unmittelbar nach Eingehen in den Brustraum hebt der erste Assistent das *Sternum* mit 2 Knochenhaken an. Damit ist er von vornherein richtig postiert und kann bei der Perikardiotomie das Perikard sofort fassen und umschlagen.

2. Der Operateur *faßt das Perikard* mit einer *Kocher-Klemme* und *schlitzt es* in seiner ganzen Länge (vor dem N. phrenicus) vom Ansatz am Zwerchfell bis in den kranialen, die großen Gefäße umschließenden Abschnitt. Die Perikardränder werden mit 2 weiteren Kocher-Klemmen erfaßt. (Im Gegensatz zu Allis-Klemmen gleiten Kocher-Klemmen nicht ab und erlauben daher ein sicheres Fassen der Perikardränder.) Während der Operateur das Perikard mit Hilfe der Kocher-Klemmen zuerst nach links, dann nach oben und über das Brustbein schlägt, nimmt der 1. Assistent die Knochenhaken kurzfristig vom Brustbein ab, erfaßt dann damit Brustbein und Perikard und retrahiert letzteres so weit wie nötig. Damit kommt faktisch das ganze Herz in der linken Thoraxhälfte zu liegen und kann gut dargestellt werden. Nötigenfalls kann das Sternum auch kräftig angehoben werden.

3. In dem Augenblick, in dem das Perikard inzidiert wird, spült der 2. Assistent kräftig mit reichlich körperwarmer Kochsalzlösung. Damit wird das Operationsgebiet rasch sauber, und die Blutungsquelle kommt schnell vor Augen. (Absaugen und Tupfen bewähren sich nicht. Eine digitale Exploration ohne Sicht zur Auffindung der Blutungsstelle ist nicht ohne Risiko, da dadurch Rhythmusstörungen bis zum kompletten Herzstillstand ausgelöst werden können.) Durch *Fingerdruck* auf die Wunde kann die *Blutung* dann *unter Kontrolle gebracht werden.*

Die genannten 3 Handgriffe werden in rascher Folge ausgeführt und erfordern meist nur wenige Sekunden. Sobald die Blutung beherrscht ist, nimmt das Herz sofort seine Tätigkeit wieder auf.

Nun kann der Operateur in Ruhe die Situation nochmals beurteilen und das Myokard verschließen.

Der Myokardverschluß erfolgt mit Einzelseidennaht (Nr. 2/0 oder 3/0) an dünnen, atraumatischen Bogennadeln. Die Nähte werden unter Fingerkompression gelegt und einzeln verknüpft, bis die Öffnung in der Herzwand vollständig verschlossen ist. U-Nähte mit gekreuztem Zug empfehlen sich zur Blutstillung nicht.

Das Nähen soll tunlichst vom Operateur selbst besorgt werden. Wegen der Gefahr einer Wandthrombose ist darauf zu achten, daß das Endokard nicht durchstochen wird.

Mitunter muß der infolge der Hypoxie weich und brüchig gewordene Herzmuskel mit Matratzennähten verschlossen werden. Zur Verstärkung der Naht steppt man für einen sicheren Verschluß kleine Teflonfilzstückchen mit.

Bei Herztraumen in unmittelbarer Nähe eines *Koronargefäßes* wird die Herzwand unter Unterstechung des Gefäßes mit einer Matratzennaht verschlossen, so daß das Gefäß bei der Knotung freibleibt. Ist ein Koronargefäß mit getroffen, wird ggf. unmittelbar proximal von der Rupturstelle mit Seide Nr. 6/0 oder 7/0 eine Ligatur gelegt.

Bei *Vorhoftraumen* bewährt sich am besten eine atraumatische Klemme. Aber auch Allis-Klemmen eignen sich zum Fassen der Wundränder. Die Öffnung in der Vorhofwand wird mit einzeln geknüpfter oder kontinuierlicher Arteriennaht (Seide Nr. 4/0 oder 5/0) verschlossen.

Bei Einrissen der Aorta oder der anderen *großen Gefäße* wird das Gefäßrohr tangential mit einer Arterienklemme ausgeschaltet und mit einfacher unterbrochener oder kontinuierlicher Arteriennaht (Seide Nr. 5/0) vernäht. Haltefäden (Beck-Methode) zur Darstellung der Facies posterior sind zwar recht brauchbar, aber nicht ohne Risiko. Denn sie schneiden leicht durch, und eine operative Nachkorrektur ist oft unerläßlich.

Eine ausreichende Darstellung der Hinterseite des Herzens kann auch durch einfache manuelle Luxation mit gespreizten Fingern erreicht werden. Für massiv quellende Blutungen wird vielfach eine temporäre Ligatur der Hohlvenen empfohlen. Im eigenen Operationsgut war dies bisher nicht erforderlich.

Der Herzbeutel bleibt zur Gewährleistung einer ungehinderten Drainage in die Pleurahöhle links weit offen und wird rechts locker verschlossen, damit Luxation und Strangulation des Herzens ausgeschaltet werden können. In die Pleurahöhle wird ein Katheter eingelegt und an ein Unterdrucksystem angeschlossen. Der Katheter wird 24 bis 48 Stunden später entfernt.

Dann wird die *Thorakotomieinzision* exakt verschlossen. Die durchtrennten Rippenknorpel werden adaptiert und mit Chromkatgut an scharfer Nadel vereinigt. Für die postoperative Versorgung gelten die gleichen Grundsätze wie bei anderen Thorakotomien.

(Fortsetzung auf Seite 257)

Penetrierende Herztraumen

(Fortsetzung von Seite 256)

Perikardpunktion oder Thorakotomie

Der Erfolg einer Perikardpunktion als primärer Behandlungsmethode bei penetrierenden Herztraumen läßt sich am besten anhand der Zahlen beurteilen, die BEALL u. Mitarb. in einer ausgezeichneten Analyse eines großen Kollektivs vorgelegt haben. Sie berichten bei 78 Perikardpunktionen über eine Mortalität von 5,5 Prozent in jenen Fällen, in denen sich die Punktion als ausreichende Therapie erwies. Bei 23 erfolglosen Perikardpunktionen blieb die Mortalität mit 26,7 Prozent niedrig, wenn sofort ein Direktverschluß der Herzwunde angeschlossen wurde. Der Prozentsatz erhöhte sich jedoch auf 62,5, wenn die Thorakotomie erst später durchgeführt wurde und inzwischen ein Herzstillstand eingetreten war. In den gravierendsten Fällen wurde 12mal ein operativer Verschluß mit einer Mortalität von 33% versucht.

Wie aus diesen Zahlenangaben zu ersehen ist, wäre ein direkter Vergleich der Ergebnisse höchst irreführend, da die Perikardpunktion nur in selektiven Fällen in Frage kommt und bei großflächigen Verletzungen und massiven Blutungen erst gar nicht versucht wird. Darüber hinaus bestätigt die Untersuchung von BEALL, daß die Mortalität um so höher ist, je konservativer während der Erstversorgung vorgegangen wird.

Auch aus der Literatur ergibt sich kein klares Bild, da sowohl bei Perikardpunktion als auch bei Thorakotomie ausgezeichnete Ergebnisse angegeben werden. So berichtet z.B. RAVITCH über 31 Perikardpunktionen ohne Thorakotomie, bei denen kein einziger Todesfall aufgetreten ist; andererseits liegen in der Literatur Angaben über 10 Patienten vor, die hintereinander mit Thorakotomie behandelt wurden und alle überlebten. Das gleiche gilt für ein zweites Kollektiv von 11 Patienten mit offener Thoraxoperation. Die Überlebensrate hängt also offenbar in erster Linie von Art und Schweregrad der Verletzung und erst in zweiter Linie von der gewählten Therapie ab.

MAYNARD u. Mitarb. berichten über 113 zwischen Juni 1955 und Juni 1963 behandelte Fälle. Davon wurde in 58 eine Thorakotomie durchgeführt, wobei die Mortalität lediglich 8,6% betrug – also weit weniger als in dem früheren Kollektiv der Autoren. Diese Senkung der Mortalitätsrate ist zweifellos der größeren Erfahrung, den verbesserten Operations- und Narkosetechniken und dem Einsatz von Vollblut, Plasma und anderen Infusionslösungen zuzuschreiben.

Argumente zugunsten der Thorakotomie. Der Wert der Perikardpunktion als endgültiger Maßnahme bei isolierten Herztraumen, bei denen außer Hämoperikard und Tamponade keine Komplikationen bestehen, steht außer jedem Zweifel.

Aus praktischen Erwägungen ist der Autor jedoch überzeugt, daß einer Perikardpunktion als Erstversorgung zur Beseitigung des Hämoperikards mit sofort nachfolgendem operativen Verschluß der Herzwunde gegenüber der rein konservativen Behandlung der Vorzug zu geben ist. Bei akutem Hämoperikard mit Tamponade kann der Patient durch eine präoperative Perikardpunktion über die lebensbedrohende Schockphase gebracht und bis zur Einleitung der operativen Behandlung am Leben erhalten werden.

Zugunsten der Thorakotomie lassen sich folgende Argumente anführen:

1. Die Blutungsquelle kann exakt lokalisiert werden.
2. Sie erlaubt eine ausreichende Beurteilung der Art der Verletzung.
3. In zirka 50% der Fälle bilden sich große intraperikardiale Thromben. Sie verhindern eine wirksame Beseitigung des Hämoperikards. Darüber hinaus verleitet die negative Punktion oft zu einem unbegründeten Sicherheitsgefühl.
4. In einer nicht unerheblichen Anzahl der Fälle kommt es Stunden, Tage ja sogar Wochen nach der Verletzung sekundär zu einer Blutung (sekundäres Hämoperikard).
5. Die meist in Rückenlage durchgeführte Perikardpunktion ist zwar technisch einfach, aber nicht ohne Risiko, da dabei der Herzmuskel und die linke Koronararterie durchstochen werden können.
6. Die unvollständige Entleerung des Perikardraums kann zu chronischem Perikarderguß oder Pericarditis adhaesiva oder constrictiva führen.
7. An der epikardialen Öffnung kann ein traumatisches Ventrikelaneurysma entstehen. Traumatische Aneurysmen an einem Koronargefäß können rupturieren.
8. Bei guter Reaktion auf die Perikardpunktion werden Herztraumen meist überlebt. Bei schlechter oder ausbleibender Reaktion tritt entweder überhaupt der Tod ein oder es muß erst recht zur Thorakotomie als letztmöglicher Maßnahme Zuflucht genommen werden. In diesem Sinn ist die Perikardpunktion also nicht als gesicherte therapeutische Maßnahme, sondern im besten Fall als Versuchsballon aufzufassen.

Als wirksamste Therapie bietet sich daher ohne Zweifel die Thorakotomie mit Perikardiotomie und Direktverschluß der Herzwunde an. Eine Perikardpunktion als endgültige Maßnahme mag in Sonderfällen ihre Berechtigung haben. Sie kann jedoch nicht generell empfohlen werden.

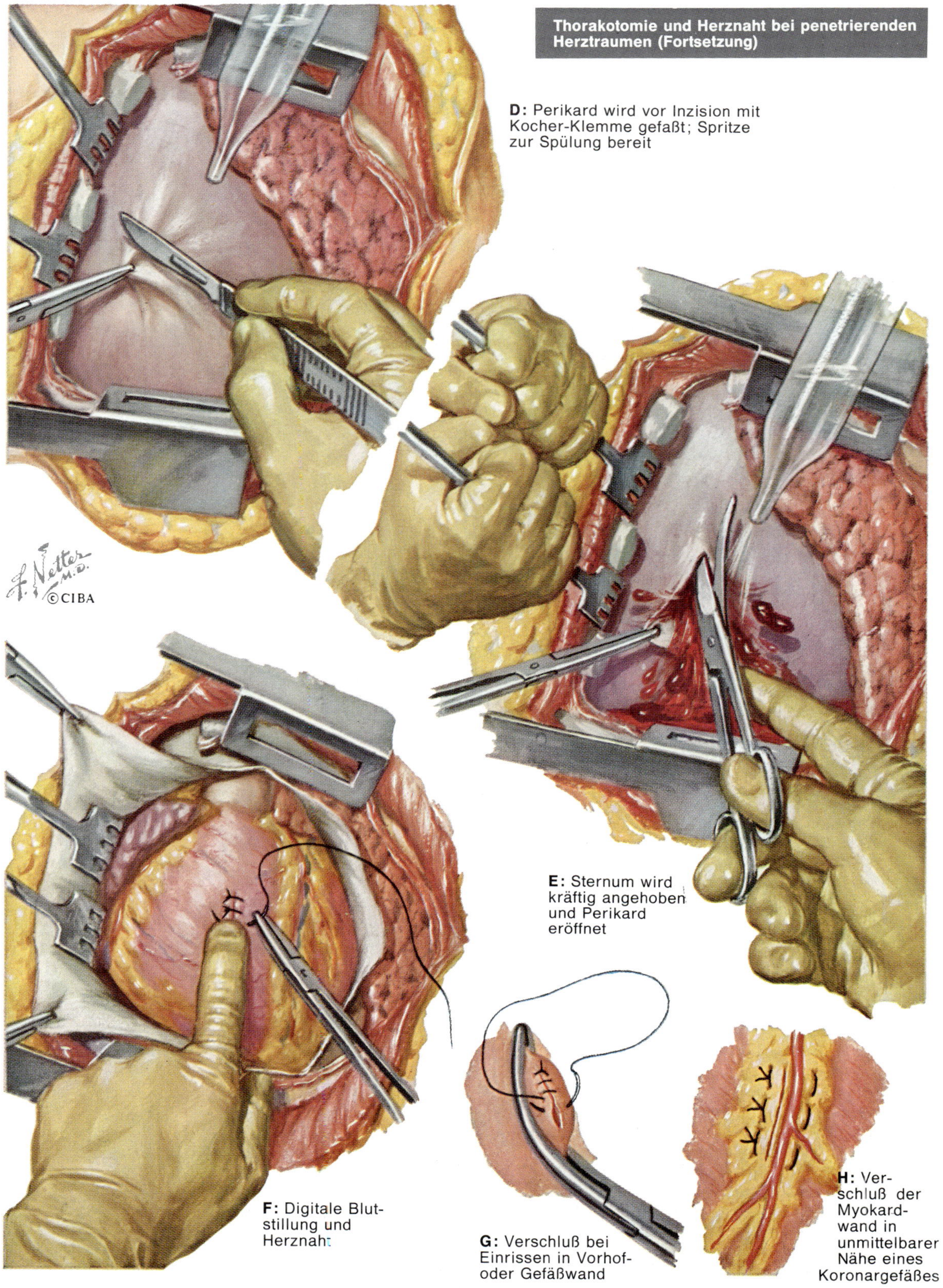

Thorakotomie und Herznaht bei penetrierenden Herztraumen (Fortsetzung)

D: Perikard wird vor Inzision mit Kocher-Klemme gefaßt; Spritze zur Spülung bereit

E: Sternum wird kräftig angehoben und Perikard eröffnet

F: Digitale Blutstillung und Herznaht

G: Verschluß bei Einrissen in Vorhof- oder Gefäßwand

H: Verschluß der Myokardwand in unmittelbarer Nähe eines Koronargefäßes

Nichtpenetrierende Herztraumen

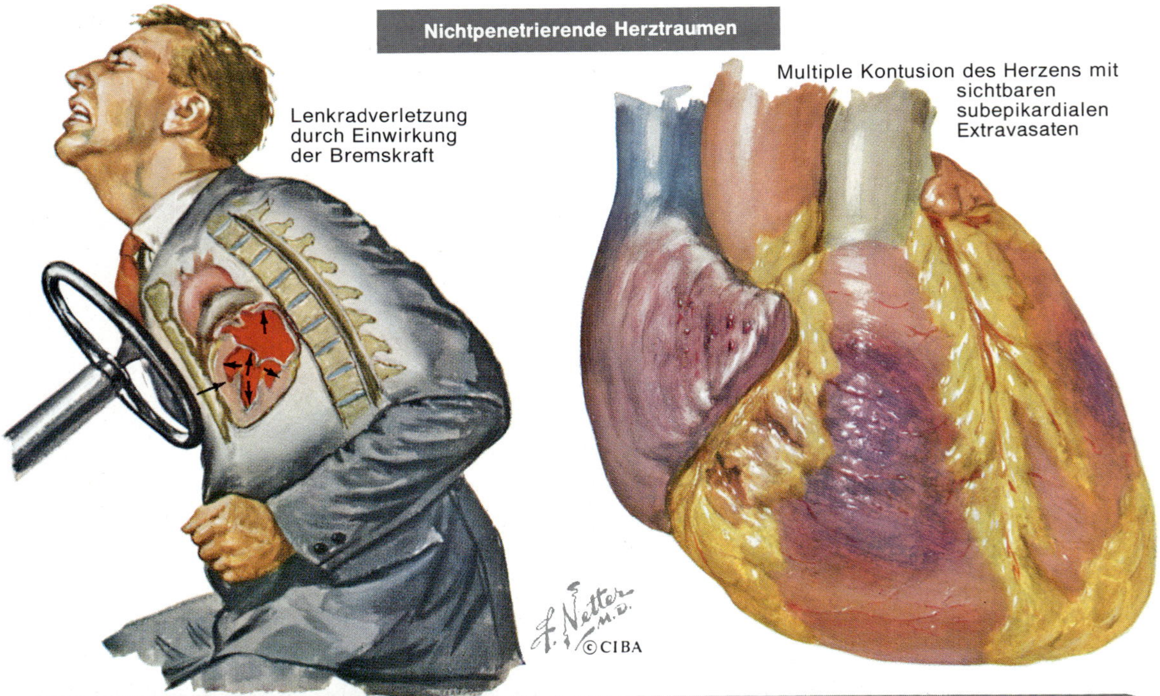

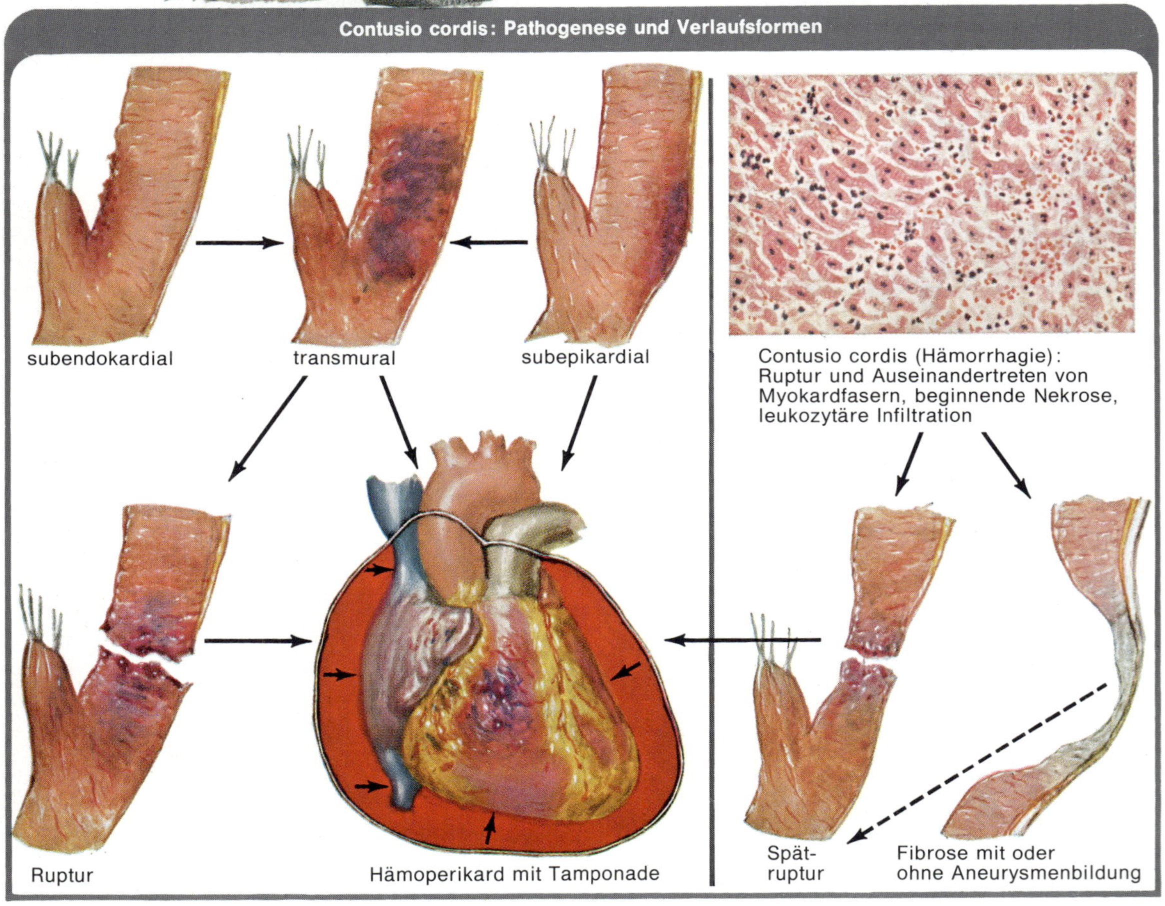

Contusio cordis

Obduktionsbefunde, experimentelle Ergebnisse und die in den letzten Jahren immer häufiger gestellte klinische Diagnose weisen die *Contusio cordis* nicht nur als häufigstes, sondern auch als primäres Trauma bei *stumpfer Gewalteinwirkung auf das Herz* aus. Sie findet sich bei Stürzen aus großer Höhe (Beschleunigungskraft), als Begleiterscheinung bei Gewalteinwirkung auf Abdomen und Extremitäten, deren Druckstoßwirkung intravaskulär in das Herz fortgeleitet wird und indirekt zum Herztrauma führt, bei Bauch- oder Thoraxdurchschüssen und bei Explosionen und Detonationen. In letzterem Fall entsteht eine Druckwelle, deren Kraft Herzgewebe schädigen kann.

Häufigste Ursache ist eine direkt auf das Präkordium einwirkende Gewalt durch Schlag oder Stoß mit einem festen, stumpfen Gegenstand. Dazu kommt es gegenwärtig meist bei Autounfällen, bei denen der Brustkorb durch plötzliches Abbremsen des Fahrzeuges *(Bremskraft)* gegen das *Lenkrad* geschleudert wird. Auffallend ist dabei das häufige Fehlen von Rippen und Brustbeinfrakturen und Perikardeinrissen.

Pathologie. Bei Contusio cordis finden sich in der Herzwand entweder diskrete oder herdförmig verteilte *Hämorrhagien.* Sie gehen offenbar meist vom Endokard aus und reichen von petechialen Blutungen im *subendokardialen Bereich, im wandständigen Bereich und an den Klappen* bis zum Vollbild der Hämorrhagie, die entweder subendokardial begrenzt bleiben oder sich durch die Interstitien über den ganzen Herzmuskel bis ins *Epikard* ausbreiten kann. Intramurale Formen sind ebenso bekannt wie Einrisse an der Endo- und Epikardfläche, welche zur Endokard- und Wandthrombenbildung und zu akutem *Hämoperikard* prädisponieren. Bei der Contusio cordis kommt es auch zur *Schädigung des Myokards,* die von harmlosen Quetschungen bis zu *Ruptur und Auseinandertreten von Muskelfasern* und zum vollständigen Untergang des betroffenen Myokardbezirks reichen kann. Eine Gefäßschädigung bleibt meist auf das Kapillarbett beschränkt, kleine Arterien und Koronarästchen werden in der Regel verschont.

Auf einen ursächlichen Zusammenhang zwischen stumpfen Herztraumen und Koronarsklerosen ist wiederholt hingewiesen worden. Allgemein neigt man jedoch der Meinung zu, daß dieser bestenfalls bei atheromatös vorgeschädigten Gefäßen gegeben ist. Bei intaktem Perikard tritt in mehr als 50% der Fälle (meist während der zweiten Woche) ein Perikarderguß auf. Fibrinöse Reaktionen verursachen mitunter Schmerzen, ein Reibegeräusch und eine Verklebung des betroffenen Bezirks mit dem Perikard.

Bei gravierenden stumpfen Herztraumen ist in weiterer Folge mit fortschreitender Myokarddegeneration und -nekrose zu rechnen, die (1) zur *Spätruptur* und (2) zur *Vernarbung* (Fibrose) und Gewebeschwäche führen können. An den betroffenen Bezirken besteht unter Einwirkung des intermittierenden intrakardialen Druckes eine erhöhte Neigung zur *Aneurysmenbildung.*

Klinik. Die Contusio cordis wird sowohl medizinisch als auch rechtlich als eigenständiges Krankheitsbild anerkannt.

Ihre *Diagnose* erfolgt aufgrund (1) der Anamnese, (2) der klinischen Befunde und (3) der elektrokardiographischen und Laborbefunde.

Die *Schmerzsymptomatik* setzt entweder sofort ein oder bis zu 24 Stunden, gelegentlich sogar erst Tage später. Der als retrosternal oder anginös beschriebene Schmerz hat Ähnlichkeit mit der Schmerzsymptomatik bei Koronarthrombosen. Er ist nitroglyzerinrefraktär und spricht auf Sauerstoff an.

An *funktionellen Störungen* sind Tachykardie (meist anfallsartig) und selten Bradykardie vorhanden. Supraventrikuläre Arrhythmien manifestieren sich als Extrasystolen, Vorhofflattern und -flimmern. Pendelrhythmen weisen auf eine Herzvergrößerung hin und zeigen sich anhand des erhöhten Venendrucks und des sinkenden arteriellen Drucks. Diese Zeichen sprechen auch für eine *Herztamponade.*

Die *elektrokardiographischen Befunde* bieten ein vielfältiges Bild und weisen u.a. auch auf eine Störung der Erregungsleitung hin. Am deutlichsten verändert sind die Kammerkomplexe, die ST-Strecke und die T-Welle (erhöhte Amplitude). Rhythmusstörungen und EKG-Veränderungen werden zweifellos weitgehend von der Lokalisation der Verletzung bestimmt.

Die *Laborbefunde* sind meist unergiebig. Liegt außer der Contusio keine Verletzung vor, liefert die Enzymdiagnostik (Erhöhung von SGOT, LDH und anderen Enzymen) brauchbare Hinweise.

(Fortsetzung auf Seite 259)

Nichtpenetrierende Herztraumen

(Fortsetzung von Seite 258)

Herzruptur

Die *Ruptur* einer oder mehrerer Herzkammern verläuft fast durchweg mit nur wenigen Ausnahmen akut tödlich. Interessanterweise fehlen am elastischen Brustkorb Jugendlicher bei Herzrupturen infolge einer Druckstoßwirkung nicht selten Rippenfrakturen und Weichteilverletzungen. BRIGHT u. BECK gelangten zu dem Schluß, daß bei zirka 30 Verletzten, die den Unfall länger als 1 Stunde überlebten, ein chirurgischer Eingriff lebensrettend gewesen wäre, da das Ausmaß der Verletzungen eine operative Versorgung erlaubt hätte. In der amerikanischen Literatur finden sich zwei erfolgreich operierte Herzrupturen, ein Fall von DEFORGES u. Mitarb. und einer von BOGEDAIN u. Mitarb.

Ventrikelseptumruptur

Isolierte Ventrikelseptumdefekte kommen selten vor. Bei einer *Septumruptur* können sie entweder sofort oder bald nach dem Unfall auftreten. Häufiger sind sie jedoch Folge einer *Myokardkontusion* im Septumbereich und manifestieren sich erst ab der zweiten Woche nach dem Unfalleintritt. Ursächlich stehen Schlag- und Stoßverletzungen durch Aufprallen an das Lenkrad gegenwärtig an erster Stelle. Nach BRIGHT u. BECK besteht am Ende der Diastole bei maximaler *Ventrikelfüllung* und geschlossener Trikuspidal- und Mitralklappe die größte Gefahr einer Septumruptur oder -kontusion.

Bis sich kontusionsbedingte Durchbrüche klar abzeichnen, ihre endgültige Größe und anatomische Form gewinnen und gegenüber dem intakten Myokard durch Narbengewebe abgegrenzt werden, vergeht einige Zeit. Ist der umliegende Muskelbezirk infolge der Verletzung stark geschädigt, erreicht der Defekt infolge der progredienten Nekrose mitunter eine mit dem Leben nicht mehr vereinbare Ausdehnung. Bei der Obduktion finden sich unterschiedliche Formen mit unregelmäßiger Konfiguration, Aussackungen und bisweilen sogar mit multiplen Durchbrüchen.

Diagnose. Die Diagnose wird aufgrund (1) der Anamnese, (2) eines holosystolischen Geräusches mit Schwirren parasternal im 4. oder 5. ICR und (3) einer (nicht immer nachweisbaren) Kontusionsverletzung unmittelbar über der Herzspitze gestellt. Wichtige Hinweise liefert die Rechtsherzkatheterisierung zur Beurteilung der Strömungsverhältnisse anhand der Drücke und der Sauerstoffsättigung im rechten Ventrikel, der Pulmonalarterie und der oberen Hohlvene. Eine retrograde Füllung des linken Ventrikels gibt oft über kombinierte Klappendefekte Aufschluß. Symptomatik und Verlauf werden in erster Linie vom Shuntvolumen in den rechten Ventrikel und den Lungenkreislauf bestimmt. Entscheidend ist das Ausmaß des resultierenden Lungengefäßwiderstandes.

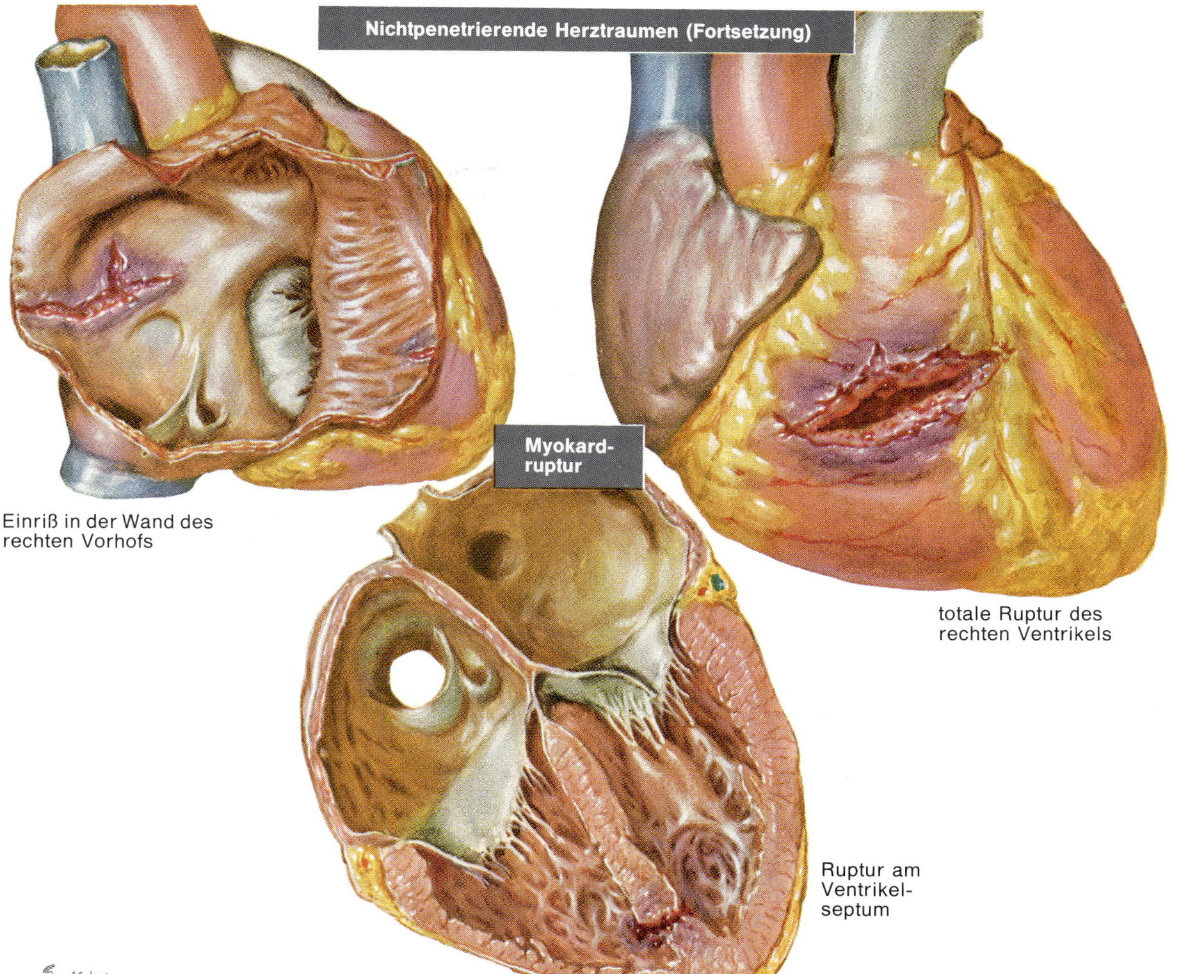

Einriß in der Wand des rechten Vorhofs

totale Ruptur des rechten Ventrikels

Ruptur am Ventrikel-septum

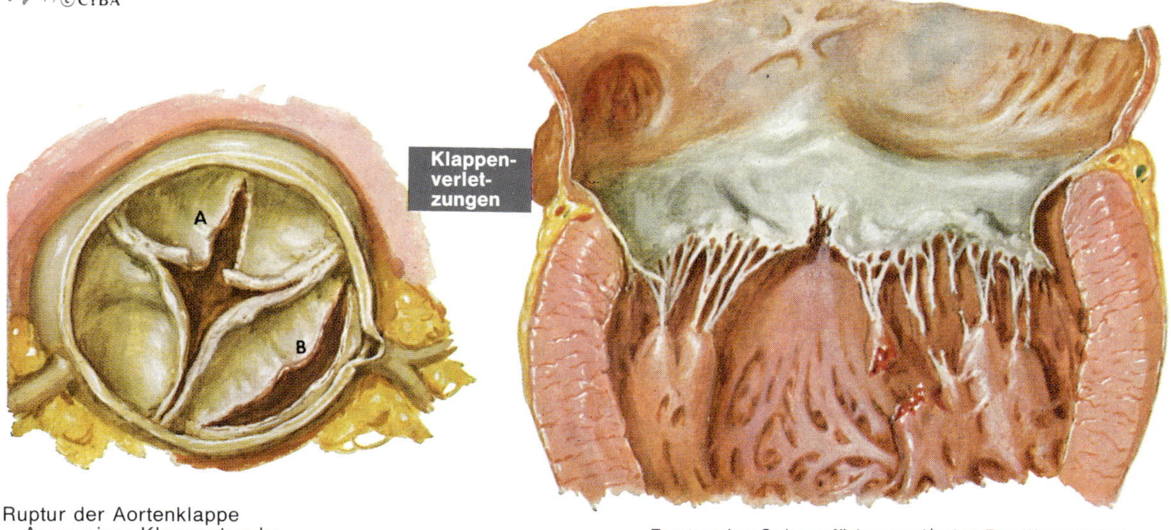

Ruptur der Aortenklappe
A: an einer Klappentasche
B: am Ansatz der Klappentasche am Klappenring

Ruptur der Sehnenfäden und/oder Papillarmuskel, selten der Klappensegel

Therapie. Unter extrakorporalem Kreislauf (EKK) wird der Defekt operativ korrigiert. Ein Verschluß von traumatischen Ventrikelseptumdefekten nach stumpfer Gewalteinwirkung wurde bisher in ungefähr 10 Fällen durchgeführt.

Klappentraumen

Autoptisch lassen sich nach stumpfen Herztraumen Endotheleinrisse, Blutungen in die Klappensegel und Segelrupturen nachweisen. Darunter stehen Rupturen zahlenmäßig an erster Stelle. Sie entstehen durch Stoßwirkung auf das Präkordium, durch indirekte Gewalteinwirkung und durch die Sprengwirkung des Blutes bei intensiver oder exzessiver körperlicher Belastung, welche sich fast ausschließlich auf die Aortenklappe auswirkt (besonders bei Hypertonikern mit arteriosklerotischen Vorschädigungen). Zur Ruptur kommt es während der stärksten Druckbelastung einer Klappe im Verlauf der Herzaktion: an der Aortenklappe also am Ende der Systole, an Mitral- und Trikuspidalklappe am Beginn der Ventrikelsystole.

An der *Aortenklappe* treten Risse entweder an den *Klappentaschen* oder *deren Ansatz am Klappenring* auf. An der Mitral- und Trikuspidalklappe sind meist die *Sehnenfäden, Papillarmuskel* und *(selten) die Klappensegel* betroffen.

In der Mehrzahl der Fälle liegt eine Vorschädigung der Klappe durch akute entzündliche Prozesse, Reste einer bakteriellen Endokarditis, Valvulitis oder Arteriosklerose vor. Die Klappenruptur bewirkt eine Insuffizienz des betroffenen Klappenapparates, die jedoch nicht immer akut tödlich verläuft. Sobald sich das Zustandsbild stabilisiert, sind die dem jeweiligen Klappendefekt entsprechenden physikalischen Befunde erhebbar, und die Situation kann mit Hilfe der Herzkatheterisierung und Angiokardiographie abgeklärt werden. Therapeutisch besteht heute die Möglichkeit einer Defektkorrektur oder eines Klappenersatzes unter EKK.

Perikarderkrankungen

Eine Perikardbeteiligung kann bei vielen verschiedenen Krankheitsprozessen vorliegen, wie aus der Einteilung der Perikarderkrankungen nach Wolff u. Wolff zu entnehmen ist (Ann. Rev. Med. 16 [1965] 22, mit Genehmigung des Verlages und der Autoren).

I. Fibrinöse bzw. »trockene« Perikarditis (einschließlich Hämoperikard mit merklicher Ergußbildung)
  A. Infektionen
    1. Bakterien: zahlreiche Erreger, darunter Pneumokokken, Streptokokken, Staphylokokken, Meningokokken sowie im Zusammenhang mit Typhus, Tuberkulose, Brucellose, Bakterienruhr, Mallioidose, Salmonelleninfektion, Pest, Tularämie und subakuter bakterieller Endokarditis
    2. Viren: Coxsackie-, Influenza-, ECHO-Viren, Varizellen, Mumps, Lymphogranuloma venereum
    3. Rickettsien: Q-Fiber, Fleckfieber, Marseille-Fieber
    4. Protozoen: Amöbiasis, Chagas-Krankheit, Toxoplasmose
    5. Pilze: Aktinomykose, Histoplasmose, Blastomykose, Kokzidiomykose
    6. Helminthen: Echinokokkus, Drakunkulose
    7. Sonstige: Yaws (Frambösie), infektiöse Mononukleose, primäre atypische Pneumonie
  B. Traumen
    1. Direkt
      a) Penetrierende Verletzungen
        1. Stichverletzungen, Fremdkörper, Sternalpunktion
        2. Perkutane Punktion bei Linksherzkatheterisierung
      b) Perforation der Herzwand während der Rechtsherzkatheterisierung
      c) Operative Perikardiotomie (Postperikardiotomiesyndrom)
      d) Strahleneinwirkung
      e) Stromverletzungen
    2. Indirekt
      Nichtpenetrierende Thoraxtraumen
  C. Neoplasmen: Mesotheliome, Retikulumzellsarkome, Angiomatose, Hämangioperizytom, Thymom, Leukämie, Morbus Hodgkin, Lymphoblastom, metastatisches Karzinom, Teratokarzinom
  D. Arzneimittelallergien: Hydralazin, Phenylbutazon, Tetrazyklin, Streptomyzin, Methylthiouracil, Chinidin, Antikoagulantien
  E. Bindegewebsaffektionen
    1. Akutes rheumatisches Fieber
    2. Lupus erythematodes disseminatus
    3. Primär chronische Polyarthritis, Reiter-Syndrom
  F. Allergien und Autoimmunkrankheiten
    1. Serumkrankheit
    2. ? Postmyokardinfarktsyndrom
    3. ? Perikarditisrezidive unabhängig von der Ätiologie des primären Schubes
    4. ? Nach thorakalen und extrathorakalen Operationen
    5. Varizellen-, Tetanus- und Diphtherieimmunisierung
  G. Myokardinfarkt
  H. Aortendissektion und Ruptur luetischer oder mykotischer Aneurysmen
  I. Stoffwechselkrankheiten
    1. Azotämie
    2. Hämochromatose
    3. Gicht
  J. Sonstiges
    1. Akute fettige Nekrose des Perikards
    2. Sarkoidose
    3. Riesenzellarteriitis
    4. Polyserositis
    5. Blutdyskrasien
    6. Lungeninfiltration und Eosinophiliesyndrom
    7. Nekrotisierende Angiitis

II. Perikarderguß
  A. Kann bei fast allen bisher genannten Krankheitsbildern auftreten
  B. Stauungsinsuffizienz
  C. Myxödem
  D. Cholesterinperikarditis
  E. Chyloperikard
  F. Anämie
  G. Sklerodermie
  H. Drainage des Ductus thoracicus in das Perikard
  I. Chronische Perikarditis mit Ergußbildung
  J. Endomyokardfibrose

III. Pericarditis constrictiva unterschiedlicher Ätiologie, meist bei Tuberkulose

IV. Angeborene Perikarderkrankungen
  A. Partielles oder vollständiges Fehlen
  B. Chronischer Erguß bei angeborenen Herzkrankheiten
  C. Bei hypoplastischer Anämie und Thalassämie (Cooley)
  D. Bei Friedreich-Ataxie
  E. Bronchogene Zysten
  F. Hygrom

(Fortsetzung auf Seite 261)

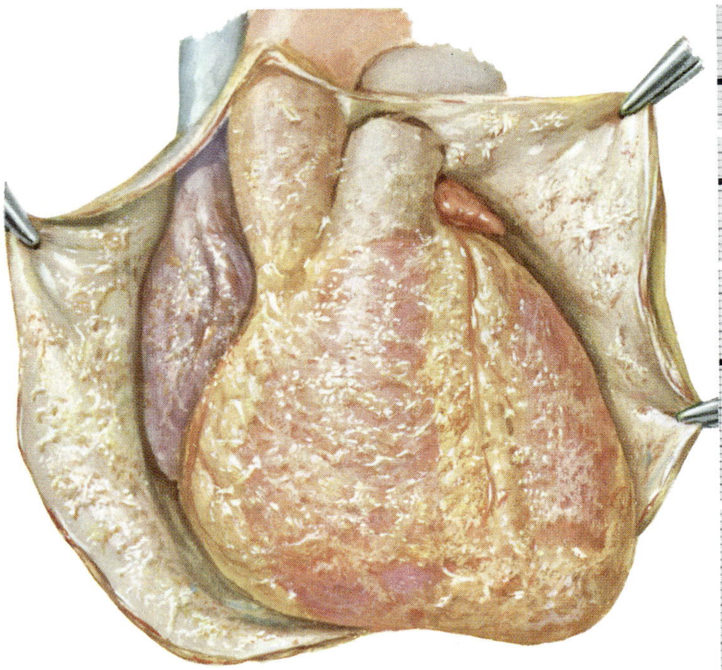

Geringgradige fibrinöse Perikarditis

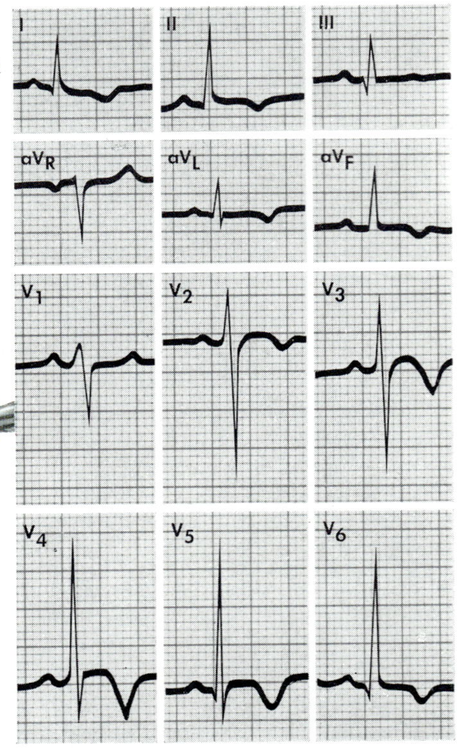

Charakteristische EKG-Veränderungen: Negativierung der T-Welle in allen Ableitungen mit Ausnahme von aV_R und V_1; Isoelektrische in III

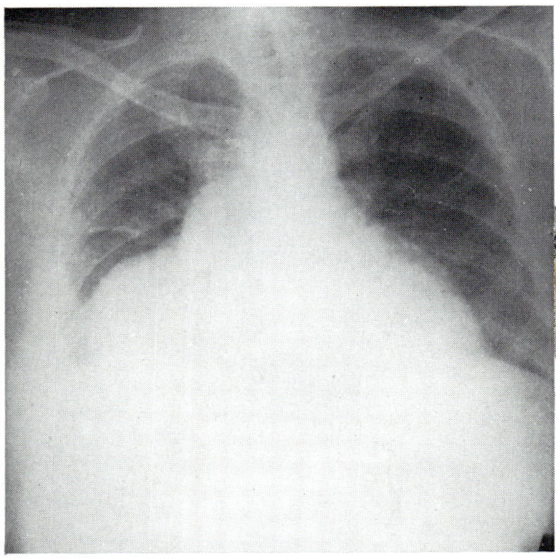

Perikarderguß (rechtsseitig gekammert)

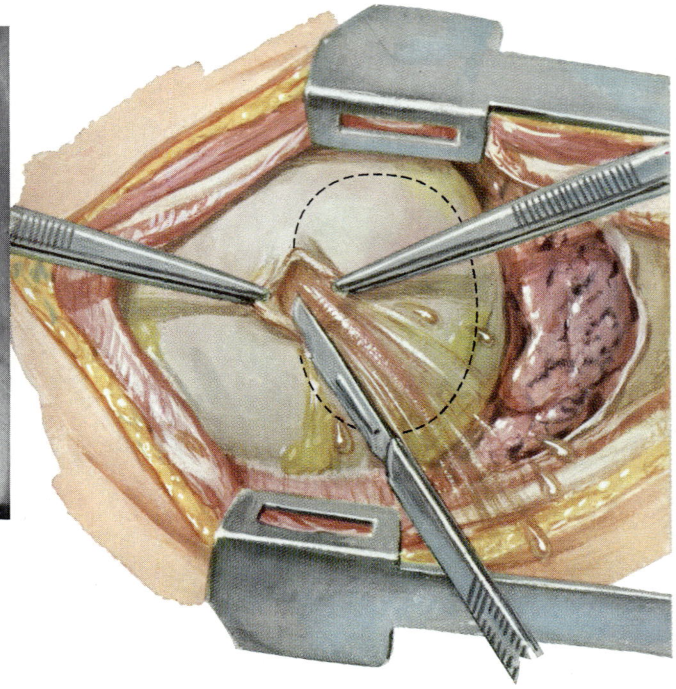

Perikarderguß; Perikardfensterung und Biopsie durch Inzision im linken 5. ICR

F. Netter M.D. ©CIBA

(Fortsetzung von Seite 260)

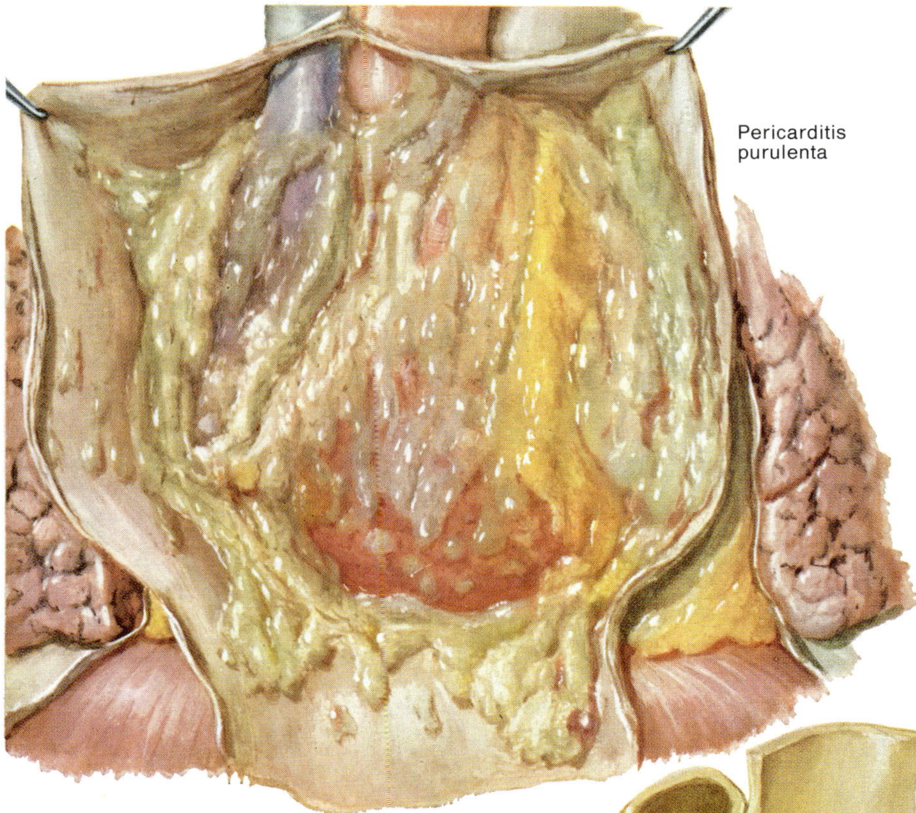

Pericarditis purulenta

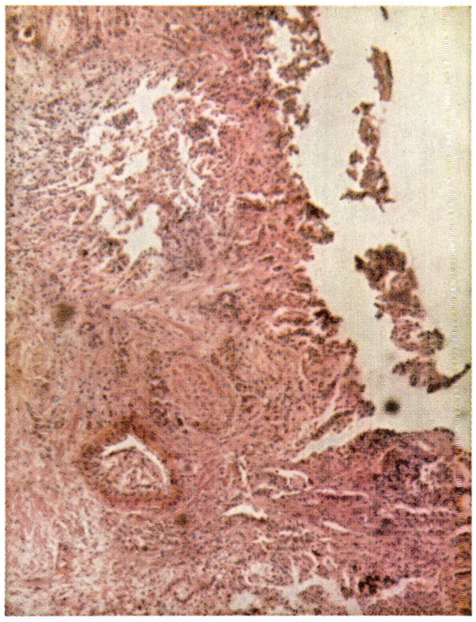

Karzinomatöse Infiltration des Perikardgewebes im Biopsiepräparat

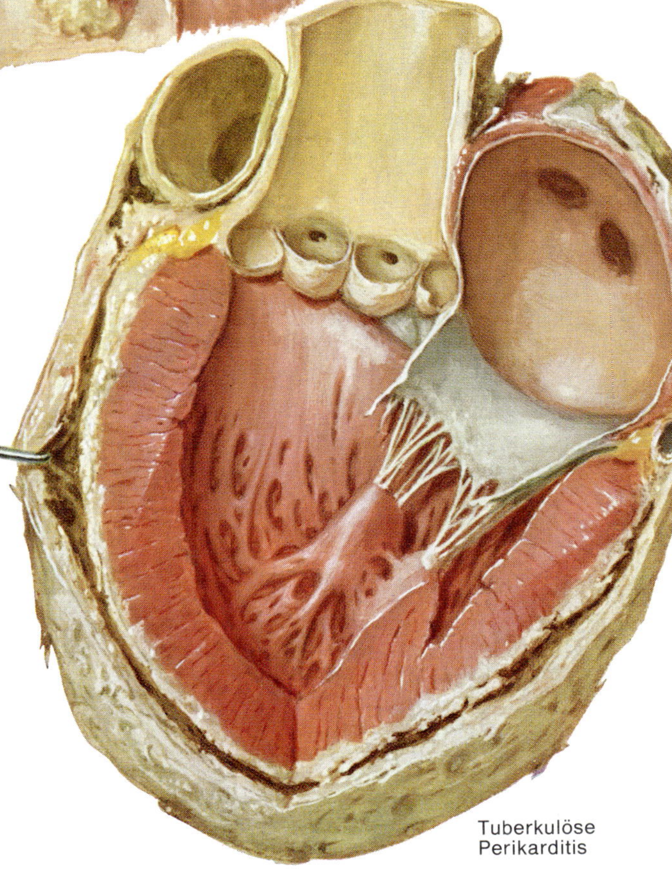

Tuberkulöse Perikarditis

Die *akute Perikarditis* kann als Pericarditis fibrinosa (sicca), serofibrinosa, purulenta oder haemorrhagica vorliegen. Die *fibrinöse Form* (s. auch S. 168) findet sich in der Regel bei rheumatischem Fieber, als gutartige unspezifische Perikardbeteiligung (S. 180) oder bei Virusinfekten.

Die *Pericarditis purulenta* kommt meist bei bakteriellen Infekten durch Pneumokokken, Staphylokokken oder Streptokokken vor. Die von Blutungen in das Perikard zu unterscheidende *hämorrhagische Form* tritt im Zusammenhang mit malignen Neoplasmen oder Traumen mit Beteiligung des Perikards auf. Nach dem akuten Stadium entwickelt sich meist eine *Pericarditis adhaesiva* (s. auch S. 170 und 262). Diese ist nach fibrinösen oder serofibrinösen Perikarditiden selten und findet sich eher im Zusammenhang mit der eitrigen oder hämorrhagischen Form. Zur chronischen adhäsiven Perikarditis kommt es auch bei *tuberkulöser* Ätiologie mit Verdickung des Perikards. Sie führt mitunter zur Verengung der Ein- und/oder Ausflußbahn des Herzens und erfordert in der Regel eine operative Behandlung.

Die Häufigkeit der öfter vorkommenden akuten Perikarditiden gibt Reeves (Amer. J. med. Sci. 34 [1953] 255) wie folgt an:

Rheumatische Perikarditis	40,6%
Bakterielle Perikarditis	19,8%
Tuberkulöse Perikarditis	7,3%
Gutartige unspezifische Form	10,4%
Urämische Perikarditis	11,5%
Neoplastische Perikarditis	3,1%
Perikarditis bei Kollagenkrankheiten	2,1%

Perikarditiden, insbesondere die als unspezifisch bezeichnete Form, rezidivieren nicht selten. Mitunter gelingt bei sorgfältiger Suche auch der Nachweis eines Virus. Meist liegt jedoch keine Virusinfektion zugrunde, sondern eine Autoimmunreaktion, da Rezidive in derartigen Fällen mit einer Steroidtherapie positiv beeinflußt werden können.

Akute Perikarditis

Symptomatik. Zunächst stehen meist starke Brustschmerzen im Vordergrund. Mitunter ist der Schmerz allerdings von geringer Intensität oder fehlt überhaupt, besonders wenn es früh zum *Perikarderguß* kommt. Der Schmerz wird meist als substernal beschrieben und strahlt in die linke Schulter, den linken Arm oder in den Hals aus. Er zeigt große Ähnlichkeit mit dem Schmerzgefühl bei beginnendem akutem Myokardinfarkt, wodurch die Diagnose erschwert wird. Bei Beteiligung der Pleura nimmt die Schmerzintensität bei tiefer Inspiration zu.

Mit der Ergußbildung tritt die Dyspnoe in den Vordergrund. Sie ist wahrscheinlich auf die mechanische Kompression der Lunge zurückzuführen, wovon nicht nur die Alveolen, sondern auch die kleineren Bronchienäste betroffen sind.

Die Begleitsymptome hängen jeweils von der Grundkrankheit ab. Bei akut entzündlichen Prozessen wird meist über Schüttelfrost, Fieber und Schweißausbrüche geklagt.

Befunde. Führendes physikalisches Zeichen ist das perikarditische Reibegeräusch. Sein Maximum liegt meist linkssternal und ist gut lokalisierbar. Es hat kratzenden bis schabenden Charakter und vermittelt den Eindruck, als entstünde es näher am Ohr als andere Herztöne und -geräusche. Bei Perikarditiden infolge entzündlicher Prozesse oder nach Myokardinfarkten ist das Perikardreiben oft nur kurze Zeit hörbar, bei neoplastischer Perikardbeteiligung ist es hingegen konstant vorhanden. Das Reibegeräusch ist selbst bei massiven Ergüssen mit einem Perikardinhalt bis zu 1 Liter noch zu hören, da die Ergußflüssigkeit sich in den lateralen und kaudalen Perikardabschnitten ansammelt und die Basis frei läßt.

Bei massiven Ergüssen erscheinen die Herztöne abgeschwächt, die Herzdämpfung ist perkutorisch verbreitert. Bei Bronchialatmung findet sich unter dem linken Schulterblattwinkel eine Dämpfung (Ewart-Zeichen). Der Erguß erreicht mitunter Ausmaße, die die Herzfunktion beeinträchtigen (Herztamponade) (S. 253). Der Venendruck steigt, ebenso die Herzfrequenz, der Puls wird klein, wobei die Blutdruckamplitude während des Inspiriums um 20 mm Hg abnehmen kann (paradoxer Puls).

(Fortsetzung auf Seite 262)

(Fortsetzung von Seite 261)

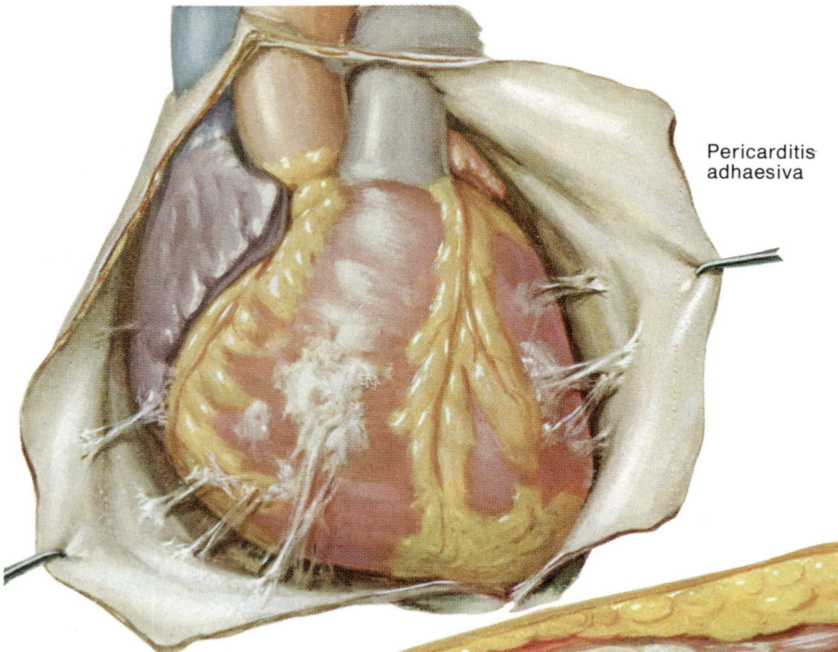

Pericarditis adhaesiva

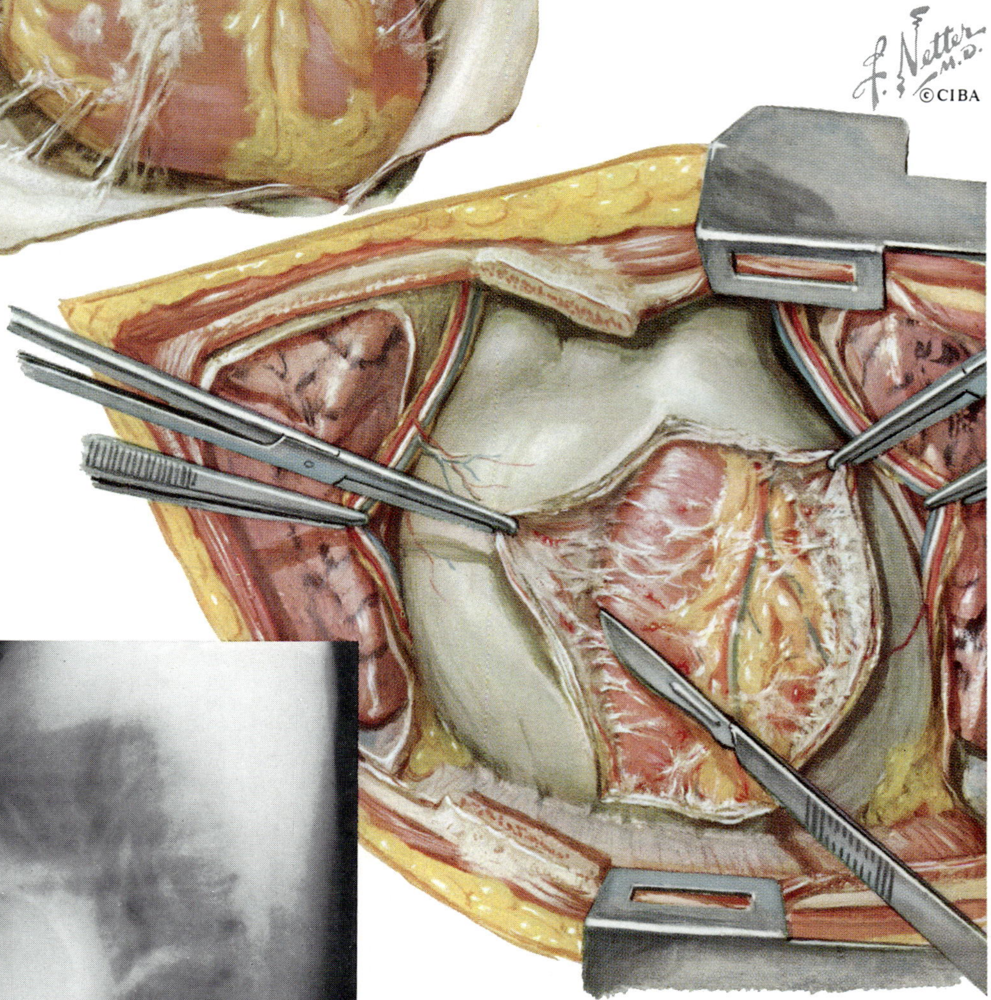

Transsternale Perikardektomie bei Konstriktion unter Schonung der Nn. phrenici und der Begleitgefäße

Ob es im Verlauf einer Perikarditis zu einer Tamponade kommt oder nicht, hängt weitgehend davon ab, wie rasch sich der Erguß bildet. Bei kleinen, rasch einfließenden Ergüssen muß mit einer Tamponade gerechnet werden, bei ausgedehnten Ergüssen, die sich langsam im Laufe mehrerer Wochen ansammeln, z.B. bei tuberkulöser Ursache, bleibt die Tamponade meist aus.

Der Perikarderguß läßt sich röntgenologisch, besonders in *Serienaufnahmen des Thorax,* nachweisen. Das Ergußvolumen muß allerdings zumindest 250 ml betragen, da erst ab diesem Wert der Herzschatten erheblich verändert erscheint und eine definitive Diagnose erlaubt. Je nach dem Ergußvolumen nimmt das Herz eine Birnen- oder Bocksbeutelform an. Größere Ergüsse führen zu Einschränkung oder Aufhebung der Randpulsationen.

Von der *Elektrokardiographie* (S. 260) ist besonders in der Differentialdiagnose zum Ausschluß eines akuten Myokardinfarkts ein wichtiger Hinweis zu erwarten. Bei Perikardergüssen ist die ST-Strecke in allen 3 Standardableitungen gehoben, beim Myokardinfarkt je nach der Infarktlokalisation entweder nur in Ableitung I oder in Ableitung II und III. Die für Myokardinfarkte typische Hebung von ST in Ableitung I bei ST-Senkung in Ableitung III fehlt bei der Perikarditis. Auch die Form des ST-T-Abschnitts unterscheidet sich vom Myokardinfarktbild. Bei Perikarditis findet sich eine konkave ST-Überhöhung, beim Myokardinfarkt ist die Überhöhung konvex. Nach einigen Tagen erscheinen die *T-Wellen* abgeflacht und werden später *negativ.* Bei Ergußbildung ist in QRS mitunter eine Niederspannung nachweisbar.

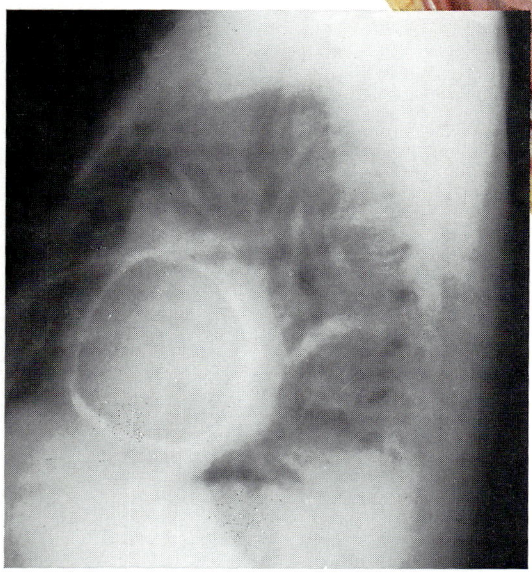

Pericarditis constrictiva mit Verkalkung

Pericarditis purulenta

Die Pericarditis purulenta ist oft im Ablauf der Grundkrankheit, deren Teilaspekt sie ist, schwer faßbar. Elektrokardiographische Zeichen einer Perikardbeteiligung, der röntgenologische Nachweis eines Perikardergusses oder verminderte Randpulsationen auf dem Leuchtschirm lassen jedoch eine Perikarditis vermuten. *Klinisch* weist ein perikarditisches Reiben den Weg.

Therapeutisch sind Antibiotika und eine möglichst früh durchzuführende *Perikardiotomie zur Drainage* angezeigt, die bei rechtzeitigem Einsetzen die nahezu bei 100% liegende Mortalität entscheidend zu senken vermögen.

Tuberkulöse Perikarditis

Sie tritt als Komplikation bei Ausbreitung eines tuberkulösen Prozesses aus den angrenzenden Lungenabschnitten oder Lymphknoten auf. Am Beginn steht die fibrinöse Reaktion mit oder ohne Ergußbildung im Vordergrund. Später kommt es infolge von Tuberkelbildung, Verkäsung und Fibrosierung zur Verdickung des Herzbeutels. Das verdickte, *verschwartete Perikard* gewinnt ein zottiges Aussehen. Eine Konstriktion *(Pericarditis constrictiva)* tritt entweder in diesem Stadium oder später durch *Verkalkung* ein. Im Frühstadium vor Zustandekommen einer Konstriktion erfolgt die Behandlung konservativ mit Tuberkulostatika, z.B. Isoniazid und Paraaminosalizylsäure, die lange Zeit – meist 1½ bis 2 Jahre – gegeben werden. Konstriktionen erfordern zusätzlich eine operative Behandlung.

Unspezifische Perikarditis

Bei dieser *rezidivierenden Form,* die bei Autoimmunreaktionen, nach Kommissurotomien und Myokardinfarkten auftritt, bewähren sich therapeutisch Steroide. Sie unterdrücken jedoch lediglich die Symptome und müssen daher über lange Zeiträume gegeben werden.

Bei Perikardergüssen ist eine Punktion nur bei drohender Tamponade oder diagnostisch bei Verdacht auf eine Malignität erforderlich. Die unspezifische Perikarditis wird heute häufig *operativ* durch *Perikardfensterung* behandelt, wobei gleichzeitig eine Biopsie gemacht und ggf. eine Drainage in die linke Pleurahöhle durchgeführt werden kann. Damit wird erreicht, daß die Ergußflüssigkeit in die linke Pleurahöhle abfließt, wo sie resorbiert wird.

EKG und Röntgenbilder wurden freundlicherweise von Dr. Lawrence Gould zur Verfügung gestellt.

Herztransplantation

Herztransplantation

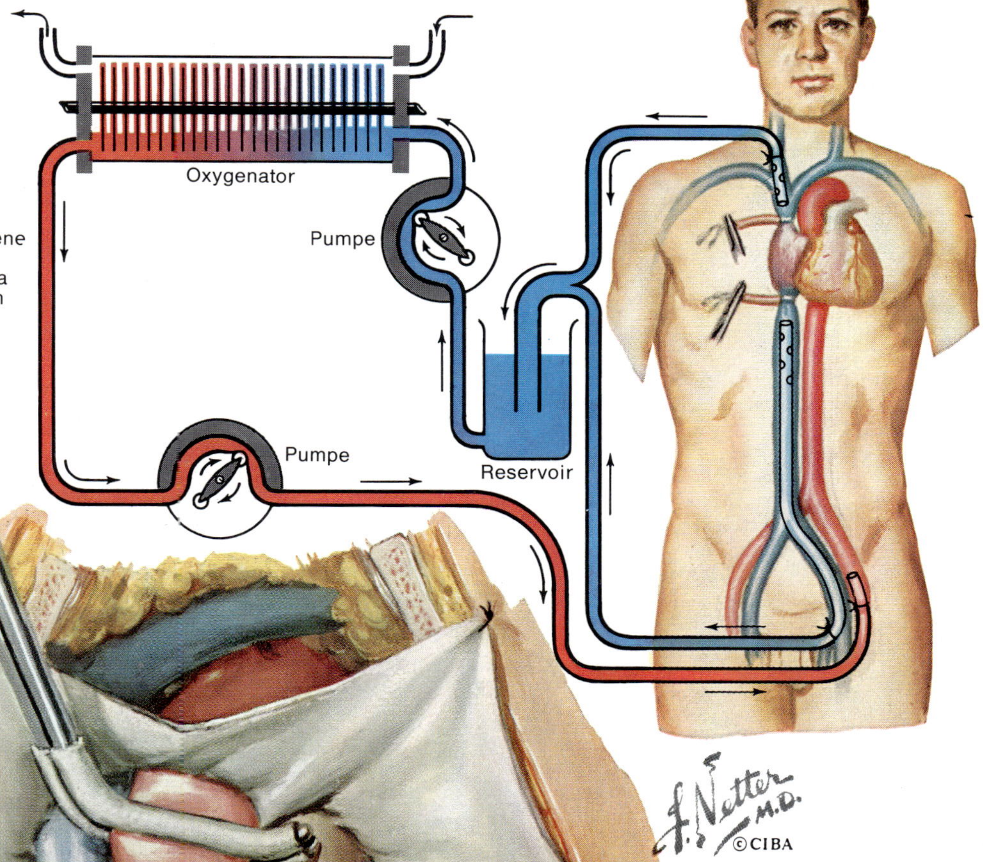

A: Schematische Darstellung des extrakorporalen Kreislaufs: Obere und untere Hohlvene werden über V. jugularis interna und V. saphena an deren Abgang von der V. femoralis kanüliert. Dadurch bleibt das Operationsgebiet von Kathetern frei

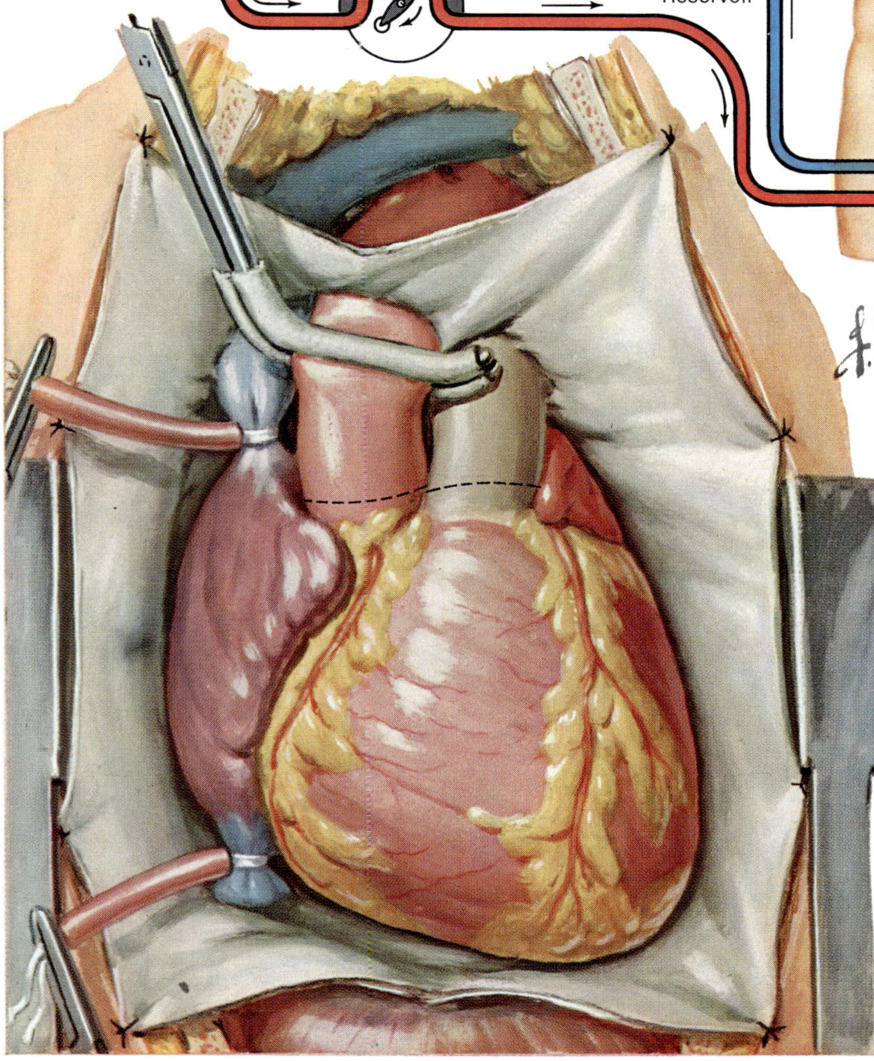

B · Empfängerthorax durch mediane Sternotomie eröffnet, Perikard in Längsrichtung gespalten und an Inzisionsränder angeheftet; Hohlvenen mit Nabelbändchen umschlungen, die bei Einleitung des extrakorporalen Kreislaufs angezogen werden; Aorta abgeklemmt (Resektionslinie an Aorta und Truncus pulmonalis gestrichelt)

Theoretisch ist eine Transplantation des Herzens seit 1960 möglich. In diesem Jahr wurde die dazu erforderliche Operationstechnik in ihren Grundzügen zum ersten Mal vorgestellt. Der Transplantation sind allerdings immer noch durch immunologische Reaktionen und das Problem der Empfängerauswahl Grenzen gesetzt, obschon durch BARNARD in Südafrika und KANTEROWITZ in New York die klinische Erfahrung begonnen hat. In den folgenden Abbildungen ist die in der Universitätsklinik Stanford entwickelte Operationstechnik der *Herztransplantation* dargestellt.

In der experimentellen Arbeit waren zunächst die Schwierigkeiten der *extrakorporalen Zirkulation* zu meistern. Es wäre sehr wohl denkbar, daß die hohe Mißerfolgsquote in den ersten experimentellen Transplantationsversuchen weitgehend auf eine Vernachlässigung wichtiger Teilaspekte der extrakorporalen Zirkulation zurückzuführen war und andere Faktoren eine untergeordnete Rolle spielten. Beim Menschen wurde und wird z.B. ein kardiopulmonaler Bypass meist mit Hilfe eines Blasenoxygenators mit Blutverdünnung erzielt. Beim Versuchstier ist hingegen eine ganz andere Pumpenoxygenatorvariante Voraussetzung für die Gewährleistung einer hohen Überlebensrate nach orthotopen Homotransplantationen.

Bevor bei experimentellen Homotransplantationen überhaupt mit einem Überleben gerechnet werden konnte, mußten zahlreiche Probleme gelöst werden. Zunächst einmal war eine geeignete Operationstechnik zu entwickeln. Ferner mußte das Spenderherz nach der Entnahme bis zur Wiederaufnahme der Koronarperfusion gegen irreversible Schäden geschützt werden. Darüber hinaus galt es, den Einfluß der totalen Denervation des Herzens auf die physiologischen Abläufe nach der Transplantation zu klären. Russische Physiologen hatten doch jahrzehntelang daran festgehalten, daß bei keinem vollständig denervierten Organ eine physiologische Leistung zu erwarten sei. Diese Ansicht fußte natürlich auf den frühen Arbeiten PAVLOVS und seiner Mitarbeiter. Schließlich ging es darum, die Vitalfunktionen des Empfängers während jener Phase zu erhalten, während der die natürliche Herz-Lungen-Funktion unterbrochen werden muß. Diese Schwierigkeit konnte mit Hilfe des *Scheibenoxygenators* mit *Schlauchrollenpumpen* inzwischen bewältigt werden.

Es wurde bald erkannt, daß mit der *Kanülierung* peripherer Venen günstige Voraussetzungen geschaffen werden konnten, da dabei im eigentlichen Operationsgebiet Schläuche und Katheter überflüssig sind. Im Herzen ist damit nur eine Klemme zur Unterbrechung des Durchgangs zwischen Ein- und Ausflußbahn erforderlich. Beim Hund wird der Sinus transversus möglichst weit kranial mit einer Satinsky-Klemme ausgeschaltet. Beim Menschen erlaubt die getrennte Dissektion von *Pulmonalishauptstamm* und *Aorta* die Verwendung einer einzigen Klemme, die auf halbem Weg zwischen Aortenklappe und Truncus brachiocephalicus an der aszendierenden Aorta angelegt wird. Zum Eingehen in den Brustraum stellt die linksseitige Thorakotomie im Tierversuch die Methode der Wahl dar. Beim Menschen kann das Operationsgebiet hingegen über eine *mediane Sternotomie* breiter freigelegt werden. Das Spenderherz wird durch lokale Unterkühlung in 2 bis 4 °C physiologischer Kochsalzlösung geschützt. Das Perikard wird an die Inzisionsränder angeheftet, wodurch eine Grube entsteht, die mit kaltem NaCl gefüllt werden kann. Eine zu starke Kühlung durch eishaltige Lösungen verletzt nicht nur die dünne Vorhofwandung, sondern soll auch die Nn. phrenici schädigen. Die NaCl-Lösung bietet daher zur lokalen Unterkühlung des Herzens immer noch das beste Spülbad. Die *Hohlvenen* werden von der Peripherie über die *rechte V. jugularis interna* und die *linke V. saphena* kanüliert. Die V. jugularis interna wird mit Naht oder Ligatur versorgt. An der V. saphena genügt eine einfache Ligatur an ihrem Abgang von der Femoralis. Zur Hohlvenenkanülierung bei Erwachsenen verwendet man *Katheter* der Größe 28 Charr. Über die rechte V. saphena wird zur Venendruckmessung ein Katheter in die V. iliaca communis eingeführt, der während der unmittelbaren postoperativen Periode in situ belassen wird. Im intraperikardialen Abschnitt werden die Hohlvenen des Empfängers mit *Nabelbändchen* umschlungen und mit Gummimanschetten verschlossen.

In der Abbildung ist die Operationstechnik in ihren Grundzügen dargestellt. Vom Empfängerherzen werden Teile beider *Vorhöfe* und das *Vorhofseptum* belassen.

Mit diesen wird später das Spenderherz durch Naht vereinigt. Eine individuelle Dissezierung aller

(Fortsetzung auf Seite 264)

(Fortsetzung von Seite 263)

Herztransplantation: Exzision des Empfängerherzens

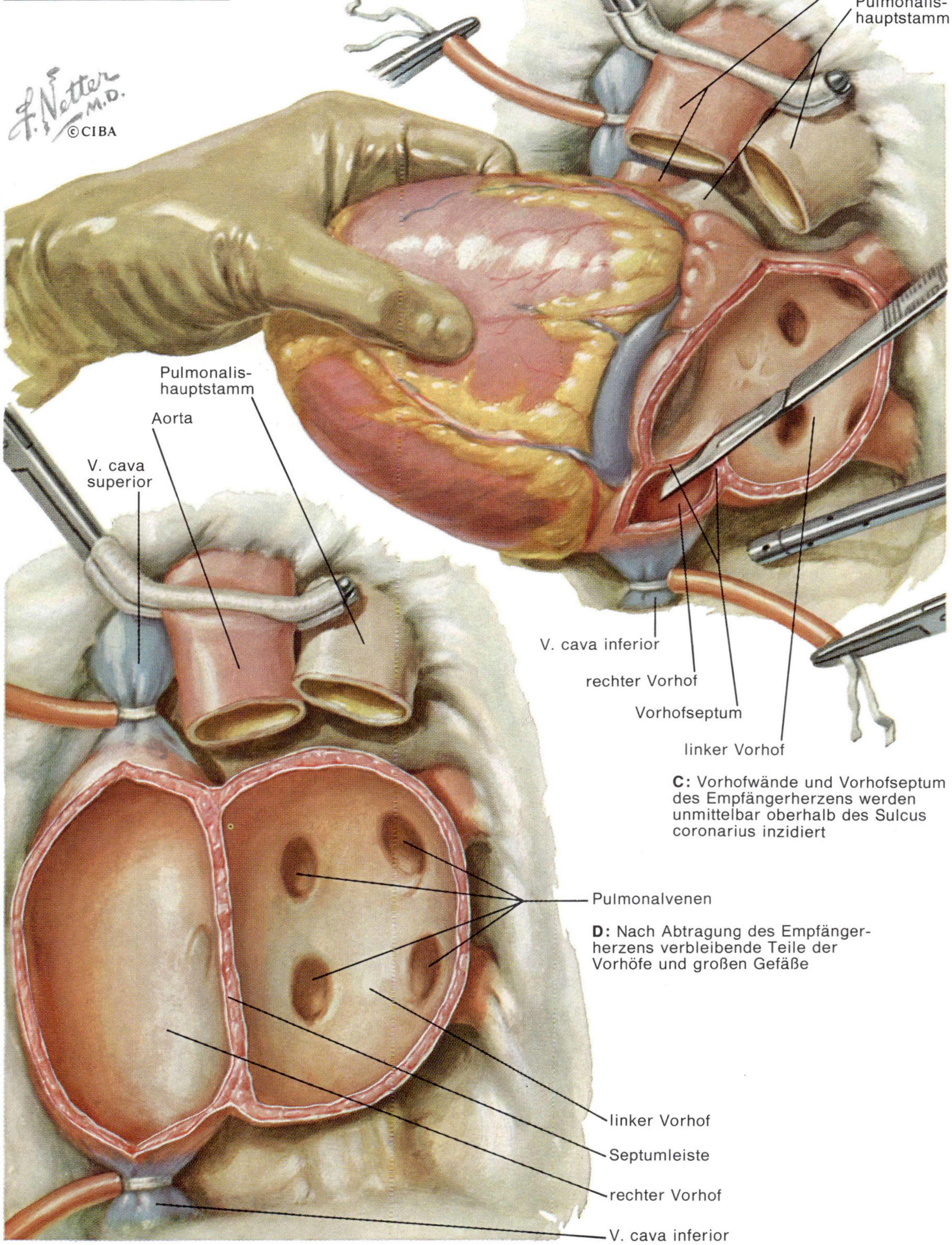

C: Vorhofwände und Vorhofseptum des Empfängerherzens werden unmittelbar oberhalb des Sulcus coronarius inzidiert

D: Nach Abtragung des Empfängerherzens verbleibende Teile der Vorhöfe und großen Gefäße

4 *Lungenvenen* an ihrem Abgang von den beiden Hohlvenen würde die Transplantation unnötig komplizieren und verlängern. Daher werden die *Aorta* und der *Pulmonalishauptstamm* unmittelbar oberhalb der zugehörigen Klappenapparate durchtrennt und die Vorhöfe unter Belassung eines Teiles der *rechten* und der *linken Vorhofwand* einschließlich des Vorhofseptums inzidiert. Beim Menschen muß aufgrund des Größenunterschiedes zwischen Spender- und Empfängerherzen das Spenderherz unter individueller Abtrennung aller sechs zuführenden Venen entnommen werden. Bei Hunden sind Spender- und Empfängerherz gleich groß, so daß die Entnahme des Spenderherzens analog der Exzision des Empfängerorgans erfolgen kann. Auch bei Säuglingen und Kindern sind Spender- und Empfängerorgan u. U. gleich groß, so daß sich eine getrennte Dissezierung der zuführenden Gefäße am Spenderherz erübrigt.

Vor Eröffnung des Empfängerthorax muß das Spenderherz unbedingt zum Schlagen gebracht werden. Dazu wird der Spender unmittelbar nach Feststellung des Todeseintritts analog dem Empfänger an einen extrakorporalen Kreislauf angeschlossen. Meist beginnen die Ventrikel dadurch zu flimmern. Eine Wiederherstellung wirksamer Kontraktionen ist nicht erforderlich. Während des Herzstillstandes muß darauf geachtet werden, daß das Spenderherz nicht dilatiert.

Als man daran ging, die experimentell gesammelte Erfahrung auf den Menschen anzuwenden, machte man die interessante Beobachtung, daß zwischen den an Hunden erprobten Verfahren und ihrer Anwendung am Menschen große Ähnlichkeiten bestehen. Tierexperimentelle Homotransplantationen an Hunden sind technisch ungleich schwieriger als beim Menschen, wie überhaupt gilt, daß jede im Tierexperiment an Hunden auch nur annähernd erfolgreiche Technik sich beim Menschen wesentlich leichter ausführen läßt. Die Annalen der Herzchirurgie, angefangen von der Blalock-Taussig-Operation, über die neueren Methoden des gekreuzten Kreislaufs, der generalisierten Hypothermie und die verschiedenen kardiopulmonalen Kreislauftechniken bis zur Homotransplantation des Herzens bestätigen diese Regel.

Um einen möglichst großen Vorhof zu gewinnen, wird das Spenderherz an der Hinterfläche inzidiert, und zwar verbindet man im *linken Vorhof* die *Pulmonalvenenostien* miteinander und im *rechten* die *Hohlvenenostien*. Das so vergrößerte *Vorhofseptum* wird wie bei experimentellen Transplantationen mit dem Rest des Empfängervorhofs vereinigt. Damit kann jedes Spenderherz eines erwachsenen Spenders im Vorhofabschnitt so weit vergrößert werden, daß es mit großer Wahrscheinlichkeit auf den Vorhofrest jedes Empfängerherzens paßt. Je besser Spender- und Empfängerherz von vornherein anatomisch übereinstimmen, desto weniger muß an den Vorhöfen des Spenderherzens geändert werden.

Das *Spenderherz* wird erst *nach* der Exzision des Empfängerherzens entnommen. Es wird sofort in eine Schale mit kalter NaCl gelegt und zu dem Operationstisch gebracht, auf dem der Empfänger liegt. Währenddessen wird die vom Empfängerperikard gebildete große Grube mit reichlich kalter Kochsalzlösung gefüllt. In diese wird dann das Spenderherz gelegt. Nachdem der linke Empfängervorhof mit dem linken Spendervorhof durch Haltenähte adaptiert wurde, werden zuerst die linken, dann die rechten Vorhöfe mit einer einfachen fortlaufenden Naht miteinander vereinigt. Man beginnt stets mit der weiter distalen Anastomose, also im Tierexperiment beim Hund mit linksseitiger Thorakotomie mit der Vereinigung der rechten Vorhöfe, beim Menschen bei medianer Sternotomie mit der Vereinigung der linken Vorhöfe. Nach Anastomosierung der Einflußbahnen wird in das linke Herzohr des Spenderherzens ein Katheter eingelegt. Über diesen wird die linke Herzhälfte mit kalter NaCl-Lösung gespült und die evtl. in den Lungenvenen des Empfängers, im bereits anastomosierten linken Vorhof sowie im linken Ventrikel des Spenderherzens gefangene Luft ausgepreßt. Auf der letzten Abbildung (S. 266) ist der *Katheter* im linken Vorhof zu sehen. Ferner wurde dargestellt, wie *Luft* und *Flüssigkeit* vor endgültiger *Vereinigung der Aorten* aus der Aorta austritt.

Die Anastomosierung der Aorten bereitet keine Schwierigkeiten. Mitunter muß die Spenderaorta zur Aufnahme der größeren Empfängeraorta transversal eingeschnitten werden. Nach Abschluß der Aortenanastomose wird die *Aortenklemme* abgenommen und die Pulmonalarterie des Empfängers mit einer kleinen Bulldog-Gefäßklemme ausgeschaltet. Sobald die Ligatur an den Hohlvenen gelöst wird, beginnt das Spenderherz kräftig zu flimmern. Es kann nun wieder erwärmt werden. Bevor die Lungenarterien anastomosiert wer-

(Fortsetzung auf Seite 265)

Herztransplantation

(Fortsetzung von Seite 264)

Herztransplantation: Spenderherz

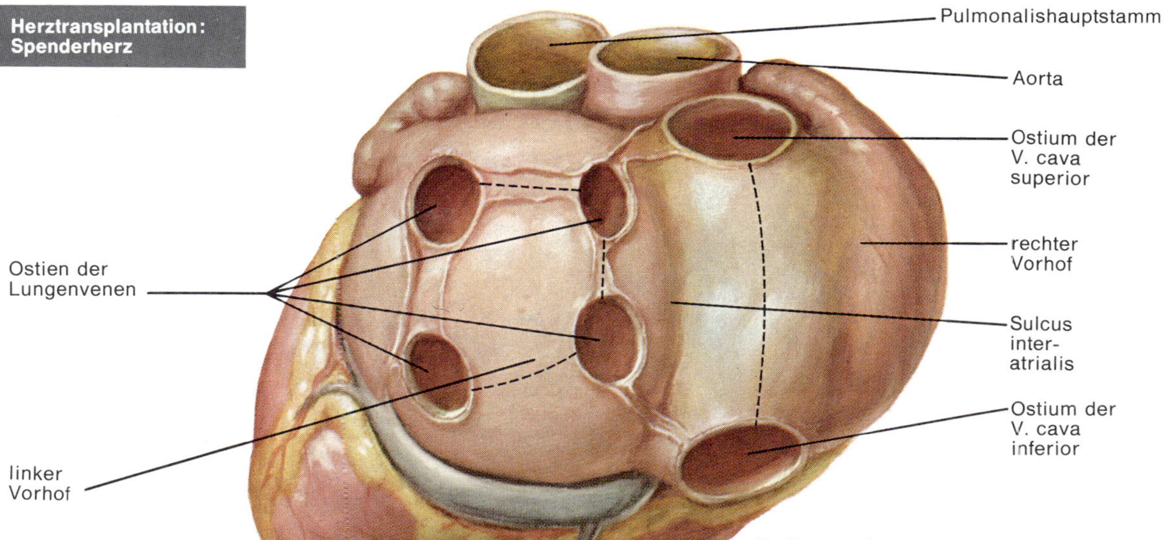

E: Spenderherz nach Durchtrennung von Hohlvenen, Lungenvenen, Aorta und Truncus pulmonalis (Ansicht von dorsal). (Schnittführung zur Verbindung der Hohlvenenostien und der Lungenvenenostien und damit zur Erweiterung des Vorhofs ohne Septumspaltung gestrichelt)

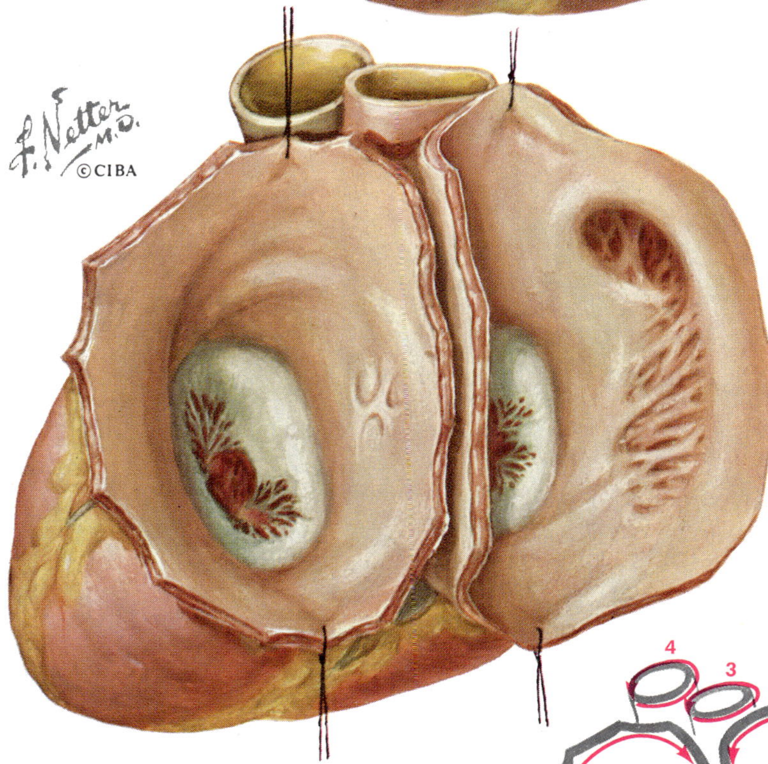

F: Die mit dieser Schnittführung geschaffenen Lappen sind umgeschlagen und werden mit Haltefäden in Längsrichtung gezogen. Dadurch werden Septum und Vorhofwand zur Aufnahme der belassenen Teile des größeren Empfängerherzens erweitert

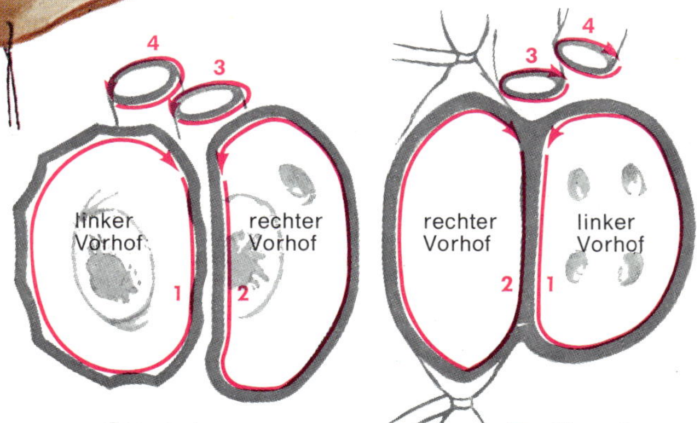

G: Schematische Darstellung der Nahtfolge zur Vereinigung von Spender- und Empfängerherz mittels fortlaufender Naht (s. auch folgende Tafel)

den, müssen alle *Arteriennähte* sorgfältig auf eventuelle Leckagen *untersucht* werden. Dann kann man ohne Zeitdruck die Lungenarterien anschließen. Das Herz wird zu diesem Zeitpunkt nach einer einstündigen Hypoxie, während der das Gewebe lediglich durch lokale Unterkühlung lebensfähig erhalten wurde, zum ersten Mal wieder über die Koronararterien versorgt.

Die Defibrillation der Ventrikel erfolgt meist nicht spontan, läßt sich aber ohne weiteres mit einem einzigen Elektroschock von 10 bis 25 Watt-Sekunden mit dem Gleichstromdefibrillator erzielen. Der Empfänger wird in Trendelenburg-Lage gebracht und die aszendierende Aorta angestochen, damit evtl. verbliebene Luft entweichen kann und nicht in den zerebralen oder koronaren Kreislauf gelangt. Nach 15- bis 20minütigem partiellen Bypass wird die extrakorporale Zirkulation abgesetzt. Insgesamt muß der Bypass ungefähr 1 Stunde und 20 Minuten angeschlossen bleiben. Die Transplantation läßt sich in weniger als 4 Stunden durchführen.

In den rechten Ventrikel wird eine Herzmuskelelektrode implantiert. Sie hat die zweifache Aufgabe, ggf. für die Erregung des Transplantats zu sorgen und gleichzeitig spezifische elektrokardiographische Hinweise zu liefern. Wenn sich im Perikard Flüssigkeit ansammelt, was nach Herztransplantationen fast durchweg der Fall ist, ist nämlich die R-Zacke im Elektrokardiogramm nicht klar erkennbar, außer die elektrischen Signale werden über eine implantierte Elektrode abgeleitet. Nun ist aber gerade an der Amplitudenhöhe der R-Zacke eine drohende Transplantatabstoßung am besten, verläßlichsten und frühesten zu erkennen.

Daß eine kontinuierliche immunosuppressive Behandlung fast durchweg infolge der toxischen Wirkungen zum Tod führt, ist tierexperimentell erwiesen. Daher wurde experimentell eine intermittierende Immunosuppressionsbehandlung entwickelt, die bei Hunden nach orthotoper Herztransplantation lange Überlebenszeiten gewährleistet. Sie beruht auf der Annahme, daß eine Abstoßungsgefahr nicht konstant gegeben ist, sondern sozusagen in Wellen unterschiedlicher Stärke auftritt. Möglicherweise manifestiert sich die sog. Abstoßungswelle erst, wenn das Myokard stark genug geschädigt ist und eine Amplitudenänderung des größten Ausschlages im Elektrokardiogramm bewirkt. Ausschlaggebend ist jedenfalls, daß bei Abstoßungsreaktionen der Schaden zu jenem Zeitpunkt, zu dem die R-Zacke als einziges Zeichen einer drohenden Abstoßung verändert erscheint, noch reversibel ist. Daher kann bei den ersten elektrokardiographischen Anzeichen durch eine immunosuppressive Behandlung »on demand« die Abstoßung verhindert werden. Zur Immunosuppresion werden heute meist Azathioprin und Methylprednisolon verwendet. Die Frage, ob auch andere physiologische Größen, wie Herzzeitvolumen, Hubvolumen des linken Ventrikels, Venen- und Arteriendruck und Enzymwerte, Aufschluß über eine beginnende Abstoßung geben können, wurde wiederholt experimentell geprüft. Dabei zeigte sich jedoch, daß die R-Zacke die verläßlichsten Hinweise auf eine bevorstehende Transplantatabstoßung liefert. Es ist wohl auch bezeichnend, daß nach experimentellen Herztransplantationen die Überlebenszeit bei einer immunosuppressiven Behandlung, die analog den Grundsätzen bei der Nierentransplantation erfolgte, für eine Langzeitbeobachtung nicht ausreichte. Wundinfektionen, Leberinsuffizienz, erheblicher Gewichtsverlust und sonstige toxische Erscheinungen weisen darauf hin, daß eine intermittierende Immunosuppressionsbehandlung »on demand« für ein verlängertes Überleben nach Homotransplantaten des Herzens Voraussetzung ist.

Bei den meisten Patienten, bei denen eine Herztransplantation berechtigt erscheint, ist eine Tracheotomie erforderlich. Sie kann so angelegt werden, daß eine Kontamination der medianen Sternotomiewunde ausgeschlossen ist. Dies läßt sich einfach durch säuberliche Trennung der Tracheotomie von der Sternotomieinzision mit Hilfe von Kunststoffpflaster bewerkstelligen. Unmittelbar postoperativ leistet der Engström-Respirator ausgezeichnete Dienste. Oft dauert es Tage bis Wochen, bis die assistierte Beatmung abgesetzt werden kann. Wegen der größeren Infektionsanfälligkeit unter immunosuppressiver Behandlung muß der Tubus zumindest zweimal täglich gewechselt werden. Dabei muß jeweils mit einem frischen, sterilen Katheter abgesaugt werden. Bei der Versorgung der Tracheotomie sind chirurgische Handschuhe zu tragen. Nur bei Beachtung dieser Vorsichtsmaßnahmen lassen sich Kontamination und Infektion der Lunge vermeiden.

(Fortsetzung auf Seite 266)

(Fortsetzung von Seite 265)

Herztransplantation: Nahtmethode

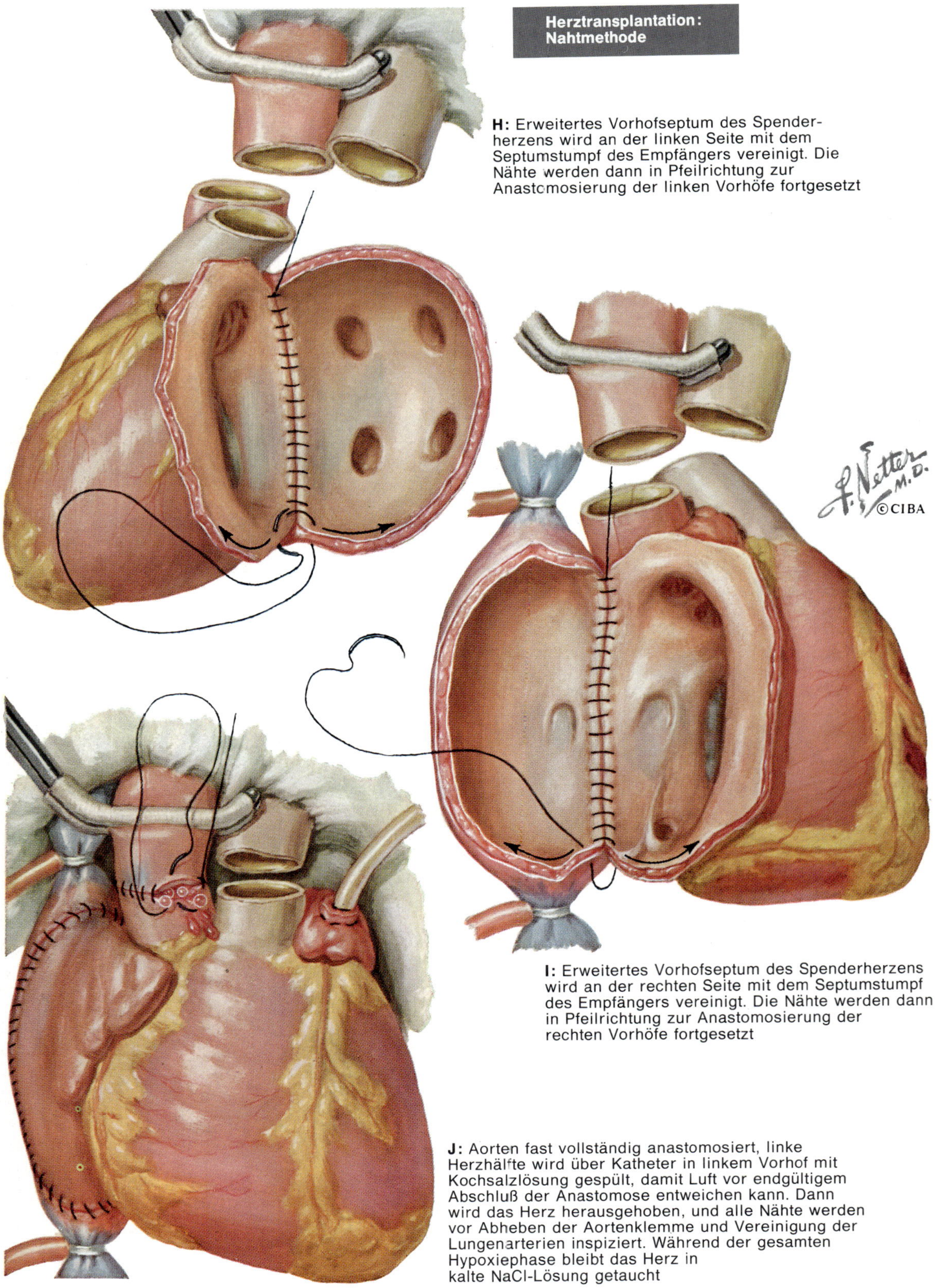

H: Erweitertes Vorhofseptum des Spenderherzens wird an der linken Seite mit dem Septumstumpf des Empfängers vereinigt. Die Nähte werden dann in Pfeilrichtung zur Anastomosierung der linken Vorhöfe fortgesetzt

I: Erweitertes Vorhofseptum des Spenderherzens wird an der rechten Seite mit dem Septumstumpf des Empfängers vereinigt. Die Nähte werden dann in Pfeilrichtung zur Anastomosierung der rechten Vorhöfe fortgesetzt

J: Aorten fast vollständig anastomosiert, linke Herzhälfte wird über Katheter in linkem Vorhof mit Kochsalzlösung gespült, damit Luft vor endgültigem Abschluß der Anastomose entweichen kann. Dann wird das Herz herausgehoben, und alle Nähte werden vor Abheben der Aortenklemme und Vereinigung der Lungenarterien inspiziert. Während der gesamten Hypoxiephase bleibt das Herz in kalte NaCl-Lösung getaucht

Ethisch-moralische und soziale Aspekte der Herztransplantation beim Menschen

Daß orthotope Homotransplantationen nach erfolgreichen Tierexperimenten erst nach einigen Jahren am Menschen versucht wurden, hat zahlreiche Gründe. Zunächst war für den Entschluß zur Herztransplantation die bei Nierentransplantationen gewonnene Erfahrung mit der Immunosuppressionsbehandlung wichtig. Ferner mußte in experimentellen Langzeitbeobachtungen geklärt werden, ob das Fehlen zentralnervöser Reflexe eine adäquate Herzleistung ausschließen würde. Auch wurde speziell für Herztransplantation eine intermittierende »on-demand«-Immunosuppressionsbehandlung experimentell entwickelt. Denn die simple Übertragung der bei Nierentransplantaten erprobten Immunosuppression auf das Herz hat sich nicht bewährt.

Vor eine der heikelsten Aufgaben bei Herztransplantationen von Mensch zu Mensch ist man bei der Auswahl der Empfänger gestellt. Das Herz ist eines der widerstandsfähigsten Organe des menschlichen Körpers. Ist es einmal so stark geschädigt, daß nur noch eine Transplantation in Frage kommt, können in anderen Organsystemen bereits irreversible Schäden aufgetreten sein. Bei akut tödlichen massiven Herzinfarkten ist gegenwärtig mit der Herztransplantation noch nichts auszurichten. Durch die heute in nahezu jedem größeren Krankenhaus obligaten Intensivstationen konnte die Frühsterblichkeit bei Kammerflimmern und sonstigen Arrhythmien nach akuten Koronarverschlüssen weitgehend gesenkt werden. Bei akuten Koronarerkrankungen wird man also die ausgezeichneten Möglichkeiten der Intensivstationen nützen und kaum jemals eine Transplantation in Betracht ziehen.

Am ehesten kommen für eine Herztransplantation Patienten mit hochgradigen Myokarditiden in Frage. Derartige Fälle stehen meist schon seit langer Zeit stets am Rande der Dekompensation und dekompensieren mit zunehmender Krankheitsdauer immer häufiger. Eine Besserung ist im Gegensatz zu Koronarverschlüssen nicht zu erwarten. Im terminalen Stadium der Myokarditis bietet sich die Herztransplantation als einzige Chance an. Bei Koronarerkrankungen können sekundäre Manifestationen, wie Ventrikelaneurysmen, Mitralinsuffizienzen oder Ventrikelseptumdefekte, häufig durch konventionelle Korrekturoperationen behoben werden. Bei terminalen Myokarditiden besteht diese Möglichkeit nicht. Die Ätiologie der schicksalhaft ablaufenden Myokarditis ist ungewiß, sie soll angeblich durch Virusinfekte zustande kommen. In einem eigenen Fall war sie Folge von Strahleneinwirkung.

Herztransplantationen im gegenwärtigen Entwicklungsstadium kommen auch bei Säuglingen in Betracht, deren Herzfehler weder durch eine Korrekturoperation behoben noch durch einen Palliativeingriff gebessert werden können. Gerade in dieser Gruppe potentieller Empfänger sind jedoch erhebliche Schwierigkeiten zu bewältigen, nicht nur, weil es zu wenige Spender gibt, sondern auch in technischer Hinsicht. Als Positivum ist allerdings zu vermerken, daß bei Welpen nach Herztransplantationen lediglich eine geringgradige Abstoßungsreaktion auftritt und nur eine sporadische Immunosuppressionstherapie erforderlich erscheint.

Seit der erfolgreichen Lebertransplantation durch Starzl u. Mitarb. steht fest, daß eine Transplantation unpaariger Organe möglich ist. Auch hat sich allmählich der Gedanke in der Öffentlichkeit durchgesetzt, daß der Tod schrittweise eintritt und zuerst das Gehirn ausschaltet. Herz, Leber und Nieren werden erst einige Zeit nach dem Hirntod irreversibel geschädigt. Irreversibel geschädigte Organe können natürlich nicht transplantiert werden. Daher muß das Herz eines prospektiven Spenders nach Eintritt des Hirntodes wiederbelebt werden. Dies gilt gleichermaßen für Leichenlebern und -nieren, die für Transplantationszwecke verwendet werden sollen. Heikler als die Spenderauswahl ist aber wohl die Wahl der Empfänger. Hier wird man erst im Lauf der Zeit mit zunehmender Erfahrung mit gültigen Kriterien rechnen können.

Zusammenfassung. Mit der Einführung der Herztransplantation sind Geräte zur assistierten Zirkulation keineswegs überflüssig geworden. Es ist zwar unbestreitbar, daß die heute zur Verfügung stehenden künstlichen Zirkulationshilfen mit experimentellen Herztransplantaten nicht Schritt halten können. Dennoch wäre es günstig, ein Gerät an der Hand zu haben, mit dem prospektive Transplantatempfänger bis zur Transplantation am Leben erhalten werden können, wie dies ja auch bei Nierentransplantationen über die Hämodialyse geschieht. Mit den ersten Versuchen einer Homotransplantation ist das Kapitel der Herztransplantation keineswegs abgeschlossen. Auf dem Weg, der vor uns liegt, werden sicherlich zumindest ebenso viele Schwierigkeiten zu bewältigen sein wie für das Quäntchen Erfolg, das bisher errungen werden konnte.

Literatur

Sektion I	Tafel
Arnulf, G.: *La résection du plexus préaortique dans l'angine de poitrine,* J. Chir. (Paris) 66 (1950) 97	17, 18
Birkett, D.A., Apthorp, Chamberlain, Hayward, Tuckwell: *Bilateral upper thoracic sympathectomy in angina pectoris, Results in 52 cases.* Brit. med. J. 1965/II 187	17, 18
Braeucker, W.: *Der Brustteil des vegetativen Nervensystems und seine klinisch-chirurgische Bedeutung.* Beitr. Klin. Tuberk. 66 (1927) I	17, 18
Fawcett, D.W.: *The sarcoplasmic reticulum of skeletal and cardiac muscle.* Circulation 24 (1961) 336	20
Hantz, E.: *Contribution à l'Etude Anatomique et Expérimentale du Plexus Préaortique pour le Traitement de l'Angine de Poitrine.* Pidancet, Lyon 1951	17, 18
Hoffman, B.F., Paes de Carvalho, de Mello, Cranefield: *Electrical activity of single fibers of the atrioventricular node.* Circulat. Res. 7 (1959) II	12–14
Huxley, A.F.: *Muscle structure and theories of contraction,* Progr. Biophys. 7 (1957) 255	19
Huxley, H.E.: *Muscle cells* in: *The Cell,* hrsg. von J. Brachet, Mirsky. Academic Press, London 1960	19
Huxley, H.E.: *The contractile structure of cardiac and skeletal muscle.* Circulation 24 (1961) 328	19
James, T.N.: *Anatomy of the sinus node of the dog.* Anat. Rec. 143 (1962) 251	13
James, T.N.: *Morphology of the human atrioventricular node, with remarks pertinent to its electrophysiology.* Amer. Heart J. 62 (1961) 756	14
James, T.N.: *The connecting pathways between the sinus node and A-V node and between the right and left atrium in the human heart.* Amer. Heart J. 66 (1963) 498	12
Jonesco, D., Enachesco: *Nerfs cardiaques naissant de la chaîne thoracique du sympathique, au-dessous du ganglion stellaire. Les nerfs cardiaques thoracique chez quelques mammifères.* C.R. Soc. Biol. (Paris) 97 (1927) 977	17, 18
Kawamura, K.: *Electron microscope studies on the cardiac conduction system of the dog. I. The Purkinje fibers.* Jap. Circulat. J. 25 (1961) 594	14
Kawamura, K.: *Electron microscope studies on the cardiac conduction system of the dog. II. The sinoatrial and atrioventricular nodes.* Jap. Circulat. J. 25 (1961) 973	13, 14
Khabarova, A.Y.: *The Afferent Innervation of the Heart* (übersetzt von B. Haigh), Pitman, London 1963	17, 18
Lev, M.: *The conduction system* in: *Pathology of the Heart,* hrsg. von S.E. Gould, 2. Aufl., Kap. 4. Thomas, Springfield/Ill. 1960	12
Miller, M.R., Kasahara: *Studies on the nerve endings in the heart.* Amer. J. Anat. 115 (1964) 217	17, 18
Mitchell, G.A.G.: *Cardiac innervation.* Manch. Med. Gaz. 34 (1955) 61	17, 18
Mitchell, G.A.G.: *Cardiovascular Innervation,* Williams & Wilkins, Baltimore; Livingstone, Edinburgh 1956	17, 18
Mitchell, G.A.G.: *The discoverers of the thoracic cardiac nerves.* Edinb. med. J. 56 (1949) 156	17, 18
Mitchell, G.A.G., Warwick: *The dorsal vagal nucleus.* Acta anat. (Basel) 25 (1955) 371	17, 18
Mollard, J.: *Les nerfs du cœur.* Rev. gén. Histol. 3 (1908) 1	17, 18
Morales, M.F., Watanabe: *The AT-Pases of muscle proteins.* Circulation 24 (1961) 390	19
Muir, A.R.: *Further observations on the cellular structure of cardiac muscle,* J. Anat. (Lond.) 99 (1965) 27	20
Muir, A.R.: *Observations on the fine structure of the Purkinje fibers in the ventricles of the sheep's heart.* J. Anat. (London) 91 (1957) 251	14
Nelson, D.A., Benson: *On the structural continuities of the transverse tubular system of rabbit and human myocardial cells.* J. Cell Biol. 16 (1963) 297	20
Paes de Carvalho, A.: *Cellular electrophysiology of the atrial specialized tissues,* in *The Specialized Tissues of the Heart.* Elsevier, Amsterdam 1962	12–14
Paes de Carvalho, A., de Almeida: *Spread of activity through the atrioventricular node.* Cirulat. Res. 8 (1960) 801	12–14
Paes de Carvalho, A., de Mello, Hoffman: *Electrophysiological evidence for specialized fiber types in rabbit atrium.* Amer. J. Physiol. 196 (1959) 483	12–14
Palade, G.E.: *Blood capillaries of the heart and other organs.* Circulation 24 (1961) 368	20
Pollock, L.J., Davis: *Visceral and referred pain,* Ass. Res. nerv. Dis. Proc. 15 (1935) 210; Arch. Neurol. Psychiat. (Chic.) 34 (1935) 1041	17, 18
Sones Jr., F.M.: *Cine coronary arteriography,* Anesth. Analg. Curr. Res. 46 (1967) 499	20
Spalteholz, W.: *Handatlas der Anatomie des Menschen,* Band II: *Regionen, Muskeln, Faszien, Herz, Blutgefäße,* 13. Aufl., Hirzel, Leipzig 1933	1–11, 15, 16
Spiro, D., Sonnenblick: *Comparison of the ultrastructural basis of the contractile process in heart and skeletal muscle.* Circulat. Res. 15, II (1964) 14	19
Stenger, R.J., Sprio: *Structure of the cardiac muscle cell,* Amer. J. Med. 30 (1961) 653	20
Stenger, R.J., Spiro: *The ultrastructure of mammalian cardiac muscle.* J. Biophys. Biochem. Cytol. 9 (1961) 325	20
Tandler, J.: *Anatomie des Herzens* in: *Bardeleben's Handbuch der Anatomie des Menschen.* Fischer, Jena 1913	1–11, 15, 16
Thaemert, J.C.: *Ultrastructure of cardiac muscle and nerve contiguities.* J. Cell Biol. 29 (1966) 156	20
Trautwein, W., Uchizono: *Electronmicroscopic and electrophysiologic study of the pacemaker in the sino-atrial node of the rabbit heart,* Z. Zellforsch., 61 (1963) 96	13
Truex, R.C., Bishof, Downing: *Accessory atrioventricular muscle bundles II. Cardiac conduction system in a human specimen with Wolff-Parkinson-White Syndrome,* Anat. Rec. 137 (1960) 417	12
Truex, R.C., Smythe: *Comparative morphology of the cardiac conduction tissue in animals* in: *Comparative Cardiology,* hrsg. von H.H. Hecht, Detweiler, Ann. N.Y. Acad. Sci. 127 (1965) 19	14
Wagner, M.L., Lazzara, Weiss, Hoffman: *Specialized conducting fibers in the interatrial band.* Circulat. Res. 18 (1966) 502	12
Walmsley, T.: *The Heart* in: *Elements of Anatomy* hrsg. von J. Quain. Longmans, London 1929	1–11, 15, 16
White, J.C., Bland: *Surgical relief of severe angina pectoris. Methods employed and end results in 83 patients.* Medicine (Baltimore) 27 (1948) 1	17, 18
Williams, T.H.: *Mitral and tricuspid valve innervation.* Brit. Heart J. 26 (1964) 105	17, 18

Sektion II	Tafel
Agress, C.M.: *Evaluation of the transaminase test.* Amer. J. Cardiol. 3 (1959) 74	53, 54
Bacaner, M.B., Lioy, Visscher: *Induced change in heart metabolism as a primary determinant of heart performance.* Amer. J. Physiol. 209 (1965) 519	1–4
Baydar, I.D., Walsh, Massie: *A vectorcardiographic study of bundle branch block with the Frank lead system. Clinical correlation in ventricular hypertrophy and chronic pulmonary disease.* Amer. J. Cardiol. 15 (1965) 185	21
Beck, C.S., Pritchard, Feil: *Ventricular fibrillation of long duration abolished by electric shock.* J. Amer. med. Ass. 135 (1947) 985	56–58
Bock, K.D.: *Shock: Pathogenesis and Therapy,* International Symposium. CIBA, Stockholm 1962	55
Burch, G.E., Winsor: *A Primer of Electrocardiography.* Lea & Febiger, Philadelphia, 5. Aufl., 1966	13, 18–20, 23, 25, 26
Callaghan, J.C., Bigelow: *Electrical artificial pacemaker for standstill of the heart.* Ann. Surg. 134 (1951) 8	33, 34
Carter, W.A., Estes: *Electrocardiographic manifestations of ventricular hypertrophy; a computer study of ECG-anatomic correlations in 319 cases.* Amer. Heart J. 68 (1964) 173	21
Center, S., Nathan: *The synchronous pacer: Three years of clinical experience with 45 cases.* Ann. Surg. 164 (1966) 862	33, 34
Chardack, W.M., Gage, Greatbach: *A transistorized, self-contained, implantable pacemaker for the long-term*	

correction of complete heart block. Surgery 48 (1960) 643 — 33, 34
CHARDACK, W.M., GAGE, FEDERICO, SCHIMERT, GREATBACH: *The long-term treatment of heart block.* Progr. cardiovasc. Dis. 9 (1966) 105 — 33, 34
CHARDACK, W.M., GAGE, FEDERICO, SCHIMERT, GREATBACH: *Five years' clinical experience with an implantable pacemaker: An appraisal.* Surgery 58 (1965) 915 — 33, 34
CHÁVEZ RIVERA, I.: *»Coma, Sincope y Shock«, Universidad Nacional Autónoma de México.* Oficina Publicaciones, 1966 — 55
CHOU, TE-CHUAN, HELM: *Clinical Vectorcardiography.* Grune & Stratton, New York 1967 — 16, 18, 19
CONN, H.L., BRILLER: *The Myocardial Cell.* University of Pennsylvania Press, Philadelphia 1966 — 62–66
CORNE, R.A., PARKIN, BRANDENBURG, BROWN: *Peri-infarction block: Postmyocardial-infarction intraventricular conduction disturbance.* Amer. Heart J. 69 (1965) 150 — 24
COURNAND, A.: *Pulmonary circulation. Its control in man, with some remarks on methodology* (Nobel Prize Lecture, 1956). Amer. Heart J. 54 (1957) 172 — 5
COURNAND, A., CHAIRMAN: *Symposium on cardiac output.* Fed. Proc. 4 (1945) 183 — 6
COURNAND, A., BALDWIN, HIMMELSTEIN: *Cardiac catheterization,* in: *Congenital Heart Disease: A Clinical and Physiological Study in Infants and Children.* Commonwealth Fund, New York 1949 — 7
COURNAND, A., BLOOMFIELD, LAUSON: *Double lumen catheter for intravenous and intracardiac blood sampling and pressure recording.* Proc. Soc. exp. Biol. 60 (1945) 73 — 7
COURNAND, A., LAUSON, BLOOMFIELD, BREED, BALDWIN:. *Recording of right heart pressures in man.* Proc. Soc. exp. Biol. 55 (1944) 34 — 7
DE MELLO, W.C., HOFFMAN: *Potassium ions and electrical activity of specialized cardiac fibers.* Amer. J. Physiol. 199 (1960) 1125 — 10, 11
DIMOND, E.G.: *Electrocardiography and Vectorcardiography.* Little, Brown & Co., Boston 1966 — 16, 18, 19, 28, 30
DOUCET, P., WALSH, MASSIE: *A vectorcardiographic and electrocardiographic study of left bundle branch block with myocardial infarction.* Amer. J. Cardiol. 17 (1966) 171 — 22
DOUCET, P., WALSH, MASSIE: *A vectorcardiographic study of right bundle branch block with the Frank lead system. Clinical correlation in myocardial infarction.* Amer. J. Cardiol. 16 (1965) 342 — 22
DOW, P.: *Estimations of cardiac output and central blood volume by dye dilution.* Physiol. Rev. 36 (1956) 77 — 6
EVANS, W.: *Faults in the diagnosis and management of cardiac pain.* Brit. med. J: 1 (1959) 249 — 32
FOWLER, N.O.: *Physical Diagnosis of Heart Disease.* Macmillan, New York 1963 — 36, 40, 41, 43, 46–49, 51
FRIEDBERG, C.K.: *Diseases of the Heart,* 2. Aufl., Saunders, Philadelphia 1956 — 40–43, 46–49, 51, 52

FRITTS, H.W., JR., COURNAND: *The application of the Fick principle to the measurement of cardiac output.* Proc. nat. Acad. Sci. (Wash.) 44 (1958) 1079 — 6
FURMAN, S., ROBINSON: *Stimulation of the ventricular endocardial surface in control of complete heart block.* Ann. Surg. 150 (1959) 841 — 33, 34
GADBOYS, H.L., WISOFF, LITWAK: *Surgical treatment of complete heart block. An analysis of 36 cases.* J. Amer. med. Ass. 189 (1964) 97 — 33, 34
GALLETTI, P.M., BRECHER: *Heart-Lung Bypass: Principles and Techniques of Extracorporeal Circulation.* Grune & Stratton, New York 1962 — 59–61
GIBBON, J.H., JR.: *Application of a mechanical heart and lung application to cardiac surgery.* Minn. Med. 37 (1954) 171 — 59–61
GIBBON, J.H., JR.: *Extracorporeal maintenance of cardiorespiratory functions.* Harvey Lect. 53 (1959) 186 — 59–61
GOLDMAN, M.J.: *Principles of Clinical Electrocardiography,* 5. Aufl., Lange Medical Publications, Los Altos 1964 — 48–50
GOODMAN, L., GILMAN: *The Pharmacological Basis of Therapeutics,* 3. Aufl., Macmillan, New York 1965 — 62–66
GORLIN, G.: *Shunt flows and valve areas,* in: *Intravascular Catheterization,* hrsg. von Zimmermann, 2. Aufl. (S. 545–582). Thomas, Springfield/Ill. 1966 — 9
GRANT, R.P.: *Clinical Electrocardiography.* McGraw-Hill, New York 1957 — 48–51
GREEN, H.D., KEPCHAR: *Control of peripheral resistance in major systemic vascular beds.* Physiol. Rev. 39 (1959) 617 — 1–4
HAMILTON, W.F.: *Measurement of cardiac output,* in: *Handbook of Physiology,* Section 2 Circulation, hrsg. von Hamilton, Bd. 1 (S. 551–584), Amer. Physiol. Soc., Bethesda 1962 — 6
HELLEMS, H.K., HAYNES, GOWDEY, DEXTER: *Pulmonary capillary pressure in man.* J. clin. Invest. 27 (1948) 540 — 7
HERSHEY, S.G.: *Shock.* Little, Brown & Co., Boston 1964 — 55
HILMER, W.: *About differential diagnosis of the negative T-waves. Myocardial infarction or anomaly of the excitation.* Cardiologia (Basel) 49 (1966) 305 — 32
HIMMELSTEIN, A., COURNAND: *Cardiac catheterization in the study of congenital cardiovascular anomalies.* Amer. J. Med. 12 (1952) 349 — 8
HIRSCH, E.Z.: *The effects of digoxin on the electrocardiogram after strenuous exercise in normal men.* Amer. Heart J. 70 (1965) 196 — 31
HOFFMAN, B.F., CRANEFIELD: *Electrophysiology of the Heart.* McGraw-Hill, New York 1960 — 10, 11
HOFFMAN, B.F., CRANEFIELD, STUCKEY, BAGDONAS: *Electrical activity during the P-R interval.* Circulat. Res. 8 (1960) 1200 — 10, 11
HOFFMAN, B.F., MOORE, STUCKLEY, CRANEFIELD: *Functional properties of the atrioventricular conduction system.* Circulat. Res. 13 (1963) 308 — 10, 11
HOFFMAN, B.F., PAES DE CARVALHO, DE MELLO, CRANEFIELD: *Electrical activity of single fibers of the atrioventricular node.* Circulat. Res. 7 (1959) 11 — 10, 11

HOOKER, D.R., KOUWENHOVEN, LANGWORTHY: *The Effect of Alternating Electric Currents on the Heart.* Amer. J. Physiol. 103 (1933) 444 — 56–58
INNES, I.R., NICKERSON: *Drugs acting on postganglionic adrenergic nerve endings and structures innervated by them (sympathomimetic drugs),* S. 477 in: *The Pharmacological Basis of Therapeutics,* hrsg. von Goodman, Gilman. Macmillan, New York, 3. Aufl., 1965 — 63
JUDE, J.R., ELAM: *Fundamentals of Cardiopulmonary Resuscitation.* Davis, Philadelphia 1965 — 56–58
JUDE, J.R., KOUWENHOVEN, KNICKERBOCKER: *An experimental and clinical study of a portable external cardiac defibrillator.* Surg. Forum 13 (1962) 185 — 56–58
JUDE, J.R., KOUWENHOVEN, KNICKERBOCKER: *External cardiac resuscitation.* Monogr. surg. Sci. 1 (1964) 59 — 56–58
KANTROWITZ, A., COHEN, RAILLARD, SCHMIDT, FELDMAN: *The treatment of complete heart block with an implanted, controllable pacemaker.* Surg. Gynec. Obstet. 115 (1962) 415 — 33, 34
KOELLE, G.B.: *Neurohumoral transmission and the autonomic nervous system,* S. 300 in: *The Pharmacological Basis of Therapeutics,* hrsg. von Goodman, Gilman. Macmillan, New York 1965 — 64
KOENIG, F.: *Lehrbuch der Allgemeinen Chirurgie,* S. 60–61. Göttingen 1883 — 56–58
KORY, R.C., TSAZARIS, BUSTAMONTE: *A Primer of Cardiac Catheterization* (S. 64–78). Thomas, Springfield/Ill. 1965 — 9
KOUWENHOVEN, W.B. JUDE, KNICKERBOCKER: *Closed-chest cardiac massage.* J. Amer. med. Ass. 173 (1960) 1064 — 56–58
KOUWENHOVEN, W.B., MILNOR, KNICKERBOCKER, CHESNUT: *Closed-chest defibrillation of the heart.* Surgery 42 (1957) 550 — 56–58
LADUE, J.S., WRÓBLEWSKI, KARMEN: *Serum glutamic oxaloacetic transaminase activity in human acute transmural myocardial infarction.* Science 20 (1954) 497 — 53, 54
LAMB, L.E.: *Electrocardiography and Vectorcardiography. Instrumentation, Fundamentals and Clinical Application.* Saunders, Philadelphia 1965 — 16–19, 27
LEVINE, S.A.: *Clinical Heart Disease,* 5. Aufl., Saunders, Philadelphia 1958 — 36, 42, 43, 46–51
LEVINE, S.A., HARVEY: *Clinical Auscultation of the Heart,* 2. Aufl., Saunders, Philadelphia 1959 — 35, 36, 40–42, 48–50
LISTER, J.W., STEIN, KOSOWSKY, LAU, DAMATO: *Atrioventricular conduction in man. Effect of rate, exercise, isoproterenol and atropine on the P-R-interval.* Amer. J. Cardiol. 16 (1965) 516 — 29
LARNER, J.: zit. bei ABDULLAH, M., TAYLOR, WHELAN: *The enzymatic debranching of glycogen and the rôle of transferase,* in: *Control of Glycogen Metabolism,* Ciba Foundation Symposium. Churcill, London; Little, Brown & Co., Boston 1964 — 1–4
LUISADA, A.A.: *Cardiology: An Encyclopedia of the Cardiovascular System, Sponsored by the American College of Cardiology.* McGraw-Hill, New York 1958–1963 — 42, 43, 46–52

Luisada, A.A.: *From Auscultation to Phonocardiography.* Mosby, St. Louis 1965 35, 36, 38–42, 48–52

Luisada, A.A.: *Heart: A Physiologic and Clincial Study of Cardiovascular Diseases,* 2. Aufl., Williams & Wilkins, Baltimore 1954 40–43, 46–52

Luisada, A.A.: *The Heart Beat: Graphic Methods in the Study of the Cardiac Patient.* Hoeber, New York 1953 38–42, 48–51

Luisada, A.A., Sainani: *A Primer of Cardiac Diagnosis.* Warren H. Green, St. Louis 1969 36, 40–43, 48–50

Luisada, A.A., Slodki: *The Differential Diagnosis of Cardiovascular Diseases.* Grune & Stratton, New York 1965. 36, 40–43, 48, 49, 52

Maass, Dr.: *Die Methode der Wiederbelebung bei Herztod nach Chloroformeinatmung.* Berl. klin. Wschr. 12 (1892) 265 56–58

Major, R.H., Delp: *Physical Diagnosis,* Saunders, 6. Aufl., Philadelphia 1962 36, 46–50

Marriott, H.J.L.: *Electrocardiographogenic suicide and lesser crimes.* J. Fla. med. Ass. 50 (1963) 440 32

Marriott, H.J.L.: *Normal electrocardiographic variants simulating ischemic heart disease.* J. Amer. med. Ass. 199 (1967) 325 32

Marriott, H.J.L., Nizet: *Physiologic stimuli simulating ischemic heart disease.* J. Amer. med. Ass. 200 (1967) 715 32

Marshall, H.W., Helmholz, Wood: *Physiological consequences of congenital heart disease,* in: *Handbook of Physiology,* Section 2 Circulation, hrsg. von Hamilton, Bd. I (S. 417–487). Amer. Physiol. Soc., Bethesda 1962 8

Martinez, A.: *Aberrant ventricular conduction in the diagnosis of myocardial infarction.* Amer. J. Cardiol. 14 (1964) 352 23

Mayer, S.E., Williams, Smith.: *Adrenergic mechanisms in cardiac glycogen metabolism.* Ann. N.Y. Acad. Sci. 139 (1967) 686 62

Melichar, F., Jedlicka, Havlik: *A study of undiagnosed myocardial infarctions.* Acta med. scand. 174 (1963) 761 53, 54

Mills, L.J., Moyer: *Shock and Hypotension: Pathogenesis and Treatment.* Grune & Stratton, New York 1965 55

Moe, G.K., Farah: *Digitalis and allied cardiac glycosides,* S. 665 in: *The Pharmacological Basis of Therapeutics,* hrsg. von Goodman, Gilman. Macmillan, New York, 3. Aufl., 1965 65, 66

Nathan, D.A., Center, Wu, Keller: *An implantable synchronous pacemaker for the long-term correction of complete heart block.* Amer. J. Cardiol. 11 (1963) 362 33, 34

Olson, E.: *Physiology of cardiac muscle,* Handbook of Physiology, Bd. I, Sect. 2, S. 199–235. American Physiological Society, Washington, D.C. 1962 1–4

Paes de Carvalho, A.: *Cellular electrophysiology of the atrial specialized tissues,* in: *The Specialized Tissues of the Heart.* Elsevier Amsterdam 1962 10, 11

Paes de Carvalho, A., de Almeida: *Spread of activity through the atrioventricular node.* Circulat. Res. 8 (1960) 801 10, 11

Sektion II (Fortsetzung) Tafel

Paes de Carvalho, A., de Mello, Hoffman: *Electrophysiological evidence for specialized fiber types in rabbit atrium.* Amer. J. Physiol. 196 (1959) 483 10, 11

Prevost, J.L., Battelli: *On some effects of electrical discharges on the heart of mammals.* C.R. Acad. Sci. 129 (1899) 1267 56–58

Pruitt, R.D., Watt, Jr., Murao: *Left axis deviation: Its relationship to experimentally induced lesions of the anterior left bundle branch system in canine and primate hearts.* Ann. N.Y. Acad. Sci. 127 (1965) 204 22

Richards, D.W., Jr.: *The contributions of right heart catheterization to physiology and medicine, with some observations on the physiopathology of pulmonary heart disease* (Nobel Prize Lecture, 1956). Amer. Heart J. 54 (1957) 161 5

Rosalki, S.B., Wilkinson: *Reduction of α-ketobutyrate by human serum,* Nature (Lond.) 188 (1960) 1110 53, 54

Ross, J., Jr.: *Transseptal left heart catheterization: a new method of left atrial puncture.* Ann. Surg. 149 (1959) 395 5

Rushmer, R.F.: *Effects of nerve stimulation and hormones on the heart; the role of the heart in general circulatory regulation,* Handbook of Physiology, Bd. I, Sect. 2, S. 532–550. American Physiological Society, Washington, D.C. 1962 1–4

Sarna, R.N.: *Unusually tall and narrow U waves simulating hyperkalemic T waves, Report of 2 cases of hypochloremic alkalosis with hyperkalemia.* Amer. Heart J. 70 (1965) 397 31

Scher, A.M.: *The sequence of ventricular excitation.* Amer. J. Cardiol. 14 (1964) 287 14, 15

Schiff, M.: *Über direkte Reizung der Herzeberfläche.* Plügers Arch. ges. Physiol. 28 (1882) 200 56–58

Sears, G.A., Manning: *Routine electrocardiography: Postprandial T-wave changes.* Amer. Heart J. 56 (1958) 591 32

Seta, K., Kleiger, Hellerstein, Lown, Vitale: *Effect of potassium and magnesium deficiency on the electrocardiogram and plasma electrolytes of purebred beagles.* Amer. J. Cardiol. 17 (1966) 516 31

Simonson, E.: *The concept and definition of normality.* Ann. N.Y. Acad. Sci. 134 (1966) 541 12

Simonson, E., Tuna, Okamoto, Toshima: *Diagnostic accuracy of the vectorcardiogram and electrocardiogram. A cooperative study.* Amer. J. Cardiol. 17 (1966) 829 18, 19

Sleeper, J.C., Orgain: *Differentiation of benign from pathologic T-waves in the electrocardiogram.* Amer. J. Cardiol. II (1963) 338 32

Sorensen, N.S.: *Creatine phosphokinase in the diagnosis of myocardial infarction.* Acta med. scand. 174 (1963) 725 53, 54

Trautwein, W.: *Generation and conduction of impulses in the heart as affected by drugs.* Pharmacol. Rev. 15 (1963) 277 62–66

van Dam, R.T., Durrer: *The T wave and ventricular repolarization.* Amer. J. Cardiol. 14 (1964) 294 14, 15

Sektion II (Fortsetzung) Tafel

Wasserburger, R.H., Corliss: Value of oral potassium salts in differentiation of functional and organic T-wave changes. Amer. J. Cardiol. 10 (1962) 673 32

Wasserburger, R.H., Lorenz: *The effect of hyperventilation and Pro-Banthine on isolated RS-T segment and T-wave abnormalities.* Amer. Heart J. 51 (1956) 666 32

Weber, D.M., Phillips, Jr.: *A re-evaluation of electrocardiographic changes accompanying acute pulmonary embolism.* Amer. J. med. Sci. 251 (1966) 381 20

Weidmann, S.: *Elektrophysiologie der Herzmuskelfaser.* Huber, Bern 1956 10, 11

Werko, L.: *The dynamics and consequences of stenosis on insufficiency of the cardiac valves,* in: *Handbook of Physiology,* Section 2, hrsg. von Hamilton, Bd. 1 (S. 645–680). Amer. Physiol. Soc. Bethesda 1962 8

White, P.D.: *Heart Disease,* 4. Aufl., Macmillan, New York 1959 42, 43, 46, 47, 49

Wood, P.H.: *Diseases of the Heart and Circulation,* 2. Aufl., Lippincott, Philadelphia 1956 36, 43, 46–52

Zesas, D.G.: *Über Massage des freigelegten Herzens beim Chloroformkollaps.* Abl. Chir. 30 (1903) 588 56–58

Zimmerman, H.A.: *Intravascular Catheterization,* 2. Aufl., Thomas, Springfield/Ill. 1966 48–52

Zimmerman, H.A., Scott, Becker: *Catheterization of the left side of the heart in man.* Circulation 1 (1950) 357 5

Zoll, P.M., Frank, Larsky, Linenthal, Belgard: *Long-term electric stimulation of the heart for Stokes-Adams disease.* Ann. Surg. 154 (1961) 330 33, 34

Zoll, P.M., Linenthal, Gibson, Paul, Norman: *Termination of ventricular fibrillation in man by externally applied electric countershock.* New Engl. J. Med. 254 (1956) 727 56–58

Sektion III

Übersichtsarbeiten

Barry, A.: *The aortic arch derivatives in the human adult.* Anat. Rec. III (1951) 221

Bremer, J.L.: *An interpretation of the development of the heart: the left aorta of reptiles.* Amer. J. Anat. 42 (1928) 307

Congdon, E.D.: *Transformation of the aortic arch system during development of the human embryo.* Contr. Embryol. Carneg. Instn. 14 (1922) 47

De Vries, P.A., Saunders: *Development of the ventricles and spiral outflow tract in the human heart.* Contr. Embryol. Carneg. Instn. 37 (1962) 87

Grünwald, P.: *Die Entwicklung der Vena cava caudalis.* Z. Mikr.-anat. Forsch. 43 (1938) 275

Hamilton, W.J., Boyd, Mossman: *Human Embryology,* 3. Aufl., Williams & Wilkins, Baltimore 1963

Mall, F.P.: *On the development of the human heart.* Amer. J. Anat. 13 (1912) 249

McClure, C.F.W., Butler: *The development of the vena cava inferior in man.* Amer. J. Anat. 35 (1925) 331

Odgers, P.N.B.: *The development of the pars membranacea septi in the human heart.* J. Anat. (Lond.) 72 (1938) 247

Sektion III (Forsetzung)

Odgers, P.N.B.: *The formation of the venous valves, the foramen secundum and the septum secundum in the human heart.* J. Anat. (Lond.) 69 (1935) 412

Patten, B.M.: *Human Embryology,* 2. Aufl., Blakiston, New York 1953

Streeter, G.L.: *Developmental horizons in human embryos. Description of age group XI, 13 to 20 somites, and age group XII, 21 to 29 somites.* Contr. Embryol. Carneg. Instn. 30 (1942) 211

Streeter, G.L.: *Developmental horizons in human embryos. Description of age group XIII, embryos about 4 or 5 millimeters long, and age group XIV, period of indentation of the lens vesicle.* Contr. Embryol. Carneg. Instn. 31 (1945) 27

Streeter, G.L.: *Developmental horizons in human embryos. Description of age groups XV, XVI, XVII, and XVIII, being the third issue of a survey of the Carnegie Collection.* Contr. Embryol. Carneg. Instn. 32 (1948) 133

Tandler, J.: Anatomie des Herzens, in: *Bardeleben's Handbuch der Anatomie des Menschen.* Fischer, Jena 1913

Waterston, D.: *The development of the heart in man,* Trans. roy. Soc. Edinb., 52 [II] (1908) 257

Tafel

Aüer, J.: *The development of the human pulmonary vein and its major variations.* Anat. Rec. 101 (1948) 581 — 12

Barry, A.: *The functional significance of the cardiac jelly in the tubular heart of the chick embryo.* Anat. Rec. 102 (1948) 289 — 4

Corner, G.W.: *A well-preserved human embryo of 10 somites.* Contr. Embryol. Carneg. Instn. 20 (1929) 81 — 5

Davis, C.L.: *Description of a human embryo having 20 paired somites.* Contr. Embryol. Carneg. Instn. 15 (1923) 1 — 6

Davis, C.L.: *Development of the human heart from its first appearance to the stage found in embryos of twenty paired somites.* Contr. Embryol. Carneg. Instn. 19 (1927) 245 — 2, 4, 5

Davis, C.L.: *The cardiac jelly of the chick embryo.* Anat. Rec. 27 (1924) 201 — 4

Gardner, E., Gray, O'Rahilly: *Anatomy,* 2. Aufl., S. 403. Saunders, Philadelphia 1963 — 15

Goss, C.M.: *Development of the median coordinated ventricle from the lateral hearts in rat embryos with three to six somites.* Anat. Rec. 112 (1952) 761 — 3

Hertig, A.T., Rock: *Two human ova of the previllous stage, having a developmental age of about seven and nine days, respectively.* Contr. Embryol. Carneg. Instn. 31 (1945) 65 — 1

Hertig, A.T., Rock: *Two human ova of the previllous stage, having an ovulation age of about eleven and twelve days, respectively.* Contr. Embryol. Carneg. Instn. 29 (1941) 127 — 1

Heuser, C.H.: *A human embryo with 14 pairs of somites,* Contr. Embryol. Carneg. Instn. 22 (1930) 135 — 5

Kramer, T.C.: *The partitioning of the truncus and conus and the formation of the membranous portion of the interventricular septum in the human heart.* Amer. J. Anat. 71 (1942) 343 — 9

Los, J.A.: *The development of the human pulmonary veins and the coronary sinus in the human embryo.* Diss., Univ. Leyden 1958 — 12

Sektion III (Fortsetzung) — Tafel

Payne, F.: *General description of a 7 somite human embryo.* Contr. Embryol. Carneg. Instn. 16 (1924) 117 — 4

Van Mierop, L.H.S., Alley, Kausel, Stranahan: *Pathogenesis of transposition complexes. I. Embryology of the ventricles and great arteries.* Amer. J. Cardiol. 12 (1963) 216 — 7–10, 13

Van Mierop, L.H.S., Alley, Kausel, Stranahan: *The anatomy and embryology of endocardial cushion defects.* J. Thorac. Cardiovasc. Surg. 43 (1962) 71 — 7

Sektion IV

Übersichtsarbeiten

Edwards, J.E., Carey, Neufeld, Lester: *Congenital Heart Disease,* Bd. I u. II. Saunders, Philadelphia 1965

Gasul, B.M., Arcilla, Lev: *Heart Disease in Children.* Lippincott, Philadelphia 1966

Kjellberg, S.R., Mannheimer; Rudhe, Johnson: *Diagnosis of Congenital Heart Disease,* 2. Aufl., Year Book Medical Publishers, Chicago 1958

Nadas, A.S.: *Pediatric Cardiology,* 2. Aufl., S. 453, Saunders, Philadelphia 1963

Sherman, F.E.: *An Atlas of Congenital Heart Disease.* Lea & Febiger, Philadelphia 1963

Taussig, H.B.: *Congenital Malformations of the Heart,* S. 354. Commonwealth Fund, New York 1947

Tafel

Beuren, A.J.: *Differential diagnosis of the Taussig-Bing heart from complete transposition of the great vessels with a posteriorly overriding pulmonary artery.* Circulation 21 (1960) 1071 — 19

Beuren, A.J., Schulze, Eberle, Harmjanz, Apitz: *The syndrome of supravalvular aortic stenosis, peripheral pulmonary stenosis, mental retardation and similar facial appearance.* Amer. J. Cardiol. 13 (1964) 471 — 22

Blalock, A., Taussig: *The surgical treatment of malformations of the heart in which there is pulmonary stenosis or pulmonary atresia.* J. Amer. med. Ass. 128 (1945) 189 — 18

Bland, E.F., White, Garland: *Congenital anomalies of the coronary arteries: report of an unusual case associated with cardiac hypertrophy.* Amer. Heart J., 8 (1932–33) 787 — 27

Braunwald, E., Goldblatt, Aygen, Rockoff, Morrow: *Congenital aortic stenosis. I. Clinical and hemodynamic findings in 100 patients.* Circulation 27 (1963) 426 — 21, 22

Collett, R.W., Edwards: *Persistent truncus arteriosus: a classification according to anatomic types.* Surg. Clin. N. Amer. 29 (1949) 1245 — 26

de la Cruz, M.V., Anselmi, Cisneros, Reinhold, Portillo, Espino-Vela: *An embryologic explanation for the corrected transposition of the great vessels: additional description of the main anatomic features of this malformation and its varieties.* Amer. Heart J. 57 (1959) 104 — 25

Sektion IV (Forsetzung) — Tafel

De Vries, P.A., Saunders: *Development of the ventricles and spiral outflow tract in the human heart. A contribution to the development of the human heart from age group IX to age group XV,* Contr. Embryol. Carneg. Instn. 37 (1962) 87 — 25

Ebstein, W.: *Über einen sehr seltenen Fall von Insuffizienz der Valvula tricuspidalis, bedingt durch eine angeborene hochgradige Mißbildung derselben.* Arch. Anat. Physiol. Wissensch. Med. 238, 1866 — 11

Edwards, J.E.: *The congenital bicuspid aortic valve.* Circulation 23 (1961) 485 — 21

Edwards, J.E.: *The direction of blood flow in coronary arteries arising from the pulmonary trunk.* Circulation 29 (1964) 163 — 3

Eisenmenger, V.: *Ursprung der Aorta beim Defekt des Septum ventriculorum.* Wien. klin. Wschr. II (1898) 25 — 19

Fallot, A.: *Contribution a l'anatomie pathologique de la maladie bleue (cyanose cardiaque).* Marseille-méd. 25 (1888) 77, 138, 207, 270, 341, 403 — 16

Garcia, R.E., Friedman, Kaback, Rowe: *Idiopathic hypercalcemia and supravalvular aortic stenosis. Documentation of a new syndrome.* New Engl. J. Med. 271 (1964) 117 — 22

Gardner, D.L., Cole: *Long survival with inferior vena cava draining into left atrium.* Brit. Heart J. 17 (1955) 93 — 1

Glenn, W.W.L.: *Circulatory bypass of the right side of the heart. IV. Shunt between superior vena cava and distal right pulmonary artery – report of clinical application.* New Engl. J. Med. 259 (1958) 117 — 10

Grant, R.P.: *The embryology of the ventricular flow pathways in man.* Circulation 25 (1962) 756 — 23

Grant, R.P.: *The morphogenesis of corrected transposition and other anomalies of cardiac polarity.* Circulation 29 (1964) 71 — 25

Grant, R.P.: *The morphogenesis of transposition of the great vessels.* Circulation 26 (1962) 819 — 23

Hanlon, C.R., Blalock: *Complete transposition of the aorta and the pulmonary artery. Experimental observations on venous shunts as corrective procedures.* Ann. Surg. 127 (1948) 385 — 23

Harris, J.S. Farber: *Transposition of the great cardiac vessels, with special reference to the phylogenetic theory of Spitzer.* Arch. Path. 28 (1939) 427 — 23

Ivemark, B.I.: *Implications of agenesis of the spleen on the pathogenesis of conotruncus anomalies in childhood. Analysis of heart malformations in splenic agenesis syndrome,* Acta paediat. (Uppsala), 44 (1955) I (Suppl. 104) — 4

Lev, M., Rowlatt: *The pathologic anatomy of mixed levocardia. A review of thirteen cases of atrial or ventricular inversion with or without corrected transposition.* Amer. J. Cardiol. 8 (1961) 216 — 23, 25

Neufeld, H.N., Lucas, Lester, Adams, Anderson, Edwards: *Origin of both great vessels from the right ventricle without pulmonary stenosis.* Brit. Heart J. 24 (1962) 393 — 19

Pernkopf, E., Wirtinger: *Das Wesen der Transposition im Gebiete des Herzens, ein Versuch der Erklärung auf entwicklungsgeschichtlicher Grundlage.* Virchows Arch. path. Anat. 295 (1935) 143 — 23

Pompe, J.D.: *Over idiopatische hypertrophy van het hart.* Ned. T. Geneesk. 76 (1932) 304 — 32

Roger, H.: *Recherches cliniques sur la communication congénitale des deux cœurs, par inocclusion du septum interventriculaire.* Bull. Acad. Méd. (Paris) 8 (1879) 1189 — 13

Schiebler, G.L., Adams jr., Anderson, Amplatz, Lester: *Clinical study of twenty-three cases of Ebstein's anomaly of the tricuspid valve.* Circulation 19 (1959) 165 — 11

Schiebler, G.L., Edwards, Burchell, DuShane, Ongley, Wood: *Congenital corrected transposition of the great vessels: a study of 33 cases.* Pediatrics 27 [Suppl.] (1961) 851 — 25

Shaher, R.M.: *Complete and inverted transposition of the great vessels.* Brit. Heart J. 26 (1964) 51 — 23, 25

Shaher, R.M., Duckworth, Khoury, Moes: *The significance of the atrial situs in the diagnosis of positional anomalies of the heart.* Amer. Heart J. 73 (1967) 32 — 25

Stewart, J.R., Kincaid, Edwards: *An Atlas of Vascular Rings and Related Malformations of the Aortic Arch System,* S. 171. Thomas, Springfield/Ill. 1964 — 29, 30

Van Mierop, L.H.S., Alley, Kausel, Stranahan: *Ebstein's malformation of the left atrioventricular valve in corrected transposition, with subpulmonary stenosis and ventricular septal defect.* Amer. J. Cardiol. 8 (1961) 270 — 11, 25

Van Mierop, L.H.S., Alley, Kausel, Stranahan: *Pathogenesis of transposition complexes. I. Embryology of the ventricles and great arteries.* Amer. J. Cardiol. 12 (1963) 216 — 23, 25

Van Mierop, L.H.S., Patterson, Reynolds: *Two cases of congenital asplenia with isomerism of the cardiac atria and the sinoatrial nodes.* Amer. J. Cardiol. 13 (1964) 407 — 4

Van Mierop, L.H.S., Wiglesworth: *Pathogenesis of transposition complexes. II. Anomalies due to faulty transfer of the posterior great artery.* Amer. J. Cardiol. 12 (1963) 226 — 16, 19

Van Mierop, L.H.S., Wiglesworth: *Pathogenesis of transposition complexes. III. True transposition of the great vessels.* Amer. J. Cardiol. 12 (1963) 233 — 23, 25

Van Praagh, R., Van Praagh: *Isolated ventricular inversion. A consideration of the morphogenesis, definition and diagnosis of nontransposed and transposed great arteries.* Amer. J. Cardiol. 17 (1966) 395 — 15, 25

Van Praagh, R., Van Praagh: *The anatomy of common aorticopulmonary trunk (truncus arteriosus communis) and its embryological implications. A study of 51 necropsy cases.* Amer. J. Cardiol. 16 (1965) 406 — 26

Van Praagh, R., Van Praagh., Vlad, Keith: *Diagnosis of the anatomic types of single or common ventricle.* Amer. J. Cardiol. 15 (1965) 345 — 15

Sektion V

Akberian, M., Yankopoulos, Abelman: *Hemodynamic studies in beriberi heart disease.* Amer. J. Med. 41 (1966) 197 — 45

Alexander, C.S.: *Idiopathic heart disease. I. Analysis of 100 cases, wit special reference to chronic alcoholism.* Amer. J. Med. 41 (1966) 213 — 46

Allen, A.C.: *Mechanism of localization of vegetations of bacterial endocarditis.* Arch. Path. 27 (1939) 399 — 17

Allen, A.C., Sirota: *The morphogenesis and significance of degenerative verrucal endocardiosis (terminal endocarditis, endocarditis simplex, nonbacterial thrombotic endocarditis).* Amer. J. Path. 20 (1944) 1025 — 23

American Heart Association, Proceedings of the Annual Meeting Council for High Blood Pressure Research, New York 1952–1967 — 58

Angell, W.W., Shumway: *Resuscitative storage of the cadaver heart transplant.* Surg. Forum 17 (1966) 224 — 94–97

Angell, W.W., Dong Jr., Shumway: *A humoral substitute for nervous control in the dog heart transplant.* Surg. Forum 18 (1967) 223 — 94–97

Avecilla, M.J., Naclerio: *Cardiac wounds treated by pericardiotomy and cardiorrhaphy. Report of seven recent cases with 100 per cent survival.* Harlem Hospital Bull. 9 (1956) 1 — 84–88

Bailey, C.P., Glover, O'Neill: *The surgery of mitral stenosis.* J. thorac. Surg. 19 (1950) 16 — 26–31

Bain, R.C. Edwards, Scheifley, Geraci: *Right-sided bacterial endocarditis and endarteritis.* Amer. J. Med. 24 (1958) 98 — 16, 19

Ball, J.D., Williams, Davies: *Endomyocardial fibrosis,* Lancet 1954/I, 1049 — 42

Barber, H: *Contusion of the myocardium.* Brit. med. J. 1940/II, 520 — 89, 90

Barber, H., Osborn: *A fatal case of myocardial contusion.* Brit. Heart J. 3 (1941) 127 — 89, 90

Bargmann, W.: *Histologie und Mikroskopische Anatomie des Menschen,* 2. Aufl., Thieme, Stuttgart 1956 (6. Aufl., 1967) — 47, 48

Barrett, N.R.: *The anatomy and the pathology of multiple hydatid cysts in the thorax.* Ann. rov. Coll. Surg. Eng. 26 (1960) 362 — 81

Beall, A.C. Jr., Ochsner, Morris, Cooley, DeBakey: *Penetrating wounds of the heart.* J. Trauma 1 (1961) 195 — 84–88

Beck, C.W.: *Contusions of the heart.* J. Amer. med. Ass. 104 (1935) 109 — 89, 90

Becker, B.J.P.: *Idiopathic mural endocardial disease in South Africa.* Med. Proc. (Cape Town) 9 (1963) 121–128; 147–158 — 44

Becker, B.J.P., Chatgidakis, van Lingen: *Cardiovascular collagenosis with parietal endocardial thrombosis. A clinicopathologic study of forty cases.* Circulation 7 (1953) 345 — 44

Benedetti-Valentini, F. Jr., Effler, Groves, Suarez: *La rivascolarizzazione del miocardio mediante impianto dell'arteria mammaria interna.* Rass. Fisiopat. clin. ter. 38 (1966) 304 — 69–75

Bierman, H.R., Perkins, Ortega: *Pericarditis in patients with leukemia.* Amer. Heart J. 43 (1952) 413 — 91–93

Blalock, A., Ravitch: *A consideration of the non-operative treatment of cardiac tamponade resulting from wounds of the heart.* Surgery 14 (1943) 157 — 84–88

Bland, E.F., Jones: *Rheumatic fever and rheumatic heart disease. A twenty year report on 1000 patients followed since childhood.* Circulation 4 (1951) 836 4–6, 11–14

Blegen, S.D.: *Post-partum congestive heart failure. Beri-beri heart disease.* Acta med. scand. 178 (1965) 515 — 45

Blumenthal, H.T.: 2. Aufl.: *Cowdry's Arteriosclerosis,* Thomas, Springfield/Ill. 1967 — 51

Blumgart, H.L., Schlesinger, Davis: *Studies on the relation of the clinical manifestations of angina pectoris, coronary thrombosis, and myocardial infarction to the pathologic findings, with particular reference to the significance of the collateral circulation.* Amer. Heart J. 19 (1940) 1 — 52–56

Blumgart, H.L., Schlesinger, Zoll: *Angina pectoris, coronary failure and acute myocardial infarction. The role of coronary occlusions and collateral circulation.* J. Amer. med. Ass. 116 (1941) 91 — 52–56

Boas, E.P.: *Angina pectoris and cardiac infarction from trauma or unusual effort, with consideration of certain medicolegal aspects.* J. Amer. med. Ass. 112 (1939) 1887 — 89, 90

Bock, K.D., Cottier: *Essential Hypertension.* Springer, Berlin 1960 — 58

Bogedain, W., Carpathios, Suu, Moots: *Traumatic rupture of myocardium. Successful surgical repair.* J. Amer. med. Ass. 197 (1966) 1102 — 89, 90

Bolande, R.P.: *The nature of the connective tissue abiotrophy in the Marfan syndrome.* Lab. Invest. 12 (1963) 1087 — 24

Bolande, R.P., Tucker: *Pulmonary emphysema and other cardiorespiratory lesions as part of the Marfan abiotrophy.* Pediatrics 33 (1964) 356 — 24

Bonnabeau, R.C. Jr., Stevenson, Edwards: *Obliteration of the principal orifice of the stenotic mitral valve: A rare form of »restenosis«.* J. thorac. cardiovasc. Surg. 49 (1965) 264 — 6

Bordley, J., Eichna: *A photographic study of the evolution of the retinal lesions in cases of arterial hypertension.* Trans. Ass. Amer. Phycns. 55 (1940) 270 — 60

Brigden, W.: *Cardiac Amyloidosis.* Progr. cardiovasc. Dis. 7 (1964) 142 — 37

Brigden, W.: *Uncommon myocardial diseases. The non-coronary cardiomyopathies.* Lancet 1957/II, 1179 — 46

Bright, E.F., Beck: *Nonpenetrating wounds of the heart. A clinical and experimental study.* Amer. Heart J. 10 (1935) 293 — 89, 90

Brink, A.J., Weber: *Fibroplastic parietal endocarditis with eosinophilia. Löffler's Endocarditis.* Amer. J. Med. 34 (1963) 52 — 43

BUCCINO, R.A. SPANN, POOL, SONNENBLICK, BRAUNWALD: *Influence of the thyroid state on the intrinsic contractile properties and energy stores of the myocardium.* J. clin. Invest. 46 (1967) 1669 — 76, 77

BUCK, R.C.: *Atherosclerosis and its Origin,* S. 1–37. Academic Press, New York 1963 — 47

BURCH, G.E., PHILIPS: *Methods in the diagnostic differentiation of myocardial dilatation from pericardial effusion.* Amer. Heart J. 64 (1962) 266 — 91–93

BURCH, G.E., DE PASQUALE: *Viral myocarditis,* in: *Cardiomyopathies.* Churchill, London 1964 — 39

BURCHELL, H.B., EDWARDS: *Rheumatic mitral insufficiency.* Circulation 7 (1953) 747 — 11

CAMPBELL, M., SHACKLE, J.W.: *A note on aortic valvular disease, with reference to etiology and prognosis.* Brit. med. J. 1 (1932) 328 — 25

CANABAL, E.J., DIGHIERO: *Echinococcus disease of the heart;* S. 8 in: *Cardiology,* Bd. 3, hrsg. von A.A. Luisada, McGraw-Hill, New York 1959 — 81

COBURN, A.F.: *The Factor of Infection in the Rheumatic State.* Williams & Wilkins, Baltimore 1931 — 1

COCKSHOTT, W.P.: *Angiocardiography of endomyocardial fibrosis.* Brit. J. Radiol. 38 (1965) 192 — 42

COOPER, F.W. JR., STEAD, WARREN: *Beneficial effect of intravenous infusions in acute pericardial tamponade.* Ann. Surg. 120 (1944) 822 — 84–88

CORT, J.H., FENCL, HEJL, JIRKA: *Symposium on the Pathogenesis of Essential Hypertension.* State Medical Publishing House, Prag 1961 — 58

COURNAND, A.: *Some aspects of the pulmonary circulation in normal man and in chronic cardiopulmonary diseases.* Circulation 2 (1950) 641 — 52–56

D'AUNOY, R., VON HAAM: *Aneurysm of the pulmonary artery with patent ductus arteriosus (Botallo's duct); report of two cases and review of the literature.* J. Path. Bact. 38 (1934) 39 — 19

DAVIES, A.J., GERY: *The role of autoantibodies in heart disease.* Amer. Heart J. 60 (1960) 669 — 91–93

DAVIES, J.N.P.: *Some considerations regarding obscure diseases affecting the mural endocardium.* Amer. Heart J. 59 (1960) 600 — 43

DAVIES, J.N.P., BALL: *The pathology of endomyocardial fibrosis in Uganda.* Brit. Heart J. 17 (1955) 337 — 42

DAVIES, J.N.P., HOLLMAN: *Becker type cardiomyopathy in a West Indian woman.* Amer. Heart J. 70 (1965) 225 — 44

DAWBER, T.R., MOORE, MANN: *Coronary heart disease in the Framingham study.* Amer. J. publ. Hlth 47 (1957) 4 — 52–56

DEMUTH, W.E. JR., BAUE, ODOM: *Contusions of the heart.* J. Trauma 7 (1967) 443 — 89, 90

DESFORGES, G., RIDDER, LENOCI: *Successful suture of ruptured myocardium after nonpenetrating injury.* New Engl. J. Med. 252 (1955) 567 — 89, 90

DEW, H.R.: *Hydatid Disease.* The Australasian Medical Publishing Co., Syndney 1928 — 81

DEXTER, L., DOCK, MCGUIRE, HYLAND, HAYNES: *Pulmonary embolism.* Med. Clin. N. Amer. 44 (1960) 1251 — 52–56

DICKINSON, C.J.: *Neurogenic Hypertension.* Blackwell, Oxford 1965 — 58

DIETRICH, A.: *Heart muscle damage by indirect trauma in warfare.* Virchows Arch. path. Anat. 237 (1922) 393 — 89, 90

DOERR, W.: *Myokarditis.* Verh. dtsch. Ges. Path. 51, 1967 — 39

DOGLIOTTI, G.: *Traumatismes du cœur et des gros vaisseaux.* Lyon chir. 60 (1960) 74 — 89, 90

DONG, E. JR., FOWKES, HURLEY, HANCOCK, PILLSBURY: *Hemodynamic effects of cardiac autotransplantation.* Circulation (Suppl.), 29 (1964) 77 — 94–97

DONG, E. JR., HURLEY, LOWER, SHUMWAY: *Performance of the heart two years after autotransplantation.* Surgery 56 (1964) 270 — 94–97

DONG, E. JR., LOWER: *Transplantation of the heart,* in: Norman, J.C.: *Fundamentals of Cardiac Surgery.* Appleton-Century-Crofts, New York 1967 — 94–97

DONG, E. JR., HURLEY, SHUMWAY: *Transplantation of the heart.* Dis. Chest. 48 (1965) 455 — 94–97

DONG, E. JR., LOWER, SHUMWAY: *Electrocardiographic observations after cardiac transplantation.* Clin. Res. 13 (1965) 205 (Abstr.) — 94–97

DONG, E. JR., TSUJI, HANSEN, SHUMWAY: *Rate control and the artificial heart.* Surg. Forum 18 (1967) 199 — 94–97

DOXIADES, T.: *Diagnostic procedures of chronic amoebiasis.* J. Amer. med. Ass. 187 (1964) 719 — 80

DRESDALE, D.T.: *Primary pulmonary hypertension,* S. 47 in: *Cardiology,* Bd. 4, *Clinical Cardiology – Therapy,* hrsg. von A.A. Luisada. McGraw-Hill, New York 1959 — 52–56

DRESSLER, W.: *The post-myocardial-infarction syndrome.* Arch. intern. Med. 103 (1959) 28 — 91–93

DUBOST, C., SALVESTRINI, DUBERNET, LUCCHINI, SAAVEDRA, WILSON, CACHERA: *Communication inter-ventriculaire traumatique. Fermeture chirurgicale sous circulation extra-corporelle.* Ann. Chir. Thorac. Cardiov. 4 (1965) 448 — 89, 90

DULFANO, M.J., SEGAL: *Pulmonary heart disease. Clinical-physiologic variants.* Dis. Chest 49 (1966) 15 — 52–56

EDWARDS, J.E.: *Calcific aortic stenosis: Pathologic features.* Proc. Mayo Clin. 36 (1961) 444 — 12

EDWARDS, J.E.: *Differential diagnosis of mitral stenosis. A clinicopathologic review of simulating conditions.* Lab. Invest. 3 (1954) 89 — 6, 11

EDWARDS, J.E.: Editorial. *On the etiology of calcific aortic stenosis.* Circulation 26 (1962) 817 — 12

EDWARDS, J.E.: Editorial. *The congenital bicuspid aortic valve.* Circulation 23 (1961) 485 — 12

EDWARDS, J.E.: *Pathologic aspects of cardiac valvular insufficiencies.* Arch. Surg. 77 (1958) 634 — 11, 13, 18, 20

EFFLER, D.B.: *Surgery for coronary artery disease.* Geriatrics 22 (1967) 129 — 69–75

EFFLER, D.B., GROVES, FAVALORO: *Surgical repair of ventricular aneurysm.* Dis. Chest 48 (1965) 37 — 69–75

EFFLER, D.B., GROVES, SUAREZ, FAVOLORO: *Direct coronary artery surgery with endarterotomy and patchcraft reconstruction.* J. thorac. cardiovasc. Surg. 53 (1967) 93 — 69–75

EFFLER, D.B., SONES JR., FAVALORO, GROVES: *Coronary endarterotomy with patch-graft reconstruction. Clinical experience with 34 cases.* Ann. Surg. 162 (1965) 590 — 69–75

ELIOT, R.S., WOODBURN, EDWARDS: *Conditions of the ascending aorta simulating aortic valvular incompetence.* Amer. J. Cardiol. 14 (1964) 679 — 13

ELKIN, D.C.: *Discussion of Bigger, I.A.: Heart wounds. Report of 17 patients operated upon in Medical College of Virginia Hospitals and discussion of treatment and prognosis.* J. thorac. Surg. 8 (1939) 239 — 84–88

ENGLE, M.A., ITO: *The postpericardiotomy syndrome.* Amer. J. Cardiol. 7 (1961) 73 — 91–93

ERNSTENE, A.C.: *Complications and sequelae of acute myocardial infarction.* J. Amer. med. Ass. 150 (1952) 1069 — 52–56

ERNSTENE, A.C.: *Differential diagnosis of the pain of coronary heart disease.* Ann. intern. Med. 46 (1957) 247 — 52–56

FAVALORO, R.G., EFFLER, GROVES, SONES JR., FERGUSSON: *Myocardial revascularization by internal mammary artery implant procedures.* J. thorac. cardiovasc. Surg. 54 (1967) 359 — 69–75

FAWCETT, D.W.: *The Peripheral Blood Vessels,* S. 17–44. Williams & Wilkins, Baltimore 1963 — 47

FERRER, M.I., HARVEY: *Management of cor pulmonale.* N.Y. med. J. 57 (1957) 2489 — 52–56

FISHBERG, A.M., OPPENHEIMER: *The differentiation and significance of certain ophthalmoscopic pictures in hypertensive diseases.* Arch. intern. Med. 46 (1930) 901 — 60

FOLLIS, R.H. JR.: *Deficiency Disease.* Thomas, Springfield/Ill. 1958 — 45

FREEDBERG, A.S., BLUMGART, ZOLL, SCHLESINGER: *Coronary failure: The clinical syndrome of cardiac pain intermediate between angina pectoris and acute myocardial infarction.* J. Amer. med. Ass. 138 (1948) 107 — 52–56

FRESEN, O.: *Die gestaltliche Betrachtung des Morbus.* Ergebn. ges. Tuberk.- und Lung.-Forsch. 14 (1958) 904 — 40

FRIEDBERG, C.K.: *Diseases of the Heart.* Saunders, Philadelphia 1966 — 38, 40, 83

FRIEDBERG, C.K.: Editorial. *Cardiac pain, the electrocardiogram, serum transaminase and the diagnosis of myocardial infarction, subendocardial necrosis or myocardial ischemia.* Progr. cardiovas. Dis. 1 (1958) 109 — 52–56

FRIEDBERG, C.K., GROSS: *Pericardial lesions in rheumatic fever.* Amer. J. Path., 12 (1936) 183 — 3, 5

FRENCH, J.E.: *Atherosclerosis in relation to the structure and function of the arterial intima with a special reference to the endothelium.* Int. Rev. exp. Path. 5 (1966) 253 — 47

FRIEDENWALD, J.S.: *Disease processes versus disease pictures in interpretation of retinal vascular lesions.* Arch. Ophthal. 37 (1947) 403 — 60

Geer, J.C.: *Fine structure of human aortic intimal thickening and fatty streaks.* Lab. Invest. 14 (1965) 1764 — 48

Geer, J.C., McGill, Strong: *The fine structure of human atherosclerotic lesions.* Amer. J. Path. 38 (1961) 263 — 48

Gelfman, R., Levine: *The incidence of acute and subacute bacterial endocarditis in congenital heart disease.* Amer. J. med. Sci. 204 (1942) 324 — 16

Gifford, R.W. Jr., McCormack, Poutasse: *The unilateral atrophic kidney and hypertension (Abstract).* Amer. J. Cardiol. 15 (1965) 131 — 49, 52–56, 61–63

Glynn, A.A., Glynn, Holborow: *Secretion of blood-group substances in rheumatic fever: A genetic requirement for susceptibility?* Brit. med. J. 2 (1959) 266 — 2

Goldblatt, H.: *The renal origin of hypertension.* Physiol. Rev. 27 (1947) 120 — 52–56

Gould, S.E.: *Pathology of trichinosis.* Amer. J. clin. Path. 13 (1943) 627 — 78

Gould, S.E.: *Trichinosis.* Thomas, Springfield/Ill. 1945 — 78

Gould, S.E., Gomberg, Bethell: *Prevention of trichinosis by gamma irradiation of pork as a public health measure.* Amer. J. publ. Hlth. 43 (1953) 1550 — 78

Gould, S.E., Gomberg, Bethell, Villella, Hertz: *Studies on Trichinella spiralis.* Amer. J. Path. 31 (1955) 933 — 78

Graettinger, J.S., Muenster, Checchia, Grissom, Campell: *A correlation of clinical and hemodynamic studies in patients with hypothyroidism.* J. clin. Invest. 37 (1958) 502 — 76, 77

Graettinger, J.S., Muenster, Selverstone, Campbell: *A correlation of clinical and hemodynamic studies in patients with hyperthyroidism with and without congestive heart failure.* J. clin. Invest. 38 (1959) 1316 — 76, 77

Gross, F.: *Antihypertensive Therapy. Principles and Practice.* Springer, New York 1966 — 58

Gross, L.: *Cardiac lesions in Libman-Sacks disease, with consideration of its relationship to acute diffuse lupus erythematosus.* Amer. J. Path. 16 (1940) 375 — 15

Gross, L., Friedberg: *Lesions of the cardiac valves in rheumatic fever.* Amer. J. Path. 12 (1936) 469; 855 — 3, 4

Guilfoil, P.H., Doyle: *Traumatic cardiac septal defect. Report of a case in which diagnosis is established by cardiac catheterization.* J. thorac. Surg. 25 (1953) 510 — 89, 90

Hall, E.M.: *The heart,* in: *Pathology,* 2. Aufl., hrsg. von Anderson W.A.D. Kimpton, London 1953 — 38

Hamolsky, M.W., Hurland, Freedberg: *The heart in hypothyroidism,* in: *Hypothyroidism: A Symposium,* hrsg. von Crispel. Pergamon Press, New York 1963 — 76, 77

Harken, D.E., Ellis, Norman: *The surgical treatment of mitral stenosis: Progress in developing controlled valvuloplastic technique.* J. thorac. Surg. 19 (1950) 1 — 26–31

Harris, P.D., Kovalik, Marks, Malm: *Factors modifying aortic homograft structure and function.* Surgery 63 (1968) 45 — 35, 36

Harvey, R.M., Ferrer, Richards Jr., Cournand: *Influence of chronic pulmonary disease on the heart and circulation.* Amer. J. Med. 10 (1951) 719 — 52–56

Heggtveit, H.A.: *Syphilitic aortitis. A clinicopathologic autopsy study of 100 cases, 1950 to 1960.* Circulation 29 (1964) 346 — 25

Herrick, J.B.: *Clinical features of sudden obsıruction of the coronary arteries.* J. Amer. med. Ass. 59 (1912) 201 — 52–56

Howard, J.E., Berthrong, Gould, Yendt: *Hypertension resulting from unilateral renal vascular disease and its relief by nephrectomy.* Bull. Johns Hopk. Hosp. 94 (1954) 51 — 49, 52–56, 61–63

Hurley, E.J., Dong Jr., Lower, Hancock, Stofer, Shumway: *An approach to extracorporeal surgery of the heart.* J. thor. cardiovasc. Surg. 44 (1962) 776 — 94–97

Hurley, E.J., Dong, Stofer, Shumway: *Isotopic replacement of the totally excised canine heart.* J. surg. Res. 2 (1962) 90 — 94–97

Hurley, E.J., Lower, Shumway: *Stokes-Adams attacks in transplanted hearts.* Surg. Forum 16 (1965) 218 — 94–97

Hüsselmann, H.: *Beitrag zum Amyloidproblem auf Grund von Untersuchungen an menschlichen Herzen.* Virchows Arch. path. Anat. 327 (1955) 607 — 37

James, T.N.: *Anatomy of the Coronary Arteries.* Hoeber Medical Books, Harper & Row, New York 1961 — 52–56

James, T.N.: *Pathology of the cardiac conduction system in amyloidosis.* Ann. intern. Med., 65 (1966) 28 — 37

Joachim, H., Mays: *Case of cardiac aneurysm probably of traumatic origin.* Amer. Heart J. 2 (1927) 682 — 89, 90

Jordan, R.A. Scheifley, Edwards: *Mural thrombosis and arterial embolism inmitralstenosis.A clinicopathologic study of fifty-one cases.* Circulation 3 (1951) 363 — 9, 10

Kaplan, M.H., Meyeserian: *An immunological cross-reaction between group-A streptococcal cells and human heart tissue.* Lancet 1962/I, 706 — 1

Kaufmann, E.: *Die Kreislauforgane,* in: *Lehrbuch der Speziellen Pathologischen Anatomie,* 11. u. 12. Aufl., hrsg. von Staemmler, de Gruyter, Berlin 1954 — 38

Kay, J.H., Egerton: *The repair of mitral insufficiency associated with ruptured chordae tendineae.* Ann. Surg. 157 (1963) 351 — 89, 90

Kay, J.H., Tolentino, Anderson, Blommer, Meihaus, Lewis: *Surgical correction of traumatic partial separation of ventricular septum.* Calif. Med. 93 (1960) 104 — 89, 90

Kean, B.H., Breslau: *Parasites of the Human Heart.* Grune & Stratton, New York 1964 — 81

Kellert, E.: *Report of a case of cardiac injury with uninjured chest wall (indirect force to abdomen and extremities).* J. Lab. clin. Med. 2 (1917) 276 — 89, 90

Klemperer, P., Pollack, Baehr: *Pathology of disseminated lupus erythematosus.* Arch. Path. 32 (1941) 569 — 15

Köberle, F.: *Enteromegaly and cardiomegaly in Chagas' disease.* Gut 4 (1963) 399 — 79

Kulbs, F.: *Experimentelle Untersuchungen über Herz und Trauma.* Mitt. Grenzgeb. Med. Chir. 19 (1909) 679 — 89, 90

Kummerow, F.A.: *Metabolism of Lipids as Related to Atherosclerosis.* Thomas, Springfield/Ill. 1965 — 51

Kuschner, M., Ferrer, Harvey, Wylie: *Rheumatic carditis in surgically removed auricular appendages.* Amer. Heart J. 43 (1952) 286 — 4

Leonard, J.J., Harvey, Hufnagel: *Rupture of the aortic valve. A therapeutic approach.* New Engl. J. Med. 252 (1955) 208 — 89, 90

Letterer, E.: *Allgemeine Pathologie.* Thieme, Stuttgart 1959 — 37

Levy, M.J., Edwards: *Anatomy of mitral insufficiency.* Progr. cardiovasc. Dis. 5 (1962) 119 — 11

Levy, M.J., Siegal, Wang, Edwards: *Rupture of aortic valve secondary to aneurysm of ascending aorta.* Circulation 27 (1963) 422 — 24

Libman, E., Sacks: *A hitherto undescribed form of valvular and mural endocarditis.* Arch. intern. Med. 33 (1924) 701 — 15

Lillehei, C.W., Gott, DeWall, Varco: *The surgical treatment of stenotic or regurgitant lesions of the mitral and aortic valves by direct vision utilizing a pump oxygenator.* J. thorac. Surg. 35 (1958) 154 — 26–31

Löffler, W.: *Endocarditis parietalis fibroplastica mit Bluteosinophilie. Ein eigenartiges Krankheitsbild.* Schweiz. med. Wschr. 66 (1936) 817 — 43

Logue, B., Tutunji: *The use of steroids in pericarditis.* Amer. Heart J. 64 (1962) 570 — 91–93

Loogen, F., Böhm: *Isolierte Amyloidose des Herzens,* Z. Kreisl.-Forsch. 43 (1954) 224 — 37

Lower, R.R., Dong Jr., Glazener: *Electrocardiograms of dogs with heart homografts.* Circulation 33 (1966) 455 — 94–97

Lower, R.R., Dong, Shumway: *Long-term survival of cardiac homografts.* Surgery 58 (1965) 110 — 94–97

Lower, R.R., Dong, Shumway: *Suppression of rejection crises in the cardiac homograft,* Amer. thor. Surg. 5:645, 1965. — 94–97

Lower, R.R., Shumway: *Studies on orthotopic homotransplantation of the canine heart.* Surg. Forum 11 (1960) 18 — 94–97

Lower, R.R., Stofer, Hurley, Dong Jr., Cohn, Shumway: *Successful homotransplantation of the canine heart after anoxic preservation for seven hours,* Amer. J. Surg. 104 (1962) 302 — 94–97

Lower, R.R., Stofer, Hurley, Shumway: *Complete homograft replacement of the heart and both lungs.* Surgery 50 (1961) 842 — 94–97

Lower, R.R., Stofer, Shumway: *Homovital transplantation of the heart.* J. thor. cardiovasc. Surg. 41 (1961) 196 — 94–97

Lyons, C., Perkins: *Resection of a left ventricular aneurysm secondary to cardiac stab wound.* Ann. Surg. 147 (1958) 256 — 84–88

MacLeod, I.N., Wilmot, Powell: *Amoebic pericarditis.* Quart. J. Med. 35 (1966) 293 — 80

Mahaim, I.: *Les Tumeurs et Polypes du Cœur.* Masson, Paris 1945 — 82

Malm, J.R., Bowman, Harris, Kovalik: *An evaluation of aortic valve homografts sterilized by electron beam energy.* J. thorac. cardiovasc. Surg. 54 (1967) 471 — 35, 36

Manger, W.M.: *Hormones and Hypertension.* Thomas, Springfield/Ill. 1966 — 59

Mason, J.K.: *Aviation Accident Pathology – A Study of Fatalities,* 1. Aufl., Butterworth, London, S. 73, 74, 306, 1962 — 89, 90

Maynard, A. de L., Avecilla, Naclerio: *The management of wounds of the heart. A recent series of 43 cases with comment on pericardicentesis in hemopericardium.* Ann. Surg. 144 (1956) 1018 — 84–88

Maynard, A. de L., Brooks, Froix: *Penetrating wounds of the heart: report on a new series.* Arch. Surg. 90 (1965) 680 — 84–88

Maynard, A. de L., Cordice, Naclerio: *Penetrating wounds of the heart. Report on 81 cases.* Surg. Gynec. Obstet. 94 (1952) 605 — 84–88

McCormack, L.J., Béland, Schneckloth, Corcoran: *Effects of antihypertensive treatment on the evolution of the renal lesions in malignant nephrosclerosis.* Amer. J. Path. 34 (1958) 1011 — 49, 52–56, 61–63

McCormack, L.J., Noto, Meany, Poutasse, Dustan: *Subadventitial fibroplasia of the renal artery, a disease of young women.* Amer. Heart J. 73 (1967) 602 — 49, 52–56, 61–63

McKusick, V.A.: *The cardiovascular aspects of Marfan's syndrome: A heritable disorder of connective tissue.* Circulation 11 (1955) 321 — 24

Meessen, H., Poche: *Pathomorphologie des Myokard,* in: *Das Herz des Menschen,* hrsg. von W. Bargmann, W. Doerr, Thieme, Stuttgart 1963 — 39, 41, 82, 83

Mignone, C.: *Alguns Aspectos da Anatomia Patologica da Cardite Chagasica Cronica.* University of São Paulo Press 1958 (S. 238) — 79

Milliez, P., Tcherdakoff: *Internation Club on Arterial Hypertension.* L'Expansion Scientifique Francaise, Paris 1966 — 58

Mills, C.A.: *Medical Climatology: Climatic and Weather Influences in Health and Disease.* Thomas, Springfield/Ill. 1939 — 2

Morgan, A.D.: *The Pathogenesis of Coronary Occlusion.* Thomas, Springfield/Ill. 1956 — 50

Moritz, A.R., Atkins: *Cardiac contusion. An experimental and pathologic study.* Arch. Path. 25 (1938) 445 — 89, 90

Moses, C.: *Atherosclerosis. Mechanisms as a Guide to Prevention.* Lea & Febiger, Philadelphia 1963 — 51

Murphy, G.E., Swift: *The induction of rheumatic-like cardiac lesions in rabbits by repeated focal infections with group A streptococci.* J. exp. Med. 91 (1950) 485 — 1

Myers, G.B.: *Chronic left ventricular dilatation and hypertrophy;* S. 999 in: *Pathology of the Heart,* 2. Aufl., hrsg. von S.E. Gould. Thomas, Springfield/Ill. 1959 — 52–56

Naclerio, E.A.: *Chest injuries,* in: *Cyclopedia of Medical and Surgical Specialities.* Davis, Philadelphia 1958 — 84–88

Naclerio, E.A.: *Penetrating wounds of the heart. Experience with 249 patients.* Dis. Chest 46 (1964) 1 — 84–88

Naclerio, E.A., Maynard, Cordice: *Personal experiences with 10 consecutive cases of heart wound treated successfully by pericardiotomy and cardiorrhaphy with reference to 74 earlier cases, 54 surgically treated at Harlem Hospital.* J. thorac. Surg. 25 (1953) 448 — 84–88

Page, I.H.: *A story of hypertension.* Fed. Proc. 23 (1964) 693 — 58

Page, I.H.: *Atherosclerosis. An introduction.* Circulation 10 (1954) 1 — 48

Page, I.H: *Chemistry of Lipides as Related to Atherosclerosis.* Thomas, Springfield/Ill. 1958 — 51

Page, I.H., *Strokes: How They Occur and What Can Be Done About Them.* Dutton, New York 1961 — 50

Page, I.H.: *Symposium on Atherosclerosis.* National Academy of Sciences, National Research Council, Publ. 338, Washington, D.C. 1955 — 51

Page, I.H., Bumpus: *Angiotensin.* Physiol. Rev. 41 (1961) 331 — 58

Page, I.H., Corcoran: *Arterial Hypertension. Its Diagnosis and Treatment,* 2. Aufl., Year Book Medical Publishers, Chicago 1949 — 58

Page, I.H., McCubbin: *The physiology of arterial hypertension,* in: *Handbook of Physiology,* Circulation III, 2163. Williams & Wilkins, Baltimore 1965 — 58

Page, I.H., McCubbin: *Renal Hypertension.* Year Book Medical Publishers, Chicago 1968 — 59

Parmley, L.F., Manion, Mattingly: *Nonpenetrating traumatic injury of the heart.* Circulation 18 (1958) 371 — 89, 90

Peirce, E.C.H., II, Dabbs, Rawson: *Isolated rupture of the ventricular septum due to nonpenetrating trauma.* Arch. Surg. 77 (1958) 87 — 89, 90

Pickering, G.W., Cranston, Pears: *The Treatment of Hypertension.* Thomas, Springfield/Ill. 1961 — 58

Pickering, G.W.: *High Blood Pressure.* Grune & Stratton, New York 1955 — 58

Pincus, G.: *Hormones and Atherosclerosis.* Academic Press, New York 1959 — 51

Pomerance, A.: *The pathology of senile cardiac amyloidosis.* J. Path. Bact. 91 (1966) 357 — 37

Proudfit, W.L., Shirey, Sones: *Distribution of arterial lesions demonstrated by selective cinecoronary arteriography.* Circulation 36 (1967) 54 — 52–56

Poutasse, E.F. Humphries, McCormack, Corcoran: *Bilateral stenosis of renal arteries and hypertension. Treatment by arterial homografts.* J. Amer. med. Ass. 161 (1956) 419 — 49, 52–56, 61–63

Quinn, E.L., Kass: *Biology of Pyelonephritis.* Little, Brown & Co., Boston 1960 — 59

Rantz, L.A., Maroney, DiCaprio: *Infection and reinfection by hemolytic streptococci in early childhood, S. 90–103* in: *Rheumatic Fever: A Symposium,* hrsg. von Thomas. University of Minnesota Press, Minneapolis 1952 — 3

Raso, P.: *Contribuiciao ao Estudo do Lesao Vorticilar na Cardite Chagasica Cronica.* University of Belo Horizonte Press, Minas Gerais 1964 (S. 120) — 79

Ravitch, M.M.: *Traumatic heart disease.* Mod. Conc. cardiov. Dis. 29 (1960) 615 — 84–88

Ravitch, M.M., Blalock: *Aspiration of blood from pericardium in treatment of acute cardiac tamponade after injury. Further experience, with report of cases.* Arch. Surg. 58 (1949) 463 — 84–88

Read, R.C., Thal, Wendt: *Symptomatic valvular myxomatous transformation (the floppy valve syndrome).* Circulation 32 (1965) 897 — 24

Reeves, R.L.: *The cause of acute pericarditis.* Amer. J. med. Sci. 225 (1953) 34 — 91–93

Rehn, L.: *Über penetrierende Herzwunden und Herznaht.* Langenbecks Arch. klin. Chir. 55 (1897) 315 — 26–31

Rich, A.R.: *Hypersensitivity in disease with especial reference to periarteritis nodosa, rheumatic fever, disseminated lupus erythematosus and rheumatoid arthritis.* Harvey Lect. 42 (1947) 106 — 1

Rinzler, S.H.: *The Clinical Aspects of Arteriosclerosis.* Thomas, Springfield/Ill. 1957 — 50

Robb, G.P., Mattingly, Marks: *Stress tests in the detection of coronary disease.* Postgrad. Med. 24 (1958) 419 — 52–56

Robertson, A.L. Jr.: *Effects of heparin on the uptake of lipids by isolated human and animal arterial endothelial type cells,* Angiology 12 (1961) 525 — 48

Robertson, A.L. Jr.: *Metabolism and ultrastructure of the arterial wall in atherosclerosis.* Cleveland Clin. Quart. 32 (1965) 99 — 47, 48

Robertson, A.L. Jr.: *Oxygen requirements of the human arterial intima in atherogenesis.* Progr. Biochem. Pharmacol. 4 (1968) 305 — 48

Rosenbaum, M.B.: *Chagasic myocardiopathy.* Progr. cardiovasc. Dis. 7 (1964) 199 — 79

Rutstein, D.D., Densen.: *The natural history of rheumatic fever and rheumatic heart disease. Ten-year report of a cooperative clinical trial of ACTH, cortisone and aspirin. A joint report by the Rheumatic Fever Working Party of the Medical Research Council of Great Britain and the Subcommittee of Principal Investigators of the American Council on Rheumatic Fever and Congenital Heart Disease. American Heart Association.* Circulation 32 (1965) 457 — 3

Samson, P.C.: *Battle wounds and injuries of the heart and pericardium. Experiences in forward hospitals.* Ann. Surg. 127 (1948) 1127 — 89, 90

Sanders, C.A., Scannell, Hawthorne, Austen: *Severe mitral regurgitation secondary to ruptured chordae tendineae.* Circulation 31 (1965) 506 — 89, 90

Sanders, R.J., Kern, Blount Jr.: *Perforation of the interventricular septum complicating myocardial infarction. A report of eight cases, one with cardiac catheterization.* Amer. Heart J. 51 (1956) 736 — 52–56

Sandler, G., Wilson: *The nature and prognosis of heart disease in thyrotoxicosis. A review of 150 patients treated with ^{131}I.* Quart. J. Med. 28 (1959) 347 — 76, 77

Saphir, O.: *Myocarditis,* in: *Pathology of the Heart,* 2. Aufl., hrsg. von S.E. Gould. Thomas, Springfield/Ill. 1959 — 40

Saphir, O.: *Neoplasms of the pericardium and heart,* in: *Pathology of the Heart,* hrsg. von S.E. Gould. Thomas, Springfield/Ill. 1960 — 82, 83

Saphir, O.: *Spezielle Pathologie,* Bd. I. Thieme, Stuttgart 1961 — 42

Saphir, O., Leroy: *True aneurysms of the mitral valve in subacute bacterial endocarditis.* Amer. J. Path. 24 (1948) 83 — 18

Sasahara, A.A., Sidd, Tremblay, Leland Jr.: *Cardiopulmonary consequences of acute pulmonary embolic disease.* Prog. cardiovasc. Dis. 9 (1966) 259 — 52–56

Scannell, J.G.: *The surgical management of acute massive pulmonary embolism.* Prog. cardiovasc. Dis. 9 (1967) 488 — 52–56

Schepers, G.W.H.: *Tuberculous pericarditis.* Amer. J. Cardiol. 9 (1962) 248 — 91–93

Schoenmackers, J.: *Zur Pathologie der heutigen Staphylokokken-Infektion.* Dtsch. med. Wschr. 85 (1960) 2093 — 38

Schölmerich, P.: *Herz- und Perikardtumoren* in: *Handbuch der Inneren Medizin,* IX/2, Springer, Heidelberg, 1960 — 82

Schölmerich, P.: *Myokarditis und weitere Myokardiopathien,* in: *Handbuch der Inneren Medizin,* IX/2. Springer, Berlin 1960 — 39, 40

Schwartz, P., Kurucz: *Amyloid deposits in the hearts of aged persons.* J. Amer. Geriat. Soc. 13 (1965) 718 — 37

Scott, R.C.: *The correlation between the electrocardiographic patterns of ventricular hypertrophy and the anatomic findings.* Circulation 21 (1960) 256 — 52–56

Scotti, T.M.: *Heart,* in *Pathology,* 5. Aufl., hrsg. von Anderson. Mosby, St. Louis 1966 — 83

Shumway, N.E.: *Laboratory Experiences With Heart Transplantation,* Kap. 24. Thomas, Springfield/Ill. 1967 — 94–97

Shumway, N.E.: *Transplantation of the heart.* Surg. Gynec. Obstet. 117 (1963) 361 — 94–97

Shumway, N.E., Angell, Wuerflein: *Heart replacement. The cardiac chimera vs. mechanical man.* J.-Lancet 88 (1968) 171 — 94–97

Shumway, N.E., Angell, Wuerflein: *Recent advances in cardiac replacement.* Surgery 62 (1967) 794 — 94–97

Shumway, N.E., Angell, Wuerflein: *The heart. Progress in transplantation of the heart.* Transplantation 5 [Suppl.] (1967) 900 — 94–97

Shumway, N.E., Lower: *Special problems in transplantation of the heart.* Ann. N.Y. Acad. Sci. 120 (1964) 773 — 94–97

Sektion V (Fortsetzung) Tafel

Shumway, N.E., Lower, Angell: *Present status of cardiac transplantation.* Angiology 17 (1966) 289 — 94–97

Shumway, N.E., Lower, Hurley, Dong Jr., Stofer: *The isotopic heart homograft and autograft.* Minn. Med. 46 (1963) 229 — 94–97

Shumway, N.E., Lower, Stofer: *Transplantation of the heart.* Advanc. Surg. 2 (1966) 265 — 94–97

Smirk, F.H.: *High Arterial Pressure.* Thomas, Springfield/Ill. 1957 — 58

Sones, F.M. Jr., Shirey: *Cine coronary arteriography.* Mod. Conc. cardiov. Dis. 31 (1962) 735 — 52–56

Souttar, H.S.: *The surgical treatment of mitral stenosis.* Brit. med. J. 1925/II, 603 — 26–31

Staemmler, M.: *Die isolierte Myokarditis.* Veröff. Morph. Path. 65. Fischer, Stuttgart 1962 — 42

Stamey, T.A.: *Renovascular Hypertension.* Williams & Wilkins, Baltimore 1963 — 59

Starr, A., Edwards: *Mitral replacement. Clinical experience with a ball-valve prosthesis.* Amer. Surg. 154 (1961) 726 — 26–31

Sterns, L.P., Eliot, Varco, Edwards: *Intracavitary cardiac neoplasms.* Brit. Heart J. 28 (1966) 75 — 82

Stollerman, G.H.: *The epidemiology of primary and secondary rheumatic fever,* S. 311 in: *The Streptococcus, Rheumatic Fever and Glomerulonephritis,* hrsg. von Uhr. Williams & Wilkins, Baltimore 1964 — 1

Stollermann, G.H., Lewis, Schultz, Taranta: *Relationship of immune response to group A streptococci to the course of acute, chronic and recurrent rheumatic fever.* Amer. J. Med. 20 (1956) 163 — 1

Stuart, K.L., Hayes: *A cardiac disorder of unknown aetiology in Jamaica.* Quart. J. Med. 32 (1963) 99 — 46

Swift, H.F.: *The relationship of streptococcal infections to rheumatic fever.* Amer. J. Med. 2 (1947) 168 — 1

Tedeschi, C.G., Wagner, Pani: *Studies in rheumatic fever. I. The clinical significance of the Aschoff body based on morphologic observations.* Arch. Path. 60 (1955) 408 — 3

Tuffier, F.: *La Chirurgie du Cœur, V. Congrès De La Société Internationale de Chirurgie,* Paris 1920 (S. 5–75) — 26–31

Tumulty, A.: *Management of bacterial endocarditis.* Geriatrics 22 (1967) 122 — 22

van Buchem, F.S.P.: *Arachnodactyly heart.* Circulation 20 (1959) 88 — 24

Sektion V (Fortsetzung) Tafel

Wagener, H.P., Keith: *Diffuse arteriolar disease with hypertension and the associated retinal lesions.* Medicine (Baltimore) 18 (1939) 317 — 60

Wagenvoort, C.A., Neufeld, Edwards: *Cardiovascular system in Marfan's syndrome and in idiopathic dilatation of the ascending aorta.* Amer. J. Cardiol. 9 (1962) 496 — 24

Wanick, L.R.: *Die Histomorphologie der aseptischen Herzwunde beim Menschen.* Thoraxchirurgie 9 (1961) 19 — 38

Warburg, E.: *Subacute and chronic pericardial and myocardial lesions due to nonpenetrating traumatic injuries.* Oxford University Press, London 1938; Brit. Heart J. 2 (1940) 271 — 89, 90

Weiss-Carmine, S.: *Die Endocarditis parietalis fibroplastica mit Bluteosinophilie (Löffler) und ihre Stellung im Rahmen der Parietalendokardfibrosen.* Schweiz. med. Wschr. 87 (1957) 890 — 43

Wenckebach, K.F.: *Das Beriberi-Herz: Morphologie, Klinik, Pathogenese. Pathologie und Klinik in Einzeldarstellungen,* Band VI. Springer, Wien 1934 — 45

Westcott, R.N.: *Ventricular aneurysms: considerations in diagnosis and treatment.* Heart Bull. 15 (1966) 36 — 52–56

White, P.D., Glendy: *Trauma and heart disease;* S. 26-91 in: *Trauma and Disease,* 2. Aufl., hrsg. von Brahdy, Kahn. Lea & Febiger, Philadelphia 1941 — 89, 90

Wilson, J.V.: *The pathology of closed injuries of the chest.* Brit. med. J. 1943/I, 470 — 89, 90

Wolff, L.: *Diagnostic implications of pericardial, pleural and pulmonary involvement in cardiovascular disease.* New Engl. J. Med. 244 (1951) 965 — 91–93

Wolstenholme, G.E.W., Cameron: *Hypertension. Humoral and Neurogenic Factors.* Churchill, London 1954 — 58

Wood, P.: *Chronic constrictive pericarditis.* Amer. J. Cardiol. 7 (1961) 48 — 91–93

Wood, P.: *Diseases of the Heart and Circulation,* 2. Aufl. Eyre & Spottiswoode, London (S. 541) 1957 — 52–56

Wright, I.S.: *Cerebral Vascular Diseases,* Princeton Conferences of the American Heart Association. Grune & Stratton, New York 1955–1966 — 50

Wuerflein, R.D., Shumway: *Resuscitation and function of the cadaver heart.* Circulation [Suppl. I] 35 (1967) 92 — 94–97

Zinsser, H.F., Johnson, Blakemore: *The concept of pericardiectomy as a treatment for recurrent idiopathic pericarditis in the absence of cardiac constriction.* Amer. J. med. Sci. 238 (1959) 464 — 91–93

Sachverzeichnis

Halbfette Ziffern weisen auf wichtige Passagen hin.

F

G

H

I

J

K

L

M

N

O

U

V

W

X

Z